护理学专业器官系统教学系列教材

泌尿和生殖系统疾病护理

主　编　张会君　王红霞
副主编　沈秀敏　蔡　旺　刘　涛
编　委　（按姓氏笔画排序）
　　　　王　卓　王雨艳　王红霞　王怡涵
　　　　王贵军　刘　涛　沈秀敏　张会君
　　　　赵　欣　宫建美　徐文博　蔡　旺

科学出版社
北　京

内 容 简 介

泌尿和生殖系统疾病护理是器官系统教学创新教材-临床部分的重要内容之一，主要分为两篇阐述。泌尿与男性生殖系统疾病的护理，涵盖肾小球疾病，肾衰竭，泌尿与男性生殖系统感染、结核、先天畸形、损伤、梗阻、结石、肿瘤及男性性功能障碍、不育症护理等；女性生殖系统包括女性正常和异常妊娠期、分娩期、产褥期的护理，以及女性生殖系统炎症、生殖内分泌疾病、肿瘤、妊娠滋养细胞疾病、生殖器损伤，各种避孕方法及避孕失败的补救措施，妇女保健。此外，介绍了两系统临床常用护理技术与常用诊疗手术及护理。由于乳腺与女性生殖系统关系密切，故乳腺相关疾病的护理也在本书中阐述。

图书在版编目（CIP）数据

泌尿和生殖系统疾病护理／张会君，王红霞主编. —北京：科学出版社，2015.8

ISBN 978-7-03-044382-3

Ⅰ.①泌… Ⅱ.①张… ②王… Ⅲ.①泌尿系统疾病-护理-高等学校-教材②生殖器疾病-护理-高等学校-教材　Ⅳ.①R473.6

中国版本图书馆 CIP 数据核字（2015）第 109240 号

责任编辑：朱　华　杨鹏远／责任校对：邹慧卿　彭　涛
责任印制：李　彤／封面设计：陈　敬

科 学 出 版 社 出版
北京东黄城根北街 16 号
邮政编码：100717
http://www.sciencep.com

天津市新科印刷有限公司 印刷
科学出版社发行　各地新华书店经销
*

2015 年 8 月第 一 版　　开本：787×1092　1/16
2023 年 2 月第四次印刷　　印张：34
字数：849 000

定价：139.00元
（如有印装质量问题，我社负责调换）

前　言

我校护理专业自1999年起实施"以器官系统为中心"的医学基础课程模式改革，并编写了《现代医学基础》，共6册教材，并正式出版发行。该套教材打破了原有的学科界限，开创了具有中国特色的医学教育课程新模式。该项改革项目曾获得国家级教学成果二等奖。

经过15年的教学实践，在充分论证的基础上，我们总结了《现代医学基础》教材在编写和应用过程中的经验与不足，在原有机能与形态、微观与宏观、生理与病理融合的基础上，实现基础与临床的对接。按照护理专业培养目标的要求，结合现代医学新进展，增加学生必须掌握的知识点，重新组合成新的基础医学教材共8个分册，即《人体基本形态与结构》、《细胞与分子生物学》、《免疫与病原生物学》、《病理学与药理学基础》、《血液、循环和呼吸系统》、《消化和内分泌系统》、《泌尿和生殖系统》、《皮肤、感觉器官和神经系统》。同时对护理专业课程的基础护理学、内科护理学、外科护理学、妇产科护理学、儿科护理学、急救护理学、五官科护理学、精神护理学8门课程按人体器官系统进行整合，将不宜纳入器官系统的内容独立成册，重新组合成新的护理学教材共7个分册，即《护理基本技术》、《急危重症护理》、《血液、循环和呼吸系统疾病护理》、《消化、代谢和内分泌系统及风湿免疫性疾病护理》、《泌尿和生殖系统疾病护理》、《皮肤、感觉器官、神经精神和运动系统疾病护理》和《传染病护理》。本套教材是供护理专业"以器官系统为中心"课程模式使用的全新教材。

教材编写中各位专家教授不辞辛苦，夜以继日，查阅了大量文献资料，并结合多年教学和临床实践，梳理教材内容，完善编写思路，反复讨论修改，高质量地完成了编写任务。

在本套教材出版之际，我们特别感谢国家教育部、卫生和计划生育委员会、科学出版社等单位领导的关心和支持。感谢学校各级领导和老师的大力支持与帮助。感谢各位编委的辛勤工作。

限于编者水平，教材中难免有不足之处，恳请同行和专家批评指正。

刘学政
2015年1月12日

目　　录

第一篇　泌尿、男性生殖系统疾病患者的护理

第一章　概论 … 1
第一节　泌尿、男性生殖系统解剖生理与疾病 … 1
第二节　泌尿、男性生殖系统疾病护理评估 … 8
第三节　泌尿、男性生殖系统常见症状、体征的护理 … 11

第二章　肾小球疾病患者的护理 … 20
第一节　肾小球疾病概述 … 20
第二节　肾小球肾炎 … 21
第三节　肾病综合征 … 29

第三章　肾衰竭患者的护理 … 38
第一节　急性肾衰竭 … 38
第二节　慢性肾衰竭 … 41

第四章　泌尿、男性生殖系统感染患者的护理 … 48
第一节　尿路感染 … 48
第二节　男性生殖系统感染 … 52

第五章　泌尿、男性生殖系统结核患者的护理 … 56
第一节　肾结核 … 56
第二节　男性生殖系统结核 … 60

第六章　泌尿、男性生殖系统先天畸形患者的护理 … 63
第一节　膀胱和尿道先天性畸形 … 63
第二节　肾和输尿管先天性畸形 … 71
第三节　男性生殖器官先天性畸形 … 78

第七章　泌尿系统损伤患者的护理 … 85
第一节　肾损伤 … 85
第二节　膀胱损伤 … 91
第三节　尿道损伤 … 94

第八章　泌尿系统梗阻患者的护理 … 98
第一节　概述 … 98
第二节　肾积水 … 100
第三节　良性前列腺增生 … 101
第四节　尿潴留 … 105

第九章　尿石症患者的护理 … 107
第一节　概述 … 107
第二节　上尿路结石 … 111

第三节　下尿路结石 ··· 115
第四节　尿石症患者的护理 ·· 116

第十章　男性性功能障碍、不育和节育患者的护理 ······································· 121
第一节　男性性功能障碍 ··· 121
第二节　男性不育症 ··· 125
第三节　男性节育 ·· 126

第十一章　泌尿、男性生殖系统肿瘤患者的护理 ·· 130
第一节　肾肿瘤 ··· 130
第二节　膀胱肿瘤 ·· 136
第三节　前列腺癌 ·· 140
第四节　阴茎肿瘤 ·· 142
第五节　睾丸肿瘤 ·· 143

第十二章　泌尿、男性生殖系统常见诊疗技术及护理 ···································· 146
第一节　血液透析 ·· 146
第二节　腹膜透析 ·· 148
第三节　肾穿刺 ··· 149

第二篇　女性生殖系统的护理

第十三章　女性生殖系统解剖与生理 ·· 151
第一节　女性生殖系统解剖 ·· 151
第二节　女性生殖系统生理 ·· 158

第十四章　妊娠期妇女的护理 ··· 164
第一节　妊娠发生 ·· 164
第二节　妊娠期母体变化 ··· 170
第三节　妊娠诊断 ·· 174
第四节　妊娠期管理 ··· 177
第五节　分娩的准备 ··· 185
【附】　遗传咨询与产前诊断 ·· 187

第十五章　分娩期妇女的护理 ··· 192
第一节　影响分娩的因素 ··· 192
第二节　枕先露的分娩机制 ·· 196
第三节　正常分娩的经过及护理 ·· 198
第四节　分娩期焦虑及疼痛妇女的护理 ··· 205

第十六章　产褥期母婴的护理 ··· 207
第一节　产褥期母体变化 ··· 207
第二节　正常产褥期妇女的护理 ·· 210
第三节　新生儿的护理 ·· 216

第十七章　高危妊娠管理 ··· 225
第一节　高危妊娠概述 ·· 225
第二节　高危妊娠妇女的护理 ··· 227

第三节　胎儿窘迫的护理 ·· 232
第十八章　病史采集与检查 ·· 236
第十九章　妊娠期并发症妇女的护理 ······································ 242
　　第一节　自然流产 ·· 242
　　第二节　异位妊娠 ·· 246
　　第三节　早产 ·· 251
　　第四节　过期妊娠 ·· 253
　　第五节　妊娠期高血压疾病 ·· 255
　　第六节　前置胎盘 ·· 262
　　第七节　胎盘早剥 ·· 265
　　第八节　胎膜早破 ·· 268
　　第九节　羊水量异常 ··· 270
　　第十节　多胎妊娠 ·· 274
第二十章　妊娠合并症妇女的护理 ··· 279
　　第一节　心脏病 ··· 279
　　第二节　糖尿病 ··· 283
　　第三节　急性病毒性肝炎 ··· 288
　　第四节　缺铁性贫血 ··· 292
第二十一章　异常分娩妇女的护理 ··· 295
　　第一节　产力异常 ·· 295
　　第二节　产道异常 ·· 301
　　第三节　胎位异常 ·· 306
第二十二章　分娩期并发症妇女的护理 ··································· 310
　　第一节　产后出血 ·· 310
　　第二节　子宫破裂 ·· 315
　　第三节　羊水栓塞 ·· 319
第二十三章　产褥期并发症妇女的护理 ··································· 324
　　第一节　产褥感染 ·· 324
　　第二节　晚期产后出血 ·· 327
　　第三节　产褥期抑郁症 ·· 329
第二十四章　女性生殖系统炎症患者的护理 ···························· 332
　　第一节　概述 ·· 332
　　第二节　外阴部炎症 ··· 338
　　第三节　阴道炎症 ·· 340
　　第四节　宫颈炎症 ·· 345
　　第五节　盆腔炎性疾病 ·· 348
　　第六节　淋病 ·· 351
　　第七节　尖锐湿疣 ·· 353
第二十五章　生殖内分泌疾病妇女的护理 ································ 355
　　第一节　功能失调性子宫出血 ··· 355

第二节 闭经 …… 360
  第三节 痛经 …… 364
  第四节 经前期综合征 …… 365
  第五节 绝经综合征 …… 367
  【附】 多囊卵巢综合征 …… 371

第二十六章 子宫内膜异位性疾病妇女的护理 …… 375
  第一节 子宫内膜异位症 …… 375
  第二节 子宫腺肌病 …… 383

第二十七章 妊娠滋养细胞疾病妇女的护理 …… 385
  第一节 葡萄胎 …… 385
  第二节 妊娠滋养细胞肿瘤 …… 389
  第三节 化疗患者的护理 …… 393

第二十八章 腹部手术患者的护理 …… 398
  第一节 腹部手术患者的一般护理 …… 398
  第二节 子宫肌瘤 …… 403
  第三节 宫颈癌 …… 407
  第四节 子宫内膜癌 …… 413
  第五节 卵巢肿瘤 …… 417

第二十九章 外阴及阴道手术患者的护理 …… 423
  第一节 外阴及阴道手术患者的一般护理 …… 423
  第二节 外阴、阴道创伤 …… 425
  第三节 外阴癌 …… 427
  第四节 子宫脱垂 …… 430
  第五节 生殖道瘘 …… 434

第三十章 不孕症及辅助生殖技术妇女的护理 …… 438
  第一节 不孕症 …… 438
  第二节 辅助生殖技术 …… 443

第三十一章 计划生育妇女的护理 …… 449
  第一节 计划生育妇女的一般护理 …… 449
  第二节 常用避孕方法 …… 451
  第三节 女性绝育方法 …… 458
  第四节 避孕失败补救措施 …… 461

第三十二章 乳房疾病妇女的护理 …… 468
  第一节 乳房的解剖生理概要 …… 468
  第二节 乳房检查 …… 470
  第三节 急性乳腺炎 …… 471
  第四节 乳腺癌 …… 473

第三十三章 妇女保健 …… 480
  第一节 概述 …… 480
  第二节 妇女保健工作内容 …… 481

| 第三节 | 妇女保健统计 | 486 |

第三十四章 女性生殖系统常用护理技术 488

第一节	会阴擦洗/冲洗	488
第二节	阴道冲洗	489
第三节	会阴湿热敷	490
第四节	阴道或宫颈上药	491
第五节	坐浴	493
第六节	新生儿沐浴	494
第七节	新生儿抚触	496
第八节	更换尿布法	497
第九节	约束保护法	498
第十节	温箱使用法	499

第三十五章 女性生殖系统常用诊疗手术及护理 501

第一节	生殖道脱落细胞学检查	501
第二节	宫颈脱落细胞 HPV DNA 检测	505
第三节	女性生殖器官活组织检查	506
第四节	常用穿刺检查	509
第五节	会阴切开术	513
第六节	胎头吸引术	515
第七节	产钳术	516
第八节	剖宫产术	517
第九节	人工剥离胎盘术	518
第十节	妇科内镜检查	519
第十一节	输卵管通畅检查	523

参考文献 525

中英文名词对照 526

跋 532

第一篇 泌尿、男性生殖系统疾病患者的护理

第一章 概论

> **学习目标**
> 识记：泌尿、男性生殖系统解剖组织学特点及常见症状、体征的特点。
> 理解：泌尿、男性生殖系统的生理功能。
> 运用：泌尿、男性生殖系统疾病的护理评估和常见症状、体征的护理措施。

泌尿、男性生殖系统由肾、输尿管、膀胱、尿道、睾丸、附睾、输精管、精囊、尿道球腺、射精管、前列腺、阴囊、阴茎及有关的血管和神经等组成，其主要功能是生成、排泄尿液和生殖繁衍。其中肾脏是人体重要的生命器官，其不仅生成尿液，调节水、电解质及酸碱平衡，维持人体内环境稳定，还具有内分泌功能。某些肾脏疾病病因及发病机制尚未完全明了，除急性感染外，多为对症治疗且久治不愈的慢性病过程，如果持续发展，可导致严重的肾功能不全，使全身各系统均受到损害，严重威胁患者的生命。对肾脏疾病患者的护理，应着重强调整体护理的观念，按不同病情和不同阶段进行有效护理，如加强饮食护理；指导患者合理、准确用药，加强对药物毒副作用的观察与预防；关心患者的精神状况，改变不良情绪，使其积极配合治疗等。

第一节 泌尿、男性生殖系统解剖生理与疾病

一、肾脏

（一）肾脏的解剖和组织学结构

肾实质分皮质和髓质两部分。皮质位于髓质表层，主要由肾小体和肾小管构成。髓质位于皮质深部，由十余个肾锥体组成，锥体的尖端终止于肾乳头。肾单位和集合管生成的尿液经集合管在肾乳头的开口处流入肾小盏，再进入肾大盏和肾盂，最后经输尿管进入膀胱。排尿时，膀胱内的尿液经尿道排出体外。

每个肾脏约有100万个肾单位。肾单位是肾脏结构和功能的基本单位，由肾小体、肾小管组成。肾小体是由肾小球及肾小囊构成的球状结构。肾小球为肾单位的起始部分，包括入球小动脉、毛细血管丛、出球小动脉及系膜组织。入球小动脉从肾小囊的血管极处穿入

囊内,分成4~5支,每支形成一簇网状毛细血管丛,其后又汇成一支出球小动脉离开肾小囊。系膜组织充填于毛细血管间,由系膜细胞和基质组成,起支架、调节毛细血管血流、修补基质以及清除异物和代谢产物的作用。系膜细胞异常增生、系膜基质增多及免疫球蛋白沉积是某些肾小球疾病的病理基础。肾小囊包绕肾小球,分为脏、壁两层,其间为肾小囊腔,与近曲小管相通。肾小管分为近端小管、细段和远端小管,近、远端小管又分为曲部和直部两段,近、远端小管的直部和细段组成U字形的肾小管袢。远端小管最后汇入集合管。

肾小球毛细血管内的血浆经滤过进入肾小囊,其间的结构称为滤过膜。滤过膜由肾小球毛细血管的内皮细胞、基底膜和肾小囊脏层足突细胞的足突构成。滤过膜内层是毛细血管内皮细胞,上面有许多小孔,称窗孔,可允许小分子溶质和小分子量蛋白质通过,但血细胞不能通过。此外,毛细血管内皮细胞表面有带负电荷的糖蛋白,可阻碍带负电荷的蛋白质通过。基膜由基质和一些带负电荷的蛋白质构成,膜上有多角形网孔,网孔的大小决定可通过的溶质分子的大小,是阻碍血浆蛋白滤过的重要屏障。滤过膜外层是肾小囊脏层上皮细胞,上皮细胞的长突起相互交错,其间的裂隙是滤过膜的最后一道屏障。不同物质通过滤过膜的能力取决于被滤过物质分子的大小及其所带的电荷。病理情况下,滤过膜的面积和通透性可发生变化,从而影响肾小球的滤过。

肾小球旁器由球旁细胞、致密斑和球外系膜细胞组成。球旁细胞位于入球小动脉终末部的中膜内,其内有许多分泌肾素的特殊颗粒。致密斑位于皮质部髓袢升支,可感受远曲小管内液体容量和钠浓度的变化,调节球旁细胞分泌肾素。球外系膜细胞是入球小动脉和出球小动脉之间的一群细胞,具有吞噬功能,其细胞内的肌丝收缩可调节肾小球的滤过面积。

肾间质为充填于肾单位各部分和血管之间的少量结缔组织,内有血管、淋巴管和神经穿行。从皮质到髓质内区,肾间质数量和间质细胞的数目不断增加。

(二) 肾脏的生理功能

1. 肾小球的滤过功能 正常成人双侧肾脏血流量约为1L/min,当血液流经肾小球时,除血细胞和大分子蛋白质外,几乎所有的血浆成分均可通过肾小球滤过膜进入肾小囊,形成与血浆等渗的原尿,即肾小球滤过液。肾小球滤过率(glomerular filtration rate,GFR)受滤过膜的通透性、滤过面积、有效滤过压及肾血流量的影响。

2. 肾小管功能

(1) 重吸收功能:原尿流经肾小管,绝大部分物质被近端小管重吸收进入血液循环,如大部分的葡萄糖、氨基酸、蛋白质、维生素、钾、钙、钠、水、无机磷等,一些毒物、药物和代谢废物不被重吸收而随尿排出体外。

(2) 分泌和排泄功能:肾小管上皮细胞可将本身产生的或血液内的某些物质排泌到尿中,如H^+、NH_3、肌酐和某些药物等,以调节机体电解质、酸碱代谢的平衡和排出废物。

(3) 浓缩和稀释功能:通过逆流倍增、髓质渗透梯度及抗利尿激素的作用,肾脏对水具有强大的调节功能。体内水过多时,肾脏稀释尿液,排水量增加;体内缺水时,肾小管对水的重吸收增加,排水量减少。肾脏的浓缩和稀释功能可反映远端肾小管和集合管对水平衡的调节能力。肾衰竭患者的肾脏对水代谢的调节功能出现障碍,可发生水潴留或脱水。

3. 肾脏的内分泌功能 肾脏所分泌的激素分为血管活性激素和非血管活性激素。血管活性激素参与肾的生理功能,调节肾脏的血流动力学和水钠代谢,包括肾素、前列腺素、激肽释放酶等。非血管活性激素主要作用于全身,包括1α-羟化酶和促红细胞生成素等。

(1) 肾素(renin):肾素主要由肾小球旁器的球旁细胞产生,肾灌注压下降、交感神经兴奋及体内钠含量的减少均可刺激其分泌。导致肾素分泌增加的常见病理或生理性原因有:①急性失血、应用利尿剂、肝硬化大量腹水等致肾灌注压下降;②运动、寒冷刺激、应用外周血管收缩剂等引起交感神经兴奋;③过度限制钠的摄入和失钠。肾素可使肝脏产生的血管紧张素原转变为血管紧张素Ⅰ,再经肺、肾的转换酶作用生成血管紧张素Ⅱ及Ⅲ。血管紧张素Ⅱ和Ⅲ直接引起小动脉平滑肌收缩使血压上升,同时血管紧张素Ⅱ和Ⅲ还可刺激醛固酮的分泌,促进钠的潴留,增加血容量,使血压升高。

(2) 前列腺素(prostaglandin,PG):肾脏的PG大部分由肾髓质的间质细胞分泌,主要有PGE_2、PGA_2和少许PGF_{2a}。前两者能扩张肾血管,增加肾血流量和水钠排出,使血压降低。PGF_{2a}则有收缩血管的作用。

(3) 激肽释放酶(kallikrein):肾皮质内所含的缓激肽释放酶可促使激肽原生成激肽(主要是缓激肽),后者可扩张小动脉,增加肾血流量,并刺激前列腺素的分泌。肾脏激肽释放酶的产生和分泌受细胞外液量、体内钠量和肾血流量等诸多因素的影响。

(4) 1α-羟化酶(1α hydroxylase):肾皮质可产生1α-羟化酶,促使25-羟维生素D_3转化为活化形式的$1,25-(OH)_2D_3$。$1,25-(OH)_2D_3$具有促进小肠对钙、磷的吸收,促进肾小管对钙、磷的重吸收以及骨钙动员等作用。慢性肾衰竭时,因肾实质损害导致$1,25-(OH)_2D_3$生成减少,可出现低钙血症,从而诱发肾性骨营养不良。

(5) 促红细胞生成素(erythropoietin,EPO):EPO具有促进骨髓造血细胞和原红细胞的分化成熟、促进网织红细胞释放入血以及加速血红蛋白合成等作用。肾脏疾病常伴有贫血,肾脏贫血的发生与肾实质破坏导致EPO形成减少有关。

此外,肾脏是许多肾外分泌的激素如甲状腺激素、抗利尿激素、降钙素等的重要靶器官,也是某些肾外分泌的激素如促胃液素、胰岛素、胰高血糖素等的主要降解场所。

(三) 小儿肾脏解剖生理特点

小儿年龄愈小,肾脏相对愈重,新生儿两肾重量约为体重的1/125,而成人两肾重量约为体重的1/220。婴儿肾脏位置较低,其下极可低至髂以下第4腰椎水平,2岁以后始达髂以上。由于右肾上方有肝脏,故右肾位置稍低于左肾。由于婴儿肾脏相对较大,位置又低,加之腹壁肌肉薄而松弛,故2岁以内健康小儿腹部触诊时容易扪及肾脏。由于胚胎发育残留痕迹,婴儿肾脏表面呈分叶状,至2~4岁时,分叶完全消失。

胎儿于12周末,由于近曲小管刷状缘的分化及小管上皮细胞开始运转,已能形成尿。但此时主要通过胎盘来完成机体的排泄和调节内环境稳定,故无肾的胎儿仍可存活和发育。在胎龄36周时肾单位数量已达成人水平(每肾85万~100万),出生后基本具备成人的功能,但调节能力较弱,储备能力差,一般至1~1.5岁时达到成人水平。

二、输 尿 管

(一) 输尿管的解剖和组织学结构

1. 输尿管解剖 输尿管上接肾盂,下连膀胱,是一对细长的管道,呈扁圆柱状,管径平均为0.5~0.7cm。成人输尿管全长25~30cm,位于腹膜后,沿腰大肌内侧的前方垂直下降进入骨盆。输尿管管腔大小不一,其直径为2~5mm,有三个生理性狭窄部分,两个扩张部分。三个狭窄部分:一个在肾盂与输尿管移行处(输尿管起始处),其直径约为2mm;一个经过髂总动脉分支越过小骨盆入口处,直径约为3mm;最后一个在进入膀胱壁的内部,直径在1~2mm。这些狭窄是结石、血块及坏死组织容易停留的部位。扩张部分在腰段,其直径约为6mm,盆腔段约4mm。女性输尿管则越过子宫颈外侧至膀胱。输尿管-膀胱连接处有一种特殊结构,它能有效地防止膀胱内尿液返流到输尿管。

临床上将输尿管分为上、中、下三段,也可称为腹段、盆段、膀胱段。腹段,自肾盂输尿管交界处到跨越髂动脉处。盆段,自髂动脉到膀胱壁。膀胱段,自膀胱壁内斜行至膀胱黏膜、输尿管开口。右侧输尿管腹段,在腹膜后沿腰大肌前面下降,然后通过肠系膜根部及回肠末端进入盆腔,其开始部分,位于十二指肠下降部及横部后方,在十二指肠和空回肠系膜之间。这一段输尿管,由精索右结肠及回结肠血管在其前面越过,在髂窝中则与阑尾相近。因此,盲肠后位的阑尾炎,常引起右输尿管炎,在尿中可出现红细胞及脓细胞。输尿管盆段及膀胱段占据整个输尿管全长的一半,在髂总动脉前方通过盆腔边缘,然后在髂内动脉及腹膜之间达到膀胱底部,男性在输精管之后与输精管交叉进入膀胱。输尿管膀胱段在进入膀胱时和膀胱成一钝性角度,然后斜行向下,向内通过膀胱壁层后,在膀胱三角区,输尿管间脊外侧端开口。左右两个管口彼此相距约2.5cm。输尿管黏膜和膀胱黏膜是彼此相连的,输尿管纵行肌与膀胱三角区肌亦是相连的。

2. 输尿管组织结构 输尿管管壁由三层组织构成。最外系筋膜组织,包围着整个肾盂和输尿管,其中有丰富的血管和神经纤维;中间为三层肌肉,其内外层为纵行肌,中层为环形肌;最里为黏膜层,与肾盂及膀胱黏膜是连贯的。黏膜下层有丰富的网状淋巴管,是肾脏向下、膀胱向上感染的途径之一。

(二) 输尿管血液供应

输尿管上1/3由肾动脉分支供应,中1/3由腹主动脉、髂总动脉、精索内动脉或子宫动脉供应,下1/3由膀胱下动脉供应。这些分支到达输尿管后,分布在筋膜层并上下沟通,形成动脉网,然后再散布到其他各层。因此,输尿管移植切断下1/3血流时,移植部分血液供应不会受到太大影响。输尿管静脉是随着动脉回流的。静脉通过黏膜下层回到筋膜层后由肾、髂、精索、子宫、膀胱静脉等回流。输尿管神经为自主神经,来自肾及腹下神经丛,网状分布于输尿管结缔组织中,然后再进入肌肉层。神经节细胞大多数在输尿管下端,少数在上端,中段则极少。由于输尿管的蠕动,可由类似交感神经、副交感神经的药物来改变,这些神经即使受伤,输尿管的蠕动也不受影响。

(三) 小儿输尿管解剖生理特点

婴幼儿输尿管长而弯曲,管壁肌肉和弹力纤维发育不良,容易受压及扭曲而导致梗阻,易发生尿潴留而诱发感染。

三、膀　胱

(一) 膀胱的解剖和组织学结构

膀胱(vesica urinaria)是一个中空性肌囊,可分为底、体及颈3部分。膀胱颈为膀胱底部下端与尿道连接处。输尿管与膀胱连接处的纵形肌纤维进入膀胱后呈扇形散开,构成膀胱三角。三角内有3个开口,即两个输尿管开口和一个尿道内口。男性膀胱位于直肠、精囊和输尿管的前方,膀胱底与前列腺邻接;女性膀胱位于子宫的前下方和阴道上部的前方。膀胱组织结构也和肾盏、肾盂一样分为3层。膀胱肌肉活动受神经系统的支配与控制。膀胱三角是炎症、结核及肿瘤的好发部位。

膀胱的自主神经包括交感和副交感神经,其中交感神经来自第11、12胸节和第1、2腰节,经盆丛随血管分布至膀胱壁,使膀胱平滑肌松弛,尿道内括约肌收缩而储尿。副交感神经为来自脊髓第2~4骶节的盆内脏神经,支配膀胱逼尿肌,抑制尿道括约肌,是与排尿有关的主要神经。膀胱排尿反射的传入纤维,也是通过盆内脏神经传入。体干神经来自第2、3、4骶髓段,以外阴神经为代表,其分支分别支配膀胱、前列腺、会阴、及尿道外括约肌;在女性则支配膀胱、尿道、及阴道。

(二) 膀胱生理

膀胱的生理功能是储存尿液和周期性排尿。膀胱平滑肌、膀胱括约肌及尿道括约肌与排尿动作有关。自主神经和体干神经皆参与膀胱和尿道的排尿功能,这两个神经系统,均包含着感觉和运动神经。在正常状况下,大脑皮层对脊髓排尿中枢起到制约作用,膀胱逼尿肌处于持续的轻度收缩状态,使膀胱内压经常保持在 $10cmH_2O$ 以下,即使当膀胱内尿量增加时,由于膀胱具有较大的伸展性,其容积能随尿量的增多而增大,其内压也无多大变化。当尿量增加到400~500ml时,膀胱内压便超过 $10cmH_2O$ 并明显升高,这时膀胱壁的牵张感受器受刺激而兴奋,神经冲动传入大脑皮层排尿反射中枢,产生排尿欲。如果条件许可排尿,则冲动传出,导致逼尿肌收缩、内括约肌松弛,尿液进入后尿道,并刺激后尿道的感受器,进一步加强其活动,并反射性地使外括约肌开放,尿液就在强大的膀胱内压下被排出。尿液对尿道的刺激还可进一步使排尿反射活动加强,直至排完为止。如果条件不许可或不去进行排尿,则膀胱内尿量继续增多,当达到700ml时,膀胱内压也增到 $35cmH_2O$,此时逼尿肌发生节律性收缩,排尿欲明显增大,不过,此时还可受意志控制。如果等到膀胱内压达到 $70cmH_2O$ 以上时,便会发生明显痛感以至于必须排尿。

此外,膀胱内容量与排尿感觉还受精神因素和下尿路病变的影响。由于排尿活动在很大程度上受到意识的控制,在膀胱充盈不足时也能完成排尿动作,因此,在精神紧张时,通常有人明显表现为尿意频繁。正常人在每次排尿后,膀胱内并非完全空虚,一般还有少量尿液残留,称为残留尿。正常成人的残留尿量约10~15ml。残留尿量的多少与膀胱功能有着密切联系。老年人残留尿量通常有所增加。残留尿量的增加是引发下尿路感染的常见原因之一。

(三) 小儿膀胱解剖生理特点

婴儿膀胱的位置比年长儿高,当尿液充盈时膀胱体部常在耻骨联合之上,按压腹腔就能触摸到充盈的膀胱。随年龄增长,其膀胱逐渐下降至盆腔内。

四、尿　　道

（一）尿道的解剖和组织学结构

1. 男性尿道　男性尿道为排尿、排精的通道，具有双重功能。男性尿道自膀胱颈部的尿道内口至阴茎头部的尿道外口，长约16～20cm，管径平均为5～7mm。尿道全程有三个狭窄、三个扩大和两个弯曲。三个狭窄分别在尿道内口、膜部和尿道外口。临床上向尿道插入器械或导尿管时，以通过尿道膜部狭窄处最困难。操作时应注意防止损伤尿道。尿道狭窄处亦为尿道结石易嵌顿处。三个扩大在前列腺部、尿道球部和尿道舟状窝。两个弯曲呈"S"形，即第一个弯曲在尿道膜部称为耻骨下弯，第二个弯曲在阴茎海绵体部称为耻骨前弯曲。当阴茎向前提向腹壁时，耻骨前弯曲即消失，临床上利用这个特点，把阴茎上提，整个尿道只有一个凹向上的弯曲，以便器械或导尿管顺利插入膀胱。

尿道可分为阴茎部（海绵体部）、球部、膜部和前列腺部。临床上把前列腺部和膜部称为后尿道。前尿道自尿道口起，至球部止，长约15cm，外面包有尿道海绵体，附着于两个阴茎海绵体浅沟中，这段尿道能活动，因此不易受伤。前尿道的两端膨大，一个位于尿道口，称舟状窝，一个位于尿道球部。后尿道自尿道膜部起，至膀胱颈部止，长约4cm；尿道膜部最短，仅约1cm，位于两层三角韧带之间，为横纹肌即外括约肌所包围，是最固定、又较薄弱的一段。应用尿道器械手法不当容易受伤，在会阴部受暴力挤压时亦是最易损伤的部位。尿道前列腺部长约3cm，自三角韧带起，通过整个腺体，至膀胱颈部，为整个尿道最宽阔部分，在这一段尿道的后壁中央，有一个隆起称尿道嵴或精阜，其上正中有一隐窝。隐窝两侧有射精管开口，前列腺小管即开口于精阜两旁之沟中。

前列腺部为尿道穿过前列腺的部分，管腔最宽，长约2.5cm。后壁上有一纵行隆起，称尿道嵴，嵴中部隆起的部分称精阜。精阜中央有一小凹陷，称前列腺小囊。其两侧有一对细小的射精管口，精阜附近的尿道黏膜上有许多前列腺排泄管的开口；膜部为尿道穿过尿生殖膈的部分，周围有尿道膜部括约肌环绕，管腔狭窄，是三部分中最短的一段，长约1.2cm；海绵体部为尿道穿过尿道海绵体的部分。尿道球内的尿道最宽，叫尿道球部，有尿道球腺开口于此。在阴茎头处的尿道扩大成尿道舟状窝。尿道黏膜下层有许多黏液腺称尿道腺，其排泄管开口于黏膜。

2. 女性尿道　女性尿道甚短，长仅2.5～5cm，平均为3.5cm，直径约为8mm，易于扩张，可达10～13mm，没有弯曲，在阴道之前耻骨联合之后，自膀胱颈部开始向下向前止于尿道口。女性尿道可分为上、中、下三部分：上部的组织结构和膀胱颈部是一致的。膀胱颈部环状肌和尿道上部环状肌连贯，在颈部特别肥厚，这与男性膀胱颈部之由左右中外层肌纤维交叉所组成的括约肌有所不同。女性内括约肌完全是由环状平滑肌纤维围绕着整个膀胱颈部和尿道上部所构成，因此特别有力。中部尿道在平滑肌层之外，还有随意环形肌。这一肌层虽然并不十分明显，但也有一些外括约肌作用，下部尿道即尿道开口部，无肌肉，只有二层三角韧带纤维组织。此外肛提肌、会阴深层肌肉和三角韧带，对女性膀胱尿液的控制亦有辅助作用。

女性尿道中部和外部的黏膜上皮是和阴道黏膜相似的方形上皮，上部转变为与膀胱颈部相同的移行上皮。在黏膜下层和肌肉层之间为疏松组织，在肌层之外为丰富的静脉网状组织即尿道海绵体组织。在尿道黏膜下有许多淋巴管和淋巴腺，引流淋巴至两侧腹股沟及腹下淋巴结。膀胱下动脉供应上部尿道,阴道动脉供应中部尿道,阴部内动脉供应下部尿道;静脉是向膀胱、阴道及阴部内静脉丛回流。尿道腺在女性尿道中是十分丰富的,最明显的是尿道旁腺,这些腺体含有分泌黏液的柱状上皮细胞。

3. 尿道壁组织结构 尿道壁由黏膜层、黏膜下层和肌肉层所组成。在前尿道的外面,还包有丰富的弹力纤维和平滑肌纤维的尿道海绵体。尿道黏膜上皮在前列腺部为移行上皮(近膀胱部),一部分为多列或复层柱状上皮,在有尿道海绵体的一部分尿道主要为复层柱状上皮,在皱襞上也有单层柱状上皮。特别在舟状窝内有许多环状细胞,舟状窝的远端部开始有未角化的复层鳞状上皮。黏膜下层血液供应丰富,主要为结缔组织。肌肉层有纵行肌和外环形肌。

(二) 尿道生理

男性尿道兼有排尿和排精功能,也是生殖器官之一。女性尿道主要功能是排尿和分泌黏液;尿道腺也是一种附属性腺,分泌透明而含有蛋白质的黏液,其作用是在性交时增加润滑。

(三) 小儿尿道解剖生理特点

新生女婴尿道长仅1cm(性成熟期3~5cm),且外口暴露而又接近肛门,易受细菌污染。男婴尿道虽较长,但常有包茎,尿垢积聚时也易引起上行性细菌感染。

五、男性生殖器官

男性生殖器是男性生殖繁衍后代的器官,由内、外生殖器2个部分组成。外生殖器包括阴囊和阴茎;内生殖器包括生殖腺体(睾丸)、排精管道(附睾、输精管、射精管和尿道)以及附属腺体(精囊腺、前列腺和尿道球腺)。男性生殖器到青春期时开始发育,发育成熟后即具有了生殖的功能。

1. 睾丸 主要功能是产生精子和分泌男性激素(睾酮)。前者与卵子结合而受精,是繁殖后代的重要物质基础,后者则是维持男性第二性征(副性征)的重要物质。

2. 附睾 主要功能是促进精子发育和成熟,以及储藏和运输精子。精子从睾丸曲细精管产生,但缺乏活动能力,不具备生育能力,还需要继续发育以至成熟,此阶段主要在附睾内进行。附睾分泌一种直接哺育精子成熟的液体,称为附睾液,其液体钾高、甘油磷酸胆盐浓度高、糖苷酶浓度高、酸碱度低、渗透压高、氧少、二氧化碳高。

3. 输精管 其管壁肌肉很厚,因此具有很强的蠕动能力,主要功能是运输和排泄精子。

4. 精囊 主要功能是分泌一种黏液,既不产生精子,也不储藏精子。精囊分泌物含黏液、磷酸胆盐、球蛋白、柠檬酸和苷糖等碱性胶状液,其中主要是柠檬酸(125mg/100ml)和苷糖(315mg/100ml),它们是精液的主要组成部分(约占50%~80%),射精时在前列腺液之后排出,苷糖是在射精后提供精子活动的主要能源。

5. 精索 主要功能是将睾丸和附睾悬吊于阴囊之内,保护睾丸和附睾不受损伤,同时随着温度变化而收缩或松弛,使睾丸适应外在环境,保持精子产生的最佳条件而使睾丸具有不随意活动(提睾肌)。

6. 射精管 射精管是精囊排出管与输精管汇合而成的成对肌性管道。位于膀胱底部,贯穿前列腺,开口于尿道前列腺部精阜的前列腺小囊下方,左右各一,该口称射精管开口。

射精管长约1~2cm,完全包埋在前列腺内,平时呈闭合状态,性高潮时出现节律性强烈收缩,促使附睾尾、输精管的精子和精囊腺分泌物喷出于后尿道。

7. **阴茎** 主要功能是排尿、排精液和进行性交,是性行为的主要器官,阴茎皮肤极薄,皮肤下无脂肪,具有活动性和伸展性,阴茎海绵体的血窦可以附入血液,在无性冲动时,阴茎绵软,在性刺激时阴茎海绵体的血窦内血液增多,阴茎则膨大、增粗变硬而勃起,当流入的血液和回流的血液相等时,则阴茎持续勃起;阴茎头部神经末梢丰富,感觉极强,在性交达到高潮时,由于射精中枢的高度兴奋而引起射精。在性刺激下阴茎不能勃起或勃起硬度不够,则无法进行性交活动,称为"阳痿"。阴茎勃起异常或阴茎畸形可引起性交困难。

第二节 泌尿、男性生殖系统疾病护理评估

在全面收集患者的主客观资料的基础上,本节重点将泌尿、男性生殖系统疾病患者护理评估的内容进行归纳。

一、病 史

1. 患病及治疗经过

(1) 患病经过:应详细询问起病时间、起病急缓、有无明显诱因、有无相关的疾病病史和家族史、患病后的主要症状及其特点。

在询问诱因与病因时,不同类型疾病的侧重点不一样。如急性肾小球肾炎应重点了解有无反复咽炎、扁桃体炎等上呼吸道感染和皮肤脓疱疮等化脓性感染史;遗传性肾炎、多囊肾等应了解家族中有无同样或类似疾病的患者;肾功能受损者除询问有无肾脏疾病病史外,还应注意询问有无高血压、糖尿病、过敏性紫癜、系统性红斑狼疮等疾病病史以及有无长期服用对肾有损害的药物。

在询问症状时,应着重了解有无肉眼血尿、尿量改变、排尿异常,有无水肿,有无腰痛、夜尿增加以及尿毒症的症状。了解症状演变发展过程,是否出现并发症。需注意,症状的严重程度与肾功能损害程度不一定相符,某些肾功能已严重损害的患者可以很长时间内无明显症状,而某些虽然是中晚期但病情进展较快的患者可能伴有许多严重的症状。

(2) 检查及治疗经过:了解患者曾做过哪些检查及其结果;了解其治疗的经过、效果以及是否遵医嘱治疗;了解目前用药情况,包括药物种类、剂量、用法,是按医嘱用药还是自行购买使用,有无明确的药物过敏史。由于泌尿系统疾病患者常需调整水、钠、钾、蛋白质等的摄入,评估时应详细了解患者有无特殊的饮食治疗要求及其依从情况。对于依从性差者,需评估原因。

(3) 目前的主要不适及病情变化:询问目前最突出的症状及其变化,评估这些症状对机体的影响;了解患者食欲、睡眠、体重等方面有无改变。

2. 生活史及家族史

(1) 生活方式:了解患者的日常生活是否规律,工作是否紧张,有无过度劳累;是否进行规律锻炼;是否注意个人卫生,是否经常更换内衣裤和清洗会阴部等。

(2) 饮食方式:询问患者平时的饮食习惯及食欲,包括每天摄取的食物品种、量、口味以及有无特殊嗜好,如喜食较咸食物等。询问患者每天液体的摄入量及种类。

3. 心理-社会状况

（1）疾病知识：评估患者对所患疾病的性质、过程、预后、防治等各方面知识的了解程度。

（2）心理状态：了解患者的情绪和精神状态，有无紧张、焦虑、抑郁、绝望等负性情绪及其程度。由于肾脏疾病大多时轻时重、迁延不愈，治疗上较为困难，患者常会出现各种不利于其疾病治疗的负性情绪，尤其是病情未控制、反复发作、预后差的患者，因此需注意评估患者的心理状态，并及时予以干预。

（3）患病对日常生活、学习或工作的影响：许多泌尿系统疾病的康复需要患者卧床休息，减少体力活动，故需详细评估患者患病后的日常活动、社会活动有无改变及其程度。

（4）社会支持系统：了解患者的家庭成员组成、家庭经济状况、家属对患者所患疾病的认知以及家属对患者的关心和支持程度；了解患者的工作单位所能提供的支持，有无医疗保障；评估患者出院后的就医条件，能否得到及时有效的社区保健服务。尤其慢性肾衰竭患者常需行肾移植术或长期维持性透析治疗，个人往往难以承担高额的医疗费用，故对其社会支持系统的评估非常重要。

二、身体评估

1. 一般状态 患者的精神、意识、营养状况、体重以及有无高血压和体温升高。

2. 皮肤黏膜 皮肤黏膜有无苍白、尿素结晶、抓痕和色素沉着，有无水肿，如有则需评估水肿特点，包括水肿的出现时间、部位、是否为凹陷性等。

3. 胸部检查 有无胸腔积液，肺底部有无湿啰音，心界是否扩大。

4. 腹部检查 有无移动性浊音，有无肾区叩击痛及输尿管点压痛。

三、实验室及其他检查

1. 尿液检查 包括：①尿液一般性状检查：包括尿量、颜色、性状、气味、酸碱度及比重等；②尿液化学检查：包括蛋白质、葡萄糖等；③尿显微镜检查：包括细胞、管型及结晶体；④尿沉渣定量检查和尿细菌学检查等。

尿常规检查可用任何时间段的新鲜尿液，但最好是清晨第 1 次尿，因晨尿在膀胱内存留时间长，各种成分浓缩，有利于尿液有形成分的检出，且无食物因素的干扰。尿标本留取后宜立即送检，从标本采集到检验完成，夏天不应超过 1h，冬天不应超过 2h。若不能立即送检，应加防腐剂并冷藏保存。收集标本的容器应清洁干燥，女性患者应避开月经期，防止阴道分泌物或经血混入。蛋白定量试验应留取 24h 尿标本，并加防腐剂。尿细菌学培养需用无菌试管留取清晨第 1 次清洁中段尿，并注意以下几点：①在应用抗菌药之前或停用抗菌药 5 天之后留取尿标本；②留取尿液时要严格无菌操作，先充分清洁外阴或包皮，消毒尿道口，再留取中段尿液；③尿标本必须在 1h 内作细菌培养，否则需冷藏保存。

2. 肾功能检查

（1）肾小球滤过功能：内生肌酐清除率（endogenous creatinine clearance rate, Ccr）是检查肾小球滤过功能最常用的指标。在控制饮食、排除外源性肌酐来源的前提下，Ccr 能可靠地反映肾小球的滤过功能，并较早反映其异常。Ccr 测定前，要求患者连续 3 天低蛋白饮食（蛋白质 < 40g/d，禁食鱼、肉），禁饮咖啡、茶等具有兴奋作用的饮料，避免剧烈运动。第 4

天晨8点将尿排尽后,收集24h尿液,并在同一天采血2~3ml进行测定。Ccr测定可动态观察并判断肾脏疾病的进展和预后,指导治疗。Ccr < 40ml/min时,需限制蛋白质摄入;Ccr < 30ml/min时,使用噻嗪类利尿剂常无效;Ccr < 10ml/min时,对呋塞米等利尿药物的疗效明显减低,需行透析治疗。临床上也常用血尿素氮和血肌酐值来判断肾小球的滤过功能,但两者均在肾功能严重损害时才明显升高,故不能作为早期诊断指标。血尿素氮还易受肾外因素的影响,如高蛋白饮食、高分解状态、上消化道大出血等,其特异性不如血肌酐,但血尿素氮增高的程度与病情严重程度成正比,故对肾衰竭诊断有特殊价值。

(2) 肾小管功能测定:包括近端和远端肾小管功能测定。检查近端肾小管功能常用尿 β_2 微球蛋白测定。检查远端小管功能常采用尿浓缩稀释试验和尿渗量(尿渗透压)测定。β_2 微球蛋白为体内有核细胞产生的低分子量蛋白,自肾小球滤过后,被近端肾小管重吸收和分解代谢。近端肾小管功能障碍时,尿中 β_2 微球蛋白排泄增多,称为肾小管蛋白尿。

尿浓缩稀释试验是在日常或特定的饮食条件下,通过测定尿量及其比重,以判断肾单位远端(髓袢、远端小管、集合管)对水平衡的调节能力。常用方法有昼夜尿比重试验(又称莫氏试验,Mosenthal's test)和3h尿比重试验。莫氏试验要求患者保持正常饮食,但每餐食物中含水量不宜超过500~600ml,除3餐外不再饮任何液体。3h尿比重试验患者仅需保持日常饮食和活动即可。早期浓缩功能不佳多表现为夜尿量增多。

尿渗量和尿比重均反映尿中溶质的含量,但尿蛋白、葡萄糖等对尿比重的影响较尿渗量大,故在判断肾浓缩-稀释功能上,测定尿渗量较尿比重更有意义。尿渗量测定:前一天晚餐后,患者需禁饮8h,然后留取晨尿,同时采集静脉血。尿渗量/血浆渗量的比值降低,说明肾浓缩功能受损;尿渗量/血浆渗量的比值等于或接近1,说明肾浓缩功能接近完全丧失。

3. 免疫学检查 许多原发性肾脏疾病与免疫炎症反应有关,故免疫学检查有助于疾病类型及病因的判断。常用的检查项目包括血清补体成分测定(血清总补体、C_3等)、血清抗链球菌溶血素"O"的测定。血清抗链球菌溶血素"O"滴度增高对肾小球肾炎的诊断有重要价值。

4. 肾活组织检查(renal biopsy,RB) 肾穿刺活体组织检查有助于确定肾脏病的病理类型,对协助肾实质疾病的诊断、指导治疗及判断预后有重要意义。肾活组织检查为创伤性检查,可发生损伤、出血或感染,故应做好术前和术后护理。

(1) 术前护理包括:①术前向患者解释检查的目的和意义,消除其恐惧心理;②教会患者憋气及床上排尿;③检查血常规、出血与凝血功能及肾功能,以了解有无贫血、出血倾向及肾功能水平。

(2) 术后护理包括:①穿刺点砂袋压迫,腹带包扎;②卧床休息24h,前6h必须仰卧于硬板床,不可翻身;③密切观察有无腹痛、腰痛,监测生命体征及尿色;④嘱患者多饮水,以免血块阻塞尿路;⑤给予5%碳酸氢钠溶液静滴,以碱化尿液,促进造影剂排泄,减少对肾脏的影响,必要时使用止血药及抗生素,以防止出血和感染。

5. 影像学检查 可了解泌尿系统器官的形态、位置、功能及有无占位性病变,以协助诊断。常用的检查项目包括腹部平片、静脉肾盂造影(intravenous pyelography,IVP)、逆行肾盂造影(retrograde phelography)、肾主动脉及选择性肾动脉造影、膀胱镜检查、B超、CT、MRI等。尿路器械操作应注意无菌操作,避免引起尿路感染。

静脉尿路造影术检查前患者应予少渣饮食,避免摄入豆类等产气食物;检查前一天晚饭后2h开水冲服番泻叶以清洁肠道；检查日晨禁食，造影前12h禁水。另外，检查前应做碘过敏试验。检查后嘱患者多饮水，以促进残留在体内的造影剂尽快排出，减少对肾脏的毒性作用。

第三节 泌尿、男性生殖系统常见症状、体征的护理

泌尿、男性生殖系统常见症状、体征可以分为4类：①与泌尿系统或男性生殖系统直接有关的症状，如水肿、尿路刺激征、血尿、阴囊肿块等；②与其他器官系统相关的症状，如胃肠道症状、骨痛等；③全身症状，如发热、体重减轻等；④无明显的症状，仅仅在查体中被发现，如巨大肾结石、肾肿瘤等。本节重点叙述的内容包括水肿、疼痛、尿异常改变、男性性功能症状等。疼痛为常见的重要症状。

一、肾源性水肿

肾源性水肿(renal edema)是由肾脏疾病引起人体组织间隙过多液体积聚而导致的组织肿胀，可见于各种肾炎和肾病患者，是肾小球疾病最常见的症状。由肾小球疾病引起的水肿可分为两大类，即肾炎性水肿和肾病性水肿。肾炎性水肿其发生机制是由于肾小球滤过率下降，而肾小管重吸收功能正常，导致"球-管失衡"引起水、钠潴留，毛细血管渗透压增高而出现水肿。特点为早期晨起时眼睑及颜面水肿，以后可发展为全身性水肿；肾病性水肿是由于大量蛋白尿导致血浆胶体渗透压降低而引起。患者水肿显著，常伴胸水和腹水，指压凹陷明显。

【护理评估】

1. 病史 询问水肿发生的诱因及原因，水肿发生的初始部位、特点、程度以及随时间的进展情况；有无出现尿量减少、头晕、乏力、呼吸困难、心跳加快、腹胀等伴随症状；详细了解所用药物的种类、剂量、用法、疗程、用药后的效果及不良反应等。对于曾用激素和(或)免疫抑制剂的患者，应评估其是否遵从医嘱用药，治疗效果如何。既往有无肝脏、心脏及内分泌等系统病史。

2. 身体评估 包括患者的精神状况、生命体征、体重、尿量的改变。水肿的范围、程度、特点；听诊呼吸音强弱、有无肺部啰音及心包摩擦音；视诊腹部有无膨隆，叩诊有无移动性浊音等。

3. 心理-社会状况 水肿的反复出现会加重患者的心理负担，注意观察有无精神紧张、焦虑、抑郁的表现，其程度如何。水肿还会影响到患者的外在形象，观察有无自卑及人际交往障碍的表现。

4. 辅助检查 ①尿常规、尿蛋白定性和定量检查：明确蛋白质的丢失情况。②血清电解质：评估有无电解质的紊乱。③肾功能：判断肾小球和肾小管的功能有无异常，进一步明确水肿的原因。

【护理诊断/合作性问题】

1. 体液过多 与水、钠潴留，大量蛋白尿致血浆清蛋白浓度下降等因素有关。

2. 有皮肤完整性受损的危险 与皮肤水肿、抵抗力降低有关。

3. 自我形象紊乱 与水肿及激素副作用引起的颜面或身体外形改变有关。

【护理目标】

(1) 患者的水肿减轻或完全消退。

(2) 无皮肤破损或感染发生。

(3) 能正确认识现存身体外表的改变。

【护理措施】

1. 体液过多

(1) 一般护理

1) 休息和卧位:重度水肿患者应卧床休息,轻度水肿者也应多卧床,避免劳累,卧床期间经常变换体位,并用软垫支撑受压部位。安静卧床能减轻肾脏负担,并有利尿作用,可促进水肿消退。对眼睑面部水肿者枕头应稍高一些,有胸腔积液者宜半坐卧位。

2) 饮食护理:①限制水盐摄入:轻中度水肿、尿量 > 1000ml/d 者,钠盐摄入少于 3g/d,轻微限水。严重水肿少尿者,无盐饮食,限水少于 1000ml/d。②调节蛋白质摄入:肾功能不全者可根据肾小球滤过率(GFR)来调节蛋白质的摄入量。严重水肿伴低蛋白血症者给予蛋白质 0.8~1.0g/(kg·d),轻度水肿伴低蛋白血症者 0.6~0.8g/(kg·d),以上均需有 60% 以上为优质蛋白(瘦肉、鱼肉、鸡肉等)。③补充足够热量:低蛋白饮食的患者需注意补充足够的热量,以免引起负氮平衡。每日应供给热量为 126~147kJ/kg。

(2) 病情观察:定期测量患者的体重,监测24h液体出入量,观察水肿消长情况,观察并记录患者的生命体征,尤其是血压的变化。注意有无胸腔、腹腔、心包积液的表现;有无急性左心衰竭的表现;有无剧烈头痛、恶心、呕吐、视力模糊,甚至神志不清、抽搐等高血压脑病的表现。密切监测尿常规、肾小球滤过率、血尿素氮、血肌酐、血浆蛋白、血清电解质等的变化。

(3) 用药护理:遵医嘱使用利尿剂、糖皮质激素或其他免疫抑制剂。观察药物的疗效及可能出现的副作用。利尿剂的副作用主要有低钾、低钠及低血容量性休克,用药期间应严密监测生命体征,准确记录24h出入量,定期查看电解质及血气分析结果,发现问题,及时处理。环磷酰胺(cyclophosphamide,CTX)等免疫抑制剂的副作用及使用注意事项见肿瘤患者护理相关内容。

糖皮质激素的副作用主要为类 Cushing 综合征的表现:①满月脸、痤疮、多毛、向心性肥胖等。②易激动、烦躁、失眠。③可出现血压升高、血糖升高、电解质紊乱、消化性溃疡、骨质疏松可加重。④对感染的抵抗减弱。具体护理措施包括:①告知患者及家属合理用药的重要性,强调不可擅自增减或骤停激素。②口服激素应饭后服用,以减少对胃黏膜的刺激。③密切观察患者的精神状态、生命体征、皮肤及情绪的变化。④观察血糖、尿糖的变化。⑤服药期间给予低盐、高蛋白、含钾、钙丰富的食物,注意补充钙剂和维生素 D。⑥做好皮肤的护理,痤疮可用清水擦洗,不可用手挤。⑦大剂量糖皮质激素治疗时,可在消毒隔离病房,避免发生感染。出现各种感染应及时治疗。

(4) 保健指导:向患者及家属讲解水肿形成的原因、不同原因所致水肿的特点。教会患者保护水肿部位皮肤、饮食调节及用药观察的方法。

2. 有皮肤完整性受损的危险

(1) 病情观察:监测体温变化,注意观察皮肤黏膜有无发红、破损。

(2) 皮肤护理:为了保护好水肿的皮肤,应做到:①床铺应平整、干燥、清洁,内衣裤应柔软、宽松、勤换洗。②清洗时动作应轻柔,避免擦伤皮肤;活动时注意安全,避免撞伤、跌伤皮肤;用热水袋取暖时注意做好保护措施,避免烫伤皮肤。③做各种穿刺前皮肤消毒要严格,静脉穿刺前应先推开皮下水分,从显露出的静脉进针,拔针后用无菌干棉球按压穿刺部位,防止药液或组织液从针口渗漏出来。④协助长期卧床的患者定时翻身,按摩受压部位,及时清理大小便。

3. 自我形象紊乱 鼓励患者表达身体上和情绪上影响自我形象变化的因素,对其不良的情绪变化表示理解。鼓励并帮助患者通过修饰、讲究穿着提高身体和精神上的自尊。通过做一些力所能及的活动使患者认识到自身的力量和优势,并与患者、家属及同事一起制定护理计划,使其认识到应对机制和个人的能力是有限的,可以通过选择性的方法适应人际关系、生活方式及角色的改变。

【护理评价】

(1) 患者的水肿减轻或消退。
(2) 皮肤无损伤或感染发生。
(3) 能正确认识现存身体外表的改变。

二、尿路刺激征

尿频(frequent micturition)是指单位时间内排尿次数增加;尿急(urgent micturition)是指一有尿意即迫不及待须立即排尿,常伴有尿频和尿失禁;尿痛(odynuria)是指排尿时会阴部、耻骨上区或尿道内疼痛或烧灼感。膀胱颈和膀胱三角区受炎症或机械刺激而引起的尿频、尿急、尿痛,可伴有排尿不尽感及下腹部坠痛,称为尿路刺激征(urinary irritation symptoms),常见于肾脏疾病、尿道及前列腺炎症、结石、肿瘤及其他异物等。

【护理评估】

1. 病史 询问患者既往有无泌尿道感染、结核、结石、肿瘤及前列腺增生等;有无留置导尿、尿路器械检查史;女性患者有无妇科炎症病史,是否处于妊娠期。询问患者的排尿情况,有无小便次数增多,排尿时有无疼痛及疼痛的部位,是否尿急难忍等;出现上述症状时有无伴随其他不适,如发热、腰痛等。询问起病以来的治疗经过,尤其是用过哪些抗生素及有无使用过免疫抑制剂。

2. 身体评估 检查患者的精神、营养状况,体温有无升高。肾区有无压痛、叩击痛,输尿管点有无压痛,尿道口有无红肿、渗出物等。

3. 心理-社会状况 由于膀胱刺激征反复发作带来的不适,加之部分患者可能出现肾损害,患者可出现紧张、焦虑等心理反应,而过分紧张可进一步加重患者的症状。因此,应注意评估患者的心理状态、家庭状况及社会支持等。

4. 辅助检查 ①尿常规:观察有无出现白细胞尿(脓尿)、血尿等。②尿细菌镜检和定量培养:检查是否为临床有意义的细菌尿。③尿路感染的定位:判断感染是在上尿路还是下尿路。④肾功能(尤其是肾小管功能):判断肾功能有无损坏。⑤影像学检查:明确肾脏的大小、外形有无改变,尿路有无畸形或梗阻等。

【护理诊断/合作性问题】

1. 排尿型态异常 尿频、尿急、尿痛,与炎症或理化因素刺激膀胱有关。
2. 焦虑 与膀胱刺激征引起的不适、疾病反复发作及担心预后有关。

【护理目标】

(1) 患者的膀胱刺激征有所减轻或消失。

(2) 焦虑感减轻。

【护理措施】

1. 排尿型态异常

(1) 一般护理

1) 环境与休息:保持环境清洁、安静、光线柔和,维持病室合适的温度和湿度,使患者能充分休息。嘱患者于急性发作期尽量卧床休息,帮助其采取合适的体位缓解疼痛,协助其完成各种日常生活活动,如擦身、更换衣裤等,以减轻患者的不适感。避免对患者的一切恶性刺激,各项护理操作最好能集中进行,且动作应轻柔。

2) 饮食护理:在无禁忌证的情形下,嘱患者尽量多饮水、勤排尿,饮水量至少超过2000ml/d,饮水时应注意水量均匀分布于全天。必要时可通过静脉补液使尿量增加,达到冲洗尿路、促进细菌和炎性分泌物排泄的目的。同时应摄入清淡、易消化、营养丰富的食物。

3) 皮肤护理:发热及疼痛可使患者出汗量增多,出汗后要及时换洗衣物和床铺。内衣裤应为吸汗且透气性好的棉质,且应宽松、干净。定期做好会阴部的清洁。

(2) 病情观察:观察患者的体温变化、尿频、尿急、尿痛的程度、性质有无改变,分析病情加重或减轻的原因,如泌尿系统结核后期膀胱刺激征会更明显;观察有无伴随症状,如膀胱刺激征伴有血尿常为结石、结核或肿瘤等;观察病情与精神因素的关系,如果精神越紧张,膀胱刺激征越明显,可能为精神因素所致。观察尿液病原学检查、肾影像学检查及膀胱尿道镜检查结果,明确膀胱刺激征的原因。密切观察治疗效果。

(3) 疼痛护理:对肾区或膀胱区疼痛的患者,可局部按摩或热敷以缓解疼痛;也可根据患者的兴趣爱好,选择一定的活动,如听轻音乐、阅读小说、看电视、与室友聊天等,以分散患者对自身不适的注意力;针灸肾俞、三阴交等穴位,也可起到止痛的作用。对高热、头痛及腰痛者给予退热镇痛剂,用药过程中注意观察效果及有无副作用。

(4) 用药护理:遵医嘱使用抗生素、抗胆碱能药物或口服碳酸氢钠,注意观察药物的治疗反应及有无出现副作用,嘱患者按时、按量、按疗程服药,勿随意停药以彻底治疗。

(5) 保健指导:指导患者日常多饮水,勤排尿。注意个人卫生,避免擦便纸污染尿道口,每次便后清洗外阴。平时避免劳累,经常参加体育运动,加强营养,以增强机体的抵抗力。

2. 焦虑 在与患者接触和进行语言及非语言的情感交流中,赢得患者的信任,鼓励其表达内心的感受。向患者解释尿路刺激征的起因和预后,以减轻其紧张、恐惧等不良心理反应。根据患者的排尿习惯选择合适的便器及排尿方式,表示对患者的尊重和理解。告知患者情绪与症状之间的关系,通过交替使用放松技术,以减轻焦虑对生理的影响。告知目前的治疗现状及研究进展,帮助患者树立战胜疾病的信心。

【护理评价】

(1) 患者的膀胱刺激征减轻或完全消失。

(2) 焦虑感减轻。

三、尿量异常

尿量异常包括多尿(polyuria)、少尿(oliguria)和无尿(anuria)。多尿是指24h尿量超过2500ml;若24h尿量少于400ml,称为少尿;少于100ml称为无尿。尿量的多少取决于肾小球滤过率、肾小管重吸收量及两者的比例。因此,多尿见于多种原因引起的肾小管功能不全,如慢性肾盂肾炎、肾动脉硬化、肾髓质退行性变等;肾外疾病见于尿崩症、糖尿病、肾上腺皮质功能减退等。少尿或无尿的病因有三类:肾前性(肾排血量减少、血容量不足等)、肾性(急、慢性肾衰竭等)和肾后性(尿路梗阻等)。

【护理评估】

1. 病史　询问患者引起尿量异常的原因,如是否为慢性肾小球肾炎或急性肾衰竭的多尿期,有无引起多尿的内分泌及代谢障碍病史;有无各种肾脏疾病所致的肾衰竭、休克、严重心力衰竭及尿路结石和肿瘤压迫。询问每日排尿的次数及尿量,多尿、少尿、无尿的程度及病程的长短,有无伴随症状。做过哪些检查,结果如何。采取了哪些治疗措施,有无效果。

2. 身体评估　检查患者的意识状态,测量血压、心率、心律的变化,观察呼吸的频率和深度,测量体重,同时观察皮肤黏膜有无水肿或脱水的改变。肺部听诊有无湿啰音。

3. 心理-社会状况　尿异常尤其是少尿或无尿会导致机体多系统的严重症状,使患者和家属不能面对现实的残酷打击,对疾病的治愈丧失信心,产生恐惧、悲观的消极情绪。

4. 辅助检查　通过血清电解质及血气分析检查,评估有无电解质代谢紊乱及酸碱平衡失调。

【护理诊断/合作性问题】

1. 体液过多　与肾小球滤过率下降,尿量减少有关。

2. 有体液不足的危险　与肾功能不全,尿量过多有关。

3. 恐惧　与排尿异常导致的酸碱平衡紊乱和多系统严重并发症有关。

【护理目标】

体液保持平衡,尿量恢复至正常范围;恐惧感减轻或消失。

【护理措施】

1. 体液过多或有体液不足的危险

(1) 一般护理

1) 环境与休息:为患者提供良好的环境,保持病室清洁、安静、光线柔和、温湿度适宜,以保证患者充分休息。症状严重者绝对卧床休息,对多尿患者,床旁备屏风,便器置易取处,小便后及时清洗便器;少尿或无尿患者病情危重,协助做好日常生活护理,如更衣、洗漱等。

2) 饮食护理:多尿与少尿、无尿患者的饮食护理比较见表1-1。

表1-1　多尿与少尿、无尿患者的饮食护理比较

饮食护理项目	多尿患者	少尿、无尿患者
饮水情况	多饮水以补充足够的水分	控制饮水量,如禁水、进干食

续表

饮食护理项目	多尿患者	少尿、无尿患者
钾的摄入	根据血钾测定结果,决定饮食中是否需要限钾或补充含钾较多的食物	避免食用含钾较多的食物,如蘑菇、榨菜、马铃薯、柑橘等
蛋白质的摄入	氮质血症时予以优质低蛋白饮食	氮质血症时应限制蛋白质摄入,但须注意提供足够的热量,以免负氮平衡
盐的摄入	不需限盐	伴水肿时限制盐的摄入

(2) 病情观察:通过严密监测意识状态、生命体征、体重变化、24h 出入量及脱水或水肿的征象判断尿量异常的原因,同时采集标本,通过肾功能、电解质、血气分析结果,及时发现电解质紊乱及酸碱平衡失调,多尿与少尿、无尿患者的病情观察不同,具体见表 1-2。

表 1-2 多尿与少尿、无尿患者的病情观察比较

病情观察项目	多尿患者	少尿、无尿患者
尿异常的原因	1. 急性肾功能不全多尿期:尿量 4000ml/d 左右 2. 糖尿病多尿:尿量 2000～3000ml/d,常伴多饮 3. 尿崩症多尿:尿量 4000ml/d 左右,最多可达 18 000ml/d,伴烦渴与多饮	1. 急性肾衰竭少尿期:持续 5～14 日少尿或无尿 2. 慢性肾衰竭后期:由少尿逐渐发展至无尿 3. 急、慢性肾衰竭少尿或无尿时,可有心血管、神经系统及酸碱平衡失调等方面的严重症状
电解质及酸碱平衡失调	1. 高钠血症:嗜睡、乏力、易激惹、共济失调,甚至抽搐、强直性肢体痉挛、昏迷等 2. 低钾血症:肌无力、呼吸困难、吞咽困难、精神抑郁、表情淡漠、心律失常等 3. 脱水:口唇和皮肤干燥、眼窝凹陷、皮肤皱缩及弹性降低、血压下降等	1. 低钠血症:表情淡漠、头痛、恶心、视力模糊、运动失调,甚至谵妄、昏迷等 2. 高钾血症:疲乏、四肢软弱、手足麻木、意识模糊、呼吸困难、心律减慢甚至心脏骤停 3. 代谢性酸中毒:乏力、呼吸加深加快、外周血管扩张、烦躁不安、嗜睡甚至昏迷等

(3) 用药护理:对于多尿患者,严格遵医嘱用药及输液;对于少尿患者,遵医嘱使用利尿剂,并观察效果及副作用。用药过程中准确记录 24h 出入液量,观察排尿的次数、尿量有无变化。

(4) 健康指导:向患者及亲属介绍尿异常的病因及相关的伴随症状;指导患者合理休息,严格遵守饮食计划;教会患者监测病情变化,正确留取尿标本;教育患者避免受凉,预防呼吸道感染;指导患者坚持治疗,定期复查。

2. 恐惧 鼓励患者表达恐惧的感受,与患者一起讨论恐惧的来源。通过介绍疾病的治疗和护理方案,使患者及家属认识到现实与设想对健康威胁的不同。关心、安慰患者,当其做出可以减轻或消除恐惧感的行为时积极给予鼓励。

【护理评价】

体液保持平衡,尿量恢复至正常范围;恐惧感减轻或消失。

四、血 尿

离心后尿沉渣每高倍视野红细胞在 3 个以上称为血尿(hematuria)。血尿是一种危险的信号,提示可能存在严重的泌尿系统疾患。按其轻重程度可分为肉眼血尿和镜下血尿,

前者1L尿含1ml血,尿液呈血红色或洗肉水样,甚至伴有血块,后者外观正常,仅在显微镜下发现较多的红细胞。另外,临床上常将血尿区分为肾小球源性血尿和非肾小球源性血尿。血尿可由各种泌尿系统疾病及某些全身性疾病引起,此外,肾对药物的过敏或毒性反应可表现为血尿,剧烈运动后可发生功能性血尿。

【护理评估】

1. 病史 询问患者引起血尿的原因,如有无肾小球肾炎、泌尿系统结石、结核、肿瘤、血管病变等泌尿系统疾病;有无做过泌尿器官器械检查或发生过外伤;有无过敏性紫癜、风湿病等全身性疾病;有无使用过对肾脏损害的药物等。询问患者表现为肉眼血尿还是镜下血尿,血尿出现在排尿初始、终末、还是全程,有无其他的伴随症状。进行了哪些检查,结果如何。采取了哪些措施处理血尿,是否有效。

2. 身体评估 注意检查患者有无发热、是否高血压;体重有无减轻;皮肤黏膜有无出血,是否有贫血表现;肾区有无压痛、叩击痛,输尿管压痛点有无压痛,腰腹部有无包块等。

3. 心理-社会状况 血尿的直观刺激等会让患者惶恐不安,加上病情恢复较慢,患者心理压力很大,甚至产生消极悲观情绪。

4. 辅助检查 通过尿常规反复检查,进一步做中段尿细菌培养、周围血涂片找狼疮细胞等实验室检查,以及放射性检查、肾穿刺活检等器械检查明确血尿的病因。

【护理诊断/合作性问题】

1. 尿异常 血尿,与各种因素引起肾小球滤过率增加及泌尿系损伤出血有关。

2. 个人应对能力差 与反复发生的血尿及病情恢复慢有关。

【护理目标】

血尿减轻或完全消失;患者能接受情境的改变并能参与应对计划。

【护理措施】

1. 尿异常:血尿

(1) 一般护理:大量血尿时,应卧床休息;如定期检查血尿,病情逐渐恢复时,可逐渐增加活动量。在不影响血压的基础上,适当多饮水,可起到冲洗尿路、预防感染和血块堵塞的作用。

(2) 病情观察:观察血尿的来源部位,分清是初始血尿、终末血尿还是全程血尿。观察血尿的伴随症状,判断血尿的发生原因,如伴有水肿、高血压、蛋白尿、肾功能损害者多为肾炎或肾病;伴有高热及其他部位出血者多见于感染性疾病;伴有肾区钝痛时可能是肾肿瘤、肾盂结石、多囊肾等;伴有腰腹部肿块时,单侧考虑为肾肿瘤、肾积水及肾下垂等,双侧考虑为多囊肾;尤其注意中老年人的无痛性血尿应警惕泌尿系统肿瘤。还应观察血尿的量和颜色,正确判断出血量。

(3) 用药护理:血尿的处理主要是针对原发病的治疗,注意观察药物的疗效和副反应。在用生理盐水加去甲肾上腺素对弥漫性膀胱黏膜出血行膀胱低压灌注止血时,应注意每次用300ml左右,同时保留10分钟再排出。

(4) 健康指导:向患者及家属介绍血尿的原因、临床特点及处理原则。教会患者留取尿标本的方法,注意尿标本的留取应准确及时,容器应清洁。使患者明确血尿的严重程度并不代表病情的严重程度,保持沉着冷静,及早查明血尿的原因,积极配合治疗护理。

2. 个人应对能力差 鼓励患者表达自己的感受,针对患者的疑虑给予耐心的解释。创造良好的交谈场所,安排患者与相同疾病的患者交谈,学习新的应对方法。开展护理查房,针对患者的应对机制制定护理计划,并鼓励患者参与。

【护理评价】

血尿减轻或完全消失;患者能接受情境的改变并能参与应对计划。

五、肾 区 痛

肾区痛多为肾盂、输尿管内张力增高或包膜受牵拉所致,而平滑肌痉挛或肿瘤侵犯邻近神经亦能导致疼痛。表现为胀痛、隐痛、钝痛、肾区压痛和叩击痛。多见于肾脏或附近组织炎症、肾肿瘤等。由肾盂输尿管连接处或输尿管急性梗阻(结石、血块)、输尿管扩张引起的疼痛,为肾绞痛(renal colic),其特点是绞痛,呈阵发性,剧烈难忍,辗转不安,大汗,伴恶心、呕吐,可向下腹部、外阴及大腿内侧部位放射。下段输尿管疾病引起的疼痛通常表现为膀胱、阴茎或尿道的疼痛。

六、肿 块

肿块是泌尿外科疾病重要体征之一。腹部肿块可见于肾肿瘤、肾积水和脓肾等。阴囊内肿块可见于睾丸肿瘤、附睾炎、附睾结核、鞘膜积液等。

七、性功能症状

男性性功能症状根据临床表现可有性欲低下、勃起功能障碍(erectile dysfunction,ED)、射精障碍(早泄、不射精和逆行射精)等。最常见为勃起功能障碍和早泄(premature)。ED指持续或反复不能达到或维持足够阴茎勃起以完成满意的性生活。早泄指性交时阴茎能勃起,但不能控制射精,阴茎插入阴道前或刚插入即射精。

ED可因精神心理因素、血管病变、神经病变、内分泌疾病、药物及全身疾病等引起。早泄大多是心理性因素所致,通常采用心理治疗。近年来研究发现,早泄的患者阴茎感觉高度敏感,或因包皮过长、包皮阴茎过长和前列腺炎等引起。

血精(hematospermia)为精液中含有血液,通常继发于前列腺和(或)精囊的非特异性炎症充血引起,一般在几周内症状可自行消失。若血精持续数周以上,应排除生殖道结核、前列腺肿瘤等病变。

(张会君)

思 考 题

1. 某女性患者,26 岁,已婚。因寒战、高热、全身酸痛、食欲减退 2 天,尿频、尿急、尿痛、腰痛、肾区叩击痛 1 天入院。身体评估:T39.7℃,P102 次/分,R32 次/分,BP100/70mmHg。尿常规检查:镜下血尿、菌尿及白细胞管型。初步诊断为:急性肾盂肾炎。问题:

(1) 如何对该患者作更为全面的护理评估?

(2) 请列出该患者存在的护理诊断/合作性问题及相应的护理措施。

2. 张某,男,56岁。因尿频7年余、小便解不出6h入院。直肠指检发现:前列腺Ⅱ度肿大,中央沟清晰,质地柔软,表面光滑。尿常规检查:RBC+++。B超检查:前列腺(4.8×5.2×5.6)cm³。问题:

(1) 对该患者进行身体评估,还可能发现哪些症状、体征?

(2) 解释该患者出现RBC+++的可能原因。

(3) 请列出该患者目前存在的护理诊断/合作性问题及相应的护理措施。

第二章 肾小球疾病患者的护理

> **学习目标**
> 识记:肾小球疾病的分类及常见肾小球疾病的概念、病因。
> 理解:常见肾小球疾病的发病机制、临床表现、辅助检查特点和治疗要点。
> 运用:常见肾小球疾病的护理评估、护理诊断和护理措施。

第一节 肾小球疾病概述

肾小球疾病是一组临床表现相似,但病因、发病机制、病理、病程和预后不尽相同,且主要侵犯双肾肾小球的疾病。按发病原因可分为原发性、继发性和遗传性,其中原发性肾小球疾病占肾小球疾病的绝大多数,是我国引起慢性肾衰竭的主要原因。本节主要介绍原发性肾小球疾病。

【原发性肾小球疾病的分类】

原发性肾小球疾病可按临床及病理分型。

1. 原发性肾小球疾病的临床分型 根据1992年原发性肾小球疾病分型与治疗及诊断标准,原发性肾小球疾病的临床分型为:①急性肾小球肾炎。②急进性肾小球肾炎。③慢性肾小球肾炎。④隐匿性肾小球肾炎[无症状性血尿或(和)蛋白尿]。⑤肾病综合征。

2. 原发性肾小球疾病的病理分型 根据世界卫生组织(WHO)1995年制定的分类标准,原发性肾小球疾病的病理分型为:①轻微性肾小球病变。②局灶性、节段性病变。③弥漫性肾小球肾炎。④未分类的肾小球肾炎。其中弥漫性肾小球肾炎又可分为膜性肾病、增生性肾炎、硬化性肾小球肾炎三类。后面述及的微小病变型肾病属于轻微性肾小球病变,局灶性、节段性肾小球肾炎和局灶性、节段性肾小球硬化均属于局灶性、节段性肾小球病变。

【发病机制】

多数肾小球疾病属于免疫介导性炎症性疾病。一般认为,免疫机制是肾小球疾病的始发机制,同时又有炎症介质的参与,最后导致肾小球损伤和产生临床症状。在疾病进程中也可有非免疫、非炎症因素参与。此外,遗传因素及自身免疫在肾炎发生中的作用也受到重视。

1. 免疫反应 在肾炎发病机制中既有体液免疫,又有细胞免疫。体液免疫通过在血液循环中形成循环免疫复合物(CIC)和在肾局部形成原位免疫复合物两种方式而致病。

2. 炎症反应 临床及实验研究显示,炎症反应在始发的免疫反应与肾小球损伤及其临床表现之间承担了桥梁的作用。炎症介导系统分为炎症细胞和炎症介质两大类。炎症细胞可产生炎症介质,炎症介质又可趋化、激活炎症细胞,各种炎症介质间又相互促进和制约,形成一个复杂的网络关系。

炎症细胞包括单核-巨噬细胞、中性粒细胞、嗜酸粒细胞、血小板及肾小球固有细胞等；炎症介质有生物活性肽、生物活性酯、血管活性胺、补体、凝血及纤溶系统因子、细胞黏附因子、活性氧、活性氮及各种酶等。

3. 非免疫机制 免疫介导性炎症在肾小球疾病致病中起主要作用和(或)启动作用，在疾病的慢性进展过程中存在非免疫机制的参与，如剩余的健存肾单位、大量蛋白尿及高脂血症，有时可成为病变持续恶化的重要因素。

【临床表现】

1. 蛋白尿 如尿蛋白超过150mg/d，尿蛋白定性阳性，称为蛋白尿。若尿蛋白大于3.5g/d，则称为大量蛋白尿。肾小球的滤过膜屏障包括分子屏障和电荷屏障，其中电荷屏障损伤时尿中排出的蛋白以白蛋白为主，分子屏障被破坏时，尿中出现除白蛋白以外更大分子的血浆蛋白，如免疫球蛋白、C_3和α巨球蛋白等。

2. 血尿 无痛性、全程性血尿是肾小球疾病特别是肾小球肾炎时常见的表现，可呈镜下或肉眼血尿，持续性或间发性。多伴有蛋白尿、管型尿，如血尿伴较大量蛋白尿和(或)管型尿(特别是红细胞管型)，多提示为肾小球源性血尿。

3. 水肿 水钠潴留是肾源性水肿的基本原理。根据水钠潴留的机制不同可将肾小球疾病的水肿分为两类：①肾病性水肿：主要是由于大量蛋白尿造成血浆蛋白过低，血浆胶体渗透压降低，导致液体从血管内渗入组织间隙而产生水肿。此外，肾素-血管紧张素-醛固酮、抗利尿激素及某些原发于肾内的水、钠潴留因素均对肾病性水肿起一定作用。②肾炎性水肿：主要是由于肾小球滤过率下降，而肾小管的重吸收功能基本正常，从而导致"球-管失衡"和肾小球滤过分数下降，引起水钠潴留。肾病性水肿组织间隙蛋白含量低，水肿多从下肢开始，可无高血压及循环淤血的表现；肾炎性水肿组织间隙蛋白含量高，水肿多从眼睑、颜面部开始，可因高血压、毛细血管通透性增加等因素使水肿持续加重。

4. 高血压 肾小球疾病常伴高血压，慢性肾衰竭患者90%出现高血压。持续存在的高血压可加速肾功能恶化。肾小球疾病高血压的发生机制为：①水、钠潴留：是引起容量依赖性高血压的原因。②肾素分泌增多：是引起肾素依赖性高血压的原因。③肾内降压物质分泌减少：如肾内激肽释放酶-激肽、前列腺素生成减少，均是导致肾性高血压的原因。

5. 肾功能损害 急进性肾小球肾炎常导致急性肾衰竭，部分急性肾小球肾炎可有一过性肾功能损害，慢性肾小球肾炎及某些肾病综合征可发展为慢性肾衰竭。肾小球疾病的临床表现如以炎症病变为主，则常表现为肾炎综合征(血尿、蛋白尿、高血压)，若炎症病变不明显，常表现为肾病综合征(大量蛋白尿、低蛋白血症、明显水肿、高脂血症)。肾小球疾病的诊断首先要根据临床表现做出初步判断，通过肾穿刺活检再进一步确定其病理类型。由于急进性肾小球肾炎和隐匿性肾小球肾炎临床比较少见，所以不作为本章介绍的重点。

第二节 肾小球肾炎

一、急性肾小球肾炎

急性肾小球肾炎(acute glomerulonep hritis, AGN)简称急性肾炎，是以急性肾炎综合征为主要表现的一组疾病。其特点为起病急，患者出现血尿、蛋白尿、水肿和高血压，可伴有一过性氮质血症。本病好发于儿童，男性居多。常有前驱感染，多见于链球菌感染后，其他细菌、病毒和寄生虫感染后也可引起。本部分主要介绍链球菌感染后急性肾炎。

【病因及发病机制】

本病常发生于 β-溶血性链球菌"致肾炎菌株"引起的上呼吸道感染(多为扁桃体炎)或皮肤感染(多为脓疱疮)后,感染导致机体产生免疫反应而引起双侧肾脏弥漫性的炎症反应。目前多认为,链球菌的主要致病抗原是胞质或分泌蛋白的某些成分,抗原刺激机体产生相应抗体,形成免疫复合物沉积于肾小球而致病。同时,肾小球内的免疫复合物可激活补体,引起肾小球内皮细胞及系膜细胞增生,并吸引中性粒细胞及单核细胞浸润,导致肾脏病变。

【临床表现】

前驱感染后常有 1~3 周(平均 10 日左右)的潜伏期。呼吸道感染的潜伏期较皮肤感染短。本病起病较急,病情轻重不一,轻者仅尿常规及血清补体 C_3 异常,重者可出现急性肾衰竭。大多预后良好,常在数月内临床自愈。典型者呈急性肾炎综合征的表现。

1. 尿异常 几乎所有患者均有肾小球源性血尿,约 30% 出现肉眼血尿,且常为首发症状或患者就诊的原因。可伴有轻、中度蛋白尿,少数(<20%)患者可呈大量蛋白尿。

2. 水肿 80% 以上患者可出现水肿,常为起病的首发表现,表现为晨起眼睑水肿,呈"肾炎面容",可伴有下肢轻度凹陷性水肿,少数严重者可波及全身。

3. 高血压 约 80% 患者患病初期水钠潴留时,出现一过性轻、中度高血压,经利尿后血压恢复正常。少数患者可出现高血压脑病、急性左心衰竭等。

4. 肾功能异常 大部分患者起病时尿量减少(400~700ml/d),少数为少尿(<400ml/d)。可出现一过性轻度氮质血症。一般于 1~2 周后尿量增加,肾功能于利尿后数日恢复正常,极少数出现急性肾衰竭。

【辅助检查】

1. 尿液检查 均有镜下血尿,呈多形性红细胞。尿蛋白多为+~++。尿沉渣中可有红细胞管型、颗粒管型等。早期尿中白细胞、上皮细胞稍增多。

2. 血清 C_3 及总补体 发病初期下降,于 8 周内恢复正常,对本病诊断意义很大。血清抗链球菌溶血素"O"滴度可增高。

3. 肾功能检查 可有内生肌酐清除率(Ccr)降低,血尿素氮(BUN)、血肌酐(Cr)升高。

【诊断要点】

链球菌感染后 1~3 周出现血尿、蛋白尿、水肿和高血压等肾炎综合征典型表现,血清 C_3 降低,病情于发病 8 周内逐渐减轻至完全恢复者,即可诊断为急性肾小球肾炎。病理类型需行肾活组织检查确诊。

【治疗要点】

本病患者的治疗以卧床休息、对症处理为主。本病为自限性疾病,不宜用糖皮质激素及细胞毒性药物。急性肾衰竭患者应予透析。

1. 对症治疗 利尿治疗可消除水肿,降低血压。利尿后高血压控制不满意时,可加用其他降压药物。

2. 控制感染灶 以往主张使用青霉素或其他抗生素 10~14 日,现其必要性存在争议。对于反复发作的慢性扁桃体炎,待肾炎病情稳定后,可作扁桃体摘除术,手术前后两周应注射青霉素。

3. 透析治疗 对于少数发生急性肾衰竭者,应予血液透析或腹膜透析治疗,帮助患者渡过急性期,一般不需长期维持透析。

【护理诊断/合作性问题】

1. 体液过多 与肾小球滤过率下降、水钠潴留有关。

2. 活动无耐力 与疾病处于急性发作期、水肿、高血压等有关。

3. 潜在并发症 急性左心衰竭、高血压脑病、急性肾衰竭。

【护理措施】

1. 一般护理

(1) 休息与运动:急性期患者应绝对卧床休息,以增加肾血流量和减少肾脏负担。当其卧床休息6周～2月,尿液检查只有蛋白尿和镜下血尿时,方可离床活动。病情稳定后逐渐增加运动量,避免劳累和剧烈活动,坚持1～2年,待完全康复后才能恢复正常的体力劳动。

(2) 饮食护理:当患者有水肿、高血压或心力衰竭时,应严格限制盐的摄入,一般进盐应低于3g/d,对于特别严重病例应完全禁盐。在急性期,为减少蛋白质的分解代谢,还应限制蛋白质的摄取量为$0.5～0.8g/(kg \cdot d)$。当血压下降、水肿消退、尿蛋白减少后,即可逐渐增加食盐和蛋白质的量。

除限制钠盐外,也应限制进水量,进水量的控制本着宁少勿多的原则。每日进水量应为不显性失水量(约500ml)加上前一天24h尿量,此进水量包括饮食、饮水、服药、输液等所含水分的总量。另外,饮食应注意热量充足、易于消化和吸收。

2. 病情观察 注意观察水肿的范围、程度,有无胸水、腹水,有无呼吸困难、肺部湿啰音等急性左心衰的征象;监测高血压动态变化,监测有无头痛、呕吐、颈项强直等高血压脑病的表现;观察尿的变化及肾功能的变化,及早发现有无肾衰竭的可能。

3. 用药护理 关于使用利尿剂的护理见本章第一节的相关内容。在使用降压药的过程中,要注意一定要定时、定量服用,随时监测血压的变化,还要嘱患者服药后在床边坐几分钟,然后缓慢站起,防止眩晕及直立性低血压。

4. 心理护理 患者尤其是儿童对长期的卧床会产生忧郁、烦躁等心理反应,加上担心血尿、蛋白尿是否会恶化,会进一步加重精神负担。故应尽量多关心、巡视患者,随时注意患者的情绪变化和精神需要,按照患者的要求予以尽快解决。关于卧床休息需要持续的时间和病情的变化等,应适当予以说明,并要组织一些有趣的活动活跃患者的精神生活,使患者能以愉快、乐观的态度安心接受治疗。

【健康指导】

1. 预防指导 平时注意加强锻炼,增强体质。注意个人卫生,防止化脓性皮肤感染。有上呼吸道或皮肤感染时,应及时治疗。注意休息和保暖,限制活动量。

2. 生活指导 急性期严格卧床休息,按照病情进展调整作息制度。掌握饮食护理的意义及原则,切实遵循饮食计划。指导患者及其家属掌握本病的基本知识和观察护理方法,消除各种不利因素,防止疾病进一步加重。

3. 用药指导 遵医嘱正确使用抗生素、利尿药及降压药等,掌握不同药物的名称、剂量、给药方法,观察各种药物的疗效和副作用。

4. 心理指导 增强战胜疾病的信心,保持良好的心境,积极配合诊疗计划。

二、急进性肾小球肾炎

急进性肾小球肾炎(rapidly progressive glomerulonephritis,RPGN),是一组病情发展急骤,由血尿、蛋白尿迅速发展为少尿或无尿直至急性肾功能衰竭的急性肾炎综合征。临床上,肾功能呈急剧进行性恶化,常在3个月内肾小球滤过率(GFR)下降50%以上,发展至终末期肾功能衰竭一般为数周或数月。该病进展迅速,病情危重,预后差。病理改变特征为肾小球囊内细胞增生、纤维蛋白沉着,表现为广泛的新月体形成,故又称新月体肾炎。这组疾病发病率较低,危险性大,及时诊断、充分治疗尚可有效改变疾病的预后,临床上应高度重视。

【病因及发病机制】

由多种原因所致的一组疾病,包括:①原发性急进性肾小球肾炎;②继发于全身性疾病(如系统性红斑狼疮肾炎)的急进性肾小球肾炎;③在原发性肾小球病(如系膜毛细血管性肾小球肾炎)的基础上形成广泛新月体,即病理类型转化而来的新月体性肾小球肾炎。本文着重讨论原发性急进性肾小球肾炎(以下简称急进性肾炎)。

RPGN根据免疫病理可分为三型,其病因及发病机制各不相同:①Ⅰ型又称抗肾小球基底膜型肾小球肾炎,由于抗肾小球基底膜抗体与肾小球基底膜(GBM)抗原相结合激活补体而致病。②Ⅱ型又称免疫复合物型,因肾小球内循环免疫复合物的沉积或原位免疫复合物形成,激活补体而致病。③Ⅲ型为少或无免疫复合物型,肾小球内无或仅微量免疫球蛋白沉积。现已证实50%~80%该型患者为原发性小血管炎肾损害,肾脏可为首发、甚至唯一受累器官或与其他系统损害并存。原发性小血管炎患者血清抗中性粒细胞胞质抗体(ANCA)常呈阳性。我国以Ⅱ型多见,Ⅰ型好发于青、中年,Ⅱ型及Ⅲ型常见于中、老年患者,男性居多。

RPGN患者约半数以上有上呼吸道感染的前驱病史,其中少数为典型的链球菌感染,其他多为病毒感染,但感染与RPGN发病的关系尚未明确。接触某些有机化学溶剂、碳氢化合物如汽油,与RPGN Ⅰ型发病有较密切的关系。某些药物如丙硫氧嘧啶(PTU)、肼苯达嗪等可引起RPGN Ⅲ型。RPGN的诱发因素包括吸烟、吸毒、接触碳氢化合物等。此外,遗传的易感性在RPGN发病中作用也已引起重视。

【病理】

肾脏体积常较正常增大。病理类型为新月体性肾小球肾炎。光镜下通常以广泛(50%以上)的肾小球囊腔内有大量新月体形成(占肾小球囊腔50%以上)为主要特征,病变早期为细胞性新月体,后期为纤维性新月体。另外,Ⅱ型常伴有肾小球内皮细胞和系膜细胞增生,Ⅲ型常可见肾小球节段性纤维素样坏死。免疫病理学检查是分型的主要依据,Ⅰ型IgG及C_3呈光滑线条状沿肾小球毛细血管壁分布;Ⅱ型IgG及C_3呈颗粒状沉积于系膜区及毛细血管壁;Ⅲ型肾小球内无或仅有微量免疫沉积物。电镜下可见Ⅱ型电子致密物在系膜区和内皮下沉积,Ⅰ型和Ⅲ型无电子致密物。

【临床表现】

患者可有前驱呼吸道感染,起病多较急,病情急骤进展。Ⅰ型的临床特征为急性肾炎综合征(起病急、血尿、蛋白尿、少尿、水肿、高血压),且多在早期出现少尿或无尿,进行性肾功能恶化并发展成尿毒症;Ⅱ型患者约半数可伴肾病综合征;Ⅲ型患者常有不明原因的发热、乏力、关节痛或咯血等系统性血管炎的表现。

【辅助检查】

1. 尿液检查 常见肉眼血尿,镜下大量红细胞、白细胞和红细胞管型,尿比重及渗透压降低,蛋白尿常呈阳性(+~++++)。

2. 肾功能检查 血尿素氮、肌酐浓度进行性升高,肌酐清除率进行性降低。

3. 免疫学检查 主要有抗GBM抗体阳性(Ⅰ型)、ANCA阳性(Ⅲ型)。此外,Ⅱ型患者的血液循环免疫复合物及冷球蛋白可呈阳性,并可伴血清C_3降低。

4. 影像学检查 半数患者B型超声显示双肾增大。

【治疗要点】

包括针对急性免疫介导性炎症病变的强化治疗以及针对肾脏病变后果(如水钠潴留、高血压、尿毒症及感染等)的对症治疗两方面。尤其强调在早期作出病因诊断和免疫病理分型的基础上尽快进行强化治疗。

1. 强化疗法

(1) 强化血浆置换疗法:应用血浆置换机分离患者的血浆和血细胞并弃去血浆,再以等量正常人的血浆(或血浆白蛋白)和患者血细胞混合后重新输入患者体内。通常每日或隔日1次,每次置换血浆2~4L,直到血清抗体(如抗GBM抗体、ANCA)或免疫复合物转阴、病情好转,一般需置换约6~10次左右。该疗法需配合糖皮质激素[口服泼尼松1mg/(kg·d),2~3个月后渐减]及细胞毒性药物[环磷酰胺2~3mg/(kg·d)口服,累积量一般不超过8g],以防止在机体大量丢失免疫球蛋白后有害抗体大量合成而造成"反跳"。该疗法适用于各型急进性肾炎,但主要适用于Ⅰ型;对于Goodpasture综合征和原发性小血管炎所致急进性肾炎(Ⅲ型)伴有威胁生命的肺出血作用较为肯定、迅速,应首选。

(2) 甲泼尼龙冲击伴环磷酰胺治疗:为强化治疗之一。甲泼尼龙0.5~1.0g溶于5%葡萄糖中静脉滴入,每日或隔日1次,3次为一疗程。必要时间隔3~5天可进行下一疗程,一般不超过3个疗程。甲泼尼龙冲击疗法也需辅以泼尼松及环磷酰胺常规口服治疗,方法同前。近年有人用环磷酰胺冲击疗法(0.8~1g溶于5%葡萄糖静脉滴入,每月1次)替代常规口服,可减少环磷酰胺的毒副作用,其确切优缺点和疗效尚待进一步总结。该疗法主要适用Ⅱ、Ⅲ型,Ⅰ型疗效较差。用甲泼尼龙冲击治疗时,应注意继发感染和水钠潴留等不良反应。

2. 替代治疗 凡急性肾衰竭已达透析指征者应及时透析。对强化治疗无效的晚期病例或肾功能已无法逆转者,则有赖于长期维持透析。肾移植应在病情静止半年(Ⅰ型、Ⅲ型患者血中抗GBM抗体、ANCA需转阴)后进行。

3. 对症治疗 对水钠潴留、高血压及感染等需积极采取相应的治疗措施。

【护理诊断/合作性问题】

1. 潜在并发症 急性肾功能衰竭。

2. 体液过多 与肾小球滤过率下降、大量激素治疗导致水钠潴留有关。

3. 有感染的危险 与激素、细胞毒性药物的应用、血浆置换、大量蛋白尿致机体抵抗力下降有关。

4. 恐惧 与疾病的病情进展快、预后差有关。

5. 知识缺乏 缺乏疾病防治的相关知识。

【护理措施】

1. 病情监测 密切观察病情变化,及时识别急性肾功能衰竭的发生。监测项目包括:①生命体征:观察有无气促、端坐呼吸、肺部湿啰音等心衰表现。②尿量:若尿量迅速减少或出现无尿,提示发生急性肾衰。③血肌酐、尿素氮、内生肌酐清除率:急性肾衰时可出现血尿素氮、肌酐浓度迅速进行性升高,肌酐清除率快速降低。④血清电解质:重点观察有无高血钾,急性肾衰时常可出现高血钾,并诱发心律失常、心脏骤停。⑤消化道症状:了解患者有无消化道症状,如食欲减退、恶心、呕吐、呕血或黑便等表现。⑥神经系统症状:有无意识模糊、定向障碍、甚至昏迷等神经系统症状。

2. 用药护理 严格遵医嘱用药,密切观察激素、免疫抑制剂、利尿剂的效果和不良反应。糖皮质激素可导致水钠潴留、血压升高、精神兴奋、消化道出血、骨质疏松、继发感染、伤口愈合缓慢以及类肾上腺皮质功能亢进症的表现,如满月脸、水牛背、腹部脂肪堆积、多毛等。对肾脏患者,使用糖皮质激素后应特别注意有无加重肾损害导致病情恶化的水钠潴留、血压升高和继发感染等不良反应。激素和细胞毒性药物冲击治疗时,可明显抑制机体的免疫功能,必要时需要对患者实施保护性隔离,防止感染。血浆置换和透析治疗时,应注意严格无菌操作。

【健康指导】

1. 疾病防护指导 部分患者的发病与前驱感染病史、吸烟或接触某些有机化学溶剂有关,应积极预防,注意保暖,避免受凉和感冒。

2. 疾病知识指导 向患者家属介绍疾病特点。

3. 用药指导 对患者及家属强调遵医嘱用药的重要性,告知激素及细胞毒性药物的作用、可能出现的副作用和服药的注意事项,鼓励患者配合治疗。

4. 病情监测指导 向患者解释如何监测病情变化和病情经治疗缓解后的长期随访,防止疾病复发及恶化。

【预后】

患者若能得到及时明确诊断和早期强化治疗,预后可得到显著改善。早期强化治疗可使部分患者得到缓解,避免或脱离透析,甚至少数患者肾功能得到完全恢复。若诊断不及时,早期未接受强化治疗,患者多于数周至半年内进展至不可逆肾衰竭。影响患者预后的主要因素有:①免疫病理类型:Ⅲ型较好,Ⅰ型差,Ⅱ型居中;②强化治疗是否及时:临床无少尿,血肌酐<530μmol/L,病理尚未显示广泛不可逆病变(纤维性新月体、肾小球硬化或间质纤维化)时,即开始治疗者预后较好,否则预后差;③老年患者预后相对较差。

本病缓解后的长期转归,以逐渐转为慢性病变并发展为慢性肾衰竭较为常见,故应特别注意采取措施保护残存肾功能,延缓疾病进展和慢性肾衰竭的发生。部分患者可长期维持并缓解。仅少数患者(以Ⅲ型多见)可复发,必要时需重复肾活检,部分患者强化治疗仍可有效。

三、慢性肾小球肾炎

慢性肾小球肾炎(chronic glomerulonepHritis,CGN),简称慢性肾炎,是一组以血尿、蛋白尿、高血压、水肿为基本临床表现的肾小球疾病。临床特点是病程长,起病初无症状,进展缓慢,最终可发展成慢性肾衰竭。由于不同的病理类型及病程阶段不同,疾病表现可多样化。可发生于任何年龄,以青、中年男性居多。

【病因及发病机制】

绝大多数慢性肾炎由不同病因、不同病理类型的原发性肾小球疾病发展而来,仅少数由急性链球菌感染后肾小球肾炎所致。其发病机制主要与原发病的免疫炎症损伤有关。此外,高血压、大量蛋白尿、高血脂等非免疫非炎症性因素亦参与其慢性化进程。

【病理类型】

慢性肾炎的常见病理类型有系膜增生性肾小球肾炎(包括IgA肾病和非IgA系膜增生性肾小球肾炎)、系膜毛细血管性肾炎、膜性肾病及局灶节段性肾小球硬化等。上述所有类型均可转化为不同程度的肾小球硬化、肾小管萎缩和间质纤维化,最终肾脏体积缩小,晚期进展成硬化性肾小球肾炎,临床上进入尿毒症阶段。

【临床表现】

本病起病多缓慢、隐匿,部分患者因感染、劳累呈急性发作。临床表现多样,病情时轻时重,逐渐发展为慢性肾衰竭。

1. 一般表现 蛋白尿、血尿、高血压、水肿为基本临床表现。早期患者可有乏力、纳差、腰部疼痛;水肿可有可无;轻度尿异常,尿蛋白定量常在1~3g/d,多有镜下血尿;血压可正常或轻度升高;肾功能正常或轻度受损。以上情况持续数年,甚至数十年,肾功能逐渐恶化出现相应临床表现(贫血、血压增高等)。

2. 特殊表现 有的患者可表现为血压(特别是舒张压)持续性升高,出现眼底出血、渗出,甚至视乳头水肿;感染、劳累、妊娠和使用肾毒性药物可使病情急剧恶化,可能引起不可逆慢性肾衰竭。

【辅助检查】

1. 尿液检查 尿蛋白+~+++,24h尿蛋白定量常在1~3g。尿中可有多形性的红细胞+~++,红细胞颗粒管型等。

2. 血液检查 肾功能不全的患者可有肾小球滤过率(GFR)下降,血尿素氮(BUN)、血肌酐(Cr)增高、内生肌酐清除率下降。贫血患者出现贫血的血象改变。部分患者可有血脂升高,血浆白蛋白降低。另外,血清补体C_3始终正常,或持续降低8周以上不恢复正常。

3. B超检查 双肾可有结构紊乱、缩小、皮质变薄等改变。

4. 肾活组织检查 可以确定慢性肾炎的病理类型,对指导治疗和估计预后有重要价值。

【诊断要点】

凡蛋白尿持续1年以上,伴血尿、水肿、高血压和肾功能不全,排除继发性肾炎、遗传性肾炎和慢性肾盂肾炎后,可诊断为慢性肾炎。

【治疗要点】

慢性肾炎的治疗应以防止或延缓肾功能进行性恶化、改善或缓解临床症状及防治严重并发症为目标,主要治疗如下。

1. 优质低蛋白饮食和必需氨基酸治疗 限制食物中蛋白质及磷的摄入量,低蛋白及低磷饮食可减轻肾小球内高压力、高灌注及高滤过状态,延缓肾小球的硬化。根据肾功能的状况给予优质低蛋白饮食(每日0.6~0.8g/kg),同时控制饮食中磷的摄入。在进食低蛋白饮食时,应适当增加碳水化合物的摄入以满足机体生理代谢所需要的热量,防止负氮平衡。在低蛋白饮食2周后可使用必需氨基酸或α-酮酸(每日0.1~0.2g/kg)。极低蛋白饮食者,0.3g/(kg·d),应适当增加必需氨基酸(8~12g/d)或α-酮酸,防止负氮平衡。有明显水肿和高血压时,需低盐饮食。

2. 对症治疗 主要是控制高血压。控制高血压尤其肾内毛细血管高血压是延缓慢性肾衰竭进展的重要措施。一般多选用血管紧张素转换酶抑制剂(ACEI)、血管紧张素Ⅱ受体拮抗剂(ARB)或钙通道阻滞剂。临床与实验研究结果均证实,ACEI和ARB具有降低肾小球内血压、减少蛋白尿及保护肾功能的作用。肾功能损害的患者使用此类药物时应注意高钾血症的防治。其他降压药如β-受体阻滞剂、α-受体阻滞剂、血管扩张药及利尿剂等亦可应用。患者应限盐,有明显水钠潴留的容量依赖型高血压患者选用噻嗪类利尿药。肾功能较差时,噻嗪类利尿剂无效或疗效较差,应改用袢利尿剂。

血压控制欠佳时,可联合使用多种抗高血压药物把血压控制到靶目标值。多数学者认为肾病患者的血压应较一般患者控制更严格,蛋白尿≥1.0g/24h,血压应控制在125/75mmHg以下;如果蛋白尿≤1.0g/24h,血压应控制在130/80mmHg以下。应尽量选用具有肾脏保护作用的降压药如ACEI和ARB。

3. 特殊治疗 目前研究结果显示,大剂量双嘧达莫(300~400mg/d)、小剂量阿司匹林(40~300mg/d)对系膜毛细血管性肾小球肾炎有降低尿蛋白的作用。对糖皮质激素和细胞毒性药物一般不主张积极应用,但对病理类型较轻、肾体积正常、肾功能轻度受损而尿蛋白较多的患者在无禁忌时可试用。

4. 防治肾损害因素 包括:①预防和治疗各种感染,尤其是上呼吸道感染,因其可致慢性肾炎急性发作,使肾功能急剧恶化;②纠正水电解质和酸碱平衡紊乱;③禁用肾毒性药物,包括中药(如含马兜铃酸的中药关木通、广防己等)和西药(如氨基糖苷类、两性霉素、磺胺类抗生素等);④及时治疗高脂血症、高尿酸血症。

【护理诊断/合作性问题】

1. 营养失调:低于机体需要量 与限制蛋白饮食、低蛋白血症等有关。

2. 有感染的危险 与皮肤水肿、营养失调、应用糖皮质激素和细胞毒性药物致机体抵抗力下降有关。

3. 焦虑 与疾病的反复发作、预后不良有关。

4. 潜在并发症 慢性肾衰竭。

【护理措施】

1. 一般护理

(1) 休息与活动:慢性肾炎患者每日在保证充分休息和睡眠的基础上,应有适度的活动。尤其是肥胖者应通过活动减轻体重,以减少肾脏和心脏的负担。但对病情急性加重及伴有血尿、心力衰竭或并发感染的患者,应限制活动。

(2) 饮食护理:慢性肾炎患者肾小管的重吸收作用不良,在排尿量达到一般标准时,应充分饮水,增加尿量以排泄体内废物。一般情况下不必限制饮食,但若肾功能已受到严重损害,伴有高血压且有发展为尿毒症的倾向时,应限制盐为3~4g/d,蛋白质为0.3~0.4g/(kg·d),且宜给予优质的动物蛋白,使之既能保证身体所需的营养,又可达到低磷饮食的要求,起到保护肾功能的作用。另外,应提供足够热量、富含维生素、易消化的饮食,适当调节高糖和脂类在饮食热量中的比例,以减轻自体蛋白质的分解,减轻肾脏负担。

2. 病情观察 密切观察血压的变化,因血压突然升高或持续高血压可加重肾功能的恶化。注意观察水肿的消长情况,注意患者有无出现胸闷、气急及腹胀等胸、腹腔积液的征象。监测患者的尿量变化及肾功能,如血肌酐(Cr)、血尿素氮(BUN)升高和尿量迅速减少,应警惕肾衰竭的发生。

3. 用药护理 使用利尿剂注意监测有无电解质、酸碱平衡紊乱,如低钾血症、低钠血症等;肾功能不全患者在应用 ACEI 降压时,应监测电解质,防止高血钾,另外注意观察有无持续性干咳的不良反应,如果发现要及时提醒医生换药;用血小板解聚药时注意观察有无出血倾向,监测出血、凝血时间等;激素或免疫抑制剂常用于慢性肾炎伴肾病综合征的患者,应观察该类药物可能出现的副作用。

4. 心理护理 本病病程长,病情反复,长期服药疗效差、副作用大,预后不良,患者易产生悲观、恐惧等不良情绪反应。且长期患病使患者生活、工作能力下降,经济负担加重,更进一步增加了患者及亲属的思想负担。因此心理护理尤为重要。积极主动与患者沟通,鼓励其说出内心的感受,对提出的问题予以耐心解答。与亲属一起做好患者的疏导工作,联系单位和社区解决患者的后顾之忧,使患者以良好的心态正确面对现实。

【健康指导】

1. 预防感染指导 保持环境清洁、空气流通、阳光充足;注意休息,避免剧烈运动和过重的体力劳动;注意个人卫生,预防呼吸道和泌尿道感染,如出现感染症状时,应及时治疗。

2. 生活指导 严格按照饮食计划进餐;能够劳逸结合;学会与疾病有关的家庭护理知识,如如何控制饮水量、自我监测血压等。

3. 怀孕指导 在血压和 BUN 正常时,可安全怀孕。如曾有高血压症,且 BUN 较高,应该避孕,必要时行人工流产。

4. 用药指导 掌握利尿剂、降压药等各种药物的使用方法、用药过程中的注意事项;不使用对肾功能有害的药物,如氨基糖苷类抗生素、抗真菌药等。

5. 心理指导 能明确不良心理对疾病的危害性,学会有效的调适方法,心境平和,积极配合医护工作。

【预后】

慢性肾炎呈持续进行性进展,最终发展至终末期肾衰竭。其进展的速度主要取决于肾脏病理类型、延缓肾功能进展的措施以及避免各种危险因素。其中长期大量蛋白尿、伴高血压或肾功能受损者预后较差。

第三节 肾病综合征

肾病综合征(nephrotic syndrome,NS)是指由各种肾小球疾病引起的以大量蛋白尿(尿蛋白定量 > 3.5g/d)、低蛋白血症(血浆白蛋白 < 30g/L)、水肿、高脂血症为临床表现的一组综合征。

【病因】

NS 分为原发性和继发性两大类,本节主要讨论原发性 NS。原发性 NS 为各种不同病理类型的肾小球病,常见的有:①微小病变肾病;②系膜增生性肾小球肾炎;③局灶节段性肾小球硬化;④膜性肾病;⑤系膜毛细血管性肾小球肾炎。且不同年龄患者继发 NS 的病因不同,具体见表2-1。

表 2-1　肾病综合征的分类和常见病因

分类	儿童	青少年	中老年
原发性	微小病变型肾病	系膜增生性肾炎 微小病变型肾病 局灶节段性肾小球硬化 系膜毛细血管性肾炎	膜性肾病
继发性	过敏性紫癜肾炎 乙型肝炎病毒相关性肾炎 系统性红斑狼疮肾炎	系统性红斑狼疮肾炎 过敏性紫癜肾炎 乙型肝炎病毒相关性肾炎	糖尿病肾病 肾淀粉样变性 骨髓瘤性肾病 淋巴瘤或实体肿瘤性肾病

【病理生理】

1. 大量蛋白尿　在正常生理情况下,肾小球滤过膜具有分子屏障及电荷屏障作用,这些屏障作用受损致使原尿中蛋白含量增多,当其增多明显超过近曲小管回吸收量时,形成大量蛋白尿。而高血压、高蛋白饮食或大量输注血浆蛋白等因素均可加重尿蛋白的排出。尿液中主要含白蛋白和与白蛋白近似分子量的蛋白。大分子蛋白如纤维蛋白原、α_1 和 α_2 巨球蛋白等,因其无法通过肾小球滤过膜,从而在血浆中的浓度保持不变。

2. 低白蛋白血症　大量白蛋白从尿中丢失的同时,如肝白蛋白合成增加不足以克服丢失和分解,则出现低白蛋白血症。同时,NS 患者因胃肠黏膜水肿导致食欲减退、蛋白摄入不足、吸收不良或丢失也可加重低白蛋白血症。另外,某些免疫球蛋白(如 IgG)和补体、抗凝及纤溶因子、金属结合蛋白及内分泌素蛋白也可减少,尤其是肾小球病理损伤严重,大量蛋白尿和非选择性蛋白尿时更为显著。患者易产生感染、高凝、微量元素缺乏、内分泌紊乱和免疫功能低下等并发症。

由于免疫球蛋白和补体成分的丢失,NS 患者的抵抗力降低,易患感染。B 因子和 D 因子的丢失导致患者对致病微生物的易感性增加。激素结合蛋白随尿液的丢失会导致体内一系列内分泌和代谢紊乱。少数患者会在临床上表现出伴 NS 的甲状腺功能低下,并且会随着 NS 的缓解而得到恢复。NS 时,血钙和维生素 D 水平也受到明显的影响。血浆中维生素 D 水平下降,又同时使用激素或者有肾功能损害时,就会加速骨病的产生。因此,对于这样的患者应及时进行骨密度、血浆激素水平的监测,同时补充维生素 D 及相关药物,防止骨病的发生。

3. 水肿　NS 时低白蛋白血症、血浆胶体渗透压下降,使水分从血管腔内进入组织间隙,是造成 NS 水肿的基本原因。此外,部分患者有效循环血容量不足,肾素-血管紧张素-醛固酮系统激活和抗利尿激素分泌增加,可增加肾小管对钠的重吸收,进一步加重水肿。但也有研究发现,约 50% 的 NS 患者血容量并不减少甚至增加,血浆肾素水平正常或下降,提示 NS 患者的水钠潴留并不依赖于肾素-血管紧张素-醛固酮系统的激活,而是肾脏原发的水钠潴留的结果。

4. 高脂血症 患者表现为高胆固醇血症和(或)高甘油三酯血症,并可伴有低密度脂蛋白(LDL)、极低密度脂蛋白(VLDL)及脂蛋白a[Lp(a)]的升高,高密度脂蛋白(HDL)正常或降低。高脂血症的发生与肝脏脂蛋白合成的增加和外周组织利用及分解减少有关,后者可能是高脂血症更为重要的原因。高胆固醇血症的发生与肝脏合成过多富含胆固醇和载脂蛋白 B 的 LDL 及 LDL 受体缺陷致 LDL 清除减少有关。高甘油三酯血症在 NS 中也常见,其产生的原因更多是由于分解减少而非合成增多。

【临床表现】

引起原发性 NS 的肾小球疾病的病理类型有五种,各种病理类型的临床特征、对激素的治疗反应和预后不尽相同。

1. 微小病变型肾病 微小病变型肾病占儿童原发性 NS 的 80%～90%,占成人原发性 NS 的 5%～10%。好发于儿童,男性多于女性。典型临床表现为 NS,15% 左右伴镜下血尿,一般无持续性高血压及肾功能减退。60 岁以上的患者,高血压和肾功能损害较多见。90% 对糖皮质激素治疗敏感,但复发率高达 60%。

2. 系膜增生性肾小球肾炎 此类型在我国的发病率显著高于西方国家,占原发性 NS 的 30%,男性多于女性,好发于青少年。约 50% 于前驱感染后急性起病,甚至出现急性肾炎的表现。如为非 IgA 系膜增生性肾小球肾炎,约 50% 表现为 NS,约 70% 伴有血尿;如为 IgA 肾病,约 15% 出现 NS,几乎均有血尿。肾功能不全和高血压随着病变程度加重会逐渐增加。对糖皮质激素及细胞毒性药物的治疗反应与病理改变轻重有关,轻者疗效好,重者疗效差。50% 以上的患者经激素治疗后可获完全缓解。

3. 系膜毛细血管性肾小球肾炎 此类型占我国原发性 NS 的 10%,男性多于女性,好发于青壮年。约半数患者有上呼吸道的前驱感染史。约 50%～60% 表现为 NS,30% 的患者表现为无症状蛋白尿,常伴有反复发作的镜下血尿或肉眼血尿。20%～30% 的患者表现为急性肾炎综合征。高血压、贫血及肾功能损害常见,常呈持续进行性进展。75% 的患者有持续性低补体血症,是本病的重要特征之一。糖皮质激素及细胞毒性药物对成人疗效差,发病 10 年后约 50% 的病例将进展为慢性肾衰竭。肾移植术后常复发。

4. 膜性肾病 此型占我国原发性 NS 的 25%～30%,男性多于女性,好发于中老年。起病隐匿,约 70%～80% 表现为 NS,约 30% 可伴有镜下血尿。肾静脉血栓发生率可高达 40%～50%,肾静脉血栓最常见。有自发缓解倾向,约 25% 的患者会在 5 年内自发缓解。单用激素治疗无效,必须与细胞毒性药物联合使用可使部分患者缓解,但长期和大剂量使用激素和细胞毒性药物有较多的毒副作用,因此必须权衡利弊,慎重选择。此外,应适当使用调脂药和抗凝治疗。患者常在发病 5～10 年后逐渐出现肾功能损害。

5. 局灶性节段性肾小球硬化 此型占我国原发性 NS 的 20%～25%,好发于青少年男性。多隐匿起病,NS 为主要临床表现,其中约 3/4 伴有血尿,约 20% 可见肉眼血尿。确诊时约半数伴高血压、约 30% 有肾功能减退,部分患者可伴有近曲小管功能障碍。部分患者可由微小病变型肾病转变而来。对激素和细胞毒性药物治疗的反应性较差,激素治疗无效者达 60% 以上,疗程要较其他病理类型的 NS 适当延长。预后与激素治疗的效果及蛋白尿的程度密切相关。激素治疗反应性好者,预后较好。

【并发症】

1. 感染 是 NS 的常见并发症,与大量蛋白质营养不良、免疫功能紊乱及激素治疗有关。常见感染部位的顺序为：呼吸道、泌尿道、皮肤。感染是 NS 复发和疗效不佳的主要原因之一。

2. 血栓和栓塞 NS 患者的高脂血症以及蛋白质从尿中丢失会造成血液黏稠度增加，加之 NS 时血小板功能亢进、利尿剂和糖皮质激素等因素进一步加重高凝状态，使血栓、栓塞易发，其中以肾静脉血栓最为多见（发生率为 10%~50%，其中 3/4 病例无临床症状）。此外，肺血管血栓、栓塞，下肢静脉、脑血管、冠状血管血栓也不少见。

3. 急性肾衰竭 NS 时有效循环血容量的减少导致肾血流量不足，易诱发肾前性氮质血症。少数患者可出现急性肾衰竭，尤以微小病变型肾病居多。其机制可能是肾间质高度水肿压迫肾小管及大量管型阻塞肾小管，导致肾小管腔内高压、肾小球滤过率骤然减少所致。

4. 蛋白质和脂肪代谢紊乱 可出现低蛋白血症，蛋白代谢呈负平衡。长期低蛋白血症可造成患者营养不良、机体抵抗力下降、生长发育迟缓、内分泌紊乱等。低蛋白血症还可导致药物与蛋白结合减少，游离药物增多，影响药物的疗效，增加部分药物的毒性作用；金属结合蛋白丢失可使微量元素（铁、铜、锌等）缺乏；内分泌素结合蛋白不足可诱发内分泌紊乱。高脂血症增加血液黏稠度，促进血栓、栓塞并发症的发生，还将增加心血管系统并发症冠状动脉粥样硬化、心肌梗死，并可促进肾小球硬化和肾小管-间质病变的发生，促进肾脏病变的慢性进展。

【辅助检查】

1. 尿液检查 尿蛋白定性一般为+++~++++，尿中可有红细胞、管型等。24h 尿蛋白定量超过 3.5g。

2. 血液检查 血浆清蛋白低于 30g/L，血中胆固醇、甘油三酯、低及极低密度脂蛋白增高。肾衰竭时血尿素氮、血肌酐升高。

3. 肾活检 可明确肾小球的病理类型。

4. 肾 B 超检查 双肾正常或缩小。

【诊断要点】

根据大量蛋白尿、低蛋白血症、高脂血症、水肿等临床表现，排除继发性 NS 即可确立诊断，其中尿蛋白＞3.5g/d、血浆清蛋白＜30g/L 为诊断的必备条件。NS 的病理类型有赖于肾活组织病理检查。

【治疗要点】

治疗原则以抑制免疫与炎症反应为主，同时防治并发症。

1. 一般治疗

（1）适当休息，预防感染：NS 患者应注意休息，避免到公共场所并预防感染。病情稳定者适当活动是必需的，以防止静脉血栓形成。

（2）限制水钠，优质蛋白饮食：水肿明显者应适当限制水钠摄入（NaCl＜3g/d）。肾功能良好者不必限制蛋白的摄入，但 NS 患者摄入高蛋白饮食会加重蛋白尿，促进肾脏病变的进展。因此，主张给予 NS 患者正常量 0.8~1.0g/(kg·d) 的优质蛋白（富含必需氨基酸的动物蛋白）饮食。

2. 对症治疗

（1）利尿消肿：一般患者在使用激素并限制水、钠摄入后可达到利尿消肿的目的。对于水肿明显，经上述处理仍无效者可适当选用利尿剂。利尿治疗的原则是不宜过快、过猛，以免引起有效血容量不足、加重血液高黏倾向，诱发血栓、栓塞并发症。常用噻嗪类利尿剂（氢氯噻嗪）和保钾利尿剂（螺内酯）作基础治疗，二者并用可提高利尿的效果，同时可减少钾代谢紊乱。上述治疗无效时，改为渗透性利尿剂（低分子右旋糖酐、羟乙基淀粉）并用袢利尿剂（呋塞米），可获良好利尿效果。注意在通过输注血浆或血浆白蛋白利尿时要严格掌握适应证，只有对病情严重的患者在必需利尿时方可使用，且要避免过频、过多。对伴有心脏病的患者应慎用此法利尿。

（2）提高血浆胶体渗透压：血浆或白蛋白等静脉输注均可提高血浆胶体渗透压，促进组织中水分回吸收并利尿，如继而使用呋塞米 60～120mg 加于葡萄糖溶液中缓慢静脉滴注，有时能获得良好的利尿效果。但由于输入的蛋白均将于 24～48h 内由尿中排出，可引起肾小球高滤过及肾小管高代谢造成肾小球脏层及肾小管上皮细胞损伤、促进肾间质纤维化，轻者影响糖皮质激素疗效、延迟疾病缓解，重者可损害肾功能，多数学者认为非必要时不宜多用。故应严格掌握适应证，对严重低蛋白血症、高度水肿而又少尿（尿量<400ml/d）的 NS 患者，在必需利尿的情况下方可考虑使用，但也要避免过频、过多使用。心力衰竭者慎用。

（3）减少尿蛋白：持续性大量蛋白尿本身可导致肾小球高滤过、加重肾小管-间质损伤、促进肾小球硬化，是影响肾小球病预后的重要因素。已证实减少尿蛋白可以有效延缓肾功能的恶化。应用 ACEI 如贝那普利和（或）ARB 如氯沙坦，可通过有效地控制高血压，降低肾小球内压和直接影响肾小球基底膜对大分子蛋白的通透性，有不依赖于降低全身血压而减少尿蛋白作用。所用剂量一般应比常规降压药剂量大，才能获得良好疗效。

（4）调脂：高脂血症可加速肾小球疾病的发展，增加心、脑血管疾病的发生率，因此，NS 患者合并高脂血症应使用调脂药，尤其是有高血压及冠心病家族史、高 LDL 及低 HDL 血症的患者更需积极治疗。常用降脂药有：①3-羟基-3-甲基戊二酰单酰辅酶 A 还原酶抑制剂，如洛伐他汀、辛伐他汀；②纤维酸类药物，如非诺贝特、吉非贝齐；③普罗布考，本品除降脂作用外还具有抗氧化作用，可防止低密度脂蛋白的氧化修饰，抑制粥样斑块的形成，长期使用可预防肾小球硬化。若 NS 缓解后高脂血症自行缓解则不必使用调脂药。

（5）抗凝：由于凝血因子的改变及激素的使用，常处于高凝状态，有较高血栓并发症的发生率，尤其是在血浆白蛋白＜20g/L 时，更易合并静脉血栓的形成。建议当血浆白蛋白＜20g/L 时常规使用抗凝剂，可使用普通肝素或低分子肝素，维持 APTT 在正常的 2 倍。此外，也可使用口服抗血小板药如双嘧达莫、阿司匹林。一旦出现血栓或栓塞时，应及早予尿激酶或链激酶溶栓，并配合应用抗凝药。治疗期间应密切观察出、凝血情况，避免药物过量而致出血。

（6）抗感染：用激素治疗时，不必预防性使用抗生素，因其不能预防感染，反而可能诱发真菌双重感染。一旦出现感染，应及时选用敏感、强效及无肾毒性的抗生素。

（7）透析：急性肾衰竭时，利尿无效且达到透析指征时应进行血液透析。

3. 抑制免疫与炎症反应

（1）糖皮质激素：该药可能是通过抑制免疫与炎症反应，抑制醛固酮和抗利尿激素的分泌，影响肾小球基底膜通透性而达到治疗作用。应用激素时应注意以下几点：①起始用量要足：如泼尼松始量为 1mg/(kg·d)，共服 8～12 周。②撤减药要慢：足量治疗后每 1～2 周减少原用量的 10%，当减至 20mg/d 时疾病易反跳，应更加缓慢减量。③维持用药要久：

最后以最小有效剂量(10mg/d)作为维持量,再服半年至1年或更久。激素可采用全日量顿服,维持用药期间两日量隔日一次顿服,以减轻激素的副作用。

NS患者对激素治疗的反应可分为三种类型:①激素敏感型:即治疗8~12周内NS缓解。②激素依赖型:即药量减到一定程度即复发。③激素抵抗型:即对激素治疗无效。

（2）细胞毒性药物:目前国内外最常用的细胞毒性药物为CTX,细胞毒性药物常用于"激素依赖型"或"激素抵抗型"NS,配合激素治疗有可能提高缓解率。一般不首选及单独应用。

（3）环孢素:该药可选择性抑制辅助性T细胞及细胞毒效应T细胞。近年来已开始用该药治疗激素及细胞毒性药物都无效的难治性NS,但此药昂贵,副作用大,停药后病情易复发,因而限制了它的广泛应用。

（4）霉酚酸酯:霉酚酸酯(mycophenolate mofetil,MMF)是一种新型有效的免疫抑制剂,在体内代谢为霉酚酸,通过抑制次黄嘌呤单核苷酸脱氢酶、减少鸟嘌呤核苷酸的合成,从而抑制T、B淋巴细胞的增殖。可用于激素抵抗及细胞毒性药物治疗无效的NS患者。推荐剂量为1.5~2.0g/d,分两次口服,共用3~6个月,减量维持半年。副作用相对较少,有腹泻及胃肠道反应等,偶有骨髓抑制作用。其确切的临床效果及副作用还需要更多临床资料证实。

4. 中医中药治疗 一般主张与激素及细胞毒性药物联合使用,不但可降尿蛋白,还可拮抗激素及细胞毒性药物的不良反应,如雷公藤总苷、真武汤等。

【护理评估】

1. 健康史

（1）病史:询问本病的有关病因,如有无原发性肾疾病、糖尿病、过敏性紫癜、系统性红斑狼疮等病史。询问有关的临床表现,如水肿部位、程度、特点及消长情况,有无出现胸闷、气促、腹胀等胸腔、心包、腹腔积液的表现;有无肉眼血尿、高血压、尿量减少等。注意有无发热、咳嗽、咳痰、尿路刺激征、腹痛等感染征象;有无腰痛、下肢疼痛等肾静脉血栓、下肢静脉血栓的表现。

（2）治疗经过:询问患者的用药情况,如激素的剂量、用法、减药情况、疗程、治疗效果、有无副作用等;有无用过细胞毒性药及其他免疫抑制剂,其用法、剂量及疗效等。

2. 身心状况

（1）身体评估:评估患者的一般状态,如精神状态、营养状况、生命体征、体重等有无异常。评估水肿范围、特点,有无胸腔、腹腔、阴囊水肿和心包积液。

（2）心理-社会状况:患者有无因形象的改变产生自卑、悲观、失望等不良的情绪反应;患者及家属的应对能力;患者的社会支持情况,患者出院后的社区保健资源等。

3. 辅助检查 观察实验室及其他检查结果,如24h尿蛋白定量结果、血浆白蛋白浓度的变化、肝肾功能、血清电解质、血脂浓度的变化、凝血功能等;肾活组织的病理检查结果等。

【护理诊断/合作性问题】

1. 体液过多 与低蛋白血症致血浆胶体渗透压下降等有关。

2. 营养失调:低于机体需要量 与大量蛋白质的丢失、胃肠黏膜水肿致蛋白质吸收障碍等因素有关。

3. 焦虑 与疾病造成的形象改变及病情复杂,易反复发作有关。

4. 有感染的危险 与皮肤水肿,大量蛋白尿致机体营养不良,激素、细胞毒性药物的应用致机体免疫功能低下有关。

5. 潜在并发症 血栓形成、急性肾衰竭、心脑血管并发症等。

【护理目标】

(1) 患者能积极配合治疗,水肿程度减轻或消失。

(2) 能按照饮食原则进食,营养状况逐步改善。

(3) 能正确应对疾病带来的各种问题,焦虑程度减轻。

(4) 无感染发生。

(5) 无血栓形成及急性肾衰竭、心脑血管等并发症的发生。

【护理措施】

1. 一般护理

(1) 休息与活动:NS 如有全身严重水肿、胸腹腔积液时应绝对卧床休息,并取半坐卧位。护理人员可协助患者在床上作关节的全范围运动,以防止关节僵硬及挛缩,并可防止肢体血栓形成。对于有高血压的患者,应适当限制活动量。老年患者改变体位时不可过快,以防止直立性低血压。

水肿减轻后患者可进行简单的室内活动,尿蛋白定量下降到 2g/d 以下时可恢复适量的室外活动,恢复期的患者应在其体能范围内适当进行活动。但需注意在整个治疗、护理及恢复阶段,患者应避免剧烈运动,如跑、跳、提取重物等。

(2) 饮食护理:NS 患者的饮食要求既能改善患者的营养状况,又不增加肾脏的负担。饮食原则如下:①蛋白质:高蛋白饮食可增加肾脏负担,对肾不利,故提倡正常量的优质蛋白(富含必需氨基酸的动物蛋白)摄入,按 1g/(kg·d) 供给。但当肾功能不全时,应根据肌酐清除率调整蛋白质的摄入量。②热量供给要充足,不少于 126~147kJ(30~35kcal)/(kg·d)。③为减轻高脂血症,应少食富含饱和脂肪酸的食物如动物油脂,而多吃富含多聚不饱和脂肪酸的食物如植物油及鱼油,以及富含可溶性纤维的食物如燕麦、豆类等。④水肿时低盐饮食,勿食腌制食品。⑤注意各种维生素及微量元素(如铁、钙)的补充。且应定期测量血浆白蛋白、血红蛋白等指标以反映机体营养状态。

由于 NS 患者一般食欲欠佳,因此可采用增加餐次的方法以提高摄入量。同时在食谱内容上注意色、香、味。在烹调方法上可用糖醋汁、番茄汁等进行调味以改善低盐膳食的味道。

2. 病情观察 监测生命体征、体重、腹围、出入量的变化,定时查看各种辅助检查结果,结合临床表现判断病情进展情况。如根据体温有无升高,患者有无出现咳嗽、咳痰、肺部湿啰音、尿路刺激征、皮肤破溃化脓等判断是否合并感染;根据患者有无腰痛、下肢疼痛、胸痛、头痛等判断是否合并肾静脉、下肢静脉、冠状血管及脑血管血栓;根据患者有无少尿、无尿及血 BUN、血肌酐升高等判断有无肾衰竭。同时,注意观察有无营养不良、内分泌紊乱及微量元素缺乏的改变。

3. 感染的预防及护理 保持水肿皮肤清洁、干燥,避免皮肤受摩擦或损伤;指导和协助患者进行口腔黏膜、眼睑结膜及阴部等的清洁;定期作好病室的空气消毒,用消毒药水拖地板、湿擦桌椅等;尽量减少病区的探访人次,对有上呼吸道感染者应限制探访;同时指导患者少去公共场所等人多聚集的地方;遇寒冷季节,嘱患者减少外出,注意保暖。出现感染情况时,按医嘱正确采集患者的血、尿、痰、腹水等标本送检,根据药敏试验使用有效的抗生素,观察用药后感染有无得到有效控制。

4. 用药护理

(1) 激素和细胞毒性药物:应用环孢素的患者,服药期间应注意监测血药浓度,观察有无副作用的出现,如肝肾毒性、高血压、高尿酸血症、高血钾、多毛及牙龈增生等。其他护理措施见本篇第一章"肾源性水肿"的护理。

(2) 利尿药物:使用利尿药的护理见本章第一节的相关内容。

(3) 抗凝药:如在使用肝素、双嘧达莫等的过程中,若出现皮肤黏膜、口腔、胃肠道等的出血倾向时,应及时减药并给予对症处理,必要时停药。

(4) 中药:使用雷公藤制剂时,应注意监测尿量、性功能及肝肾功能、血常规的变化。因其可造成性腺抑制、肝肾损害及外周血白细胞减少等不良反应。

5. 心理护理 如果因形象改变造成患者的心理问题,护理可见本章第一节的相关内容。针对本病病程长、表现复杂、易反复发作带给患者及家属的忧虑。首先允许患者发泄自己的郁闷,对患者的表现表示理解;还要引导患者多说话,随时将自己的需要说出来,这样消极的寂寞会逐渐变为积极的配合;在此期间,随时向患者及家属报告疾病的进展情形,对任何微小的进步都应给予充分的认可,使他们重建信心。同时,要根据评估资料,调动患者的社会支持系统,为患者提供最大限度的物质和精神支持。

【护理评价】

(1) 患者水肿程度有无减轻并逐渐消退。

(2) 营养状况有无改善。

(3) 焦虑程度有无减轻。

(4) 是否发生感染。

(5) 有无血栓形成、急性肾衰竭、心脑血管等并发症的发生。

【健康指导】

1. 预防指导 认识到积极预防感染的重要性,能够加强营养、注意休息、保持个人卫生,积极采取措施防止外界环境中病原微生物的侵入。

2. 生活指导 能够根据病情适度活动,注意避免肢体血栓等并发症的产生。饮食上注意限盐,每日不会摄入过多蛋白。

3. 病情监测指导 学会每日用浓缩晨尿自测尿蛋白,出院后坚持定期门诊随访,密切观察肾功能的变化。

4. 用药指导 坚持遵医嘱用药,勿自行减量或停用激素,了解激素及细胞毒性药物的常见副作用。

5. 心理指导 意识到良好的心理状态有利于提高机体的抵抗力,增强适应能力。能保持乐观开朗的心态,对疾病治疗充满信心。

【预后】

影响 NS 预后的因素主要有:①病理类型:微小病变型肾病和轻度系膜增生性肾小球肾炎预后较好,系膜毛细血管性肾炎、局灶节段性肾小球硬化、重度系膜增生性肾小球肾炎预后较差。早期膜性肾病也有一定的缓解率,晚期则难于缓解;②临床表现:大量蛋白尿、严重高血压及肾功能损害者预后较差;③激素治疗效果:激素敏感者预后相对较好,激素抵抗者预后差;④并发症:反复感染导致 NS 经常复发者预后差。

（张会君）

思 考 题

1. 王某,男性,48 岁。蛋白尿、乏力、颜面浮肿 2 年。3 天前因上呼吸道感染使症状加重,伴头昏、剧烈头痛、视物模糊。患者担心预后不佳。身体评估:T36.7℃,P82 次/分,R20 次/分,BP150/100mmHg,面色苍白,双下肢凹陷性水肿。尿液检查:尿蛋白++、红细胞++;血常规:红细胞 $3.0×10^{12}/L$、血红蛋白 90g/L。问题:

(1) 该患者最可能的疾病诊断是什么?

(2) 该患者存在的主要护理诊断/合作性问题有哪些?并列出护理措施。

2. 某男性患者,28 岁。颜面浮肿 8 天,全身凹陷性水肿 3 天。患者对预后十分担心。身体评估:T36.2℃,P92 次/分,R25 次/分,BP150/95mmHg,血浆蛋白 20g/L,尿蛋白++++,血胆固醇 18.8mmol/L。问题:

(1) 该患者最可能的疾病诊断是什么?

(2) 请列出对该患者的治疗要点。

(3) 该患者存在的主要护理诊断/合作性问题有哪些?并列出护理措施。

3. 李某,女性,28 岁,职员,未婚。咽痛、发热 2 周,眼睑及下肢浮肿 2 天入院。2 周前,受凉后出现咽痛、咳嗽,并伴有流涕、发热,服用感冒胶囊等药物后,症状好转,但仍有全身乏力、食欲缺乏、咽痛不适。入院前 2 日,晨起发现眼睑明显浮肿,双下肢亦出现轻度水肿,次日晨发现尿色呈洗肉水样,尿量亦减少,24h 尿量约有 760ml,而到医院就诊。

患者既往体健,无遗传性及感染性疾病史,无疫水接触史、无过敏史、未到过牧区,父母均健康。生活习惯与自理程度:生活能自理,无烟酒嗜好。

心理社会评估:患者情绪紧张,心情沮丧,父母均焦灼不安,急于知道病情及治疗情况。

身体评估:T37℃;P78 次/分;R21 次/分;BP160/100mmHg。颜面明显浮肿,双下肢轻度浮肿,咽部充血,扁桃体Ⅱ度肿大,余无异常发现。

实验室检查:血常规:Hb125g/L,WBC$8×10^9/L$;尿常规:RBC 满视野/HP,蛋白质(+++);血沉:50mmH$_2$O/h;肾功能:BUN30mmol/L,Scr170umol/L;咽拭子培养:溶血性链球菌阳性。心电图:无异常;胸片:无异常。问题:

(1) 该患者可能的疾病诊断是什么?

(2) 此患者主要的护理诊断有哪些?入院后应采取哪些护理措施?

(3) 患者有恐惧心理时,你将采取哪些护理措施?

第三章 肾衰竭患者的护理

> **学习目标**
> 识记：急、慢性肾衰竭的概念、病因和临床表现特点。
> 理解：急、慢性肾衰竭的发病机制、病理、治疗要点和常见护理诊断。
> 运用：急、慢性肾衰竭的护理评估、护理诊断和护理措施。

第一节 急性肾衰竭

急性肾衰竭(acute renal failure, ARF)是由于各种病因引起的短期内(数h或数日)肾功能急剧、进行性减退而出现的临床综合征。当肾衰竭发生时，原来应由尿液排出的废物，因为尿少或无尿而积存于体内，导致血肌酐(Cr)、尿素氮(BUN)升高，水、电解质和酸碱平衡失调，以及全身各系统并发症。

【病因及发病机制】

1. 病因 分三类：①肾前性：主要病因包括有效循环血容量减少和肾内血流动力学改变(包括肾前小动脉收缩或肾后小动脉扩张)等。②肾后性：肾后性肾衰竭的原因是急性尿路梗阻，梗阻可发生于从肾盂到尿道的任一水平。③肾性：肾性肾衰竭有肾实质损伤，包括急性肾小管坏死(acute tubular necrosis, ATN)、急性肾间质病变及肾小球和肾血管病变。其中急性肾小管坏死是最常见的急性肾衰竭类型，可由肾缺血或肾毒性物质损伤肾小管上皮细胞引起，其结局高度依赖于合并症的严重程度。如无并发症，肾小管坏死的死亡率为7%~23%，而在手术后或合并多器官功能衰竭时，肾小管坏死的死亡率高达50%~80%。在此主要以急性肾小管坏死为代表进行叙述。

2. 发病机制 不同病因、病理类型的急性肾小管坏死有不同的发病机制。中毒所致的急性肾小管坏死，是年龄、糖尿病等多种因素的综合作用。对于缺血所致急性肾小管坏死的发病机制，当前主要有三种解释：①肾血流动力学异常：主要表现为肾皮质血流量减少，肾髓质淤血等。目前认为造成以上结果最主要的原因为：血管收缩因子产生过多，舒张因子产生相对过少。②肾小管上皮细胞代谢障碍：缺血引起缺氧，进而影响到上皮细胞的代谢。③肾小管上皮脱落，管腔中管型形成：肾小管管型造成管腔堵塞，使肾小管内压力过高，进一步降低了肾小球滤过，加剧了肾小管间质缺血性障碍。

【临床表现】

临床典型病程可分为三期：

1. 起始期 此期急性肾衰竭是可以预防的，患者常有诸如低血压、缺血、脓毒病和肾毒素等病因，无明显的肾实质损伤。但随着肾小管上皮损伤的进一步加重，GFR下降，临床表现开始明显，进入维持期。

2. 维持期 又称少尿期。典型持续7~14d，也可短至几日，长达4~6周。患者可出现少尿，也可没有少尿，称非少尿型急性肾衰竭，其病情较轻，预后较好。但无论尿量是否减少，随着肾功能减退，可出现一系列尿毒症表现。

（1）全身并发症

1）消化系统症状：食欲降低、恶心、呕吐、腹胀、腹泻等，严重者有消化道出血。

2）呼吸系统症状：除感染的并发症外，尚可因容量负荷增大出现呼吸困难、咳嗽、憋气、胸闷等。

3）循环系统症状：多因尿少和未控制饮水，导致体液过多，出现高血压和心力衰竭；可因毒素滞留、电解质紊乱、贫血及酸中毒引起各种心律失常及心肌病变。

4）其他：常伴有肺部、尿路感染，感染是急性肾衰竭的主要死亡原因之一，死亡率高达70%。此外，患者也可出现神经系统表现，如意识不清、昏迷等。严重患者可有出血倾向，如DIC等。

（2）水、电解质和酸碱平衡失调：其中高钾血症、代谢性酸中毒最为常见。

1）高钾血症：其发生与肾排钾减少、组织分解过快、酸中毒等因素有关。高钾血症对心肌细胞有毒性作用，可诱发各种心律失常，严重者出现心室颤动、心跳骤停。

2）代谢性酸中毒：主要因酸性代谢产物排出减少引起，同时急性肾衰竭常合并高分解代谢状态，又使酸性产物明显增多。

3）其他：主要有低钠血症，由水潴留过多引起。还可有低钙、高磷血症，但远不如慢性肾衰竭明显。

3. 恢复期 肾小管细胞再生、修复，肾小管完整性恢复，肾小球滤过率逐渐恢复正常或接近正常范围。患者开始利尿，可有多尿表现，每日尿量可达3000~5000ml，通常持续1~3周，继而再恢复正常。少数患者可遗留不同程度的肾结构和功能缺陷。

【辅助检查】

1. 血液检查 少尿期可有轻、中度贫血；血肌酐每日升高44.2~88.4μmol/L（0.5~1.0mg/dl），血BUN每日可升高3.6~10.7mmol/L（10~30mg/dl）；血清钾浓度常大于5.5mmol/L，可有低钠、低钙、高磷血症；血气分析提示代谢性酸中毒。

2. 尿液检查 尿常规检查尿蛋白多为+~++，尿沉渣可见肾小管上皮细胞，少许红、白细胞，上皮细胞管型，颗粒管型等；尿比重降低且固定，多在1.015以下；尿渗透浓度低于350mmol/L；尿钠增高，多在20~60mmol/L。

3. 其他 尿路超声显像对排除尿路梗阻和慢性肾功能不全很有帮助。如有足够理由怀疑梗阻所致，可做逆行性或下行性肾盂造影。另外，肾活检是进一步明确致病原因的重要手段。

【诊断要点】

患者尿量突然明显减少，肾功能急剧恶化（即血肌酐每天升高超过44.2μmol/L或在24~72h内血肌酐值相对增加25%~100%），结合临床表现、原发病因和实验室检查，一般不难作出诊断。

【治疗要点】

1. 起始期治疗 治疗重点是纠正可逆的病因，预防额外的损伤。对于严重外伤、心力衰竭、急性失血等都应进行治疗，同时停用影响肾灌注或肾毒性的药物。

2. 维持期治疗　治疗重点为调节水、电解质和酸碱平衡、控制氮质潴留、供给足够营养和治疗原发病。

（1）高钾血症的处理：当血钾超过6.5mmol/L，心电图表现异常变化时，应紧急处理如下：①10%葡萄糖酸钙10~20ml稀释后缓慢静注。②5% $NaHCO_3$ 100~200ml静滴。③50%葡萄糖液50ml加普通胰岛素10U缓慢静脉注射。④用钠型离子交换树脂15~30g，每日3次口服。⑤透析疗法是治疗高钾血症最有效的方法，适用于以上措施无效和伴有高分解代谢的患者。

（2）透析疗法：凡具有明显尿毒症综合征者都是透析疗法的指征，具体包括：心包炎、严重脑病、高钾血症、严重代谢性酸中毒及容量负荷过重对利尿剂治疗无效。重症患者主张早期进行透析。对非高分解型、尿量正常的患者可试行内科保守治疗。

（3）其他：纠正水、电解质和酸碱平衡紊乱，控制心力衰竭，预防和治疗感染。

3. 多尿期治疗　此期治疗重点仍为维持水、电解质和酸碱平衡，控制氮质血症，防治各种并发症。对已进行透析者，应维持透析，当一般情况明显改善后可逐渐减少透析，直至病情稳定后停止透析。

4. 恢复期治疗　一般无需特殊处理，定期复查肾功能，避免肾毒性药物的使用。

【护理诊断/合作性问题】

1. 体液过多　与急性肾衰竭所致肾小球滤过功能受损、水分控制不严等因素有关。

2. 营养失调：低于机体需要量　与患者食欲低下、限制饮食中的蛋白质、透析、原发疾病等因素有关。

3. 有感染的危险　与限制蛋白质饮食、透析、机体抵抗力降低等有关。

4. 恐惧　与肾功能急骤恶化、症状重等因素有关。

5. 潜在并发症　高血压脑病、急性左心衰竭、心律失常、心包炎、DIC、多脏器功能衰竭等。

【护理措施】

1. 一般护理

（1）休息与活动：少尿期要绝对卧床休息，保持安静，以减轻肾脏的负担，对意识障碍者，应加床护栏。当尿量增加、病情好转时，可逐渐增加活动量，但应注意利尿后的过分代谢，患者会有肌肉无力的现象，应避免独自下床。患者若因活动使病情恶化，应恢复前一日的活动量，甚至卧床休息。

（2）饮食护理

1）糖及热量：对发病初期因恶心、呕吐无法由口进食者，应由静脉补充葡萄糖，以维持基本热量。少尿期应给予足够的糖类(150g/d)。若患者能进食，可将乳糖75g，葡萄糖和蔗糖各37.5g溶于指定溶液中，使患者在一日中饮完。多尿期可自由进食。

2）蛋白质：对一般少尿期的患者，蛋白质限制为0.5g/(kg·d)，其中60%以上应为优质蛋白，如尿素氮太高，则应给予无蛋白饮食。接受透析的患者予高蛋白饮食，血液透析患者的蛋白质摄入量为1.0~1.2g/(kg·d)，腹膜透析为1.2~1.3g/(kg·d)。对多尿期的患者，如尿素氮低于8.0mmol/L时，可给予正常量的蛋白质。

3）其他：对少尿期患者，尽可能减少钠、钾、磷和氯的摄入量。多尿期时不必过度限制。

（3）维持水平衡：急性肾衰竭少尿时，对于水分的出入量应严格测量和记录，按照"量出为入"的原则补充入液量。补液量的计算一般以500ml为基础补液量,加前一日的出液量。在利尿的早期,应努力使患者免于发生脱水,给予适当补充水分,以维持利尿作用。当氮质血症消失后,肾小管对盐和水分的再吸收能力改善,即不需要再供给大量的液体。

2. 病情观察 应对急性肾衰竭的患者进行临床监护。监测患者的神志、生命体征、尿量、体重,注意尿常规、肾功能、电解质及血气分析的变化。观察有无高血钾、低血钠或代谢性酸中毒的发生;有无严重头痛、恶心、呕吐及不同意识障碍等高血压脑病的表现;有无气促、端坐呼吸、肺部湿啰音等急性左心衰竭的征象;有无出现水中毒或稀释性低钠血症的症状,如头痛、嗜睡、意识障碍、共济失调、昏迷、抽搐等。

3. 用药护理 用甘露醇、呋塞米利尿治疗时应观察有无脑萎缩、溶血、耳聋等副作用;使用血管扩张剂时注意监测血压的变化,防止低血压发生;纠正高血钾及酸中毒时,要随时监测电解质;使用肝素或双嘧达莫要注意有无皮下或内脏出血;输血要禁用库血;抗感染治疗时避免选用有肾毒性的抗生素。

4. 预防感染 感染是急性肾衰竭少尿期的主要死亡原因,故应采取切实措施,在护理的各个环节预防感染的发生。具体措施为:①尽量将患者安置在单人房间,做好病室的清洁消毒,避免与有上呼吸道感染者接触。②避免任意插放保留导尿管,可利用每24~48h导尿一次,获得每日尿量。③需留置尿管的患者应加强消毒、定期更换尿管和进行尿液检查以确定有无尿路感染。④卧床及虚弱的患者应定期翻身,协助做好全身皮肤的清洁,防止皮肤感染的发生。⑤意识清醒者,鼓励患者每小时进行深呼吸及有效排痰;意识不清者,定时抽取气管内分泌物,以预防肺部感染的发生。⑥唾液中的尿素可引起口角炎及腮腺炎,应协助做好口腔护理,保持口腔清洁、舒适。⑦对使用腹膜或血液透析治疗的患者,应按外科无菌技术操作。⑧避免其他意外损伤。

5. 心理护理 病情的危重会使患者产生对死亡和失去工作的恐惧,同时因治疗费用的昂贵又会进一步加重患者及家属的心理负担。观察了解患者的心理变化及家庭经济状况,通过讲述各种检查和治疗进展信息,解除患者的恐惧,树立患者战胜疾病的信心;通过与社会机构的联系取得对患者的帮助,解除患者的经济忧患。还应给予患者高度同情、安慰和鼓励,以高度的责任心认真护理,使患者具有安全感、信赖感及良好的心理状态。

【健康指导】

1. 生活指导 合理休息,劳逸结合、防止劳累;严格遵守饮食计划,并注意加强营养;注意个人清洁卫生,注意保暖。

2. 病情监测 学会自测体重、尿量;明确高血压脑病、左心衰竭、高钾血症及代谢性酸中毒的表现;定期门诊随访,监测肾功能、电解质等。

3. 心理指导 在日常生活中能理智调节自己的情绪,保持愉快的心境;遇到病情变化时不恐慌,能及时采取积极的应对措施。

4. 预防指导 禁用库血;慎用氨基糖苷类抗生素;避免妊娠、手术、外伤;避免接触重金属、工业毒物等;误服或误食毒物,立即进行洗胃或导泻,并采用有效解毒剂。

第二节 慢性肾衰竭

慢性肾衰竭(chronic renal failure,CRF)简称肾衰,是在各种慢性肾脏病的基础上,肾功能缓慢减退至衰竭而出现的临床综合征。据统计,每1万人口中,每年约有1人发生肾衰。

随着病情的进展,根据肾小球滤过功能降低的程度,将慢性肾衰竭分为四期:①肾储备能力下降期:GFR 减至正常的约 50%~80%,血肌酐正常,患者无症状。②氮质血症期:是肾衰早期,GFR 降至正常的 25%~50%,出现氮质血症,血肌酐已升高,但小于 450μmol/L,无明显症状。③肾衰竭期:GFR 降至正常的 10%~25%,血肌酐显著升高(约为 450~707μmol/L),患者贫血较明显,夜尿增多及水电解质失调,并可有轻度胃肠道、心血管和中枢神经系统症状。④尿毒症期:是肾衰的晚期,GFR 减至正常的 10% 以下,血肌酐大于 707μmol/L,临床出现显著的各系统症状和血生化异常。

【病因及发病机制】

任何能破坏肾的正常结构和功能的泌尿系统疾病,均可导致肾衰。国外最常见的病因依次为:糖尿病肾病、高血压肾病、肾小球肾炎、多囊肾等;在我国则为:原发性慢性肾小球肾炎、糖尿病肾病、高血压肾病、多囊肾、梗阻性肾病等。有些由于起病隐匿、到肾衰晚期才就诊的患者,往往因双侧肾已固缩而不能确定病因。

肾功能恶化的机制尚未完全明了。目前多数学者认为,当肾单位破坏至一定数量,"健存"肾单位代偿性地增加排泄负荷,因此发生肾小球内"三高",即肾小球毛细血管的高灌注、高压力和高滤过,而肾小球内"三高"会引起肾小球硬化、肾小球通透性增加,使肾功能进一步恶化。此外,血管紧张素Ⅱ、蛋白尿、遗传因素都在肾衰的恶化中起着重要的作用。尿毒症各种症状的发生与水电解质酸碱平衡失调、尿毒症毒素、肾的内分泌功能障碍等有关。

【临床表现】

肾衰早期仅表现为基础疾病的症状,到残余肾单位不能调节适应机体的最低要求时,尿毒症使各器官功能失调的症状才表现出来。

1. 水、电解质和酸碱平衡失调 可表现为钠、水平衡失调,如高钠或低钠血症、水肿或脱水;钾平衡失调,如高钾或低钾血症;代谢性酸中毒;低钙血症、高磷血症;高镁血症等。

2. 各系统表现

(1) 心血管和肺症状:心血管病变是肾衰最常见的死因,可有以下几个方面。

1) 高血压和左心室肥大:大部分患者存在不同程度的高血压,个别可为恶性高血压。高血压主要是由于水钠潴留引起的,也与肾素活性增高有关,使用重组人红细胞生成素(recombinant human erythropoietin,rHuEPO)、环孢素等药物也会发生高血压。高血压可引起动脉硬化、左心室肥大、心力衰竭,并可加重肾损害。

2) 心力衰竭:是常见死亡原因之一。其原因大多与水钠潴留及高血压有关,部分患者亦与尿毒症性心肌病有关。尿毒症心肌病的病因可能与代谢废物的潴留和贫血等有关。

3) 心包炎:主要见于透析不充分者(透析相关性心包炎),临床表现与一般心包炎相同,但心包积液多为血性,可能与毛细血管破裂有关。严重者有心包填塞征。

4) 动脉粥样硬化:本病患者常有高甘油三酯血症及轻度胆固醇升高,动脉粥样硬化发展迅速,是主要的死亡原因之一。

5) 肺症状:体液过多可引起肺水肿,尿毒症毒素可引起"尿毒症肺炎"。后者表现为肺充血,肺部 X 线检查出现"蝴蝶翼"征。

(2) 血液系统表现

1) 贫血:尿毒症患者常有贫血,为正常色素性正细胞性贫血,主要原因有:①肾脏产生红细胞生成激素(erythropoietin,EPO)减少。②铁摄入不足;叶酸、蛋白质缺乏。③血透时失血及经常性的抽血检查。④肾衰时红细胞生存时间缩短。⑤有抑制血细胞生成的物质等因素。

2) 出血倾向:常表现为皮下出血、鼻出血、月经过多等。出血倾向与外周血小板破坏增多、出血时间延长、血小板聚集和黏附能力下降等有关。

3) 白细胞异常:中性粒细胞趋化、吞噬和杀菌的能力减弱,因而容易发生感染。部分患者白细胞减少。

(3) 神经、肌肉系统表现:早期常有疲乏、失眠、注意力不集中等精神症状,后期可出现性格改变、抑郁、记忆力下降、谵妄、幻觉、昏迷等。晚期患者常有周围神经病变,患者可出现肢体麻木、深反射迟钝或消失、肌无力等。但最常见的是肢端袜套样分布的感觉丧失。

(4) 胃肠道表现:食欲不振是常见的早期表现。另外,患者可出现口腔有尿味、恶心、呕吐、腹胀、腹泻、舌和口腔黏膜溃疡等。上消化道出血在本病患者也很常见,主要与胃黏膜糜烂和消化性溃疡有关,尤以前者常见。慢性肾衰竭患者的消化性溃疡发生率较正常人为高。

(5) 皮肤症状:常见皮肤瘙痒。患者面色较深而萎黄,轻度浮肿,称尿毒症面容,与贫血、尿素霜的沉积等有关。

(6) 肾性骨营养不良症:简称肾性骨病,是尿毒症时骨骼改变的总称。依常见顺序排列包括:纤维囊性骨炎、肾性骨软化症、骨质疏松症和肾性骨硬化症。骨病有症状者少见。早期诊断主要靠骨活组织检查。肾性骨病的发生与继发性甲状旁腺功能亢进、骨化三醇缺乏、营养不良、代谢性酸中毒等有关。

(7) 内分泌失调:肾衰时内分泌功能出现紊乱。患者常有性功能障碍,小儿性成熟延迟,女性性欲差,晚期可闭经、不孕,男性性欲缺乏和阳痿。

(8) 易于并发感染:尿毒症患者易并发严重感染,与机体免疫功能低下、白细胞功能异常等有关。以肺部和尿路感染常见,透析患者易发生动静脉瘘或腹膜入口感染、肝炎病毒感染等。

(9) 其他:可有体温过低、碳水化合物代谢异常、高尿酸血症、脂代谢异常等。

【辅助检查】

1. 血液检查 血常规可见红细胞数目下降,血红蛋白含量降低,白细胞可升高或降低;肾功能检查结果为内生肌酐清除率降低,血肌酐增高;血清电解质增高或降低;血气分析有代谢性酸中毒等。

2. 尿液检查 尿比重低,为1.010。尿沉渣中有红细胞、白细胞、颗粒管型、蜡样管型等。

3. B超或X线平片 显示双肾缩小。

【诊断要点】

根据慢性肾衰竭的临床表现,内生肌酐清除率下降,血肌酐、血尿素氮升高、B超等示双肾缩小,即可作出诊断。之后应进一步查明原发病。

【治疗要点】

1. 治疗原发疾病和纠正加重肾衰竭的因素 如治疗狼疮性肾炎可使肾功能有所改善,纠正水钠缺失、控制感染、解除尿路梗阻、控制心力衰竭、停止使用肾毒性药物等可使肾功能有不同程度的恢复。

2. 延缓慢性肾衰竭的发展 应在肾衰的早期进行。

(1) 饮食治疗:饮食治疗可以延缓肾单位的破坏速度,缓解尿毒症的症状,因此,慢性肾衰竭的饮食治疗非常关键。要注意严格按照饮食治疗方案,保证蛋白质、热量、钠、钾、磷及水的合理摄入。

(2) 必需氨基酸的应用:对于因各种原因不能透析、摄入蛋白质太少的尿毒症患者,为了使其维持良好的营养状态,必须加用必需氨基酸(essential amino acid, EAA)或必需氨基酸与α-酮酸混合制剂。α-酮酸可与氨结合成相应的EAA,EAA在合成蛋白过程中,可利用一部分尿素,故可减少血中的尿素氮水平,改善尿毒症症状。EAA的适应证为肾衰晚期患者。

(3) 控制全身性和(或)肾小球内高压力:肾小球内高压力会促使肾小球硬化,全身性高血压不仅会促使肾小球硬化,且能增加心血管并发症的发生,故必须控制。首选血管紧张素Ⅱ抑制药。

(4) 其他:积极治疗高脂血症、有痛风的高尿酸血症。

3. 并发症的治疗

(1) 水、电解质和酸碱平衡失调

1) 钠、水平衡失调:对单纯水肿者,除限制盐和水的摄入外,可使用呋塞米利尿处理;对水肿伴稀释性低钠血症者,需严格限制水的摄入;透析者加强超滤并限制钠水摄入。

2) 高钾血症:如血钾中度升高,主要治疗引起高钾的原因,并限制钾的摄入。如血钾>6.5mmol/L,心电图有高钾表现,则应紧急处理。具体措施见本节第一部分"急性肾衰竭患者的护理"。

3) 钙、磷失调和肾性骨病:为防止继发性甲旁亢和肾性骨病,肾衰早期应积极限磷饮食,并使用肠道磷结合物,如口服碳酸钙2g,每日3次。活性维生素D_3(骨化三醇)主要用于长期透析的肾性骨病患者,使用过程中要注意监测血钙、磷浓度,防止异位钙化的发生。对与铝中毒有关的肾性骨病,主要是避免铝的摄入,并可通过血液透析降低血铝水平。目前对透析相关性淀粉样变骨病还没有好的治疗方案。

4) 代谢性酸中毒:一般口服碳酸氢钠,严重者静脉补碱。透析疗法能纠正各种水、电解质、酸碱平衡失调。

(2) 心血管和肺

1) 高血压:通过减少水和钠盐的摄入,及对尿量较多者选用利尿剂清除水、钠潴留,多数患者的血压可恢复正常。对透析者可用透析超滤脱水降压。其他的降压方法与一般高血压相同,首选ACEI。

2) 心力衰竭:除应特别强调清除水、钠潴留外,其他与一般心力衰竭治疗相同,但疗效较差。

3) 心包炎:积极透析可望改善,当出现心包填塞时,应紧急心包穿刺或心包切开引流。

4) 尿毒症肺炎:透析可迅速获得疗效。

(3) 血液系统:透析、补充叶酸和铁均能改善肾衰贫血。而使用rHuEPO皮下注射疗效更为显著,同时注意补充造血原料,如铁、叶酸等。

(4) 感染:治疗与一般感染相同,但要注意在疗效相近时,尽量选择对肾毒性小的药物。

(5) 其他:充分透析、肾移植、使用骨化三醇和EPO可改善肾衰患者神经、精神和肌肉系统症状;外用乳化油剂、口服抗组胺药及强化透析对部分患者的皮肤瘙痒有效。

4. 替代治疗 透析(血液透析、腹膜透析)和肾移植是替代肾功能的治疗方法。尿毒症患者经药物治疗无效时,便应透析治疗。血液透析和腹膜透析的疗效相近,各有优缺点,应综合考虑患者的情况来选用。透析一个时期后,可考虑是否做肾移植。

【护理评估】

询问本病的有关病史,如有无各种原发性肾脏病史;有无其他导致继发性肾脏病的疾病史;有无导致肾功能进一步恶化的诱因。评估患者的临床症状,如有无出现厌食、恶心、呕吐、口臭等消化道症状;有无头晕、胸闷、气促等缺血的表现;有无出现皮肤瘙痒,及鼻、牙龈、皮下等部位出血等症状;有无兴奋、淡漠、嗜睡等精神症状。评估患者的体征,如生命体征、精神意识状态有无异常;有无出现贫血面容,尿毒症面容;皮肤有无出血点、淤斑、尿素霜的沉积等;皮肤水肿的部位、程度、特点,有无出现胸腔、心包积液,腹水征;有无心力衰竭、心包填塞征的征象;肾区有无叩击痛;神经反射有无异常等。判断患者的辅助检查结果,如有无血红蛋白含量降低;血尿素氮及血肌酐升高的程度;肾小管功能有无异常;血电解质和二氧化碳结合力的变化;肾影像学检查的结果。此外,应注意评估患者及其家属的心理变化及社会支持情况,如有无抑郁、恐惧、绝望等负性情绪;家庭、单位、社区的支持度如何等。

【护理诊断/合作性问题】

1. 营养失调:低于机体需要量 与长期限制蛋白质摄入、消化功能紊乱、水电解质紊乱、贫血等因素有关。

2. 体液过多 与肾小球滤过功能降低导致水钠潴留,多饮水或补液不当等因素有关。

3. 活动无耐力 与心脏病变,贫血,水、电解质和酸碱平衡紊乱有关。

4. 有感染的危险 与白细胞功能降低、透析等有关。

5. 绝望 与病情危重及预后差有关。

【护理目标】

(1) 患者能保持足够营养物质的摄入,身体营养状况有所改善。

(2) 能遵守饮食计划,水肿减轻或消退。

(3) 自诉活动耐力增强。

(4) 住院期间不发生感染。

(5) 能按照诊疗计划配合治疗和护理,对治疗有信心。

【护理措施】

1. 一般护理

(1) 休息与活动:慢性肾衰竭患者以休息为主,尽量减少对患者的干扰,并协助其做好日常的生活护理,如对视力模糊的患者,将物品放在固定易取的地方,对因尿素霜沉积而皮肤瘙痒的患者,每日用温水擦澡。但对病情程度不同的患者还应有所区别,如症状不明显、病情稳定者,可在护理人员或亲属的陪伴下活动,活动以不出现疲劳、胸痛、呼吸困难、头晕为度;对症状明显、病情加重者,应绝对卧床休息,且应保证患者的安全与舒适,如对意识不清者,加床护栏,防止患者跌落;对长期卧床者,定时为患者翻身和做被动肢体活动,防止压疮或肌肉萎缩。

(2) 饮食护理

1) 蛋白质:在高热量的前提下,应根据患者的 GFR 来调整蛋白质的摄入量。当 GFR <

50ml/min 时,就应开始限制蛋白质的摄入,其中 50%~60% 以上的蛋白质必须是富含必需氨基酸的蛋白(即高生物价优质蛋白),如鸡蛋、鱼、牛奶、瘦肉等。当 GFR < 5ml/min 时,每日摄入蛋白约为 20g(0.3g/kg),此时患者需应用 EAA 疗法;当 GFR 在 5~10ml/min 时,每日摄入的蛋白约为 25g(0.4g/kg);GFR 在 10~20ml/min 者约为 35g(0.6g/kg);GFR > 20ml/min 者,可加 5g。尽量少摄入植物蛋白,如花生、豆类及其制品,因其含非必需氨基酸多。米、面中所含的植物蛋白也要设法去除,如可部分采用麦淀粉作主食。

静脉输入必需氨基酸应注意输液速度。输液过程中若有恶心、呕吐应给予止吐剂,同时减慢输液速度。切勿在氨基酸内加入其他药物,以免引起不良反应。

2)热量与糖类:患者每日应摄取足够的热量,以防止体内蛋白质过度分解。每日供应热量至少 125.6kJ/kg(30kcal/kg),主要由碳水化合物和脂肪供给。低蛋白摄入会引起患者的饥饿感,这时可食芋头、马铃薯、苹果、马蹄粉等补充糖类。

3)盐分与水分:肾衰早期,患者无法排出浓缩的尿液,需要比正常人摄入或排出更多的水分和盐分,才能处理尿中溶质。又因肾小管对钠的重吸收能力减退,而每日从尿中流失的钠增加,所以应增加水分和盐分的摄入。到肾衰末期,由于肾小球的滤过率降低,尿量减少,钠由尿的丢失已不明显,应注意限制水分和盐分的摄入。

4)其他:低蛋白饮食时,钙、铁及维生素 B_{12} 含量不足,应注意补充;避免摄取含钾量高的食物,如白菜、萝卜、梨、桃、葡萄、西瓜等;低磷饮食,不超过 600mg/d;还应注意供给富含维生素 C、B 族维生素的食物。

2. 病情观察 认真观察身体症状和体征的变化;严密监测意识状态、生命体征;每日定时测量体重,准确记录出入水量。注意观察有无液体量过多的症状和体征:如短期内体重迅速增加、血压升高、意识改变、心率加快、肺底湿啰音、颈静脉怒张等;结合肾功能、血清电解质、血气分析结果,观察有无高血压脑病、心力衰竭、尿毒症性肺炎及电解质代谢紊乱和酸碱平衡失调等并发症的表现。观察有无感染的征象,如体温升高、寒战、疲乏无力、咳嗽、咳脓性痰、肺部湿啰音,尿路刺激征,白细胞增高等。

3. 预防感染 具体措施可见"急性肾衰竭患者的护理",但要注意慢性肾衰竭患者皮肤和口腔护理的特殊性。慢性肾衰竭患者由于尿素霜的刺激,常感皮肤瘙痒,注意勿用力搔抓,可每日用温水清洗后涂抹止痒剂。此外,慢性肾衰竭患者口腔容易发生溃疡、出血及口唇干裂,应加强口腔护理,保持口腔湿润,可增进食欲。

4. 用药护理 用红细胞生成激素纠正患者的贫血时,注意观察用药后副反应,如头痛、高血压、癫痫发作等,定期查血红蛋白和血细胞比容等。使用骨化三醇治疗肾性骨病时,要随时监测血钙、磷的浓度,防止内脏、皮下、关节血管钙化和肾功能恶化。用降压、强心、降脂等其他药物时,注意观察其副反应。

5. 心理护理 慢性肾衰患者的预后不佳,加上身体形象改变以及性方面的问题,常会有退缩、消极、自杀等行为。护理人员应以热情、关切的态度去接近他,使其感受到真诚与温暖。并应鼓励家属理解并接受患者的改变,安排有意义的知觉刺激环境或鼓励其参加社交活动,使患者意识到自身的价值,积极接受疾病的挑战。对于患者的病情和治疗,应使患者和家属都有所了解,因为在漫长的治疗过程中,需要家人的支持、鼓励和细心的照顾。

【护理评价】

(1)患者的贫血状况有无所好转,血红蛋白、血清白蛋白在正常范围。

(2)机体的水肿程度是否减轻或消退。

(3) 自诉活动耐力是否增强。
(4) 体温是否正常,有无发生感染。
(5) 患者情绪稳定,生活规律,定时服药或透析。

【健康指导】

1. 生活指导 注意劳逸结合,避免劳累和重体力活动。严格遵从饮食治疗的原则,注意水钠限制和蛋白质的合理摄入。

2. 预防指导 注意个人卫生,保持口腔、皮肤及会阴部的清洁。皮肤痒时避免用力搔抓。注意保暖,避免受凉。尽量避免妊娠。

3. 病情观察指导 准确记录每日的尿量、血压、体重。定期复查肾功能、血清电解质等。

4. 用药指导 严格遵医嘱用药,避免使用肾毒性较大的药物,如氨基糖苷类抗生素等。

5. 透析指导 慢性肾衰竭患者应注意保护和有计划地使用血管,尽量保留前臂、肘等部位的大静脉,以备用于血透治疗。已行透析治疗的患者,血液透析者应注意保护好动-静脉瘘管,腹膜透析者保护好腹膜透析管道。

6. 心理指导 注重心理调节,保持良好的心态,培养积极的应对能力。

(张会君)

思 考 题

1. 某男性患者,30岁。近2年有乏力、头痛、食欲减退及夜间尿量增多现象。近2个月全身皮肤瘙痒并厌食、恶心。近3天心悸、气急、不能平卧。患者情绪低落、悲观。身体评估:T36.5℃,P100次/分,R32次/分,BP160/95 mmHg,神志清楚,呼吸深大,面色苍白晦暗、轻度水肿,口腔有尿臭味、口腔黏膜有溃疡,皮肤有尿霜。双肺底闻及湿啰音。血常规检查:血红蛋白80g/L;血钙1.95 mmol/L、血磷2.14 mmol/L;BUN16mmol/L,Scr800μmol/L,GFR8ml/min;血pH7.28。尿液检查:尿比重1.009,尿蛋白(++),有颗粒管型;B超示双肾缩小。问题:

(1) 该患者最可能的疾病诊断是什么?并说明理由。
(2) 列出该患者存在的主要护理诊断,入院后应采取哪些护理措施?

2. 某男性患者,58岁。因肺癌用CAP(环磷酰胺+阿霉素+顺铂)方案化疗第3天后突然出现少尿。尿常规:尿蛋白(+),红细胞(8~12)/HP,尿pH5;肾功能检查:血尿素氮12mmol/L,肌酐146umol/L,血尿酸1080umol/L。问题:

(1) 该患者突然出现少尿的原因是什么?
(2) 请分析该患者最可能的疾病诊断,并说明理由。
(3) 列出该患者存在的主要护理诊断及护理措施。

3. 某女性患者,36岁。呕吐、腹泻后突然出现少尿(约10ml/h),肾功能检查:血尿素氮15mmol/L,肌酐178umol/L,尿比重1.025,尿钠13mmol/L。问题:

(1) 请分析该患者最可能的疾病诊断。
(2) 针对该患者的治疗要点有哪些?如何指导其调整饮食?

第四章 泌尿、男性生殖系统感染患者的护理

> **学习目标**
> 识记:尿路感染的概念、病因和临床表现;男性生殖系统感染常见疾病的概念、分类。
> 理解:尿路感染、男性生殖系统感染的感染途径和治疗要点。
> 运用:尿路感染的护理诊断和护理措施。

泌尿、男性生殖系统感染是致病微生物侵入泌尿、男性生殖系统而引起的炎症反应,一般指普通致病菌引起的非特异感染,是泌尿系统最常见的疾病之一。引起泌尿、男性生殖系统感染的致病菌主要分两类:非特异性致病菌如大肠埃希菌、变形杆菌、葡萄球菌等和特异性致病菌如结核杆菌、淋球菌等。泌尿系统感染在临床上通常称为尿路感染,根据感染的部位分为上尿路感染和下尿路感染。感染累及肾、肾盂及输尿管时称为上尿路感染;累及膀胱和尿道时则称为下尿路感染。由于女性尿道短而阔且与外生殖器官相毗邻,因而女性泌尿系统感染的发病率明显高于男性,特别是在新婚、生育期的青年女性以及老年女性。男性青壮年多发生前列腺炎、附睾炎等男性生殖系统感染;老年男性由于前列腺增生等方面的原因下尿路感染的发生率也很高。

第一节 尿 路 感 染

尿路感染(urinary tract infection)简称尿感,可分为上尿路感染和下尿路感染。上尿路感染主要是肾盂肾炎,下尿路感染主要是膀胱炎。本病以女性多见,未婚少女发生率为2%,已婚女性发生率为5%,孕妇细菌尿发生率约为7%。老年男性因前列腺肥大,尿感发生率可增加。老年男性和女性的发生率可高达10%,但多为无症状性细菌尿。有症状的尿感,仍以育龄期的已婚女性多见。

【病因及发病机制】

1. 病因 本病多为细菌直接感染引起的尿路炎症,致病菌以大肠埃希菌最常见,约占70%以上,其次依次是变形杆菌、克雷伯杆菌、产气杆菌、沙雷杆菌、产碱杆菌、粪链球菌、铜绿假单胞菌和葡萄球菌。偶见厌氧菌感染。另外,其他微生物(如结核分枝杆菌、真菌、衣原体和某些病毒)侵入尿路也可引起尿感。本节重点阐述细菌感染引起的尿路炎症。

2. 发病机制

(1)感染途径:上行感染为最常见的感染途径。由于女性的尿道较男性短而宽,且尿道口离肛门近,尿道口常有肠源性革兰阴性杆菌寄居,在诸如性交等情况下,这些细菌可进入膀胱,故受感染的机会增高。此外,可见少量的血行感染。

(2)机体抗病能力:正常情况下,细菌可进入膀胱,但并不都能引起尿感的发生。这与

尿液的冲刷作用、尿路黏膜的杀菌能力、男性前列腺的杀菌作用及尿液不利于细菌生长等因素有关。

（3）易感因素：在各种易感因素影响下，尿路抵抗力会被削弱，容易发生尿感。最主要的易感因素是尿路的复杂情况（如尿路结石、尿道异物、肿瘤、膀胱-输尿管反流、多囊肾等）所导致的尿流不畅，其尿感的发生率较正常者高12倍，有这种情况的尿感称复杂性尿感。泌尿系统畸形和结构异常也是主要的易感因素。此外，长期卧床的慢性病、艾滋病及长期应用免疫抑制剂的患者，会因机体的抵抗力下降而易发尿感。其他常见因素有尿道内或尿道口周围的炎症病变、局部使用杀精化合物避孕、导尿和尿路器械检查、遗传因素等均可增加尿感的易感性。

（4）细菌的致病力：细菌进入膀胱能否引起尿感与其致病力有很大关系。如大肠杆菌，只有少数具有特殊致病力的菌株能引起症状性尿感。细菌的致病力决定于其对尿路上皮细胞的吸附能力。

【临床表现】

1. 急性膀胱炎 约占尿感的60%，患者主要表现为尿频、尿急、尿痛，伴有耻骨弓上不适。一般无全身感染的表现。常有白细胞尿，约30%有血尿。

2. 急性肾盂肾炎

（1）全身表现：起病急，常有寒战、高热、头痛、食欲减退、恶心呕吐、血白细胞升高等。血培养可阳性，一般无高血压和氮质血症。

（2）泌尿系统表现：可有或无尿频、尿急、尿痛等尿路刺激症状，多数伴腰痛、肋脊角压痛或（和）叩击痛。

临床上轻症患者全身症状可不明显，仅有尿路局部表现和尿液变化，与膀胱炎鉴别困难。

3. 无症状细菌尿 又称隐匿型尿感，即患者有真性细菌尿但无尿感症状。其发生率随年龄增长而增加，超过60岁的妇女发生率可达10%。此外，孕妇中约5%有无症状细菌尿，如不治疗，约20%以后会发生急性肾盂肾炎。

4. 并发症

（1）肾乳头坏死：常发生于严重的肾盂肾炎伴有糖尿病或尿路梗阻时，可出现败血症、急性肾衰竭等。主要表现为寒战、高热、剧烈腰痛、血尿，可有坏死组织脱落从尿中排出，发生肾绞痛。

（2）肾周围脓肿：常由严重的肾盂肾炎直接扩散而来，患者多有尿路梗阻等易感因素。除原有肾盂肾炎症状加重外，常出现明显的单侧腰痛，向健侧弯腰时疼痛加剧。

【辅助检查】

1. 尿常规和尿白细胞计数 尿蛋白常为阴性或微量。少部分有较明显的镜下血尿，极少数有肉眼血尿。尿沉渣白细胞多数显著增多，如发现白细胞管型，有助于肾盂肾炎的诊断。较为准确的尿白细胞计数方法是用血细胞计数板计算，$\geq 8\times 10^6/L$ 为白细胞尿（脓尿）。有症状的尿感常有白细胞尿。

2. 尿细菌学检查 是诊断尿感的主要依据。尿沉渣镜检细菌是一种快速诊断有意义细菌尿的方法，清洁中段尿沉渣用高倍镜查找，如平均每个视野≥20个细菌，即为有意义的细菌尿。尿细菌定量培养的临床意义为：清洁中段尿定量培养含菌量$\geq 10^5/ml$，为有意义的细菌尿；$10^4 \sim 10^5/ml$ 为可疑阳性，需复查；如 $<10^4/ml$，则可能是污染。现在已有一些快速测定有意义细菌尿的方法问世，如光度对比法、生物发光法等。此外，临床上常采用浸试条法（亚硝酸盐试验加上白细胞酯酶测定）作为尿感的筛选试验。

3. 其他实验室检查 急性肾盂肾炎血白细胞升高。血沉可增快。

4. 影像学检查 X线静脉肾盂造影检查（IVP）的目的是寻找能用外科手术纠正的易感因素。女性IVP的指征为：①复发的尿感。②疑为复杂性尿感。③有肾盂肾炎的临床证据。④感染持续存在，对治疗反应差。男性首次尿感亦应作IVP。尿感急性期不宜作IVP，可作B超检查确定有无结石、梗阻等。

【诊断要点】

典型尿路感染可根据膀胱刺激征、尿液改变和尿液细菌学检查加以确诊。不典型患者则主要根据尿细菌学检查作出诊断。尿细菌学检查的诊断标准为新鲜清洁中段尿细菌定量培养菌落计数 $\geq 10^5/ml$。

对于有明显的全身感染症状、腰痛、肋脊角压痛和叩击痛、血液中白细胞计数增高的患者，多考虑为肾盂肾炎。但尿路感染的定位诊断，不能依靠临床症状和体征，因不少肾盂肾炎患者无典型临床表现，而在表现为膀胱炎的患者中，约1/3患者是亚临床型肾盂肾炎。目前临床上还没有一种令人满意的实验室方法进行定位诊断。

【治疗要点】

在未有药物敏感试验结果时，应选用对革兰阴性杆菌有效的抗菌药物，常用的是喹诺酮类或复方磺胺甲噁唑。

1. 急性膀胱炎 可不做尿细菌培养，先给予治疗。

（1）初诊用药：常用3日疗法，即用药3日，可用甲氧苄啶（TMP）0.1g，每日2次；或复方磺胺甲噁唑（每片含SMZ0.4g，TMP0.08g）2片，每日2次；或氧氟沙星0.2g，每日2次。

（2）复诊处理：停服抗菌药7日后，复诊时可能有两种情况。

1）没有膀胱刺激征者：做清洁中段尿细菌定量培养。①结果阴性，表示急性膀胱炎治愈。②结果细菌 $\geq 10^5/ml$，且为同样细菌，则按肾盂肾炎处理。

2）有膀胱刺激征者：做清洁中段尿细菌定量培养和尿常规。①有细菌尿和白细胞尿，按症状性肾盂肾炎处理，且应作IVP，明确尿路有无解剖异常。②无细菌尿，但有白细胞尿，可能为感染性尿道综合征。③没有细菌尿，也没有白细胞尿，可能为非感染性尿道综合征。

2. 急性肾盂肾炎

（1）抗感染治疗：对轻型急性肾盂肾炎或经3日疗法治疗失败的尿感，应口服有效抗菌药物14日。较严重的急性肾盂肾炎需静脉输注肾毒性小、较便宜的敏感抗生素至患者退热72h后，然后改用口服有效抗菌药，完成2周疗程。重症急性肾盂肾炎患者可联合静脉滴注多种抗菌药，直至退热72h后，再改用口服有效抗生素，完成2周疗程。

（2）及早排除引流不畅：急性肾盂肾炎患者在病情允许时，应尽快作影像学检查，以尽早发现有无尿路梗阻，并予以及时处理。

3. 无症状细菌尿 对于非妊娠妇女的无症状细菌尿，一般不予治疗；对妊娠妇女必须治疗，治疗与一般尿感相同，宜选用肾毒性较小的抗生素，如青霉素类、头孢菌素类等。学龄前儿童的无症状细菌尿也应予以治疗。

4. 再发性尿路感染 再发性尿感是指尿感经过治疗，细菌尿转阴后再次发生真性细菌尿。再发可分为复发和重新感染。复发是指原先的致病菌再次引起感染,通常在停药1个月内发生。重新感染是指另一种新的致病菌侵入(多为1个月后)尿路引起的感染,占尿感再发的80%。对于再发的感染来诊者,应给予抗生素3日疗法(如上所述),在疗程完毕后7日复查。为了预防再发,对于重新感染引起的再发性尿感,目前多用长疗程、低剂量抑菌疗法作为预防性治疗,如每晚临睡前排尿后口服复方磺胺甲噁唑半片,可明显降低再发率,疗程半年较佳,如停药后再发,则再开始用药1~2年;对于复发性尿感,应积极寻找并去除易感因素如尿路梗阻等,并延长疗程强化治疗。

【护理诊断/合作性问题】

1. 体温过高 与急性肾盂肾炎发作有关。

2. 排尿型态异常:尿频、尿急、尿痛 与炎症刺激膀胱有关。

3. 焦虑 与膀胱刺激征引起的不适、疾病反复发作及担心预后有关。

4. 潜在并发症 肾乳头坏死、肾周脓肿、中毒性休克。

【护理措施】

1. 一般护理 见本篇第一章"膀胱刺激征"的相关内容。

2. 病情观察 监测生命体征尤其是体温的变化,对高热患者注意做好降温和生活护理,同时观察腰痛的性质、部位、程度及变化。如患者经治疗后高热不退、腰痛加剧,应考虑是否出现肾周脓肿、肾乳头坏死等并发症;如患者出现血压降低、脉搏速弱、皮肤湿冷、谵妄或昏迷的表现,应警惕中毒性休克的发生。

3. 尿细菌学检查的护理 向患者解释检查的意义和方法。作尿细菌定量培养时,最好用清晨第1次(尿液停留膀胱6~8h以上)的清洁、新鲜中段尿液送检。为保证培养结果的准确性,尿细菌定量培养需注意:①在应用抗菌药之前或停用抗菌药5日之后留取尿标本。②留取尿液时要严格无菌操作,先充分清洁外阴、包皮,消毒尿道口,再留取中段尿液,并在1h内作细菌培养,或冷藏保存。③尿标本中勿混入消毒药液,女性患者留尿时注意勿混入白带。

4. 用药护理 向患者解释有关药物的作用、用法、疗程及其副作用;强调必须按时、按量用药,不可擅自换、减、停药;交代患者口服复方磺胺甲噁唑期间要注意多饮水和同时服用碳酸氢钠,以增强疗效、减少磺胺结晶的形成。

5. 心理护理 见本篇第一章"膀胱刺激征"的相关内容。

【健康指导】

1. 知识宣教 患者及家属能了解本病的病因、发病机制、主要表现及治疗方法。

2. 生活指导 保持良好的卫生习惯,学会正确清洁外阴部的方法,避免擦便纸污染尿道口,经常清洗外阴,女患者月经期间增加外阴清洗次数,以保持外阴清洁干燥。日常多饮水,勤排尿(2~3h排尿一次),排尿彻底,不留残尿。平时能够劳逸结合,饮食注意营养均衡,增强机体的抵抗力。

3. 预防指导 尽量避免使用尿路器械,如必需使用,则严格无菌操作,并防止损伤;与性生活有关的尿感,于性交后即排尿,并按常用量服一次抗生素作预防;有膀胱-输尿管反流者,养成"二次排尿"的习惯,即每一次排尿后数分钟再排尿一次。

第二节 男性生殖系统感染

男性生殖系统感染中常见有前列腺炎(prostatitis)和附睾炎(epididymitis)。前列腺炎是指前列腺受到致病菌感染和(或)某些非感染因素刺激而出现的骨盆区域疼痛或不适、排尿异常、性功能障碍等临床表现。前列腺炎是成年男性的常见疾病,50岁以下的成年男性患病率较高,高发年龄在31~40岁,我国大样本调查显示:前列腺炎样症状发生率为8.4%。有资料显示前列腺炎患者占泌尿外科门诊患者的8%~25%;尸检中的患病率为24.3%~44%。目前,前列腺炎的发病机制、病理生理改变尚不十分清楚。最近有许多学者认为它不是一个单独的疾病,而是前列腺炎综合征(prostatitis syndrome,PS)。

1995年,美国国立卫生研究院(NIH)把前列腺炎分为四型:Ⅰ型,急性细菌性前列腺炎(acute bacterial prostatitis,ABP);Ⅱ型,慢性细菌性前列腺炎(chronic bacterial prostatitis,CBP);Ⅲ型,慢性前列腺炎/慢性骨盆疼痛综合征(chronic prostatitis/chronic pelvic pain syndrome,CP/CPPS),该型又分为ⅢA(炎症性CPPS)和ⅢB(非炎症性CPPS)两种亚型;Ⅳ型,无症状性前列腺炎(asymptomatic inflammatory prostatitis,AIP)。附睾炎可发生于单侧或双侧,分急性附睾炎(acute epididymitis)和慢性附睾炎(chronic epididymitis)。

一、急性细菌性前列腺炎

急性细菌性前列腺炎大多由尿道上行感染所致,如经尿道器械操作。血行感染来源于疖、痈、扁桃体、龋齿及呼吸道感染灶。也可由急性膀胱炎、急性尿潴留及急性淋菌性后尿道炎等的感染尿液经前列腺管逆流引起。致病菌多为革兰阴性杆菌或假单胞菌,也有葡萄球菌、链球菌、淋球菌及衣原体、支原体等。

【病理】

后尿道前列腺表面黏膜充血、水肿,前列腺腺泡有多量白细胞浸润。炎症可扩散至附睾,引起附睾炎。大部分病例经治疗缓解,部分转变为慢性前列腺炎或前列腺囊肿。

【临床表现】

一般发病突然,有寒战和高热,尿频、尿急、尿痛。会阴部及耻骨上坠胀痛,伴有外生殖器不适或疼痛。因前列腺充血、肿大,可发生排尿困难(排尿犹豫、尿线间断)或急性尿潴留。临床上往往伴发急性膀胱炎。

直肠指检前列腺肿胀、压痛、局部温度升高,表面光滑,形成脓肿则有饱满或波动感。感染蔓延可引起精囊炎、附睾炎、菌血症,故禁忌作前列腺按摩或穿刺。

常见的并发症有急性尿潴留、附睾炎、直肠或会阴瘘,血行感染可同时发生急性肾盂肾炎。尿沉渣检查有白细胞增多,血液和(或)尿细菌培养阳性。

【治疗要点】

卧床休息、大量饮水、全身支持治疗及合理应用抗菌药物,并使用止痛、解痉、退热等药物,以缓解症状。如有急性尿潴留,避免经尿道导尿引流,可行耻骨上套管穿刺造瘘导尿。

合理选择抗菌药,快速有效地应用抗生素是治疗的关键。在未明确致病菌前,应首先静脉使用喹诺酮类抗菌药如环丙沙星、氧氟沙星等,也可选用头孢菌素、妥布霉素、氨苄西林、红霉素等,或口服复方磺胺甲噁唑。如疗效不满意,应根据细菌培养及药敏结果及时更改治疗药物。抗菌治疗不能满足于体温正常、症状消失,疗程应至少持续2周。预后一般良好,少数并发前列腺脓肿,则应经会阴切开引流。

二、慢性前列腺炎

慢性前列腺炎(chronic prostatitis,CP)是泌尿外科门诊常见疾病,多发生于青壮年。慢性前列腺炎可分为慢性细菌性前列腺炎、慢性非细菌性前列腺炎和前列腺痛三种类型。

【病因】

慢性细菌性前列腺炎主要感染途径是经尿道逆行感染,感染的尿液经前列腺导管逆流至前列腺,少数由急性细菌性前列腺炎迁延而致。过度饮酒、性刺激、下尿路梗阻是诱发因素。其致病菌多为革兰阴性肠道杆菌如大肠杆菌、变形杆菌、克雷伯杆菌等,也可由淋球菌感染,主要是经尿道逆行感染所致。慢性非细菌性前列腺炎也很常见,致病菌为沙眼衣原体、解脲脲原体、隐球菌等。

【病理】

前列腺痛的病因与盆底肌、前列腺被膜和尿道括约肌紧张、尿液反流、前列腺受到尿液的化学刺激有关。在前列腺腺泡内和间质中有不同程度的浆细胞和巨噬细胞浸润,前列腺组织内有钙化或微结石产生,前列腺被膜增厚。组织学上前列腺分为内层与周围层,内层腺管为顺行性,而周围层腺管呈逆行倒流。射精时,如后尿道有感染,则有致病菌会大量挤向周围层。如排尿不畅,感染的尿液也可经前列腺管逆流至前列腺组织内形成微结石,使感染更难控制。此外,前列腺腺上皮的类脂质膜是多种抗生素进入腺泡的屏障,也是慢性前列腺炎治疗不理想、难以根治的原因。

【临床表现】

呈多样性,症状轻重程度不一,不同的患者可出现完全不同的症状。

1. 排尿改变及尿道分泌物　尿频、尿急、尿痛,排尿时尿道不适或灼热,与下尿路感染相比这些症状较轻微。排尿后和便后常有白色分泌物自尿道口流出,俗称尿道口"滴白"。合并精囊炎时,可有血精。

2. 疼痛　会阴部、下腹隐痛不适,有时腰骶部、耻骨上、腹股沟区也有酸胀感。

3. 性功能减退　可有勃起功能障碍、早泄、遗精或射精痛。

4. 精神神经症状　出现头昏、头胀、乏力、疲惫、失眠、情绪低落、焦虑等。

5. 并发症　可表现变态反应,如虹膜炎、关节炎、神经炎、肌炎、不育等。

6. 体征　直肠指检,前列腺液较多,呈饱满、增大、质软、轻度压痛。病程长者,前列腺缩小、质硬、不均匀,有小硬结。

【辅助检查】

1. 前列腺液检查　前列腺液白细胞>10个/高倍视野,卵磷脂小体减少,可诊断为前列腺炎。但症状不与前列腺液中的白细胞成正相关。

2. 细菌培养　分段尿及前列腺液细菌培养。检查前充分饮水,取初尿10ml(voided bladder one,VB_1),再排尿200ml后取中段尿10ml(voided bladder two,VB_2)。而后作前列腺按摩,收集前列腺液(expressed prostatic secretion,EPS),完毕后排尿10ml,即前列腺按摩后尿液(voided bladder three,VB_3),均送细菌培养及菌落计数。菌落计数前列腺液或VB_3>VB_1和VB_2 10倍可诊断为细菌性前列腺炎。若 VB_1 和 VB_2 细菌培养阴性，VB_3 和前列腺液细菌培养阳性，即可确定诊断。此检查方法即 Meares-Stemey 的"四杯法"。

3. 影像学检查 B超显示前列腺组织结构界限不清、混乱，可提示前列腺炎。膀胱镜检查可见后尿道、精阜充血、肿胀。

【治疗要点】

治疗治疗效果往往不理想。应选择足量敏感抗生素进行治疗，疗程至少6周，症状缓解可停药观察；症状不缓解，应调整抗生素。复方磺胺甲噁唑、喹诺酮类药物对前列腺腺泡有较强的穿透力，为首选药物；红霉素、多西环素、头孢菌素等效果也较好，可以每2周交替应用，以防止耐药。尚可用解痉止痛、镇静催眠药对症治疗。植物中药制剂也可选择。近年了解到前列腺炎的症状与盆腔平滑肌痉挛有关，同时也认识到前列腺平滑肌内存在大量 α-受体，临床上开始广泛应用 α-受体阻滞剂治疗慢性前列腺炎。

除药物治疗外，患者应建立良好的生活习惯，忌酒及辛辣食物，避免长时间骑、坐，保持适度的性生活，坚持体育锻炼。护士应帮助患者建立坚持治疗的信心，向患者强调综合治疗的重要性和必要性，不能仅仅依靠抗菌药物或单一的药物疗法。临床常用热水坐浴（每晚热水坐浴，减轻局部炎症，促进吸收）、前列腺按摩（每周1次，以引流炎性分泌物）、药物离子透入、微波等物理疗法对慢性前列腺炎进行综合治疗。

对难治性病例，合并前列腺结石和持续性细菌感染者，合并膀胱颈梗阻和尿道狭窄者，可择期行开放或腔内手术治疗。手术前必须让患者了解手术的目的是解决并发症，而不是针对慢性前列腺炎的治疗，因此手术不一定能缓解前列腺炎的症状。

三、急性附睾炎

急性附睾炎（acute epididymitis）主要是由大肠埃希菌、变形杆菌、葡萄球菌等细菌从后尿道经输精管逆行感染至附睾所致，也可经淋巴管或血流途径感染。部分患者有阴囊损伤史。多见于中青年，常由泌尿系感染和前列腺炎、精囊炎扩散所致。在导尿、尿道扩张、长期留置尿管、经尿道前列腺电切除术后时有发生。老年人，开放性前列腺切除或经尿道前列腺电切术后，射精管口向前列腺窝敞开，排尿时压力增高，可使菌尿经输精管逆流至附睾。无菌尿经输精管逆流到附睾也会致化学性附睾炎。因输尿管异位开口引起偶见。

【病理】

病变首先侵犯附睾尾部，逐渐向头部发展，早期表现为蜂窝组织炎，病变进展可形成小脓肿。睾丸充血肿胀，形成附睾睾丸炎。睾丸鞘膜可有渗液，形成继发性睾丸鞘膜积液。精索受累，可增粗，炎症反应可波及腹股沟区。感染消退后，附睾管周围的纤维化可使管腔堵塞，如发生在双侧，可发生梗阻性无精子症。

【临床表现】

急性附睾炎患者常突然发病，全身症状明显，可有畏寒、高热。患侧阴囊明显肿胀、阴囊皮肤发红、发热、疼痛，并沿精索、下腹部以及会阴部放射。附睾睾丸及精索均有增大或增粗，肿大以附睾头部、尾部为明显。有时附睾、睾丸界限不清，形成一硬块，下坠时疼痛加重。可伴有膀胱刺激症状。血白细胞及中性粒细胞计数可升高，尿细菌培养可呈阳性。

【治疗要点】

急性期应卧床休息，多饮水，避免性生活。托起阴囊以减轻疼痛。可服用退热止痛药。

早期可应用冰袋冷敷消肿,晚期可热敷加速炎症消散。1%利多卡因精索封闭可减轻疼痛。选用广谱抗生素治疗,疗程为4周。病情较重者,宜尽早静脉用药。如形成脓肿,可切开引流。

四、慢性附睾炎

慢性附睾炎(chronic epididymitis)多为急性附睾炎治疗不彻底缓慢发展而成。一般合并慢性前列腺炎,感染途径以逆行感染为主,细菌经前列腺逆行感染至附睾。部分患者无附睾急性炎症病史。

【病理】

慢性附睾炎可发生附睾纤维化。显微镜下可见广泛的瘢痕组织,附睾小管闭塞,淋巴细胞及浆细胞浸润。如发生双侧慢性附睾炎可导致男性不育。

【临床表现】

患者常无明显症状,多在体检时或患者自己偶然发现。主要表现为阴囊内肿物,肿物多发生于附睾尾部。部分患者出现阴囊不适,胀痛,性生活后加重。附睾局限性肿大,较硬,呈结节状改变,与睾丸界限清楚,精索和输精管可增粗。慢性附睾炎应与附睾结核鉴别。附睾结核一般为无痛性肿块,病变也局限于附睾尾,输精管呈串珠样改变是附睾结核特有的表现,可同时伴有前列腺和精囊结核;合并有尿路结核时,尿液内有白细胞,可找到抗酸杆菌。B超、静脉尿路造影、膀胱镜检查有助于鉴别诊断。

【治疗要点】

以对症处理为原则,包括热敷、热水坐浴、理疗等,急性发作时可使用抗生素。疼痛剧烈、持久、反复发作或形成脓肿者可行手术切除附睾。

(刘 涛)

思 考 题

1. 某女性患者,35岁。因发热寒战,腰痛5天入院。右肾区有叩击痛,尿常规:红细胞 $5\sim6$/HP,白细胞 $20\sim30$/HP,中段尿培养大肠杆菌 $>10^5$/ml。经抗生素治疗3天后体温正常。问题:

(1) 该患者最可能的疾病诊断是什么?并说明理由。

(2) 此时,患者可以停用抗生素吗?若不可以,还需要继续用抗生素多久?

(3) 患者住院2周后,出院时尿常规正常,尿培养阴性,无发热,肾区无叩痛,仍感腰痛,出院后应注意什么?

2. 某女性患者,31岁。2天来高热、寒战、伴尿频、尿痛。尿常规:尿蛋白+、红细胞 $0\sim2$/HP、白细胞 $15\sim20$/HP,尿培养大肠杆菌阳性,患者对疾病的预后很担心。问题:

(1) 该患者最可能的疾病诊断是什么?

(2) 提出患者目前存在的主要护理诊断/合作性问题。

(3) 陈述对该患者的健康指导内容。

第五章 泌尿、男性生殖系统结核患者的护理

> **学习目标**
> 识记:能列出肾结核的临床表现。
> 理解:肾结核的病理机制;前列腺、精囊结核的病理特点和临床表现。
> 运用:能运用护理程序为肾结核患者实施护理。

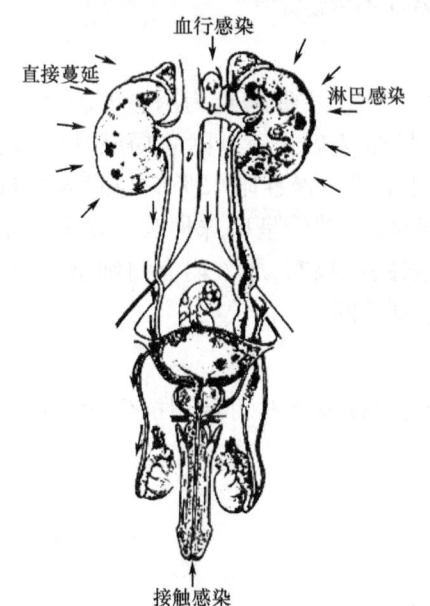

泌尿、男性生殖系统结核(genitourinary tuberculosis)是结核分枝杆菌侵犯泌尿生殖器官引起的慢性特异性感染,大多继发于肺结核。来自肺部的结核杆菌可通过四种途径播散到泌尿、男性生殖器官:血行感染、接触感染、淋巴感染和直接蔓延(图5-1),其中血行感染最常见。泌尿系统结核含肾、输尿管、膀胱和尿道结核,其中肾结核(renal tuberculosis)最常见。结核分枝杆菌自原发感染灶经血行播散引起肾结核,如未及时治疗,结核分枝杆菌随尿液下行可播散到输尿管、膀胱、尿道及男性生殖系统致病。男性生殖系统结核包括附睾、前列腺及精囊结核,以附睾结核多见。

图 5-1 泌尿、男性生殖系统结核的感染途径

第一节 肾 结 核

肾结核多见于20~40岁青壮年,男女之比2∶1。近年来,老年患者比例上升。肺结核血行播散引起肾结核需3~10年时间,因此10岁以下的儿童很少发生。

【病理】

结核分枝杆菌经血液循环散播至肾,主要在靠近肾小球的血管中形成多发性微小病灶。细菌数量少及机体免疫力强时,绝大多数病灶都能愈合,不会形成大的病灶,故未出现临床症状而难以被发现,称病理型肾结核。当细菌数量多、毒力强或集体抵抗力差时,结核菌进入肾髓质,形成干酪样坏死并可继续向肾盏肾盂发展,引起临床症状,称为临床肾结核,多为单侧。一般肾结核指临床肾结核。

结核病变扩散至肾髓质后不能自愈,结核结节相互融合,中心发生干酪样坏死、液化,

肾盏颈和肾盂出口发生纤维化狭窄时,可致局限的闭合脓肿或结核性脓肾。全肾广泛钙化时,肾功能完全丧失,输尿管常完全闭合,含菌的尿液不能进入膀胱,膀胱病变反而好转,膀胱刺激症状逐渐缓解,尿液检查趋于正常,称为"肾自截"(autonephrectomy)。

病变蔓延至膀胱常从患侧输尿管开口周围开始扩散。起初该处黏膜充血,呈炎性改变,形成浅黄色结核结节,随后发生溃疡、肉芽肿或纤维化,并向基层扩散指示逼尿肌纤维化而失去收缩功能。输尿管口肌肉纤维化导致患侧输尿管开口狭窄和(或)关闭不全。病变严重时,膀胱广泛纤维化导致膀胱瘢痕性收缩,容量显著减少(不足50ml),形成挛缩膀胱(contracted bladder)。此时常有健侧输尿管口狭窄或"闭合不全",引起上尿路积水或尿液反流,导致该侧肾积水。病变向深层发展,可穿透膀胱壁,形成膀胱阴道瘘或膀胱直肠瘘。

尿道结核主要发生于男性,肠胃前列腺、精囊结核形成空洞破坏后尿道所致,少数为膀胱结核蔓延引起。其病理改变主要是结核性溃疡、纤维化导致尿道狭窄,引起排尿困难,加剧肾功能损害。

【临床表现】

肾结核症状取决于肾病变范围及输尿管、膀胱继发结核病变的严重程度。肾结核早期常无明显症状,随着病情的发展,可出现以下的临床表现。

1. 症状

(1) 尿频、尿急、尿痛:尿频是最突出的症状,出现最早、持续时间最长。最初是因含有结核分枝杆菌的脓尿刺激膀胱黏膜引起;结核病变侵及膀胱壁,发生结核性膀胱炎及溃疡时,尿频加剧,并有尿急、尿痛。晚期形成挛缩膀胱时,膀胱容量显著减少,尿频更为严重,每日排尿可达数十次,甚至出现急迫性尿失禁。

(2) 血尿:是重要症状,常为终末血尿,主要是因为存在结核性炎症及溃疡的膀胱排尿终末示收缩出血。少数肾结核因侵及血管,也可出现全程肉眼血尿。出血严重时,血块通过输尿管可出现肾绞痛。

(3) 脓尿:是常见症状,患者均有不同程度的脓尿。多为镜下脓细胞,每高倍显微镜视野20个以上;严重者尿如洗米水样,内含有干酪样碎屑或絮状物;混有血液时呈脓血尿。尿中有脓细胞,也可含结核分枝杆菌,但普通细菌培养结果一般为阴性,称为"无菌性血尿"。

(4) 腰痛:一般无明显腰痛,仅少数肾结核病变破坏严重,发生结核性脓肾或继发肾周围感染,或输尿管被血块、干酪样物质堵塞时,可引起腰部钝痛或绞痛。

(5) 全身症状:常不明显。晚期或合并其他器官活动性结核时,可有发热、盗汗、消瘦、贫血、虚弱、食欲减退和血沉快等典型结核症状。严重双肾结核或肾结核对侧肾积水时,可出现贫血、水肿、恶心、呕吐、少尿等慢性肾功能不全的症状,甚至突然发生无尿。

2. 体征

(1) 肿块:较大肾积脓或对侧巨大肾积水时,腰部可触及肿块。

(2) 硬块、"串珠"样改变:50%~70%肾结核患者合并生殖系统结核,虽然病变主要从前列腺、精囊开始,但临床上表现最明显的是附睾结核,可触及不规则硬块。输精管结核病变时,输精管变粗硬呈"串珠"样改变。

【辅助检查】

1. 尿液检查 尿液多呈酸性,常规检查可见蛋白、白细胞和红细胞。尿沉渣涂片作抗酸染色,约50%~70%的病例可找到结核分枝杆菌,以清晨第1次尿液检查阳性率最高,至少连续检查 3 次。尿结核分枝杆菌培养对肾结核诊断有决定性意义,阳性率可高达 90%,但费时较长(4~8 周)。

2. 影像学检查

(1) B 超:对于中晚期病例可初步确定病变部位,常显示肾结构紊乱,有钙化者则显示强回声,也容易发现对侧肾积水及膀胱挛缩。

(2) X 线:泌尿系统平片(KUB)可见到病肾局灶或斑点状钙化影或全肾广泛钙化。静脉尿路造影(IVU)是诊断泌尿系统结核的标准方法,可以了解患侧肾功能、病变程度与范围。早期表现为肾盏破坏,边缘不整呈虫蚀样改变,逐渐表现为肾盏颈部狭窄而至肾盏扩张甚至消失。有干酪样坏死灶时可见空洞影,肾破坏严重而失去功能时表现为不显影。输尿管常有狭窄、僵硬或继发性扩张等表现。膀胱痉挛时容量明显减少,膀胱壁粗糙,形态僵硬。对不显影的肾可辅以逆行造影或穿刺造影,但均为有创,且无法了解肾功能。

(3) CT 和 MRI:IVU 显影不良时有助诊断。在病变后期,CT 能直接显示扩大的肾盏肾盂、皮质空洞及钙化灶,三维成像可显示输尿管全长病变。MRI 对了解上尿路积水情况有特殊意义。

3. 膀胱镜检查 可见膀胱黏膜炎性充血、水肿、浅黄色结节、结核性溃疡、肉芽肿及瘢痕等病变,以膀胱三角区和患侧输尿管口周围较明显。膀胱挛缩或急性膀胱炎,不宜作膀胱镜检查。

延误肾结核诊断的原因

临床上常见有以下两种情况:其一是满足于膀胱炎的诊治,长时间使用一般抗感染药物而疗效不佳时,却未进一步追查膀胱炎的原因。其二是发现男性生殖系统结核,尤其是附睾结核,而不了解男性生殖系统结核常与肾结核同时存在,未作相关辅助检查,如尿常规、尿结核分枝杆菌及静脉尿路造影检查等。

【治疗要点】

抗结核化疗是泌尿和男性生殖系统结核的基本治疗手段,手术治疗必须在化疗的基础上进行。

1. 抗结核化疗 适用于早期肾结核。抗结核化疗的周期一般较长,目前多采用 6 个月的短期疗法,最常用的一线抗结核化疗药有异烟肼(H)、利福平(R)、吡嗪酰胺(Z)、乙胺丁醇(E)。最好采用 3 种药物联合服用的方法,并且药量要充分、疗程要足够长,早期病例用药 6~9 个月,有可能治愈。

2. 手术治疗 抗结核化疗 6~9 个月无效,肾结核破坏严重者,应在药物治疗的配合下行手术治疗。肾切除术前抗结核治疗不应少于 2 周,保留肾的手术前则应用药 6 周以上。

(1) 肾切除术:肾结核破坏严重、对侧肾功能正常时,应切除患肾。对侧肾积水代偿功能不良,应先引流肾积水,待肾功能好转后再切除无功能的患肾。双侧肾结核严重呈"无功能"状态,抗结核化疗后择期切除严重的一侧患肾。

(2) 保留肾组织的肾结核手术:①肾部分切除术:适用于病灶局限于肾的一极;②结核病灶清除术:使用局限于肾实质表面闭合性的、与肾集合系统不相通的结核性脓肿。现已较少选用此类手术。

(3) 解除输尿管狭窄手术:输尿管结核病变致使管腔狭窄引起肾积水,如肾结核病变较轻、功能良好,且狭窄较局限、位于中上段,可切除狭窄段,行输尿管对端吻合术;狭窄靠近膀胱者,则行狭窄段切除,输尿管膀胱吻合术,并放置双J形输尿管支架引流管。

(4) 挛缩膀胱的手术治疗:患肾切除及抗结核化疗3~6个月,膀胱结核完全愈合后,对侧肾正常、无结核性尿道狭窄的患者,可行肠膀胱扩大术;有后尿道狭窄者可行输尿管皮肤造口、回肠膀胱或肾造口术。

【护理评估】

1. 术前评估

(1) 健康史:了解患者的年龄、性别、职业,有无吸烟、饮酒;发病前有无工作劳累、情绪波动等;既往有无结核病史,如肺结核,以及患结核病后是否接受全程的抗结核化疗,有无与结核患者密切接触史。

(2) 身体状况

1) 局部:评估尿频的程度,每日排尿的次数及尿量;有无血尿,为终末血尿还是全程血尿,是否含有血块;有无脓尿、脓血尿;腰部有无触及肿大包块,触痛及疼痛部位、程度等;附睾有无串珠样结节或溃疡。

2) 全身:了解患者的营养状况和精神状态;有无结核中毒的全身表现;有无肾外结核;有无抗结核化疗引起的肝肾功能损害等。

3) 辅助检查:了解尿结核分枝杆菌涂片及培养结果;了解影像学检查结果,特别是 IVU 检查显示肾损害的情况及肾功能,有无对侧肾积水、输尿管狭窄、挛缩膀胱等。

(3) 心理-社会状况:患者是否因尿频、尿痛而感到焦虑;患者和家属对泌尿系统结核药物治疗及手术的认知和接受情况,是否知晓抗结核化疗药物的副作用及自我护理知识。

2. 术后评估 了解患者的手术方式,引流管是否通畅、固定良好,引流液的量、颜色及性状;肾功能的情况,24h 出入量;有无出血、感染、尿瘘等并发症;术后抗结核化疗的依从性等。

【护理诊断/合作性问题】

1. 恐惧与焦虑 与病程长、病肾切除、担心预后有关。

2. 排尿障碍 与结核性膀胱炎、膀胱挛缩有关。

3. 潜在并发症 出血、感染、尿瘘、肾衰竭、肝功能受损。

【护理目标】

(1) 患者恐惧与焦虑减轻。

(2) 患者能维持正常的排尿状态。

(3) 患者未发生并发症,或并发症能够得到及时发现和处理。

【护理措施】

1. 抗结核化疗的护理/术前护理

(1) 心理护理:患者多因尿频、尿痛、血尿等症状,以及患有结核病、抗结核化疗而感到焦虑和恐惧,应告知患者该病的临床特点及规范抗结核化疗的意义,并解释各项检查机手术的方法和治疗效果,解除其恐惧、焦虑等不良情绪,增强患者战胜疾病的信心,使其更好地配合治疗。

(2) 休息与营养:卧床休息为主,避免劳累。指导患者进食高热量、高蛋白、高维生素及易消化饮食,必要时通过静脉途径补充营养,改善营养状态。

(3) 用药护理:指导患者按时、足量、足疗程服药。药物多有肝损害等副作用,遵医嘱使用药物保护肝脏,并定期检查肝功能。链霉素对第Ⅷ对脑神经有损害,影响听力,一旦发现立即通知医生停药、换药。勿用和慎用对肾脏有毒性的药物,如氨基糖苷类、磺胺类药物等,尤其是双肾结核、孤立肾结核、肾结核双肾积水的患者。

(4) 完善术前准备:完善尿培养、尿涂片及 IVU 等检查;术前 1 日备皮、配血,术前晚行肠道清洁灌肠。对于肾积水的患者,需经皮留置引流管处理肾积水,待肾功能好转后再行手术治疗,因此须做好引流管及皮肤护理。

2. 术后护理

(1) 休息与活动:生命体征平稳后,可协助患者翻身,取健侧卧位,肩及髋部垫枕。避免过早下床。肾切除术后一般需卧床 3~5 日,行部分肾脏切除手术的患者则需卧床 1~2 周。

(2) 预防感染:密切观察体温、白细胞计数、手术切口及敷料情况,遵医嘱使用抗生素,保持切口敷料清洁、干燥。

(3) 管道护理:妥善固定引流管和导尿管,保持引流管通畅,密切观察并记录引流液的颜色、量和性状。

(4) 肾衰竭的观察与护理:术后准确记录 24h 尿量,若手术后 6h 仍无尿或 24h 尿量较少,可能发生肾衰竭,及时报告医生并协助处理。

(5) 尿漏的观察与护理:保持肾窝引流管、双"J"管及导尿管等引流通畅,指导患者避免憋尿及减少腹部用力。若出现肾窝引流管和导尿管的引流量减少、切口疼痛、渗尿、触及皮下有波动感等情况,提示可能发生尿漏,应及时报告医生并协助处理。

3. 健康教育

(1) 康复指导:加强营养,注意休息,适当活动,避免劳累,以增强机体抵抗力,促进康复。

(2) 用药指导:术后继续抗结核化疗 6 个月以上,以防结核复发。严格遵医嘱服药,不可随意间断或减量服药、停药,避免产生耐药性而影响治疗效果。若出现恶心、呕吐、耳鸣、听力下降等症状,及时就诊。

(3) 定期复查:单纯抗结核化疗及术后患者都必须重视尿液检查和泌尿系统造影结果的变化。每月定时检查尿常规和尿结核分枝杆菌,必要时行静脉尿路造影。连续半年尿中未找见结核分枝杆菌为稳定转阴。5 年不复发即可认为治愈。但如果有明显膀胱结核或伴有其他器官结核,随诊时间需延长至 10~20 年或更长。伴有挛缩膀胱的患者在患肾切除后,继续抗结核化疗 3~6 个月,待膀胱结核完全治愈后返院行膀胱手术治疗。

【护理评价】

通过治疗与护理,患者是否:①焦虑减轻、情绪稳定;②排尿正常;③未发生并发症,或并发症得到及时发现和处理。

第二节 男性生殖系统结核

男性生殖系统结核(male genital tuberculosis)主要来源于其他部位结核灶的血行感染,少数为发育泌尿系统结核。50%~70% 泌尿系统结核合并男性生殖系统结核。附睾、前列腺和精囊结核可同时存在。

一、附睾结核

附睾结核(epididymal tuberculosis)是临床上最常见的男性生殖系统结核,多见于20～40岁的青壮年,约1/3为单侧。

【病理】

附睾结核主要病理改变是肉芽肿、干酪样变和纤维化等,钙化少见。附睾结核一般从尾部开始,此处血供丰富,结核菌易在此停留。病变依次向体、头部扩散并最终破坏整个附睾。附睾结核可形成寒性脓肿,阴囊皮肤破溃则形成窦道。由于血-睾屏障阻滞了结核分枝杆菌的血运传播,睾丸结核几乎全部继发于附睾结核,病变先从与附睾连接处开始,逐渐破坏睾丸组织。输精管受累后可出现肉芽肿和纤维化等改变,管腔可因破坏而闭塞。

【临床表现】

附睾结核一般发病缓慢,表现为阴囊部肿胀不适或下坠感,附睾尾或整个附睾呈硬结状,疼痛不明显,形成寒性脓肿,与阴囊皮肤粘连,破溃后形成窦道经久不愈,流出黄色稀脓液。病变侧输精管变粗硬,有串珠样小结节。双侧病变则失去生育能力。

【辅助检查】

尿液化验异常者很少,偶尔有患者尿液化验可见红细胞、白细胞,有时可找到结核分枝杆菌,此种患者往往是肾结核与附睾结核并存。B超可发现附睾肿大。若患者无泌尿系统结核,附睾病变又不典型,需靠组织病理检查确诊。

【治疗要点】

病变稳定无脓肿形成者经服用抗结核药物多可治愈。有脓肿或有窦道形成时,应用抗结核化疗并联合手术治疗,切除附睾及睾丸,尽量保留睾丸组织。

【护理诊断/合作性问题】

1. 恐惧与焦虑 与发病特异性及担心影响性功能及生育能力等有关。

2. 潜在并发症 继发细菌感染、不育。

【护理措施】

1. 心理护理 对患者要给予特别的关心,针对此病的特异性及可能发生的并发症进行耐心解释,告知结核病是可以治疗的,随原发病的治愈,其并发症也可避免,以增强患者的信心,减轻恐惧及焦虑,积极配合治疗。

2. 预防继发细菌感染 加强局部护理,附睾结核形成窦道者,应保持局部清洁、干燥,及时更换敷料。遵医嘱合理使用抗生素。

3. 积极应对不育 对生育期的患者继发不育时,应积极寻找原因,并协助医生进行治疗,争取使患者尽快恢复生育能力。

4. 健康教育 ①足量、足疗程服用抗结核药物;②定期随诊复查;③增强体质,加强营养,适当运动;④积极治疗结核病,预防其他男性生殖系统结核的发生。

二、前列腺、精囊结核

前列腺结核(tuberculosis of prostate)和精囊结核(tuberculosis of seminal vesicle)病变早

期位于前列腺和精囊的血管或射精管附近,再向其附近的其他部位扩展。病理改变同其他器官结核类似,但纤维化较重。前列腺结核和精囊结核一般同时存在。前列腺结核形成寒性脓肿及不同程度的钙化。病变可向会阴部破溃形成窦道。

病变轻者表现常不明显,偶尔有会阴和直肠内不适。病变严重者可表现为精液减少、脓血精、性功能障碍、不育等。直肠指诊发现前列腺、精囊有硬结,但无压痛。若同时有肾或附睾结核,有助于诊断。极少数患者尿液检查可见增大的红细胞、白细胞,往往是合并肾结核所致。前列腺液或精液中有时可发现结核分枝杆菌。尿道造影可见前列腺部变形或扩大,严重者有空洞破坏;精囊造影可显示输精管、精囊病变,但意义不大,极少应用。多数应用抗结核药物治疗,不需要手术。

(赵 欣)

思 考 题

1. 王某,男性,37岁。主诉尿频、尿急、尿痛半年,夜尿5~6次/夜,尿检白细胞(++),红细胞(++++)。问题:

(1) 该患者最可能的疾病诊断是什么?为进一步诊断需要做什么检查?

(2) 患者目前存在的主要护理诊断/合作性问题有哪些?并陈述给予的主要护理措施。

2. 某男性患者,36岁。因持续尿频5年、不能自行排尿1天入院。5年前患者出现尿频、尿急,严重时每日排尿20~30次,有时伴会阴部胀痛,排尿时加重。曾在外院诊断为急性前列腺炎,予对症治疗症状有所缓解,但病情迁延。1天前患者不能自行排尿,予导尿后症状缓解。身体评估:T36.8℃,BP110/80mmHg。左侧附睾增粗、变硬,以附睾尾部明显,直径3cm,与阴囊皮肤无粘连,压痛明显,睾丸、精索及右侧阴囊检查未见异常。肛诊:前列腺Ⅰ度增大,质韧,表面不光滑,未触及明显的结节,中央沟略变浅,轻压痛。尿红细胞(+),白细胞(+)。B超示前列腺3.1cm×4.2cm×2.8cm大小,内部回声不均匀,可见片状强回声。初步诊断为良性前列腺增生并急性尿潴留、慢性附睾炎。问题:

(1) 除上述初步疾病诊断外,该患者还可能的疾病诊断是什么?为进一步诊断需要做什么检查?

(2) 若前列腺、附睾穿刺活检,见多个结节形成,中央有朗汉斯巨细胞,上皮样细胞、淋巴细胞和干酪样坏死组织,提示患者的疾病诊断是什么?此时的治疗要点是什么?

(3) 陈述患者目前存在的主要护理诊断/合作性问题及主要护理措施。

第六章 泌尿、男性生殖系统先天畸形患者的护理

> **学习目标**
> 识记:泌尿、男性生殖系统先天畸形类型及病因。
> 理解:泌尿、男性生殖系统先天畸形的病理和临床表现特点。
> 运用:能运用护理程序为泌尿、男性生殖系统先天畸形患者提供整体护理。

泌尿、男性生殖系统先天性畸形是人体常见的畸形。其原因有的属遗传性,是生殖细胞或受精卵中遗传物质(基因或染色体)变化产生的遗传病;有的属获得性,是各种药物或毒素对泌尿、生殖系统器官生长发育影响所致。这些患者可为泌尿生殖系统单独畸形,也可能合并多个脏器的先天性畸形,如多囊肾并发肝、脾和胰腺的囊肿,膀胱外翻并发髋关节脱位、隐睾、脐膨出和脊柱裂等畸形。

第一节 膀胱和尿道先天性畸形

一、膀胱外翻

膀胱外翻(exstrophy of bladder)是一种较为罕见的泌尿系统性畸形,在脐下方的腹壁中可见一块粉红的黏膜,这是膀胱后壁向外翻出的内面,外翻膀胱的周缘和腹壁相连接。几乎均合并尿道上裂和耻骨联合分离,或伴有髋关节脱位。此外,还可并发腹股沟疝、隐睾、脐膨出、脊柱裂等多种畸形。新生儿发病率为 $1/(3\sim4)$ 万。男性发病率高于女性,为 $(2\sim5):1$。

【病因】

膀胱外翻是胚胎期泄殖腔膜发育异常,阻碍间充质组织的移行和下腹壁的正常发育,导致膀胱外翻、尿道上裂等一系列先天性异常。病因复杂,多由于在胚胎发育期受某些因素影响所致,也可能与遗传因素有关。

【临床分类】

(1)膀胱没有闭合,敞开外翻在下腹正中线。

(2)外翻膀胱的下方连接敞开在两个阴茎海绵体之间的尿道,形成完全性尿道上裂。

(3)外翻膀胱的上缘(头侧)为脐尿带附着处,但它不能形成脐孔。

(4)在膀胱外翻的两侧可触及圆滑的左右两耻骨端,距离可达 5~7.5cm,腹直肌固定在耻骨端上,所以腹直肌亦分裂于外翻膀胱的两侧。

(5)在外翻的膀胱壁上容易查到两侧输尿管的开口处但很少发生逆行肾盂感染和肾盂输尿管积水。

(6)膀胱外翻的婴儿常常合并有腹股沟疝(尤其是男婴)。

（7）女婴的膀胱外翻与尿道上裂的阴蒂位于尿道上裂的两侧,阴唇在腹中线上分为两侧,阴道口往前移,成年后可以经阴道生育。

（8）男婴两阴茎海绵体附近近端附着于耻骨上支,阴茎海绵体向前外侧旋转,加上阴茎与尿道向腹侧上翘,阴茎头的尿道海绵体末端扁平,所以阴茎呈现短而粗。

【临床表现】

裸露的膀胱(图6-1)黏膜色泽鲜红,易擦伤出血,伴有剧痛,且因慢性炎症和长期机械性刺激,可使黏膜上皮变性,甚至恶变。在后壁还可见到略高起的输尿管口有尿液间歇喷出。尿液经常浸湿周围皮肤,引起皮疹或湿疹。多数病儿在幼年因泌尿道上行性感染而死亡。

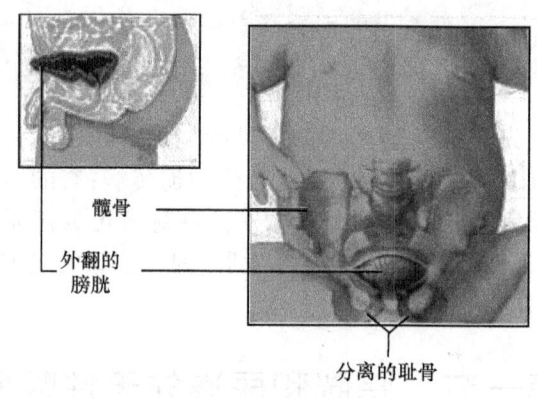

图6-1 膀胱外翻

【治疗要点】

修复膀胱及腹壁缺损,恢复膀胱或适当的贮尿器,保护肾功能,控制排尿。解除外翻治疗,消除脐外黏膜引起的痛苦。修复腹壁缺损、阴茎畸形与尿道上裂。修复男性阴茎,尽可能获得接近正常的外观和功能,恢复生育能力。

采用的手术方法有:①缝合膀胱,重建尿道括约肌,修补前腹壁缺损,但能获得控制排尿功能者不多;②切除外翻膀胱,修补前腹壁缺损,同时施行尿流改道术。

【护理评估】

1. 健康史 了解既往诱发膀胱外翻的因素,有无家族遗传史。

2. 身心状况

（1）身体评估:评估患者膀胱外翻的程度、重要器官功能及营养状况、患者对手术的耐受性。

（2）心理-社会状况:评估患者是否有焦虑及生活不便;患者及家属是否了解治疗方法及护理方法。

3. 辅助检查 通过腹部平片检查、尿路造影、B超检查和肾核素的扫描确诊,但值得注意的是膀胱外翻很容易误诊。

（1）腹部平片:骨盆发育异常,耻骨联合完全分开,分开的宽度约和骶骨宽度相当,使骨盆张开呈马蹄形,两股骨外旋。

（2）尿路造影:膀胱位置下降。须注意伴发畸形,做静脉尿路造影了解上尿路情况。

(3) B超检查：双肾、输尿管是否有畸形。
(4) 肾核素扫描：了解肾功能、肾血流情况及进行全面检查，了解心肺功能是否正常。

【护理诊断/合作性问题】

1. 疼痛　与膀胱裸露在外易擦伤有关。

2. 知识缺乏　与缺乏膀胱外翻的知识有关。

3. 焦虑与恐惧　与害怕手术及术后愈合情况有关。

4. 潜在并发症：有感染的危险　与失血及手术后机体抵抗力下降有关。

【护理目标】

（1）患者疼痛减轻，舒适感增强。
（2）患者及家属能够复述膀胱外翻的相关知识。
（3）产妇焦虑及恐惧感减轻。
（4）未发生并发症或并发症得到及时发现与处理。

【护理措施】

1. 术前护理

（1）入院后均检查皮肤的完整性，保持局部干燥，减少湿疹的出现。

（2）需要对外翻的膀胱黏膜进行保护，针对长期尿液浸渍皮肤所致湿疹进行对症护理。

（3）手术前做好手术宣教，与家属充分沟通护理问题，手术前晚常规清洁灌肠，灌肠后予以补液支持治疗。

（4）术前即予以局部湿润纱布保护，0.02%呋喃西林溶液冲洗膀胱黏膜，予以生理盐水冲洗，也可以用塑料薄膜覆盖，更换薄膜时用无菌生理盐水冲洗膀胱黏膜。保护膀胱外露的黏膜，减少对黏膜的刺激和损伤，为手术做好准备，有利于术后黏膜的愈合和膀胱功能的恢复。

2. 术后护理

（1）导管护理：术后保持引流管道的通畅，并做好局部护理。各引流管予以明确标记，分别接引流袋并妥善固定，准确记录引流量并观察颜色、性质。术后膀胱分泌物较多，引流管较易堵塞，堵塞后容易引起感染及尿漏，所以应予以密切观察，如果尿量减少或感到肾区胀痛，必须考虑有导管堵塞的可能，及时给予适当冲洗导尿管、造瘘管、输尿管支架管。翻身时注意勿使管子打折、受压，另外引流管的长短应适宜，以利于翻身。下腹壁的关闭、腹腔内压力的增加，手术的扰动、术后镇痛带来的肠蠕动不良均有可能增加患者的腹部不适感，主要有腹胀、排便排气恢复缓慢，并致伤口张力增高，需要注意适当润肠通便，必要时术后短期内留置胃肠减压，并予胃肠减压的护理。

（2）预防压疮的护理：预防是避免压疮发生的重要因素，而压疮的预防是护理中的难点，压疮不仅给患者增加痛苦，而且加重病情甚至危及生命，因此要对压疮易患因素进行正确的评估，采取行之有效的防护措施，制定饮食计划、作好健康宣教工作是必不可少的。由于术后需长期卧床，易发生压疮，妥善安置患者体位，因日间需要牵引，保持仰卧位，所以术后使用气垫床减轻对局部表面的压迫，保持皮肤干燥。

3. 康复指导　患者出院后可自行排尿，但同时可能伴有尿失禁的情况，应教会患者局部皮肤护理，保持皮肤干燥，防止湿疹的发生。观察排尿情况，有无尿线粗细的改变，及时就诊。定时随访尿常规,长期口服抗生素,预防感染,如有不适立即就诊。并给予必要的心理辅导。

【护理评价】

（1）患者疼痛缓解或消失,舒适感增强。

（2）患者情绪稳定,饮食、体力恢复正常。

（3）患者无感染发生,伤口一期愈合。

二、尿道上裂

尿道上裂是一种尿道背侧融合缺陷所致的先天性尿道外口畸形,男性患者表现为尿道外口位于阴茎背侧,女性患者中表现为尿道上壁瘘口,阴蒂分裂,大阴唇间距较宽。由于先天性尿道上裂常与膀胱外翻并发,胚胎学可视为膀胱外翻的一部分。尿道上裂多见于男性,男女比例约3：1。

【病因】

尿道上裂在胚胎早期发生,是由生殖结节原基向泄殖腔膜迁移的过程出现异常所致,具体原因尚不明确,常合并膀胱外翻,单发的尿道上裂是此类畸形中较轻的一类。

【临床分类】

1. 男性 按尿道外口位置不同分为下列三个类型：①阴茎头型：尿道外口开口于宽而扁的阴茎头背侧,很少发生尿失禁；②阴茎型：尿道外口开口于耻骨联合至冠状沟之间,尿道口宽大呈喇叭状,尿道外口远端呈沟状至阴茎头；③阴茎耻骨型：尿道口开口于耻骨联合处,阴茎背侧有一完整的尿道沟至阴茎头,常合并膀胱外翻。

2. 女性 分为轻、中、重三型。①轻型：又称阴蒂型,尿道开口宽大；②中型：又称耻骨联合下型,背侧尿道大部分裂开；③重型：又称完全型,背侧尿道全部裂开并伴有尿失禁。

【临床表现】

1. 尿道开口位置异常 男性尿道开口可位于从耻骨联合至阴茎顶部之间。女性异常的尿道开口位于阴蒂和阴唇之间,远端尿道缺如。

2. 尿失禁 男性尿失禁的严重程度主要取决于背侧异位尿道口缺损程度。90%女性患者有尿失禁。尿失禁的原因包括：尿道括约肌的丧失；膀胱发育不良,容量小；尿道阻力降低。

3. 外生殖器畸形 男性患者阴茎发育较差,阴茎头扁平,阴茎体短且宽,背侧包皮分裂,常伴有阴茎短缩背翘。女性因耻骨联合分离使阴阜扁平下降,大、小阴唇前联合分开,小阴唇发育差,阴蒂及包皮分裂。

4. 耻骨联合分离 左右耻骨间仅有纤维组织相连,坐骨结节之间的距离增宽。

5. 反流性肾病 部分患者可合并伴随畸形,出现膀胱输尿管反流。

6. 泌尿系统感染 大多数患者可合并泌尿系统感染。

7. 性功能障碍 男性患者由于阴茎头弯向腹壁,大多数不能性交。有的射精功能好,有的因膀胱颈部不能关闭,精液反流入膀胱。

【治疗要点】

尿道上裂的外科治疗目的是重建尿道；控制治疗尿失禁；矫正外生殖器畸形。任何类型的男性尿道上裂均需手术，主要是矫正阴茎畸形，重建有性功能和较满意外形的阴茎，修复尿道畸形，重建尿道以及治疗尿失禁，控制排尿，保护肾功能。女性尿道上裂常因无尿失禁不要求手术治疗，手术目的在于延长后尿道，重建膀胱颈部，以达到控制排尿的目的，并矫正女性外生殖器畸形。

男性患者手术推荐在3岁以后进行，4~5岁为宜，以便有一个发育好、有适当容量和肌肉的膀胱，男孩青春期的发育有利于尿的控制。女性患者手术可在18个月至2岁期间进行，外生殖器尿道膀胱颈重建可一期完成，也可分期手术，先行外生殖器尿道成形，4~5岁再行膀胱颈成形，此时不仅膀胱容量可达50ml以上，患儿也可接受排尿训练。

【护理评估】

1. 健康史　了解既往诱尿道上裂的因素，有无家族遗传史。

2. 身心状况

（1）身体评估：评估患者尿道上裂的程度、重要器官功能及营养状况，患者对手术的耐受性。

（2）心理-社会状况：评估患者是否有焦虑及生活不便；患者及家属是否了解治疗方法及护理方法。

3. 辅助检查　B超可筛查双肾、输尿管是否合并有畸形。尿路造影有助于了解上尿路情况。肾核素扫描能对肾功能、肾血流情况进行全面检查。尿流动力学可了解下尿路功能情况。

【护理诊断/合作性问题】

1. 知识缺乏　与缺乏尿道上裂的知识有关。

2. 焦虑与恐惧　与害怕手术及术后愈合情况有关。

3. 潜在并发症　感染。

【护理目标】

（1）患者及家属能够复述膀胱外翻的相关知识。

（2）患者焦虑及恐惧感减轻。

（3）未发生并发症或并发症得到及时发现与处理。

【护理措施】

1. 术后处理　患者在手术之后应遵医嘱使用抗生素预防感染。对于12岁以上患者术后一周内遵医嘱给予适量镇静剂及雌激素，防止阴茎勃起。术后第3~4天更换敷料。每次更换敷料时需清除尿道口的分泌物，并沿尿道由近侧向远侧轻轻挤压，以清除尿道内的分泌物。术后7~8天拆除皮肤缝线。术后10~12天拆除固定阴茎海绵体白膜的U型缝线。如伤口愈合良好，可于术后9~12天夹闭膀胱造口管试行排尿。如创口感染愈合不良或部分裂开时则暂不排尿。经常清除尿道的分泌物，并作物理治疗，较小的瘘口常可自行愈合。如经3~4周的积极治疗，瘘孔仍不愈合，则拔除膀胱造口管，3~6个月后再修补尿道瘘。

2. 术后并发症防治

（1）尿道瘘及阴茎部皮肤裂开：主要原因是皮肤张力过大、切口感染及血肿形成。术中采用减张缝合或减张切口，创面彻底止血及术后应用抗生素，可降低这种并发症的发生率。

（2）阴茎背曲矫正不全：阴茎背侧除阴茎悬韧带外，在未裂开的阴茎部尿道背侧尚有纤维索与耻骨联合相连接,术中需向后分离达阴茎根部或耻骨联合后方,切断阴茎悬韧带及彻底切除阴茎背侧纤维索,即能彻底矫正阴茎背曲。

（3）尿失禁未能控制：多因重建的膀胱颈及后尿道过粗、过短、张力不足所致。术中整复膀胱颈及后尿道时应尽量延长后尿道,并注意后尿道不宜过粗、过短。在 V 形切除膀胱颈和后尿道后,以 F 12～14 号导尿管为支架,用 2-0 号肠线缝合,重建的膀胱颈及后尿道粗细较为合适。

（4）排尿困难：多因手术后尿道狭窄或尿道扭曲引起。膀胱颈部如缝合过紧,呈索带样压迫后尿道,使后尿道狭窄、变形,术后出现排尿困难。前尿道成形后,连同左侧阴茎海绵体向逆时针方向旋转至阴茎腹侧皮下后,缝合两侧阴茎海绵体时,如尿道受挤压,亦可出现排尿困难。

【护理评价】

（1）患者疼痛缓解或消失,舒适感增强。
（2）患者情绪稳定,饮食、体力恢复正常。
（3）患者无感染发生,伤口一期愈合。

三、尿 道 下 裂

尿道下裂是一种男性尿道开口位置异常的先天缺陷,尿道口可分布在正常尿道口至会阴部的连线上,多数患者可伴有阴茎向腹侧弯曲。尿道下裂是小儿泌尿系统中的常见畸形,国外报道发病率可高达 125～250 个出生男婴中有 1 个尿道下裂。

【病因】

在尿道下裂中,阴茎筋膜和皮肤在孕期 8～14 周发育过程中未能在阴茎腹侧正常发育,尿道沟融合不全时可形成尿道下裂,同时尿道海绵体也发育不全,在尿道下裂的远端形成索状,可导致阴茎弯曲。多数的尿道下裂病例没有明确的病因,大部分学者认为有多个因素参与尿道下裂的形成。有少数病例可能是由于单基因突变引起,而文献中报道的多数病例与产妇高龄、内分泌水平、促排卵药、抗癫痫药、低体重儿、先兆子痫以及其他环境因素相关。

【临床分类】

1. 阴茎头型　尿道口位于冠状沟的腹侧,多呈裂隙状,一般仅伴有轻度阴茎弯曲,多不影响性生活及生育。

2. 阴茎型　尿道口位于阴茎腹侧从冠状沟到阴囊阴茎交接处之间,伴有阴茎弯曲。

3. 阴囊型　尿道口位于阴囊部,常伴有阴囊分裂,阴茎弯曲严重。

4. 会阴型　尿道外口位于会阴部,阴囊分裂,发育不全,阴茎短小而弯曲,常误诊为女性。由于阴茎弯曲纠正后,尿道外口会不同程度的向会阴回缩,故近年来按阴茎下弯矫正后尿道口的退缩位置来分型的方法被很多医生接受。严重的尿道下裂患儿常有其他伴随畸形,包括隐睾、腹股沟疝、鞘膜积液、前列腺囊、阴茎阴囊转位、阴茎扭转、小阴茎、重复尿道等,少数患者可合并肛门直肠畸形。

【临床表现】

1. 异位尿道口　尿道口可出现在正常尿道口近端至会阴部尿道的任何部位。

2. 阴茎下弯 即阴茎向腹侧弯曲,不能正常排尿和性生活。导致阴茎下弯的原因有阴茎腹侧发育不全及组织轴向短缩。

3. 包皮的异常分布 阴茎头腹侧包皮因未能在中线融合,故呈 V 形缺损,包皮系带缺如,全部包皮转至阴茎头背侧呈帽状堆积。

4. 其他 排尿时尿流溅射。

【治疗要点】

由于尿道下裂已致尿道口位置异常,阴茎弯曲,不能正常排尿和性生活者,均需手术治疗。手术治疗是为了恢复阴茎的排尿和性交功能。

1. 手术目标 ①阴茎下弯完全矫正;②尿道口位于阴茎头正位;③排尿时形成向前的正常尿流;④阴茎外观接近正常,成年后能进行正常的性生活。

2. 手术时机 从心理发育角度考虑,有两个适宜的手术时机。

(1) 6~15 个月:患儿在此年龄段尚无性别意识,也并不能意识到手术是一种创伤;从此年龄段开始治疗,在患儿入学前即可以结束治疗;阴茎短小并发症可通过药物治疗;此年龄段愈合较快。

(2) 3~4 岁:目前,多依据尿道下裂的严重程度及有无合并阴茎下弯来选择手术方法。尿道下裂的修复方法很多,可分为一期修复法和分期修复法,能够一次手术修复的病例多选择一次修复法,当尿道下裂较严重或伴有畸形和阴茎下弯或一次手术无法修复的病例,可选用分期修复法。一期修复法包括:尿道延伸一期修复尿道下裂法,阴囊纵隔血管丛轴型皮瓣重建尿道法,阴茎背侧皮管重建尿道法,包皮皮瓣转移重建尿道法。分期修复法第一期手术为矫正阴茎弯曲畸形,第二期手术为尿道重建术,主要按重建尿道的材料来源分为埋藏皮条重建尿道法、局部皮瓣重建尿道法、皮片移植重建尿道法、膀胱黏膜片移植重建尿道法、口腔黏膜片移植重建尿道法。

尿道下裂手术方法很多,至今仍无一种理想的适用于各种类型尿道下裂的手术,应结合患者年龄、病变类型及自己对术式的理解和经验来选择手术方法。无论采用何种方法,手术后并发症仍有可能发生,最常见的手术并发症是尿道瘘(5%~15%)和尿道瘢痕增生狭窄,其他还有阴茎下弯复发、尿道狭窄、尿道憩室等。

【护理评估】

1. 健康史 了解既往诱发尿道下裂的因素,有无家族遗传史。

2. 身心状况

(1) 身体评估:观察患者的体形、身体发育、第二性征,外生殖器检查有无阴道,触摸双侧睾丸表面质地、体积。评估患者尿道下裂的程度,重要器官功能及营养状况,患者对手术的耐受性。

(2) 心理-社会状况:评估患者是否有焦虑及生活不便;患者及家属是否了解治疗方法及护理方法。

3. 辅助检查 尿道下裂是外生殖器畸形,根据典型临床表现和体格检查很容易确诊。确诊尿道下裂后需进一步检查有无伴发畸形,严重的尿道下裂需行进一步泌尿系统检查,如排泄膀胱尿道造影,以除外其他泌尿系统畸形。当尿道下裂合并双侧隐睾时要注意有无性别异常。检查项目包括:腹部超声、染色体检查、尿 17 酮类固醇测定、腹腔镜检查及性腺活检。

【护理诊断/合作性问题】

1. 知识缺乏　与缺乏尿道下裂的知识有关。

2. 焦虑与恐惧　与害怕手术及术后愈合情况有关。

3. 潜在并发症　感染。

【护理目标】

（1）患者及家属能够复述膀胱外翻的相关知识。

（2）患者焦虑及恐惧感减轻。

（3）未发生并发症或并发症得到及时发现与处理。

【护理措施】

1. 麻醉未醒前　将患儿平卧位，头偏向一侧，以防呕吐物误吸。麻醉完全清醒后可半卧位。固定好膀胱造瘘管，防止牵拉、折叠、脱落。保持创口区域清洁，局部用离背架保护并铺无菌单，保持局部敷料清洁干燥。注意观察阴茎头颜色，防止由于阴茎包扎过紧影响血运，造成阴茎坏死。观察尿量及颜色，是否有液体量不足及活动性出血。

2. 伤口换药　切口敷料的使用目的是固定阴茎、减少水肿、防止血肿、保护伤口。选择硅胶泡沫最佳，也可用吸水性好的纱布。包扎方式：术后2~3天内，伤口易出现渗血，一般采用无菌敷料包扎，以防止伤口出血，手术后2~3天后，伤口渗血期一般已度过，可解除包扎。根据情况采用暴露或无菌敷料保护伤口。敷料更换：膀胱造瘘管口2~3天更换一次敷料，对渗血较多者，酌情增加换药次数，阴茎切口打开包扎后，表面涂抗生素药液，以利其干燥愈合。手术采用可吸收线，吸收期在14天左右，不必拆线。

3. 引流管、造瘘管、支架管的护理　为防止血肿形成，部分患儿常常于阴茎两侧放置引流条，术后要妥善保护，防止脱出或逆行感染，经常检查引流条情况，注意消毒。一般术后1~2天后无出血可拔除引流条。保护好膀胱造瘘管，保持通畅，防止脱出及逆行感染，每天用庆大霉素加生理盐水冲洗造瘘管。成形尿道内留置支架管，为防止堵塞，减少刺激，可用带侧孔的支架管插至膀胱，保留5~10天。

4. 伤口疼痛及便秘的处理　一般患儿术后采用PECA（硬膜外自动镇痛），患儿多以表情和语言表达疼痛，需护士按时给药，并注意监护，以防止发生呼吸抑制。2~3天后，局部反应减轻，水肿消退，伤口疼痛明显减轻，在安静时不会感到疼痛，则不再给予PECA。患儿术后卧床可引起便秘而导致阴茎切口出血，故术前用2%肥皂水灌肠，术后给缓泻药。对青春期患儿，为防止阴茎勃起引起渗血、疼痛，应给予雌激素。

5. 术后注意事项　既往尿道做尿道成形时，年龄多为3~10岁，术后须注意小儿活动，防止损伤已愈合的成形尿道。保持局部清洁，每日用1/5000高锰酸钾溶液坐浴，多饮水，以冲洗形成的新尿道。

【护理评价】

（1）患者疼痛缓解或消失，舒适感增强。

（2）患者情绪稳定，饮食、体力恢复正常。

（3）患者无感染发生，伤口一期愈合。

第二节 肾和输尿管先天性畸形

一、多囊肾

多囊肾又名 Potter Ⅰ 综合征、Perlmann 综合征、先天性肾囊肿瘤病、囊胞肾、双侧肾发育不全综合征、肾脏良性多房性囊瘤、多囊病。我国 1941 年朱宪彝首先报道，本病临床并不少见。多囊肾有两种类型，常染色体隐性遗传型（婴儿型）多囊肾，发病于婴儿期，临床较罕见；常染色体显性遗传型（成年型）多囊肾，常于青中年时期被发现，也可在任何年龄发病。

【病因】

90% 多囊肾患者的异常基因位于 16 号染色体的短臂，称为多囊肾 1 基因，基因产物尚不清楚。另有约 10% 患者的异常基因位于 4 号染色体的短臂，称为多囊肾 2 基因，其编码产物也不清楚。两组在起病、高血压出现以及进入肾功能衰竭期的年龄有所不同。

本症确切病因尚不清楚。尽管大多在成人以后才出现症状，但在胎儿期即开始形成。囊肿起源于肾小管，其液体性质随起源部位不同而不同，起源于近端小管，囊肿液内成分如 Na^+、K^+、Cl^-、H^+、肌酐、尿素等与血浆内相似；起源于远端则囊液内 Na^+、K^+ 浓度较低，Cl^-、H^+、肌酐、尿素等浓度较高。多囊肾患者的肾小球囊内上皮细胞异常增殖是多囊肾的显著特征之一，处于一种成熟不完全或重发育状态，高度提示为细胞的发育成熟调控出现障碍，使细胞处于一种未成熟状态，从而显示强增殖性。上皮细胞转运异常是多囊肾的另一显著特征，表现为细胞转运密切相关的 Na^+-K^+-ATP 酶的亚单位组合，分布及活性表达的改变；细胞信号传导异常以及离子转运通道的变化。细胞外基质异常增生是多囊肾第三种显著特征。

目前许多研究已证明：这些异常均有与细胞生长有关的活性因子的参与。但关键的异常环节和途径尚未明了。总之，因基因缺陷而致的细胞生长改变和间质形成异常，为本病的重要发病机制之一。

【临床分类】

1. 围产期型 围产期时已有严重的肾囊性病变，累及 90% 集合管，同时有少量门静脉周围纤维增殖，于围产期死亡。

2. 新生儿型 累及 60% 集合管，伴轻度门静脉周围纤维增殖。于出生后 1 个月出现症状，于几个月时死于肾功能衰竭。

3. 婴儿型 表现为双肾肿大，25% 肾小管受累，肝、脾肿大伴中度门静脉周围纤维增殖。出生后 3~6 个月出现症状，于儿童期因肾功能衰竭死亡。

4. 少年型 少年型在 13~19 岁出现症状。肾脏损害相对轻微，仅有 10% 以下的肾小管显示囊性变，偶尔发展成为肾功能衰竭。肝脏门静脉区严重纤维性变。一般于 20 岁左右因肝脏并发症、门静脉高压死亡。

【临床表现】

1. 分型 本病患者幼时肾大小形态正常或略大，随年龄增长囊肿数目及大小逐渐地增多和增大，多数病例到 40~50 岁时肾体积增长到相当程度才出现症状。主要表现为两侧肾肿大、肾区疼痛、血尿及高血压等。

（1）肾肿大：两侧肾病变进展不对称，大小有差异，至晚期两肾可占满整个腹腔，肾表面布有很多囊肿，使肾形不规则，凹凸不平，质地较硬。

（2）肾区疼痛：常为腰背部压迫感或钝痛，也有剧痛，有时为腹痛。疼痛可因体力活动、行走时间过长、久坐等而加剧，卧床后可减轻。肾内出血、结石移动或感染也是突发剧痛的原因。

（3）血尿：约半数患者呈镜下血尿，可有发作性肉眼血尿，此系囊肿壁血管破裂所致。出血多时血凝块通过输尿管可引起绞痛。血尿常伴有白细胞尿及蛋白尿，尿蛋白量少，一般不超过 1.0g/d。肾内感染时脓尿明显，血尿加重，腰痛伴发热。

（4）高血压：为多囊肾的常见表现，在血清肌酐未增高之前，约半数出现高血压，这与囊肿压迫周围组织，激活肾素-血管紧张素-醛固酮系统有关。近 10 年来，Graham PC、Torre V 和 Chapman AB 等都证实本病肾内正常组织、囊肿邻近间质及囊肿上皮细胞肾素颗粒增多，并有肾素分泌增加。这些与囊肿增长和高血压的发生密切相关。换言之，出现高血压者囊肿增长较快，可直接影响预后。

（5）肾功能不全：个别病例在青少年期即出现肾衰竭，一般 40 岁之前很少有肾功能减退，70 岁时约半数仍保持肾功能，但高血压者发展到肾衰竭的过程大大缩短，也有个别患者 80 岁仍能保持肾脏功能。

（6）多囊肝：中年发现的多囊肾患者，约半数有多囊肝，60 岁以后约 70% 有多囊肝。一般认为其发展较慢，且较多囊肾晚 10 年左右。其囊肿是由迷路胆管扩张而成。此外，胰腺及卵巢也可发生囊肿，结肠憩室并发率较高。

2. 分期 多囊肾是一类遗传性的肾病，其发病和发展也有一定的规律，多囊肾的分期有如下规律。

（1）发生期：此病为遗传性疾病，一般出生即有囊肿，只是较小，不易查出，20 岁以前一般不易发现，但家族中如有多囊肾病例，应早期检查，及早观测到囊肿的生长状况。注意保养。

（2）成长期：患者在 30~40 岁，囊肿将会较快的生长，医学上把这一时期称为成长期。成长期应加强观测，西医对这一时期的治疗没有任何办法，只是对症处理，如高血压等，这显得很被动。在这一时期仍应积极的治疗，治疗的目的在于通过运用有较强活血化瘀作用的中药，使囊肿不再生长或延缓囊肿的生长速度，达到延长患者寿命的作用，也可以说这是中药活血化瘀延缓囊肿生长的关键时期。

（3）肿大期：患者进入 40 岁以后，囊肿会有进一步的生长肿大，当囊肿超过 4cm 以后到囊肿溃破前，称为肿大期。随着囊肿的扩大会出现较多的临床症状，如腰痛、蛋白尿、血尿、血压升高等，这时应当密切观测，在治疗上，这一时期是中西结合治疗的关键时期。可采用中药活血化瘀排毒泄浊，通过去除危害肾功能的囊液达到保护肾功能的目的，所以，多囊肾肿大期是中西医结合治疗保护肾功能的关键时期。

（4）破溃期：如囊肿持续生长，在一些外因的作用下，会出现破溃，破溃之后就应立即住院进行治疗，积极控制感染，防止败血症和肾功能急性恶化，以利于其他对症处理。

（5）尿毒症期：针对尿毒症治疗，保护肾功能，晚期行腹膜透析术或血液透析。

【治疗要点】

目前尚无任何方法可以阻止疾病的发展。早期发现，防止并发症的发生与发展，及时正确地治疗已出现的并发症至关重要。

1. 一般治疗 一般情况下,患者检查出多囊肾后,首先要保持乐观的心态,如果尚未对患者正常生活造成影响的,平时需注意不要或少吃过咸、过辣等刺激性的食物,作息时间要规律,情绪要平稳乐观;如果对患者正常生活造成影响的,除了平时要注意以上几条,还要进行治疗,而且越早越好,否则任其发展到肾功能衰竭尿毒症,为时已晚。

2. 囊肿去顶减压术 此手术减轻了囊肿对肾实质的压迫,保护了大多数剩余肾单位免遭挤压和进一步损害,使肾缺血状况有所改善,部分肾功能单位得到恢复,延缓了疾病的发展。手术成功的关键是尽早施行手术,囊肿减压必须彻底,不放弃小囊肿和深层囊肿的减压。双侧均应手术,一般双侧手术的间隔时间为半年以上。晚期病例如已有肾功能损害处于氮质血症、尿毒症期,不论是否合并有高血压,减压治疗已无意义,手术打击反可加重病情。

3. 中药治疗 目前中医在治疗多囊肾方面采取保守治疗(服用中药),效果甚好。中医采用整体观念和辨证论治,认为多囊肾是外因和内因共同作用的结果,通过梯级导流,逐步让囊肿液体排出,达到使囊肿逐步缩小的目的。虽然目前中医也不能攻克基因问题,但是保守治疗的效果是西医无法比拟的,并且基本无毒副作用,不易复发。

4. 透析与移植 进入终末期肾功能衰竭时,应立即予以透析治疗,首选血液透析。多囊肾的肾移植生存率与其他原因而施术者相仿,但因同时伴发的疾病,增加了术后处理的困难,影响移植效果。

5. 血尿的治疗 出现血尿时,除尽快明确原因给予治疗外,应减少活动或卧床休息。已透析或即将透析患者,如反复发生严重而无法控制的血尿,可考虑采用经导管肾动脉栓塞术。

6. 感染的治疗 肾实质感染和囊肿内感染是本病主要并发症,一般以联合应用抗生素为原则。

7. 合并上尿路结石治疗 根据结石部位及大小按尿路结石处理原则进行治疗。

8. 高血压治疗 肾缺血和肾素-血管紧张素-醛固酮系统的激活,是发生高血压的主要原因,应依此选择降压药物。

9. 微化中药治疗 用微化中药渗透疗法治疗先天性多囊肾,而不采用外科手术治疗方法,原因是即使是采用手术(去顶减压手术或抽液固化手术)把大的囊肿压迫肾实质的问题暂时解决,但总不能解决大囊肿去除后所导致的小囊肿因压力减低反而会快速增大的问题。手术疗法仅是权宜之计,带有局限性。

【护理评估】

1. 健康史 了解导致多囊肾的因素,有无家族遗传史。

2. 身心状况

(1) 身体评估:评估患者多囊肾畸形程度,重要器官功能及营养状况,患者对手术的耐受性。

(2) 心理-社会状况:评估患者是否有焦虑及生活不便;患者及家属是否了解治疗方法及护理方法。

3. 辅助检查

(1) 尿常规:早期无异常,中晚期时有镜下血尿,部分患者出现蛋白尿。伴结石和感染时有白细胞和脓细胞。

(2) 尿渗透压测定:病变早期仅几个囊肿时,就可出现肾浓缩功能受损表现,提示该变化不完全与肾结构破坏相关,可能与肾脏对抗利尿激素反应不良有关。肾浓缩功能下降先于肾小球滤过率降低。

(3) 血肌酐:随肾代偿能力的丧失呈进行性升高。肌酐清除率为较敏感的指标。

(4) KUB 平片:显示肾影增大,外形不规则。

(5) IVP:显示肾盂肾盏受压变形征象,肾盂肾盏形态奇特呈蜘蛛状,肾盏扁平而宽,盏颈拉长变细,常呈弯曲状。

(6) B 超:显示双肾有为数众多之暗区。

(7) CT:显示双肾增大,外形呈分叶状,有多数充满液体的薄壁囊肿。

【护理诊断/合作性问题】

1. 知识缺乏　与缺乏多囊肾的知识有关。
2. 焦虑与恐惧　与害怕手术及术后愈合情况有关。
3. 潜在并发症　感染。

【护理目标】

(1) 患者及家属能够复述多囊肾的相关知识。

(2) 患者焦虑及恐惧感减轻。

(3) 未发生并发症或并发症得到及时发现与处理。

【护理措施】

多囊肾由于肾脏损伤程度的不同,分为四个时期。每个时期患者的护理措施是不同的。

1. 无肾功能损伤患者　当体检时发现此病,应告知疾病相关知识,使患者了解此病为遗传性疾病,如结婚后怀孕要进行产前筛选,无肾功能损伤无明显症状的要定期随访,了解肾功能进展情况,防止碰撞、挤压,不进行剧烈活动,防止血尿及尿路感染,合理饮食,生活规律,适当运动,劳逸结合,戒烟限酒,准确对待身体及生活。

2. 肾功能代偿期伴有肾性高血压患者　当疾病至肾功能代偿期并伴有肾性高血压,使用降压药物同时并进行饮食上的指导,低盐、低脂、优质蛋白饮食,注意休息、防止劳累,防止感冒及尿路感染、肠道感染。定期检查肾功能、尿常规,由于囊肿的长大,肾单位逐渐减少、肾功能也随之下降,因此延缓肾功能下降是主要的目的。

3. 慢性肾衰早中期　慢性肾衰时期应尽量避免使用对肾脏有毒性的药物如庆大霉素、卡那霉素、先锋 6 号、万古霉素以及消炎痛等。这些药物可以直接造成肾实质的损害使肾功能恶化,因大部分药物的原形从肾脏排泄,在肾功能不全时肾脏排泄功能减慢,这无形中增加了药物的剂量,所以要根据肾功能不全的程度适当减少或延长给药间隔时间。

防止高血钾,饮食上采用麦淀粉饮食、低蛋白摄入不仅可以减轻高灌注、高滤过、高压力,同时减少体内尿素氮潴溜,而麦淀粉是低蛋白高热量的食物,适用于肾衰患者。为增强体质有条件者配合 α-酮酸以补充必需氨基酸,防止负氮平衡。

4. 尿毒症晚期　由于多囊肾体积巨大对腹膜透析带来一定困难,所以目前对多囊肾尿毒症晚期患者的治疗以血液透析为主。大多数多囊肾晚期尿毒症透析期间由于应用肝素等抗凝剂故囊肿出血的风险仍较大,尿毒症患者出血率为 35%、感染率为 5%,仍经常发生血尿及尿路感染。常需卧床休息、抗感染、止血等治疗,及时治疗后能恢复,提高生活质量。

【预防】

1. 预防感冒 患有多囊肾疾病的肾病患者内心是非常痛苦的,因为同别的肾病不一样,多囊肾是一种终身性的遗传疾病,即便是格外注意、家人的体贴照顾再多,仍阻挡不了囊肿继续肿大的客观现实。此时,如患感冒,尤其是反复感冒就会使得多囊肾患者的肾损害加重,起到雪上加霜的恶化作用,更会加速肾功能损伤的进展。

2. 控制好饮食 多囊肾患者的合理饮食对控制肾功能恶化非常重要。采用低盐饮食每天 2~3g 克食用盐为宜,少吃含钾、磷的食物,要低蛋白、低脂肪饮食,多吃富含维生素与植物粗纤维的食物,保持大便通畅。

3. 预防外伤 多囊肾的囊肿不断肿大,将会导致囊肿的囊内压不断增高,迫使患者的双肾也不断增大,腹腔内压加大。此时任何一点轻微的外伤,如扭伤、碰伤、跌伤等就会加大腹腔内压,或外伤外力直接对肿大囊肿的冲击,促使具有高内压的囊肿破裂、出血,很易诱发感染。

4. 控制好血压 绝大多数的多囊肾患者在肾功能受损之前就会出现高血压,我们称其多囊肾已经发病。高血压的出现会加速肾功能的损害,同时高血压也会对心、脑血管产生损伤,会有多囊肾伴有脑血管瘤破裂出血造成中风等严重并发症,故控制好血压对延缓肾功能恶化速度、防止并发症至关重要。

【护理评价】

(1)患者疼痛缓解或消失,舒适感增强。
(2)患者情绪稳定,饮食、体力恢复正常。
(3)患者无感染发生,伤口一期愈合。

二、重复肾盂、输尿管

重复肾盂、输尿管是最常见的畸形,重复肾盂、输尿管畸形可分为完全性和不完全性两种,前者是指重复之输尿管分别开口于膀胱或其他部位,后者是指重复之输尿管会和后共同开口于膀胱,在合并感染和结石时方有临床症状。重复部分常位于上极,一般不需特殊处理,若重复之输尿管开口于膀胱以外,称为异位输尿管开口,女性多见,临床表现取决于异位开口部位,男性异位开口多见于后尿道及精囊,女性多见于尿道、前庭和阴道,女性患者的典型症状是既有正常自行排尿,又有持续漏尿或尿失禁。

由于输尿管异位开口常与肾盂、输尿管重复畸形同时存在,静脉尿路造影显示有重复畸形时,间接提示该侧即为异位开口之输尿管,女性患者可通过仔细检查前庭、阴道或尿道发现异位开口。根据有无重复肾盂及其相应肾实质的功能决定治疗方案,若重复肾盂严重积水、感染或功能不良,做重复肾盂的切除,若无上述表现,特别是功能尚好时,作病侧输尿管与其下方正常肾盂或输尿管端侧吻合或输尿管膀胱再植术。

【病因】

胚胎早期有两个输尿管芽进入一个后肾胚基所造成。

【临床表现】

重复肾盂、输尿管是最常见的畸形,重复肾盂、输尿管畸形可分为完全性和不完全性两种,前者是指重复之输尿管分别开口于膀胱或部位,后者是指重复之输尿管会和后共同开口于膀胱,在合并感染和结石时方有。重复部分常位于上极,不需特殊,若重复之输尿管开口于膀胱以外,称为异位输尿管开口,女性多见,表现取决于异位开口部位,男性异位开口多见于后尿道及精囊,女性多见于尿道、前庭和阴道,女性的典型是既有自行排尿,又有持续漏尿或尿失禁。

【治疗要点】

根据有无重复肾盂及其相应肾实质的功能决定,若重复肾盂积水、感染或功能不良,做重复肾的,若无上述表现,是功能尚好时,作病侧输尿管与其下方肾盂或输尿管端侧吻合或输尿管膀胱再植术。

【护理评估】

1. 健康史 了解导致重复肾盂、输尿管的因素,有无家族遗传史。

2. 身心状况

(1) 身体评估:评估患者重复肾盂、输尿管畸形程度,重要器官功能及营养状况,患者对手术的耐受性。

(2) 心理-社会状况:评估患者是否有焦虑及生活不便;患者及家属是否了解治疗方法及护理方法。

3. 辅助检查 输尿管异位开口常与肾盂、输尿管重复畸形同时存在,静脉尿路造影显示有重复畸形时,间接提示该侧即为异位开口之输尿管,女性可通过前庭、阴道或尿道发现异位开口。

【护理诊断/合作性问题】

1. 有皮肤完整性受损的危险 与长期漏尿有关。

2. 营养失调 低于机体需要量。

3. 部分生活自理缺陷(卫生、如厕、进食) 与术后留置治疗性管道有关。

4. 感染的危险 与疾病或手术后泌尿系感染有关。

5. 知识缺乏 缺乏疾病、手术及护理的相关知识。

【护理目标】

(1) 患者皮肤无破溃、无压疮发生。

(2) 患者营养缺乏状态有改善。

(3) 患者术后留置各种引流管期间基本生活得到满足。

(4) 患者泌尿系统感染的危险性下降或不发生泌尿系统感染。

【护理措施】

1. 术前护理

(1) 术前常规护理。

(2) 一般护理:手术是目前治疗输尿管异位开口的唯一方法。搞好术前准备是手术成功的重要保证。因为异位开口的输尿管多来自重复畸形的上肾,而且肾组织多合并发育不全,反复发生泌尿系统感染,部分患者长期低热,胃纳差,精神委靡,呈慢性病容,营养与发育状态较差,故患者手术前护理特别强调做好以下方面的准备。

1) 营养支持:输尿管异位开口的患者胃纳差,由于疾病而常有代谢紊乱及营养不良,手术治疗造成的创伤或脏器切除又将带来营养和代谢的进一步变化。因此,应重视增加营养,配合给予高蛋白、高糖、高维生素的食物。同时,鼓励患者多饮水,增加尿流量,减少尿盐析出沉淀,为早期手术做好充分的准备。

2）会阴部皮肤准备:患者因长期漏尿均有会阴部皮肤潮红、湿疹。使用1:5000高锰酸钾溶液坐浴,每天2次,注意保持床铺整洁、会阴部的清洁以促使会阴皮肤恢复正常,不妨碍手术如期进行。若为反复泌尿系感染的患者,术前应控制原有的感染。

（3）心理护理:输尿管异位开口的患者由于长期尿失禁,身有异味,自尊心受挫,性格孤僻;同时由于环境陌生,手术期的临近,也会给患者带来不同程度的恐惧、忧虑。针对这些情况,可采取的护理措施如下。

1）以和蔼可亲的态度与患者建立良好的关系,给予心理支持,并且多给予鼓励,使患者感到真诚与温暖,使患者具有安全感和信任感。

2）做好患者家属的心理疏导也是重要环节,通过患者亲属良好心理支持作用,使患者得到安慰和支持,摆脱顾虑,增强战胜疾病的信心,积极配合检查和治疗。

3）让患者亲属享有知情权,耐心、详细地向其讲明患者病情,使他们对疾病有充分了解,明白手术治疗的必要性,向其简要介绍手术方法及预后,使其消除顾虑、稳定情绪。

2. 术后护理

（1）正确选择术后体位,严密观察生命体征。术后主张患者卧床,头偏向一侧,防止呕吐物误吸,在全麻未清醒前,给予持续吸氧,尽快改善微循环并要保暖。测血压、呼吸、脉搏1次/h,平稳后可酌情延长测量时间。年龄在7岁以下的患儿血压难以测量,应准确监测心音,注意第一心音强度、心率快慢、心律失常情况。测体温1次/4h,体温正常3天后改1次/12h。术后3~7天可能有低热,如发热明显或持续时间长,应警惕伤口或上行性泌尿系感染可能。

（2）引流管观察及护理:输尿管异位开口手术较为复杂和细致,术后加强各引流管的管理对保证患者手术成功是十分必要的。在护理中做到:

1）妥善固定各引流管,并定时挤压,保持引流管通畅。

2）严密观察引流液情况,术后2~3天,患者的重复输尿管支架,膀胱引流液呈淡红色属正常现象,以后逐渐为澄清尿液。每天准确记录各引流液的量和尿量,同时注意伤口渗液情况,有无肾功能代偿不全可能,以便及时发现,报告医生共同处理。

3）术后易发生尿路感染,及时使用抗菌药物,导管、引流管要保持无菌,定时更换引流袋,并注意保护和清洁引流口及周围皮肤,每日用碘伏液清洗尿道口,鼓励患者进食后多饮水以达净化之目的。

（3）置管期的观察及护理:术后第7天左右拔尿管,观察自行排尿情况,同时密切注意伤口愈合情况,若拔管后伤口愈合好,无漏尿,术侧无肾功能不全,无尿液反流,再观察1周,可拔除输尿管支架引流管（D-J管）,在拔支架管后1~2天,可行排泄性尿路造影,了解尿液排泄是否通畅。

3. 健康教育

（1）向亲属做宣教工作,指导其给予患者减盐食物,力求饮水量与排尿量的平衡。

（2）为保持尿量,预防尿路感染,每日饮水1000~1500ml。

（3）避免剧烈活动,只能从轻体力活动开始,逐渐适当增加活动量。

【护理评价】

（1）患者疼痛缓解或消失,舒适感增强。

(2) 患者情绪稳定,饮食、体力恢复正常。
(3) 患者无感染发生,伤口一期愈合。

第三节　男性生殖器官先天性畸形

男性生殖器官先天性畸形与性功能及生育能力有着密切关系,不但影响婚姻和生育,而且可因社会、心理的因素导致精神障碍,故应及时处理。男性生殖器官先天性畸形主要有:①性腺发育异常:无睾症、多睾症、先天性睾丸发育不全综合征(klinefelter syndrome)、隐睾症(cryptorchidism)、异位睾丸(ectopic testes)、性畸形等;②输精管附睾精囊发育异常;③外生殖器发育异常:小阴茎、包茎和包皮过长、阴囊后阴茎。

一、性腺发育异常

性腺发育异常也叫特纳综合征,XO 型,缺少一条 X 染色体。属于性染色体遗传病。由于性染色体异常,卵巢不能生长和发育,因此卵巢呈条索状纤维组织,无原始卵泡,也没有卵子。故缺乏女性激素,导致第二性征不发育和原发性闭经,是人类唯一能生存的单体综合征。

【临床表现】

典型的性腺发育不良在出生时即呈现身高、体重落后,手、足背明显浮肿,颈侧皮肤松弛。出生后身高增长缓慢,主要临床特征为:女性表型,后发际低,50% 有颈蹼;盾形胸,乳头间距增宽;肘外翻和多痣等。约35%患儿伴有心脏畸形,以主动脉缩窄多见。此外,尚可见肾脏畸形(如马蹄肾、异位肾、肾积水等),指(趾)甲发育不良,第4、5掌骨较短和多痣等。患儿外生殖器一直保持婴儿型,小阴唇发育不良,子宫不能触及。大部分患儿智能正常。常因生长迟缓、青春期无性征发育、原发性闭经等。任何治疗,都不能促进卵巢发育,都不能使患者恢复生育功能。治疗的目的在于促进身高增长,刺激乳房及生殖器官发育。

【辅助检查】

1. 内分泌实验室检查　测定垂体激素与靶腺激素,垂体激素如 ACTH、TSH、FSH/LH、PRL、GH 分泌减少,靶腺激素如皮质醇、T_3/T_4、雌二醇及睾酮水平降低。可利用 CRH、TRH、GnRH 兴奋试验来检测垂体激素的分泌反应,如垂体激素不上升提示垂体病变,延迟反应则提示下丘脑病变。

2. 其他检查　X 线、CT、MRI 等方法有助于诊断下丘脑、垂体的某些病变,如垂体瘤等。

【治疗要点】

1. 对因治疗　如针对肿瘤可行手术、放疗及化疗等措施,预防出血、休克引起垂体缺血、坏死等。

2. 替代治疗　主要补充靶腺激素。一般先补糖皮质激素如氢化可的松等(不必补充盐皮质激素);再补充甲状腺激素如干甲状腺片;此外,男性患者可补充雄激素如十一酸睾酮,女性患者可补充雌、孕激素以形成人工月经周期。

3. 垂体危象处理

(1) 补液:先快速静脉注射 50% 葡萄糖,继以葡萄糖盐水静脉滴注,纠正低血糖、低血压及失水。

(2) 补充激素：以补皮质醇最重要，如予氢化可的松静脉滴注；低温时可补充小剂量甲状腺激素。

(3) 对症支持治疗：如对低温者予保温、升温；对高热者予物理降温或药物降温；抗感染治疗等。此外，还应注意慎用或禁用中枢抑制药及降糖药。

【护理诊断/合作性问题】

1. 自我形象紊乱 与疾病引起身体外形改变有关。

2. 性功能障碍 与性激素分泌不足有关。

3. 潜在并发症 垂体危象。

4. 知识缺乏 缺乏有关药物治疗方面的知识。

【护理目标】

(1) 身体外形的改变逐渐恢复正常；患者能接受疾病的现实，正确对待身体外形的改变。

(2) 患者的性功能逐渐恢复，患者能正确对待性问题。

(3) 患者懂得对垂体危象的防护，无垂体危象发生。

(4) 患者能说出所患疾病的药物治疗方法，了解所用药物的主要不良反应，遵医嘱合理用药。

【护理措施】

1. 自我形象紊乱

(1) 病情观察：注意观察患者的身高、体重、毛发及其改变，以及有无其他身体外形的变化等。

(2) 一般护理：指导患者合理休息及合理饮食，以改善身体外形的改变。如对肥胖症患者，使每日进食总量低于消耗量，重度肥胖者以低糖、低脂、低盐，高纤维素饮食为宜，养成定时、定量进餐及不吃零食的习惯。而消瘦患者应增加进食，以高热量、高蛋白、易消化饮食为主，可少量多餐。此外，对肥胖患者，还应鼓励其积极参加体力活动，并保证足够的运动量与运动时间。

(3) 对症护理：指导患者以恰当的修饰改善自我形象，如肥胖患者选择合体的衣服。

(4) 用药护理：指导患者遵医嘱配合药物治疗，评估药物对身体外形有无改善作用或者加重的倾向，并注意药物的不良反应。

(5) 心理护理：身体外形的改变常使患者有自卑心理，护士应加强与患者及家属之间的心理沟通，鼓励患者表达自己的心理感受，告知患者积极配合治疗，身体外形从中得到改善，努力提高患者的自信心，并争取家属的心理支持，避免伤害患者自尊，同时还要注意患者是否有心理异常，防止意外情况发生。

2. 性功能障碍

(1) 病情观察：通过询问患者及其配偶，了解患者目前的性功能、性生活状况及性功能障碍的具体表现，如性欲缺乏、性器官反应缺乏、性交痛等。

(2) 一般护理：给患者提供隐蔽舒适的环境和恰当的时间讨论性问题。提倡患者劳逸结合，注意饮食，改变不良的生活方式。

(3) 对症护理：通过鼓励患者参加一些性健康教育以及接受专业医生的指导，使性功能逐渐恢复，如采取恰当的性生活方式，女性阴道润滑性液体分泌不足时可使用润滑剂等。

(4)用药护理:因性激素缺乏引起的性功能障碍,有时需要补充性激素进行替代疗法,应在医生指导下排除禁忌证,防止患者不恰当地用药;同时应注意药物的不良反应。

(5)心理护理:性功能障碍的患者往往不愿谈及自己的性问题,应充分尊重患者,鼓励患者表达性心理感受,鼓励患者与配偶沟通与交流,并争取配偶对患者的理解与心理支持,提高患者的自信心。

3. 垂体危象

(1)病情观察:观察生命体征、意识状态等变化,注意有无引起垂体危象的诱发因素,识别垂体危象的常见表现。一旦发生垂体危象及时报告医生。

(2)一般护理:病室环境要整洁、安静,患者应注意休息,避免劳累;给予高蛋白、高热量、高维生素、易消化饮食,避免饥饿、劳累、寒冷等诱发因素。

(3)对症护理:根据患者病情,做好保暖或降温等对症护理。

(4)用药护理:建立静脉通道,遵医嘱及时准确的使用激素类治疗药物,并注意观察药物的疗效及不良反应,随时准备好抢救物品。

(5)心理护理:发生危象时,应守护在患者旁,给予患者心理支持,稳定患者的情绪,配合治疗。

4. 知识缺乏

(1)对症护理:了解不同患者的文化背景和文化程度,评估患者接受知识的能力;有针对性的、采用不同的方式给患者讲解有关的药物知识。

(2)用药护理:内分泌代谢性疾病的药物治疗较其他系统疾病更有其特殊性,对于功能亢进的疾病,常采用药物抑制腺体和成语分泌相应的激素,但这类药物如应用过量,则会引起相应的功能减退;另一方面,对于功能减退的疾病,常采用激素替代疗法,通过相应激素的外源性替补以维持基本生理功能,但应用时,多应遵循激素分泌的生理节律。应指导患者定期复查,监测相应腺体的功能,以调节用药剂量。

5. 健康指导

(1)疾病知识指导:给患者讲解本病的基本知识。

(2)告知患者避免诱发危象的因素,如避免感染、劳累、情绪激动,要注意防寒保暖等。

(3)本病一般采用靶腺激素替代治疗法,应指导患者长期规律用药,不可中断,并避免随意增减药物剂量。

(4)告知患者所用药物的常见不良反应,必要时应立即就医。

【护理评价】

(1)身体外形的改变恢复正常;患者能接受疾病的现实,正确对待身体外形的改变。

(2)患者的性功能逐渐恢复,患者能正确对待性问题。

(3)患者懂得对垂体危象的防护,无垂体危象发生。

二、输精管附睾精囊发育异常

【病因】

1. 先天异常 包括输精管先天未发育或发育不良,附睾发育异常,精囊不发育,前列腺和射精管发育不全,苗勒管或中肾管囊肿。

2. 炎症性狭窄 常见的感染为双侧附睾结核、淋病奈瑟菌性附睾炎及血丝虫病,致病菌使输精管发炎,形成瘢痕,导致管腔闭塞。

3. 肿瘤 来自输精管道本身或邻近器官肿瘤压迫所致管腔不通,也是造成无精症的原因之一。

4. 外伤或手术损伤 如疝修补术、精索鞘膜积水、精索静脉高位结扎术、睾丸和隐睾手术等误扎或损伤致输精管管腔梗阻。输精管造影也可诱发或加重输精管梗阻。

【临床表现】

患者有生殖系统感染、手术、损伤的病史及不育史。可有性高潮减弱或不完全感,射精疼痛或无力。体检可触及输精管或附睾结节、增粗、串珠样改变或缺如。

【辅助检查】

1. 精液分析 通过3次以上的精液分析、离心沉淀检查,确定无精子。同时注意精液量、精子计数、精子活动度、精液pH、精液黏稠度等。

2. 精浆生化检测 精浆由睾丸液、附睾液、前列腺液和尿道旁腺分泌物组成。对精浆生化成分的测定可以了解附属性腺的功能,对无精子症的鉴别诊断和输精管梗阻的定位提供依据。包括果糖、中性α糖苷酶、前列腺D合成酶、抑制素B的检查。

3. 超声 经直肠超声可对输精管末端、精囊、射精管和前列腺进行轴面和矢状面双径测量,观察其内部结构。对于鉴别先天性发育异常和射精管梗阻有特别意义。多普勒超声可依据睾丸内血管分布情况,进行睾丸穿刺抽吸精子的定位。

4. 遗传学检查 在无精子症患者中有染色体异常者。常规对无精子症患者进行染色体检测。

5. 输精管精囊造影 输精管道梗阻以输精管造影为确定的方法,应在输精管造影前行睾丸活检,只有睾丸生精功能基本正常者可行造影检查,若睾丸无生精功能,造影无意义。

6. 阴囊探查 阴囊探查是诊断输精管道梗阻的重要手段,探查的顺序为睾丸、附睾、输精管。在探查同时,可行睾丸活检,探查与手术最好同时进行,避免二次手术。

7. 睾丸活检 睾丸活检可用来鉴别梗阻性和非梗阻性无精子症及评估睾丸的生精功能,可通过睾丸内取精,对非梗阻性无精子症和不可手术再通的梗阻性无精子症患者,行单精子卵细胞质内注射(ICSI)治疗。

【治疗要点】

确诊为梗阻性无精子症者,首选针对梗阻的原因和部位,恢复输精管道的通畅。对于无法再通的患者考虑行ICSI。

1. 原发病治疗 首先去除原发病因,对于感染因素造成者先抗感染治疗,然后考虑再通手段。

2. 肿物切除术 精索、精囊、前列腺肿瘤或囊肿,或者周围其他器官肿瘤、囊肿产生压迫者,可行手术切除。

3. 输精管附睾吻合术 病变在附睾尾部,可行输精管附睾吻合术。

4. 输精管吻合术 如果梗阻在输精管,可行梗阻段切除,输精管端端吻合术。

5. 经尿道射精管切开术 适用于射精管梗阻者。

6. 尿道内口切开术或尿道成形术 治疗尿道外伤所致的尿道狭窄或闭锁。

7. 附睾、睾丸精子获取和ICSI治疗 对于先天性双侧输精管缺如、手术无法恢复输精管道通畅及再通术后妊娠失败的梗阻性无精子症,利用附睾或睾丸精子行ICSI治疗,对于想生育的不育男性来说是较好的治疗方法。

三、外生殖器发育异常

外生殖器异常不但对男性身体健康影响很大,还会造成男性不育。其主要表现为先天性小阴茎、鞘膜积液、阴茎硬结核和尿道下裂。男性不育症长期以来受到大家的忽视,总认为不孕不育是女人的责任,殊不知男人不育也是一种常见病。

【临床分类】

1. 阴茎完全缺失 多合并尿道畸形,治疗相当困难,过去施行阴茎成形术效果不好。最好切除睾丸,作尿道阴道成形术,青春期后以雌激素维持女性性征。

2. 潜伏阴茎 因发育短小,而被会阴、阴囊、耻骨等处的脂肪所掩盖,随着发育过程中脂肪减少,阴茎才暴露出来。也可以通过整形手术把阴茎"解放"出来,就能恢复正常了。

3. 先天性阴茎扭转 阴茎扭转时,尿道口方向改变。少数人可有勃起时的隐痛等症状。本症还容易合并异常勃起。

4. 双阴茎 可平行排列或前后排列。

5. 阴茎过大或过小 罕见。过大时可作整形术截短。过小的病因复杂,需针对病因适当处理。

6. 包茎 可占男孩的25%以上,但成年人包茎明显少于青少年。可分为生理性包茎、假性包茎(包皮过长)、真性包茎和嵌顿包茎。如果包皮与龟头粘连,或包皮有横向走行的血管,或包茎严重而从不翻起清洗的话,都可能限制龟头的发育,甚至出现包皮垢与尿中沉淀物、细菌等构成的硬疙瘩。

7. 尿道上裂和下裂 后者多见,前者少见,对勃起功能有影响,造成男性不育。

【临床表现】

1. 先天性小阴茎 也可见于染色体缺陷如 Klinefeter 综合征或真两性畸形,正常 XY 核型的男性也有特发性(原因不明)小阴茎。临床表现:新生儿小阴茎多在1cm以下;睾丸、阴囊及前列腺发育不全;阴茎勃起无力或不能勃起,绝大部分不能性交;第二性征不发育,如无胡须、腋毛及阴毛稀少,无喉结,部分患者有乳房增生;严重的小阴茎可出现排尿困难。

2. 鞘膜积液 正常睾丸鞘膜囊内有少量浆液存在,性质与腹腔内浆液相似,有滑润作用,能使睾丸在其中自由滑动。在正常情况下鞘膜囊壁有分泌和吸收浆液的功能,并使其容量保持稳定。若鞘膜本身及周围器官或组织发生病变,使鞘膜的分泌、吸收功能失衡时,则形成各种不同类型的鞘膜积液。本症经治疗后一般预后良好。临床的重要性在于鞘膜内长期积液、内压增高,而使睾丸缺血、睾丸生精功能不良,导致不育。同时成人巨大鞘膜积液影响正常性生活,也可导致不育。

3. 阴茎硬结症 患者因阴茎有硬结、疼痛、痛性勃起及勃起时阴茎向患侧弯曲而就诊,可影响性生活。触诊硬结界限清晰,椭圆形或条索状,位置常在阴茎海绵体背侧或外侧。有的患者有排尿不畅感。此病有自限性。

4. 尿道下裂 尿道下裂是男性下尿路及外生殖器常见的先天性畸形,属常染色体显性遗传,妊娠期如用求偶素与孕激素可增加尿道下裂的发病率。尿道下裂的发病率,各学者的统计有很大差异,一般认为约150~250个出生男婴中有1例。此症似有遗传性和家庭性,但与种族关系不大。

【治疗要点】

1. 阴茎硬结症 对于因阴茎硬结引起的外生殖器异常性不育,治疗方法甚多,常用者有类固醇药物口服或局部注射,例如氢化泼尼松口服,或地塞米松局部注射等,此法在男性不育治疗时能收到一定疗效,注射数周后疼痛消失,纤维斑块软化缩小,这可能是类固醇使基质水肿消退,而使病变减轻。亦可局部注射加口服维生素 E。对不能接受类固醇治疗者(如胃溃疡及结核病),可单纯口服维生素。有报告用音频理疗,多数患者斑块软化、缩小。如果这些药物治疗方法不明显,可考虑使用外科手术疗法,但该方法只用于病变严重患者。

2. 先天性小阴茎 首先从出现排尿困难的严重患者开始,必须及早进行尿道整形术解决必要的排尿问题,在此之后,可采用各种疗法对先天性小阴茎进行矫正,主要的方法是内分泌治疗法,由于年龄愈小激素的作用越大,所以治疗效果也会越好,但长期大量使用雄性激素也可能使患者早熟以及骨骺早期愈合,所以最重要的是合理而适时的使用药物,并且要定期检查。另外的疗法还包括手术治疗,如果已确定婴儿是男性,则可采用阴茎延长整形术来改变阴茎长度,需要慎重选择。

3. 睾丸鞘膜积液

(1)初生婴儿:睾丸鞘膜积液常在两岁前自行消失,故不急于进行治疗。若两岁后尚不消失,则行穿刺抽液。多数经抽吸后,不再复发。此法不适用于成年人。成年人抽液后均在短期又长大如初。

(2)注射治疗:在抽液后向鞘膜腔内注射具有刺激性药物如硅宁、鱼肝油酸钠等,使发生炎性粘连,以消灭鞘膜腔。此法反应较大,粘连不完全,形成多房性鞘膜积液,给手术治疗带来更多的困难,使用较少。

(3)手术治疗:先天性鞘膜积液不能用上两法治疗。以手术治疗为主。手术的目的是在内环处将疝颈做高位结扎,阻断腹水下流。以下的疝囊可不处理。精索鞘膜积液可将积液的包囊完整剥除。如剥除困难,亦可剪开囊壁,做翻转缝合术。睾丸鞘膜积液的有效手术方法是鞘膜切除翻转缝合术。

4. 尿道下裂 一般情况下最佳治疗时间要求患者在3岁左右、性心理形成之前完成治疗。对于阴茎发育不良者应首先进行内分泌检查和治疗,年龄较大的、治疗失败的患者应尽早接受治疗。

尿道下裂的最佳治疗是恢复正常发育的阴茎和尿道的形态与功能,是整形外科治疗尿道下裂的最终愿望。再造尿道的基本标准为:再造尿道的管径适当、无曲折;尿道衬里柔顺、平整、没有毛发生长;尿道外口在龟头顶端,呈纵行裂隙状;尿流成线,无散射,方向性好;再造的尿道具有生长潜力,能随着阴茎一起生长发育。

如果已经做了手术,但发育到青春期后,如果仍然存在阴茎发育较小、阴茎阴囊转位(即阴茎埋在阴囊中)的情况,要考虑会阴局部整形,进行阴茎延长、增粗术。对于阴茎基本不发育的患者,必须采用阴茎再造术来重建阴茎和尿道的形态和功能。

(赵 欣)

思 考 题

1. 王某,男性,37岁。主诉尿频、尿急、尿痛半年,夜尿5~6次/夜,尿检白细胞(++),

红细胞(++++)。问题:

(1) 该患者最可能的疾病诊断是什么?为进一步诊断需要做什么检查?

(2) 患者目前存在的主要护理诊断/合作性问题有哪些?并陈述给予的主要护理措施。

2. 患儿,女性,6个月。因发现脐部有黏膜样组织翻出而入院,入院诊断为膀胱外翻。下腹部周围可见黏膜样物,7cm×7cm,有尿液从黏膜处溢出,未见尿道,可见双侧输尿管开口。黏膜下方可见肛门外口有大便排出,肛门位置靠前。双侧腹股沟区隆起,哭闹时明显。骨盆正位片示:骨盆张开成马蹄形,双侧耻骨联合分离7cm。静脉肾盂造影(IVP)示:双侧输尿管末端连于外翻的膀胱。择期在气管插管下静脉全身麻醉,行双侧髂骨截骨、外固定支架固定、膀胱重建、膀胱黏膜外翻修复及会阴区重建术。问题:

(1) 陈述该患儿目前存在的主要护理诊断/合作性问题以及围手术期的护理措施。

(2) 患儿3个月后出院,思考对患儿家属的出院指导内容。

3. 患儿,男性,4个月。以膀胱外翻合并尿道上裂收治入院,临床表现为腹壁上可见完全外翻的膀胱和溢尿的输尿管口,膀胱壁水肿明显,尿道背侧壁缺失,形成一浅沟,阴茎短宽且向上背屈。外翻的膀胱逼尿肌功能不全,无法正常排尿。局部皮肤及黏膜因受尿液刺激伴有少量皮疹及异味。患儿营养状况良好,生命体征平稳。行双侧髂骨截骨、膀胱内翻、耻骨联合闭合、后尿道延长术。问题:

(1) 陈述该患儿术后的护理诊断/合作性问题以及术后的护理措施。

(2) 患儿术后可能会出现哪些并发症?如何防护?

4. 患儿,男性,9岁。营养状况一般,阴茎体型尿道下裂,阴茎轻度向腹侧弯曲,排尿时尿湿裤子。6个月前完成了第1次纠正阴茎下弯手术,切除相当于尿道海绵体部位的纤维结构组织,使其伸直。现第2次入院行尿道成形术,将尿道口前移、连到解剖位置,尿道多孔支架管引流,并行耻骨上膀胱穿刺造瘘;术后常规放置尿道支架管7天,膀胱造瘘管14天,无并发症。问题:

(1) 患儿术后的主要护理诊断/合作性问题有哪些?

(2) 简述患儿术后引流管的护理。

第七章 泌尿系统损伤患者的护理

> **学习目标**
> 识记:泌尿系统损伤的分类、特点及处理原则。
> 理解:泌尿系统常见损伤的病因、病理和发病机制。
> 运用:泌尿系统损伤的患者的护理评估、护理诊断及护理措施。

泌尿系统包括上尿路及下尿路。上尿路包括肾及输尿管,下尿路包括膀胱及尿道。由于泌尿系统各器官受到周围组织和脏器的良好保护,通常不易受到损伤。当胸、腹、腰部和骨盆受到严重暴力打击、挤压或穿通性损伤时常伴有泌尿系统损伤。在泌尿系统损伤中,最为常见的为尿道损伤,肾和膀胱损伤次之,输尿管损伤较少见,时常合并其他脏器的损伤。泌尿系统损伤的主要病理表现为出血及尿外渗。在处理泌尿系统损伤时,应详细询问病史,尽可能直接询问受伤者。对于损伤严重而无意识的患者则应获取受伤的间接证据。在出现损伤时积极的复苏至关重要,包括迅速开放呼吸道,建立静脉通路、控制出血和抗休克等。

第一节 肾损伤

肾脏是腹膜后器官,解剖位置隐蔽,其前后内外均有良好的保护,不易受到损伤。但肾实质脆弱,对来自背部、腰部、下胸或上腹部的暴力打击,也会发生肾损伤(renal injury)。有时肌肉强烈收缩或躯体受到强烈震动,可使已存在病变的肾脏损伤。肾损伤多见于20~40岁男性,儿童肾损伤的发病率也较高。

【损伤机制】

暴力超过肾实质的抗拉强度时,即可引起肾损伤。按损伤机制的不同,可分为闭合性损伤、开放性损伤和医源性损伤。

1. 闭合性损伤 车祸、高处坠跌、物体直接撞击是闭合性损伤的主要原因。

(1)直接暴力打击:外伤的着力点很重要,如果直接打击腹部,肾损伤发生率为10.0%~20.1%,腰部受到打击则为60%左右。致伤原因以撞击为主,其次为跌落、交通事故等。国外以交通事故居首,占50%以上,最高的达80%。若肾脏本身有病变,如巨大肾积水、肾肿瘤或肾囊性疾病等,有时肾区受到轻微的创伤,也可造成严重的"自发性"肾破裂。

(2)减速伤:高速运动中突然减速或挤压可将肾脏挤向肋骨、脊椎、驾驶盘或其他物体,腹部或腰腹遭受直接打击,均可引起肾脏实质和肾蒂挫伤、撕裂伤或粉碎伤。从高处落下或突然减速所致的肾急剧移位,可使肾动脉被牵拉、血管内膜撕裂,形成血栓,儿童常发生肾盂输尿管交界处撕裂(图7-1)。

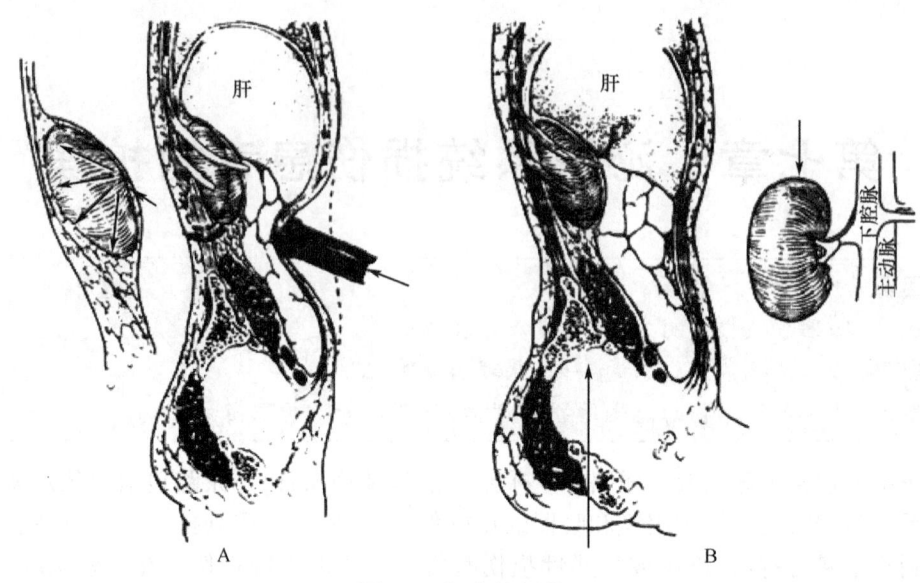

图 7-1 闭合性损伤
A. 腹部暴力伤　B. 坠落伤

2. 开放性损伤　开放性肾损伤多为利器、子弹或弹片等所致,可发生肾实质、集尿系统和血管等明显受破坏。

(1) 现代火器伤:低速投射物穿入组织时,其作用力沿着弹道的轴线前进。在其前进过程中,直接离断、撕裂和击穿弹道上的组织,形成所谓的残伤道或原发伤道。高速投射物穿入组织不仅具有前冲力,形成原发伤道,而且还产生很大的能量和速度,并向四周扩散,迫使原发伤道的组织迅速向四周压缩与移位,由此形成一个比原发伤道或投射物直径大数倍甚至数十倍的椭圆形空腔,即瞬时空腔,空腔内压力的迅速变化可使伤道周围,甚至远离伤道的组织发生变位和震荡,形成所谓"爆炸效应",从而使这些组织受伤。目前火器伤损伤的机制有以下几种学说:①直接损伤;②水粒子运动学说;③脉冲性瞬时空腔效应;④压力波作用;⑤远达效应。

(2) 刺伤:利器所造成的肾脏开放性损伤,平时战时均可见到,可使利器刺入伤道所经过的器官组织发生直接损伤。

3. 医源性损伤　在医疗操作过程中,如经皮肾穿刺、腔内泌尿外科检查或治疗时,也可能发生肾损伤。

【病理分类】

按肾损伤所致的病理改变,肾损伤可分为轻度肾损伤和重度肾损伤(图 7-2)。

1. 轻度肾损伤　包括:①浅表肾实质撕裂伤;②小的包膜下血肿;③肾挫伤。肾挫伤可伴有包膜下局部淤血或血肿形成。轻度肾损伤一般不产生肾脏之外的血肿,无尿外渗。大多数患者属此类损伤,常不需手术治疗。

2. 重度肾损伤　包括:①肾实质深度裂伤,裂伤达肾皮质、髓质结合部和集尿系统;②肾血管蒂损伤,包括肾动、静脉主干或分支血管撕裂或离断;③肾粉碎伤,特点是肾实质有多处裂伤,使肾实质破碎成多块。

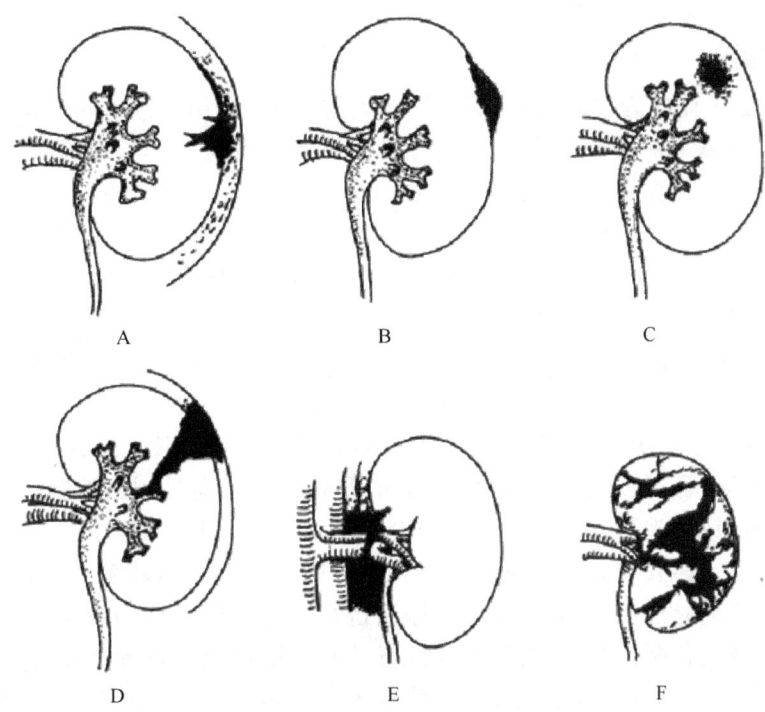

图 7-2　轻度肾损伤和重度肾损伤
轻度肾损伤：A. 表浅撕裂伤　B. 包膜下血肿　C. 肾挫伤；重度肾损伤：D. 集尿系统撕裂伤　E. 肾动静脉裂伤　F. 肾粉碎伤

【临床表现】

1. 血尿　重度损伤可出现肉眼血尿，轻度损伤则表现为显微镜下血尿，若输尿管、肾盂断裂或肾蒂血管断裂时可无血尿。

2. 休克　严重肾损伤尤其合并有其他脏器损伤时，表现为创伤性休克和出血性休克，甚至危及生命。

3. 疼痛及腹部包块　疼痛由局部软组织伤或骨折所致，也可由肾包膜张力增加引起；有时还可因输尿管血块阻塞引起肾绞痛。当肾周围血肿和尿外渗形成时，局部发生肿胀而形成肿块。

4. 发热　血肿及尿外渗吸收可致发热，但多为低热。若继发感染，形成肾周围脓肿或化脓性腹膜炎，可出现高热、寒战，并伴有全身中毒症状；严重者可并发感染性休克。

5. 伤口流血　刀伤或穿透伤累及肾脏时，伤口可流出大量鲜血。出血量与肾损伤程度以及是否合并有其他脏器或血管的损伤有关。

6. 并发症　肾损伤后并发症分为早期和远期两类。所谓早期并发症是指损伤后 6 周之内所发生的那些威胁患者生命，或者使损伤的肾脏丧失的情况，如继发性出血、尿外渗、肾周围脓肿、急性肾小管坏死、尿瘘等。远期并发症包括高血压、肾积水、结石、慢性肾盂肾炎、慢性肾功衰竭、动静脉瘘等。这两类并发症大都发生于严重肾损伤之后，个别例外。

高血压是远期并发症中最常见者，发病率为 0.7%～33%。主要原因是由于肾缺血引起肾素-血管紧张素系统活性增加，如肾蒂周围血肿、肾周围血肿、肾被膜下血肿机化、肾实质广泛瘢痕形成、肾内假性动脉瘤等对肾实质压迫造成供血不足，导致近球细胞及颗粒斑分泌肾素增多而继发肾素性高血压。对此应长期随诊观察。

【辅助检查】

1. 尿液检查 血尿为诊断肾损伤的重要依据之一。肾组织损伤可释放大量乳酸脱氢酶,尿中含量可增高。对腰腹部受伤且疑有肾损伤的患者应立即行尿常规检查,了解出血情况。必要时导尿,留尿进行比色观察。但血尿的多少有时与损伤的程度不一定成比例。

2. CT 在肾损伤的诊断及随访中有十分重要的价值。在患者全身情况允许的情况下,应作为首选的检查。CT显示挫伤的肾明显增大,增强后肾实质强化延迟或不强化;并可清楚显示肾裂伤部位、尿外渗和血肿范围;还可区分血肿是在肾内、肾包膜下或在肾周。

3. B超 能提示肾损伤的部位和程度,有无包膜下和肾周血肿、尿外渗,提示其他器官损伤及对侧肾的情况。须注意肾蒂血管情况,如肾动、静脉的血流等。

4. X线检查 ①X线平片:严重的肾裂伤、肾粉碎伤或肾盂破裂时,可见肾影模糊不清、腰大肌影不清晰等,还可以发现脊柱、肋骨骨折等现象;②排泄性尿路造影(excretory urography):大剂量静脉尿路造影对肾损伤的诊断至关重要,造影剂作静脉推注造影,可发现造影剂排泄减少,肾盂、肾盏裂伤时,可见造影剂向肾实质内甚至肾周外渗,肾内血肿可见肾盂、肾盏受压变形;③动脉造影:适宜于排泄性尿路造影未能提供肾损伤的部位和程度,尤其是伤侧肾未显影,疑有肾蒂血管伤时,作选择性肾动脉造影可显示肾动脉和肾实质损伤情况。肾动脉造影可发现有造影剂外溢以及肾血管较大分支阻塞。若伤侧肾动脉完全梗阻,表示为外伤性血栓形成,宜紧急施行手术。有持久性血尿者,作动脉造影可以了解有无肾动静脉瘘或创伤性肾动脉瘤,同时可行选择性肾动脉分支栓塞以控制出血。

5. MRI 诊断肾损伤的作用与CT类似,但对血肿的显示比CT更具特征性。

【治疗要点】

以抢救生命,尽量保留肾为处理原则。治疗肾损伤的处理与损伤程度直接相关。轻微肾挫伤经短期休息可以康复,多数肾挫裂伤可用保守治疗,仅少数需手术治疗。

1. 紧急处理 对有大出血、严重休克时应迅速输血和积极复苏处理。一旦病情稳定,应尽快行定性检查,确定肾损伤的范围和程度,并确定是否合并其他脏器损伤,作好手术探查的准备。

2. 非手术治疗 适用于肾挫伤、轻型肾裂伤及无其他脏器合并损伤的患者。

(1)卧床休息:绝对卧床休息2~4周,待病情稳定、血尿消失后患者可离床活动。通常损伤后4~6周肾挫裂伤才趋于愈合,过早、过多下床活动有可能再度出血。非手术保守治疗恢复后2~3个月内不宜参加重体力劳动。

(2)药物治疗:①止血:根据病情选择合适的止血药,如酚磺乙胺等。②补充血容量,维持水电解质平衡:给予输液、输血等支持治疗。可选用羟甲淀粉扩容,必要时输血,以补充有效循环血量和水电解质平衡。③抗感染:应用广谱抗菌类药物预防和治疗感染。④止痛:必要时应用镇静、镇痛药。

3. 手术治疗 开放性肾损伤、检查证实为肾粉碎伤或肾盂破裂、肾动脉造影示肾蒂损伤及合并腹腔脏器损伤等,应尽早行手术治疗。保守治疗期间出现下列指征时也应行手术探查:①经积极抗休克治疗后症状未见改善,怀疑有内出血;②血尿逐渐加重,血红蛋白和血细胞比容继续降低;③腰腹部肿块增大;④疑有腹腔内脏器损伤。

(1)开放性肾损伤:原则为手术探查,特别是枪伤或锐器伤。需经腹部切口进行手术清创、缝合及引流并探查腹部脏器有无损伤。

(2) 闭合性肾损伤:若明确为严重肾破裂、肾粉碎、肾蒂伤和肾动脉内膜破裂、内膜剥离,需尽早手术探查。原则为尽量保留肾组织,依具体情况行肾修补术或肾部分切除术。若患肾修复困难,在检查明确对侧肾功能正常情况下可切除患肾。

1) 肾粉碎:对于有生命力的肾组织,应尽可能保留,若肾脏破裂严重,原位修复难度大,可加用肠线网袋束紧或利用大网膜包裹,以达到止血和愈合的目的。如对侧肾功能良好而伤肾修复困难者,可行肾切除。

2) 肾盂破裂:肾盂破裂后大量的外渗尿积聚于肾周,形成尿性囊肿。如腹膜破裂应吸尽腹腔尿液,然后缝合破裂肾盂,放置引流。如肾盂破裂严重,应同时行肾造瘘术。

3) 肾蒂伤:肾蒂伤常由于出血严重、病情危急而难以救治。绝大多数患者,只有紧急切除肾脏,才能彻底止血从而挽救生命;只有少数患者在极早期施行手术,才有可能通过修复术挽救损伤肾。

4) 肾动脉内膜破裂、内膜剥离:可切除受伤血管段行血管吻合术或搭桥术,但需在伤后12h内进行;若损伤已超过18h则患肾功能的损害为不可逆性,再行此类手术无明显意义。一旦确诊为肾动脉损伤性血栓形成,应尽快行手术取栓或血管置换术,以挽救肾功能。

(3) 手术方式:肾损伤患者一般经腹切口施行手术。先探查并处理腹腔损伤脏器,再切开后腹膜,显露并阻断肾动脉,然后切开肾脂肪囊探查肾脏。肾周筋膜为制止肾继续出血的屏障,在未控制肾动脉出血之前不宜切开肾周筋膜,否则易发生难以控制的出血,而被迫施行不必要的肾切除。可根据肾损伤的程度施行破裂的肾实质缝合修复、肾部分切除、肾切除或选择性肾动脉栓塞术。

4. 并发症的处理 肾损伤后的近期并发症有腹膜后尿性囊肿、残余血肿并发感染及肾周脓肿,可经皮穿刺或切开引流治疗。远期并发症有高血压及肾积水。恶性高血压需施行血管修复或肾切除。输尿管狭窄、肾积水需施行成形术或肾切除术。其他远期并发症还有肾萎缩、肾脂肪性变、肾盂肾炎等。由于肾段动脉损伤和假性肾动脉瘤所致迟发性出血可行选择性肾血管栓塞治疗。

【护理评估】

1. 术前评估

(1) 健康史和相关因素:包括患者的一般情况、受伤史、既往史等。

1) 一般情况:患者的年龄、性别、婚姻、职业及运动爱好等。

2) 受伤史:了解受伤的原因、时间、地点、部位、姿势、暴力性质、强度和作用部位,受伤至就诊期间的病情变化及就诊前采取的急救措施,效果如何;损伤后是否发生腹痛或腰痛,腹、腰痛的特点,程度和持续时间,有无放射痛和进行性加重。

(2) 身体状况

1) 局部:伤部有无皮肤裂伤,腰、腹部有无包块,有无合并腹膜炎体征。

2) 全身:患者的血压、脉搏、呼吸、尿量及尿色变化情况,有无休克症状和体征。

3) 辅助检查:血、尿常规变化情况,B超检查有无异常发现。

(3) 心理-社会状况:患者对伤情和并发症产生的恐惧、焦虑程度,家属对伤情的认知程度和患者所需治疗费用的承受能力。

2. 术后评估

(1) 康复状况:伤口愈合情况,引流管是否通畅,是否合并感染。

（2）肾功能恢复情况是否满意。

（3）心理-社会状况：患者及家属的心理状况，对治疗的配合及有关康复等知识的掌握程度。

【护理诊断/合作性问题】

1. 恐惧　与焦虑与外伤打击、害怕手术和担心预后不良有关。

2. 组织灌流量改变　与创伤、肾裂伤引起的大出血、尿外渗或腹膜炎有关。

3. 潜在并发症　感染。

【护理目标】

（1）患者恐惧与焦虑减轻。

（2）患者可维持有效循环血量。

（3）并发症得到有效的预防或及时发现和处理。

【护理措施】

1. 维持体液平衡，保证组织有效灌流量。

（1）密切观察病情：非手术治疗期间应密切观察病情变化。①密切观察生命体征变化，特别是在肾损伤的第1周非手术治疗过程。②观察血尿情况，定时检测血红蛋白及血细胞比容，了解出血情况，如果血尿液逐渐转清，局部症状逐渐改善，提示出血停止，若血、尿液突然转清，而出现腹部疼痛加重，可能是血凝块堵塞输尿管所致，而不能盲目认为出血停止。③每日检查伤侧局部情况，如触及肿块，应准确测量、标记，并记录其大小范围，以便比较其变化。④若出现少尿及无尿时及时通知医生进行处理。手术治疗的患者应密切观察：①生命体征：维持生命体征的平稳，肾脏是血管极丰富的器官，且手术止血操作较困难，所以术后有发生大出血的可能。②观察尿液的量和颜色：准确测量并记录尿量，一侧肾脏全切除术后，更要注意尿量。如尿量突然减少或尿量逐日减少，应寻找原因，及时处理。手术后12h内，尿大多带有血色，但尿色鲜红且浓时，应立即报告医生。③观察伤口状态及各种引流管、引流物。

（2）维持水电解质及血容量的平衡：建立静脉通道，遵医嘱及时输液，必要时输血，以维持有效循环血量。根据实验室检查结果，合理安排输液种类并及时输入液体和电解质，以维持水、电解质及酸碱平衡。

2. 感染的预防和护理

（1）伤口及引流管的护理：保持手术切口清洁干燥，切口及引流管处敷料渗湿时应及时更换；观察引流物的量、色、性状及气味。各引流管要反复挤压保持通畅，根据引流物的量及性状决定拔管时间。

（2）加强观察：定时测量体温；若患者体温升高、切口处疼痛并伴有血白细胞计数和中性粒细胞比例升高、尿常规示有白细胞及引流管液或切口渗出物为脓性时多提示有感染，应及时通知医生处理，遵医嘱应用抗菌药物。

3. 心理护理　减轻焦虑与恐惧，主动关心、帮助患者和家属了解治愈疾病的方法，解释手术治疗的必要性和重要性，解除其思想顾虑；术后给予患者及家属心理上的支持，解释术后恢复过程。

【护理评价】

（1）患者的恐惧与焦虑是否减轻，情绪是否稳定。

（2）患者的组织灌流量是否正常，生命体征是否平稳，皮肤是否温暖，毛细血管充盈是否正常。

（3）患者术后伤口及损伤肾脏愈合情况，体温及血白细胞计数是否正常，伤口有无感染。

【健康指导】

1. 卧床 肾损伤非手术治疗患者出院后应保证伤后绝对卧床休息2~4周，防止损伤部位再次继发损伤，患者应适时变换体位，预防压疮的发生。

2. 康复指导 非手术治疗、病情稳定后的患者，出院后3个月不宜从事体力劳动或竞技运动。肾切除后的患者须注意保护健肾，防止外伤，不使用对肾功能有损害的药物，如氨基糖苷类抗菌药等。

第二节 膀胱损伤

膀胱损伤(injury of bladder)是指膀胱壁在受到外力的作用时发生膀胱浆膜层、肌层、黏膜层的破裂，引起膀胱腔完整性破坏、血尿外渗。

【病因和分类】

膀胱损伤主要因外力打击引起，极少数由医源性因素导致。膀胱损伤依损伤的原因而分为不同的临床类型。

1. 根据膀胱损伤是否与体表相通分类

（1）开放性损伤：膀胱损伤处与体表相通。多见于战伤，由弹片、子弹或锐器贯通所致，常合并其他脏器损伤如阴道、直肠等，可形成腹壁尿瘘、膀胱直肠瘘或膀胱阴道瘘等。

（2）闭合性损伤：膀胱损伤处不与体表相通，常由上述直接及间接暴力所致。产妇产程过长，膀胱壁被压在胎头耻骨联合之间引起缺血性坏死，可导致膀胱阴道瘘。医源性损伤多为闭合性损伤。

2. 根据膀胱损伤的程度分类

（1）挫伤：仅伤及膀胱黏膜或肌层，膀胱壁未穿破，局部有出血或形成血肿，无尿液外渗，可出现血尿。

（2）膀胱破裂：分为腹膜内型、腹膜外型和混合性膀胱破裂。

1）腹膜内型膀胱破裂：膀胱在充盈状态下受直接暴力撞击，使有腹膜覆盖的膀胱顶部破裂，尿液进入腹腔，形成尿性腹膜炎。

2）腹膜外型膀胱破裂：常因外伤性骨盆骨折刺破膀胱前壁或底部，尿液外渗进入盆腔内膀胱周围间隙。

3）混合性膀胱破裂：同时存在腹膜内型及腹膜外型膀胱破裂，多由火器利刃伤所致，常为复合型损伤。

【临床表现】

膀胱损伤依轻重不同及是否合并其他脏器损伤而有不同临床表现。膀胱壁轻度挫伤可仅有少量血尿或伴下腹部轻度疼痛，短期内可自行消失。膀胱壁全层破裂时症状明显，腹膜外型和腹膜内型各有其特殊表现。

1. 休克 多为合并损伤如骨盆骨折等引起大出血所致。患者表现为脸色苍白、皮肤湿冷和血压下降等。

2. 腹痛 腹膜外型膀胱破裂时,尿外渗及血液进入盆腔及腹膜后间隙引起下腹部疼痛,可有压痛及腹肌紧张,直肠指检有触痛及饱满感。腹膜内型膀胱破裂时,尿液流入腹腔而引起急性腹膜炎症状,并有移动性浊音。

3. 血尿和排尿困难 膀胱壁轻度挫伤者可仅有少量血尿,而膀胱壁全层破裂时由于尿外渗到膀胱周围或腹腔内,患者可有尿意,但不能排尿或仅排出少量血尿。

4. 尿瘘 开放性损伤时,因体表伤口与膀胱相通而有漏尿,若与直肠、阴道相通则经肛门、阴道漏尿。闭合性损伤,在尿外渗继发感染后可破溃而形成尿瘘。

【辅助检查】

1. 实验室检查 尿常规可见肉眼血尿,镜下红细胞满视野。

2. 影像学检查 膀胱造影可见造影剂漏至膀胱外。

3. 特殊检查 导尿试验,经导尿管注入无菌生理盐水200ml至膀胱,5分钟后吸出,若引流出的液体量明显少于或多于注入量,则提示膀胱破裂。

【治疗要点】

尿流改道,避免尿液进一步外流,充分引流外渗的尿液及尽早闭合膀胱壁的缺损。

1. 非手术治疗

(1)应急处理:合并骨盆等损伤而致失血性休克时应积极抗休克治疗,如输血、输液、镇痛等,并尽早使用广谱抗菌药以预防感染。

(2)留置导尿管、持续引流尿液:膀胱轻度损伤,如挫伤或膀胱造影仅见少量尿液外渗、症状较轻的患者,尤其是腹膜外膀胱破裂时,可从尿道插入导尿管,持续引流尿液1~2周,保持尿管通畅。腹膜内膀胱破裂者,若经留置尿管后症状缓解不明显甚至持续加重,应转为手术治疗。

(3)合理使用抗菌药预防感染。

2. 手术治疗 对开放性损伤、经非手术治疗无效及严重膀胱破裂伴有出血、尿外渗、病情严重者,应尽早施行剖腹探查手术。若为腹膜内膀胱破裂,探查时应同时处理腹内其他脏器的损伤,分层修补腹膜与膀胱壁,并作腹膜外耻骨上膀胱造瘘,于耻骨后留置引流管。若为腹膜外破裂,手术时清除外渗尿液、修补膀胱并作耻骨上膀胱造瘘。对血肿稳定者宜慎重,以免使趋于停止的出血再度活跃。充分引流外渗尿液,使用抗菌药预防控制感染。

3. 并发症的处理 对合并骨盆骨折的患者,应予适当处理。合并结肠及直肠损伤时,应行膀胱及结肠造瘘,并彻底清创后修补膀胱及肠道损伤处,待伤口愈合后再去除膀胱造瘘管,封闭结肠造瘘。盆腔血肿应尽量避免切开,以免再次引发大出血,出血难以控制时可行选择性盆腔血管栓塞术。

【护理评估】

1. 术前评估

(1)健康史和相关因素:包括患者的一般情况、受伤史和既往史等

1)一般情况:患者的年龄、性别、婚姻、职业及运动爱好等。

2)受伤史:患者受伤的原因、时间、部位、暴力性质、强度和作用部位,就诊前采取的救治措施及效果;损伤后是否发生腹痛,腹痛的特点、程度和持续时间,有无放射痛和进行性加重;有无血尿、尿痛或排尿不畅。

3）既往史：有无膀胱损伤和手术史等。
（2）身体状况
1）局部：受伤处皮肤有无破裂、出血、淤斑以及范围大小；局部有无肿胀及尿液渗漏。
2）全身：患者的血压、脉搏变化情况，有无休克的临床表现。
3）辅助检查：评估患者实验室、影像学等检查结果，以判断患者除膀胱损伤外，有无其他合并损伤。
（3）心理和社会支持状况：患者对自身伤情的了解程度，对并发症的恐惧、焦虑程度；患者和家属对所需治疗费用的承受能力。

2. 术后评估　有无继发出血及感染的发生。

【护理诊断/合作性问题】

1. 恐惧与焦虑　与外伤打击、害怕手术和担心预后不良有关。
2. 组织灌流量改变　与膀胱破裂、骨盆骨折损伤血管出血、尿外渗或腹膜炎有关。
3. 潜在并发症　感染。
4. 排尿异常　与膀胱破裂不能储尿有关。

【护理目标】

（1）患者恐惧与焦虑减轻。
（2）患者能够维持足够的循环血量。
（3）未发生感染或感染已控制。
（4）患者排尿功能恢复。

【护理措施】

1. 减轻焦虑和恐惧
（1）心理护理：主动关心、帮助患者了解伤情，解释目前采用的治疗方法的可行性，消除患者及家属的顾虑，以取得配合。
（2）加强入院宣教和沟通：通过认真细致的工作态度、娴熟的技术取得患者及家属的信任，与患者及时沟通，尽量满足患者的合理需求，使患者的恐惧心理减轻甚至消失。

2. 维持体液平衡和有效循环血量
（1）密切观察患者生命体征：定时测量呼吸、脉搏、血压，准确记录尿量，了解患者的病情变化。
（2）输液护理：根据患者内环境变化情况给予合理输液，必要时输血，维持有效循环血量，同时注意保持水、电解质及酸碱平衡。

3. 并发症的预防与护理　观察患者体温变化；及时了解血、尿常规检查结果；保持伤口清洁、干燥，注意观察引流物的量、色、性状及气味；保持各引流管引流通畅。若发现患者体温升高、伤口疼痛、引流管内容物及伤口渗出物为脓性、血白细胞计数和中性粒细胞比例上升，常提示有继发感染，应及时通知医生并遵医嘱应用抗菌类药物。

4. 排尿异常的护理　患者因膀胱破裂行手术修补后1周内不能自行排尿，需留置导尿或膀胱造瘘，对此类患者应加强导尿管或膀胱造瘘的护理。
（1）留置导尿管：定时观察，保持引流管通畅，防止逆行感染；定时清洁、消毒尿道外口；鼓励患者多饮水；每周行尿常规化验及尿培养一次。遵医嘱8～10天后拔除导尿管。
（2）膀胱造瘘管：定时观察，保持引流通畅；造瘘口周围定期换药；每周行尿常规及尿培养检验一次。拔管时间一般为 10 天左右,但拔管前需先夹闭此管,观察患者排尿情况良好后再拔除膀胱造瘘管,拔管后造瘘口适当堵塞纱布并覆盖。

【护理评价】
(1) 患者恐惧与焦虑是否减轻。
(2) 患者组织灌流是否正常,生命体征是否平稳,皮肤是否温暖,毛细血管充盈是否正常。
(3) 患者伤口及膀胱破口愈合情况,尿外渗引流及吸收情况,体温及白细胞计数是否正常,伤口有无感染。
(4) 患者排尿异常状态是否得以纠正,恢复正常排尿。

【健康指导】
(1) 膀胱造瘘或留置导尿管在拔除之前要夹闭导尿管,以使膀胱扩张到一定的容量,达到训练膀胱机能的目的后再拔除导尿管。
(2) 膀胱破裂合并骨盆骨折者有部分患者发生勃起功能障碍,患者在伤愈后须加强训练心理性勃起及采取辅助性治疗。

第三节 尿道损伤

尿道损伤(urethral trauma)多见于男性。男性尿道以尿生殖膈为界,分为前、后两段。前尿道包括球部和阴茎体部,后尿道包括前列腺部和膜部。前尿道损伤多发生在球部,而后尿道损伤多在膜部,早期处理不当,常产生尿道狭窄、尿瘘等并发症。

【病因和分类】
1. 按尿道损伤是否与体表相通分类
(1) 开放性损伤:因弹片、锐器伤所致,常伴有阴茎、阴囊、会阴部贯通伤。
(2) 闭合性损伤:常因外来暴力所致,多为挫伤或撕裂伤。会阴部骑跨伤时将尿道挤向耻骨联合下方,引起尿道球部损伤。骨盆骨折引起尿生殖膈移位,产生剪力,使膜部尿道撕裂或撕断。经尿道器械操作不当可引起球膜部交界处尿道损伤。

2. 按尿道损伤程度分类
(1) 尿道挫伤:尿道内层损伤,阴茎及筋膜完整;仅有水肿和出血,可以自愈。
(2) 尿道裂伤:尿道壁部分全层断裂,引起尿道周围血肿和尿外渗,愈合后可引起瘢痕性尿道狭窄。
(3) 尿道断裂:尿道完全离断,断端退缩、分离,血肿和尿外渗明显,可发生尿潴留。

【病理生理】
1. 尿道球部损伤 血液及尿液渗入会阴浅筋膜包绕的会阴袋,使会阴、阴茎、阴囊和下腹壁肿胀、淤血。处理不当或不及时,可发生广泛的皮肤、皮下组织坏死、感染和脓毒症。

2. 骨盆骨折致尿道膜部断裂 骨折端及盆腔血管丛的损伤可引起大出血,尿液沿前列腺尖处外渗至耻骨后间隙和膀胱周围,若同时有耻骨前列腺韧带撕裂,则前列腺向后上方移位。

【临床表现】
1. 休克 骨盆骨折所致后尿道损伤,常因合并大出血可引起损伤后创伤性失血性休克。

2. 疼痛 尿道球部损伤时会阴部肿胀、疼痛,排尿时加重。后尿道损伤表现为下腹部疼痛,局部肌紧张、压痛。伴骨盆骨折者,移动时疼痛加剧。

3. 尿道出血 前尿道破裂时可见尿道外口流血,后尿道破裂时可无尿道口流血或仅少量血液流出。

4. 排尿困难 尿道挫裂伤后因局部水肿或疼痛性括约肌痉挛,发生排尿困难。尿道断裂时,则可发生尿潴留。

5. 血肿及尿外渗 尿道骑跨伤或后尿道损伤引起的尿生殖膈撕裂时,会阴、阴囊部出现血肿及尿外渗。

【辅助检查】

1. 导尿试验 严格无菌下轻缓插入导尿管,若顺利进入膀胱,说明尿道连续而完整。若一次插入困难,不应勉强反复试插,以免加重局部损伤和导致感染。后尿道损伤伴骨盆骨折时,一般不宜导尿。

2. X 线检查 骨盆前后位片显示骨盆骨折。必要时从尿道口注入造影剂 10~20ml 可确定损伤部位及造影剂有无外渗。

【治疗要点】

1. 非手术治疗

(1) 急诊处理:损伤严重伴出血休克者,需采取输血、输液等抗休克措施。骨盆骨折患者须平卧,勿随意搬动,以免加重损伤。尿潴留不宜导尿或未能立即手术者,可行耻骨上膀胱穿刺吸出膀胱内尿液。

(2) 对症处理:尿道挫伤及轻度裂伤,症状较轻、尿道连续性存在而排尿不困难者,无需特殊治疗。尿道损伤排尿困难或不能排尿、插入导尿管成功者,留置尿管引流 1~2 周。

(3) 应用抗菌药预防感染。

2. 手术治疗

(1) 前尿道裂伤导尿失败或尿道断裂:立即行经会阴尿道修补或断端吻合术,并留置导尿管 2~3 周。病情严重、会阴或阴囊形成大血肿及尿外渗者,行耻骨上方膀胱穿刺造瘘术,3 个月后再修补尿道。

(2) 尿外渗:在尿外渗区作多个皮肤切口,深达浅筋膜下,彻底引流外渗尿液。

(3) 骨盆骨折致后尿道损伤:经抗休克治疗病情稳定后,局麻下作耻骨上高位膀胱造瘘(或穿刺造瘘)。尿道不完全撕裂者,一般在 3 周内愈合,恢复排尿;但须经膀胱尿道造影明确尿道无狭窄及尿外渗后,方可拔除膀胱造瘘管。若不能恢复排尿,则留置导尿造瘘 3 个月,二期施行解除尿道狭窄的手术。

为早期恢复尿道的连续性,避免尿道断端远离形成瘢痕性假道,对部分病情不严重、骨盆环稳定的患者,可施行尿道会师复位术,并留置导尿管 3~4 周;若患者排尿通畅,则可避免二期尿道吻合术。

(4) 并发症处理:为预防尿道狭窄,待患者拔除导尿管后,需定期作尿道扩张术。对晚期发生的尿道狭窄,可用腔内技术经尿道切开或切除狭窄部的瘢痕组织,或于受伤 3 个月后手术切除尿道瘢痕组织,作尿道端端吻合术。后尿道合并直肠损伤时应立即修补,并作暂时性结肠造瘘。若并发尿道直肠瘘,应等待 3~6 个月后再施行修补手术。

【护理诊断/合作性问题】

1. **恐惧与焦虑**　与外伤打击、害怕手术和担心预后不良有关。
2. **组织灌流量改变**　与创伤、骨盆骨折损伤血管出血；尿外渗或腹膜炎有关。
3. **排尿异常**　与尿路感染、尿道损伤、尿瘘及尿道狭窄有关。
4. **潜在并发症**　感染。

【护理措施】

1. **有效缓解患者的恐惧与焦虑**

（1）心理护理：对患者进行正确的引导，热情接待、做好入院宣教。和蔼亲切的态度、周到礼貌的语言可使患者感受到关心和尊重，产生信任，减轻负性情绪的影响，可有效缓解焦虑和恐惧。

（2）形象示范：介绍病区环境及管床医生、护士；以认真细致的工作态度和精湛的医术、护理取得患者的信任，尽量满足患者的合理需求，从而化解患者的恐惧心理。

2. **维持体液平衡**

（1）观察生命体征：准确测量血压、脉搏、呼吸，记录尿量，掌握内环境变化状况。

（2）输液护理：根据患者内环境变化情况和医嘱给予合理输液，必要时输血，以维持体液、电解质及酸碱平衡。

3. **排尿异常的护理**　尿道断裂经修复后并发尿道狭窄可导致排尿困难，属临床常见，应告知患者无须过于担心，遵医嘱定期进行尿道扩张，并根据排尿困难的程度制定尿道扩张的间隔时间。由于尿道扩张有较重的疼痛，患者会产生恐惧心理，此时除向患者解释此治疗的必要性外，还应在进行尿道扩张时根据医嘱采取镇痛措施，如应用镇静、镇痛药，尿道内给予表面麻醉药物等，以减轻患者的痛苦。

4. **并发症的预防及护理**　观察患者的体温及伤处的变化情况，尿道断裂后血、尿外渗容易导致感染，表现为伤处肿胀、搏动性疼痛、体温升高，如发现异常表现应立即通知医生处理，协助引流伤部，并选择有效抗菌药物并合理应用。

【健康指导】

（1）前后尿道损伤经手术修复后患者尿道狭窄的发生率较高，患者需要定期进行尿道扩张以避免尿道狭窄，导致排尿障碍。

（2）继发性功能障碍者应训练心理勃起加辅助性治疗。

（赵　欣）

思 考 题

1. 朱某，男性，27岁。不慎从约3米高处坠落，伤及后右腰肋处，伤后自觉腰腹疼痛，急诊就医。身体评估：面色苍白，脉搏110次/分钟，血压80/50mmHg，右侧上腹部略隆起，有压痛，无反跳痛，轻度肌紧张。B超检查：右肾轮廓不清，右肾周中度积液。尿常规示尿外观红色，镜检红细胞满视野。问题：

（1）该患者发生了肾损伤还是膀胱损伤？

（2）目前，对该患者的处理原则是什么？

（3）该患者最重要的术前评估内容是受伤局部状况还是生命体征？

(4) 该患者目前存在的主要护理诊断/合作性问题有哪些？

2. 蔡某,女性,45岁。因下腹部外伤12h入院。全腹紧张、压痛,腹腔穿刺抽出淡红色液体,伤后12h无排尿。问题：

(1) 该患者最可能发生了肾损伤、膀胱损伤还是尿道损伤？

(2) 为进一步明确诊断,该患者还需要做什么检查？

(3) 请陈述目前患者存在的主要护理诊断/合作性问题及其护理措施。

3. 宋某,男性,25岁。因下腹部被踢伤后,下腹部疼痛和排尿痛而入院。患者下腹部被踢伤后,下腹疼痛,排尿时尤甚,时有血尿,无排尿障碍;查体：下腹部有压痛,无肌紧张;尿中红细胞满视野。问题：

(1) 为确诊为膀胱损伤还需要做哪些辅助检查？

(2) 请陈述目前患者存在的主要护理诊断。

(3) 护士遵医嘱为患者留置导尿管,一般需要持续引流多长时间？

第八章 泌尿系统梗阻患者的护理

> **学习目标**
> 识记：肾积水、良性前列腺增生和尿潴留的病因。
> 理解：肾积水、尿潴留的临床特点；良性前列腺增生的病理与临床特点。
> 运用：能运用护理程序为泌尿系统梗阻患者提供整体护理。

发生在自肾至尿道口任何部位的梗阻都将影响尿液的排出，此现象称为泌尿系统梗阻，又称尿路梗阻（obstruction of urinary tract）。尿路梗阻可致梗阻近端的尿液淤积，尿路扩张积水，梗阻如不能及时解除，可导致肾积水、患侧肾功能损害或丧失；若为双侧梗阻，可导致肾衰竭。尿路梗阻在泌尿外科很常见，且多继发或并发其他泌尿外科疾病，如尿路梗阻后尿潴留、肾积水，易于细菌繁殖而导致感染和形成结石；而感染、结石又会加重梗阻的程度，因此梗阻、感染、结石三者可互为因果关系。因为很多梗阻病因在其他系统章节中已有讲解，本章主要介绍肾积水、良性前列腺增生、尿潴留。

第一节 概 述

泌尿系统是由肾小管、集合管、肾盏、肾盂、输尿管、膀胱和尿道组成的一个管道系统，其主要功能是主动、单向地将肾产生的尿液排出体外。泌尿管道系统保持通畅是维持正常肾功能的必要条件。这个管道系统的任何一个部位受阻，均会引发尿路梗阻。引起尿路梗阻性病变的原因很多（图8-1），既有机械性梗阻、动力性梗阻如先天畸形、结石、肿瘤、狭窄等，也有中枢或周围神经疾病造成某部分尿路功能障碍。

【梗阻的部位和病因】

泌尿系统梗阻病因在不同年龄和性别有一定差异。儿童以先天性疾病，如肾盂输尿管连接处狭窄较多见；青壮年以结石、损伤、炎性狭窄常见；妇女可能与盆腔内疾病有关；老年男性以良性前列腺增生最常见，其次为肿瘤。根据梗阻发生的部位可分为上尿路和下尿路梗阻两类，根据发生的原因一般分为机械性和动力性梗阻。

1. 上尿路梗阻 梗阻部位在膀胱以上，多由结石、肿瘤所致。腹膜后的病变压迫输尿管时也可发生上尿路梗阻。

2. 下尿路梗阻 梗阻部位发生在膀胱尿道，常见原因为前列腺增生、尿道狭窄等。

3. 机械性梗阻 泌尿系统管道内或泌尿系统附近器官的病变均可以导致尿路机械性梗阻。依据病因不同，可分为：①先天性梗阻：由泌尿系统和生殖道先天性畸形所致，常见于小儿，如肾盂输尿管交界处狭窄、下腔静脉后输尿管、输尿管膨出症、输尿管异位开口、后尿道瓣膜症等；②后天性梗阻：泌尿系统管道内肿瘤、结石、炎性狭窄、结核、外伤、腹腔或盆腔纤维化、肿瘤浸润等；还有一些医源性梗阻，如手术或器械检查损伤、肿瘤放射治疗损伤等。

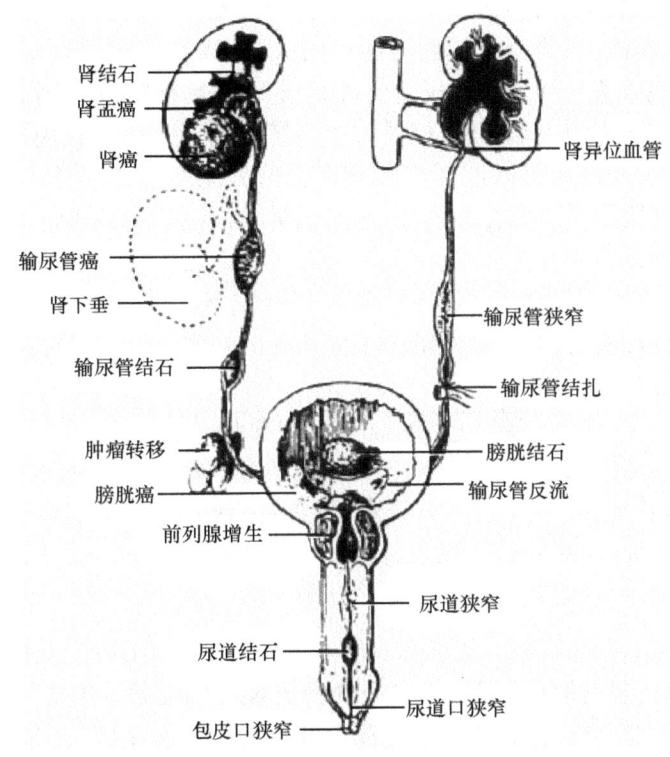

图 8-1　泌尿系统梗阻的常见病因

4. 动力性梗阻　在尿路器官的肌肉或其支配神经发生病变时,尿液不能顺利从上向下排出体外,产生尿液淤积。常见的原因为神经源性膀胱功能障碍等。

【病理生理】

尿路梗阻后,由于梗阻的部位及程度不同,各有差异,但基本病理改变是梗阻部位以上压力增高,尿路扩张积水,梗阻长时间如不解除,终将导致肾积水和肾功能衰竭。

上尿路梗阻时,初期通过增加输尿管肌肉收缩力维持正常排尿功能,后期肌肉逐渐丧失代偿能力,输尿管管壁变薄,肌肉萎缩,收缩力减弱或消失。随着梗阻程度的加重,肾也发生病理改变。肾盂内正常压力约为 $10cmH_2O$,尿路梗阻时其压力不断升高,并经集合管传递至肾小管、肾小球,当压力达到 $25cmH_2O$ 相当于肾小球滤过压时,肾小球即停止滤过,尿液形成停止。肾小球停止滤过时,肾盂内尿液可经肾小管、淋巴管、静脉和间质回流,此时肾盂内压下降,肾小管、肾小球囊内压力亦随之降低,肾小球恢复滤过功能,这种肾内"安全阀"的开放,在梗阻时起到保护肾组织的作用,使梗阻短时间内不引起肾组织严重损害。如果尿路梗阻不解除,尿液继续分泌,由于尿液分泌和回流的不平衡,回流只能起到暂时缓冲作用,结果肾积水使肾盂内压力持续增高,压迫肾小管、肾小球及其附近的血管,造成肾组织缺血缺氧,肾实质逐渐萎缩变薄,肾容积增大,致肾积水,最后全肾成为一个无功能的巨大水囊。

下尿路梗阻,如果发生在膀胱颈部,为了克服排尿阻力,膀胱逼尿肌逐渐代偿增生,纵横交叉的增生肌束形成小梁。如梗阻持续存在,膀胱长期高内压,造成肌束间薄弱部分向壁外膨出,形成小室或假性憩室;后期,膀胱失去代偿能力,肌肉萎缩变薄,容积增大,出现残余尿;膀胱过度膨胀,造成逼尿肌纤维过度牵拉及支配膀胱的神经末梢纤维受损,进一步损害了膀胱的收缩功能;随着膀胱代偿功能的丧失,输尿管口括约肌功能被破坏而逐渐失去抗反流功能,出现尿液自膀胱向输尿管反流,引起上尿路梗阻、肾积水和肾功能损害。

尿路梗阻后,由于尿液引流不畅,极易发生膀胱炎、肾盂肾炎、肾周围炎等感染,且细菌可经过肾盏穹窿部裂隙或通过高度膨胀时变得极薄的尿路上皮层进入血液,造成菌血症。另外,结石是尿路梗阻的另一常见并发症,这是因为梗阻造成尿流停滞与感染,促进了结石形成。梗阻、感染和结石常互为因果,感染和结石可引起梗阻,而梗阻又可以继发感染和结石。而梗阻时尿路失去尿液的冲刷作用,抗菌药物亦不易进入尿路,感染往往难以控制。因此,在处理感染和结石的同时,必须解决尿路梗阻的问题。

第二节 肾 积 水

尿液从肾盂排出受阻,使肾内压力升高、肾盏肾盂扩张、肾实质萎缩,造成尿液积聚在肾内称为肾积水(hydronephrosis)。成人肾积水超过1000ml、小儿超过24h的正常尿量,称为巨大肾积水。

【临床表现】

肾积水患者随梗阻的原因、部位及发展快慢出现不同症状。因先天性病变,如肾盂输尿管连接部畸形、狭窄、异位血管压迫等所致者可长期无明显症状,腹部包块可能是此类患者就诊的最初原因。因结石、肿瘤、炎症和结核引起的继发性肾积水,多以原发病因的症状和体征为主要表现,很少显示肾积水的征象。间歇性肾积水患者多由于输尿管梗阻引起患侧腰腹部疼痛、尿量减少,发作间歇期可排出大量尿液。

肾积水并发感染或肾积脓时,可出现全身中毒症状,有些患者表现为尿路感染症状。双侧肾或孤立肾患者发生完全梗阻时可表现为无尿,以至肾衰竭。

【辅助检查】

1. 实验室检查

(1) 尿液检查:除尿常规检查和尿细菌培养外,需进行结核杆菌和脱落细胞的检查。

(2) 血液检查:通过血常规和生化检查了解有无感染、氮质血症、酸中毒和电解质紊乱。

2. 影像学检查

(1) B超检查:是判断和鉴别肾积水或肿块的首选方法。

(2) X线造影:常规剂量或大剂量的延缓、排泄性尿路造影可了解肾积水的程度和分侧肾功能。必要时行逆行肾盂造影或肾穿刺造影。

(3) CT、MRI检查:可明确和区分增大的肾是积水还是实质性肿块,亦可发现压迫泌尿系统的病变。MRI水成像检查可代替逆行性尿路造影。

(4) 肾图:对肾积水诊断亦有意义。

【治疗要点】

1. 去除病因 去除病因、保留患肾是最理想的处理方法。对肾盂输尿管连接部狭窄者可作肾盂成形术,对结石者可行碎石或取石术。

2. 肾造瘘术 病情危重者先做肾引流术,待感染控制、肾功能改善后,再针对病因治疗。

3. 肾切除术 严重肾积水、功能丧失或肾积脓时,若对侧肾功能良好,可切除病肾。

【护理诊断/合作性问题】

1. 疼痛 与尿路梗阻有关。

2. 潜在并发症 肾脓肿、肾衰竭。

【护理措施】

1. 缓解疼痛 注意患者疼痛的部位、程度、诱因等;出现疼痛时遵医嘱给予解痉止痛。

2. 并发症的观察、预防和护理

(1) 观察和预防感染

1) 注意患者的排尿情况、腹部肿块大小和体温变化。

2) 保持各引流管通畅。肾盂成形术后应保持各引流管通畅及切口清洁。若无漏尿,肾周引流物于术后 3~4 日拔除,肾盂输尿管支架引流管一般于术后 3 周拔除,证实吻合口通畅后拔除肾造瘘管。若切口处或肾周引流管内流出较多的淡黄色液体,常提示有吻合口漏的发生,应及时与医生联系,予以相应处理和护理。

3) 遵医嘱用药。高热者给予物理降温,对并发感染者合理使用抗菌药。

(2) 观察和预防肾衰竭:①严格限制入水量,记录 24h 出入量。②及时处理肾衰竭。③予以低盐、低蛋白质、高热量饮食。

第三节 良性前列腺增生

前列腺分为围绕尿道的腺体和外周腺体两部分。良性前列腺增生(benign prostatic hyperplasia,BPH)简称前列腺增生,俗称前列腺肥大,是男性老人常见病。实际是前列腺细胞增生导致泌尿系统梗阻而出现的一系列临床表现及病理生理改变。男性自 35 岁以后前列腺可有不同程度的增生,50 岁以后出现临床症状。

【病因】

尚未完全明确。目前公认老龄和有功能的睾丸是发病的基础。上皮和基质的相互影响,各种生长因子的作用,随年龄增长而出现的睾酮、双氢睾酮以及雌激素水平的改变和失去平衡是前列腺增生的重要因素。

【病理生理】

良性前列腺增生起源于围绕尿道精阜部的腺体,常以纤维细胞增生开始,继之其他组织亦增生。增生的前列腺可将外围的腺体压扁形成假包膜(外科包膜),与增生腺体有明显界限。增大的腺体使尿道弯曲、伸长、受压成为引起排尿困难或梗阻的机械性因素,前列腺内尤其是围绕膀胱颈增生的、含丰富的 α 肾上腺素能受体的平滑肌收缩则是引起排尿困难或梗阻的功能性因素。

随着长期膀胱出口梗阻,黏膜面出现小梁、小室、憩室;逼尿肌的代偿性肥大可发生不稳定的逼尿肌收缩,致膀胱内高压甚至出现压力性尿失禁。逼尿肌失代偿,则不能排空膀胱而出现残余尿,严重时膀胱收缩无力,出现充溢性尿失禁。长期排尿困难使膀胱高度扩张或膀胱内高压,可发生尿液的膀胱输尿管反流,最终引起肾积水和肾功能损害。由于梗阻后膀胱内尿液潴留,容易继发感染和结石。

【临床表现】
取决于梗阻的程度、病变发展的速度以及是否合并感染和结石,而不在于前列腺本身的增生程度。

1. 症状

(1) 尿频:是最常见的早期症状,夜间更为明显。早期因前列腺充血刺激引起,随梗阻加重残余尿量增多,膀胱有效容量减少,尿频更加明显。

(2) 排尿困难:进行性排尿困难是前列腺增生最主要的症状,但发展缓慢。轻度梗阻时排尿迟缓、断续、尿后滴沥。严重梗阻时排尿费力、射程缩短、尿线细而无力,终成滴沥状。

(3) 尿潴留:严重梗阻者膀胱残余尿增多,长期可导致膀胱无力,发生尿潴留或充溢性尿失禁。在前列腺增生的任何阶段,患者可因受凉、劳累、饮酒等使前列腺突然充血、水肿,发生急性尿潴留。

(4) 其他:前列腺增生时因局部充血可发生无痛性血尿。若并发感染或结石,有尿急、尿痛等膀胱刺激症状。少数患者在后期可出现肾积水和肾功能不全表现。长期排尿困难者可并发疝、痔或脱肛。

2. 体征 直肠指诊时可触到增大的前列腺,表面光滑、质韧、有弹性,中间沟消失或隆起。

【辅助检查】

1. B 超检查 可测量前列腺体积、内部组织结构是否突入膀胱。经直肠超声检查更为精确,经腹壁超声可测量膀胱残余尿量。

2. 尿流动力学检查 尿流率测定可初步判断梗阻的程度;若最大尿流率 < 15ml/s,提示排尿不畅; < 10ml/s 提示梗阻严重。评估最大尿流率时,排尿量必须超过 150ml 才有诊断意义。应用尿动力仪测定压力、流率等可鉴别神经源性膀胱功能障碍、逼尿肌和尿道括约肌功能失调以及不稳定性膀胱逼尿肌引起的排尿困难。

3. 血清前列腺特异抗原(PSA)测定 前列腺体积较大、有结节或较硬时,应测定血清 PSA 以排除合并前列腺癌的可能。

【治疗要点】
包括随访观察、药物治疗、非手术介入治疗和手术治疗。

1. 非手术治疗

(1) 随访观察:无明显前列腺增生症状和无残余尿者需门诊随访,定期复查,每年至少一次。如症状加重,再采用其他处理方法。

(2) 药物治疗:适用于有较轻临床症状、残余尿<50ml 的患者。包括 α 受体阻滞剂、激素、降低胆固醇药物以及植物药疗等。其中以 α-受体阻滞剂特拉唑嗪、5α 还原酶抑制剂非那雄胺最为常用,前者可降低平滑肌的张力,减少尿道阻力,改善排尿功能;后者通过降低前列腺内双氢睾酮的含量使前列腺缩小,改善排尿功能。对症状较轻的病例有良好疗效。

(3) 其他疗法:用于尿道梗阻较重而又不适宜手术者。激光治疗、经尿道气囊高压扩张术、经尿道高温治疗、体外高强度聚焦超声,适用于前列腺增生体积较小者。前列腺尿道支架网适用于不能耐受手术的患者。

2. 手术治疗 症状重的患者,手术治疗仍是最佳选择。手术只切除外科包膜以内的增生部分。方式有经尿道前列腺切除术(transurethral resection of prostate,TURP)、耻骨上经膀胱前列腺切除术和耻骨后前列腺切除术。

【护理评估】

1. 术前评估

(1) 健康史及相关因素:了解患者吸烟、饮食、饮酒和性生活等情况;患者平时饮水习惯,是否有足够的液体摄入和尿量。注意评估患者排尿困难程度及夜尿次数,有无尿潴留情况,有无血尿及尿路刺激症状;是否有定时排尿或憋尿的习惯;有无并发疝、痔、脱肛等情况。注意有无高血压及糖尿病病史以及相关疾病的家族史。

(2) 身体状况

1) 局部:前列腺是否增大,表面是否光滑、质地如何、是否见有疝或痔形成或脱肛现象。

2) 全身:判断有无合并感染的征象;注意重要内脏器官功能情况及营养状况,以评估患者对手术的耐受性。

3) 辅助检查:根据直肠指诊、B超和尿流动力学等检查结果判断前列腺的大小和尿路梗阻程度。

(3) 心理-社会状况:前列腺增生是一种症状进行性逐渐加重的疾病。尿频,特别是夜尿次数的增多将严重影响患者的休息与睡眠;排尿困难,甚至尿潴留、血尿等症状可造成患者肉体上的痛苦及较大的精神压力;留置尿管又给患者带来很多生活的不便;患者多希望能尽快得到治疗及希望护士能给予更多的照顾,帮助其解决手术前后生理及心理的问题。因此,应了解患者及家属对拟采取的治疗方法、对手术及可能导致并发症的认知程度、家庭经济承受能力,以提供相应的心理支持。

2. 术后评估 注意膀胱引流管是否通畅,膀胱冲洗液的颜色、血尿程度及持续时间;切口愈合情况;术后是否出现膀胱痉挛;水电解质平衡状况,了解有无TUR综合征表现。

【护理诊断/合作性问题】

1. 排尿形态异常 与膀胱出口梗阻、逼尿肌受损、留置尿管和手术刺激有关。

2. 疼痛 与逼尿肌功能不稳定、导管刺激、血块堵塞冲洗管引起的膀胱痉挛有关。

3. 潜在并发症 TUR综合征、尿频、尿失禁、出血。

【护理目标】

(1) 患者恢复正常排尿形态。

(2) 患者主诉疼痛减轻或消失。

(3) 患者未发生并发症,若发生能够得到及时发现和处理。

【护理措施】

1. 保持尿液排出通畅

(1) 观察排尿情况:注意排尿次数和特点,特别是夜尿次数。为保证患者的休息和减轻焦虑的心情,可遵医嘱给予镇静安眠药物。

(2) 避免急性尿潴留的发生:鼓励患者多饮水,勤排尿。多摄入粗纤维食物,忌饮酒及辛辣食物,以防便秘。

(3) 及时引流尿液:残余尿量多或有尿潴留致肾功能不全者,及时留置尿管引流尿液,改善膀胱逼尿肌和肾功能。做好留置导尿管或耻骨上膀胱造瘘的患者的护理。

(4) 避免膀胱内血块形成

1) 保证入量:鼓励患者术后多饮水,保证足够尿量。

2) 作好膀胱冲洗护理:前列腺切除术后都有肉眼血尿,术后需用生理盐水持续冲洗膀胱 3~7 日。①冲洗速度,可根据尿色而定,色深则快、色浅则慢。随冲洗持续时间延长,血尿颜色逐渐变浅;若尿色深红或逐渐加深,说明有活动性出血,应及时通知医生处理。②确保冲洗及引流管道通畅,若引流不畅应及时作高压冲洗抽吸血块,以免造成膀胱充盈、痉挛而加重出血。③准确记录尿量、冲洗量和排出量,尿量=排出量-冲洗量。

2. 缓解疼痛 前列腺术后患者可因逼尿肌不稳定、导管刺激、血块堵塞冲洗管等原因引起膀胱痉挛,导致阵发性剧痛。术后留置硬脊膜外麻醉导管者,按需定时注射小剂量吗啡有良好效果;也可口服硝苯地平、丙胺太林、地西泮或用维拉帕米加入生理盐水内冲洗膀胱。

3. 并发症的预防与护理

(1) TUR 综合征:行 TURP 的患者因术中大量的冲洗液被吸收可致血容量急剧增加,出现稀释性低钠血症,患者可在几小时内出现烦躁、恶心、呕吐、抽搐、昏迷,严重者出现肺水肿、脑水肿、心力衰竭等,称为 TUR 综合征。应加强观察,一旦出现,遵医嘱给予利尿剂、脱水剂,减慢输液速度,对症处理。

(2) 尿频、尿失禁:为减轻拔管后出现的尿失禁或尿频现象,一般在术后第 2~3 天嘱患者练习收缩腹肌、臀肌及肛门括约肌;也可辅以针灸或理疗等。尿失禁或尿频现象一般在术后 1~2 周内可缓解。

(3) 出血:加强观察。指导患者在术后 1 周逐渐离床活动;避免增加腹内压的因素、禁止灌肠或肛管排气,以免造成前列腺窝出血。

4. 其他

(1) 对于拟行 TURP 的患者,术前协助医生探扩尿道。

(2) 导管护理:术后有效固定或牵拉气囊尿管,防止患者坐起或肢体活动时气囊移位而失去压迫膀胱颈口的作用,导致出血。行开放性手术的患者,多留置引流管,不同类型的引流管留置的时间长短不一。

1) 耻骨后引流管术后 3~4 日待引流量很少时拔除。

2) 耻骨上前列腺切除术后 5~7 日拔除导尿管。

3) 耻骨后前列腺切除术后 7~9 日拔除导尿管。

4) TURP 术后 3~5 日尿液颜色清澈即可拔除导尿管。

5) 膀胱造瘘管通常在术后 10~14 日排尿通畅时拔除。

(3) 饮食:术后 6h 无恶心、呕吐者,可进流食,1~2 日后无腹胀即可恢复正常饮食。鼓励患者多饮水、进食富含纤维的食物,以免便秘。

【护理评价】

(1) 患者排尿形态是否恢复正常,排尿是否通畅、能否控制。

(2) 患者疼痛是否减轻。

(3) 患者是否发生并发症,若发生是否得到及时发现和处理。

【健康指导】

1. 生活指导

(1) 采用非手术治疗的患者,应避免因受凉、劳累、饮酒、便秘而引起的急性尿潴留。

(2)预防出血:术后1~2个月内避免剧烈活动,如跑步、骑自行车、性生活等,防止继发性出血。

2. 康复指导

(1)排尿功能训练:若有溢尿现象,患者应有意识地经常锻炼肛提肌,以尽快恢复尿道括约肌功能。

(2)自我观察:TURP患者术后有可能发生尿道狭窄。术后若尿线逐渐变细,甚至出现排尿困难,应及时到医院检查和处理。有狭窄者,定期行尿道扩张,效果较满意。附睾炎常在术后1~4周发生,故出院后若出现阴囊肿大、疼痛、发热等症状应及时去医院就诊。术后前列腺窝的修复需3~6个月,因此,术后可能仍会有排尿异常现象,应多饮水。

(3)门诊随访:定期行尿液检查、复查尿流率及残余尿量。

3. 心理和性生活指导

(1)前列腺经尿道切除术后1个月、经膀胱切除术2个月后,原则上可恢复性生活。

(2)前列腺切除术后常会出现逆行射精,不影响性交。少数患者可出现阳痿,可先采取心理治疗,同时查明原因,再进行针对性治疗。

第四节 尿 潴 留

尿潴留是指尿液潴留在膀胱内不能排出,急性尿潴留(acute retention of urine)是一种常见急症,需及时处理。

【病因和分类】

病因很多,可分为机械性和动力性两类。

1. 机械性梗阻 任何导致膀胱颈部及尿路梗阻的病变,如前列腺增生、尿道损伤、尿道狭窄、膀胱尿道结石、异物和肿瘤等均可引起急性尿潴留。

2. 动力性梗阻 膀胱、尿道并无器质性病变,尿潴留系排尿功能障碍所致,如中枢或周围神经系统病变、脊髓麻醉和肛管直肠手术后、应用松弛平滑肌的药物如阿托品等;也可见于高热、昏迷、低血钾或不习惯卧床排尿者。

【临床表现】

发病突然,膀胱胀满但滴不出尿,患者十分痛苦;耻骨上可触及膨胀的膀胱,用手按压有尿意。

【治疗要点】

解除病因,恢复排尿。病因不明或一时难以解除者,则需先作尿液引流。

1. 非手术治疗

(1)病因处理:某些病因如包皮口或尿道口狭窄、尿道结石、药物或低血钾引起的尿潴留,经对因处理后可很快解除,恢复排尿。

(2)诱导、药物或导尿:对术后动力性尿潴留可采用诱导排尿的方法、针灸、穴位注射新斯的明或在病情允许下改变排尿姿势。若仍不能排尿,可予以导尿。

2. 手术治疗 不能插入导尿管者,可采取耻骨上膀胱穿刺抽出尿液。对需长期引流者应行耻骨上膀胱造瘘术。

【护理诊断/合作性问题】

1. 尿潴留 与尿路梗阻有关。

2. 潜在并发症 膀胱出血。

【护理措施】

1. 解除尿潴留

（1）解除原因：协助医生辨明尿潴留的原因，并解除病因。

（2）促进排尿：对于术后尿潴留患者给予诱导排尿，必要时在严格无菌操作下导尿，并做好尿管和尿道口的护理。对行耻骨上膀胱穿刺或耻骨上膀胱造瘘术者，做好膀胱造瘘管的护理并保持通畅。

2. 避免膀胱出血 注意一次放尿量不可超过1000ml，以免引起膀胱出血。

（赵 欣）

思 考 题

1. 林某，男性，68岁。既往有进行性排尿困难多年，就诊前因饮酒后不能排尿，身体评估发现膀胱区明显膨隆。问题：

（1）该患者最可能的疾病诊断是什么？

（2）患者目前存在的首优护理问题是什么？护士应如何处理？

（3）患者TURP术后第1天，一般情况好，无恶心、呕吐、腹胀，膀胱冲洗通畅。那么患者目前适宜的体位是什么？为什么做膀胱冲洗？通常术后多久拔除膀胱冲洗管？

2. 马某，男性，72岁。因腹痛、下腹膨隆、16h未排尿而入院。患者既往进行性排尿困难，夜尿次数增多，尿潴留，直肠指诊发现前列腺明显肿大，初步诊断为良性前列腺增生。问题：

（1）良性前列腺增生的典型症状是什么？该患者最早出现的症状可能是什么？

（2）目前患者发生急性尿潴留，护士首选的有效处理方法是什么？

（3）该患者将采取的主要治疗方法是什么？

第九章 尿石症患者的护理

> **学习目标**
> 识记:尿石症的概念、分类病因及危险因素。
> 理解:尿石症的病因与发病机制、病理特点和临床表现。
> 运用:尿石症患者的护理评估、护理诊断和护理措施。

尿石症(urolithiasis)又称尿路结石,为多种病理因素相互作用引起的泌尿系统内任何部位的结石病,是肾结石(renal calculi)、输尿管结石(ureteral calculi)、膀胱结石(vesical calculi)和尿道结石(urethral Calculi)的总称,为很常见的泌尿外科疾病。尿石症是一种古老的有记载疾病,在我国医籍《黄帝内经》中等被称为"淋"、"石淋"和"砂淋"。传统的治疗方法主要是采用开放式泌尿系统取石手术。20世纪末,尿石症的病因学研究和临床治疗取得了突破性进展:①冲击波碎石:是利用体外骤然冲击波粉碎尿路结石的技术,取代了传统的取石手术;②体内碎石:是利用微创腔道进行体内碎石的技术,包括经皮肾镜碎石和经输尿管镜碎石,为治疗复杂性尿路结石开辟了新途径;③代谢评估:是揭示和诊断尿石病病因的一种生物化学评估方法,已成为评估成石危险因素的金标准。

第一节 概 述

【尿石症流行特点】

尿石症是泌尿外科的三大疾病之一,因生活习惯、地理位置和种族的不同,患病率在1%~15%,发病率在0.04%~0.40%。尿石病是一种终生性疾病,复发率很高,10年复发率为50%,两次发病中位间期为9年。尿石症好发年龄为30~50岁,男性高峰年龄为35岁,女性两个高峰年龄即30岁和55岁,男女之比为(2:1)~(3:1)。25%的患者有一级亲属家族史,而且复发率也较普通人群高。

影响结石流行的因素很多,年龄、性别、种族、遗传、环境因素、饮食习惯、营养状况、劳动强度、生活卫生条件、社会经济发展水平和职业对结石的形成影响很大。某些人群中,如高温作业的人员、飞行员、海员、外科医生、办公室工作人员等发病率相对较高。饮食中动物蛋白过多、精制糖多、纤维少者,上尿路结石发病多。原发性膀胱结石多见于男孩,与营养不良和低蛋白饮食有关。在全球范围内,尿石症具有明显的地理分布特征,热带和亚热带是其好发地区。在我国,南方比北方更为多见,夏季的发生率明显高于其他季节。上尿路结石在富裕地区常见,而下尿路结石在贫穷地区居多,其中主要是小儿膀胱结石。迄今,我国的上尿路结石和下尿路结石大约分别占95%和5%。

【尿结石物质组成及特性】

结石由晶体和基质组成。①晶体:是结石的主体部分,约占结石干重的97%。②基质:

约占3%,是类似尿黏蛋白物质。基质与结石的因果关系尚未确定。临床上比较重要的晶体成分有10余种,根据化学成分可概括为五大类:草酸钙类(一水草酸钙、二水草酸钙)、磷酸钙类(羟基磷灰石、碳酸磷灰石、二水磷酸氢钙、磷酸三钙)、尿酸类(无水尿酸、二水尿酸、尿酸铵、一水尿酸钠)、磷酸铵镁(六水磷酸铵镁)和胱氨酸。

多数结石是混合性结石,含两种以上的成分,以其中的一种为结石主体。含钙类结石(包括草酸钙结石、磷酸钙结石及两者的混合结石)最多见,接近结石总数的90%;尿酸类结石大多发生于男性患者;磷酸铵镁结石则大多见于女性患者;胱氨酸结石在儿童中的比率较高;碳酸钙结石、二氧化硅结石等少见。

草酸钙结石,其质硬、不易碎、粗糙、不规则、呈葚样、棕褐色、平片易显影。磷酸钙、磷酸铵镁与尿路感染和梗阻有关,易碎,表面粗糙,不规则,常呈鹿角形,灰白色、黄色或棕色,平片可见多层现象。尿酸结石与尿酸代谢异常有关,其质硬、光滑、多呈颗粒状、黄色或红棕色,纯尿酸结石不被平片所显影。胱氨酸结石是罕见的家族性遗传性疾病所致,质坚、光滑、呈蜡样、淡黄至黄棕色,平片亦不显影。

【尿石形成机制】

尿石的形成机制尚未完全清楚,有多种学说,肾钙化斑、过饱和结晶、结石基质、晶体抑制物质、异质促进成核学说是结石形成的基本学说。许多资料显示,尿路结石形成可能是多种影响因素共同促成的结果。其中,尿中成石物质浓度过高所致的尿液过饱和是结石形成过程中最为重要的驱动力。尿饱和度在一天中常有较大幅度的波动。即使在短时间内,高度饱和的尿液也可能会触发微结石形成。结石的始发部位可能多在肾小管。结石形成大致经过以下几个步骤。

1. 结晶核形成 在形成晶体之前,必须先形成晶核。在尿液中一般是由外来颗粒诱发晶核形成,即异质性成核。这些外来颗粒多为上皮细胞碎片、各种管型、红细胞、基质或其他结晶等。肾集合管基底膜和肾乳头表面的钙化亦可诱发成核。

2. 结晶生长 过饱和尿液中的离子不断沉积到晶核的表面,使晶体逐渐长大。由于集合管的管腔直径仅为 $50 \sim 200 \mu m$,单靠结晶生长所致的体积还不足以引起管腔阻塞,这些晶体被冲入肾盂并随尿液排出。

3. 结晶聚集 尿中的晶核或结晶亦可借助化学或电学的驱动力相互聚合成较大的晶体颗粒,这一过程称为结晶聚集。结晶聚集的危险在于其发生速度较快,甚至可出现在未饱和的尿中。这种聚集体的体积较大,足以阻塞肾集合管和肾乳头管的管腔。然而,由于结晶聚集体非常脆弱,即使阻塞肾集合管,一般也达不到形成临床结石所需的时限。

4. 结晶滞留 亦称晶体-细胞相互作用,是结石形成的关键步骤之一。结晶或其聚集体往往需要通过基质的黏合作用附着于受损的肾集合管上皮细胞,或是通过结晶与细胞之间电荷的作用介导了晶体与细胞表面吸附,并使晶体陷入细胞内,形成一个稳定的"立足点"后逐渐长大,最终形成临床结石。

在非钙(尿酸、胱氨酸、磷酸铵镁)结石形成的过程中,一般单纯尿液过饱和就是成石的充分条件,但对含钙结石却非如此,除了尿液过饱和外,有时它还取决于尿饱和度与结晶抑制因子之间的平衡。在正常情况下,尿中钙性成石物质的饱和度往往超过其溶解度。例如,正常尿中草酸钙的浓度是其溶解度的4倍,但并不形成结石,这主要是依赖结晶抑制因子(如枸橼酸盐、焦磷酸盐、镁)的活性作用。结晶抑制因子主要通过两种作用抑制结石形成:一是直接抑制,结晶抑制因子能够吸附在晶体表面的生长点上,组织结晶的成核、生长和聚集；二是间接抑制，某些抑制因子能够络合某些成石物质，形成可溶性络合物，降低成石物质的尿饱和度。因此，尿中结晶抑制因子的含量降低也是钙性结石的形成条件之一。

【病因和危险因素】

尿石的成因，既有尿石形成的尿过饱和第一驱动力作用，又有涉及导致尿过饱和的高尿钙尿、高草酸尿、低枸橼酸尿、胱氨酸尿等危险因素作用。少数是内因（基因）或外因（环境）的单一作用所致，多数是两者共同作用的结果。

1. 内在因素 身体的代谢异常、尿路的梗阻、感染、异物是结石形成的常见内在病因。

（1）代谢异常：尿路结石大多是由人体代谢产物构成，不同成分的结石可以反映体内相应成分的代谢异常。尿液内常见的成石成分包括钙、草酸、尿酸、胱氨酸等，任何生理紊乱引起这些成石物质在尿液中排泄过多而致尿高度过饱和（或）其结晶抑制因子缺乏时，都有可能启动结石形成和促进结石生长。①引起草酸钙结石的代谢异常有：肠道吸收钙的能力异常增加，使尿钙排出增多；肾小管对钙的重吸收功能受损而造成肾脏漏钙；甲状腺旁腺功能亢进引起骨骼脱钙，致使钙从肾脏滤除增加。②常染色体显性异常病肾小管性酸中毒，肾酸化功能减弱，致使尿 pH 升高，磷酸钙在碱性环境中发生沉淀析出，形成磷酸钙结石。③痛风患者，嘌呤核苷酸代谢酶缺陷，嘌呤合成增加，尿酸产生多、排泄障碍，易并发尿酸结石。④常染色体隐性或部分隐性遗传病胱氨酸尿，肾小管对胱氨酸的转运发生障碍时，胱氨酸重吸收减少，大量胱氨酸排入尿液，极易在酸性尿液中发生饱和结晶，形成胱氨酸结石。

（2）局部因素：发生于泌尿系统的感染、梗阻、异物等局部因素，可继发结石。①泌尿系感染时，细菌、坏死组织、脓块等均可成为结石的晶核，尤其与磷酸铵镁和硫酸钙结石的形成有关。②机械性尿路梗阻、尿动力学改变、肾下垂等原因均可以引起尿液的淤滞，促使结石形成。③长期留置尿管、内支架、手术遗留在尿路的丝线等可成为结石的晶核诱发结石。

2. 外部因素

（1）气候环境：可以直接或间接诱发结石形成。在热带和亚热带结石发生率较高。夏季是发病的高峰。其首要原因是气温高，人体通过排汗和呼吸丢失的水分增加，尿液浓缩，成石物质浓度增高。其次是由于日照时间长，人体合成 1,25-二羟基维生素 D_3 增加，促进了肠道钙吸收，尿钙的排泄也随之增多。

（2）饮食：①水分：水分摄入不足，尿量 < 1000ml/d，结晶形成的机会明显增加；尿量 < 500ml/d，结石形成的概率增加。②蛋白质：大量摄入动物蛋白后，作为其代谢产物的氨基酸可增加体内酸负荷，骨骼脱钙，引发高尿钙。肉类蛋白富含嘌呤，过多食用，尿酸排泄增加，易发生尿酸结石，且高尿酸尿还会诱发草酸钙结晶沉淀。③钙：摄钙过量可致高钙尿。④钠：摄钠过多也会导致高钙尿。⑤镁：不仅是一种结晶抑制因子，也是一种络合因子，能与尿中游离草酸结合成可溶性草酸镁。长期低镁饮食可引发结石。⑥维生素：维生素 A 在尿石症患者的血清中往往较低；维生素 B_6 是乙醛酸转变为甘氨酸的辅酶，缺乏时草酸合成增加。

（3）药物：可通过两种方式引起结石形成。一是增加体内某些成石物质的排泄率；二是药物本身或其代谢产物直接在尿路中沉淀，这种药物性结石非常少见。①糖皮质激素：长期使用可使骨骼脱钙，导致高钙尿。②维生素：每日服用维生素 C 超过 500mg 时，尿草酸增加，可诱发草酸钙结石；长期过量服用维生素 D 或鱼肝油，可引发肾结石、肾钙化。③磺胺类药物：易在酸性尿中形成难溶性乙酰化合物结晶，或本身可直接形成磺胺结石。

（4）有机化合物：如化工原料三聚氰胺。食用被三聚氰胺污染的配方奶粉，可致二水尿酸和尿酸铵混合结石，我国 2008 年因"三鹿"奶粉暴发的至少 29.4 万名婴儿尿路结石就属于此。

【病理生理】

尿路结石在肾脏或膀胱内形成。绝大多数结石起源于肾乳头，脱落后可移至尿路任何部位并继续长大，小结石可随尿液自然排出；膀胱结石可起源于膀胱，也可以来自上尿路的结石作为核心在膀胱内不断长大而形成；输尿管结石和尿道结石一般是结石排出过程中在此停留所致。

尿路结石可引起泌尿道直接损伤、梗阻、感染、甚至恶变。结石本身的直接刺激可致尿路黏膜充血、水肿、糜烂或脱落。所有这些病理生理改变与结石部位、大小、数目、继发炎症和梗阻程度等有关。一些体积较大或嵌顿在管腔内的结石可在局部引起溃疡、肉芽肿或瘢痕性狭窄，偶尔并发恶变。输尿管结石梗阻时，容易导致进行性肾损害，主要表现为肾盂内、集合管内和肾间质的压力升高，肾盂和肾盏扩张，引起肾积水，同时肾小球滤过率和肾血流量下降，肾功能损害；如果梗阻持续存在，肾功能将发生不可逆损害。肾盂和膀胱结石时，因其容积较大，对肾脏的损害程度较输尿管结石轻。尿路结石合并梗阻时，由于尿液淤滞，有时可能会并发尿路感染，而感染又会引发结晶的析出和沉淀，使原有的结石体积迅速增大，会进一步加重尿路梗阻，形成恶性循环。

【防治原则】

结石防治的总原则是：去除病因，防止结石复发；消除结石，保护肾脏功能。当今的结石防治体系（图 9-1）已经相当完备有效，但目前国内因各种原因，临床上往往只重视去除结石的疾病结果治疗，只有同样重视结石病因的治疗，才能有效地防止结石复发。

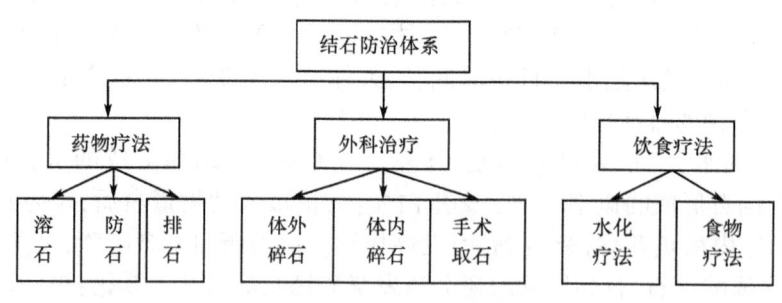

图 9-1 结石防治体系

1. 药物疗法 分为溶石、防石和排石疗法，相关结石治疗的药物机制、用途和用法见表 9-1。①溶石疗法：用于非钙性结石，90% 的尿酸结石可被彻底溶解，而磷酸镁铵结石、胱氨酸结石只能部分溶解；②防石疗法：对于含钙结石，目前尚无有效的溶石药物，现有药物只是用来预防结石复发；③排石疗法：代表性药物是 α_1 受体阻滞剂，如坦索罗辛、萘哌地尔等，但仅用于下段输尿管结石和肾结石碎石后的辅助排石。

表9-1 结石治疗药物机制、用途

结石种类	药物	机制	剂量	用途
含钙结石	枸橼酸钾	结晶抑制因子、钙络合剂	2.0g,tid	用于低枸橼酸尿
	氢氯噻嗪	增强肾脏对钙的重吸收	25mg,qd 或 bid	除甲状旁腺亢进之外的各种钙尿
尿酸结石	枸橼酸钾	碱化尿液	2.0g,tid	将 pH 控制在 6.5~7.5
	别嘌醇	抑制尿酸合成	100mg,tid	高尿酸血或高尿酸尿
硫酸铵镁结石	抗生素	控制细菌尿		根据药敏试验选用
	乙酰氧肟酸	解脲酶竞争抑制剂	2500mg,bid	术后残石或无法行外科治疗者
胱氨酸结石	枸橼酸钾	碱化尿液	2.0g,tid	把尿 pH 维持在 7.0
	硫普罗宁	胱氨酸结合剂	250mg,tid	用于重度胱氨酸尿

2. 外科治疗 多是针对结石本身的治疗,只有少数是针对结石病因的治疗(如甲状旁腺切除、尿路整形等)。体外冲击波碎石技术(shock wave lithotripsy,SWL)已成为肾结石治疗的第一线选择。肾结石、输尿管结石在尿路滞留时间超过4周将对肾功能产生不利影响,超过6周则很难排出。结石的大小和成分是制订治疗方案的主要参数和指征,符合指征者,应尽早外科治疗。

3. 饮食疗法 尿石症是一种终生性疾病,复发率极高。调整饮食结构后可显著降低结石复发率。①水化疗法:大量饮水是防治各种成分尿路结石简单而有效的方法。大量饮水也有助于预防结石复发,如能持之以恒,可使结石复发率大约降低60%。日摄水量的标准是将每日尿量保持在2000ml以上,至尿液清亮无色或微黄为宜,这样每日约需饮水2500~4000ml。②食物疗法:是预防性治疗代谢性结石的重要措施。在饮食中限制草酸的摄入。富含草酸的食物包括菠菜、甜菜、茶、巧克力、草莓、麦麸和各种坚果(松子、核桃、板栗等)。导致高钙尿的第一推动力是高蛋白饮食,故蛋白的摄入量每天不宜超过1g/kg。由于尿钠过多也会促使含钙结石的形成,氯化钠的摄入量每天应限制在5g以内。在非钙结石中,尿酸结石应采取低嘌呤饮食,主要是忌食动物内脏,限食各种肉类和鱼虾类等富含嘌呤的高蛋白食物;蛋氨酸是胱氨酸代谢过程的前体物质,胱氨酸结石主要限食富含蛋氨酸的食物如蛋、奶、肉、花生和小麦等。

第二节 上尿路结石

肾和输尿管结石(renal & ureteral calculi),又称上尿路结石。

一、肾 结 石

肾结石按其所在的具体部位可进一步划分为肾盂结石和肾上、中、下盏结石。充满肾盂和肾盏的分支状结石因其形似鹿角,被称为鹿角形结石。临床上肾结石约占上尿路结石的35%,左右两侧的发生率相似,双侧肾结石约占10%。

【临床表现】

1. 疼痛 患者多有腰肋部的深在性疼痛,可表现为肾绞痛和肾钝痛。肾绞痛是因结石引起急性梗阻后过度牵张集尿系统所致;而钝痛则是由于肾包膜膨胀或尿外渗引起。疼痛程度取决于结石的大小和位置，大结石在肾盂或肾盏内移动度小，痛感反而较轻，表现为钝痛或隐痛，也可无痛；小结石在肾内移动度大故常引起严重肾绞痛。肾绞痛是一种突发性严重疼痛，多在深夜至凌晨发作，可使人从熟睡中痛醒，先从腹部或肋部开始，由于肾脏和睾丸均属同一腹腔神经从支配(肾-睾丸反射)，疼痛沿输尿管向下放射到膀胱甚至睾丸；疼痛可持续数分钟至数小时；发作时患者精神恐惧、面色苍白、坐卧不宁，痛极时可伴恶心、呕吐；一般8～12小时后，随着肾盂内压逐渐减低，发作次数减少，亦可自行缓解。

2. 血尿　多发生在疼痛之后，有时是唯一的症状。血尿一般轻微，表现为镜下血尿，少数为肉眼血尿。在绞痛发作期间，血尿的出现是肾绞痛与其他各种急腹症相鉴别的重要佐证。

3. 排石　少数患者可能发觉自行排出细小结石，俗称尿砂，是尿石症的有力证据。

4. 感染　少数结石可能并发尿路感染或本身就是感染石。应当注意，在儿童结石患者中，继发性尿路感染可能是主要的临床表现，容易忽略结石的存在。

5. 体征　患侧肾区可有轻度叩击痛，并发重度肾积水可触及肿大的肾。

【辅助检查】

1. 实验室检查　①尿液检查：尿中常见红细胞，少量白细胞出现提示为炎症而不一定说明存在尿路感染；肾绞痛发作期多见结晶尿，可推测结石组成成分；尿pH持续小于6.0提示尿酸结石，持续大于7.2提示磷酸铵镁结石；细菌培养可以明确病原菌种类，为选用抗生素提供参考。②血液检查：肾绞痛发作时，白细胞可轻微升高，$>13\times10^9/L$ 提示尿路感染。标准生化7项是代谢评估的重要指标：血钙升高、血磷降低、PTH升高，是甲状旁腺功能亢进的定性指标；血氯升高、血钾和二氧化碳结合力降低提示肾小管酸中毒；血尿酸升高提示痛风并发尿酸结石；尿素氮和肌酐是临床上评价总肾功能的惯用指标。③结石分析：是确定结石性质的方法，是选择碎石、防石疗法的重要依据。④24h尿定量分析：是一种代谢评估技术，主要用于评估复发危险较高的结石，具体检测项目有尿量、pH、钙、钠、镁、磷、尿酸、草酸盐、枸橼酸盐、胱氨酸等。

2. 影像学检查　是确诊肾结石的主要方法。①B超：是肾结石的重要筛查手段。②尿路平片(KUB)：为肾、输尿管、膀胱的X线平片检查，与B超联合使用是确诊肾结石的常规检查方法，诊断准确率相当于静脉尿路造影术(intravenous urography, IVU)。③IVU：曾是尿路结石的标准诊断方法。④CT：能分辨出0.5cm的微小结石，且能够显示任何成分的结石，CT的敏感度高，有时会把肾钙斑显示出来而被误认为微结石，一般不作为肾结石检查的首选。

【治疗要点】

除尿酸结石应首选药物溶石外，其他成分的结石只要符合指征，都可采用外科治疗，必要时可结合药物治疗，而且应防止术后结石复发(图9-2)。

1. SWL　现已成为治疗最大直径＜2cm肾结石的首选方法。

2. 经皮肾镜碎石术(percutaneousn ephrolithotomy, PCNL)　是把肾镜经皮肤穿入肾盂肾盏内进行体内碎石和取石的微创技术，主要用于治疗一些复杂性肾结石，如直径＞2cm的肾结石、鹿角形结石、多发肾结石和胱氨酸结石。

3. 腹腔镜取石　适用于直径＞2cm的结石，或经SWL、ESWL失败者。

4. 开放式手术　大多数上尿路结石已不再用开放式手术，仅占外科肾结石治疗总数的

1%~5%，而且有被腹腔镜替代的趋势。开放式手术适用于：结石远端存在狭窄梗阻，需要在取石的同时进行尿路成形者；经SWL、ESWL失败者；体积过大或数目过多的复杂性肾结石；泌尿系统畸形、结石嵌顿紧密、其他治疗无效、肾积水感染严重或结石导致肾功能丧失而被迫肾切除者。主要术式有肾盂切开取石术、非萎缩性肾实质切开取石术、肾部分切除术、肾切除术。

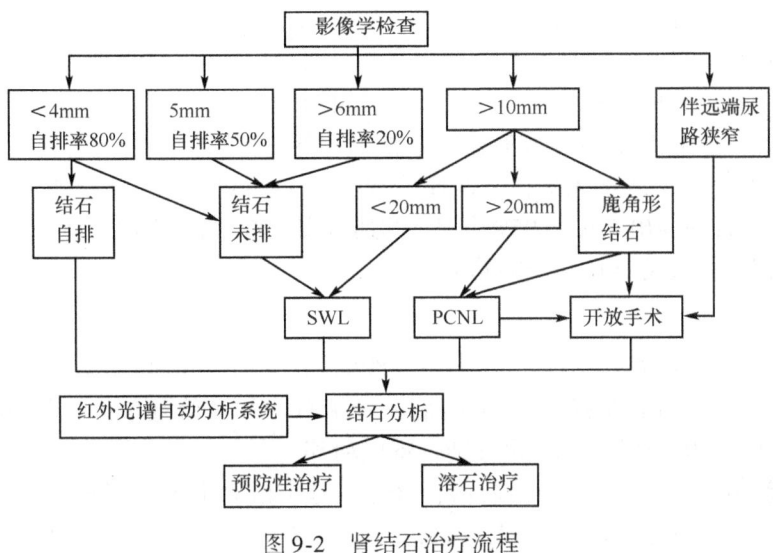

图9-2 肾结石治疗流程

二、输尿管结石

输尿管结石(ureteral calculi)约占上尿路结石的65%。输尿管分为三段：上段起自输尿管肾盂连接处(UPJ)，下至骶髂关节上缘，中段骶髂关节上缘至其下缘，下段自骶髂关节至膀胱。过去一直认为，输尿管内有3个结石易停留的狭窄部位，分别是输尿管肾盂连接处、输尿管跨越髂血管处和输尿管膀胱连接处。但实际上，结石最易停留或嵌顿的部位是上段输尿管的第三腰椎水平及其附近。

【临床表现】

1. 疼痛 是因结石在输尿管内移动所致，典型的临床表现是输尿管绞痛。临床上所谓的"肾绞痛"实际上大多是输尿管绞痛。①上段输尿管结石一般表现为肋腹部剧痛，并向同侧下腹部放射，有时伴有恶心和呕吐；②中段输尿管结石引起的绞痛位于中下腹部，右侧结石有时易与阑尾炎相混；③下段输尿管结石引起的绞痛位于下腹部并向同侧腹股沟、阴囊或大阴唇放射；④如果结石到达输尿管膀胱连接处(UVJ)则表现为耻骨上区绞痛伴膀胱刺激症状，这是因输尿管远端肌肉与膀胱三角区肌肉相连所致。在绞痛发作静止期，患者可无任何症状，或仅有肾积水及肾周尿外渗引起的腰部胀痛。

2. 血尿 腹部绞痛伴血尿是输尿管结石的特征性表现。90%的患者有血尿，其余的病例可因输尿管完全性梗阻而无血尿。肉眼血尿者仅占10%，大多为镜下血尿。

3. 排石 患者有时自己发觉结石排出。

4. 体征 绞痛发作期腹部体征与症状不成正比，往往仅有沿输尿管走行区的深在压痛，但无腹膜刺激症状。患侧肾区有叩击痛。有时因绞痛刺激，患者可能出现一过性血压升高。

【辅助检查】

出现典型的输尿管绞痛并伴有血尿时应首先考虑输尿管结石,辅助检查与肾结石基本相同。①B超:是常用的筛查手段;②KUB:是确诊输尿管结石的基本方法;③IVU:目的是进一步明确结石的诊断以及了解尿路梗阻和肾功能损害的程度,同时也可发现导致结石形成的潜在性局部因素如输尿管狭窄和瓣膜等,应在绞痛之后2周行IVU为宜,严重肾积水和肾功能受损者,可采用大剂量IVU和延迟摄片,以便测定残存的肾脏功能;④尿路逆行造影(retrograde pyelography,RP):RP是对IVU的一种补充性形态学检查方法,仅适用于碘过敏、IVU显影效果不佳、结石远端疑有输尿管梗阻和需经输尿管导管注入空气作为对比剂提高影像的反差来显示X线透光结石的患者;⑤螺旋CT:可进行连续的无漏层扫描,螺旋CT平扫对输尿管结石的检出率可达95%以上,尤其适用于输尿管绞痛发作时普通影像学检查未能确诊的结石,有取代IVU检查的趋势。

【治疗要点】

输尿管结石对肾功能影响较大,常引发肾绞痛,故应积极处理(图9-3)。

1. SWL 是首选外科治疗方法,但因输尿管结石往往被管壁包裹,周围缺乏有利于冲击波充分发挥作用的水环境,所以比肾结石难以粉碎。

2. 输尿管镜取石术(ureterorenoscopy,URS) 是中段和下段输尿管结石治疗的第一线选择,上段输尿管结石经SWL治疗无效时,可改用URS,靠近UPJ的上段输尿管结石亦可行PCNL。

3. 输尿管切开取石术 包括传统开放式手术(traditional open surgery)或经腹腔镜取石,只适用于SWL和输尿管镜治疗失败和结石合并远端输尿管梗阻(狭窄、瓣膜和息肉等)的患者。

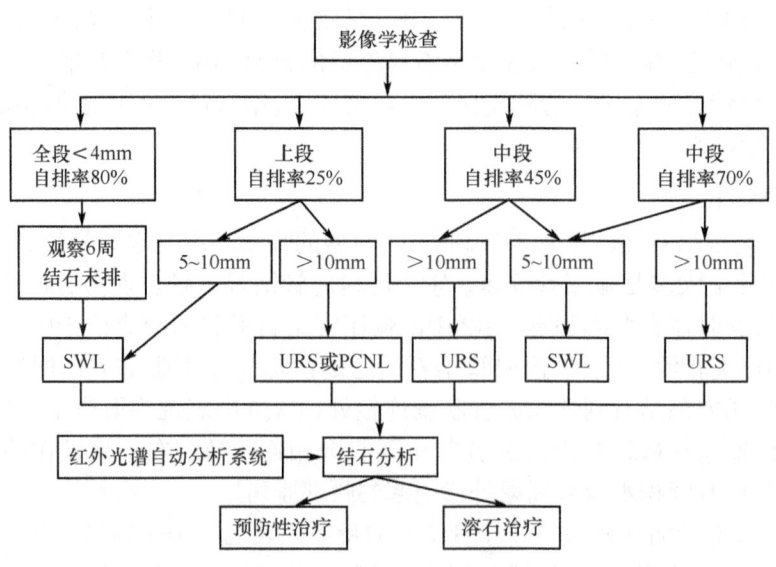

图9-3 输尿管结石治疗流程

第三节 下尿路结石

膀胱和尿道结石(vesical & urethral calculi),又称下尿路结石。

一、膀 胱 结 石

膀胱结石仅占尿路结石5%左右。其患病率有明显的地域、种族、年龄和性别差异。原发性膀胱结石(primary vesical calculi)很少见,多发于男性儿童,与营养不良和低蛋白、低磷酸饮食有关,其发生率在我国已明显降低;少数发生在成年,可能与机体脱水和钙代谢异常有关。继发性膀胱结石(secondary vesical calculi)比较多见,可因尿道狭窄、良性前列腺增生、膀胱憩室、神经源性膀胱、异物或肾、输尿管结石排入膀胱而发生。一般而言,感染性结石的成分主要是磷酸铵镁、碳酸磷灰石和尿酸铵;非感染性结石的成分则以草酸钙和尿酸多见。

【临床表现】

1. 症状 常见症状是下腹部疼痛、排尿困难和血尿。疼痛在排尿时尤为明显,并向会阴部和阴茎头部放射,常伴有终末血尿。结石可在膀胱内活动,造成排尿困难,症状时轻时重。若排尿时结石落于膀胱颈会引起尿流突然中断,此时患者改变体位,使结石离开膀胱颈,又可排出尿液,这种现象是由于结石在膀胱颈形成"球阀"样作用所致。若结石持续嵌顿于膀胱颈,可发生急性尿滞留。膀胱结石的男童在发病时常用手牵拉或揉搓阴茎,并试图改变体位以排出尿液及减轻痛苦。继发于较严重的下尿路梗阻性疾病的膀胱结石,一般也表现为尿频、尿急、排尿困难等症状,可与原发疾病引起的症状相混。

2. 体征 下腹部有轻度压痛。结石较大和腹壁较薄弱时,在膀胱区偶尔可触及结石。

【辅助检查】

1. 实验室检查 尿中常见红细胞;如并发感染,白细胞尿培养可有细菌生长。

2. 影像学检查 ①B超:结石在膀胱腔内呈现高回声伴声影,其位置随体位改变而异,常可同时发现前列腺增生、膀胱憩室等病变。②KUB:大部分膀胱结石不透X线,可显示高密度影。KUB与B超的结果一致可对膀胱结石做出定性诊断,其准确性相当于IVU。③膀胱镜检查(cystoscopy):是最可靠的诊断方法,可以直接观察结石的大小、数目和形状,同时也可观察有无其他病变,如前列腺增生、膀胱颈纤维化等。因此法属侵入性检查,不作常规使用。

【治疗要点】

不仅是取出结石,更为重要的是病因治疗,包括解除梗阻、控制感染、纠正代谢异常等。处理方法的选择取决于患者的年龄和体质,结石的大小、硬度和成分,以及有无泌尿系统其他原发疾病。

1. 经尿道取石术 适用于直径<4cm的单纯膀胱结石。其方法是,经尿道在内镜下采用机械、超声或气动式等体内碎石器把结石粉碎,然后将其经腔镜冲洗出体外。对于较小的继发性膀胱结石也可针对其病因,如经尿道前列腺切除术、直视下尿道狭窄内切开术等。

2. SWL 适用于体积较小并能一次性粉碎的结石。

3. 传统开放式手术 适用于直径>4cm的结石或有膀胱镜检查禁忌证的患者。一般采用耻骨上膀胱切开取石术,亦可同时针对病因治疗,如耻骨上前列腺切除术、膀胱憩室切除术等。

二、尿道结石

尿道结石(urethral calculi)见于男性,绝大多数来自肾和膀胱。有尿道狭窄、尿道憩室及异物存在时亦可致尿道结石。多数尿道结石位于前尿道。

【临床表现】

1. 症状 主要症状是在会阴部剧烈疼痛后出现急性排尿困难,不能完全排空膀胱内尿液,甚至发生急性尿潴留。有时表现为点滴状排尿伴尿痛和血尿。患者常能指明尿流受阻的部位。

2. 体征 男性前尿道结石在阴茎和会阴部大多可触及,后尿道结石可经直肠触到;女性尿道结石可经阴道前壁触及。

【辅助检查】

尿道大部分结石在 X 线平片上可以显示,必要时可行逆行尿道造影,进一步明确其位置,同时可发现有无尿道狭窄和尿道憩室。

【治疗要点】

先取结石,解除痛苦,防止尿潴留,后行结石的病因治疗。结石取出途径和方法的选择应符合最易于取出结石并对尿道的损伤最小原则。

1. 经尿道直接取石 适用于大部分前尿道结石。可用镊子将结石直接钳出,必要时切开尿道外口。小结石可用手将结石轻轻挤出尿道口,切忌使用暴力。儿童因尿道娇嫩,不宜用"挤奶式"手法取石,以防尿道狭窄。

2. 推入膀胱后取石 把结石推入膀胱后再取出,适用于后尿道结石及无法由尿道口取出的前尿道结石。经尿道口注入液体石蜡,用尿道探子将结石轻轻地推入膀胱,再按膀胱结石处理。如果无法及时进行手术,可先行保留导尿,防止结石再次嵌顿于尿道。

3. 原位处理尿道结石 适合以上2种方法不能处理的尿道结石。可在尿道内行气动式、超声式等碎石术。开放手术仅适用于紧嵌于尿道无法取出的结石或有尿道憩室需同时切除者。

第四节 尿石症患者的护理

【护理评估】

1. 术前评估

(1)健康史及相关因素:了解患者的年龄、职业、生活环境、饮食饮水习惯及特殊爱好,疼痛性质,有无血尿、排尿困难、膀胱刺激症状和尿路感染的表现。了解患者的既往史和家族史;有无泌尿系统梗阻、感染和异物史,有无甲状旁腺功能亢进、痛风、肾小管酸中毒、长期卧床病史。了解止痛药物、钙剂等药物的应用情况。

(2)身体状况

1)局部:叩痛部位。

2）全身：肾功能状态和营养状况，有无其他合并疾病的体征。

3）辅助检查：包括实验室、影像学和有关手术耐受性方面的检查，了解结石情况及对尿路的影响，判断总肾功能和分肾功能。

（3）心理-社会状况：结石复发率较高；肾、输尿管结石梗阻可引起肾功能进行性衰退，特别是双肾结石，最终可发展为尿毒症。此类患者对疾病的预后有很多心理问题，希望能经非手术办法使结石排出。体外冲击波碎石技术在临床的应用，拓宽了治疗的范围，但治疗的周期较长，有时疗效不明显，患者可能产生焦躁心理，故应了解患者及家属对相关知识的掌握程度和对治疗的期望。

2. 术后评估

（1）康复状况：结石排出、尿液引流和切口愈合情况，有无尿路感染。

（2）肾功能状态：尿路梗阻解除程度，肾积水和肾功能恢复情况，残余结石对泌尿系统功能的影响。

【护理诊断/合作性问题】

1. 疼痛 与结石刺激引起的炎症、损伤及平滑肌痉挛有关。

2. 排尿形态异常 与结石或血块引起尿路梗阻有关。

3. 潜在并发症 血尿、感染。

【护理目标】

（1）患者自述疼痛减轻，舒适感增强。

（2）患者恢复正常的排尿功能。

（3）患者未发生血尿、感染等并发症，若发生能够得到及时发现和处理。

【护理措施】

1. 缓解疼痛

（1）观察：密切观察患者疼痛的部位、性质、程度、伴随症状有无变化及与生命体征的关系。

（2）休息：发作期患者应卧床休息。

（3）镇痛：指导患者采用分散注意力、深呼吸等非药物性方法缓解疼痛，不能缓解时，遵医嘱应用镇痛药物。

2. 保持尿路通畅和促进正常排尿

（1）多饮水、多活动：鼓励非手术治疗的患者大量饮水，在病情允许的情况下，适当作一些跳跃或其他体育运动，以促进结石排出。ESWL后以及手术治疗后患者均可出现血尿，嘱患者多饮水，以免形成血块堵塞尿路。

（2）体位：结石位于中肾盏、肾盂、输尿管上段者，碎石后取头高脚低位，上半身抬高；结石位于肾下盏者碎石后取头低位。左肾结石取右侧卧位，右肾结石取左侧卧位，同时叩击肾区，利于碎石由肾盏进入输尿管。巨大肾结石碎石后可因短时间内大量碎石突然充填输尿管而发生堵塞，引起"石街"和继发感染，严重者引起肾功能改变；因此，碎石后应采取患侧卧位，以利结石随尿液逐渐排出。非开放性手术的患者经内镜钳夹碎石后，也应适当变换体位，增加排石。

（3）观察排石效果：观察尿液内是否有结石排出，每次排尿于玻璃瓶或金属盆内，可看到或听到结石的排出。用纱布过滤尿液，收集结石碎渣作成分分析；定期摄腹部平片观察结石排出情况。

3. 并发症观察、预防和护理

（1）血尿：观察血尿变化情况。遵医嘱应用止血药物。肾实质切开者，应卧床2周，减少出血机会。

（2）感染

1）加强观察：注意患者生命体征、尿液颜色和性状及尿液检查结果。

2）饮水：鼓励患者多饮水，可起到内冲刷作用，也有利于感染的控制。

3）做好伤口及引流管护理：经皮肾镜取石术后常规留置肾盂造瘘管，必要时放置输尿管引流管，开放性手术术后常见引流管有伤口引流管、尿管、肾盂造瘘管、输尿管支架管、膀胱造瘘管等，应保持通畅并作好相应护理。

4）有感染者：遵医嘱应用抗菌药控制感染。

4. 体外冲击波碎石术（SWL）的护理

（1）术前护理

1）心理护理：向患者及家属解释ESWL的方法、碎石效果及配合要求，解除患者的顾虑。

2）术前准备：术前3日忌食产气食物，术前1日口服缓泻药，术日晨禁食；教患者练习手术配合体位、固定体位，以确保碎石定位的准确性；术晨行泌尿系统X线平片（KUB）复查，了解结石是否移位或排出，复查后用平车接送患者，以免结石因活动再次移位。

（2）术后护理

1）一般护理：术后卧位休息6h；鼓励患者多饮水，增加尿量。

2）采取有效运动和体位。

3）观察碎石排出的情况。

4）并发症的观察与护理：①血尿：碎石术后多数患者出现暂时性肉眼血尿，一般无须处理。②发热：感染性结石患者，由于结石内细菌播散而引起尿路感染，往往引起发热。遵医嘱应用抗生素，高热者采用降温措施。③疼痛：结石碎片或颗粒排出可引起肾绞痛，应给予解痉止痛等处理。④"石街"形成：是ESWL常见且较严重的并发症之一。SWL后过多碎石积聚输尿管内，可引起"石街"；患者有腰痛或不适，可继发感染和脏器损伤等，需立即经输尿管镜取石或碎石。

5. 经皮肾镜碎石术（PCNL）的护理

（1）术前护理

1）心理护理：向患者及家属解释PCNL的方法与优点，术中的配合要求及注意事项，解除患者的顾虑，使其更好的配合手术与护理。

2）术前准备：①协助做好术前检查：除常规检查外，应注意患者的凝血功能是否正常，若患者近期服用阿司匹林、华法林等抗凝药物，应嘱患者停药，待凝血功能正常后再行碎石术。②体位训练：术中患者需取截石位或俯卧位。俯卧位时患者呼吸循环受到影响，可能引起不适。因此，术前指导患者作俯卧位练习，从俯卧30min开始，逐渐延长至2h，以提高患者术中体位的耐受性。③术前一日备皮、配血，术前晚行肠道清洁。

（2）术后护理

1）病情观察：观察患者生命体征、尿液颜色和性状。

2）引流管护理：

A. 肾造瘘管：PCNL后常规留置肾造瘘管，目的是引流尿液及残余碎石渣。护理：①妥善固定：向患者及家属解释置管的目的及妥善保护好各引流管的重要性，告知患者翻身、活动时勿牵拉造瘘管，以防造瘘管脱出。②引流管的位置：不得高于肾造瘘口，以防引流液逆流引起感染。③保持引流管通畅：勿压迫、折叠管道。若发现肾造瘘管堵塞，挤捏无效时，可协助医生在无菌操作下作造瘘管冲洗。用注射器吸取少量（5~10ml）生理盐水，缓慢注入造瘘管内再缓慢吸出，反复多次，直至管道通畅。在操作过程中切不可过度用力，以免因压力过大造成肾损伤。④引流液观察：观察引流液的量、颜色和性状，并做好记录。⑤拔管：术后3~5天，引流尿液转清、体温正常，可考虑拔管。拔管前先夹闭24~48h观察有无排尿困难、腰腹痛、发热等反应。拔管后3~4天，应督促患者每2~4h排尿一次，以免膀胱过度充盈。

B. 双"J"管：碎石术后于输尿管内放置双"J"管，可起到内引流、内支架的作用，还可扩张输尿管，有助于小结石的排出，防止输尿管内"石街"形成。护理：①术后指导患者尽早取半卧位，多饮水、勤排尿，勿使膀胱过度充盈引起尿液反流；②鼓励患者早期下床活动，避免活动不当（如剧烈活动、过度弯腰、突然下蹲等）引起双"J"管滑脱或上下移位；③双"J"管一般留置4~6周，经B超或腹部摄片复查确定无结石残留后，膀胱镜下取出双"J"管。

3）并发症的观察与护理：①出血：PCNL术后早期，肾造瘘管引流液为血性，一般1~3日内颜色转清，不需处理。若术后短时间内造瘘管引出大量鲜红色血性液体，须警惕大出血。此时，应安慰患者，嘱其卧床休息，及时报告医生处理。除应用止血药、抗生素等处理外，可夹闭造瘘管1~3h，使肾盂内压力增高，达到止血的目的。若出血停止，患者生命体征平稳，重新开放肾造瘘管。②感染：术后密切观察患者体温变化；遵医嘱应用抗生素，嘱患者多饮水；保持各引流管通畅，留置尿管者应清洁尿道口与会阴部；肾造瘘口应定时更换敷料，保持皮肤清洁、干燥。

【护理评价】

（1）患者疼痛程度是否减轻或消失，有无痛苦表情。

（2）患者排尿形态和功能是否正常。

（3）患者是否出现并发症，若出现是否得到及时发现和处理。

【健康指导】

根据结石成分、代谢状态及流行病学因素进行指导，坚持长期预防，对减少或延迟结石复发十分重要。

1. 大量饮水 以增加尿量，稀释尿液，可减少尿中晶体沉积。成人保持每日尿量在2000ml以上，尤其是睡前及半夜饮水，效果更好。

2. 活动与休息 有结石的患者在饮水后多活动，以利结石排出。

3. 解除局部因素 尽早解除尿路梗阻、感染、异物等因素，可减少结石形成。

4. 饮食指导 根据所患结石成分调节饮食。含钙结石者宜食用含纤维丰富的食物，限制含钙、草酸成分多的食物，如牛奶、奶制品、豆制品、巧克力、坚果等；浓茶、菠菜、番茄、土豆、芦笋等含草酸量高。避免大量摄入动物蛋白、精制糖和动物脂肪。尿酸结石者不宜食用嘌呤含量高的食物，如动物的内脏、豆制品、啤酒。

5. 药物预防 根据结石成分，血、尿钙磷、尿酸、胱氨酸和尿pH，应用药物降低有害成分，碱化或酸化尿液，预防结石复发。维生素B_6有助减少尿中草酸含量，氧化镁可以增加尿中草酸溶解度。枸橼酸钾、碳酸氢钠等可使尿 pH 保持在 6.5~7 以上，对尿酸和胱氨酸结石有预防意义。口服别嘌醇可减少尿酸形成，对含钙结石有抑制作用。口服氧化氨使尿液酸化，有利于防止磷酸钙及磷酸镁铵结石的生长。

6. 预防骨脱钙　伴甲状旁腺功能亢进者，必须手术摘除腺瘤或增生组织。鼓励长期卧床者功能锻炼，防止骨脱钙，减少尿钙含量。

7. 双"J"管的自我观察与护理　部分患者行碎石术后带双"J"管出院，期间若出现排尿疼痛、尿频、血尿时，多为双"J"管膀胱端刺激所致，一般多饮水和对症处理后可缓解。嘱患者术后 4 周回院复查并拔除双"J"管。

8. 复诊　定期行尿液检查、X 线或 B 超检查，观察有无复发及残余结石情况。若出现剧烈肾绞痛、恶心、呕吐、寒战、高热、血尿等症状，及时就诊。

（赵　欣）

思　考　题

1. 肖某，男性，32 岁。因打篮球中突然出现右上腹部剧痛而入院。患者腹痛放射至右侧中下腹部，伴恶心、呕吐，尿液呈浓茶色。身体评估：腹软，右下腹部深压痛，右肾区叩击痛。拟诊右输尿管结石。问题：

（1）为明确诊断，患者还应做哪些检查？
（2）为缓解患者疼痛，护士遵医嘱采取的处理措施是什么？
（3）此患者的结石类型最可能是什么？如何预防此类结石的发生？

2. 高某，女性，25 岁。反复发作肾绞痛，X 线检查示右肾输尿管连接处有一 1.2cm×1.9cm 结石，右肾明显积水。行右肾切开取石、肾盂造瘘术。问题：

（1）通常肾盂造瘘管留置的时间至少为多久？
（2）该患者术后至少需卧床多长时间？
（3）为保证造瘘管引流通畅，可以定时冲洗吗？

3. 患儿，男性，5 岁。排尿过程中突然尿流中断，疼痛剧烈，改变体位后又可排尿。问题：

（1）该患儿最可能的疾病诊断是什么？为明确诊断，患儿还可能做哪些辅助检查？
（2）陈述患儿存在的主要护理问题及其护理措施。
（3）患儿出院前，应对患儿及其家属做哪些健康指导？

第十章 男性性功能障碍、不育和节育患者的护理

> **学习目标**
> 识记：男性性功能障碍的概念、分类和病因；不育概念和病因；节育的措施。
> 理解：男性性功能障碍的发病机制、临床表现和处理原则。
> 运用：男性性功能障碍、不育和节育患者的护理评估、护理诊断和护理措施。

男科学（andrology）是研究男性生殖系统结构、功能和疾病的学科，是医学和生殖生物学相互渗透的学科。男科学主要涉及男性性功能障碍、不育、节育和性传播疾病等。本章主要介绍男性性功能障碍、不育和节育的疾病知识及临床护理。

男性生殖生理与下丘脑-垂体-睾丸性腺轴密切相关。下丘脑分泌促性腺激素释放激素（GnRH、LHRH），刺激腺垂体分泌黄体生成素（LH）和促卵泡素（FSH）。LH 作用于睾丸间质细胞，调节间质细胞合成并释放睾酮；FSH 促进精子生成。男性 90% 以上雄激素（主要是睾酮和双氢睾酮）来自睾丸，其余来自肾上腺皮质。睾酮在胚胎期对男性性器官分化和发育起关键作用；在青春期促使性器官生长发育及第二性征的出现；在成年期促使精子的发生和成熟，维持正常性征和性功能。

睾丸由精曲小管和间质（间质细胞）组成。精曲小管内有生精上皮，由不同发育阶段的生殖细胞和支持细胞组成。生殖细胞包括精原细胞、初级精母细胞、次级精母细胞和精子细胞。精原细胞发育为精子的过程，称生精周期。人的生精周期约 74 天。精原细胞经有丝分裂分化为初级精母细胞；初级精母细胞经 1 次减数分裂分化成 2 个次级精母细胞，再经第 2 次减数分裂分化成 4 个精子细胞；精子细胞经变态过程发育成精子。精子进入附睾后才逐渐发育成熟，具备受精能力，70% 成熟精子贮存于附睾尾部。

第一节 男性性功能障碍

男性性功能包括性欲（libido）、性兴奋、阴茎勃起（erection）、射精和性高潮等环节，这是在正常的心理、神经、内分泌系统、血管系统及正常生殖系统参与下完成的一个极为复杂的过程，其中主要受到大脑控制和支配。其中任何环节发生改变而影响正常性生活，即为男性性功能障碍（male sexual dysfunction）。男性性功能障碍是一组疾病，包括性欲减退或亢进、阴茎勃起功能障碍（erectile dysfunction，ED）、早泄（premature ejaculation）、不射精、逆行射精、性高潮障碍等。最常见的男子性功能障碍是 ED、早泄、异常勃起。

一、勃起功能障碍

ED 指阴茎不能持续达到或维持足以进行满意性交的勃起，病程在 3 个月以上。40 岁

以上男性患有不同程度勃起功能障碍的比率超过50%,且完全不能勃起者约占10%。

【病因及分类】

勃起功能障碍的病因错综复杂,多数系综合因素,但可能以某一种病因主导。

1. 心理性 工作压力、心情压抑等原因。

2. 器质性 高血压、血管病变、糖尿病、不良生活习惯(如吸烟、酗酒)、骨盆骨折等均可引起外生殖器的器质性病变,导致勃起功能障碍。

3. 混合性 包括上述两方面的因素。

【临床表现】

(1)阴茎完全不能勃起、无法进行性生活。

(2)阴茎部分勃起,但不坚挺,可进行性生活,但不满意。

【治疗要点】

勃起功能障碍者的年龄、伴发疾病、严重程度各不相同,其治疗目标也有差异,任何单一疗法均不能解决所有问题。

1. 非手术治疗

(1)改变不良习惯,去除危险因素。

(2)性咨询与性教育:优点是无创性,可广泛应用;缺点是治疗效果差别大。

(3)雄激素替代治疗:有口服剂、肌内注射剂和皮肤贴剂,适用于雄激素低下者,主要改善性欲和性唤起;长期应用对心血管和前列腺的影响尚未知。

(4)口服药物治疗:西地那非(sildenafil,万艾可)是治疗勃起功能障碍的一线药物,常用剂量25~100mg,疗效与剂量成正比,性交前1h口服。该药是选择性抑制剂、勃起增效剂,属外周作用型药物。西地那非适用于糖尿病、高血压、脊髓损伤、多发硬化、前列腺根治切除术后及抑郁症等导致的勃起功能障碍。

2. 手术治疗 包括阴茎勃起假体植入术和血管手术,只有在其他治疗方法均无效的情况下才被采用。

【护理诊断/合作性问题】

1. 性功能障碍 与心理和社会改变及身体结构或功能改变有关。

2. 知识缺乏 缺乏药物治疗相关的知识。

【护理措施】

1. 消除引发性功能障碍的因素,改善性功能

(1)心理护理:患者由于缺乏对疾病的正确认识,害怕同事及亲友知道,发病后羞于求医,在治疗护理时不肯暴露下半身,也担心疾病无法治愈及遗留严重的并发症。故应多与患者沟通,寻找性功能障碍的精神心理因素。取得患者配合,争取夫妻双方共同参与性心理治疗。

(2)改变不良生活方式:避免过度劳累,缓解压力。适当运动,戒烟、限酒。

(3)配合医生治疗相关疾病,如高血压、糖尿病、前列腺炎等。指导患者改变引起性功能障碍的药物。

(4)遵医嘱应用改善性功能的药物。

2. 用药指导 西地那非和硝酸酯类药物有协同降压作用,不可合用,以免发生严重低血压;红霉素、西咪替丁等可导致西地那非半衰期延长,应注意。

二、早 泄

阴茎插入阴道后 1 分钟射精,或射精过快,其性伴侣至少有一半以上的时间不能满足者,称为早泄。早泄是最常见的男性性功能障碍,人群中的发生率约为 30%。

【病因和分类】

早泄或射精过快的局部因素主要有包皮过长而龟头敏感,以及前列腺精囊及后尿道炎症刺激等;其他因素为中枢神经功能紊乱、大脑皮质或脊髓射精中枢兴奋性过高,或心理因素等。早泄的分类比较复杂。

1. 按发生时间分

(1) 原发性早泄:患者从未体验过正常射精。

(2) 继发性早泄:患者曾有过正常射精,由于不同原因引发患者出现持续性、间歇性或境遇性早泄。

2. 按发病原因不同分

(1) 器质性早泄:由神经系统或躯体性疾病和(或)病变导致。

(2) 心理性早泄:由射精控制能力减退和局部感觉过敏或神经兴奋性增高所致。

【临床表现】

阴茎在插入阴道前便发生射精,及阴茎刚进入阴道即发生射精,上述两种情况均导致夫妻双方无性生活满意感。

【治疗要点】

(1) 消除心理障碍。

(2) 切除过长的包皮。

(3) 治疗前列腺、精囊和后尿道炎症。

(4) 性感集中训练。

(5) 龟头涂抹脱敏药物或用安全套。

【护理诊断/合作性问题】

1. 性功能障碍 与包皮过长、前列腺炎等相关疾病或心理障碍有关。

2. 知识缺乏 缺乏改善性功能的相关知识。

【护理措施】

心理护理,消除心理障碍;治疗相关疾病;余护理措施参见 ED 的护理。

三、阴茎异常勃起

阴茎异常勃起是指与性活动无关,或射精后仍维持勃起,时间超过 6h 者。有证据表明,阴茎持续勃起超过 6h,海绵体组织会发生缺氧和酸中毒。

【病因】

阴茎异常勃起的发生原因主要有血液成分异常、血液黏度高、血流动力学异常和使用某些血管活性药物等。年轻人的异常勃起多见于血液病(如镰状红细胞贫血)、注射血管活性药物和肿瘤(如白血病和肿瘤转移)压迫阻碍静脉回流;年龄较大者则以血管活性药物注射和特发性多见。值得注意的是,西地那非超量应用也可导致异常勃起。

【临床表现和分类】

阴茎异常勃起根据其血流动力学变化分为两型。

1. 低流量型 为静脉系统回流障碍或海绵体平滑肌麻痹、血液黏度高、局部高凝状态使阴茎海绵体处于低灌流状态。因缺氧、酸中毒,患者阴茎局部疼痛明显,皮温低。因海绵体内压高,阴茎勃起强直。该型异常勃起处理不及时或处理不当可导致海绵体纤维化和勃起功能障碍。

2. 高流量型 常由外伤致海绵体动脉破裂所致,由于该型异常勃起海绵体组织血流超过正常,一般不会导致ED。因无缺氧、酸中毒,局部疼痛不明显,皮温高;无回流障碍,海绵体内压不高,阴茎充盈或半勃起状态。

【治疗要点】

阴茎异常勃起的治疗目标是恢复阴茎海绵体正常的血流动力学,解除海绵体组织缺氧,改善局部循环,避免或减少阴茎海绵体平滑肌纤维化和ED的发生。

1. 异常勃起的早期(12h内) 局部应用间羟胺2~10mg收缩海绵体平滑肌,同时轻柔按摩阴茎海绵体,助其收缩。对后期(12h后)的异常勃起则以针头穿刺阴茎海绵体,放出积血、减压后局部应用间羟胺2~10mg以收缩海绵体平滑肌,同时轻柔按摩阴茎海绵体,助其收缩。注意静脉回流开放瞬间,大剂量间羟胺进入体循环可引起血压骤升,患者可表现为突发剧烈头痛,面色苍白,四肢发凉。应在心电监测下,紧急降压、扩血管治疗。

2. 低流量型异常勃起 无论时间长短,多能以海绵体减压和海绵体注射法缓解。

3. 高流量异常勃起 对高流量型异常勃起,目前主张在阴部内动脉造影的同时,行破裂动脉的栓塞术,但费用较高;因此型不会造成海绵体组织缺氧和纤维化,也无明显疼痛表现,可以观察。

【护理诊断/合作性问题】

1. 性功能障碍 与心理、身体结构或功能改变有关。

2. 潜在并发症 感染。

【护理措施】

1. 性功能障碍的护理 参见ED的护理。

2. 预防感染 术前做好会阴部备皮。术后保持会阴部清洁,做好伤口护理。遵医嘱应用抗菌药物。

3. 阴茎海绵体减压分流术后护理

(1)严密观察病情:遵医嘱每1h或2h监测血压、脉搏、呼吸1次,并准确记录。注意观察阴茎是否肿胀,勃起状态是否完全解除,局部有无渗血,阴茎海绵体是否松软或变僵硬。术后出现少量切口渗血,经局部压迫渗血可停止。如有异常及时报告医生处理。

(2)加强药物治疗:遵医嘱给予华法林2.5mg,每日2次。己烯雌酚2mg肌肉注射,每日2次,以防阴茎再次勃起。

(3)加强局部清洁护理:用0.02%的呋喃西林溶液会阴部清洗,每日2次。留置导尿期间尿道口用氯己定棉球及时清洗,清除分泌物。每日更换尿袋1次。督促患者多饮水,每天饮水量2000~2500ml。创口处包皮保持上翻状态,以便观察出血,及时更换敷料。必要时取尿道口及创口分泌物作细菌培养,针对性应用抗生素。

(4) 出院健康指导:由于本病可能导致性功能障碍,应指导患者出现阳痿时及时到医院就诊,寻找原因,不可乱服药物。如再次发病应及时就诊。

第二节 男性不育症

婚后夫妇同居1年以上,未采用任何避孕措施,女方未怀孕,女方经检查生殖系统无异常者,称为男性不育症(male infertility)。欧美国家,不育症夫妇约占已婚夫妇的1/10,初诊年龄以25~34岁居多;我国目前尚无这方面的准确统计资料。不育症的原因中50%左右发生在女方,男方约占25%,男女双方均为不育症者约占25%。据临床观察,男性不育症的发病率有逐年增加的趋势。

【病因】

1. 生殖器发育异常 生殖器诸多部位的异常均可导致生精异常或精子输送障碍。

2. 内分泌异常 内分泌异常可导致生精障碍,发生少精症或无精症。常见低促性腺激素性睾丸功能不全、高促性腺激素性睾丸功能不全和高催乳素血症。

3. 免疫功能异常 血清、精浆、精子表面或宫颈黏液中有抗精子抗体形成,干扰精子的功能。其中以精子表面抗体对生育影响更大。

4. 染色体异常 约6%的不育男子存在染色体异常,发生率与精子数成反比,无精者高达10%~15%,少精者为4%~5%,而正常精子者仅有1%。常见的染色体异常有数目异常,如克氏综合征(47XXY,48XXXY,46XY/47XXY)和Y染色体缺陷。

5. 生殖道感染 细菌(淋球菌及非特异性细菌)、病毒(腮腺炎病毒、HIV)、解脲支原体和沙眼衣原体感染可引起输精管道梗阻和精液理化指标改变。

6. 输精管道梗阻 由先天性、感染性及外伤、手术因素引起。

7. 性功能障碍 勃起功能障碍及射精功能障碍(早泄、不射精及逆向射精),不能将精液射入女方生殖道。

8. 理化因素 放射线、重金属、化疗药物、酒精及棉酚等可造成精子形态、密度、活动力及授精力异常。

9. 精索静脉曲张 是男性不育的常见原因,但其病理生理学机制仍不清楚。

10. 其他 不明原因。

【治疗要点】

1. 预防性治疗 预防性治疗生殖道感染和性传播疾病;治疗睾丸下降不全;去除环境不良影响;停用有毒药物。有内分泌因素者用药物治疗。

2. 内分泌治疗 如用促性腺激素治疗促性腺激素低下的性腺功能低下症等。

3. 手术治疗 睾丸下降异常者应行睾丸复位术;精索静脉曲张者行精索内静脉高位结扎术;附睾或输精管局限性梗阻或缺如者可行输精管-输精管吻合术、输精管-附睾吻合术等。

4. 辅助受孕技术(assisted reproduction technology,ART) 包括人工授精、体外授精胚胎移植技术、卵泡浆内精子注射及供者精液人工授精等。

【护理诊断/合作性问题】

1. 生育功能障碍　与引起生育能力损害的多种原因有关。

2. 悲伤　与不能生育有关。

【护理措施】

1. 针对生育功能障碍的护理

（1）病因预防：避免接触与不育相关的高危因素，如化学品、放射线、高温环境等。禁服影响生育的药物。遵医嘱治疗生殖道和性传播疾病以及其他影响生育能力的疾病。

（2）用药指导：遵医嘱指导患者应用改善生精能力的药物，因此类药物起效慢，应维持足够服用时间。若有效，应遵医嘱服药一年以上才有明显疗效。

2. 预防并发症

（1）做好术前准备：备皮时避免损伤皮肤、组织，保持手术部位清洁。

（2）术后伤口护理：妥善固定切口敷料，保持清洁干燥；加强对手术部位的观察，如有感染迹象应立即通知医生处理。

（3）遵医嘱合理应用抗菌类药物以预防感染。

第三节　男性节育

计划生育是我国的基本国策。计划生育的目标不但是要控制人口数量，更要提高人口素质，达到优生优育的目的。

男性生殖系统由生殖腺（睾丸）、生殖管道（附睾、输精管以及尿道）、附属性腺（精囊、前列腺和尿道球腺等）以及外生殖器（阴茎和阴囊）组成。正常男子的生育能力取决于下列三个因素：①正常的精液合成胎体和产生精子；②男子的附属性腺促使精子成熟并产生精液；③性功能。男性的生殖活动可概括为精子发生、精子成熟、精液排放、精子在女性生殖道内运转、受精等几个关键步骤。理想的男性节育方法是不影响性功能，不干扰内分泌的整体平稳，对精子生成和精子功能产生可逆性的抑制作用。

【节育措施】

节育的措施，夫妻双方均可进行，但男方的避孕方法更为简便有效。从男性生殖生理过程来看，目前可供男性节育的途径很多，主要采取的措施是阻断男性生殖过程的某个作用环节。常用的男性节育措施有避孕套、输精管结扎术、经皮输精管注射粘堵法等。

1. 避孕套　用法简便，对男女双方的身体健康均无影响，但要坚持应用，方法得当才能达到节育的目的。

2. 输精管结扎术　输精管结扎术是通过手术结扎和切除一小段输精管后，使精子不能进入结扎远端的输精管，而射精过程仍能正常进行，不影响性功能，只是精液中没有精子，而达到绝育的目的。它是一种简便、安全、可靠和常用的男性永久性的节育方法。

3. 输精管注射绝育术　输精管注射绝育术是我国首创的一种比输精管结扎绝育更为简便和有效的方法。其最大优点是只需用注射针头经阴囊皮肤直接穿刺输精管，然后注入快速医用胶508或苯酚504混合剂，药液能在短时间内凝固，以达到堵塞输精管的目的。

【护理诊断/合作性问题】
1. 疼痛 与手术切口有关。
2. 焦虑、恐惧 与手术知识缺乏、疼痛、担心性功能障碍有关。
3. 有性功能障碍的危险 与心理障碍有关。
4. 潜在并发症 术后出血、感染、输精管痛性结节、勃起功能障碍。

【护理目标】
（1）恐惧与焦虑减轻，节育者情绪稳定。
（2）患者术后不发生出血和感染，若发生，能被及时发现和处理。
（3）性功能障碍得到缓解。

【护理措施】
输精管结扎术要求手术操作精细，严格遵守无菌原则，严密止血，尽量杜绝并发症的发生。

1. 术前护理
（1）心理准备：向受术者介绍输精管结扎的解剖生理知识，解除对手术是否影响身体健康、劳动能力、性功能等思想顾虑和不正确的认识，增强对手术的信任。还应让受术者了解输精管结扎术是长期性节育措施，虽然恢复再生育可重新作输精管吻合术，但吻合后再怀孕率仅 50% 左右。
（2）掌握相关情况：详细了解有关病史，仔细检查身体健康状况。注意有无阴囊及阴囊内疾病。询问相关药物过敏史，常规做普鲁卡因过敏实验。
（3）皮肤准备：术前剃净阴毛；术前晚沐浴一次，用肥皂温水清洗外阴皮肤，并换清洁内裤。
（4）准备好阴囊托带（或用干净口罩代替），以备手术后将阴囊托起，减少肿胀、疼痛及不适。

2. 术后护理
（1）切口处理：由于切口很小，可自行对拢，不必缝合。用镊子挤压切口缘后覆盖无菌敷料，妥善固定，并将阴囊用阴囊托带托起。
（2）术后留观 1~2h，检查局部无出血和血肿时，方可让患者离去。若发现有出血和血肿，应及时处理。离去时应嘱受术者注意观察，若发现有伤口出血、阴囊肿大等异常情况，必须及时返回医院处理。
（3）术后 7 天内注意休息，避免重体力劳动、剧烈运动及碰撞和摩擦阴囊区。
（4）术后 2 周内避免房事。
（5）术中未用杀精子药液进行精囊灌注者，术后需继续避孕 2~3 个月或排精 8~10 次以上，经精液化验证实无精子后再停止避孕措施。术中施行精囊灌注者也应避孕 2 周或排精 4~5 次后再停止避孕措施。
（6）做好心理护理，解除焦虑和恐惧心理。理论上输精管结扎仅仅阻止精子的输出，并不影响曲细精管产生精子，也不影响睾丸间质细胞分泌男性激素，因此不会影响性功能。
（7）详细、认真填写手术登记表、随访卡，并定期随访。

3. 并发症的预防及护理
（1）出血和血肿：是术后最早的并发症，大部分发生于术后 24h 内。多由于选择适应证不当或术中止血不彻底所致。常见有：①阴囊皮下出血：可见切口渗血或皮下淤血斑。对切口渗血者应采取更换敷料、加压包扎，一般多能止血。如渗血不止或皮下淤血扩大，可在局麻下于出血处分层缝合阴囊皮肤。②阴囊内血肿：出血速度快、量大，多在术后 2h 内发生。表现为阴囊沉重、迅速肿大，呈青紫色，严重者可扩展至阴茎、会阴部、下腹壁等，少数可发生休克。一旦发现应立即输液、输血，同时应用止血剂，必要时可考虑手术止血，清除积血。术后阴囊内置橡皮引流条加压包扎，并加用抗生素，局部理疗，以加快肿胀消退。为防止出血和血肿的发生，应严格掌握手术适应证，术中动作应轻柔，止血要彻底。术后避免过多活动，最好卧床 24h，局部砂袋压迫。

（2）感染：主要发生于手术切口部位。多由于术前皮肤准备不充分、消毒不严密、手术操作不细致、止血不完善、术后敷料脱落污染切口等所致。因此，术前充分做好皮肤准备，术中严格无菌操作、严格止血，术后应用有效的抗生素，注意切口保护，对预防术后感染的发生极为重要。

（3）输精管痛性结节：多数受术者术后在输精管结扎处有一小结节，但无任何不适，这是正常现象。少数因局部感染、血肿、线头反应在 3 个月后，自觉手术部位疼痛，重则牵扯到睾丸、腹股沟、腰骶及下腹会阴区，在活动和性交时加重，一旦发生可作结节局部封闭注射及理疗。

（4）附睾淤积：个别受术者术后由于睾丸产生的精子及睾丸和附睾分泌的液体过多，而附睾吸收和吞噬精子和精液减少时，精液在附睾内淤积，使附睾胀大，自觉有胀感，扪之质软，无明显压痛。对症状轻者可将睾丸托起；症状明显者应局部理疗、封闭，应用抗生素以减轻症状，促进吸收；症状严重经上述治疗无效者，可考虑行输精管吻合术。

（5）输精管再通：因术中结扎输精管残端过松而滑脱，使受术者在术后发生输精管再通，精液中可查到精子，使女方再孕。应查明原因，可施行第二次输精管结扎术。

（6）性功能障碍

1）原因：①精神心理因素，部分受术者对手术不理解，或误认为被"阉割"，精神心理负担过重所致；②术后性生活失常，术后性交过早或过频，都会引起局部疼痛，而使受术者误认为手术影响性功能；③术后并发局部疼痛。

2）护理要点：①精神疗法：医务人员要找出患者精神、心理负担的原因所在，根据不同情况做耐心细致的解释工作，消除其思想顾虑，同时做好家属的思想工作；②手术后有并发症者应给予积极治疗；③对症进行药物治疗；④长期应用上述方法无效者，有严重神经衰弱、术后并发症或由此影响本人、家庭生活者，可考虑施行输精管吻合术。

（刘　涛）

思　考　题

1. 何某，男性，40 岁。因"性功能减退 5 年，加重 1 年"入院就诊。患者 5 年前起无明显原因出现性功能逐渐减退，勃起功能障碍，伴有性欲降低，无早泄，近 1 年没有满意性生活，未曾进行正规治疗。无其他特殊病史，否认家族遗传史。有烟酒嗜好，夫妻关系不和谐，结婚 10 年，育有一子一女，均体健。身体评估：体质指数 28.4，第二性征发育良好。心、肺、腹及神经系统检查未见异常，会阴部及阴茎感觉正常，外生殖器发育正常，睾丸大小和质地正常。阴茎血管彩色多普勒超声未见明显异常。问题：

(1) 患者存在的护理诊断/合作性问题有哪些?

(2) 给予平衡膳食、适当锻炼、西地那非和心理治疗4个月后,患者症状明显改善,请阐述治疗期间的主要护理措施。

2. 卢某,男性,36岁。因阴茎无性欲持续勃起10余天入院。身体评估:阴茎极度勃起,表面暗红,明显触痛,呈持续性。患者感阴茎胀痛伴排尿困难。患者10年前患精神分裂症,长期服用氯丙嗪等抗精神病药物。问题:

(1) 患者可能的疾病诊断是什么?

(2) 入院后给予阴茎海绵体冲洗法治疗无效,随后在持续硬膜外麻醉下行阴茎头、阴茎海绵体减压分流术,术后第8天拆线,那么该患者术后如何护理?

第十一章 泌尿、男性生殖系统肿瘤患者的护理

> **学习目标**
> 识记：肾、膀胱、前列腺癌的临床表现和处理原则。
> 理解：肾、膀胱、前列腺癌的病因与病理，阴茎和睾丸肿瘤的临床表现。
> 运用：泌尿、男性生殖系统肿瘤患者的护理评估、护理诊断和护理措施。

泌尿、男性生殖系统肿瘤是泌尿外科的常见疾病，可发生在泌尿及男性生殖系统的任何部位。泌尿、男性生殖系统肿瘤大多数为恶性，最常见是膀胱癌，其次是肾癌、肾盂癌；欧美国家最常见的是前列腺癌。我国过去常见的男性生殖系统肿瘤阴茎癌的发病率已日趋减少，而以往较少见的前列腺癌，近年来发病率明显增长。

第一节 肾 肿 瘤

肾肿瘤（renal tumor）分为良性肿瘤和恶性肿瘤，其中恶性肿瘤占绝大多数。常见恶性肾肿瘤有肾细胞癌（renal cell carcinoma, RCC）、尿路上皮癌、肾母细胞瘤和肾转移瘤等。成人肾肿瘤中，绝大部分为肾癌，肾盂癌相对少见。但在小儿恶性肿瘤中，最常见的是肾母细胞瘤。少见的良性肾肿瘤有肾血管平滑肌脂肪瘤（angiomyolipoma of kidney）、肾纤维瘤、肾脂肪瘤等。本节重点介绍肾癌和肾母细胞瘤。

一、肾 癌

肾癌（renal carcinoma）通常指肾细胞癌，也称肾腺癌。占原发肾肿瘤的85%，占成人恶性肿瘤的3%。肾细胞癌在泌尿系统肿瘤中的发病率在膀胱癌、前列腺癌之后，居第三位。目前，我国尚无肾细胞癌发病率的流行病学调查结果。尽管肾细胞癌的患病年龄趋于年轻，但该病的发病高峰在50~60岁人群，男女之比为2:1，无明显的种族差异。

【病因】

肾细胞癌的病因不清。目前认为与环境接触、职业暴露、染色体畸形、抑癌基因缺失等有密切关系。流行病学调查结果显示吸烟是唯一的危险因素，即吸烟人群比非吸烟人群患肾细胞癌的危险性高两倍以上。此外，石棉、皮革等制品也与肾细胞癌的发病有很大关系。遗传因素对肾细胞癌的发生有重要作用，已发现有视网膜血管瘤家族性肾癌染色体异常，尤其是第3、11号染色体异常家族性肾癌，如 Von Hippel-Lindau 病，可以累及多个器官，其中包括肾。

【病理和分型】

肾癌发生于肾小管上皮细胞，外有假包膜。肾癌穿透假包膜后可经血液和淋巴途径

转移。

1. 组织学类型 肾癌有三种基本细胞类型,即透明细胞、颗粒细胞和梭形细胞,均来源于肾小管上皮细胞。单个癌内可有多种细胞,临床以透明细胞癌最为多见;梭形细胞较多的肾癌恶性程度高、预后差。

2. 病理分级(按细胞分化程度) Ⅰ级:细胞分化程度尚可,属低度恶性。Ⅱ级:细胞分化程度已有明显异形性,属中等程度恶性。Ⅲ级:细胞分化程度极差,属高度恶性。

3. 转移途径 以直接侵犯肾周围脂肪组织的途径较常见,也可以通过肾静脉扩散至邻近脏器或经淋巴道转移。最常见的转移部位是肺,其他为肝、骨骼、肾上腺、对侧肾及同侧邻近淋巴结。

【临床分期】

根据1987年国际抗癌联盟提出的TNM分期。其中T为肿瘤的大小,N为淋巴转移,M为转移情况。

T_0:无原发肿瘤。

T_1:肿瘤最大径≤2.5cm,局限在肾内。

T_2:肿瘤最大径>2.5cm,局限在肾内。

T_3:肿瘤侵犯大血管、肾上腺和肾周围组织,局限在肾周筋膜内。

T_3a:侵犯肾周脂肪组织或肾上腺。

T_3b:肉眼可见侵犯肾静脉或下腔静脉。

T_4:侵犯肾周筋膜以外。

N_0:无淋巴结转移。

N_1:单个、单侧淋巴结转移,最大径≤2cm。

N_2:多个局部淋巴结转移或单个淋巴结最大径2~5cm。

N_3:局部转移淋巴结最大径超过5cm。

M_0:无远处转移。

M_1:远处转移。

【临床表现】

1. 肾细胞癌三联症 血尿、腰痛、包块被称为肾细胞癌的三联症。由于诊断技术的进步,以此三联症就诊的病例已极少见。具有此三联症的肾细胞癌患者事实上为晚期。以血尿原因就诊的病例约占60%。

2. 肾外症候群 肾细胞癌有很多肾外临床表现,如红细胞增多、高钙血症、高血压、非转移性的肝功能异常。红细胞增多是由于肿瘤产生的红细胞生成素增加,或组织缺氧所致的红细胞生成素增加所致。高血压的发生率为40%,主要由于肿瘤组织产生肾素等血管收缩物质。非转移性肝功能异常被认为是肿瘤产生的肝毒性物质引起;通常在肿瘤切除后功能可以自然恢复。

【辅助检查】

1. 实验室检查 血、尿常规检查可提示贫血、血尿、血沉增快。

2. 影像学检查

(1) B超检查:能够准确地区分肿瘤和囊肿,对于直径<0.5cm的病灶也能够较清楚地显示。目前已经作为一种普查肾肿瘤的方法。

（2）CT检查：优于超声波检查。可明确肿瘤部位、肾门情况、肾周围组织与肿瘤的关系、局部淋巴结等,有助于肿瘤的分期和手术方式的确定。

（3）静脉尿路造影：能显示肾盂、肾盏受压的情况,并能了解双侧肾功能。是患者能否接受手术的重要参考指标之一。

（4）肾动脉造影：可显示肿瘤新生血管,也可同时进行肾动脉栓塞,能降低手术难度和减少术中出血。但是由于CT的普及以及CT血管重建术(CTA)的应用,肾动脉造影检查的应用率大大降低。

（5）MRI检查：作用与CT相近,但对血管,如下腔静脉等显像中,其作用明显优于CT检查。

【治疗要点】

1. 肾癌根治术　适用于无扩散的肾细胞癌。手术切除范围包括患肾、肾周围的正常组织、同侧肾上腺、近端1/2输尿管、肾门旁淋巴结。肾癌根治术后局部淋巴结清扫在肾癌根治术中的效果还存在争议。如果肿瘤位于中、下极,无须切除同侧肾上腺。手术入路取决于肿瘤分期和肿瘤部位等。近年开展了腹腔镜肾癌根治术,此方法具有创伤小、术后恢复快等优点。

2. 放疗　可以作为肾细胞癌的新辅助治疗方法或术后辅助治疗。放疗的辅助效果难以定论。

【护理评估】

1. 术前评估

（1）健康史及相关因素：包括家族中有无肾系列癌发病者,初步判定肾癌的发生时间,有无对生活质量的影响,发病特点。

1）一般情况：患者的年龄、性别、婚姻和职业等。

2）发病特点：患者有无血尿、血尿程度,有无排尿形态改变和经常性腰部疼痛。本次发病是体检时无意发现还是出现血尿、腰痛或自己扪及包块而就医。不适是否影响患者的生活质量。

3）相关因素：家族中有无肾系列癌发病者,男性患者是否吸烟,女性患者是否有饮咖啡的习惯等。

（2）身体状况

1）局部：肿块位置、大小及数量,肿块有无触痛、活动度情况。

2）全身：重要脏器功能状况,有无转移灶的表现及恶病质。

3）辅助检查：包括特殊检查及有关手术耐受性检查的结果。

2. 术后评估　是否有肾窝积液和积脓、尿瘘、腹腔内脏器损伤,继发出血,切口感染等并发症。

【护理诊断/合作性问题】

1. 营养失调：低于机体需要量　与长期血尿、癌肿消耗、手术创伤有关。

2. 焦虑　与担心疾病及治疗效果有关。

3. 潜在并发症　出血、感染。

【护理目标】

（1）患者营养失调得到纠正或改善。

(2) 患者恐惧与焦虑程度减轻或消失。
(3) 并发症得到有效预防或发生后得到及时发现和处理。

【护理措施】

1. 改善患者的营养状况

(1) 饮食：指导胃肠道功能健全的患者选择营养丰富的食品，改善就餐环境和提供色香味较佳的饮食，以促进患者食欲。

(2) 营养支持：对胃肠功能障碍者，应在手术前后通过静脉途径给予营养，贫血者可予少量多次输血以提高血红蛋白水平及患者抵抗力，保证术后顺利康复。

2. 减轻患者焦虑和恐惧

(1) 对担心得不到及时有效的诊治而表现为恐惧、焦虑的患者，护理人员要主动关心患者，倾听患者诉说，适当解释病情，告知手术治疗的必要性和可行性，以稳定患者情绪，争取患者的积极配合。

(2) 对担心术后并发症及手术后影响生活质量的患者，应加强术前各项护理措施的落实，让患者体会到手术前的充分准备。亦可通过已手术患者的现身说法，告知患者手术治疗的良好疗效，消除患者的恐惧心理。

3. 并发症的预防和护理

(1) 预防术后出血

1) 密切观察病情：定时测量血压、脉搏、呼吸和体温的变化。

2) 观察引流管引流物状况：若患者术后引流量较多、色鲜红且很快凝固，同时伴血压下降、脉搏增快，常提示有出血，应立即通知医生处理。

3) 止血和输血：①根据医嘱，应用止血药物；②对出血量大、血容量不足的患者给予输液和输血；对经处理出血未能停止者，积极做好手术止血的准备。

(2) 预防感染

1) 观察体温变化情况。

2) 观察伤口及引流管内引流物的量及性状，保持各引流管引流通畅；加强术后护理，保持伤口干燥。

3) 遵医嘱应用抗菌类药物，防止感染的发生。

【护理评价】

(1) 患者术后营养状态是否得以改善。
(2) 患者恐惧与焦虑是否减轻、情绪是否稳定。
(3) 患者在治疗过程中是否发生出血、全身或伤口感染。若发生，是否得到及时发现和处置。

【健康指导】

1. 康复指导　保证充分的休息，适度身体锻炼及娱乐活动，加强营养，增强体质。

2. 用药指导　由于肾癌对放、化疗均不敏感，生物素治疗可能是此类患者康复期的主要方法。在用药期间，患者可能有低热、乏力等不良反应，若出现应及时就医，在医生指导下用药。

3. 定期复查　本病的近、远期复发率均较高，患者需定期复查 B 超、CT 和血、尿常规有利于及时发现复发或转移。

【预后】

肾癌未能手术切除者3年生存率不足5%,5年生存率在2%以下。根治手术后5年生存率:早期局限性肾内肿瘤可达60%~90%;未侵犯肾周筋膜者40%~80%;肿瘤超出肾周筋膜者仅2%~20%。偶见原发肾肿瘤切除后转移灶自发消退者。

二、肾母细胞瘤

肾母细胞瘤(nephroblastoma、Wilms tumor)又称为肾混合瘤、肾胚胎瘤(renal embryonoma)或 Wilms 瘤,是婴幼儿泌尿系最常见的恶性肿瘤,占 15 岁以下儿童泌尿生殖系统肿瘤的 80%。约 75% 的肾母细胞瘤患儿年龄为 1~5 岁,发病高峰为 3~4 岁。

【病因】

具有遗传倾向,可能与常染色体显性遗伴不全外显有关,但也有学者认为遗传因素并不重要,仅 1%~2% 的患者有家族史。也有学者认为还可能与某些先天畸形如无虹膜症、偏侧肢体肥大症、泌尿生殖系统畸形等有关。近年已肯定 WT1 和 WT2 基因的突变和肾母细胞瘤的发生有关。总之,后肾胚基未正常分化成肾小管和肾小球而异常增生可能是肾母细胞瘤的病因。

【病理】

肾母细胞瘤可发生于肾实质的任何部位。肿瘤起源于间叶组织,由间质、胚芽和上皮构成。间质组织占肿瘤的绝大部分,包括结缔组织、黏液组织、脂肪、肌肉及软骨等成分,偶见骨质。可根据肿瘤内组织分四型:胚芽型、间叶型、上皮型和混合型。肿瘤生长迅速,剖面呈鱼肉样膨出,灰白色常有出血坏死,其间有囊腔形成。肿瘤可压迫和破坏肾组织,使肾盏、肾盂变形,当突破肾被膜后,可广泛浸润周围器官及组织。肿瘤可经淋巴转移至肾蒂及主动脉旁淋巴结,也可经血行转移至全身各部位,而以肺转移最为常见,其次为肝,也可以转移至脑组织。

【临床表现】

主要临床表现是上腹部或腰部肿块、腹胀、虚弱。

1. 全身症状 偶见腹痛及低热,有时伴有尿道感染。晚期可出现食欲不振、体重下降、恶心及呕吐等表现。

2. 原发灶表现

(1)腹部肿块:是最常见的症状,约 85% 患儿以腹部或腰部肿块就诊。肿块常在家长给小儿沐浴或更衣时被偶然发现。肿块位于上腹部一侧,表面平滑,中等硬度,无压痛,早期可稍有活动性,迅速增大后少数病例可超越腹中线。发现小儿上腹部较光滑肿块,应想到肾母细胞瘤的可能。

(2)腹胀、腹痛:约 40% 患儿有腹部不适、腹胀,极少数肾母细胞瘤可自发破溃,临床表现与急腹症相似。

(3)血尿:25% 的患儿有镜下血尿,肉眼血尿少见。

(4)高血压:25%~63% 的患儿有轻度高血压,而且常伴有血浆肾素水平的升高。一般在肿瘤切除后,血压恢复正常。

3. 局部压迫症状 巨大肿瘤压迫腹腔脏器或占据腹腔的空间,可出现气促、食欲不振、消瘦、烦躁不安等表现。

4. 转移途径 ①直接转移：肿瘤可直接向肾周围及腹腔临近的器官转移；②淋巴道转移：是预后不良的指征之一，肿瘤可通过引流的淋巴管转移到局部所属的淋巴结；③血行转移：肿瘤侵犯静脉可发生血行转移，肺和肝是最常见的转移部位；④种植性转移：术前或术中肿瘤破溃可出现腹腔种植性转移。

【辅助检查】

1. 实验室检查 正常或红细胞增多，少数肿瘤产生红细胞生成素，导致红细胞增多。有高血压时可进行血浆肾素水平测定；可进行尿儿茶酚胺代谢产物和骨髓穿刺涂片检查以区别神经母细胞瘤。

2. 遗传学检查 并发先天性畸形者，可进行染色体遗传学检查。

3. 影像学检查 B超、X线检查、CT及MRI对诊断有决定意义。B超可检出肿瘤是来自肾的实质性肿瘤。静脉尿路造影（IVU）显示肾盏肾盂受压、拉长、变形、移位和破坏。10%病例因肿瘤较大，破坏过多的肾组织或侵及肾静脉而不显影。CT和MRI可显示肿瘤范围及邻近淋巴结、器官、肾静脉和下腔静脉有无受累及。胸片及CT可了解有无肺转移。

【治疗要点】

采取手术、化疗、放疗的综合措施能取得极好的疗效。

1. 手术治疗 早期应经腹横切口行肾切除术。双侧肾母细胞瘤可在化疗和放疗的基础上，行双侧单纯肿瘤剜除术或切除一侧较大肿瘤的病肾。

2. 化疗 术前可用阿柔比星、放线菌素D、阿霉素、长春新碱化疗，可使肿瘤缩小，以利于手术。

3. 放疗 巨大的肿瘤经化疗而缩小不明显者，可用放疗使肿瘤缩小再行手术。术后放疗最好在手术后10日内进行，以减少复发的机会。

【护理诊断/合作性问题】

1. 活动无耐力 与食欲不振、体重下降有关。

2. 预感性悲哀 与预后不良有关。

3. 潜在的并发症 放疗及化疗的副作用。

【护理措施】

1. 活动与休息 指导患儿及家长在病情允许的范围，合理安排作息时间，协助做好生活护理及个人卫生，防止外伤。

2. 合理营养 给予高蛋白、高热量、高维生素易消化的食物，以增强机体的抵抗力。鼓励患儿进食。

3. 心理护理 了解患儿及家长的心理状况，讲解肿瘤治疗与护理的发展，鼓励他们建立起治疗疾病的信心，正确对待疾病。

4. 化疗护理

（1）化疗前：了解患儿的全身状态、血象、肝肾功能及患儿和家长的心理状态。向家长及患儿介绍治疗的有关知识，增加其对治疗的信心。做好保护性隔离，预防感冒。

（2）化疗中：注意药物应现用现配，掌握药物的配伍禁忌。肌肉注射时进针要深，以防硬结发生。鞘内注射时，观察有无头痛、发热、呕吐、腹痛等不良反应。静脉注射时，注意观察局部有无药液外渗、栓塞性静脉炎的表现，出现异常及时处理。观察药物的不良反应，做好用药护理。

(3) 化疗后:注意按时用药,不要随意停药或减量,每1~2周在门诊复查1次。合理安排患儿生活与休息,缓解期可上学。年龄较大的患儿注意心理护理,使患儿能积极地面对疾病,保持心情愉快,主动配合治疗。

5. 放疗护理

(1) 放疗前:向患儿及家长介绍有关的放疗知识,进行全面的体格检查。

(2) 放疗期间:注意观察有无乏力、头痛、眩晕、恶心等表现,保证休息和睡眠,加强营养。照射区皮肤避免冷、热刺激,不要用碘酒、万花油、红汞等含金属的药物,保持皮肤干燥,防止感染。注意观察局部有无红斑、色素沉着、干性脱皮、纤维素性渗出等,发现异常及时报告医生给予处理。

(3) 放疗后:防止照射部皮肤受伤,以免引起溃疡和感染。保证营养,注意休息,增强体质,预防感冒。定期复查。

【预后】

本病是应用现代综合治疗最早和效果最好的恶性实体瘤。其预后与小儿的年龄,肿瘤的大小、分型、临床分期有关。一般年龄<2岁、肿瘤重量<550g者预后较好。治疗后2年不复发,即被认为治愈,治愈率达80%~90%。约15%的患儿在治愈5~25年后继发软组织肉瘤、骨肿瘤或白血病。

第二节 膀胱肿瘤

膀胱肿瘤(tumors of the bladder)为尿路上皮性肿瘤(urothelial tumor of the urinary tract)中最常见的肿瘤。尿路上皮(urothelium)为泌尿系统被覆上皮的总称,主要为移行上皮。除男性前部尿道以外,肾盂、输尿管、膀胱、后尿道均覆有移行上皮。这些部位的肿瘤有相似的病因及病理变化,且可同时或先后在不同部位发生肿瘤。膀胱癌发病率在我国泌尿生殖系统肿瘤中占第一位,高发病年龄为50~70岁,男女比例为4:1。大多数患者的肿瘤仅局限于膀胱,只有15%~20%有区域淋巴结转移或远处转移。

【病因】

1. 长期接触某些致癌物质 膀胱癌的主要致癌因素是芳香族的胺。已肯定的化学致癌物质有2-萘胺、联苯胺、4-氨基双联苯、4-硝基双联苯、2-氨基-1-萘酚等。某些职业人员,如燃料、纺织、皮革、橡胶、塑料、油漆、印刷等,发生膀胱癌的危险性显著增加。

2. 吸烟 吸烟是导致膀胱癌的重要因素之一,大约1/3膀胱癌与吸烟有关。50%的男性和30%的女性有长期吸烟病史。吸烟量与膀胱癌的发生有密切的相关性。吸烟致癌可能与香烟中含有多种芳香胺的衍生致癌物有关。吸烟量越大,吸烟史越长,发生膀胱肿瘤的危险性也越大。

3. 膀胱慢性感染 与异物长期刺激膀胱结石、膀胱憩室、膀胱白斑、埃及血吸虫病膀胱炎等会增加发生膀胱癌的危险。

4. 其他 长期大量服用镇痛药非那西丁、内源性色氨酸代谢异常等,均可能为膀胱癌的病因或诱因。宫颈癌行盆腔放疗的妇女发生膀胱移行细胞癌的概率明显增加。近年大量研究资料表明,多数膀胱癌是由于癌基因的激活和抑制基因的缺失等诱导形成,使移行上皮的基因组发生多处病变,导致细胞无限增殖,最后形成癌。

【病理和分型】

膀胱的尿路上皮是移行细胞上皮,有 3~7 层。最浅表层由大的扁平型细胞组成。膀胱原位癌是指在扁平、非乳头尿路上皮上有增厚而发育不良的细胞学改变。膀胱癌的生长方式:一种是向膀胱腔内生长,成为乳头状瘤或乳头状癌,另一种是在上皮内浸润性生长,形成原位癌、内翻性乳头状瘤或乳头状癌。

1. 病理类型

(1) 大体类型:可分为乳头状及侵润性两类。

(2) 组织学类型:上皮细胞恶性肿瘤占绝大多数。其中以移行上皮细胞癌为主,鳞癌和腺癌较少。

2. 肿瘤分级

(1) Ⅰ级:细胞分化良好,属低度恶性。

(2) Ⅱ级:细胞分化程度已有明显异形性,属中等程度恶性。

(3) Ⅲ级:细胞分化程度极差,属高度恶性。

3. 转移途径

(1) 局部浸润:主要向深部浸润,直至膀胱外组织。

(2) 淋巴结转移:较常见。

(3) 血行转移:多在晚期,主要转移至肺、肝、肾及皮肤等处。

【临床分期】

国际抗癌联盟(UICC)2002 年将膀胱癌 TNM 分期作如下规定:

Tis:原位癌,侵及黏膜表层。

Ta:无浸润乳头状瘤,侵及黏膜表层。

T_1:肿瘤细胞侵及黏膜固有层。

T_2:肿瘤侵及浅肌层。

T_3:肿瘤侵及膀胱壁全层。

T_4:肿瘤侵及膀胱壁全层以外组织。

N_0:无淋巴结转移。

N_1:同侧区域淋巴结转移。

N_2:多发区域淋巴结转移。

N_3:区域淋巴结转移并固定。

N_4:区域外淋巴结转移。

M_0:无转移。

M_1:局部组织浸润或有远处组织和器官转移。

【临床表现】

1. 症状

(1) 血尿:85%~90% 患者出现血尿。血尿可以是肉眼血尿,也可以是显微镜下血尿,既可以是间断性,也可以是持续性血尿。

(2) 膀胱刺激症状:尤其是原位癌患者。

(3) 转移:骨转移患者有骨痛,腹膜后转移或肾积水患者可出现腰痛。

2. 体征 多数患者无明显体征。当肿瘤增大到一定程度，可能触到肿块。发生肝或淋巴结转移时，可扪及肿大的肝或锁骨上淋巴结。

【辅助检查】

1. 实验室检查 尿常规检查可见血尿或脓尿。大量血尿或肿瘤侵犯骨髓可致贫血，血常规见血红蛋白值和血细胞比容下降。

2. 影像学检查

（1）B超检查：在膀胱充盈情况下可以看到肿瘤的位置、大小等特点。

（2）CT、MRI检查：除能观察到肿瘤大小、位置外，还能观察到肿瘤与膀胱壁的关系。

3. 膀胱镜检查 是诊断膀胱癌最直接、重要的方法，可以显示肿瘤的数目、大小、外观、位置等。膀胱镜观察到肿瘤后应获取组织做病理检查。

4. 尿脱落细胞学检查 对于高危人群的筛选有较大的意义，也可用于肿瘤治疗的评估。检查的准确率与取材方法、肿瘤大小、肿瘤分期关系密切。

【治疗要点】

以手术治疗为主，化疗、放疗和免疫治疗为辅的综合治疗。

1. 手术治疗

（1）经尿道膀胱肿瘤切除术（transurethral resection of bladder tumor, TURBt）：是所有膀胱肿瘤治疗的首选方法。如果肿瘤为单发、分化较好，且属非浸润型，单纯采用TURBt治疗即可。

（2）膀胱部分切除：适用于肿瘤比较局限、呈浸润性生长，病灶位于膀胱侧后壁、顶部等，离膀胱三角区有一定的距离。另有一些位于膀胱憩室内的肿瘤也是膀胱部分切除的适应证。

（3）根治性膀胱全切术：指切除盆腔的前半部器官。在男性，包括膀胱周围的脂肪、韧带、前列腺、精囊；在女性，有子宫、宫颈、阴道前穹隆、尿道、卵巢等器官。男性尿道复发的概率6.1%～10.6%。故对肿瘤累及前列腺或膀胱颈部的患者，应当同时切除尿道。尿流改道、肠代膀胱等手术方式的问世，既提高了治疗效果，也提高了患者的生活质量。

2. 放射治疗 在膀胱癌的治疗中毋庸置疑，但其治疗方案和效果尚难定论。

3. 化学治疗 约15%的患者在就诊时已出现局部或远处转移的迹象。浸润性肿瘤即使接受根治性膀胱切除术，也有30%～40%的病例会出现远处转移。单个化疗药物以顺铂为代表，有效率在30%左右。其他有效的药物包括甲氨蝶呤、长春新碱、环磷酰胺、5-氟尿嘧啶等。多联合应用。

膀胱灌注化疗：因绝大多数的膀胱肿瘤会复发，对保留膀胱的患者，术后应当经导尿管给予膀胱化疗药物灌注，以消灭残余的肿瘤细胞和降低术后复发的可能性。

【护理评估】

1. 术前评估

（1）健康史及相关因素：包括有无诱发肿瘤的原因，发病时间的初步判断，有无恶病质及影响生存质量的症状等。

1）一般情况：患者的年龄、性别、婚姻和职业，患者是否长期吸烟。职业是否为长期接触联苯胺及13萘胺的橡胶行业，此两种物质可致膀胱癌。

2）发病特点：出现肉眼血尿的时间，排尿时是否疼痛，为间歇性还是持续性血尿，有无血块,血块形状如何;排尿形态有无改变,有无尿路刺激症状。

3）既往史:以往是否有过血尿史,有无腰、腹部和膀胱手术创伤史。

4）家族史:患者家族中有无发生泌尿系统肿瘤。

(2) 身体状况:患者有无消瘦、贫血等营养不良的表现,重要脏器功能状况,有无转移的表现及恶病质。了解膀胱镜所见肿瘤位置、大小、数量,组织病理学检查结果等。

(3) 心理和社会支持状况:患者及家属对病情、拟采取的手术方式、手术并发症、排尿形态改变的认知程度,心理和家庭经济承受能力。

2. 术后评估　有无盆腔脓肿、尿瘘、直肠损伤、肠瘘、肠梗阻、术后感染等并发症。

【护理诊断/合作性问题】

1. 恐惧与焦虑　与对癌症的恐惧、害怕手术、如厕自理缺陷有关。

2. 自我形象紊乱　与膀胱全切除尿流改道、造瘘口或引流装置的存在,不能主动排尿有关。

3. 潜在并发症　出血、感染。

【护理目标】

(1) 患者恐惧与焦虑减轻或消失。

(2) 患者能接受自我形象改变的现实。

(3) 患者未发生出血及感染。

【护理措施】

1. 减轻恐惧与焦虑　对担心不能得到及时有效的诊疗而产生恐惧、焦虑的患者,护理人员要主动向其解释病情,以消除其恐惧心理。膀胱癌属中等恶性,一般出现血尿立即就诊大多数属早期,及时手术治疗效果肯定,5年生存率非常高。

2. 帮助患者接受自我形象改变的认识和护理

(1) 解释尿流改道的必要性:告知患者尿流改道是膀胱癌治疗的一部分,有助治疗的彻底性,通过护理和训练,能逐步适应术后改变。

(2) 输尿管皮肤造口和回肠膀胱腹壁造口的护理:保证造瘘处清洁,敷料渗湿后及时更换,保证内支撑引流管固定牢靠且引流通畅。在回肠内留置导尿管者,需经常冲洗,防止黏液堵塞。

(3) 原位排尿新膀胱的护理:术后3周内保证各支撑管、引流管引流通畅,定期冲洗留置导尿管,防止黏液堵塞;拔除导尿管前训练新膀胱,待容量达300ml以上便可以拔管。告知患者一年内有不同程度的尿失禁存在,锻炼肛门括约肌功能,有利于早日恢复控尿功能。

(4) 集尿袋护理:造口处伤口愈合后选择合适的集尿袋外接造瘘管、引流尿液,指导患者自行定期更换集尿袋。

3. 并发症的预防与护理

(1) 出血:膀胱全切手术创伤大,术后可发生出血。需密切观察血压、脉搏、引流物性状,若血压下降、脉搏加快、引流管内引出鲜血,每小时超过100ml以上且易凝固,提示有出血,应及时通知医生处理。

(2) 预防感染:观察体温变化情况;加强基础护理,保持切口清洁,敷料渗湿后及时更换;保持引流管引流通畅及牢靠的固定。应用广谱抗菌类药物预防感染。如有体温升高,引流物为脓性并有切口疼痛,多提示有感染,应尽快通知医生处理。

【护理评价】

(1) 患者的恐惧与焦虑是否减轻或消失。

(2) 患者能否接受自我形象改变的事实,主动配合治疗和护理。

(3) 患者是否发生出血、感染等并发症。若发生,是否得到及时发现和处理。

【健康指导】

1. 康复指导　适当锻炼,加强营养,增强体质。禁止吸烟,避免接触联苯胺类致癌物质。

2. 膀胱灌注化疗指导　术后坚持膀胱灌注化疗药物,膀胱保留术后能憋尿者,即行膀胱灌注免疫抑制剂 BCG(卡介苗)或抗癌药物,可预防或推迟肿瘤复发。每周灌注 1 次,共 6 次,以后根据 B 超、血、尿常规复查结果,如膀胱内无肿瘤复发,可将膀胱灌注药物时间改为 2 周 1 次,6 次后需复查膀胱镜;若有肿瘤复发,立即再次手术治疗,无复发者可将膀胱灌注间隔时间延长至 1 个月,1 年后若仍无肿瘤复发,可将膀胱灌注间隔时间延长至 2 个月,终身灌注,每 2~3 年复查膀胱镜。膀胱灌注药物后需将药物保留在膀胱内 2h,每半小时变换体位,俯、仰、左侧、右侧卧位各半小时。

3. 定期复查　主要是全身系统检查,以便及时发现转移及复发征象。

4. 自我护理　尿流改道术后腹部佩带接尿器者,应学会自我护理,避免接尿器的边缘压迫造瘘口。保持清洁,定期更换尿袋。可控膀胱术后,开始每 2~3h 导尿 1 次,逐渐延长间隔时间至每 3~4h 1 次,导尿时要注意保持清洁,定期用生理盐水及开水冲洗集尿袋,清除黏液及沉淀物。

第三节　前列腺癌

前列腺癌(carcinoma of prostate)发病率不断上升,在我国大有升至泌尿系肿瘤首位的趋势。其原因包括平均寿命延长、饮食结构改变等。前列腺癌是目前美国男性因肿瘤死亡的最常见病因。前列腺癌的发病率与年龄有密切关系。50 岁男性隐匿性癌的发病率为 40%,临床前列腺癌为 9.5%。40 岁男性发生前列腺癌的可能性为 1/1 万,40~59 岁男性的可能性为 1/103,60~79 岁男性则约为 1/8。

【病因】

尚不明确,可能与环境、饮食、遗传和性激素等有关。有前列腺癌家族史的人群有较高的前列腺癌患病危险性。家族性前列腺癌患者的发病年龄也是其家族成员患前列腺癌的危险因素。如果先辈患前列腺癌的年龄在 70 岁,后辈的发病危险增加 4 倍;如果患病年龄在 60 岁,其后辈的患病危险性增加至 5 倍;患病年龄在 50 岁,后辈的患病危险性增加至 7 倍。高脂肪饮食也是前列腺癌的危险因素之一。接触金属镉能够增加前列腺癌的易患危险,烟草、碱性电池、焊接工业等都有接触这种金属的可能。美籍非洲人患前列腺癌的危险性远远高于白种人。

【病理】

前列腺癌常从腺体外周带发生,很少单纯发生于中心区域。

1. 组织学类型　约 98% 的前列腺癌为腺癌;其余的 2% 中,90% 是移行细胞癌,10% 为神经内分泌癌和肉瘤。

2. 转移途径 较常见的转移途径是淋巴结转移及经血行转移至骨骼。

【临床分期】

常采用2002年AJCC的前列腺癌TNM分期系统:T_0期:没有原发瘤的证据;T_1期:为不能被扪及和影像发现的临床隐匿肿瘤;T_2期:肿瘤限于前列腺内;T_3期:肿瘤穿透前列腺被膜;T_4期:肿瘤固定或侵犯精囊以外的组织。N、M代表有无淋巴结转移或远处转移。

【临床表现】

1. 症状 早期前列腺癌一般无症状。进展期肿瘤生长可以挤压尿道,直接侵犯膀胱颈部、三角区,患者出现排尿困难、刺激症状;骨转移患者可以出现骨痛、脊髓压迫症状、排便失禁等。

2. 体征 直肠指诊可触及前列腺结节。淋巴结转移时,患者可出现下肢浮肿。脊髓受压可出现下肢痛、无力。

【辅助检查】

1. 实验室检查 前列腺特异性抗原(prostate-specific antigen,PSA)作为前列腺癌的标记物在临床上有很重要的作用。可作为前列腺癌的筛选检查方法。正常男性的血清PSA浓度应 < 4ng/ml。

2. 影像学检查 B型超声波检查能够对前列腺癌进行较可靠的分期,有重要的诊断意义,另外还可为前列腺穿刺活检进行精确定位,同时也能观察到前列腺周围的肿瘤浸润情况。

3. 前列腺穿刺活检 六针法穿刺活检在临床的应用比较广泛。具体方法是在前列腺的两叶,从前列腺尖部、中部、基底部各穿1针,共6针。穿刺一般是在TRUS引导下进行。

【治疗要点】

1. 局限性病灶 T_1期者观察,T_2期者行根治性手术治疗。

2. 局部进展性前列腺癌 对于T_3期的前列腺癌目前主张先给予新辅助激素治疗,然后外照射,其结果要好于单纯外照射。

3. 复发性前列腺癌 如果前列腺癌患者在实施根治术后血清PSA先下降,后升高,提示有前列腺癌局部复发,此时手术治疗已无意义,可采用局部放疗加拮抗剂去势治疗或切除双侧睾丸。

4. 转移性前列腺癌 大多数的前列腺癌为激素依赖性,约70%~80%的转移性前列腺癌对各种雄激素阻断治疗有效。促黄体释放激素类似物和去势术是雄激素阻断治疗的主要方法。

【护理诊断/合作性问题】

1. 营养失调:低于机体需要量 与癌肿消耗、手术创伤、骨转移有关。

2. 恐惧与焦虑 与对癌症的恐惧、害怕手术等有关。

3. 潜在并发症 出血、感染等。

【护理目标】

(1)经治疗后肿瘤进展控制,消耗减少,营养状态好转。

(2)患者恐惧与焦虑减轻或消除。

(3)如出血、感染未发生或得到及时发现和有效控制。

【护理措施】

1. 改善营养　前列腺癌早期无症状,患者有症状就医时多属中晚期,且多有不同程度的机体消耗。对这类患者在有效治疗疾病的同时,需给予营养支持,告知患者保持丰富的膳食营养,尤其多食富含多种维生素的食物,多饮绿茶。必要时给予肠内外营养支持。

2. 减轻焦虑和恐惧　多与患者沟通,解释病情,前列腺癌恶性程度属中等,经有效治疗后疗效尚可,5年生存率较高。让患者充分了解自己的病情,如手术创伤不大、恢复快等,从而减轻思想压力,稳定情绪,消除恐惧、焦虑心理。

3. 并发症的预防及护理

(1) 出血的护理:根治手术后有继发出血的可能,若血压下降、脉搏增快、引流管内引出鲜血,立即凝固,每小时量超过100ml以上,提示继发出血,应立即通知医生处理。

(2) 预防感染的护理:加强各项基础护理措施,保持切口清洁,敷料渗湿及时更换,保证引流管通畅且固定牢靠。应用广谱抗菌类药物预防感染。发现感染迹象时及时通知医生处理。

【护理评价】

(1) 患者的营养状况有无改善。

(2) 患者的恐惧与焦虑是否减轻或消除。

(3) 并发症是否得到有效预防或处理。

【健康指导】

1. 康复指导　适当锻炼,加强营养,增强体质。避免高脂肪饮食,特别是进食动物脂肪、红色肉类是前列腺癌的危险因素;豆类、谷物、蔬菜、水果、绿茶对预防本病有一定作用。

2. 用药指导　雌激素、雌二醇氮芥、氟硝丁酰胺或拮抗剂去势、放射治疗对抑制前列腺癌的进展有作用,但也有较严重的心血管、肝、肾、肺的副作用,故用药期间应严密观察。

3. 定期随诊　复查定期检测PSA可作为判断预后的重要指标。若有骨痛,应X线或MRI骨扫描,确定有骨转移者可加用放射治疗。

第四节　阴茎肿瘤

阴茎肿瘤(carcinoma of the penis)在北美、欧洲国家较为少见,但在亚洲、非洲、拉丁美洲等地区曾是男性最常见的恶性肿瘤。新中国成立以后,随着人民生活条件的改善和卫生保健工作的不断提高,阴茎癌的发病率日趋减少。

【病因】

阴茎肿瘤绝大多数发生于40~60岁有包茎或包皮过长的患者。犹太民族新生男婴于出生数天后行包皮环切术,几乎无阴茎癌发生。伊斯兰男性教徒在幼年即行包皮环切术,患阴茎肿瘤者亦极少见。因此,阴茎肿瘤的发病是包皮垢及炎症长期刺激引起,是可以预防的肿瘤。此外,一些恶性倾向的病变,如阴茎皮疹、阴茎黏膜白斑、巨大尖锐湿疣等,亦可恶变发展为阴茎癌。人乳头状病毒(HPV)与阴茎癌发病关系密切。此外,吸烟、阴茎裂伤、性伙伴过多与阴茎癌的发病可能也有一定的关系。

【病理生理】

绝大多数是鳞状细胞癌,基底细胞癌和腺癌少见。从肿瘤形态上可分为原位癌、乳头状癌及浸润癌。原位癌可发生在阴茎头、包皮、阴茎体,呈红色斑状突起,有溃疡、脱屑、糜烂。乳头状癌呈菜花样突出,伴有脓性分泌物和恶臭。浸润癌呈湿疹样,有硬块状基底,中央有溃疡。阴茎癌多从阴茎头或包皮内板发生。由于阴茎筋膜和白膜坚韧,除晚期病例外,阴茎癌很少浸润尿道海绵体,亦不影响排尿。淋巴结转移极常见,可转移到腹股沟、髂血管旁、直肠周围淋巴结等处,亦可转移到对侧。癌侵入海绵体,可经血行转移至肺、肝、骨、脑等处。

【临床表现】

阴茎肿瘤可发生于阴茎任何部位,但主要在阴茎头和包皮内板。病变开始为丘疹或湿疹样改变,以后形成结节、溃疡或菜花样斑块,肿瘤增大融合、表面破溃有脓性分泌物、恶臭。晚期肿瘤可突出包皮口或穿破包皮呈菜花样。肿瘤继续发展可侵犯整个阴茎海绵体和尿道海绵体。大多数阴茎癌患者就诊时有腹股沟淋巴结肿大,可能是转移(淋巴结坚硬、固定、无压痛);也可能是癌合并感染引起急性淋巴结肿大(稍软、有压痛);位于大隐静脉进入股静脉上内侧的淋巴结被称为"前哨淋巴结",常为阴茎癌最早转移的部位。

【治疗要点】

以手术为主,亦可行放疗和化疗。

1. 手术治疗 早期肿瘤较小局限于包皮者,深部无浸润者可行包皮环切术。表浅小肿瘤及原位癌也可激光治疗。大多数阴茎癌局限于阴茎,无淋巴结转移,一般需行阴茎部分切除,阴茎断端应距肿瘤近端缘2cm以上。如阴茎癌侵犯全部阴茎或切除后残留部分阴茎不能站立排尿和进行性生活时,可行阴茎全切和尿道会阴部造口术。有淋巴结转移者可一期手术切除肿瘤并行腹股沟淋巴结清除;也可分两期进行,即先切除原发灶,经2~6周控制感染后再行双侧淋巴结清除术。

2. 放射治疗 适用于无淋巴结转移且未侵犯阴茎海绵体的小而表浅或溃荡型癌,尤其是年轻患者较小的早期阴茎癌行放射治疗可控制肿瘤生长而保持性功能。大剂量放疗可引起尿道瘘、尿道狭窄等并发症。

3. 化疗 独立化疗对阴茎癌的疗效不满意,化疗多为辅助治疗和联合治疗。常用药物有博莱霉素(bleomycin,BLM)、顺铂(DDP)、5-氟尿嘧啶(5-FU)、丝裂霉素(MMC)、环磷酰胺等。

【预防】

有包茎及包皮过长且反复感染的患者应及早行包皮环切术,特别是男性儿童。包皮过长易上翻暴露阴茎头者,应经常清洗,保持局部清洁。对癌前病变应给予适当治疗并密切随访。避免吸烟、紫外线过度暴露、HPV感染等。

第五节 睾丸肿瘤

睾丸肿瘤(testicular tumor)比较少见,仅占全身恶性肿瘤的1%,但在阴囊部肿瘤中仍以睾丸肿瘤最多见,是20~40岁青壮年男性最常见的实体肿瘤,几乎都属于恶性。精原细胞瘤发病年龄较其他类型睾丸肿瘤偏大,好发于30~50岁;胚胎癌、畸胎癌常见于20~35岁,绒毛膜上皮细胞癌好发于20~30岁青少年,而卵黄囊肿瘤则是易发生于婴幼儿;恶性睾丸淋巴瘤常在50岁以上发生。

【病因】

睾丸肿瘤的确切病因不清楚,可能与隐睾、种族、遗传、化学致癌物质、损伤、感染、内分泌等有关。有隐睾者,发生睾丸肿瘤的机会是正常睾丸的 3~14 倍,20~40 岁者可达 20~40 倍,这可能与睾丸局部温度、血运障碍、内分泌功能失调有关,即使将睾丸复位也不能完全防止发生恶变,但有助于临床监测、早期发现肿瘤。遗传因素如睾丸女性化综合征、多乳症,睾丸损伤,长期接触氧化锌、硫酸镉,长期服用雌激素以及有些病毒感染并发睾丸炎都可增加罹患睾丸肿瘤的机会。

【病理生理】

睾丸肿瘤是泌尿生殖系统肿瘤中成分最复杂、组织学表现最多样、肿瘤成分与治疗关系最为密切的肿瘤,可分为原发性和继发性两大类。原发性睾丸肿瘤又可分为生殖细胞瘤和非生殖细胞瘤,前者占 90%~95%。根据细胞的分化程度,生殖细胞肿瘤又可分为精原细胞瘤和非精原细胞瘤,后者包括胚胎癌、畸胎癌、绒毛膜上皮细胞癌、卵黄囊肿等。非生殖细胞肿瘤占 5%~10%,包括间质细胞瘤和支持细胞瘤等。因为有白膜的阻碍,局部浸润至附睾或精索较困难。多数睾丸肿瘤早期可发生淋巴转移,最先转移到邻近肾蒂的腹主动脉及下腔静脉旁淋巴结。经血行转移可扩散至肺、骨和肝。继发性睾丸肿瘤主要来自淋巴瘤、白血病等转移。

【临床表现】

常表现无痛性睾丸肿大,少数有疼痛感。睾丸肿瘤较小时,临床症状不明显。肿瘤逐渐增大,表面光滑、质硬,患者常有睾丸沉重或下坠感。有的起病急,进展快,突然出现疼痛性肿块、畏寒、发热和局部红肿,常误诊为急性睾丸炎。有隐睾的患者,突然有腹部或腹股沟肿块,且逐渐增大,可能是发生肿瘤的表现。肿瘤发生转移时,可出现腰酸、骨关节痛、腹部肿块等症状。少数分泌绒毛膜促性腺激素的睾丸肿瘤可引起乳房肿大、疼痛、女性化乳房。极少数患者因睾丸肿瘤转移病灶引起症状,如胸痛、咳嗽、咯血、颈部肿块等就医而被发现。

【辅助检查】

睾丸肿瘤、炎症伴有反应性鞘膜积液时,睾丸肿块实质易被掩盖,必要时可行彩色 B 超检查。检测睾丸生殖细胞肿瘤的标记物,如绒毛膜促性腺激素 β 亚单位(β-hCG)、甲胎蛋白(AFP)、乳酸脱氢酶(LDH)及胎盘碱性磷酸酶(PALP)测定有助于临床早期诊断、评估预后。绒毛膜上皮细胞癌 hCG100% 升高,其他非精原生殖细胞肿瘤 40% 以上 hCG 升高,精原细胞癌仅 5% hCG 升高。睾丸肿瘤切除后,若 hCG 持续升高,提示有转移;若术后 hCG 降至正常后又升高,表明肿瘤复发;hCG 升高与预后亦有关系。

【治疗要点】

一般采用手术、放疗和化疗的综合疗法,有效率可达 90% 以上。精原细胞瘤对放射治疗极为敏感,应在行根治性睾丸切除术后首选放射治疗,晚期者还应配合化疗。50%~70% 的非精原细胞瘤,如胚胎瘤、畸胎癌,对放疗不敏感,且患者在初始诊断时已有转移,故除根治性睾丸切除外,也行腹膜后淋巴结消除术,同时配合化疗药物如顺铂、长春新碱、博来霉素、放线菌素 D 等。

(刘 涛)

思 考 题

1. 范某,男性,58岁。3天前突然出现无痛性肉眼血尿,偶伴有小血块,伴有膀胱刺激征,3个月前有类似情况,用止血药后血尿停止。问题:
   (1) 首先考虑的疾病诊断是什么?还需要做什么检查?
   (2) 择期行经尿道膀胱肿瘤切除术,请陈述术前、术后护理。
   (3) 简要陈述对该患者的健康指导。

2. 孙某,男性,50岁。主诉"右肾肿物10天",患者3个月前发现左侧腹壁、背部肿物,10天前于当地医院B超检查示右肾占位病变,余无明显异常。身体评估:体温36.9℃,血压130/80mmHg,左侧腹壁、背部各见直径2~3cm肿物,表面光滑,活动尚可。B超示:右肾上极8cm×5cm不均质回声占位,右肾癌可能性大,左侧腹壁、背部肿物,于皮下层内,血供丰富。CT提示:右肾上极5.4cm×6.6cm×8.2cm肿物,右肾癌。择期予以右肾根治性切除术,左侧腹壁、背部皮下肿物切除术。术后病理:右肾透明细胞癌,$T_2aN_0M_1$,术后甘乐能和白介素-2辅助治疗。问题:
   (1) 请说明$T_2aN_0M_1$的意义。
   (2) 简述该患者围手术期的主要护理措施。
   (3) 若患者术后进行化疗和放疗,请简述化疗、放疗期间的护理措施。

第十二章 泌尿、男性生殖系统常见诊疗技术及护理

> **学习目标**
> 识记:血液透析、腹膜透析的概念、适应证、禁忌证。
> 理解:透析的原理,血液透析、腹膜透析、肾穿刺的操作流程。
> 运用:血液透析、腹膜透析、肾穿刺的准备和护理。

第一节 血 液 透 析

血液透析(hemodialysis,HD)简称血透,是当肾脏不能发挥其正常机能时,用以除去体内代谢废物和不纯物的装置。其工作原理是利用半透膜的物理特性,使两种不同浓度及性质的溶液通过渗透、自由扩散和超滤作用而发生物质交换,从而清除血液中的有害物质,纠正体内电解质紊乱,维持酸碱平衡。

【适应证】

1. 急性肾衰竭 对高分解代谢者,血尿素氮 > 71.4mmol/L,且每日升高 17.85mmol/L,应立即透析。非高分解代谢,符合下列第一项和其他任何一项者,立即透析。①无尿或少尿 48h 以上;②血尿素氮 ≥ 35.7mmol/L;③血肌酐 ≥ 530.4μmol/L;④血钾 ≥ 6.5mmol/L;⑤二氧化碳结合力 < 15mmol/L;⑥有明显浮肿、肺水肿、恶心、呕吐、嗜睡、意识障碍者;⑦输血后游离血红蛋白 > 12.4mmol/L。

2. 慢性肾衰竭 一旦慢性肾衰竭患者的内生肌酐清除率下降接近 5~10ml/min,血肌酐高于 707μmol/L,且开始出现尿毒症症状时,便应开始透析。另外,当发生重度高血钾、严重代谢性酸中毒、左心衰竭时,应立即进行透析治疗。

3. 急性药物或毒物中毒 凡分子量小、不与组织蛋白结合的毒物,在体内分布比较均匀,且能通过透析膜被析出者,应采取透析治疗,且争取在 8~16h 内进行。

【禁忌证】

凡有严重休克或低血压、心肌梗死、心力衰竭、心律失常、严重出血或感染、恶性肿瘤晚期、手术后 3~5 日内不能合作者,均不宜做血液透析。

【操作前准备】

1. 透析设备的准备 透析设备包括透析器、透析机、透析供水系统、透析管道和穿刺针。其中透析器是物质交换的场所,目前最常用的是中空纤维型透析器,中空纤维是由人工合成的半透膜,空芯腔内供血液通过,腔外为透析液。血液透析机可控制透析液的流量、温度、脱水量、血液的流量等,并具有体外循环的各种监护系统。

2. 患者的准备 包括血液通路的准备、应检查的项目及心理准备。

（1）血液通路的准备：血液通路即血液从人体内引出，再返回到体内的通道。它是进行血液透析的必要条件，也是维持性血透患者的生命线。血液通路可分为临时性血液通路（动-静脉外瘘）和永久性血液通路（动-静脉内瘘）。

1）动-静脉外瘘：通常是切开前臂的桡动脉和头静脉并分别插管，在皮肤外将两用硅胶管连接成"U"字形，形成动静脉体外分流。外瘘手术简单，术后能立即使用，但外接导管易滑脱、出血，且长期留置易发生感染和血栓，所以主要用于急诊患者的短期透析。如需维持性血液透析，则需使用动-静脉内瘘。

2）动-静脉内瘘：将桡动脉与头静脉作直接吻合，如此可形成两股血流，一股在吻合处的近心端，另一股在吻合处的远心端。这样一来，动脉中的高压力血流就转向阻力较小的静脉血管，使得吻合的静脉动脉化而慢慢膨大鼓起，形成皮下动静脉内瘘。一般在吻合术2周后就能使用。内瘘如保护得当，可长期使用。

（2）应检查的项目：需测量体重、生命体征，抽血检查肾功能及电解质等。

（3）心理准备：对第一次施行血液透析者，应详细解释透析的目的、过程及术中配合，缓解患者的恐惧感。

3. 透析药品的准备 包括透析用药（生理盐水、肝素、5%碳酸氢钠溶液）、急救用药、透析液等。其中肝素在透析过程中是必不可少的，其在体内外均能延长凝血时间。注意对于出血程度不同的患者遵医嘱采用不同剂量、不同方法进行肝素化。

【操作过程】

1. 操作过程 做透析治疗是先将动静脉瘘打开接上透析器，然后将血液和透析液分别引入透析器中由半透膜隔开的血区和透析液区，让两者紧贴半透膜，通过广阔的接触面发生弥散和渗透，起到血液净化的目的。为了去除患者体内过多的水分，通常加大透析液区的负压，以增加跨膜压力差，使水分从血液中滤出，称为超滤。

2. 透析过程中的护理 透析过程中应监测患者和透析装置的情况，发现异常，及时处理。患者方面：①体位：因透析一次约需7h，应定时帮助患者翻身，或者定时将床头摇高或摇低，以增加舒适度及防止压疮。②饮食：坚持少量多餐，禁止含钠高的食物，根据透析前后患者的体重差决定补液量。③病情观察：严密监测患者的意识状态及生命体征，并注意有无烦躁不安、呼吸困难、脸部潮红、兴奋、思睡、痛苦等反应。设备方面：①透析液温度：维持在38℃～40℃。②静脉压及透析液压：不可超过300mmHg。③血液及透析液流速：透析液500～600ml/min，血液100～300ml/min。④观察及记录：观察流出的透析液是否带有血液，以判断透析膜是否破裂；观察机器有无报警，电源是否中断。准确记录透析时间、脱水量、肝素用量等。

【操作后护理】

1. 操作后处理 透析结束后，对动-静脉内瘘或外瘘进行适当处理，消毒皮肤并包裹，并对透析器进行清洁；测量生命体征、称体重，并与透析前比较；透析后2～4h避免注射，防止注射部位出血；采用低盐、低蛋白、中度热量的饮食，适当限制水分。

2. 并发症的预防、观察及处理

（1）低血压：是常见并发症之一。表现为恶心、呕吐、胸闷、面色苍白、出汗、意识改变等，可能与脱水过多过快、心源性休克、过敏反应等有关。处理上应注意严格掌握脱水量，对不能耐受醋酸盐溶液者遵医嘱改为碳酸氢盐透析液。通过透析管道注入生理盐水、碳酸氢钠、林格液或鲜血等。

（2）失衡综合征：患者开始透析时易发生严重高尿素氮质血症，表现为头痛、恶心呕吐、高血压、抽搐、昏迷等。处理时应注意第一次透析时间应短，发生失衡综合征时可遵医嘱静注高渗糖、高渗钠,应用镇静剂等。

（3）致热原反应：由于内毒素进入体内所致，表现为寒战、发热等。预防措施为：注意严格无菌操作；做好透析管道、透析器的消毒等。发生致热原反应时遵医嘱用异丙嗪、地塞米松等。

（4）出血：多由于肝素应用不当,高血压、血小板功能不良等所致。可表现为牙龈出血、消化道出血、甚至颅内出血等。注意观察出血反应，同时遵医嘱减少肝素用量、静注鱼精蛋白中和肝素或改用无抗凝剂透析等。

（5）其他：如过敏反应、心绞痛、心律失常、栓塞、溶血等，均按相应的措施进行处理。

第二节　腹膜透析

腹膜透析(peritoneal dialysis,PD)简称腹透，是利用人体内腹膜作为自然半透膜，输入透析液，使体内潴留的水、电解质与代谢废物或毒物扩散到腹腔，而透析液中的某些物质经毛细血管进入血液循环，以补充体内的需要，如此反复更换透析液，达到清除体内代谢产物和多余水分的目的。腹膜透析方法有间歇性腹膜透析(IPD)、持续性非卧床性腹膜透析(CAPD)、持续循环式腹膜透析等。本部分以CAPD为重点进行介绍。

【适应证】

同血液透析。

【禁忌证】

1. 禁忌证　无绝对禁忌证，但有腹膜广泛粘连或纤维化、弥漫性腹腔感染时不宜做。

2. 相对禁忌证　腹部大手术不足3日；全身性血管疾病；腹腔巨大肿瘤或晚期妊娠；腹膜炎、肠梗阻、肠麻痹、及不能合作者。

【操作前准备】

1. 腹腔插管　在成人脐下中上1/3交界处，通过手术将小号硅化塑料管的一端放入腹腔最低处的膀胱直肠窝内，另一端通过皮下隧道引出，以备透析。注意插管术后1~2周需进行隔离，且要专人护理，房间进行消毒，防止感染。

2. 患者准备　排空膀胱；了解腹膜透析的过程、术中的配合及术后的注意事项；情绪稳定。

3. 透析液准备　检查透析液的有效期，液体有无浑浊、杂质等，包装是否合格。符合标准的透析液输入腹腔前要干加热至37℃。

【操作过程】

1. 操作过程　先打开包扎纱布用酒精消毒，再打开橡皮塞，连接导管与透析袋，抬高透析袋，使透析液在10min内流入腹腔，然后夹紧管口，1h后将透析袋放于低于腹腔位置，使腹腔内透析液引流出，如此周而复始，一般可灌入透析液10 000~12 000ml/d。

2. 术中护理　①连接各种管道前要注意消毒和严格无菌操作。②准确记录患者的生命体征、体重及透析液每次进出腹腔的时间、液量等。如引流量与灌入量相差太多，必须立即通知医生。③观察透析液的颜色、性质,有无浑浊、蛋白团等。④监测患者的水、电解质平衡情况。

【腹膜透析后护理】

1. 饮食护理 由于腹透会丢失体内大量的蛋白质及其他营养成分,应通过饮食补充,即要求患者蛋白质的摄入量为 1.2~1.5g/(kg·d),其中 50% 以上为优质蛋白;水的摄入应根据每日的出量来决定,如出量在 1500ml 以上,患者无明显高血压、水肿等,可正常饮水;透析液中不含钾,所以患者的饮食不必限钾。

2. 腹透装置的护理 观察透析管出口处皮肤有无渗血、漏液、红肿等,如经发现,及时报告医生做必要的处理;患者淋浴前可将透析管用塑料布包扎好,淋浴后将其周围皮肤轻轻拭干,消毒后重新包扎。

3. 病情监测 定期监测生命体征及液体出入量,定时送引流液做各种检查。

4. 常见并发症的观察及护理

(1) 引流不畅或腹膜透析管堵塞:为常见并发症,一旦发生将影响腹透的正常进行。常见原因有腹膜透析管移位、受压、扭曲,纤维蛋白堵塞,大网膜的粘连等。护理方法:①改变患者的体位,或将床头抬高 45°;②教患者深呼吸或用双手在下腹部加压;③排空膀胱,服用导泻剂或灌肠,促使患者的肠蠕动;④腹膜透析管内注入肝素、尿激酶、生理盐水、透析液等可使堵塞透析管的纤维块溶解;⑤可在 X 线透视下调整透析管的位置或重新手术置管。

(2) 腹痛:常见原因可能有透析液的温度、酸碱度不当,渗透压过高,透析液流入或流出的速度过快,腹膜炎等。护理时应注意调节好透析液的温度,降低透析液的渗透压以及透析液进出的速度;如果有腹膜炎,可用透析液 1000ml 连续冲洗 3~5 次,暂时改作 IPD、腹膜透析液内加入抗生素及肝素等方法处理。

(3) 其他并发症:如腹膜透析超滤过多引起的脱水、低血压,腹腔出血,腹膜透析管滑脱,慢性并发症有肠粘连、腹膜后硬化等,一旦发生,及时通知医生,尽早采取措施。

第三节 肾穿刺

经皮肾穿刺活体组织检查有助于确定肾脏病的病理类型、有助于疾病的诊断、治疗、疗效判断及预后估计。

【适应证】

凡肾脏有弥漫性损害而其病因、诊断、治疗或预后等问题尚未解决,且无禁忌证者皆为肾组织活检的指征。其中对诊断最有帮助的适应证包括:①肾病综合征;②无症状性蛋白尿;③孤立性血尿;④弥漫性结缔组织病;⑤急性肾小管间质疾病;⑥移植肾。

【禁忌证】

分为绝对禁忌证和相对禁忌证。绝对禁忌证包括:①明显出血倾向未能纠正或中重度高血压(>160/105mmHg)未能控制者;②精神病或不配合操作者;③孤立肾或肾脏融合畸形,如马蹄肾、固缩肾或小肾(肾脏长径<7cm)。相对禁忌证包括:①活动性肾脏感染;②肾肿瘤或肾动脉瘤;③多囊肾或肾脏大囊肿;④肾脏位置过高(深吸气时肾下极也不达 12 肋下)或游走肾;⑤肾内血管畸形;⑥慢性肾衰竭尿毒症;⑦肾钙化;⑧高度腹水;⑨过度肥胖合并心力衰竭;⑩其他,如严重贫血、低血容量、妊娠、剧烈咳嗽、全身衰竭或高龄等。

【操作前的准备】

1. 器械准备 肾穿刺器械包括：肾穿刺包、棉签、胶布、手套、消毒盒、钢尺、腹带、沙袋、垫枕、注射器、小剪刀、装有1%福尔马林的小瓶、戊二醛小瓶、荧光组织小瓶等。

2. 药品准备 包括：1%甲紫、75%乙醇溶液、3%碘酒、2%利多卡因、50%泛影酸钠或76%泛影葡胺、5%葡萄糖等。

3. 患者准备 术前认真准备是成功的基础和前提。患者准备包括：①检查前应向患者说明检查的目的和意义，消除其恐惧心理。②教会患者练习憋气及床上排尿。③查出凝血时间、血红蛋白、血小板计数及凝血酶原时间，了解有无出血倾向及严重贫血。④查血肌酐、血尿素氮了解肾功能的状况。⑤查血型，备血。⑥术前2～3日肌内注射维生素K等。

【操作过程】

先在B超定位下选取穿刺点，一般为右肾下极。患者取俯卧位，腹下垫一约10cm厚的硬枕将肾脏顶向背侧。消毒皮肤，铺无菌单，穿刺点定位，逐层局部麻醉，将皮肤切一小口，刺入穿刺针在探头引导下至肾被膜，令患者于吸气末屏气暂停呼吸，术者与助手密切配合在负压下将穿刺针迅速刺入肾组织并退出完成取材操作。

【操作后护理】

包括：①术后应注意压迫穿刺部位，患者需于硬板床上俯卧6h，以后可翻身，但必须卧床24h；②注意术后有无腹痛、腰痛，定期观察血压、脉搏、体温以及尿的颜色；③嘱患者多饮水以免血块阻塞尿路；④术后使用止血药及抗生素3日；⑤术后7～10日应避免较强体力活动。

（刘 涛）

第二篇　女性生殖系统的护理

女性生殖系统包括内、外生殖器官及其相关组织。在女性一生的各阶段中,生殖系统变化显著,且与其他系统的功能息息相关,相互影响。本篇阐述了女性妊娠期、分娩期、产褥期三个生理时期的护理;异常妊娠(妊娠期并发症与合并症)、异常分娩(异常分娩与分娩期并发症)、异常产褥(产褥期并发症)等临床常见疾病的护理;女性生殖系统炎症、生殖内分泌疾病、生殖系统肿瘤、妊娠滋养细胞疾病、生殖器损伤等疾病的护理;各种避孕方法及避孕失败的补救措施;妇女保健内容;同时介绍相关常用护理技术与常用诊疗手术的护理。乳腺与女性生殖系统关系密切,故乳腺相关疾病的护理也在本篇阐述。

第十三章　女性生殖系统解剖与生理

> **学习目标**
> 识记:女性骨盆及骨盆底的组成,真骨盆各平面的组成及标记;女性内、外生殖器官的组成和解剖位置;女性一生不同阶段的划分;卵巢的功能;下丘脑、垂体、卵巢的位置及所分泌的激素;月经周期的临床表现。
> 理解:骨盆、骨盆底与分娩的关系;女性一生不同阶段的生理特点;卵巢的周期性变化;下丘脑-垂体-卵巢内分泌调节的特点;子宫内膜的周期性变化。

第一节　女性生殖系统解剖

女性生殖系统包括内、外生殖器官及其相关组织。内生殖器位于骨盆内,骨盆的结构和形态与分娩密切相关,骨盆底组织承托内生殖器,协助保持其正常位置。

一、骨　盆

女性骨盆(pelvis)是躯干和下肢之间的骨性连接,具有支持躯干和保护盆腔脏器的作用,同时又是胎儿娩出时必经的骨性产道,其大小、形态直接影响到分娩。

(一) 骨盆的组成

1. 骨盆的骨骼　骨盆由1块骶骨、1块尾骨和2块髋骨组成。骶骨由5~6块骶椎融合而成,其前面呈凹形,上缘向前突出形成骶岬,为骨盆内测量对角径的重要标志点;尾骨由4~5块尾椎合成;每块髋骨由髂骨、坐骨及耻骨融合而成(图13-1)。

2. 骨盆的关节　包括耻骨联合、骶髂关节和骶尾关节。在骨盆的前方两耻骨之间由纤维软骨连接,称耻骨联合;骶髂关节位于骶骨和髂骨之间;骶尾关节为骶骨与尾骨的联合处,有一定活动度。

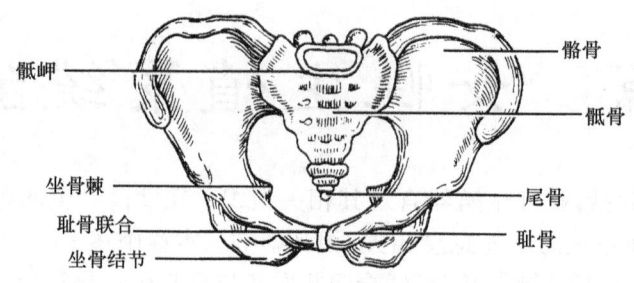

图 13-1 正常女性骨盆(前上观)

3. 骨盆的韧带 在连接骨盆各部的韧带中,有两对重要韧带:一对是骶、尾骨与坐骨结节之间的骶结节韧带,另一对是骶、尾骨与坐骨棘之间的骶棘韧带。骶结节韧带构成骨盆出口的一部分;骶棘韧带宽度即坐骨切迹宽度,是判断中骨盆是否狭窄的重要指标。妊娠期在性激素影响下,韧带松弛,对分娩有利。

(二) 骨盆的分界

骨盆以耻骨联合上缘、髂耻缘及骶岬上缘的连线为界,分为假骨盆(大骨盆)和真骨盆(小骨盆,骨产道)。假骨盆位于骨盆分界线之上,与分娩无直接关系,但测量假骨盆某些径线的长短可间接了解真骨盆的大小。真骨盆位于骨盆分界线之下,是胎儿娩出的骨产道,其径线的大小可直接影响分娩。

(三) 骨盆的类型

根据骨盆形状,分为女型、扁平型、类人猿型和男型4种类型。女型最常见,为女性正常骨盆,骨盆入口呈横椭圆形,横径较前后径长,骶岬突出不明显,坐骨棘间径≥10cm,耻骨弓较宽,故骨盆腔浅而宽,有利于胎儿娩出。扁平型、类人猿型和男型均不利于分娩。

二、骨 盆 底

骨盆底(pelvic floor)由多层肌肉和筋膜组成,封闭骨盆出口,承托盆腔脏器并保持其正常位置与功能。骨盆底由外向内分为3层(图13-2)。

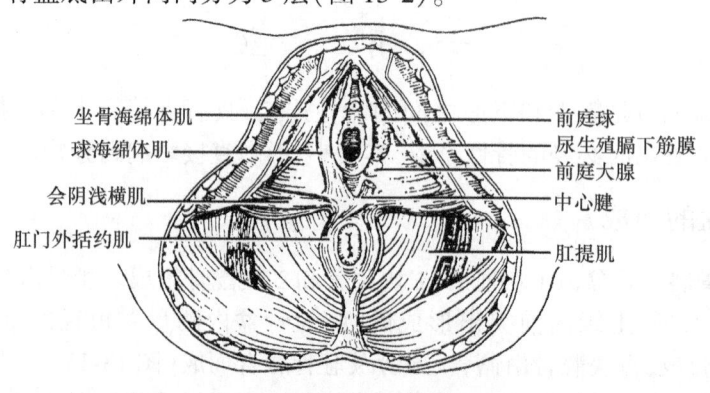

图 13-2 骨盆底肌层

(一) 外层

外层由会阴浅筋膜、球海绵体肌（阴道括约肌）、坐骨海绵体肌、会阴浅横肌和肛门外括约肌组成，此层肌肉的肌腱汇合于阴道外口与肛门之间，形成中心腱（central tendon）。

(二) 中层

中层即泌尿生殖膈（urogenital diaphragm），由上下两层坚韧筋膜和位于其间的会阴深横肌、尿道括约肌组成。此膈有尿道与阴道穿过。

(三) 内层

内层即盆膈（pelvic diaphragm），为骨盆底最坚韧层，由肛提肌及其内、外面各覆一层筋膜组成，由前向后有尿道、阴道及直肠穿过。

会阴（perineum）是骨盆底的一部分。狭义的会阴指阴道口和肛门之间的软组织，又称会阴体（perineal body）。会阴体厚3~4cm，由外向内逐渐变窄，呈楔状，由表及里为皮肤、皮下组织、筋膜、部分肛提肌和会阴中心腱。广义的会阴指封闭骨盆出口的所有软组织，前起自耻骨联合下缘，后至尾骨尖，两侧是耻骨降支、坐骨升支、坐骨结节及骶结节韧带。妊娠后会阴组织变软有利于分娩，但分娩时会阴部易发生裂伤，应注意保护。

三、外生殖器

女性外生殖器又称外阴，指生殖器官的外露部分，包括两股内侧从耻骨联合到会阴之间的组织，包括阴阜、大阴唇、小阴唇、阴蒂和阴道前庭（图13-3）。

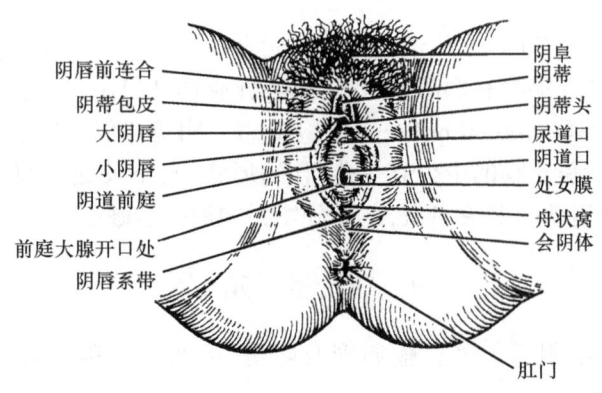

图13-3 女性外生殖器

(一) 阴阜

阴阜（mons pubis）即耻骨联合前面隆起的脂肪垫。青春期该部皮肤开始生长阴毛，分布呈倒三角形，阴毛的疏密和色泽存在种族和个体差异。

(二) 大阴唇

大阴唇（labium majus）为两股内侧一对纵行隆起的皮肤皱襞，前起自阴阜，后止于会阴。外侧面为皮肤，内有皮脂腺和汗腺，内侧面皮肤湿润似黏膜。大阴唇皮下含有丰富的血管、淋巴管和神经,外伤后易出血形成血肿。未产妇女的两侧大阴唇自然合拢,产后向两侧分开,绝经后呈萎缩状。

(三) 小阴唇

小阴唇(labium minus)是位于大阴唇内侧的一对薄皮肤皱襞,表面湿润、色褐、无毛,富含神经末梢,故非常敏感。小阴唇前端包绕阴蒂,后端与大阴唇后端相会合,在正中线形成一条横皱襞即阴唇系带。

(四) 阴蒂

阴蒂(clitoris)位于两小阴唇顶端的联合处,具有勃起性。阴蒂富含感觉神经末梢,极敏感。阴蒂分为3部分,前为阴蒂头,中为阴蒂体,后为两阴蒂脚。

(五) 阴道前庭

阴道前庭(vaginal vestibule)为两侧小阴唇之间的菱形区。其前为阴蒂,后为阴唇系带。阴道口和阴唇系带之间有一浅窝,称为舟状窝(又称为阴道前庭窝),经产妇受分娩影响,此窝消失。在此区域内有以下各部分。

1. 前庭球(vestibular bulb) 又称球海绵体,位于前庭两侧,由具有勃起性的静脉丛构成。其前部与阴蒂相接,后部与同侧前庭大腺相邻,表面被球海绵体肌覆盖。

2. 前庭大腺(major vestibular glands) 又称巴多林腺,位于大阴唇后部,如黄豆大小,左右各一。腺管细长(1~2cm),开口于小阴唇与处女膜之间的沟内。性兴奋时前庭大腺分泌黏液起润滑作用。正常情况下不能触及此腺体,若因腺管口闭塞,可形成前庭大腺脓肿或前庭大腺囊肿。

3. 尿道口(vaginal orifice) 位于前庭前部阴蒂头的后下方,略圆。其后壁上有一对并列腺体称尿道旁腺,其分泌物有润滑尿道口作用,此腺体开口小,易有细菌潜伏。

4. 阴道口及处女膜(urethral orifice and hymen) 阴道口位于尿道口后方。周缘覆有一层较薄的黏膜,称处女膜。膜的中央有一孔,孔的形状、大小及处女膜的厚薄因人而异。处女膜可因性交或剧烈运动而破裂出血,并受分娩影响进一步破裂,产后仅留有处女膜痕。

四、内生殖器

女性内生殖器包括阴道、子宫、输卵管及卵巢,后两者合称子宫附件(uterine adnexa)(图13-4)。

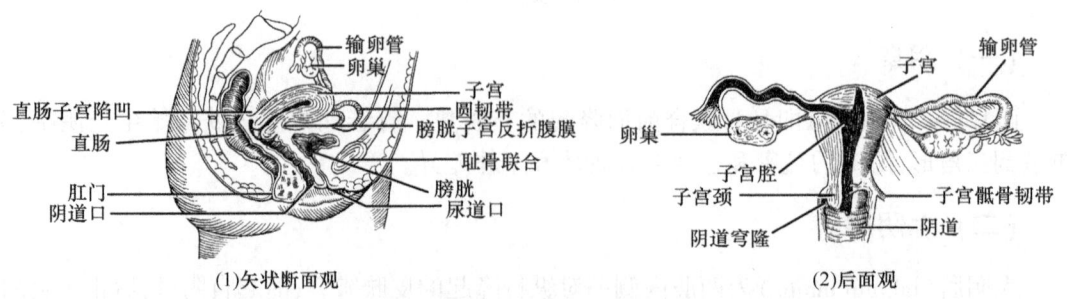

图13-4 女性内生殖器

（一）阴道

阴道(vaginal)是性交器官,也是月经血排出及胎儿娩出的通道。它位于真骨盆下部中央,呈上宽下窄的管道,前壁与膀胱和尿道为邻,长7～9cm,后壁紧贴直肠,长10～12cm。上端包绕宫颈,下端开口于阴道前庭。上端环绕宫颈的部分称阴道穹隆,其中后穹隆最深,邻接腹腔最低的直肠子宫陷凹,临床上可经阴道后穹隆穿刺或引流,对疾病的诊断和治疗有意义。阴道壁由黏膜层、肌层和纤维层构成。黏膜表面被覆复层扁平上皮,无腺体,有很多横纹皱襞,伸展性较大,受性激素影响有周期性变化。阴道壁富有静脉丛,损伤后易出血形成血肿。

（二）子宫

子宫(uterus)是孕育胚胎、胎儿和产生月经的器官。

1. 位置 子宫位于盆腔中央,坐骨棘水平稍上方,呈前倾前屈位,其前、后分别与膀胱、直肠相邻,下端接阴道,两侧有输卵管和卵巢。

2. 形态 子宫是空腔的肌性器官,呈前后略扁的倒置梨形。未孕子宫长7～8cm,宽4～5cm,厚2～3cm,重约50～70g,容量约5ml。子宫上部较宽,称宫体,宫体顶端隆突部分称宫底,宫底两侧称宫角,与输卵管相通。宫腔为上宽下窄的三角形。子宫下部较窄呈圆柱状的部分称宫颈。宫颈内腔呈梭形,称为宫颈管,成年妇女长约2.5～3.0cm,其下端称为宫颈外口。宫颈下端伸入阴道内的部分称宫颈阴道部,在阴道以上的部分称宫颈阴道上部。未产妇的宫颈外口呈圆形,经产妇的宫颈外口受分娩影响形成横裂,变成"一"字形,分为前唇和后唇。宫体与宫颈的比例因年龄而异,幼年期为1:2,成年妇女为2:1,老年期为1:1。宫体与宫颈之间最狭窄的部分称子宫峡部,在非孕期长约1cm,其上端因解剖上较狭窄,称解剖学内口,其下端因黏膜组织在此处由子宫内膜转变为宫颈黏膜,称组织学内口(图13-5)。

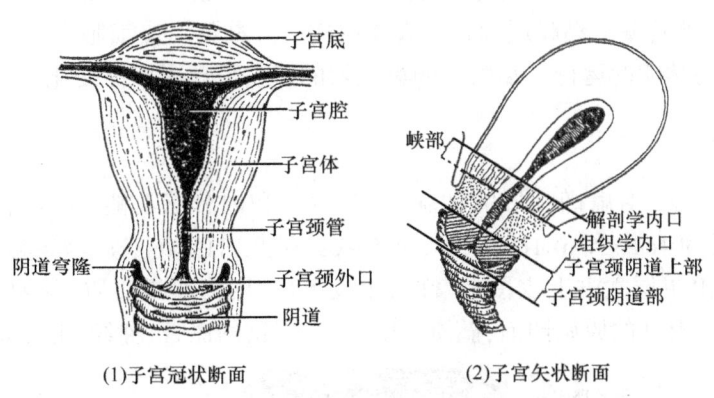

图13-5 子宫各部

3. 组织结构 宫体壁由内向外由3层组织构成。①子宫内膜层:从青春期开始受卵巢激素影响,其表面2/3能发生周期性变化称功能层;靠近子宫肌层的1/3内膜无周期性变化为基底层。②子宫肌层:非孕时厚度约0.8cm,由平滑肌束及弹性纤维组成,分为3层:内层肌纤维环行排列,中层肌纤维交叉排列,外层肌纤维纵行排列。肌层中含有血管,子宫收缩时压迫血管,可有效地制止子宫出血。③子宫浆膜层:覆盖于子宫表面,与肌层紧贴。

4. 子宫韧带 子宫借助于4对韧带以及骨盆底肌肉和筋膜的支托作用来维持其正常的位置(图13-6)。①圆韧带(round ligament):起于两侧宫角前面、输卵管近端的下方,向前外侧伸展达两侧骨盆壁,经腹股沟管终于大阴唇前端,维持子宫呈前倾位置。②阔韧带(broad ligament):自子宫侧缘向两侧延伸达盆壁,维持子宫在盆腔的正中位置。③主韧带(cardinal ligament):又称宫颈横韧带。在阔韧带的下部,横行于宫颈两侧和骨盆侧壁之间,主要固定宫颈位置,防止子宫下垂。④宫骶韧带(uterosacral ligament):从宫颈后侧方,向两侧绕过直肠到达第2、3骶椎前面的筋膜,此韧带将宫颈向后、向上牵引,间接维持子宫前倾位置。

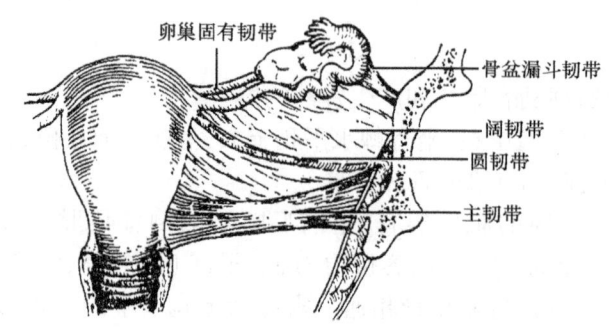

图13-6 子宫各韧带

(三) 输卵管

输卵管(fallopian tube)是精子与卵子结合的场所,是向宫腔运送受精卵的通道,也是异位妊娠的好发部位。为一对细长而弯曲的肌性管道,近端与宫角相连,远端游离,与卵巢接近,全长8~14cm。输卵管由内向外分为间质部、峡部、壶腹部及伞部。伞部开口于腹腔,有"拾卵"作用。输卵管壁由黏膜层、肌层、浆膜层构成。黏膜上皮细胞中含纤毛细胞,纤毛向宫腔摆动,能协助孕卵的运行。黏膜受卵巢激素的影响呈现周期性变化。

(四) 卵巢

卵巢(ovary)为一对扁椭圆形的性腺,具有生殖和内分泌功能,位于输卵管的后下方。成年妇女的卵巢约4cm×3cm×1cm大小,重5~6g,呈灰白色,绝经后卵巢萎缩变小变硬。卵巢表面无腹膜,由单层立方上皮覆盖,称为生发上皮,内为卵巢实质,分为皮质和髓质。皮质在外,内有数以万计的原始卵泡;髓质在中央,含丰富的血管、神经、淋巴管等(图13-7)。

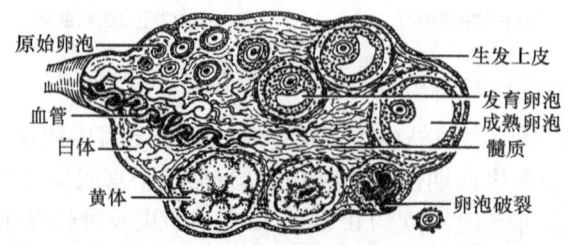

图13-7 卵巢的构造

五、血管、淋巴及神经

(一) 血管

女性生殖器的血液供应,主要来自卵巢动脉、子宫动脉、阴道动脉及阴部内动脉。卵巢动脉自腹主动脉分出,其余动脉均自髂内动脉分出。静脉与同名动脉伴行,但数目比其动脉多,并在相应器官及其周围形成静脉丛且互相吻合,因此盆腔感染易于蔓延扩散。

(二) 淋巴

女性生殖器官和盆腔有丰富的淋巴系统,均伴随相应的血管分布,分外生殖器淋巴与盆腔淋巴两组。外生殖器淋巴分腹股沟浅淋巴和腹股沟深淋巴;盆腔淋巴分髂淋巴组、骶前淋巴组和腰淋巴组。当内、外生殖器发生炎症或癌变时,可沿各部回流的淋巴管扩散,导致相应的淋巴结肿大。

(三) 神经

女性内生殖器由交感和副交感神经支配。交感神经纤维自腹主动脉前神经丛分出后又分为卵巢神经丛和骶前神经丛。子宫虽主要由它们支配,但子宫平滑肌尚有自律活动,临床可见低位瘫痪的产妇仍能自然分娩。女性外生殖器由阴部神经支配。阴部神经由第Ⅱ、Ⅲ、Ⅳ骶神经分支组成,与阴部内动脉并行,在坐骨结节内下方分成肛门神经(又称痔下神经)、会阴神经及阴蒂背神经,分布于肛门、会阴、阴蒂及阴唇。

六、邻近器官

女性生殖器官与尿道、膀胱、输尿管、直肠及阑尾相邻。当女性生殖器官出现病变时,可累及其邻近器官。

(一) 尿道

尿道(urethra)位于阴道前面,开口于阴道前庭,长4~5cm,直径约0.6cm。由于女性尿道短而直,又接近阴道,易引起泌尿系统感染。

(二) 膀胱

膀胱(urinary bladder)位于耻骨联合之后、子宫之前。空虚时膀胱全部位于盆腔,充盈时可凸向盆腔甚至腹腔,影响妇科检查及手术野暴露,故妇科检查及手术前必须排空膀胱。

(三) 输尿管

输尿管(ureter)为一对肌性圆索状长管,起自肾盂,开口于膀胱。输尿管进入膀胱前,子宫颈外侧2cm处,在子宫动脉后方与之交叉。在施行子宫切除、结扎子宫动脉时,应避免损伤输尿管。

(四) 直肠

直肠(rectum)前为子宫及阴道,后为骶骨。阴道后壁损伤可累及直肠,发生粪瘘,妇科手术及分娩时应注意避免损伤直肠。

(五) 阑尾

阑尾(vermiform appendix)通常位于右髂窝内。其位置、长短、粗细变化较大,有的下端可达同侧附件部位,故妇女患阑尾炎时有可能累及同侧附件。

第二节 女性生殖系统生理

一、女性一生各阶段的生理特点

女性从胎儿形成到衰老是一个渐进的生理过程,也是下丘脑-垂体-卵巢轴功能发育、成熟和衰退的过程。根据妇女一生的年龄和生殖内分泌变化可分为7个阶段,但并无截然界限。

(一) 胎儿期

受精卵是由父系和母系来源的23对(46条)染色体组成的新个体,其中1对染色体在性发育中起决定性作用,称性染色体。性染色体X与Y决定着胎儿的性别,XX合子发育为女性,XY合子发育为男性。胚胎6周后原始性腺开始分化。女性胎儿的卵巢形成后,因无雄激素,无副中肾管抑制因子,故中肾管退化,两条副中肾管发育成为女性生殖道。

(二) 新生儿期

出生后4周内称新生儿期(neonatal period)。女性胎儿在母体内受胎盘及母体卵巢所产生的女性激素影响,出生时新生儿外阴较丰满,乳房略隆起或少许泌乳。出生后脱离母体环境,血中女性激素水平迅速下降,可出现少量阴道流血。这些均属于生理现象,短期内能自然消退。

(三) 儿童期

从出生4周到12岁左右称儿童期(childhood)。儿童早期下丘脑-垂体-卵巢轴的功能处于抑制状态,卵泡无雌激素分泌。生殖器为幼稚型:阴道狭长,上皮薄,无皱襞,细胞内缺乏糖原,阴道酸度低,抗感染能力弱;子宫小,宫颈较长,约占子宫全长的2/3,子宫肌层很薄;输卵管弯曲且很细;卵巢长而窄,卵泡可自主生长,但发育到一定阶段即萎缩、退化。在儿童期后期(约8岁之后),卵巢内的卵泡受垂体促性腺激素的影响有一定发育并分泌性激素,但达不到成熟阶段,不能排卵。在少量雌激素的影响下,女性特征开始出现,乳房及内、外生殖器开始发育。

(四) 青春期

青春期(adolescence or puberty)自月经初潮至生殖器官逐渐发育成熟的阶段,一般为10~19岁(世界卫生组织规定)。这一阶段的生理特点有:

1. 生长加速　11~12岁青春期少女体格生长呈直线加速,以后生长速度开始减缓。

2. 第一性征发育　即生殖器官的发育。在促性腺激素作用下卵巢增大,卵泡开始发育并分泌雌激素,使内、外生殖器进一步发育,生殖器由幼稚型变为成人型。阴阜隆起,大、小阴唇变肥厚并有色素沉着;阴道长度及宽度增加,阴道黏膜变厚并出现皱襞;子宫增大,尤其宫体明显增大,使宫体占子宫全长的2/3;输卵管变粗,弯曲度减小;卵巢增大,卵巢皮质层内有不同发育阶段的卵泡,致使卵巢表面稍显凸凹不平。此时虽已初具生育能力,但整个生殖系统的功能尚未完善。

3. 第二性征出现 此阶段女性音调变高,乳房发育,出现阴毛及腋毛,骨盆横径大于前后径,胸、肩、髋部皮下脂肪增多,显现女性特有体态。

4. 月经来潮 当卵巢产生的雌激素足以使子宫内膜增殖,在雌激素达到一定水平且有明显波动时,引起子宫内膜脱落即出现月经。第一次月经来潮,称为月经初潮,是青春期开始的重要标志。初潮年龄多在13~14岁,初潮的早晚受遗传、营养、体质等影响。由于此时中枢对雌激素的正反馈机制尚未成熟,即使卵泡发育成熟也不能排卵,故月经周期常不规则。

(五) 性成熟期

性成熟期(sexual maturity)又称生育期,是卵巢生殖功能与内分泌功能最旺盛的时期。一般自18岁左右开始,持续约30年。此期妇女性功能旺盛,卵巢功能成熟并分泌性激素,已建立规律的周期性排卵。生殖器官各部及乳房在卵巢分泌的性激素的作用下发生周期性变化。

(六) 绝经过渡期

绝经过渡期(perimenopausal period)指从卵巢功能开始衰退至最后一次月经的时期。一般始于40岁,历时短至1~2年,长10~20年。此期由于卵巢功能逐渐衰退,卵泡不能成熟及排卵,因而月经不规律,常为无排卵性月经。妇女一生中最后一次月经称为绝经,中国妇女的平均绝经年龄为49.5岁。世界卫生组织将卵巢功能开始衰退直至绝经后1年内的时期定义为围绝经期。围绝经期雌激素水平降低,可出现血管舒缩障碍和精神神经症状,表现为潮热、出汗、情绪不稳定、抑郁或烦躁、失眠等,称绝经综合征。

(七) 绝经后期

指绝经后的生命时期。在早期阶段,虽然卵巢停止分泌雌激素,但卵巢间质仍能分泌少量雄激素,它可转化为雌酮,成为循环中的主要雌激素。一般60岁以后妇女机体逐渐老化进入老年期。此期卵巢功能已完全衰竭,雌激素水平低落,不足以维持女性第二性征,生殖器官进一步萎缩老化,易发生萎缩性阴道炎;骨代谢失常引起骨质疏松,易发生骨折。

二、月经的临床表现

(一) 月经

月经(menstruation)是指伴随卵巢周期性变化而出现的子宫内膜周期性脱落及出血。月经的出现是生殖功能成熟的标志之一。

(二) 月经血的特征

月经血呈暗红色,除血液外,还有子宫内膜碎片、宫颈黏液及脱落的阴道上皮细胞。月经血中含有大量纤溶酶,能够溶解纤维蛋白,故月经血不凝,但出血多的时候可有血凝块。

(三) 正常月经的临床表现

正常月经具有周期性。出血的第 1 日为月经周期的开始,相邻两次月经第 1 日的间隔时间称一个月经周期(menstrual cycle),一般为 21~35 日,平均 28 日。每次月经持续时间称月经期,一般为 2~8 日,平均 4~6 日。月经量为一次月经的总失血量,正常月经量为 20~60ml,超过 80ml 为月经过多。一般月经期无特殊症状。有些妇女可出现下腹及腰骶部下坠不适或子宫收缩痛,并可出现腹泻等胃肠功能紊乱症状,少数妇女可有头痛及轻度神经系统不稳定症状,但一般并不严重,不影响正常工作和学习。

(四) 月经期的护理

女性在月经期应注意如下护理:保持外阴清洁,选好卫生用品;禁止性生活、盆浴和游泳;避免过度疲劳和剧烈体育活动;注意保暖,避免寒凉及涉水淋雨;忌食生冷辛辣食物;保持心情舒畅。

三、卵巢的功能及周期性变化

(一) 卵巢的功能

卵巢为女性性腺,有两种主要功能:一是生殖功能,即产生卵子并排卵(ovulation);二是内分泌功能,即合成和分泌性激素。

(二) 卵巢的周期性变化

1. 卵泡的发育与成熟　新生儿出生时卵巢内约有 200 万个原始卵泡,而妇女一生中仅有 400~500 个卵泡发育成熟并排卵,其余均自行退化,称卵泡闭锁。临近青春期,原始卵泡开始发育,每个月经周期有数个卵泡发育,但一般只有一个优势卵泡发育完全成熟并排卵,称为成熟卵泡。自月经第 1 日至卵泡发育成熟,称为卵泡期,一般需 10~14 天。

2. 排卵　随着卵泡的发育成熟,卵泡逐渐向卵巢表面移行并向外突出,当接近卵巢表面时卵泡破裂,卵细胞被排出的过程称为排卵。排卵多发生在下次月经来潮前 14 日左右,卵子可由两侧卵巢交替排出,也可由一侧卵巢连续排出。

3. 黄体形成与退化　排卵后卵泡壁塌陷,逐渐形成黄体(corpus lutein)。排卵后 7~8 日,黄体体积和功能达到高峰。若卵子受精则发育成妊娠黄体;若卵子未受精,黄体在排卵后 9~10 日开始退化。排卵日至月经来潮为黄体期,一般为 14 日。黄体功能衰退后月经来潮,此时卵巢中又有新的卵泡发育,开始新的周期。萎缩黄体最终转变为纤维化的白体,呈瘢痕状。

在性成熟期(除妊娠期及哺乳期外),卵巢不断地重复卵泡发育与成熟、排卵、黄体形成与退化的周期性变化。

(三) 卵巢分泌的性激素

卵巢主要合成及分泌两种女性激素,即雌激素和孕激素,同时也分泌少量雄激素,均为甾体激素。

1. 性激素的周期性变化

（1）雌激素（estrogen）：随着卵泡逐渐成熟，雌激素分泌量逐渐增多，在排卵前形成第1个高峰，排卵后分泌稍减少。在排卵后7~8日黄体成熟时，形成峰值略低的第2个高峰。黄体萎缩时雌激素水平急剧下降，月经前达最低水平。

（2）孕激素（progestin）：排卵后孕激素开始增多，排卵后7~8日黄体成熟时，分泌量达最高峰，以后逐渐下降，至月经来潮时恢复到排卵前水平。孕激素在1个月经周期中仅有一个高峰。

（3）雄激素（androgen）：女性的雄激素大部分来自肾上腺，小部分来自卵巢。来自卵巢的雄激素由卵泡膜和卵巢间质合成。排卵前在黄体生成素（LH）峰作用下，卵巢合成雄激素增多，可促进非优势卵泡闭锁并提高性欲。

2. 性激素的生理作用

（1）雌激素的生理作用：雌激素主要为雌二醇和雌酮，雌三醇为其降解产物，其中雌二醇生物活性最强，雌酮次之。①对卵巢：促进卵泡发育。②对子宫：促进子宫发育，提高子宫平滑肌对缩宫素的敏感性；使子宫内膜增生、修复；使宫颈口松弛，宫颈黏液分泌增多，质变稀薄，易拉成丝状。③对输卵管：促进输卵管发育，加强输卵管节律性收缩，有利于受精卵的运行。④对阴道：促进阴道上皮增生和角化，细胞内糖原增加，使阴道维持酸性环境。⑤对乳房：促使乳腺腺管增生，乳头、乳晕着色。⑥对下丘脑和垂体：产生正、负反馈调节。⑦代谢作用：促进水钠潴留；促进肝脏高密度脂蛋白合成，抑制低密度脂蛋白合成，降低循环中胆固醇水平；维持和促进骨基质代谢。

（2）孕激素的生理作用：人体产生的孕激素为孕酮，孕二醇为其代谢产物。①对子宫：降低子宫平滑肌兴奋性及对缩宫素的敏感性，抑制子宫收缩；使增殖期子宫内膜转变为分泌期内膜；使宫口闭合，黏液分泌减少，性状变黏稠。②对输卵管：抑制输卵管蠕动。③对阴道：加快阴道上皮细胞脱落。④对乳房：促进乳腺腺泡发育。⑤对下丘脑和垂体：产生负反馈调节。⑥代谢作用：促进水钠排泄。⑦对体温：可使基础体温在排卵后升高$0.3~0.5℃$，这种基础体温的改变是排卵的重要指标，临床上可以此作为判定排卵日期的标志之一。

（3）雄激素的生理作用：女性的雄激素主要为睾酮和雄烯二酮。①雄激素是合成雌激素的前体。②促进阴毛和腋毛的生长。③促进蛋白质合成、肌肉生长和骨骼发育。④刺激红细胞生成。

四、子宫内膜的周期性变化

随着卵巢的周期性变化，子宫内膜也发生周期性变化。正常一个月经周期以28日为例，其组织形态的周期性变化可分为3期：

1. 增殖期 在月经周期的第5~14日，相当于卵泡发育成熟阶段（即卵泡期）。在雌激素作用下，内膜逐渐增厚至3~5mm，子宫内膜腺体和间质细胞呈增殖状态，腺体增多，间质致密，间质内小动脉增生延长呈螺旋状卷曲。增殖期又分早、中、晚3期。

2. 分泌期 在月经周期的第15~28日，相当于黄体期。黄体形成后，子宫内膜继续增厚，呈分泌反应，血管迅速增加，更加弯曲，腺体进一步生长，腺腔增宽、分泌功能旺盛，间质疏松水肿。此时内膜厚且松软，有利于受精卵着床。分泌期也分早、中、晚3期。

3. 月经期 在月经周期的第1~4日。子宫内膜功能层从基底层崩解脱离，月经来潮前24小时,子宫肌层收缩引起内膜功能层的螺旋小动脉持续痉挛,内膜血流减少,组织缺血缺氧而发生局灶性坏死,血管壁通透性增加,使血管破裂导致内膜底部血肿形成,促使组织坏死剥脱。坏死的内膜与血液相混排出,形成月经血。

五、其他生殖器的周期性变化

(一)宫颈黏液的周期性变化

排卵前受雌激素影响宫颈黏液分泌量逐渐增加,至排卵期变得稀薄、透明,拉丝度延长,可达10cm以上;排卵后受孕激素影响,黏液分泌量减少并变得黏稠浑浊,拉丝度差,易断裂。在显微镜下将黏液做涂片检查,排卵前呈现典型的羊齿植物叶状结晶,排卵后逐渐由排列成行的椭圆体取代。临床上检查宫颈黏液,可了解卵巢功能。

(二)阴道黏膜的周期性变化

阴道上皮是复层扁平上皮,分为底层、中层和表层。排卵前,在雌激素的作用下,阴道上皮增厚,表层细胞角化,其程度在排卵期最明显。阴道上皮细胞内糖原增多,在阴道杆菌的作用下糖原分解为乳酸,使阴道保持一定酸度以抑制致病菌的生长。排卵后在孕激素作用下,阴道上皮细胞大量脱落,临床上通过阴道脱落细胞学检查,也可了解卵巢功能。

(三)输卵管的周期性变化

排卵前在雌激素的影响下,输卵管黏膜上皮纤毛细胞生长,肌层呈节律性收缩。排卵后,孕激素可抑制黏膜上皮纤毛细胞的生长和肌层收缩的振幅。

六、月经周期的调节

月经周期的调节是一个非常复杂的过程,主要涉及下丘脑、垂体和卵巢。下丘脑分泌促性腺激素释放激素(GnRH),通过调节垂体卵泡刺激素(FSH)和黄体生成素(LH)的分泌,调控卵巢功能。卵巢分泌的性激素对下丘脑-垂体又有反馈调节作用,包括正反馈和负反馈。使下丘脑兴奋,分泌性激素增多称正反馈;反之,使下丘脑抑制,分泌性激素减少称负反馈。下丘脑、垂体、卵巢之间相互调节,相互影响形成完整而协调的神经内分泌系统,称为下丘脑-垂体-卵巢轴(HPOA)。

1. 下丘脑 分泌 GnRH,是下丘脑-垂体-卵巢轴的启动中心。GnRH 的分泌受垂体促性腺激素和卵巢分泌的性激素的反馈调节。GnRH 包括卵泡刺激素释放激素(FSH-RH)和黄体生成素释放激素(LH-RH),其作用是促进垂体合成、释放 FSH 和 LH。

2. 垂体 垂体前叶(腺垂体)分泌促性腺激素 FSH、LH 和催乳素(PRL)。FSH 和 LH 直接控制卵巢的周期性变化,能促进卵泡生长发育,刺激成熟卵泡排卵,促使排卵后的卵泡变成黄体,在黄体期维持黄体功能,促进雌激素与孕激素的合成和分泌。PRL 促进乳汁合成。

3. 卵巢 主要分泌雌激素和孕激素。雌激素和孕激素对下丘脑、垂体产生反馈作用,并作用于子宫内膜及其他生殖器官,使其发生周期性变化。

4. 月经周期的调节机制 下丘脑分泌 GnRH,垂体分泌促性腺激素,使卵泡逐渐发育,卵泡分泌雌激素。在雌激素的作用下,子宫内膜发生增殖期变化,随着雌激素逐渐增多,对下丘脑的负反馈作用增强,抑制下丘脑 GnRH 的分泌和垂体促性腺激素的分泌(循环中雌激素当低于 200pg/ml 时对下丘脑 GnRH 和垂体 FSH 的分泌起抑制作用)。随着卵泡发育成熟,雌激素分泌出现第 1 次高峰,对下丘脑-垂体产生正反馈作用(循环中雌激素达到或高于 200pg/ml 时对下丘脑 GnRH 和垂体 FSH 的分泌起促进作用),并促使垂体释放大量 LH 并出现高峰,FSH 同时也形成一个较低的峰,使成熟卵泡排卵。排卵后,FSH 和 LH 急速下降,在少量 FSH 和 LH 作用下,卵巢黄体形成并逐渐发育成熟。黄体分泌雌激素和孕激素,在两者的联合作用下,子宫内膜由增殖期变为分泌期,当黄体成熟时,黄体分泌的孕激素达到高峰,雌激素形成第 2 次高峰。在大量雌激素、孕激素共同作用下,通过负反馈作用,垂体分泌的 FSH 和 LH 相应减少,黄体开始萎缩,孕激素和雌激素分泌也减少。子宫内膜失去性激素支持,发生坏死、脱落,月经来潮,下一个月经周期又重新开始(图 13-8)。

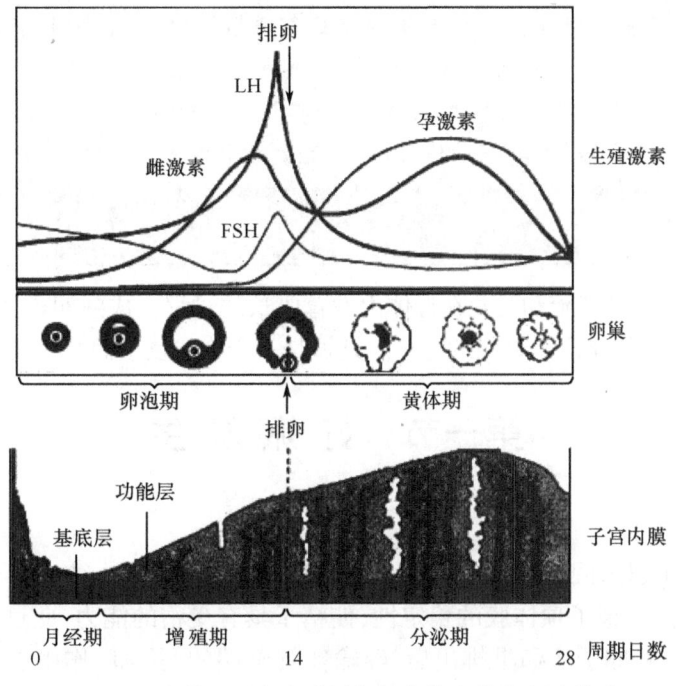

图 13-8 卵巢及子宫内膜周期性变化和激素水平关系

(王红霞)

思 考 题

1. 骨盆由哪些骨骼组成?真假骨盆的分界线在哪里?
2. 子宫的正常位置是靠哪些韧带维持的?各韧带的作用是什么?
3. 雌激素与孕激素的生理作用有哪些?

第十四章 妊娠期妇女的护理

> **学习目标**
>
> **识记**:受精的过程,受精卵的发育、输送与着床,胎儿的大小与发育特点;胎膜的组成与功能,脐带的组成与功能,羊水的形成;妊娠期生殖系统及乳房变化,循环系统、消化系统、呼吸系统、泌尿系统、内分泌、皮肤骨骼及韧带的变化;胎势、胎产式、胎先露、胎方位的概念;产前护理评估的病史及心理社会评估的内容;妊娠期体重变化的特点。
>
> **理解**:胎头的组成、径线及与分娩的关系;羊水的功能,胎盘的形成和功能;妊娠期各系统的改变对孕妇的影响;妊娠期常见的心理反应和心理任务;早期妊娠辅助检查的手段;中、晚期妊娠的体征,辅助检查的方法;产前体格检查的内容和目的。
>
> **运用**:早期妊娠的症状和体征;产前体格检查的方法,预产期推算;妊娠期的健康指导。

妊娠(pregnancy)是胚胎和胎儿在母体内发育成长的过程。成熟卵子受精是妊娠的开始,胎儿及其附属物自母体排出是妊娠的终止。妊娠是一个非常复杂而又极其协调的生理过程。

第一节 妊娠发生

【受精与着床】

1. 受精 精子射入阴道后,经宫颈管、子宫腔进入输卵管腔,被生殖道分泌物中的α、β淀粉酶水解,降低了精子顶体膜的稳定性,使精子具有受精的能力,此过程称为精子获能,需7小时左右。成熟卵子从卵巢排出后,经输卵管伞端的"拾卵"作用进入输卵管内,停留在输卵管壶腹部与峡部连接处等待受精。

精子与卵子的结合过程称为受精(fertilization)。通常受精发生在排卵后12小时内,整个受精过程约为24小时。当精子与卵子相遇后,精子顶体外膜破裂,释放出顶体酶,溶解卵子外围的放射冠和透明带,称为顶体反应。在酶的作用下,精子穿过放射冠、透明带,与卵子的表面接触,开始受精。精子进入卵子后,精原核与卵原核融合,完成受精。已受精的卵子称受精卵或孕卵,标志着新生命的诞生。

2. 受精卵的输送与发育 受精卵进行有丝分裂的同时,借助输卵管肌层蠕动和输卵管上皮纤毛推动,向宫腔方向移动,约在受精后72小时分裂成16个细胞的实心细胞团,称桑葚胚,随后形成早期囊胚。约在受精后第4日,早期囊胚进入宫腔内继续分裂发育成晚期囊胚。

3. 着床 晚期囊胚侵入到子宫内膜的过程,称孕卵植入,也称着床(implantation)(图14-1)。约在受精后第6~7日开始,11~12日结束。着床需经过定位、黏附和侵入三个阶段。完成着床的条件是:①透明带消失;②囊胚滋养层分化出合体滋养细胞;③囊胚和子宫内膜同步发育并功能协调;④孕妇体内有足量的孕酮。子宫有一个极短的窗口期允许受精卵着床。

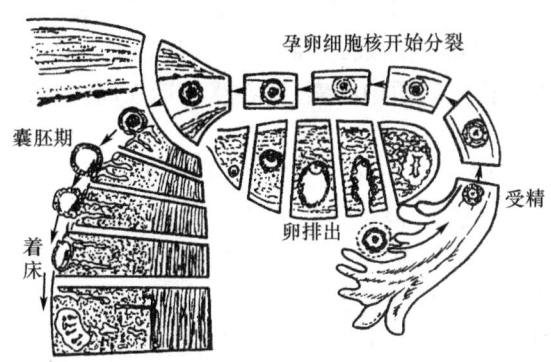

图 14-1 卵子受精与孕卵着床

4. 蜕膜的形成 受精卵着床后,子宫内膜迅速发生蜕膜样改变,此时的子宫内膜称为蜕膜。依蜕膜与囊胚的关系,将蜕膜分为三部分(图 14-2)。

(1) 底蜕膜:囊胚着床部位的子宫内膜,与叶状绒毛膜相贴,将来发育成胎盘的母体部分。

(2) 包蜕膜:覆盖在囊胚表面的蜕膜。随着囊胚的发育逐渐突向宫腔,于妊娠 14～16 周与真蜕膜贴近并融合,子宫腔消失。包蜕膜与真蜕膜逐渐融合,分娩时这两层已无法分开。

(3) 真蜕膜:除底蜕膜、包蜕膜以外的覆盖子宫腔表面的蜕膜,又称壁蜕膜。

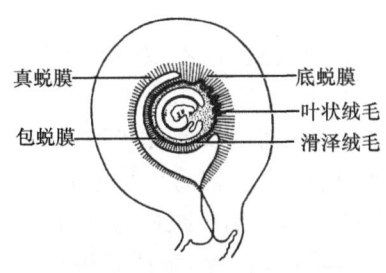

图 14-2 早期妊娠的子宫蜕膜与绒毛的关系

【胎儿附属物的形成与功能】

胎儿附属物是指胎儿以外的组织,包括胎盘、胎膜、脐带和羊水。

1. 胎盘

(1) 胎盘的形成:胎盘(placenta)由羊膜(amniotic membrane)、叶状绒毛膜(chorion frondosum)和底蜕膜构成,是母体与胎儿间进行物质交换的重要器官。

1) 羊膜:是胎盘的最内层,构成胎盘的胎儿部分,附着在绒毛膜板表面的半透明膜。羊膜光滑,无血管、神经及淋巴管,具有一定弹性。羊水在此进行交换。

2) 叶状绒毛膜:构成胎盘的胎儿部分,是胎盘的主要结构。在受精卵着床后,滋养层细胞迅速增殖,内层为细胞滋养细胞,外层为合体滋养细胞,在滋养层内面有一层细胞称胚外中胚层,与滋养层共同组成绒毛膜。胚胎发育至 13～21 日时,是绒毛膜分化发育最旺盛的时期,此时绒毛逐渐形成。绒毛的形成经历 3 个阶段:①一级绒毛:绒毛膜周围长出不规则突起的合体滋养细胞小梁,呈放射状排列,绒毛膜深部增生活跃的细胞滋养细胞也伸入进去,形成合体滋养细胞小梁的细胞中心索,初具绒毛形态。②二级绒毛:一级绒毛继续生长,细胞中心索伸至合体滋养细胞内面,且胚外中胚层也长入细胞中心索,形成间质中心索。③三级绒毛:胚胎血管长入间质中心索,约在受精后3周,当绒毛内血管形成时,建立起胎儿胎盘循环。

在胚胎早期,整个绒毛膜表面的绒毛发育均匀,后来与底蜕膜接触的绒毛因营养丰富高度发展,称叶状绒毛膜。胚胎表面其余部分绒毛因缺乏血液供应而萎缩退化,称平滑绒毛膜,与羊膜共同组成胎膜。绒毛滋养层合体细胞溶解周围的蜕膜形成绒毛间隙,大部分绒毛游离其中,称游离绒毛。少数绒毛紧紧附着于蜕膜深部起固定作用,称固定绒毛。绒毛间隙之间有蜕膜隔将胎盘分成若干胎盘小叶,但蜕膜隔仅达绒毛间隙的2/3高度,故绒毛间隙的胎儿侧是相通的。绒毛间隙的底为底蜕膜。

3) 底蜕膜:构成胎盘的母体部分。底蜕膜的螺旋小动脉和小静脉开口于绒毛间隙,动脉因压力高把血液喷入绒毛间隙,再散向四周,经蜕膜小静脉回流入母体血液循环,故绒毛间隙充满母血。绒毛中有毛细血管,胎儿血自脐动脉入绒毛毛细血管网,再经脐静脉而入胎体内。由此可见,胎盘有母体和胎儿两套血液循环,两者的血液在各自封闭的管道内循环,互不相混,但可以通过绒毛间隙、隔着绒毛毛细血管壁、绒毛间质及绒毛表面细胞层,靠渗透、扩散以及细胞的选择力进行物质交换。

(2) 胎盘的结构:妊娠足月时,胎盘呈盘状,为圆形或椭圆形,重450~650g,约为足月初生儿体重的1/6,直径16~20cm,厚1~3cm,中间厚,边缘薄。胎盘分为子面和母面,子面光滑,呈灰白色,表面为羊膜,中央或稍偏处有脐带附着。母面粗糙,呈暗红色,由20个左右胎盘小叶组成。

(3) 胎盘的功能:胎盘的功能极其复杂,不仅仅是单纯滤过作用。通过胎盘进行物质交换及转运的方式有:①简单扩散:物质通过细胞质膜由高浓度区向低浓度区扩散,不消耗细胞能量。如O_2、CO_2、水、钠钾电解质等。②易化扩散:物质也是通过细胞质膜由高浓度区向低浓度区扩散,不消耗细胞能量,但速度较简单扩散要快得多。因细胞质膜上有专一的载体,因此,当达到一定浓度时,扩散速度明显减慢,此时的扩散速度与浓度差不呈正相关。如葡萄糖等的转运。③主动运输:物质通过细胞质膜由低浓度区逆行向高浓度区扩散,需要消耗能量。如氨基酸、钙、铁及水溶性维生素等的转运。④其他:较大的物质可通过细胞质膜的裂隙或通过细胞质膜的内陷吞噬后继之膜融合,形成小泡向细胞内移动。如大分子蛋白质和免疫球蛋白等的转运。

胎盘功能包括气体交换、营养物质供应、排出胎儿代谢产物、防御功能和合成功能等。

1) 气体交换:O_2是维持胎儿生命最重要的物质。在母体和胎儿之间,O_2及CO_2以简单扩散的方式进行交换,替代胎儿呼吸系统的功能。

2) 营养物质供应:替代胎儿的消化系统的功能。葡萄糖是胎儿代谢的主要能源,胎儿体内的葡萄糖均来自母体,以易化扩散方式通过胎盘。胎血内氨基酸浓度高于母血,以主动转运方式通过胎盘;自由脂肪酸能较快地以简单扩散方式通过胎盘;电解质及维生素多数以主动转运方式通过胎盘。胎盘中含有多种酶,可将简单物质合成后供给胎儿(如葡萄糖合成糖原、氨基酸合成蛋白质等),也可将复杂物质分解为简单物质(如脂质分解为自由脂肪酸)后供给胎儿。IgG虽为大分子物质,但却可通过胎盘,可能与血管合体膜表面有专一受体有关。

3)排出胎儿代谢产物:替代胎儿的泌尿系统功能。胎儿的代谢产物如尿酸、尿素、肌酐、肌酸等,经胎盘进入母血,由母体排出体外。

4)防御功能:胎盘的屏障功能很有限。各种病毒如风疹、流感、巨细胞病毒等易通过胎盘侵袭胎儿;细菌、弓形虫、衣原体、支原体、螺旋体等可在胎盘形成病灶,破坏绒毛结构,从而感染胎儿;分子量小、对胎儿有害的药物也可通过胎盘作用于胎儿,导致胎儿畸形甚至死亡,故妊娠期用药应慎重。母血中的免疫物质如 IgG 可以通过胎盘,使胎儿得到抗体,对胎儿起保护作用。

5)合成功能:胎盘能合成数种激素和酶,激素有蛋白激素(如绒毛膜促性腺激素和人胎盘生乳素等)和甾体激素(雌激素和孕激素),酶有缩宫素酶和耐热性碱性磷酸酶等。

A. 人绒毛膜促性腺激素(human chorionic gonadotropin,hCG):受精后第 6 日,合体滋养细胞即开始分泌 hCG,在受精后 10 日左右即可用放射免疫法自母体血清中测出,成为诊断早孕的最敏感方法。着床后的 10 周血清 hCG 浓度达高峰,持续约 10 日迅速下降,至妊娠中晚期血清浓度仅为峰值的 10%,持续至分娩。正常情况下,分娩后 2 周内消失。

hCG 的功能有:①作用于月经黄体,与黄体细胞膜上的受体结合,激活腺苷酸环化酶,产生生化反应以维持黄体寿命,使月经黄体继续增大发育成为妊娠黄体,增加甾体激素的分泌以维持妊娠;②促进雄激素芳香化转化为雌激素,同时能刺激孕酮的形成;③抑制植物血凝素对淋巴细胞的刺激作用,保护胚胎滋养层免受母体的淋巴细胞攻击;④刺激胎儿睾丸分泌睾酮,促进男胎性分化;⑤与母体甲状腺细胞 TSH 受体结合,刺激甲状腺活性。

B. 人胎盘生乳素(human placental lactogen,HPL):由合体滋养细胞分泌。于妊娠 5~6 周开始分泌,至妊娠 34~36 周达高峰,直至分娩。产后 HPL 迅速下降,约产后 7 小时即不能测出。

HPL 的功能为:①促进乳腺腺泡发育,刺激乳腺上皮细胞合成乳白蛋白、乳酪蛋白、乳珠蛋白,为产后的泌乳做好准备;②有促胰岛素生成作用,使母血中胰岛素浓度增高;③通过脂解作用,提高游离脂肪酸、甘油的浓度,抑制母体对葡萄糖的摄取和利用,使多余葡萄糖运转给胎儿,成为胎儿的主要能源,也是蛋白质合成的能源;④抑制母体对胎儿的排斥作用。因此,HPL 是通过母体促进胎儿发育的"代谢调节因子"。

C. 雌激素和孕激素:为甾体激素。妊娠早期由卵巢妊娠黄体产生,自妊娠第 8~10 周起,由胎盘合成。雌、孕激素的主要生理作用为共同参与妊娠期母体各系统的生理变化。

D. 酶:胎盘能合成多种酶,包括缩宫素酶和耐热性碱性磷酸酶,其生物学意义尚不十分明了。缩宫素酶能使缩宫素分子灭活,起到维持妊娠的作用。当胎盘功能不良时,此酶活性降低,见于死胎、子痫前期和胎儿宫内发育迟缓时。耐热性碱性磷酸酶于妊娠 16~20 周母血清中可测出,随着妊娠进展而逐渐增加,胎盘娩出后此值下降,产后 3~6 日消失。动态检测此酶的数值,可作为胎盘功能检查的一项指标。

2. 胎膜 胎膜(fetal membrane)是由绒毛膜和羊膜组成。胎膜外层为绒毛膜,在发育过程中因缺乏营养供应而逐渐退化成平滑绒毛膜,妊娠晚期与羊膜紧贴,但可与羊膜完全分开。胎膜内层为羊膜,为半透明的薄膜,与覆盖胎盘、脐带的羊膜层相连接。

3. 脐带 脐带(umbilical cord)是由胚胎发育过程中的体蒂发展而来,胚胎及胎儿借助于脐带悬浮于羊水中。脐带一端连接于胎儿腹壁脐轮,另一端附着于胎盘的子面。足月胎儿的脐带长30~100cm,平均约55cm,脐带的表面由羊膜覆盖,内有一条管腔大而管壁薄的脐静脉和两条管腔小而管壁厚的脐动脉,血管周围有保护脐血管的胚胎结缔组织,称华通胶。因脐带较长,常呈弯曲状。胎儿通过脐带血液循环与母体进行气体、营养和代谢物质的交换。

4. 羊水 羊水(amniotic fluid)为充满于羊膜腔内的液体。妊娠早期的羊水是由母体血清经胎膜进入羊膜腔的透析液,妊娠中期以后,胎儿尿液成为羊水的重要来源;羊水的吸收约50%由胎膜完成,羊水在羊膜腔内不断进行液体交换以保持羊水量的动态平衡。母儿间的液体交换主要通过胎盘,每小时约3600ml;母体与羊水交换主要通过胎膜,每小时约400ml;羊水与胎儿的交换量较少,主要通过胎儿消化道、呼吸道、泌尿道等途径进行,故羊水是不断更新并保持母体、胎儿、羊水三者间液体平衡。随着胚胎的发育,羊水的量逐渐增加,妊娠38周约1000ml,此后羊水量逐渐减少,妊娠40周羊水量约800ml。足月妊娠时,羊水略混浊,不透明,羊水比重为1.007~1.025,呈中性或弱碱性,pH约为7.20。内含有大量的上皮细胞及胎儿的一些代谢产物。穿刺抽取羊水,进行细胞染色体检查或测定羊水中某些物质的含量,可早期诊断某些先天性畸形。

羊膜和羊水在胚胎发育中起重要的保护作用,使胚胎在羊水中自由活动;防止胎体粘连;防止胎儿受直接损伤;保持羊膜腔内恒温;有利于胎儿体液平衡,若胎儿体内水分过多可采取胎尿方式排至羊水中;羊水还可减少胎动给母体带来的不适感;临产时,羊水直接受宫缩压力作用,能使压力均匀分布,避免胎儿局部受压;临产后,前羊水囊扩张子宫颈口及阴道,破膜后羊水冲洗和润滑阴道可减少感染的发生机会。

【胎儿发育及生理特点】

1. 胎儿发育 妊娠10周(受精后8周)内的人胚称胚胎,为主要器官结构完全分化的时期;从妊娠11周(受精第9周)起称胎儿,为各器官进一步发育成熟的时期。胎儿发育的特征大致如下。

8周末:胚胎初具人形,头的大小约占整个胎体的一半。可以分辨出眼、耳、口、鼻,四肢已具雏形,超声显像可见早期心脏已形成且有搏动。

12周末:胎儿身长约9cm,体重约14g。胎儿外生殖器已发育,可初辨性别,四肢可活动。

16周末:胎儿身长约16cm,体重约110g。从外生殖器可确定性别,头皮已长毛发,胎儿已开始有呼吸运动。部分孕妇自觉有胎动,X线检查可见到脊柱阴影。

20周末:胎儿身长约25cm,体重约320g,临床可听到胎心音,全身有毳毛,出生后已有心跳、呼吸、排尿及吞咽运动。自20周至满28周前娩出的胎儿,称为有生机儿。

24周末:胎儿身长约30cm,体重约630g。各脏器均已发育,皮下脂肪开始沉积,但皮肤仍呈皱缩状。

28周末:胎儿身长约35cm,体重约1000g。皮下脂肪沉积不多,皮肤粉红色,可有呼吸运动,但肺泡Ⅱ型细胞中表面活性物质含量低,此期出生者易患特发性呼吸窘迫综合征,若加强护理,可以存活。

32周末:胎儿身长约40cm,体重1700g。面部毳毛已脱,活力尚可。此期出生者如注意护理,可以存活。

36周末:胎儿身长约45cm,体重2500g。皮下脂肪发育良好,毳毛明显减少,指甲已超过指、趾尖,出生后能啼哭及吸吮,生活力良好,此期出生者基本可以存活。

40周末:胎儿已成熟,身长约50cm,体重约3400g。体形外观丰满,皮肤粉红色,男性睾丸已下降,女性大小阴唇发育良好。出生后哭声响亮,吸吮力强,能很好存活。

2. 胎儿的生理特点

(1) 循环系统

1) 解剖学特点

A. 脐静脉 1 条:带有来自胎盘氧含量较高、营养较丰富的血液进入胎体,脐静脉的末支为静脉导管,出生后脐静脉闭锁成肝圆韧带,静脉导管闭锁成静脉韧带。

B. 脐动脉 2 条:带有来自胎儿氧含量较低的混合血,注入胎盘与母血进行物质交换。出生后脐动脉与相连的闭锁的腹下动脉形成腹下韧带。

C. 动脉导管:位于肺动脉与主动脉弓之间,出生后 2~3 月完全闭锁成动脉韧带。

D. 卵圆孔:位于左右心房之间,在出生后数分钟开始闭合,多在生后 6 个月完全闭锁。

2) 血液循环特点:来自胎盘的血液经胎儿腹前壁进入体内分 3 支:一支直接入肝,一支与门静脉汇合入肝,此两支血液最后由肝静脉入下腔静脉,还有一支经静脉导管直接注入下腔静脉。故进入右心房的下腔静脉血是混合血,有来自脐静脉含氧较高的血,也有来自下肢及腹部盆腔脏器的静脉血,以前者为主。

卵圆孔开口处位于下腔静脉入口,故下腔静脉入右心房的血液绝大部分立即直接通过卵圆孔进入左心房。而从上腔静脉入右心房的血液,在正常情况下很少或不通过卵圆孔而是直接流向右心室进入肺动脉。由于肺循环阻力较高,肺动脉血大部分经动脉导管流入主动脉,只有部分血液通过肺静脉入左心房。左心房含氧量较高的血液进入左心室,接着进入主动脉,供应头、心、肝及上肢直至全身后,经腹下动脉再经脐动脉进入胎盘,与母血进行气体及物质交换。可见胎儿体内是动静脉混合血,各部分血液的含氧量不同,进入肝、心、头部及上肢的血液含氧量和营养较高,注入肺及身体下部的血液含氧量和营养较少。

(2) 血液

1) 红细胞:在妊娠早期红细胞生成主要是来自卵黄囊,妊娠 10 周时在肝脏,以后在脾、骨髓,妊娠足月时至少 90% 的红细胞是由骨髓产生的。在整个胎儿期红细胞体积较大,红细胞的生命周期约为成人的 2/3。

2) 血红蛋白:胎儿血红蛋白从其结构和生理功能上可分为三种:即原始血红蛋白、胎儿血红蛋白和成人血红蛋白。随着妊娠的进展,血红蛋白的合成不只是数量的增加,其种类也从原始类型向成人类型过渡。

3) 白细胞:妊娠 8 周后,胎儿循环中即出现白细胞,形成防止细菌感染的第一道防线,妊娠足月时可达 $(15~20) \times 10^9$/L。当白细胞出现不久,胸腺及脾脏发育,两者均产生淋巴细胞,成为机体内抗体的主要来源,构成了对抗外来抗原的第二道防线。

(3) 呼吸系统:胎儿的呼吸功能是由母儿血液在胎盘进行气体交换完成的。但胎儿在出生前必须完成呼吸道(包括气管及肺泡)、肺循环及呼吸肌的发育,而且在中枢神经系统支配下能协调活动才能生存。近年来,由于医学超声技术的发展,妊娠 11 周可观察到胎儿的胸壁运动。妊娠 16 周时可见胎儿的呼吸运动,其强度能使羊水进出呼吸道,使肺泡扩张及生长。呼吸运动次数为 30~70 次/分,时快时慢,有时也很平稳。但当胎儿窘迫发生时,则正常呼吸运动可暂时停止或出现大喘息样呼吸。

(4) 消化系统:早在妊娠 11 周时小肠即有蠕动,妊娠 16 周时胃肠功能已基本建立。胎儿可吞咽羊水,同时能排出尿液以控制羊水量。

胎儿肝脏功能不够健全,特别是酶的缺乏如葡萄糖醛酸转移酶、尿苷二磷酸葡萄糖脱氢酶,以致不能结合因红细胞破坏后产生的大量游离胆红素。胆红素主要是经过胎盘由母体肝脏代谢后排出体外,仅有小部分是在胎儿肝内结合,通过胆道氧化成胆绿素排出肠道。胆绿素的降解产物使胎粪呈黑绿色。

(5) 泌尿系统:胎儿肾脏在妊娠 11~14 周时有排泄功能,妊娠 14 周的胎儿膀胱内已有尿液。妊娠后半期胎尿成为羊水的重要来源之一。

(6) 内分泌系统:胎儿甲状腺是胎儿期发育的第一个内分泌腺。约在妊娠 12 周已能合成甲状腺激素。胎儿肾上腺的发育最为突出,其重量与胎儿体重之比远超过成年人,且胎儿肾上腺皮质主要由胎儿带组成,占肾上腺的 85% 以上。胎儿肾上腺皮质是活跃的内分泌器官,产生大量的甾体激素,与胎儿肝、胎盘、母体共同完成雌三醇的合成。因此,孕妇测定血、尿雌三醇值已成为临床上了解胎儿、胎盘功能最常见的有效方法。妊娠 12 周胎儿胰腺开始分泌胰岛素。

第二节 妊娠期母体变化

【生理变化】

妊娠期在胎盘产生的激素作用下,母体各系统发生了一系列适应性的解剖和生理变化,以满足胎儿生长发育和分娩的需要。

1. 生殖系统

(1) 子宫

1) 子宫体:明显增大变软,早期子宫呈球形且不对称,妊娠 12 周后,子宫增大均匀并超出盆腔。妊娠晚期子宫轻度右旋,与盆腔左侧有乙状结肠占据有关。宫腔容积由非孕时 5ml 增加至妊娠足月时约 5000ml,子宫大小由非孕时的 $(7~8)cm×(4~5)cm×(2~3)cm$ 增大至妊娠足月时的 $35cm×25cm×22cm$,子宫重量非孕时 50~70g,妊娠足月时约 1100g。子宫壁厚度非孕时约 1cm,妊娠中期逐渐增厚,妊娠末期又渐薄,妊娠足月时约 1.0~1.5cm 或更薄。子宫增大主要是肌细胞的肥大、延长,胞质内充满具有收缩活性的肌动蛋白和肌浆球蛋白,为临产后子宫阵缩提供物质基础。

子宫各部的增长速度不一。宫底部于妊娠后期增长速度最快,宫体部含肌纤维最多,其次为子宫下段,宫颈部最少。此特点适应临产后子宫阵缩向下依次递减,促使胎儿娩出。随着子宫增大和胎儿、胎盘的发育,子宫的循环血量逐渐增加。子宫动脉逐渐由非孕时的屈曲至妊娠足月时变直,以适应胎盘内绒毛间隙血流量增加的需要。妊娠足月时,子宫血流量为 450~650ml/min,较非孕时增加 4~6 倍。

自妊娠 12~14 周起,子宫出现不规则的无痛性收缩,由腹部可以触及。其特点为稀发、不对称。因宫缩时宫腔内压力通常为 5~25mmHg,持续时间不足 30 秒,不伴宫颈的扩张,这种生理性无痛宫缩称之为 Braxton Hicks 收缩。

2) 子宫峡部:子宫体与子宫颈之间最狭窄的部分。非妊娠期长约 1cm,随着妊娠的进展,峡部逐渐被拉长变薄,成为子宫腔的一部分,形成子宫下段,临产时长 7~10cm。

3) 子宫颈:妊娠早期因充血、组织水肿,宫颈外观肥大、着色,质地软。宫颈管内腺体肥大,宫颈黏液分泌增多,形成黏稠的黏液栓,保护管腔不受感染。

(2) 卵巢:略增大,停止排卵。一侧卵巢可见妊娠黄体,其分泌雌、孕激素以维持妊娠。

妊娠10周后,黄体功能由胎盘取代,黄体开始萎缩。

(3) 输卵管:妊娠期输卵管伸长,但肌层无明显肥厚,黏膜上皮细胞变扁平,在基质中可见蜕膜细胞。有时黏膜也可见到蜕膜样改变。

(4) 阴道:黏膜着色、增厚、皱襞增多,结缔组织变松软,伸展性增加。阴道脱落细胞增多,分泌物增多呈糊状。阴道上皮细胞含糖原增加,乳酸含量增加,使阴道的pH降低,不利于一般致病菌生长,有利于防止感染。

(5) 外阴:局部充血、增厚,大小阴唇有色素沉着;大阴唇结缔组织松软,伸展性增加。

2. 乳房 妊娠早期乳房开始增大,充血明显,孕妇自觉乳房发胀,乳头增大、着色,易勃起,乳晕着色,乳晕上的皮脂腺肥大形成散在的小隆起,称蒙氏结节。胎盘分泌的雌激素刺激乳腺腺管的发育,孕激素刺激乳腺腺泡的发育,垂体生乳素、胎盘生乳素等多种激素参与乳腺发育,为泌乳作准备,但妊娠期间并无乳汁分泌,可能与大量雌、孕激素抑制乳汁生成有关。在妊娠后期,尤其近分娩期,挤压乳房时可有数滴稀薄黄色液体逸出,称初乳。

3. 循环及血液系统

(1) 心脏:妊娠后期由于膈肌升高,心脏向左、向上、向前移位,更贴近胸壁,心尖部左移,心浊音界稍扩大。心脏容量从妊娠早期至妊娠末期约增加10%,心率每分钟增加10~15次。由于血流量增加、血流加速及心脏移位使大血管扭曲,多数孕妇的心尖区及肺动脉区可闻及柔和的吹风样收缩期杂音,产后逐渐消失。

(2) 心搏出量和血容量:心搏出量约自妊娠10周即开始增加,至妊娠32~34周时达高峰,维持此水平直至分娩。临产后,尤其是第二产程期间,心搏出量显著增加。血容量于妊娠6~8周开始增加,至妊娠32~34周达高峰,增加40%~45%,维持此水平至分娩。血浆的增加多于红细胞的增加,血浆约增加1000ml,红细胞约增加450ml,使血液稀释,出现生理性贫血。如孕妇合并心脏病,在妊娠32~34周、分娩期(尤其是第二产程)及产褥期最初3日之内,因心脏负荷较重,需密切观察病情,防止心力衰竭。

(3) 静脉压:妊娠期盆腔血液回流至下腔静脉的血量增加,右旋增大的子宫又压迫下腔静脉使血液回流受阻,使孕妇下肢、外阴及直肠的静脉压增高,加之妊娠期静脉壁扩张,孕妇易发生痔、外阴及下肢静脉曲张。如孕妇长时间仰卧位,可引起回心血量减少,心搏量降低,血压下降,称仰卧位低血压综合征。

(4) 血液成分

1) 红细胞:妊娠期骨髓不断产生红细胞,网织红细胞轻度增加。妊娠后由于血液稀释,红细胞计数约为$3.6×10^{12}/L$,血红蛋白值约为110g/L,血细胞比容降为0.31~0.34。

2) 白细胞:妊娠期白细胞稍增加,约为$(5~12)×10^9/L$,有时可达$15×10^9/L$,主要为中性粒细胞增加。

3) 凝血因子:妊娠期凝血因子Ⅱ、Ⅴ、Ⅶ、Ⅷ、Ⅸ、Ⅹ均增加,仅Ⅺ、ⅩⅢ降低,使血液处于高凝状态,对预防产后出血有利。血小板数无明显改变。妊娠期血沉加快。

4. 泌尿系统 由于孕妇及胎儿代谢产物增多,肾脏负担加重。肾血浆流量(RPF)及肾小球滤过率(GFR)于妊娠早期均增加,并在整个妊娠期维持高水平。GFR比非妊娠时增加50%,RPF则增加35%。由于GFR增加,而肾小管对葡萄糖再吸收能力不能相应增加,故约15%的孕妇饭后可出现糖尿,应注意与真性糖尿病相鉴别。RPF与GFR均受体位影响,孕妇仰卧位时尿量增加,故夜尿量多于日尿量。

妊娠早期,由于增大的子宫压迫膀胱,引起尿频,以后子宫体高出盆腔,压迫膀胱的症状消失。妊娠末期,由于胎先露进入盆腔,孕妇再次出现尿频,甚至腹压稍增加即出现尿液外溢现象。此现象产后可逐渐消失。

受孕激素影响,泌尿系统平滑肌张力下降。自妊娠中期肾盂及输尿管增粗,蠕动减弱,尿流缓慢,且右侧输尿管受右旋子宫压迫,孕妇易发生肾盂肾炎,且以右侧多见。可用左侧卧位预防。

5. 呼吸系统　妊娠早期孕妇的胸廓即发生改变,表现为胸廓横径加宽,周径加大,横膈上升,呼吸时膈肌活动幅度增加。妊娠中期肺通气量增加大于耗氧量,孕妇有过度通气现象,这有利于提供孕妇和胎儿所需的氧气。妊娠后期因子宫增大,腹肌活动幅度减少,使孕妇以胸式呼吸为主,气体交换保持不减。呼吸次数在妊娠期变化不大,每分钟不超过20次,但呼吸较深。呼吸道黏膜充血、水肿,易发生上呼吸道感染;妊娠后期因横膈上升,平卧后有呼吸困难感,睡眠时稍垫高头部可减轻症状。

6. 消化系统　由于雌激素影响,牙龈充血、水肿、增生,晨间刷牙时易有牙龈出血。孕妇常有唾液增多,有时有流涎。由于孕激素的影响,胃肠平滑肌张力下降使蠕动减少、减弱,胃排空时间延长,易有上腹部饱胀感。妊娠中、晚期,由于胃部受压及幽门括约肌松弛,胃内酸性内容物可回流至食管下部,产生"灼热"感。肠蠕动减弱,易便秘。

7. 内分泌系统　妊娠期腺垂体增大1~2倍,嗜酸细胞肥大、增多,形成"妊娠细胞"。于产后10日左右恢复。产后有出血性休克者,可使增生、肥大的垂体缺血、坏死,导致希恩综合征。

由于妊娠黄体和胎盘分泌大量雌、孕激素对下丘脑及垂体的负反馈作用,使促性腺激素分泌减少,故孕期无卵泡发育成熟,也无排卵。垂体催乳素随妊娠进展而增量,至分娩前达高峰,为非妊娠期的10倍,与其他激素协同作用,促进乳腺发育,为产后泌乳做准备。促甲状腺激素(TSH)、促肾上腺皮质激素(ACTH)分泌增多,但因游离的甲状腺素及皮质醇不多,孕妇没有甲状腺、肾上腺皮质功能亢进的表现。

8. 其他方面

(1)皮肤:妊娠期垂体分泌促黑素细胞激素增加,使黑色素增加,加之雌激素明显增多,使孕妇面颊、乳头、乳晕、腹白线、外阴等处出现色素沉着。面颊呈蝶形分布的褐色斑,习称妊娠斑,于产后逐渐消退。随着妊娠子宫增大,孕妇腹壁皮肤弹力纤维过度伸展而断裂,使腹壁皮肤出现紫色或淡红色不规则平行的裂纹,称妊娠纹。产后变为银白色,持久不退。

(2)体重:体重于妊娠12周前无明显变化,以后体重平均每周增加300~500g,正常不应超过500g,孕期平均体重增加12.5kg,包括胎儿、胎盘、羊水、子宫、乳房、血液、组织间液、脂肪沉积等。

(3)矿物质代谢:胎儿生长发育需要大量的钙、磷、铁。胎儿骨骼及胎盘形成,需要较多的钙,近足月妊娠的胎儿体内含钙约30g,绝大部分是在妊娠末期3个月内积累,故至少于妊娠后3个月补充维生素及钙,以提高血钙含量。为适应红细胞增生、胎儿造血及酶的合成,孕妇各器官生理变化的需要,应在妊娠中、晚期补充铁剂,以防缺铁性贫血。

(4)骨骼、关节及韧带:妊娠期骨质通常无变化。部分孕妇自觉腰骶部及肢体疼痛不适,可能与松弛素使骨盆韧带及椎骨间的关节、韧带松弛有关。妊娠晚期,孕妇身体重心前移,为保持身体平衡,孕妇腰部向前挺出,头、肩向后仰,形成孕妇特有的姿势。

【心理-社会调适】

妊娠期,孕妇及家庭成员的心理会随着妊娠的进展而有不同的变化。孕妇常见的心理反应如下。

1. 惊讶和震惊 在怀孕初期,不管是否是计划中妊娠,几乎所有的孕妇都会产生惊讶和震惊的反应。

2. 矛盾心理 在惊讶和震惊的同时,孕妇可能会出现爱恨交加的矛盾心理,尤其是原先未计划怀孕的孕妇。此时既享受怀孕的欢愉,又觉得怀孕不是时候,可能是因工作、学习等原因暂时不想要孩子所致;也可能是由于初为人母,缺乏抚养孩子的知识和技能,又缺乏可以利用的社会支持系统;经济负担过重;或工作及家庭条件不许可;或第一次妊娠,对恶心、呕吐等生理性变化无所适从所致。当孕妇自觉胎儿在腹中活动时,多数孕妇会改变当初对怀孕的态度。

3. 接受 妊娠早期,孕妇对妊娠的感受仅仅是停经后的各种不适反应,并未真实感受到"胎儿"的存在。随着妊娠进展,尤其是胎动的出现,孕妇真正感受到"孩子"的存在,出现了"筑巢反应",计划为孩子购买衣服、睡床等,关心孩子的喂养和生活护理等方面的知识,给未出生的孩子起名字、猜测性别等。妊娠晚期,因子宫明显增大,给孕妇在体力上加重负担,行动不便,甚至出现了睡眠障碍、腰背痛等症状,大多数孕妇都切盼分娩日期的到来。随着预产期的临近,孕妇常因婴儿将要出生而感到愉快,又因可能产生的分娩痛苦而焦虑,担心能否顺利分娩、分娩过程中母儿安危、胎儿有无畸形,也有的孕妇担心婴儿的性别能否为家人接受等。

4. 情绪波动 孕妇的情绪波动起伏较大,可能是由于体内激素的作用。往往表现为易激动,为一些极小的事情而生气、哭泣。常使配偶觉得茫然不知所措,严重者会影响夫妻间感情。

5. 内省 妊娠期孕妇表现出以自我为中心,专注于自己及身体,注重穿着、体重和一日三餐,同时也较关心自己的休息,喜欢独处,这种专注使孕妇能计划、调节、适应,以迎接新生儿的来临。内省行为可能会使丈夫及其他家庭成员感受冷落而影响相互之间的关系。

美国心理学家鲁宾(Rubin,1984)提出妊娠期孕妇为接受新生命的诞生,维持个人及家庭的功能完整,必须完成4项心理发展任务。

1. 确保自己及胎儿顺利地渡过妊娠期、分娩期 为了确保自己和胎儿的安全,孕妇会寻求良好的产科护理方面的知识。如阅读有关书籍、遵守医师的建议和指示,使整个妊娠保持最佳的健康状况;孕妇会听从建议,补充维生素,摄取均衡饮食,保证足够的休息和睡眠。

2. 促使家庭重要成员接受新生儿 孩子的出生会对整个家庭产生影响。最初是孕妇自己不接受新生儿,随着妊娠的进展,孕妇逐渐接受了孩子,并开始寻求家庭重要成员对孩子的接受认可。在此过程中,配偶是关键人物,由于他的支持和接受,孕妇才能完成孕期心理发展任务和形成母亲角色的认同。

3. 学习对孩子贡献自己 无论是生育或养育新生儿,都包含了许多给予的行为。孕妇必须发展自制的能力,学习延迟自己的需要以迎合另一个人的需要。在妊娠过程中,她必须开始调整自己,以适应胎儿的成长,从而顺利担负起产后照顾孩子的重任。

4. 情绪上与胎儿连成一体 随着妊娠的进展,孕妇和胎儿建立起亲密的感情。孕妇常借着抚摸、对着腹部讲话等行为表现她对胎儿的情感。如果幻想理想中孩子的模样,会使她与孩子更加亲近。这种情绪及行为的表现将为她日后与新生儿建立良好情感奠定基础。

第三节 妊娠诊断

妊娠期全过程从末次月经的第 1 日开始计算,孕龄为 280 日,即 40 周。根据妊娠不同时期的特点,临床上将妊娠分为三个时期:妊娠第 13 周末以前称为早期妊娠;第 14～27 周末称为中期妊娠;第 28 周及以后称为晚期妊娠。

【早期妊娠诊断】

1. 病史

(1) 停经:月经周期正常的育龄妇女,一旦月经过期 10 天或以上,应首先考虑早期妊娠的可能。如停经 2 个月以上,则妊娠的可能性更大。但停经不一定就是妊娠,精神、环境因素也可引起闭经,应予鉴别。哺乳期妇女的月经虽未恢复,但可能再次妊娠。

(2) 早孕反应:约有半数左右的妇女,在停经 6 周左右出现不同程度的恶心,或伴呕吐,尤其于清晨起床时更为明显,食欲与饮食习惯也有改变,如食欲不振,喜食酸咸食物,厌油腻,甚至偏食等,称早孕反应。可能与体内 hCG 增多、胃酸分泌减少及胃排空时间延长有关。一般于停经 12 周左右早孕反应自然消失。

(3) 尿频:妊娠早期因增大的子宫压迫膀胱而引起,约至 12 周左右,增大的子宫进入腹腔,尿频症状自然消失。

2. 临床表现

(1) 乳房:自妊娠 8 周起,孕妇自觉乳房轻度胀痛,乳头刺痛,乳房增大,乳头及周围乳晕着色,有深褐色蒙氏结节(Mongomery' stubercles)出现。

(2) 妇科检查:子宫增大变软,停经 6～8 周时,阴道黏膜及子宫颈充血,呈紫蓝色,阴道检查子宫随停经月份而逐渐增大,子宫峡部极软,子宫体与子宫颈似不相连,称黑加征。停经 8 周时,子宫约为非妊娠子宫的 2 倍,停经 12 周时,子宫约为非妊娠子宫的 3 倍,在耻骨联合上方可以触及。

3. 相关检查

(1) 妊娠试验:利用孕卵着床后滋养细胞分泌 hCG,并经孕妇尿中排出的原理,用免疫学方法测定受检者血或尿中 hCG 含量,协助诊断早期妊娠。

(2) 超声检查:是检查早期妊娠快速准确的方法。停经 35 日时,宫腔内可见圆形或椭圆形妊娠囊。妊娠 6 周时,妊娠囊内可见胚芽和原始心管搏动,可以诊断为宫内妊娠、活胎。用超声多普勒仪在子宫区域,能听到有节律、单一高调的胎心音,胎心率为 110～160 次/分。

(3) 宫颈黏液检查:宫颈黏液量少、黏稠,拉丝度差,涂片干燥后光镜下仅见排列成行的椭圆体,不见羊齿植物叶状结晶,则早期妊娠的可能性较大。

(4) 基础体温测定:每日清晨醒来后(夜班工作者于休息 6～8 小时后),尚未起床、进食、谈话等任何活动之前,量体温 5 分钟(多测口腔体温),并记录于基础体温单上,按日连成曲线。如有感冒、发热或用药治疗等情况,在体温单上注明。具有双相型体温的妇女,停经后高温相持续 18 日不见下降者,早孕可能性大;如高温相持续 3 周以上,则早孕可能性更大。

【中晚期妊娠诊断】

1. 病史 有早期妊娠的经过,且子宫明显增大,可感觉到胎动,触及胎体,听诊有胎心音,容易确诊。

2. 临床表现

(1) 子宫增大:随着妊娠进展,子宫逐渐增大。手测子宫底高度或尺测耻上子宫长度,可以判断子宫大小与妊娠周数是否相符(图14-3,表14-1)。增长过速或过缓均可能为异常。

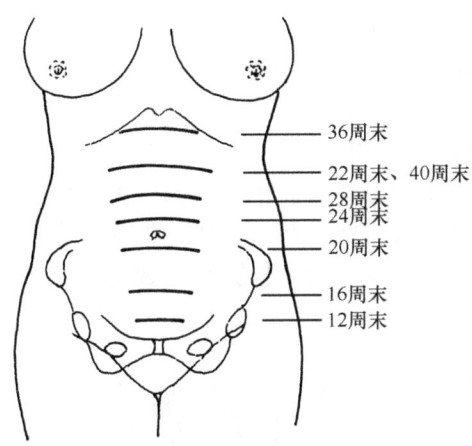

图14-3 妊娠周数与宫底高度

表14-1 不同妊娠周数的子宫底高度及子宫长度

妊娠周数	妊娠月份	手测子宫底高度	尺测耻上子宫长度
满12周	3个月末	耻骨联合上2~3横指	
满16周	4个月末	脐耻之间	
满20周	5个月末	脐下1横指	18(15.3~21.4)cm
满24周	6个月末	脐上1横指	24(22.0~25.1)cm
满28周	7个月末	脐上3横指	26(22.4~29.0)cm
满32周	8个月末	脐与剑突之间	29(25.3~32.0)cm
满36周	9个月末	剑突下2横指	32(29.8~34.5)cm
满40周	10个月末	脐与剑突之间或略高	33(30.0~35.3)cm

(2) 胎动:胎儿在子宫内冲击子宫壁的活动称胎动。孕妇于妊娠20周后可感觉有胎动,胎动每小时约3~5次。妊娠周数越多,胎动越活跃,但至妊娠末期胎动逐渐减少。腹壁薄且松弛的孕妇,经腹壁可见胎动。

(3) 胎心音:妊娠12周,用多普勒胎心听诊仪经孕妇腹壁能探测到胎心音,妊娠18~20周时用普通听诊器经孕妇腹壁上能听到胎心音。胎心音呈双音,第一音与第二音相接近,如钟表的"滴答"声,速度较快,正常110~160次/分。妊娠24周以前,胎心音多在脐下正中或稍偏左或右听到。妊娠24周以后,胎心音多在胎儿背侧听得最清楚。

(4) 胎体:妊娠20周以后,经腹壁可以触及子宫内的胎体,妊娠24周以后,运用四部触诊法可以区分胎头、胎臀、胎背及胎儿四肢,从而判断胎产式、胎先露和胎方位。

3. 相关检查

(1) 超声检查:B型超声显像法不仅能显示胎儿数目、胎方位、胎心搏动和胎盘位置,且能测定胎头双顶径,观察胎儿有无体表畸形。超声多普勒法可探胎心音、胎动音、脐带血流音及胎盘血流音。

(2) 胎儿心电图:目前国内常用间接法检测胎儿心电图,通常于妊娠12周以后显示较规律的图形,于妊娠20周后的成功率更高。

【胎产式、胎先露、胎方位】

妊娠28周以前,羊水较多、胎体较小,因此胎儿在子宫内的活动范围较大,胎儿在宫内的位置和姿势易于改变。妊娠32周以后,胎儿由于生长发育迅速、羊水相对减少,胎儿与子宫壁贴近,因此,胎儿在宫内的位置和姿势相对恒定。由于胎儿在子宫内位置和姿势的不同,有不同的胎产式、胎先露和胎方位。

1. 胎产式 胎儿身体纵轴与母体身体纵轴之间的关系称胎产式(fetal line)。两轴平行者称纵产式,占妊娠足月分娩总数的99.75%。两轴垂直者称横产式,仅占妊娠足月分娩总数的0.25%。两轴交叉者称斜产式,属暂时的,在分娩过程中转为纵产式,偶尔转为横产式(图14-4)。

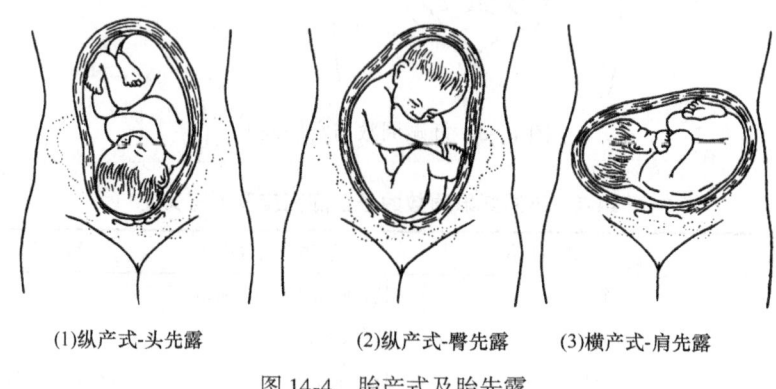

图14-4 胎产式及胎先露

2. 胎先露 最先进入骨盆入口的胎儿部分称为胎先露(fetal presentation)。纵产式有头先露、臀先露,横产式有肩先露。

头先露又可因胎头屈伸程度不同分为枕先露、前囟先露、额先露、面先露(图14-5)。臀先露又可因入盆先露不同分为混合臀先露、单臀先露和足先露(图14-6)。偶见头先露或臀先露与胎手或胎足同时入盆,称之为复合先露(图14-7)。

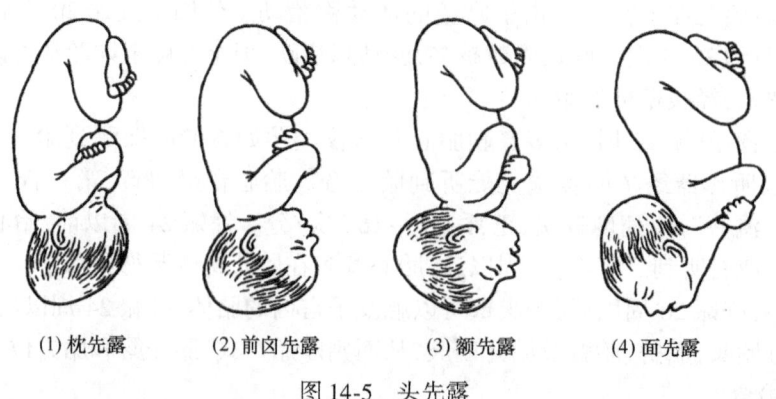

图14-5 头先露

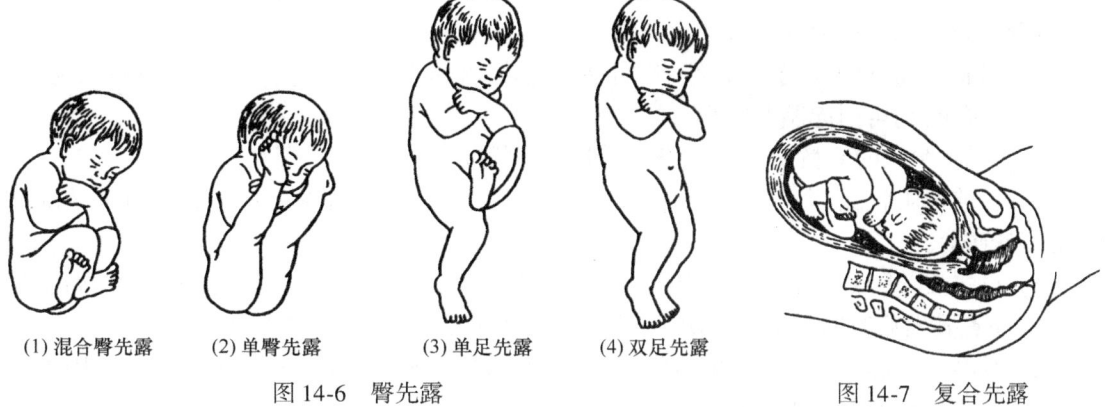

(1) 混合臀先露　(2) 单臀先露　(3) 单足先露　(4) 双足先露

图 14-6　臀先露　　　　　　　　图 14-7　复合先露

3. 胎方位　胎儿先露部指示点与母体骨盆的关系称胎方位(fetal position)，简称胎位。枕先露以枕骨、面先露以颏骨、臀先露以骶骨、肩先露以肩胛骨为指示点。根据指示点与母体骨盆左、右、前、后、横的关系而有不同的胎位（表 14-2）。

表 14-2　胎产式、胎先露和胎方位的关系及种类

纵产式 (99.75%)	头先露 (95.75%~97.55%)	枕先露 (95.55%~97.55%)	枕左前(LOA) 枕右前(ROA)	枕左横(LOT) 枕右横(ROT)	枕左后(LOP) 枕右后(ROP)
		面先露 (0.2%)	颏左前(LMA) 颏右前(RMA)	颏左横(LMT) 颏右横(RMT)	颏左后(LMP) 颏右后(RMP)
	臀先露 (2%~4%)		骶左前(LSA) 骶右前(RSA)	骶左横(LST) 骶右横(RST)	骶左后(LSP) 骶右后(RSP)
横产式 (0.25%)	肩先露		肩左前(LScA) 肩右前(RScA)	肩左后(LScP) 肩右后(RScP)	

第四节　妊娠期管理

定期产前检查的目的是明确孕妇和胎儿的健康状况，及早发现并治疗妊娠合并症和并发症，及时纠正胎位异常，及早发现胎儿发育异常。产前护理评估主要是通过定期产前检查来实现，收集完整的病史资料、体格检查，为孕妇提供连续的整体护理。

围生期是指产前、产时和产后的一段时间。对孕产妇而言，要经历妊娠、分娩和产褥期 3 个阶段。对胎儿而言，要经历受精、细胞分裂、繁殖、发育，从不成熟到成熟和出生后开始独立生活的复杂变化过程。

国际上对围生期的规定有 4 种，我国采用其中的一种，即从妊娠满 28 周（即胎儿体重≥1000g 或身长≥35cm）至产后 1 周。

【护理评估】

1. 收集病史

（1）健康史

1）个人资料

A. 年龄：年龄过小容易发生难产；年龄过大，尤其是35岁以上的高龄初产妇，容易并发妊娠期高血压疾病、产力异常和产道异常，应予以重视。

B. 职业：妊娠早期接触放射线者，可造成流产、胎儿畸形。铅、汞、苯及有机磷农药、一氧化碳中毒等，均可引起胎儿畸形。

C. 其他：孕妇的受教育程度、宗教信仰、婚姻状况、经济状况等资料。

2）目前健康状况：询问孕妇的休息、饮食、睡眠情况、排泄情况、日常活动、自理情况和有无特殊嗜好。

3）过去史：重点了解有无高血压、心脏病、糖尿病、肝肾疾病、血液病、传染病（如结核病）等，注意其发病时间和治疗情况，有无手术史及手术名称；有无食物过敏史等。

4）月经史：询问月经初潮的年龄、月经周期和月经持续时间。月经周期的长短因人而异，了解月经周期有助于准确推算预产期。

5）家族史：询问家族中有无高血压、糖尿病、双胎、结核病等病史。

6）丈夫健康状况：了解孕妇的丈夫有无烟酒嗜好及遗传性疾病等。

（2）孕产史

1）既往孕产史：了解既往的孕产史及其分娩方式，有无流产、早产、难产、死胎、死产、产后出血史。

2）本次妊娠经过：了解本次妊娠早孕反应出现的时间、严重程度，有无病毒感染史及用药情况，胎动开始时间，妊娠过程中有无阴道流血、头痛、心悸、气短、下肢水肿等症状。现已证实：风疹、疱疹、巨细胞病毒可通过胎盘进入胎儿血液，导致先天性心脏病，小头畸形，脑积水，眼、耳等发育畸形；流感病毒引起胎死宫内较未感染者高。另外，妊娠期很多药物可通过胎盘进入胚胎体内，故在妊娠期，尤其是在妊娠早期，用药前必须慎重考虑是否影响胚胎发育。

（3）预产期的推算：问清末次月经（last menstrual period，LMP）的日期，推算预产期。计算方法为：末次月经第一日起，月份减3或加9，日期加7。若孕妇只知农历日期，应先换算成公历再推算预产期。实际分娩日期与推算的预产期可以相差1~2周。如孕妇记不清末次月经的日期，则可根据早孕反应出现时间、胎动开始时间以及子宫高度等加以估计。

2. 身体评估

（1）全身检查：观察发育、营养、精神状态、身高及步态。身材矮小者（145cm以下）常伴有骨盆狭窄。检查心肺有无异常，乳房发育情况，脊柱及下肢有无畸形。测量血压和体重。正常孕妇不应超过140/90mmHg，或与基础血压相比，升高不超过30/15mmHg，超过者属病理状态。妊娠晚期体重每周增加不应超过500g，超过者应注意水肿或隐性水肿的发生。

（2）产科检查：包括腹部检查、骨盆测量、阴道检查、肛诊和绘制妊娠图。检查前先告知孕妇检查的目的、步骤，检查时动作尽可能轻柔，以取得合作。检查者如为男医师，则应有护士陪同，注意保护孕妇的隐私。

1）腹部检查：排尿后，孕妇仰卧于检查床上，头部稍抬高，露出腹部，双腿略屈曲分开，放松腹肌。检查者站在孕妇右侧。

A. 视诊：注意腹形及大小，腹部有无妊娠纹、手术瘢痕和水肿。对腹部过大者，应考虑双胎、羊水过多、巨大儿的可能；对腹部过小、子宫底过低者，应考虑胎儿生长受限、孕周推算错误等；如孕妇腹部向前突出（尖腹，多见于初产妇）或向下悬垂（悬垂腹，多见于经产妇），应考虑有骨盆狭窄的可能。

B. 触诊:注意腹壁肌肉的紧张度。有无腹直肌分离,注意羊水量的多少及子宫肌的敏感度。用手测宫底高度,用软尺测耻骨上方至子宫底的弧形长度及腹围值。用四步触诊法(图14-8)检查子宫大小、胎产式、胎先露、胎方位及先露是否衔接。在做前3步手法时,检查者面向孕妇,做第4步手法时,检查者应面向孕妇足端。

第一步手法:检查者双手置于子宫底部,了解子宫外形并摸清子宫底高度,估计胎儿大小与妊娠月份是否相符。然后以双手指腹相对交替轻推,判断子宫底部的胎儿部分,如为胎头,则硬而圆且有浮球感,如为胎臀,则软而宽且形状略不规则。

第二步手法:检查者两手分别置于腹部左右两侧,一手固定,另一手轻轻深按检查,两手交替,分辨胎背及胎儿四肢的位置。平坦饱满者为胎背,确定胎背是向前、侧方或向后;可变形的高低不平部分是胎儿的肢体,有时可以感觉到胎儿肢体活动。

第三步手法:检查者右手置于耻骨联合上方,拇指与其余4指分开,握住胎先露部,进一步查清是胎头还是胎臀,并左右推动以确定是否衔接。如先露部仍高浮,表示尚未入盆;如已衔接,则胎先露部不能被推动。

第四步手法:检查者两手分别置于胎先露部的两侧,由骨盆入口方向向下深压,再次判断先露部的诊断是否正确,并确定先露部入盆的程度。当胎先露是胎头或胎臀难以确定时,可进行肛诊以协助判断。

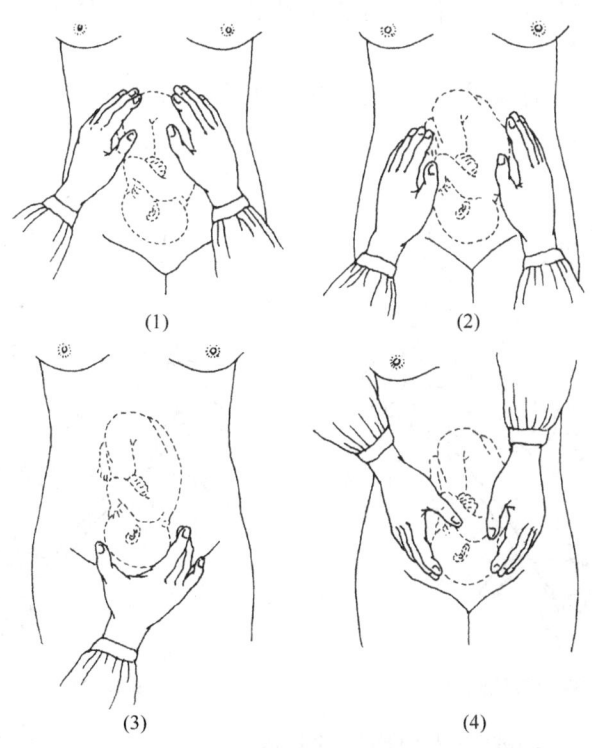

图14-8 腹部四步触诊法

C. 听诊:胎心音在靠近胎背上方的孕妇腹壁上听得最清楚。枕先露时,胎心音在脐下方右或左侧;臀先露时,胎心音在脐上方右或左侧;肩先露时,胎心音在脐部下方听得最清楚。当腹壁紧张、子宫较敏感、确定胎背方向有困难时,可借助胎心音及胎先露综合分析判断胎位(图14-9)。

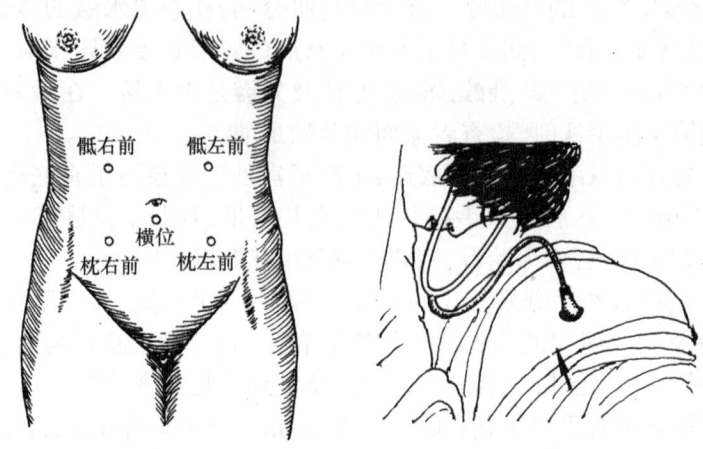

图 14-9　听诊胎心音判断胎位

2）骨盆测量：了解骨产道情况，以判断胎儿能否经阴道分娩。分为骨盆外测量和骨盆内测量两种。

A. 骨盆外测量：此法常测量下列径线。

a. 髂棘间径：孕妇取伸腿仰卧位，测量两侧髂前上棘外缘的距离（图14-10），正常值为23～26cm。

b. 髂嵴间径：孕妇取伸腿仰卧位，测量两侧髂嵴外缘最宽的距离（图14-11），正常值为25～28cm。

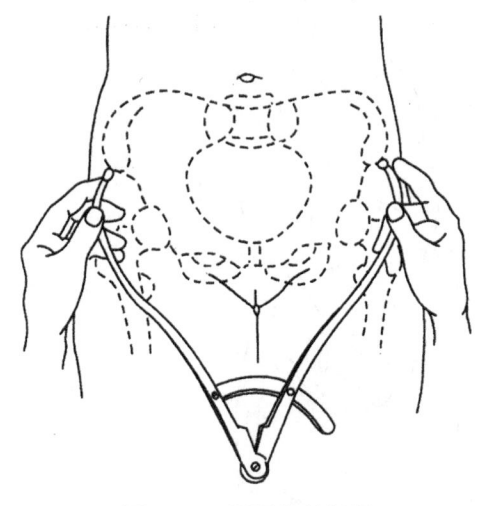
图 14-10　测量髂棘间径

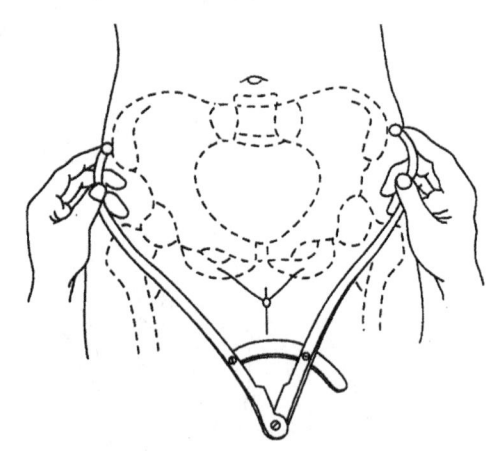
图 14-11　测量髂嵴间径

以上两径线可间接推测骨盆入口横径的长度。

c. 骶耻外径：孕妇取左侧卧位，右腿伸直，左腿屈曲，测量第五腰椎棘突下凹陷处（相当于腰骶部米氏菱形窝的上角）至耻骨联合上缘中点的距离（图14-12），正常值18～20cm。此径线可间接推测骨盆入口前后径长短，是骨盆外测量中最重要的径线。

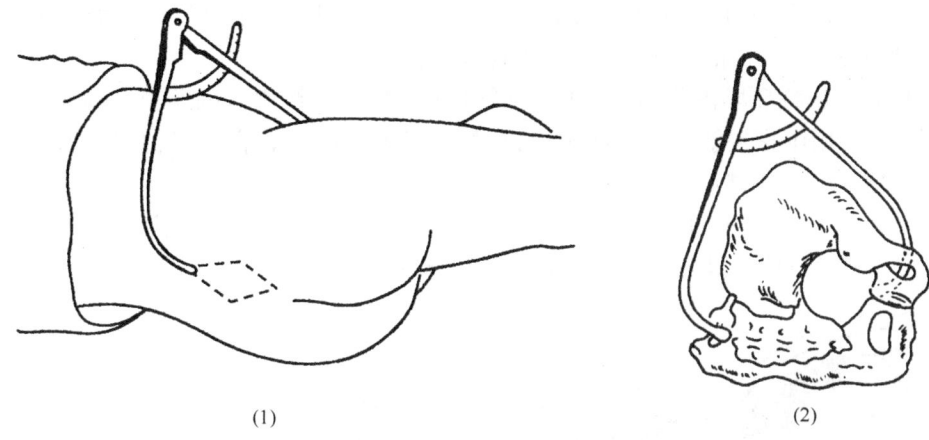

图 14-12　测量骶耻外径

d. 坐骨结节间径：又称出口横径。孕妇取仰卧位，两腿屈曲，双手抱膝。测量两侧坐骨结节内侧缘之间的距离（图 14-13），正常值为 8.5~9.5cm，平均值 9cm。如出口横径小于 8cm，应测量出口后矢状径（坐骨结节间径中点至骶尖），正常值为 8~9cm。出口横径与出口后矢状径之和大于 15cm，一般足月胎儿可以娩出。

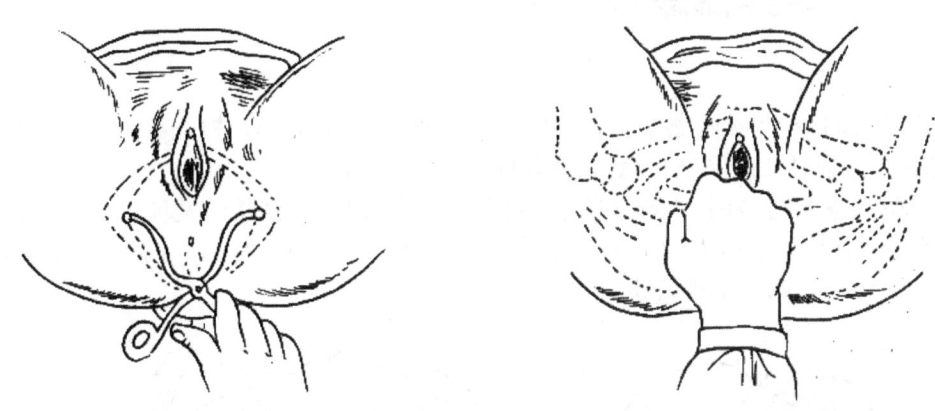

图 14-13　测量坐骨结节间径

e. 耻骨弓角度：用两拇指尖斜着对拢，放于耻骨联合下缘，左右两拇指平放在耻骨降支的上面，测量两拇指之间的角度即为耻骨弓角度（图 14-14）。正常为 90°，小于 80° 为异常，此角度反映骨盆出口横径的宽度。

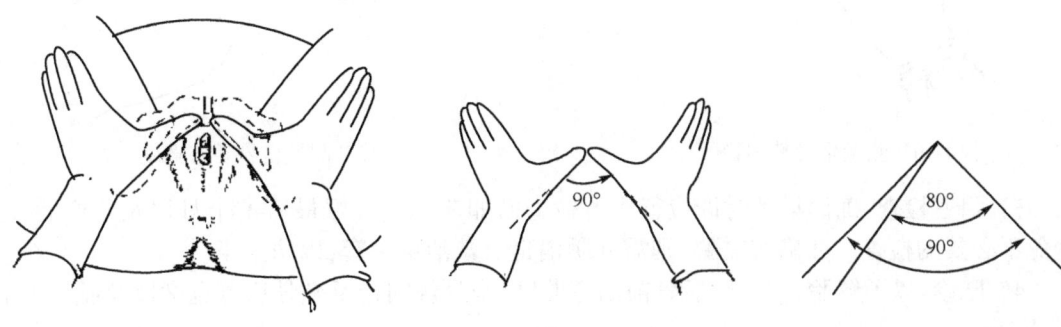

图 14-14　测量耻骨弓角度

B. 骨盆内测量:适用于骨盆外测量有狭窄者。测量时,孕妇取膀胱截石位,外阴消毒,检查者须戴消毒手套并涂以润滑油。常用径线有:

a. 对角径:也称骶耻内径,是自耻骨联合下缘至骶岬上缘中点的距离。检查者一手示、中指伸入阴道,用中指尖触骶岬上缘中点,示指上缘紧贴耻骨联合下缘,并标记示指与耻骨联合下缘的接触点。中指尖至此接触点的距离,即为对角径(图14-15)。正常值为12.5~13cm,此值减去1.5~2cm,即为真结合径值,正常值为11cm。如触不到骶岬,说明此径线大于12.5cm。测量时期以妊娠24~36周、阴道松软时进行为宜。

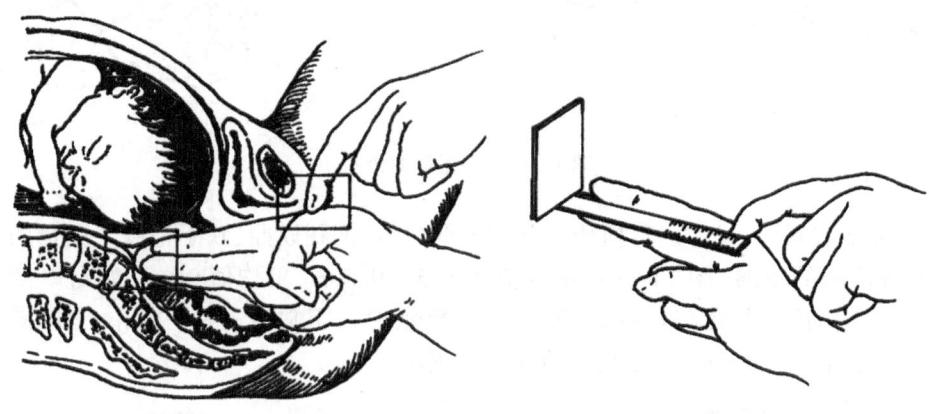

图14-15　测量对角径

b. 坐骨棘间径:测量两侧坐骨棘间的距离。正常值约10cm。检查者一手的示指、中指伸入阴道内,分别触及两侧坐骨棘,估计其间的距离(图14-16)。

c. 坐骨切迹宽度:为坐骨棘与骶骨下部间的距离,即骶骨韧带的宽度,代表中骨盆后矢状径。检查者将伸入阴道内的示指、中指并排置于韧带上,如能容纳3横指(5.5~6cm)为正常(图14-17),否则属中骨盆狭窄。

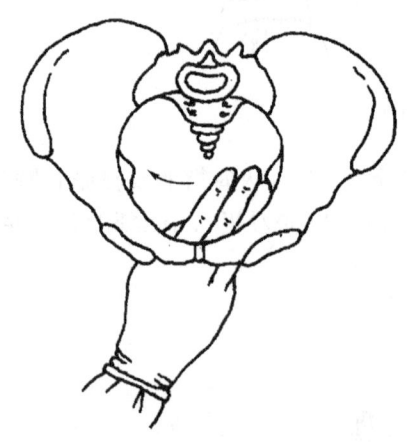

图14-16　测量坐骨棘间径

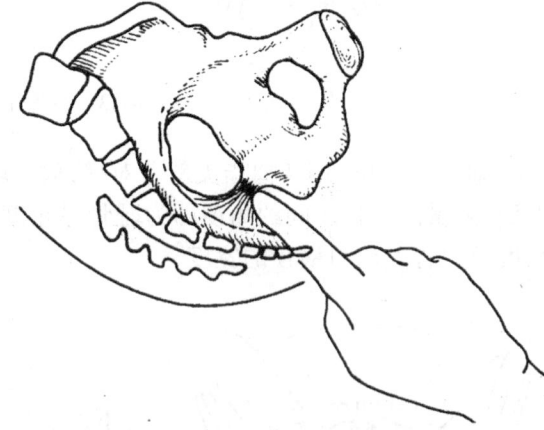

图14-17　测量坐骨切迹宽度

3) 阴道检查:确诊早孕时即应行阴道检查已如前述。妊娠最后1个月以及临产后,应避免不必要的检查。如确实需要,则需外阴消毒及戴消毒手套,以防感染。

4) 肛诊:以了解胎先露部、骶骨前面弯曲度、坐骨棘间径及坐骨切迹宽度以及骶骨关节活动度。

5) 绘制妊娠图:将各项检查结果如血压、体重、宫高、腹围、胎位、胎心率等填于妊娠图中,绘成曲线图,观察动态变化,及早发现并处理孕妇或胎儿的异常情况。

3. 心理-社会评估 妊娠早期,评估孕妇对妊娠的态度是积极的还是消极的,有哪些影响因素。妊娠中、晚期,评估孕妇对妊娠有无不良的情绪反应,对即将为人母和分娩有无焦虑和恐惧心理。

评估支持系统,尤其是丈夫对此次妊娠的态度,以及孕妇的家庭经济情况、居住环境、宗教信仰、孕妇在家庭中的角色等。

4. 高危因素评估 重点评估孕妇是否存在下列高危因素:年龄<18 岁或≥35 岁;残疾;遗传性疾病史;既往有无流产、异位妊娠、早产、死产、死胎、难产、畸胎史;有无妊娠合并症,如心脏病、肾病、肝病、高血压、糖尿病等;有无妊娠并发症,如妊娠期高血压疾病、前置胎盘、胎盘早剥、羊水异常、胎儿生长受限、过期妊娠、母儿血型不符等。

5. 相关检查

(1) 常规检查 血常规、尿常规、血型(ABO 和 Rh)、肝功能、肾功能、空腹血糖、HBsAg、梅毒螺旋体、HIV 筛查等。

(2) 超声检查 妊娠 18~24 周时进行胎儿系统超声检查,筛查胎儿有无严重畸形;超声检查可以观察胎儿生长发育情况、羊水量、胎位、胎盘位置、胎盘成熟度等。

【护理诊断/合作性问题】

1. 孕妇

舒适改变:与妊娠引起早孕反应、腰背痛有关。

知识缺乏:缺乏妊娠期保健知识。

2. 胎儿

有受伤的危险:与遗传、感染、中毒、胎盘功能障碍有关。

【护理目标】

(1) 孕妇获得孕期保健知识,维持母婴处于健康状态。

(2) 孕妇掌握有关育儿知识,适应母亲角色。

【护理措施】

1. 一般护理 告知孕妇产前检查的意义和重要性,预约下次产前检查的时间和产前检查内容。一般情况下产前检查从确诊早孕开始,首次检查时间应在 6~8 周为宜,妊娠 20~36 周为每 4 周检查 1 次,妊娠 37 周以后每周检查 1 次,共行产前检查 9~11 次。凡属高危妊娠者,应酌情增加产前检查次数。

2. 心理护理 鼓励孕妇抒发内心感受和想法,针对其需要解决问题。妊娠后随着胎儿的发育,子宫逐渐增大,孕妇体型也随之发生改变,这是正常的生理现象,产后体型将逐渐恢复。给孕妇提供心理支持,帮助孕妇清除由体型改变而产生的不良情绪。

告知孕妇其情绪变化可以通过血液和内分泌调节的改变对胎儿产生影响,如经常心境不佳、焦虑、恐惧、紧张或悲伤等,会使胎儿脑血管收缩,减少脑部供血量,影响脑部发育。过度的紧张、恐惧甚至可以造成胎儿大脑发育畸形等。

3. 症状护理

(1) 恶心、呕吐:出现早孕反应期间,应避免空腹,每日进食 5~6 餐,少量多餐;宜食用清淡食物,避免油炸、难以消化或引起不舒服气味的食物。如妊娠 12 周以后仍继续呕吐,甚至影响孕妇营养时,应考虑妊娠剧吐的可能,须住院治疗,纠正水电解质紊乱。对偏食者,在不影响饮食平衡的情况下,可不做特殊处理。

(2) 尿频、尿急:常发生在妊娠初3个月及末3个月。无任何感染征象,不必处理。孕妇无需通过减少液体摄入量来缓解症状,有尿意时应及时排空,不可强忍。此现象产后可逐渐消失。

(3) 白带增多:于妊娠初3个月及末3个月明显,是妊娠期正常的生理变化。但应排除假丝酵母菌、滴虫、淋菌、衣原体等感染。嘱孕妇保持外阴部清洁,每日清洗外阴或经常洗澡,以避免分泌物刺激外阴部,但严禁阴道冲洗。指导穿透气性好的棉质内裤,经常更换。分泌物过多的孕妇,可用卫生巾并经常更换,增加舒适感。

(4) 水肿:孕妇在妊娠后期易发生下肢水肿,经休息后可消退,属正常。如下肢明显凹陷性水肿或经休息后不消退者,应及时诊治,警惕妊娠期高血压疾病的发生。嘱孕妇左侧卧位,解除右旋增大的子宫对下腔静脉的压迫,下肢稍垫高,避免长时间地站或坐,以免加重水肿的发生。长时间站立的孕妇,则两侧下肢轮流休息,收缩下肢肌肉,以利血液回流。适当限制孕妇对盐的摄入,但不必限制水分。

(5) 下肢、外阴静脉曲张:孕妇应避免两腿交叉或长时间站立、行走;指导孕妇穿弹力裤或袜,以促进血液回流;会阴部有静脉曲张者,可于臀下垫枕,抬高髋部休息。

(6) 便秘:是妊娠期常见的症状之一,尤其是妊娠前即有便秘者。嘱孕妇养成每日定期排便的习惯,多吃水果、蔬菜等含纤维素多的食物,同时增加每日饮水量,注意适当的活动。未经医师允许不可随便使用大便软化剂或缓泻剂。

(7) 腰背痛:指导孕妇穿低跟鞋,在俯拾或抬举物品时,保持上身直立,弯曲膝部,用两下肢的力量抬起。如工作要求长时间弯腰,妊娠期间应适当调整。疼痛严重者,必须卧床休息(硬床垫),局部热敷。

(8) 下肢痉挛:指导孕妇饮食中增加钙的摄入,避免腿部疲劳、受凉,伸腿时避免脚趾尖伸向前,走路时脚跟先着地。发生下肢肌肉痉挛时,嘱孕妇背屈肢体或站直前倾以伸展痉挛的肌肉,或局部热敷按摩,直至痉挛消失。必要时遵医嘱口服钙剂。

(9) 仰卧位低血压综合征:嘱左侧卧位后症状可自然消失,不必紧张。

(10) 失眠:每日坚持户外活动,如散步。睡前用梳子梳头、温水洗脚,或喝热牛奶等方式均有助于入眠。

(11) 贫血:孕妇应适当增加含铁食物的摄入,如动物肝脏、瘦肉、蛋黄、豆类等。如病情需要补充铁剂时,可用温水或水果汁送服,以促进铁的吸收,且应在餐后20分钟服用,以减轻对胃肠道的刺激。向孕妇解释,服用铁剂后大便可能会变黑,或可能导致便秘或轻度腹泻。

4. 健康教育

(1) 异常症状的判断:孕妇出现下列症状应立即就诊:阴道流血,妊娠3个月后仍持续呕吐,寒战发热,腹部疼痛,头痛、眼花、胸闷、心悸、气短,液体突然自阴道流出,胎动计数突然减少等。

(2) 营养指导

1) 帮助孕妇制订合理的饮食计划,宜重质不重量,即尽量摄取高蛋白质、高维生素、高矿物质、适量脂肪及碳水化合物、低盐饮食,以满足自身和胎儿的双方需要,并为分娩和哺乳做准备。

2) 定期测量体重,监测体重增长情况。

3) 饮食符合均衡、自然的原则,采用正确的烹饪方法,避免破坏营养素。选择易消化、无刺激性的食物,避免烟、酒、浓咖啡、浓茶及辛辣食品。

(3) 衣着和个人卫生:孕妇衣服应宽松、柔软、舒适、冷暖适宜。不穿紧身衣或袜带,以免影响血液循环和胎儿发育、活动。胸罩的选择以舒适、合身、足以支托增大的乳房为标准,以减轻不适感。孕期宜穿轻便舒适的鞋子,以能够支撑体重而且感到舒适为宜;避免穿高跟鞋以防腰背痛及身体失去平衡。孕期养成良好的刷牙习惯,进食后均应刷牙,注意用软毛牙刷。孕后排汗量增多,要勤淋浴,勤换内衣。

(4) 活动与休息:一般孕妇可坚持工作到28周,28周后宜适当减轻工作量,避免长时间站立或重体力劳动。接触放射线或有毒物质的工作人员,妊娠期应予以调离。

妊娠期孕妇因身心负荷加重,易感疲惫,需要充足的休息和睡眠。每日应有8h的睡眠,午休1~2h。卧床时宜左侧卧位,以增加胎盘血供。居室内保持安静、空气流通。

运动可促进孕妇的血液循环,增进食欲和睡眠,且可以强化肌肉为其分娩做准备,因此,孕期要保证适量的运动。

(5) 胎教:胎教是有目的有计划地为胎儿的生长发育实施最佳措施。现代科学技术对胎儿的研究发现,胎儿的眼睛能随送入的光亮而活动,触其手足可产生收缩反应;外界音响可传入胎儿听觉器官,并能引起心率的改变。因此,有人提出两种胎教方法:①对胎儿进行抚摸训练,激动胎儿的活动积极性;②对胎儿进行音乐训练。

(6) 孕期自我监护:胎心音计数和胎动计数是孕妇自我监护胎儿宫内情况的一种重要手段。教会家庭成员听胎心音并做记录,了解胎儿宫内情况。嘱孕妇每日早中晚各数1h胎动,2h内胎动累计数不得小于6次。凡2h内胎动累计数小于6次,或减少50%而不能恢复者,均应视为子宫胎盘功能下降,胎儿有宫内缺氧,应及时就诊进行处理。

(7) 药物的使用:许多药物可通过胎盘进入胚胎内,而影响胚胎发育。尤其是在妊娠最初2个月,是胚胎器官发育形成时期,此时用药更应注意。

(8) 性生活指导:妊娠前3个月及末3个月,均应避免性生活,以防流产、早产及感染。

(9) 识别先兆临产:临近预产期的孕妇,如出现阴道血性分泌物或规律宫缩(间歇5~6分钟,持续30秒)则为临产,应尽快到医院就诊。如阴道突然大量液体流出,嘱孕妇平卧,由家属送往医院,以防脐带脱垂而危及胎儿生命。

【护理评价】

(1) 母婴健康、舒适,无并发症发生。

(2) 产妇能正确演示育儿技能。

第五节 分娩的准备

多数妇女,尤其是初产妇,由于缺乏有关分娩方面的一些知识,会使其产生焦虑和恐惧心理,而这些心理问题又会影响产程的进展和母婴的安全,因此,帮助孕妇做好分娩的准备是非常必要的。

【分娩的物品准备】

母亲的用物准备包括:足够的消毒卫生巾、内裤,大小合适的胸罩,数套替换的内衣,以及吸奶器(以备吸空乳汁用)等。

新生儿衣物宜柔软、舒适、宽大、便于穿脱,衣缝宜在正面不摩擦新生儿皮肤,衣服、尿布宜选用质地柔软、吸水、透气性好的纯棉织品,因新生儿皮肤柔嫩,易受损伤而引起感染。婴儿衣物宜用柔和、无刺激性的肥皂和清洁剂洗涤。此外还要准备婴儿包被、毛巾、围嘴、爽身粉、温度计等。对不能进行母乳喂养者,还要准备奶瓶、奶粉、奶嘴等。

【护理程序在分娩准备中的应用】

1. 护理评估

(1) 评估影响孕妇接受分娩准备的影响因素,如受教育程度、既往孕产史、文化及宗教因素等。

(2) 评估孕妇缺乏哪些有关分娩方面的知识及实际准备情况。

(3) 评估影响孕妇学习的因素,如理解和接受能力、学习态度、环境以及丈夫和主要家庭成员的支持等。

2. 护理诊断/合作性问题

(1) 知识缺乏:缺乏有关分娩方面的知识。

(2) 焦虑:与担心分娩不适有关。

3. 护理目标

(1) 孕妇能叙述与分娩相关的知识。

(2) 孕妇能正确示范应对分娩期疼痛的技巧。

4. 护理措施

(1) 向孕妇系统讲解有关分娩准备方面的知识。可采用上课、看录像等形式讲解新生儿喂养及护理知识,宣传母乳喂养好处,示教如何给新生儿洗澡、换尿布等。

(2) 讲解有关减轻分娩不适的应对技巧,可用示范、反示范、角色扮演等形式进行。

(3) 鼓励孕妇提问,并对错误概念加以澄清。

(4) 鼓励孕妇说出心中的焦虑,给予针对性的心理支持。

(5) 协助其配偶参与分娩准备过程。

5. 护理评价

(1) 孕妇能叙述分娩准备的具体内容。

(2) 孕妇能示范应对技巧来减轻分娩时的不适。

(王 卓)

思 考 题

1. 张女士,G_1P_0,孕34周。产前检查询问其末次月经为2013年5月8日;四步触诊结果:在子宫底部触到圆而硬的胎头,在耻骨联合上方触到软而宽不规则的胎臀,胎背位于母体腹部右前方。胎心音于脐上右侧听到。问题:

(1) 该孕妇的预产期是什么时间?

(2) 判断胎儿的胎方位?

2. 某孕妇,28岁,G_1P_0,妊娠39周来院检查,医生手测其子宫底在脐与剑突之间,并告之做好即将分娩的准备工作。问题：
(1) 此孕妇的宫底高度与其妊娠月份是否相符？
(2) 临产先兆最可靠的依据是什么？
(3) 指导孕妇做好分娩的准备工作有哪些？

【附】 遗传咨询与产前诊断

出生缺陷是由先天性、遗传性及不良环境因素等引起的在新生儿出生前就已存在的各种结构性和功能性的畸形和异常的总称。出生缺陷也是导致孕妇流产、死胎、死产、新生儿遗传病和性分化异常的重要原因之一。遗传咨询和产前诊断是出生缺陷一级和二级防治工作的重要环节。重视出生缺陷的防治可以有效减少严重染色体异常和代谢缺陷新生儿的出生，降低孕产妇和围生儿死亡率，减少患病率和伤残率，促进优生优育国策的贯彻落实。

妇女因其特殊的解剖和生理特点，在应对职业压力的同时也担负着哺育后代的责任。每对夫妇都希望拥有健康的下一代。孩子是每个家庭的希望，同时儿童的身体和智力健康与否也关系到中华民族的繁荣昌盛。因此做好遗传咨询和产前诊断，做好出生缺陷的防治和筛查工作，是提高妇女生活质量，保证婚姻美满和新生儿健康的前提。

一、遗 传 咨 询

遗传咨询又叫遗传商谈或遗传学指导，1947年由美国遗传学家Sheldon Reed提出，是由从事医学遗传的专业人员或咨询医师，应用遗传学和临床医学的基本原理和技术，对咨询者就其提出的家庭中的遗传性疾病的发病问题、遗传方式、诊断、预后、再发风险率、防治等问题给予解答，并就咨询者提出的婚育问题提出参考指导建议。

【遗传咨询的意义】

遗传疾病已成为人类常见病、多发病。严重的遗传病会导致终生残废，患者本身不仅饱受身心痛苦，家庭和社会也会增添精神和经济负担。遗传咨询是在遗传学、细胞遗传学、分子生物学、分子遗传学的基础上及时确定遗传性疾病患者和携带者，对子代再发风险率进行预测，并与咨询对象商谈应该采取的预防措施，降低遗传病儿的出生率，保证国民的遗传素质和人口质量。

【遗传咨询的对象】

(1) 夫妇双方或家族成员患有某些遗传病或先天畸形，或曾生育过遗传病患儿的夫妇：若已生产出1名有出生缺陷的患儿，则有必要进行遗传咨询；若患病原因已确定，夫妇双方想要再生育时，通过遗传咨询可以获得该疾病或缺陷风险发生的概率。

(2) 不明原因智力低下或先天畸形儿的父母：若生来具有遗传疾病的病症或者后来才表现出某种遗传疾病的病症，遗传咨询能够提供相关疾病问题的确切答案。

(3) 不明原因的反复流产或有死胎、死产等情况的夫妇：若孕妇发生了3次或3次以上的自然流产，则建议夫妻双方做染色体分析和遗传咨询；若夫妇本身染色体正常却反复流产，可能是胎儿本身染色体异常，夫妻双方应做产前诊断明确流产原因。

(4) 孕期接触不良环境因素以及患有某些慢性病的孕妇：孕期接受过放射性照射，长期接触致畸物者,孕妇患有糖尿病、甲状腺功能亢进等代谢疾病。

(5) 常规检查或常见遗传病筛查发现异常者:在检查中发现异常的夫妇应及时向医师咨询,积极采取预防措施。

(6) 其他需要咨询者:婚后多年不育的夫妇及35岁以上的高龄孕妇。

【遗传性疾病的遗传方式】

遗传病可分为染色体疾病、单基因遗传病、多基因遗传病、体细胞遗传病、线粒体遗传病。本节简要介绍染色体疾病、单基因遗传病和多基因遗传病。

1. 染色体疾病 染色体异常表现为数目和结构异常。数目异常包括整倍体(如三倍体、四倍体等)及非整倍体(如47,XXX为X三体;47,XY,+21为21-三体,男性)异常;结构异常包括断裂、缺失、易位、重复、倒位、环状染色体等。染色体异常的胚胎在发育过程中大多发生流产,早期自然流产中妊娠产物存在染色体异常的情况约占50%～60%,即使极少数的胚胎发育成胎儿,出生后也会发生某些功能异常或合并畸形。

2. 单基因遗传病 单基因遗传病包括常染色体显性遗传、染色体隐性遗传、X-连锁显性遗传。其遗传方式遵循分离定律和自由组合定律。

3. 多基因遗传病 单基因遗传方式中一对基因决定一种性状,基因和性状之间的关系较为简单。多基因遗传常由两个或两个以上的基因对共同影响着一种性状,所以基因与性状之间的关系十分复杂。另外,多基因遗传受环境因素影响较大。多基因疾病常有既往家族史,但没有单基因遗传中所见到的系谱特征,如先天性畸形(无脑儿、脊柱裂、先天性心脏病等),以及某些常见病(高血压、动脉粥样硬化、糖尿病等)。多基因遗传病的特点有:累加效应;性别转移,如足内翻多见于男性,腭裂多见于女性;畸形显示从轻到重,病情越重则表明基因缺陷越多。

【遗传咨询的步骤】

1. 明确遗传病的诊断 不同遗传病其病因、遗传方式、子代再发风险率等因素都不尽相同,故需首先明确诊断,否则无法作出具体的分析解答。应通过家系分析、家谱调查、临床检查、实验室检查、细胞染色体核型分析等方法来明确遗传病的诊断。另外在明确诊断的过程中还应正确认识遗传性疾病与先天性疾病、家族性疾病的区别与联系。

2. 明确遗传方式 遗传性疾病的遗传方式可分为三类:①染色体病,由染色体数目和结构异常所引起的疾病。②单基因遗传病,该遗传病又分为常染色体显性或隐性遗传、X连锁显性或隐性遗传、Y连锁遗传。③多基因遗传病,多基因遗传病是多对基因与环境因素共同作用的结果。

3. 预测子代再发风险率 在预测子代再发风险率的过程中应综合考虑遗传病类型和遗传方式。若胚胎或胎儿接触致畸因素,则需要根据致畸因子的毒性、接触方式、剂量、持续时间及胎龄因素综合分析其对胚胎或胎儿的影响。

4. 结合询问者的具体情况提出医学建议 ①直系血亲及三代以内旁系血亲不能结婚;严重智力低下者或男女双方均患有相同的遗传病者不能结婚。②生殖器畸形矫正之前暂缓结婚,畸形矫治后再结婚。③男女双方均患有严重的相同的常染色体隐性遗传病可以结婚但禁止生育;男女一方患有多基因遗传病或患有严重的常染色体显性遗传病也应禁止生育。④对于产前能够作出准确诊断的遗传病可在获取确诊报告后对健康胎儿作选择性生育;对产前不能作出诊断的X连锁隐性遗传,可在作出性别诊断后选择性生育。⑤若夫妇双方生育具有高风险性可选择领养孩子。⑥夫妇双方都是常染色体隐性遗传病的携带者；或者男方为常染色体显性遗传病患者；或男方为能导致高风险、可存活出生畸胎的染色体平衡易位携带者等，可采用健康捐精者的精液进行人工授精。⑦对于常染色显性遗传病患者，或导致高风险可活出生畸形的染色体平衡易位携带者可采用捐卵者卵子体外受精或子宫内植入的方式进行受孕。

【遗传咨询过程中的注意事项】

1. 尊重关怀患者 对咨询者必须持关怀同情的态度，遗传咨询的工作人员态度应严肃、诚恳，交谈中要避免刺激性语言和轻率的态度，以防加重精神创伤和失去信赖。遗传咨询的工作人员要使询问者感到自己与其或其家属是站在同一立场的，要争取得到患者的信任与合作。

2. 咨询工作人员应提供正确的信息 为得出正确的诊断结果，遗传咨询人员不仅应熟练掌握遗传学的理论知识、遗传病诊断和防治的新技术，熟练运用医学遗传学知识对遗传病例进行分析，而且需要充分收集患者相关的信息、资料、数据，不可凭空猜测。在遗传商谈过程中要向来诊者及其家属说明务必详细准确地提供患者和家族的发病史，不可隐瞒真相。假若错误估计了子代再发风险率，误使前来咨询的夫妇绝育或使夫妇生下有出生缺陷的患儿，均会造成无法弥补的遗憾。

3. 尊重患者及家属的选择权 在遗传咨询的选择中没有绝对正确的方案，咨询工作人员的责任是向就诊者提供科学依据，帮助他们科学分析生育问题。至于是否采取措施或最终采纳哪些建议，应由当事人自己决定。

4. 遗传咨询结果需保密 遗传咨询的检查诊断结果只向当事人报告，在未经许可的情况下，将遗传咨询结果告知除了亲属外的第三者，包括雇主、保险公司和学校等可视为对保密原则的破坏。

【遗传咨询的分类】

1. 婚前咨询 婚前咨询内容涉及婚前医学检查，通过婚前咨询发现并核实男女双方有无家族遗传病史及血缘关系等，若就诊者有影响婚育的先天畸形或遗传性疾病，咨询人员可根据具体情况，提出不能结婚、暂缓结婚、限制生育、可以结婚但禁止生育的医学建议。婚前医学检查的目的在于保证夫妻双方健康婚配，婚姻生活和谐美满，减少或避免遗传性疾病患儿的出生。

2. 孕前咨询 婚前医学检查的项目均可在孕前得到检查，孕前检查可以及时发现不利于胎儿或胎儿在宫内发育的疾病，如性传播疾病等。孕前咨询可以为计划受孕的妇女提供生育期保健的建议，如孕前开始补充叶酸，将可以有效降低先天性神经管畸形的发生。

3. 产前咨询 产前咨询的主要内容有：①若夫妻一方或家属曾生育有遗传病患儿或先天畸形儿，是否可以预测子代再发风险率；②若夫妇已生育过遗传性疾病的患儿，选择再生育时子代是否仍为患儿；③妊娠早期曾有放射线、化学毒剂、弓形虫等致畸物质接触史，是否会导致畸形。

4. 一般遗传咨询 一般遗传咨询的主要内容有：①存在遗传性疾病家族史的夫妇是否会将该病遗传给下一代；②生育过畸形儿的夫妇若再次生育能否影响下一代；③希望获得有关不孕或习惯性流产方面的医学建议；④夫妻一方确诊患有遗传病，需要咨询相关治疗方法及诊疗效果；⑤致畸物质接触史是否会对下一代造成不利影响。

二、产前诊断

产前诊断又称宫内诊断或出生前诊断,是指在胎儿出生之前应用各种先进的诊断技术(如影像学、生物化学、细胞遗传学及分子生物学等),了解胎儿的发育情况(如胎儿有无畸形、胎儿染色体核型有无异常等),对先天性和遗传性疾病作出诊断,以便对胎儿进行宫内治疗或及时采取选择性流产。

【产前诊断的对象】

(1) 本次妊娠羊水过多或者过少。
(2) 胎儿发育异常或者胎儿有可疑畸形。
(3) 孕早期有致畸物质的接触史。
(4) 夫妇一方患有先天性代谢疾病或遗传性疾病,或有遗传性家族史或近亲婚配史。
(5) 曾经分娩过出生缺陷的婴儿。
(6) 孕妇年龄≥35周岁。

【产前诊断的疾病类型】

1. 染色体病 包括数目和结构异常两类。常染色体数目异常较常见,如18-三体综合征、21-三体综合征等,染色体结构异常包括缺失、重复、易位、倒位、环形染色体等。

2. X-连锁隐性遗传病 由于致病基因位于X染色体上,故随着X染色体向子代传递。若父亲为杂合子患者,母亲正常,则生育的下一代中男孩均正常,女孩均是携带者。若母亲为杂合子,父亲正常则生育的下一代中男孩患病概率为50%,女孩成为携带者的概率为50%。当母亲疑为杂合子时,妊娠时应做胎儿性别鉴定,为防止患儿出生,可将男性胎儿行人工流产中止妊娠,但需要指出的是,流产的男性胎儿中仅50%为患儿。

3. 遗传性代谢缺陷病 大多为隐性遗传,因某种酶的缺失引起代谢障碍,代谢中间产物累积。除极少数疾病在早期用饮食控制法(如苯丙酮尿症)、药物治疗(如肝豆状核变性)外,至今尚无有效治疗方法。

4. 非染色体性先天畸形 有明显结构改变的特点,如无脑儿、脊柱裂、脑脊膜膨出等。

【产前诊断的方法】

1. 检查胎儿是否存在形态结构畸形 如超声、X线检查、胎儿镜、磁共振等。

2. 染色体核型分析 利用羊水、绒毛及胎儿血细胞进行胎儿染色体疾病的检测。

3. 检测基因 利用胎儿DNA分子杂交、限制性内切酶、聚合酶链反应技术、原位荧光杂交等检测DNA。

4. 检测基因产物 利用羊水、羊水细胞、绒毛细胞或血液进行蛋白质、酶和代谢产物检测,诊断胎儿神经管缺陷、先天性代谢疾病等。

【胎儿形态结构畸形的产前诊断方法】

1. 超声 超声可对胎儿中枢神经系统缺陷、消化系统畸形、泌尿系统异常、骨骼系统畸形等作出诊断。

2. 胎儿镜 胎儿镜又称宫腔镜,在妊娠14~18周采用胎儿镜经子宫颈口进入宫腔可观察胎儿体表有无畸形。

【胎儿染色体病的产前诊断方法】

1. 羊膜腔穿刺术 羊膜腔穿刺术广泛应用于临床,经羊膜腔穿刺抽取羊水进行遗传检测。

2. 绒毛取材 由于绒毛细胞与胎儿组织细胞同源而且具有相同的遗传特性,所以在基因诊断方面检测绒毛细胞比羊水细胞更有利。

3. 抽取胎儿脐血 抽取胎儿脐血进行产前诊断可省去复杂的基因诊断方法,直接利用胎儿血进行染色体检查比用羊水和绒毛细胞检查更简便可靠。

(王怡涵)

第十五章　分娩期妇女的护理

> **学习目标**
> 　　识记:分娩先兆的临床表现,临产的诊断;影响分娩的四个因素;分娩机制的概念;第一产程的分期及持续时间;各产程的临床表现;阿普加评分内容。
> 　　理解:分娩先兆出现后的处理方法;产力的组成,子宫收缩的特点,产道的组成,软产道的变化,胎儿因素对分娩的影响;枕先露分娩过程中,胎头被动发生的一系列适应性转动的过程;三个产程划分的方法,各产程的持续时间。
> 　　运用:绘制产程图;新生儿娩出后的处理;各产程产妇的护理措施。

　　妊娠满 28 周(196 日)及以上,胎儿及其附属物从临产开始到全部从母体娩出的过程,称为分娩(delivery)。妊娠满 28 周至不满 37 足周(196~258 天)期间分娩,称为早产(premature delivery);妊娠满 37 周至不满 42 足周(259~293 天)期间分娩,称为足月产(term delivery);妊娠满 42 周(294 天)及以后分娩,称为过期产(postterm delivery)。

第一节　影响分娩的因素

　　影响分娩的因素有产力、产道、胎儿及产妇的精神心理因素。若各因素均正常并能相互适应,胎儿能顺利经阴道自然娩出,为正常分娩。

一、产　　力

　　产力是指将胎儿及其附属物从子宫内逼出的力量,包括子宫收缩力(简称宫缩)、腹肌及膈肌收缩力(统称腹压)和肛提肌收缩力。

(一) 子宫收缩力

　　子宫收缩力是临产后的主要产力,贯穿于分娩全过程。临产后的宫缩能使宫颈管短缩消失、宫口扩张、胎先露下降及胎儿、胎盘娩出。正常的宫缩具有以下特点。

　　1. 节律性　节律性宫缩是临产的重要标志。正常宫缩是宫体肌不随意、有规律的阵发性收缩并伴有疼痛。每次宫缩总是由弱渐强(进行期),维持一定时间(极期),随后由强渐弱(退行期),直至消失进入间歇期,子宫肌肉松弛(图 15-1)。宫缩如此反复出现,直至分娩结束。临产开始时,宫缩每隔 5~6 分钟出现 1 次,后间隔时间逐渐缩短。宫缩持续时间开始每次 30 秒,后渐延长。宫缩强度随产程进展也逐渐增加。

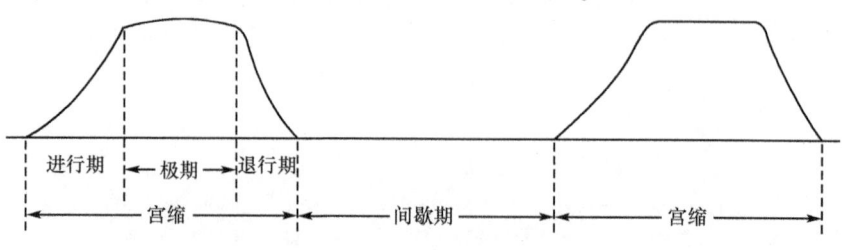

图 15-1　子宫节律性收缩

2. 对称性和极性 正常宫缩起自两侧宫角部,迅速向宫底中线集中,左右对称,为对称性(图15-2);宫缩由宫底向子宫下段扩散,以宫底部最强最持久,向下则逐渐减弱,子宫底部收缩力几乎是子宫下段的2倍,此为子宫收缩的极性。

3. 缩复作用 每当宫缩时子宫体部肌纤维短缩,宫缩过后肌纤维松弛,但不能完全恢复到原来的长度。经过反复收缩,子宫体部肌纤维越来越短,这种现象称为缩复作用。能使子宫体部肌壁逐渐增厚,宫腔缩小,宫腔压力变大,迫使胎先露部不断下降,宫颈管逐渐缩短直至消失。

(二)腹肌及膈肌收缩力

腹肌及膈肌收缩力又称腹压,是娩出胎儿的重要辅助力量。当宫口开全后,胎先露部已下降至阴道,压迫骨盆底组织及直肠,产妇产生反射性的排便动作,腹肌及膈肌强有力的收缩使腹内压增高。腹压在第二产程,特别是第二产程末期配以宫缩时运用最有效,过早使用腹压容易使产妇疲劳和宫颈水肿。腹压在第三产程还可促使胎盘娩出。

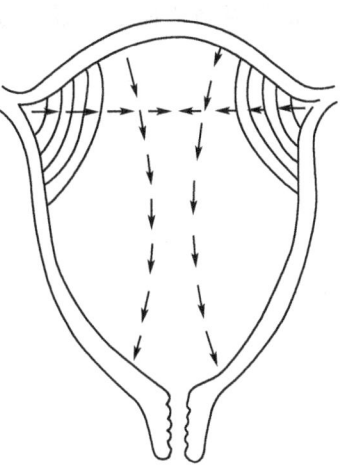

图 15-2 子宫收缩力的对称性

(三)肛提肌收缩力

肛提肌收缩力有协助胎先露部内旋转的作用。当胎头枕部露于耻骨弓下时,还能协助胎头仰伸及娩出。胎儿娩出后,胎盘降至阴道时,肛提肌收缩力也有助于胎盘娩出。

二、产 道

产道是胎儿娩出的通道,分为骨产道和软产道两部分。

(一)骨产道

骨产道即真骨盆,是产道的重要部分,其大小、形状与分娩是否顺利有直接关系。

1. 骨盆的平面 骨盆分为3个平面(图15-3):①入口平面(pelvic inlet plane):为骨盆腔的上口,呈横椭圆形。其前方为耻骨联合上缘,两侧为髂耻缘,后方为骶岬上缘。②中骨盆平面(pelvic midplane):为骨盆最小平面,是骨盆腔最狭窄部分,呈前后径长的纵椭圆形。

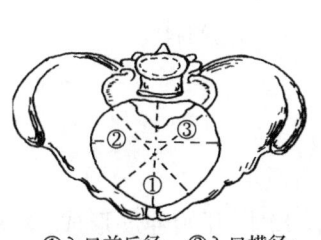
①入口前后径;②入口横径;
③入口斜径

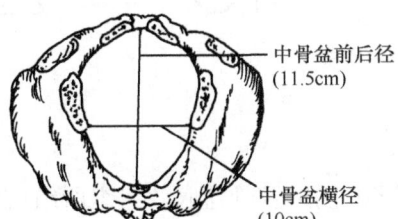
中骨盆前后径(11.5cm)
中骨盆横径(10cm)

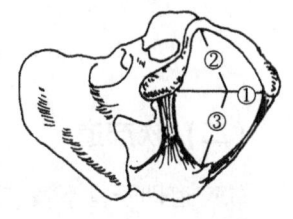
①出口横径;②出口前矢状径;
③出口后矢状径

图 15-3 骨盆入口平面、中骨盆平面、出口平面

其前方为耻骨联合下缘,两侧为坐骨棘,后方为骶骨下端。③出口平面(pelvic outlet plane):为骨盆腔的下口,由两个在不同平面的三角形组成。前三角平面顶端为耻骨联合下缘,两侧为左右耻骨降支;后三角平面顶端为骶尾关节,两侧为左右骶结节韧带。

2. 骨盆各平面的径线 骨盆每个平面有多条径线(表15-1)。

表15-1 骨盆平面径线

平面	径线	起始点	正常值
入口平面	前后径	耻骨联合上缘中点至骶岬前缘中点,又称真结合径	11cm
	横径	两侧髂耻缘之间的最长距离	13cm
	斜径	两侧骶髂关节上缘至对侧髂耻隆突的距离	12.75cm
中骨盆平面	前后径	耻骨联合下缘中点至骶骨下端的距离	11.5cm
	横径	两坐骨棘之间的距离,又称坐骨棘间径	10cm
出口平面	前后径	耻骨联合下缘到骶尾关节的距离	11.5cm
	横径	两坐骨结节内缘间的距离,又称坐骨结节间径	9cm
	前矢状径	耻骨联合下缘中点到坐骨结节间径中点的距离	6cm
	后矢状径	骶尾关节至坐骨结节间径中点的距离	9cm

3. 骨盆轴 为连接骨盆各平面中点的假想曲线。其上段向下向后,中段向下,下段向下向前。分娩时胎儿沿此轴娩出,故又称产轴(图15-4)。

4. 骨盆倾斜度 指妇女站立时,骨盆入口平面与地平面所形成的角度,一般为60°。若骨盆倾斜度过大,会影响胎头衔接和娩出(图15-5)。

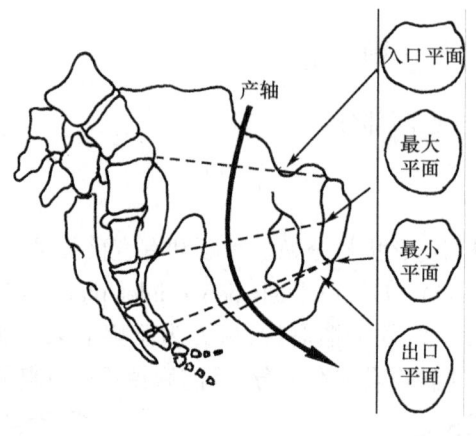

图15-4 骨盆轴

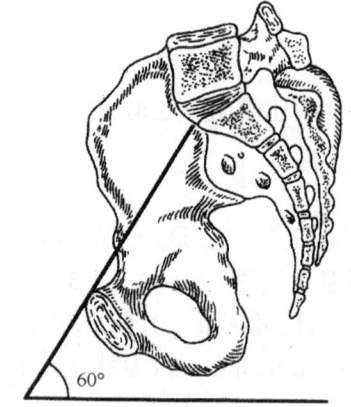

图15-5 骨盆倾斜度

(二) 软产道

软产道即子宫下段、宫颈、阴道及骨盆底软组织所组成的弯曲通道。

1. 子宫下段的形成 由非孕时长约1cm的子宫峡部于妊娠12周开始伸展形成,至妊娠末期被逐渐拉长形成子宫下段,临产后可达7~10cm,成为软产道的一部分。由于子宫肌纤维的缩复作用,子宫上段肌壁越来越厚,子宫下段肌壁被牵拉越来越薄(图15-6)。由于子宫上下段肌壁厚薄不同,在两者间的子宫内面形成一环状隆起,称为生理缩复环(physiologic retraction ring）。正常情况下,此环不易自腹部见到。

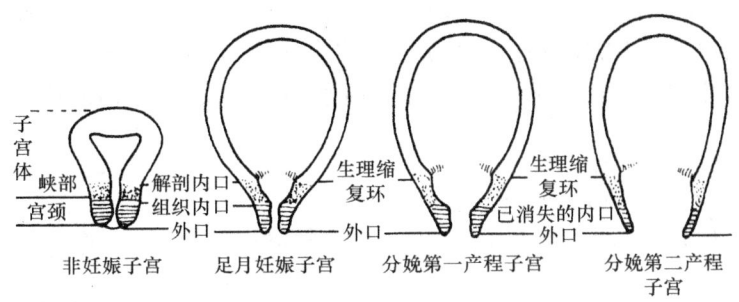

图15-6 子宫下段的形成及宫口扩张

2. 宫颈的变化

（1）宫颈管消失(effacement of cervix)：临产后,规律宫缩牵拉宫颈内口的子宫肌及周围韧带,加之胎先露部前羊水囊呈楔状,致使宫颈内口向上向外扩张,宫颈管形成漏斗状,随后逐渐短缩直至消失。初产妇多是宫颈管先消失,宫口后扩张；经产妇多是二者同时进行(图15-7)。

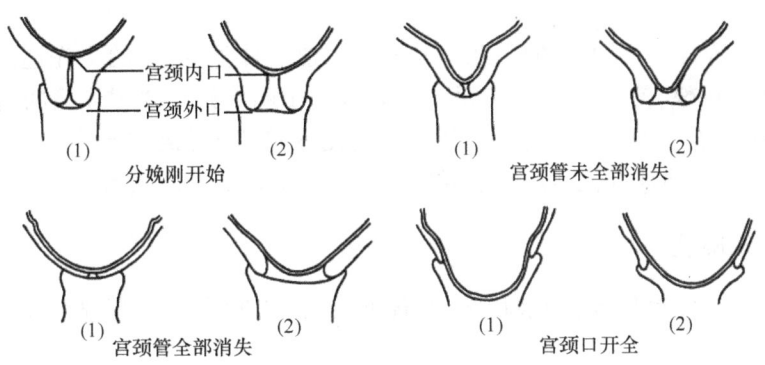

图15-7 宫颈管消失与宫口扩张
(1)初产妇 ；(2)经产妇

（2）宫口扩张(dilatation of cervix)：临产前,初产妇的宫颈外口仅容一指尖,经产妇则能容纳一指。临产后,宫口扩张主要是子宫收缩及缩复向上牵引导致。胎先露部衔接使宫缩时前羊水不能回流,形成前羊水囊,协助扩张宫口。破膜后,胎先露部直接压迫宫颈,扩张宫口作用进一步加强。当宫口开全(10cm)时,妊娠足月胎头方能通过。

3. 骨盆底、阴道及会阴的变化 临产后,胎先露下降直接压迫骨盆底,阴道扩张,软产道下段形成一个向前弯的长筒。肛提肌向下及向两侧扩展可使会阴体变薄,以利胎儿通过。分娩时如保护会阴不当,易造成裂伤。

三、胎 儿

(一) 胎儿大小

胎头是胎儿最大的部分,也是胎儿通过产道最困难的部分。胎头颅骨由顶骨、额骨、颞骨各2块及枕骨1块构成。颅缝与囟门均有软组织覆盖,使骨板有一定活动余地,胎头也有一定可塑性。胎头径线主要有：①双顶径(biparietal diameter,BPD)：为两侧顶骨隆突间的距离,是胎头最大横径,足月时平均为9.3cm;②枕额径(occipito frontal diameter):为鼻根上方至枕骨隆突间的距离,足月时平均为11.3cm;③枕下前囟径(suboccipitobregmatic diameter):为前囟中央至枕骨隆突下方的距离,足月时平均为9.5cm;④枕颏径(occipitomental diameter):为颏骨下方中央至后囟顶部的距离,足月时平均为13.3cm(图15-8)。

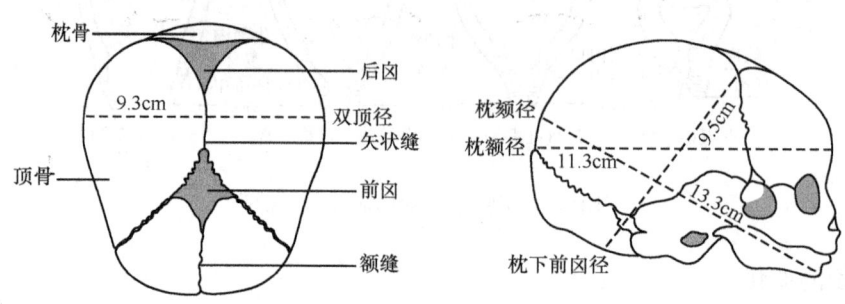

图15-8　胎头颅骨、颅缝、囟门及径线

(二) 胎位

产道为一纵行管道,纵产式的胎儿容易通过产道。枕先露时,胎头先通过产道,在分娩过程中颅骨轻度重叠,使胎头变形、周径变小,有利于胎头娩出。臀先露时,由于小而软的胎臀先娩出,软产道不能充分扩张,后出的胎头无变形机会,致使胎头娩出困难。肩先露时,胎体纵轴与骨盆轴垂直,足月胎儿不能通过产道,对母儿威胁极大。

(三) 胎儿畸形

胎儿某一部分发育异常,如脑积水、联体儿等,由于胎头或胎体过大,通过产道常发生困难。

四、精神心理因素

分娩虽是生理现象,但对于产妇却是一种持久而强烈的应激源。分娩应激既可以产生生理上的应激,也可以产生心理上的应激,影响机体内部的平衡、适应力和健康。大多数初产妇曾听到过有关分娩时的负面诉说,害怕和恐惧分娩,产妇常处于焦虑和恐惧的状态。同时,住院分娩所造成的陌生感、医院环境的刺激以及与家人分离的孤独感、产妇的丈夫及家人对胎儿性别的强烈期望等都可使产妇产生焦虑和恐惧。现已证实,这种情绪改变会使机体产生一系列变化,如心率加快、呼吸急促、肺换气不足,导致子宫缺氧,收缩乏力,产程进展缓慢,造成难产。在分娩过程中医护人员应采取有效措施减轻和消除产妇的焦虑和恐惧心理,使其顺利度过分娩全过程。

第二节　枕先露的分娩机制

分娩机制(mechanism of labor)是指胎儿先露部随骨盆各平面的不同形态,被动进行一连串适应性转动,以其最小径线通过产道的全过程。临床上枕先露占95.55%~97.55%,又以枕左前位最多见,故以枕左前位为例说明其分娩机制。

1. 衔接（engagement） 胎头双顶径已进入骨盆入口平面,胎头颅骨最低点接近或达坐骨棘水平,称衔接或入盆。正常情况下,胎头呈半俯屈状态,以枕额径衔接,胎头矢状缝坐落在骨盆入口的右斜径上(图15-9)。初产妇多在预产期前1~2周胎头衔接,经产妇多在临产时胎头衔接。

2. 下降（descent） 胎头沿骨盆轴前进的动作称为下降。下降动作呈间歇性,贯穿在分娩的全过程。临床上以观察胎头下降程度作为判断产程进展的重要标志之一。

3. 俯屈（flexion） 胎头在下降过程中,遇到肛提肌阻力时,胎头由入盆时的枕额径变为枕下前囟径,使下颏紧贴胸壁,以适应产道,有利于胎头继续下降(图15-10)。

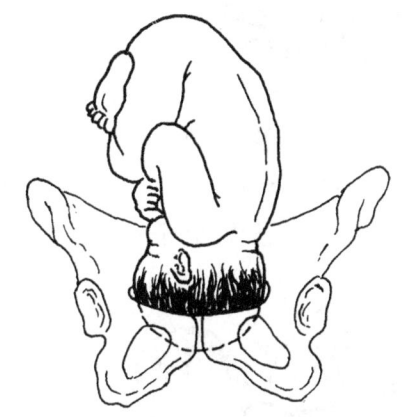

图15-9 胎头衔接

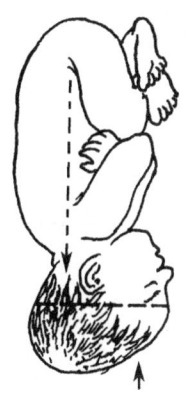

图15-10 胎头俯屈

4. 内旋转（internal rotation） 胎头通过中骨盆时,为适应中骨盆及出口平面前后径大于横径的特点而旋转,使胎头矢状缝与中骨盆及出口前后径相一致,称内旋转。枕左前位时胎头枕部向母体前方转45°,小囟门转至耻骨联合下方(图15-11)。此动作在第一产程末完成。

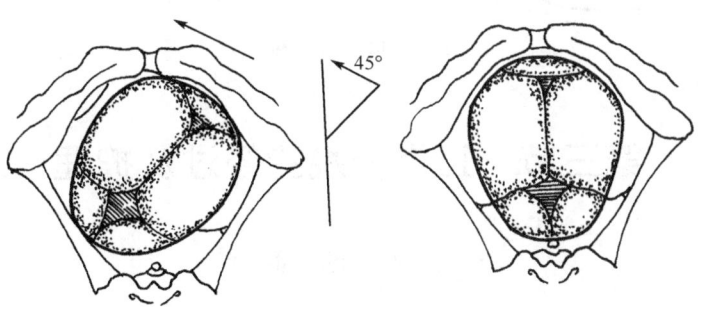

图15-11 胎头内旋转

5. 仰伸（extention） 完成内旋转后,俯屈的胎头下降达阴道口时,宫缩与腹压迫使胎头继续下降,而肛提肌收缩力又将胎头向前推进,两者的合力作用,使胎头枕骨达耻骨弓下缘时,以此为支点逐渐仰伸,使胎头顶、额、鼻、口、颏依次娩出(图15-12)。胎头仰伸时,胎儿双肩径已进入骨盆入口左斜径。

6. 复位及外旋转（restitution and external rotation） 胎头娩出后,胎头枕部向左旋转45°,使胎头与胎肩恢复正常关系,称复位。胎儿双肩在盆腔继续下降,为适应中骨盆及骨盆出口的特点,双肩径的前(右)肩向前向中线旋转45°,与骨盆出口前后径一致,此时,胎头枕部需在外继续向左旋转45°,以保持胎头与胎肩的垂直关系,称外旋转(图15-13)。

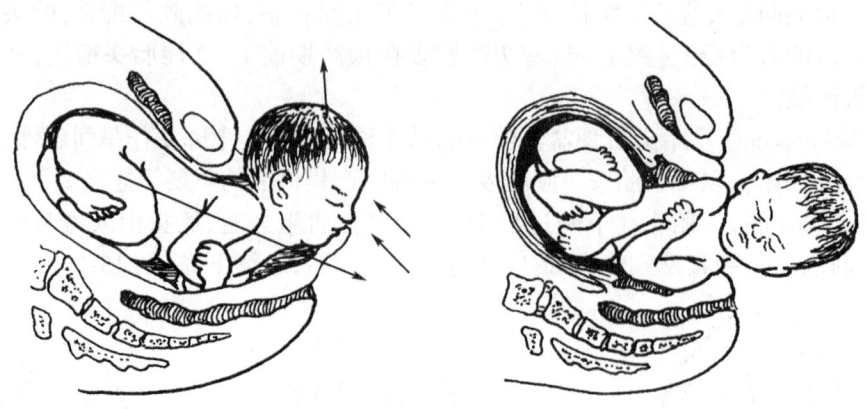

图 15-12　胎头仰伸　　　　　图 15-13　复位及外旋转

7. 胎肩及胎儿娩出　外旋转完成后,胎儿前肩在耻骨弓下先娩出,随即后肩从会阴前缘娩出(图15-14)。两肩娩出后,胎体及下肢随之顺利娩出,完成分娩全部过程。

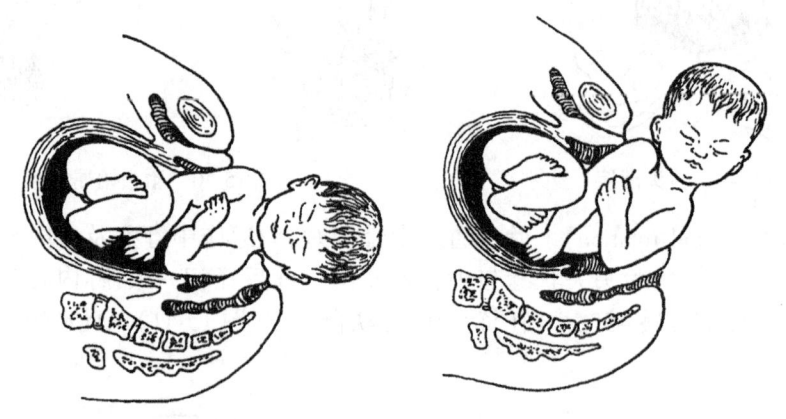

图 15-14　胎肩娩出

第三节　正常分娩的经过及护理

一、先兆临产

分娩发动前,往往出现一些预示孕妇不久将临产的症状,称先兆临产(threatened labor)。

1. 假临产(false labor)　在正式临产前2～3周即出现不规律子宫收缩,宫缩强度不增加,持续时间短,常少于30秒,间歇时间长,且不规律。常在夜间出现、清晨消失,可引起下腹部轻微胀痛,但不引起宫颈的改变。给予镇静剂能抑制其发生。

2. 胎儿下降感(lightening)　又称轻松感。因胎先露进入骨盆入口,宫底下降,孕妇感到上腹部较前舒适,进食量增多,呼吸较前轻松,还常伴有尿频症状。

3. 见红(show)　在分娩发动前24～48h内,因宫颈内口附近的胎膜与该处的子宫壁分离,毛细血管破裂有少量出血,与宫颈黏液一起自阴道排出,称为见红,是分娩即将开始的比较可靠征象。若阴道流血超过平时月经量,应考虑有异常情况。

二、临产诊断

临产(in labor)开始的标志为规律宫缩出现,持续30秒或以上,间歇5~6分钟,且宫缩逐渐增强,同时伴有进行性宫颈管消失、宫口扩张和胎先露下降。用强镇静药物不能抑制临产。

三、产程分期

总产程(total stage of labor)即分娩全过程,是指从开始出现规律宫缩直到胎儿胎盘娩出。分为3个产程。

1. 第一产程(first stage of labor) 又称宫颈扩张期。指临产开始直至宫口开全(10cm)为止。初产妇约需11~12h,经产妇约需6~8h。

2. 第二产程(second stage of labor) 又称胎儿娩出期。从宫口开全至胎儿娩出的过程。初产妇约需1~2h;经产妇通常数分钟即可完成,但也有长达1h者。

3. 第三产程(third stage of labor) 又称胎盘娩出期。从胎儿娩出后至胎盘娩出,约需5~15分钟,不超过30分钟。

四、第一产程的护理

【护理评估】

1. 生理评估

(1)病史:包括一般健康状况、家族史、既往孕产史、本次妊娠经过及有无并发症和合并症、预产期、规律宫缩开始的时间、有无破膜等。

(2)身体评估

1)一般情况:生命体征、骨盆大小、会阴情况、乳房、皮肤、体重等。

2)产程进展情况

A. 规律宫缩(regular uterine contraction):临产开始时,宫缩力弱,间歇时间长(5~6分钟),持续时间短(约30秒)。随着产程进展,持续时间逐渐延长(50~60秒)且强度增加,间歇时间逐渐缩短(2~3分钟)。宫口近开全时宫缩持续时间可长达1分钟以上,间歇仅1分钟或稍长。

B. 宫口扩张(dilatation of cervix):当宫缩渐频并增强时,宫颈管逐渐短缩直至消失,宫口逐渐扩张。宫口扩张分为两期:①潜伏期:从规律宫缩开始至宫口扩张3cm,约需8h,最大时限为16h;②活跃期:宫口扩张3cm至宫口开全(10cm),约需4h,最大时限为8h。

C. 胎先露下降(descent of presentation):胎先露下降程度以坐骨棘平面为标志,潜伏期下降不明显,活跃期下降加速,第二产程胎头迅速下降,平均每小时下降0.86cm,可作为估计分娩难易的有效指标之一。初产妇宫口扩张与胎先露下降情况可绘制成曲线,称产程图(图15-15)。

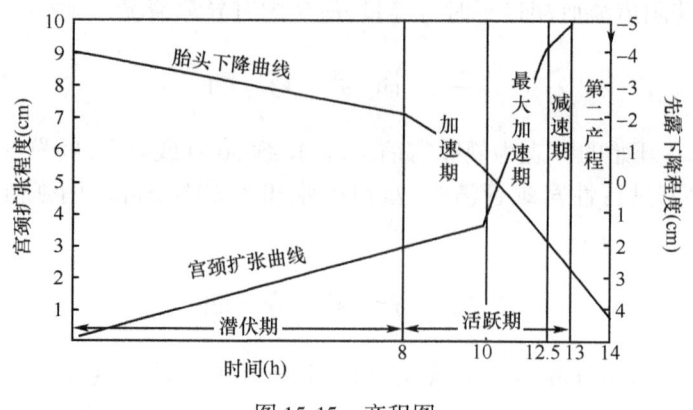

图 15-15　产程图

D. 胎膜破裂(rupture of membranes)：简称破膜,胎先露衔接后,将羊水阻断为前后两部分,分别称为前羊水和后羊水。当宫腔内压力增加到一定程度时,胎膜自然破裂,多发生在宫口近开全时。

3) 胎儿宫内情况:用胎心听诊器、多普勒仪或胎儿监护仪于宫缩间歇期监测胎心。

2. 心理-社会状况　分娩期,产妇会担心自己能否经受住分娩的疼痛。当看到其她产妇疼痛时,可能会对自己分娩无信心、紧张和焦虑。若家属也表现紧张,则对产妇更为不利。

【护理诊断/合作性问题】

1. 疼痛　与宫缩有关。

2. 焦虑　与缺乏分娩知识、担心自己和胎儿的安全有关。

【护理目标】

(1) 产妇表示不适程度减轻并能以适当方式应对疼痛。

(2) 产妇能概述正常分娩过程并表现出主动参与和配合的行为。

【护理措施】

1. 一般护理

(1) 饮食:在宫缩间歇期鼓励产妇进食,摄取易消化、高热量的食物,及时补充水分,必要时遵医嘱静脉补液,以维持产妇体力。

(2) 活动与休息:宫缩不强且胎膜未破,可适当活动,有利于宫口扩张与胎先露的下降。若初产妇宫口近开全或经产妇宫口已扩张4cm时,应卧床待产,取左侧卧位。

(3) 排尿与排便:鼓励产妇每2~4h排尿1次,排尿困难者,必要时导尿。如初产妇宫口扩张<4cm、经产妇<2cm时,可行温肥皂水灌肠。灌肠的禁忌证有:胎膜已破、异常阴道流血、胎头未衔接、胎位异常、有剖宫产史、胎儿窘迫、严重心脏病、妊娠期高血压疾病等。

2. 观察产程进展及胎儿情况

(1) 观察宫缩:腹部触诊法是由助产人员将手掌放于产妇腹壁宫底部,收缩时宫体隆起变硬,间歇期变软。一般连续观察3次宫缩,记录宫缩持续时间、间歇期时间、强度和频率。必要时可通过胎儿监护仪描记。

(2) 观察宫口扩张及胎先露下降情况:临产后,应适时在宫缩时行肛门检查。临产初期,每隔4h查1次,经产妇或宫缩频率高者,间隔应缩短。方法:产妇仰卧,两腿屈曲分开,检查者站在产妇右侧,右手戴手套,示指涂滑润剂,轻轻插入肛门,了解宫口扩张程度(图15-16)及胎先露的高低。若肛门检查不清或怀疑有异常时可严格消毒后行阴道检查。胎先露下降程度以坐骨棘平面为标志,胎头颅骨最低点达此水平为"0",棘下1cm为"+1",棘上1cm为"-1",依此类推(图15-17)。每次检查的结果应记录,并绘制产程图(partogram)。

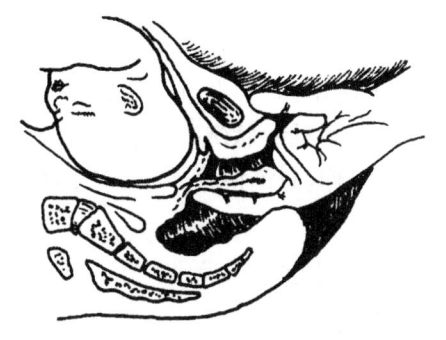

图15-16 肛门检查

(3) 破膜护理:破膜后立即听胎心并记录破膜时间,观察羊水性质、颜色和流出量。破膜超过12h尚未分娩者,应遵医嘱给予抗生素预防感染。

(4) 监测胎心:临产后应于宫缩间歇期听胎心,于潜伏期每隔1～2h听胎心1次。进入活跃期后,宫缩频时应每15～30分钟听胎心1次,每次听诊1分钟。

3. 监测生命体征 第一产程,宫缩时血压常升高5～10mmHg,间歇期恢复。应每4～6h测量1次。发现血压增高,应增加测量次数并给予相应处理。

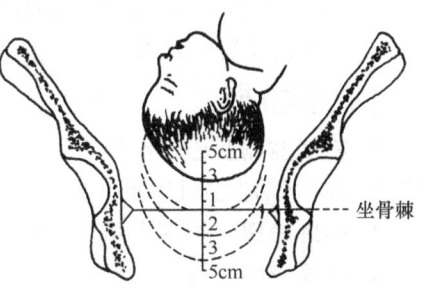

图15-17 胎头高低的判定

4. 心理护理及疼痛护理 见本章第四节"分娩期焦虑及疼痛妇女的护理"。

【护理评价】

(1) 产妇表示不适程度减轻,保持适当的摄入和排泄,没有痛苦表情。

(2) 产妇情绪稳定,能积极配合产程过程。

五、第二产程的护理

【护理评估】

1. 生理评估

(1) 病史:了解第一产程的临床经过及处理情况,确定宫口开全的时间、胎心率、胎方位、胎先露及其下降程度。

(2) 身体评估

1) 宫缩增强:第二产程宫缩的强度和频率都达到高峰,此时宫缩持续1分钟甚至更长,间歇仅1～2分钟。

2) 胎儿下降及娩出:当胎头下降至骨盆出口压迫骨盆底组织时,产妇有排便感,不自主

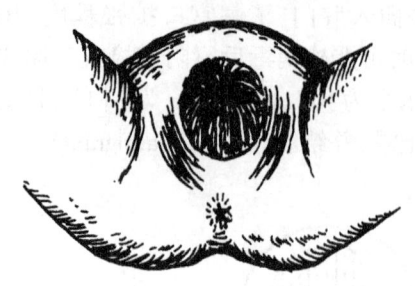

图 15-18 胎头着冠

地向下屏气。随着产力的增加,会阴膨隆变薄,肛门括约肌松弛。宫缩时胎头露出于阴道口,间歇期又缩回到阴道内,称为胎头拨露(head visible on vulval gapping)。当胎头双顶径越过骨盆出口,宫缩间歇期胎头不再回缩,称为胎头着冠(crowning of head)(图 15-18)。着冠后胎头开始仰伸,继之复位及外旋转,胎肩、胎体相继娩出,后羊水也一并涌出。

2. 心理-社会状况 评估产妇目前的心理状态,有无焦虑、急躁、恐惧情绪,对正常分娩有无信心。

【护理诊断/合作性问题】

1. 焦虑 与缺乏顺利分娩的信心和担心胎儿健康有关。

2. 有受伤的危险 与分娩中可能的会阴裂伤、新生儿产伤有关。

【护理目标】

(1)产妇情绪稳定,能正确使用腹压,积极参与、控制分娩过程。

(2)产妇及新生儿未发生产伤。

【护理措施】

1. 密切监测胎心 此期宫缩频而强,需密切观察胎儿有无急性缺氧,应每隔 5~10 分钟听胎心 1 次,必要时用胎儿监护仪监护。如发现异常,及时通知医生并给产妇吸氧。

2. 心理护理 护理人员应陪伴在旁,给予安慰、支持和鼓励。

3. 指导产妇屏气 宫口开全后,指导产妇正确运用腹压。方法是产妇双手拉住床旁把手,宫缩时深吸气屏住,然后如排便样向下屏气用力,宫缩间歇时,全身放松,尽量休息。

4. 接产准备 初产妇宫口开全、经产妇宫口扩张 4cm 时,应将产妇送至分娩室,做好接产准备工作。让产妇仰卧于产床(或坐于特制产椅上行坐位分娩),两腿屈曲分开,露出外阴部,臀下置清洁便盆,以消毒干纱球盖于阴道口。然后用肥皂水纱球擦洗,擦洗的顺序是:大阴唇、小阴唇、阴阜、大腿内上 1/3、会阴和肛周(图 15-19)。再用温开水冲洗,最后用聚维酮碘(碘伏)液冲洗消毒。取出阴道口的纱球和臀下的便盆。接产者按无菌操作常规洗手、穿手术衣及戴手套,打开产包,铺好消毒巾准备接产。

5. 接产 接产者应注意保护产妇会阴,掌握会阴切开指征(详见第三十五章第五节),按分娩机制协助胎儿娩出。接产要领是保护会阴的同时协助胎头俯屈,让胎头以最小径线在宫缩间歇时缓慢地通过阴道口,胎肩娩出时也要注意保护会阴。

【护理评价】

(1)产妇能顺利娩出胎儿。

(2)产妇没有软产道裂伤;新生儿没有头颅血肿、骨折等产伤。

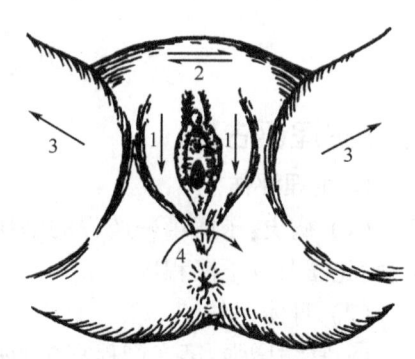

图 15-19 外阴清洁消毒

六、第三产程的护理

【护理评估】

1. 生理评估

（1）病史：了解第一、第二产程的经过及其处理，确定胎儿娩出的方式和时间。

（2）身体评估

1）宫缩和阴道流血情况：胎儿娩出后，宫底下降至脐平，宫缩暂停数分钟后再现。由于胎儿娩出后宫腔缩小，但胎盘不能相应缩小而与宫壁发生错位分离，子宫继续收缩，直到使胎盘全部剥离而排出。

2）胎盘剥离的征象：①宫体变硬呈球形，宫底升高达脐上（图15-20）；②阴道口外露的一段脐带自行延长；③阴道有少量流血；④用手掌尺侧在产妇耻骨联合上方轻压子宫下段，宫体上升而外露的脐带不再回缩。

3）胎盘剥离开始部位和排出方式：①胎儿面娩出式：多见，胎盘从中央开始剥离，而后向周围剥离，其特点是胎盘胎儿面先排出，随后见少量阴道流血；②母体面娩出式：少见，胎盘从边缘开始剥离，其特点是胎盘母体面先排出，胎盘排出前先有较多量阴道流血。

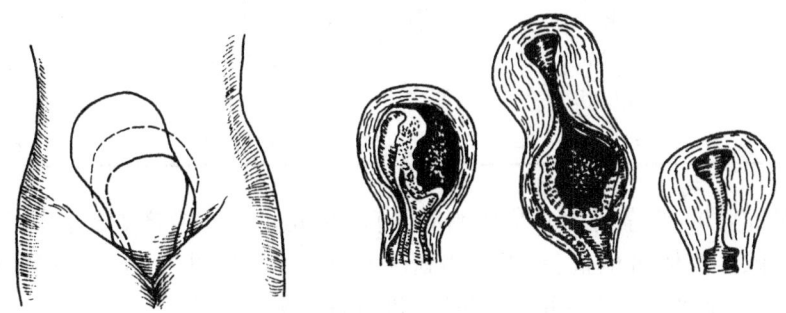

图15-20 胎盘剥离时子宫的形状

2. 心理-社会状况 评估产妇的情绪状态，对新生儿性别、外形及健康状况等是否满意，能否接受新生儿，有无进入母亲角色等。

【护理诊断/合作性问题】

1. 有组织灌注量不足的危险 与产后出血有关。

2. 有亲子依恋改变的危险 与产后疲惫、会阴伤口疼痛或新生儿性别不符合期望有关。

【护理目标】

（1）产妇不发生产后出血。

（2）产妇能接受新生儿，并开始亲子间的互动。

【护理措施】

1. 新生儿护理

（1）清理呼吸道：用新生儿吸痰管或导尿管轻轻吸除咽部及鼻腔的黏液和羊水，以防发生吸入性肺炎。清理干净后如仍未啼哭，可轻拍足底刺激啼哭。

（2）处理脐带：用两把血管钳钳住脐带，两钳相隔 2～3cm，在中间剪断。用 75% 乙醇消毒脐根周围，在距脐根 0.5cm 处用无菌粗棉线结扎第一道，于第一道结扎线外 0.5cm 处结扎第二道。结扎时松紧适度，以防脐出血或脐带断裂。在第二道结扎线外 0.5cm 处剪断脐带，挤出残血，断面涂以 20% 高锰酸钾液。目前还有用气门芯、脐带夹、血管钳等方法取代双重结扎脐带法，均有脐带脱落早和感染发生率低的效果。处理脐带时应注意新生儿保暖。

（3）新生儿阿普加评分（Apgar score）：用以判断有无新生儿窒息及窒息的程度。根据新生儿娩出后 1 分钟及 5 分钟的心率、呼吸、肌张力、喉反射及皮肤颜色五项体征评分（表15-2）。每项 0～2 分，满分为 10 分。8～10 分属正常新生儿，一般不需处理；4～7 分为轻度窒息，又称青紫窒息，经处理后可建立呼吸；0～3 分为重度窒息，又称苍白窒息，需紧急抢救。

表15-2　新生儿阿普加评分法

体征	应得分数		
	0 分	1 分	2 分
心率	0	<100 次 1 分	≥100 次 1 分
呼吸	0	浅慢，不规则	佳
肌张力	松弛	四肢稍屈曲	四肢活动好
喉反射	无反射	有些动作	咳嗽、恶心
皮肤颜色	全身苍白	躯干红润，四肢青紫	全身红润

（4）处理新生儿：擦净新生儿足底胎脂，打新生儿足底印及产妇拇指印于新生儿病历上。对新生儿做详细体格检查，系以标明新生儿性别、体重、出生时间、母亲姓名和床号的手腕带。出生 30 分钟内将新生儿抱给母亲，进行首次吸吮乳头。

2. 协助胎盘娩出　确定胎盘剥离后，右手轻轻牵拉脐带，左手轻压宫底部，让产妇向下用力。当胎盘娩出至阴道口时，双手托住胎盘向一个方向旋转，同时轻轻向下向外牵引，使胎盘胎膜完整娩出。若在胎膜排出过程中，发现胎膜部分断裂，可用血管钳夹住断端，再继续向原方向旋转，直至胎膜完全排出。切忌在胎盘尚未完全剥离时用手按揉、下压宫底或牵拉脐带，以免引起胎盘部分剥离而出血或拉断脐带，甚至造成子宫内翻。

3. 检查胎盘、胎膜　将胎盘铺平，先检查胎盘母体面胎盘小叶有无缺损，然后提起胎盘，检查胎膜是否完整、有无副胎盘。如有副胎盘、部分胎盘或大部分胎膜残留，应在严密消毒下，徒手或用大号刮匙入宫腔取出。如仅有小部分胎膜残留，可给予宫缩剂促其自然排出。

4. 检查软产道　胎盘娩出后，应仔细检查会阴、小阴唇内侧、尿道口周围、阴道及宫颈有无裂伤，如有裂伤应立即缝合。

5. 预防产后出血　正常分娩出血量多数不超过 300ml。遇有产后出血高危因素产妇，可在胎儿前肩娩出时静注缩宫素 10～20U，也可在胎儿娩出后立即经脐静脉快速注入内加缩宫素 10U 的 0.9% 氯化钠注射液 20ml，均能促使胎盘迅速剥离减少出血。胎盘胎膜娩出后，按摩子宫刺激其收缩，减少出血。

6. 产后观察　分娩后应留产妇在产房观察 2h，重点观察产妇的血压和脉搏、宫缩情况、宫底高度、阴道出血量、会阴和阴道有无血肿，嘱产妇及时排空膀胱。观察2h无异常，护送回病房休息。

【护理评价】

（1）产妇于分娩中及产后2h出血量少于500ml。

（2）产妇能接受新生儿并开始与新生儿目光交流、皮肤接触和早吸吮。

第四节 分娩期焦虑及疼痛妇女的护理

一、焦虑产妇的护理

焦虑是个人对一个模糊的非特异威胁作出反应时所经受的不适感和自主神经系统的激活状态。分娩为妇女生命活动中的重要事件。由于分娩过程存在许多不测和不适，很多产妇会对分娩产生焦虑，而焦虑可能影响分娩的过程。因此，减轻焦虑成为产程护理工作的重要环节。护理工作者可从以下方面进行干预，以减缓产妇的焦虑程度。

1. 认真评估 产前和产时对产妇进行焦虑及其程度的评估，以便为其提供有效的护理。

2. 建立良好的护患关系 尊重产妇，用其能听懂的语言进行交流，鼓励其表达和提问并认真倾听，接受其各种行为表现，陪伴在产妇的身边，有条件的可设专人负责。

3. 提供信息 产前向产妇讲明妊娠和分娩的经过，指导其采取良好的应对措施。产时对每一个阶段要发生的情况事先向产妇通报。对每项检查及治疗活动给予解释、指导。

4. 减少对感官的刺激 提供安静、无刺激性的环境。待产室、产房环境安静无噪声，摆设整齐不零乱，物品准备良好，金属器械使用时避免碰撞发出声响。

5. 发挥支持系统作用 产前向产妇的丈夫或家人给予有关分娩的宣教，鼓励其家人参与及配合。允许丈夫或家人在分娩过程中陪伴产妇，有条件的提供家庭分娩室。

6. 护理人员自信心 护理人员应具备正确的产科知识、熟练的专科护理技能以及有效沟通、交流的能力，向产妇提供正确的信息，遇到意外情况时镇定自如，操作有条不紊，并能取得实效。与产妇交流、为其操作时做到思想集中，一丝不苟，避免自身焦虑。

二、疼痛产妇的护理

疼痛是个体在应对有害刺激过程中所经受的不舒适体验。产痛可能是每一位产妇都要经历的不适之一。产痛主要来自子宫收缩、宫颈扩张、盆底组织受压、阴道扩张、会阴拉长等，另外产妇紧张、焦虑或恐惧可导致害怕-紧张-疼痛综合征。分娩镇痛应遵循三个原则：①对产程无影响或加速产程；②安全，对产妇及胎儿不良作用小；③药物起效快，作用可靠，给药方法简便。疼痛的减轻对产妇顺利度过分娩期，促进产后恢复及亲子行为都很重要。

1. 非药物镇痛 鼓励产妇表达疼痛，让产妇的丈夫、家人或医务人员陪伴在旁，有助于缓解疼痛。教会产妇及家人减轻分娩疼痛的方法，如呼吸训练和放松的方法。呼吸训练要教会产妇用腹式呼吸及屏气，放松训练要使得腹部及会阴部肌肉放松，甚至全身肌肉放松。用音乐、图片、谈话等方法转移产妇对疼痛的注意，也可用按摩、热敷、淋浴等方法减轻疼痛,有条件的应允许产妇选择分娩体位。

2. 药物镇痛 常用以下几种方法:①连续硬膜外镇痛:其优点为镇痛平面恒定,较少引起运动阻滞,常用药物为丁哌卡因、芬太尼;②产妇自控硬膜外镇痛:减少用药剂量,易于掌握用药剂量,可以自行给药;③腰麻-硬膜外联合阻滞:优点有镇痛起效快,用药剂量少,运动阻滞较轻;④微导管连续蛛网膜下腔镇痛:用28G导管将舒芬太尼和丁哌卡因注入蛛网膜下腔镇痛;⑤吸入法:氧化亚氮经流量挥发器给予,其浓度为40%~50%,需与恩氟烷合用,应用时防止产妇缺氧。优点为起效快,苏醒快,对胎儿影响轻,不影响宫缩、产程及生命体征平稳。上述镇痛方法均适用于第一、第二产程。

(王红霞)

思 考 题

1. 影响分娩的因素有哪些?
2. 以枕左前位为例,说明枕先露的分娩机制是什么?
3. 简述各产程妇女的临床经过和护理要点?
4. 新生儿 Apgar 评分的内容和意义是什么?

第十六章 产褥期母婴的护理

> **学习目标**
> 识记:产褥期母亲常见的心理变化。
> 理解:产褥期各系统常见的生理变化;产后的分期;产褥期可能的护理诊断/合作性问题;正常新生儿各系统的生理特点;正常新生儿体温调节的特点,皮肤及黏膜的特点;生理性黄疸、假月经的改变和原因,乳腺肿大的原因。
> 运用:产褥期有关的护理措施和健康指导;与母乳喂养相关的护理诊断,母乳喂养的优点;母乳喂养的方法及相关的护理措施和健康指导;新生儿出生后24h的护理;新生儿的日常护理。

产褥期(puerperium)是指从胎盘娩出至产妇全身器官除乳腺外恢复到正常未孕状态所需的一段时期,一般为6周。正常产褥期是产妇身体和心理恢复的一个关键时期,产妇的全身各系统特别是生殖系统发生了较大的生理变化,同时,随着新生儿的出生,产妇与家庭成员经历着心理和社会的适应过程。了解这些变化及适应过程对做好产褥期妇女的保健、促进母婴的健康具有重要的意义。

第一节 产褥期母体变化

【产褥期妇女的生理变化】

1. 生殖系统

(1) 子宫:产褥期子宫变化最明显。妊娠子宫自胎盘娩出后逐渐恢复至正常未孕状态的过程称子宫复旧(involution of uterus),包括子宫体肌纤维的缩复、子宫内膜的再生、子宫颈复原及子宫下段变化。

1) 子宫体肌纤维缩复:子宫体肌纤维的缩复不是肌细胞数量的变化,而是肌细胞长度和体积的缩小,其多余的细胞质发生变性自溶,通过溶酶体酶系作用,转化成氨基酸进入循环系统,经肾脏排出。随着肌纤维不断缩复,子宫体逐渐缩小,产后第1日子宫底平脐,以后每日下降1~2cm;产后1周子宫缩小至约妊娠12周大小,在耻骨联合上方可扪及;产后10日子宫降至骨盆腔内,在腹部摸不到子宫底;产后6周子宫恢复至非妊娠期大小。同时,随着妊娠期子宫潴留的水分和电解质消失,子宫重量也逐渐减少,于分娩结束时约重1000g,产后1周时约重500g,产后2周时约重300g,产后6周则恢复到50~70g。

2) 子宫内膜再生:胎盘、胎膜从蜕膜海绵层分离排出后,胎盘附着面立即缩小,面积仅为原来一半,导致开放的螺旋动脉和静脉窦压缩变窄,在正常凝血功能影响下形成血栓,出血逐渐减少直至停止。残存的蜕膜分化为两层,表层蜕膜坏死脱落,随恶露自阴道排出;接近肌层的子宫内膜基底层逐渐再生新的功能层,形成新的子宫内膜。产后第3周除胎盘附着部位外,宫腔表面均由新生内膜修复。胎盘附着部位的内膜修复约需至产后6周,若在此期间胎盘附着面因复旧不良出现血栓脱落,可引起晚期产后出血。

3) 子宫颈复原及子宫下段变化:胎盘娩出后的子宫颈松软、壁薄皱起,外口呈环状如袖口。产后 2~3 日宫口可容纳 2 指,产后 1 周宫颈内口关闭,宫颈管复原。产后 4 周,子宫颈完全恢复至正常形态。由于子宫颈外口在分娩时发生轻度裂伤,且多在子宫颈 3 点及 9 点处,使初产妇的子宫颈外口由产前的圆形(未产型)变为产后的"一"字形横裂(已产型)。产后子宫下段收缩逐渐恢复至未孕时的子宫峡部。

(2) 阴道:分娩后阴道腔扩大,阴道壁松弛,肌张力低下,黏膜皱襞因过度伸展而减少甚至消失。产褥期阴道腔逐渐缩小,阴道壁肌张力逐渐恢复,黏膜皱襞约在产后 3 周复现,但阴道在产褥期结束时尚不能完全恢复至未孕时的紧张度。

(3) 外阴:分娩后的外阴轻度水肿,于 2~3 日内自行消退。会阴部若有轻度撕裂或会阴切口缝合术后,均在产后 3~4 日愈合。处女膜因在分娩时撕裂形成残缺痕迹,称处女膜痕。

(4) 盆底组织:盆底肌及其筋膜在分娩时因过度扩张导致弹性减弱,且常伴有肌纤维部分断裂。若能于产褥期做产后健身操,盆底肌有可能恢复至接近未孕状态。如盆底肌及其筋膜发生严重断裂造成骨盆底松弛,加上产后过早参加重体力劳动,可导致阴道壁膨出,甚至子宫脱垂等。

2. 乳房 乳房的主要变化是泌乳。妊娠期雌激素、孕激素、胎盘生乳素升高,刺激乳腺发育及形成初乳。分娩后产妇体内雌激素、孕激素水平急剧下降,使催乳激素抑制因子的释放受到抑制,乳房腺细胞在催乳激素的作用下开始分泌乳汁。当新生儿吸吮乳头时,由乳头引起的感觉信号,经传入神经纤维到达下丘脑,通过抑制多巴胺(下丘脑所分泌)以及其他催乳激素抑制因子,使腺垂体催乳激素呈脉冲式释放,促进乳汁分泌。吸吮动作同时反射性地引起神经垂体释放缩宫素(oxytocin),缩宫素使乳腺腺泡周围的肌上皮收缩喷出乳汁。因此,吸吮是保持不断泌乳的关键,不断地排空乳房,也是维持泌乳的重要条件。此外,乳汁分泌还与产妇的营养、睡眠、情绪和健康状况密切相关。

哺乳对母儿均有益处,母乳中含有丰富的营养物质,特别是初乳,因其含有大量抗体可帮助新生儿抵抗疾病的侵袭;哺乳有利于产妇生殖器官及相关器官组织更快的恢复。

初乳(colostrum)是指产后 7 日内分泌的乳汁,呈淡黄色(因含 β-胡萝卜素),质稠,其中含有丰富的蛋白质,尤其是免疫球蛋白 G(IgG)和分泌型免疫球蛋白 A(IgA),脂肪和乳糖含量较成熟乳少,极易消化。接下来的 4 周内乳汁逐步变为成熟乳,蛋白质含量逐渐减少,脂肪和乳糖含量逐渐增多。初乳和成熟乳均含有大量免疫抗体,特别是 IgA 可以保护婴儿的胃肠系统。产妇于哺乳期需用药时,应考虑药物对婴儿有无不良影响,因为多数药物可由母血渗入到乳汁中。

3. 内分泌系统 妊娠期的腺垂体、甲状腺及肾上腺增大,功能增强,于产褥期逐渐恢复至正常。雌激素和孕激素水平在产后急剧下降,至产后 1 周已降至未孕水平。胎盘生乳素于产后 6h 已不能测出。垂体催乳素因哺乳于产后数日降至 60ug/L,但仍高于未孕水平;不哺乳者则于产后 2 周降至未孕水平。

产妇月经复潮及排卵时间受哺乳影响,不哺乳者一般在产后 6~10 周月经复潮,产后 10 周左右恢复排卵。哺乳期者则月经复潮延迟,平均在产后 4~6 个月恢复排卵,产妇哺乳期首次月经复潮前多有排卵,故哺乳期未见月经来潮仍有受孕的可能。

4. 血液及循环系统 产褥早期红细胞计数和血红蛋白量逐渐增多,白细胞总数增加可达 $(15~30)×10^9/L$,中性粒细胞增多,淋巴细胞稍减少,血小板数增多,一般于产后 1~2 周恢复至正常。红细胞沉降率于产后3~4周降至正常。产后血液仍处于高凝状态,使胎盘剥离面形成血栓,有利于减少产后出血量。纤维蛋白原、凝血酶、凝血酶原于产后2~4周降至正常。

妊娠期增加的血容量于产后2~3周恢复至未孕状态。但产后最初3日内,由于子宫缩复及胎盘循环停止,大量血液从子宫流入体循环,同时妊娠期过多的组织间液回吸收,使体循环血容量增加15%~25%。尤其是产后24h内,心脏负担加重,患有心脏病的产妇极易发生心力衰竭。

5. 消化系统 妊娠期胃肠肌张力及蠕动力减弱,胃酸分泌量减少,产后于1~2周逐渐恢复。因分娩时能量的消耗以及体液大量的流失,产妇在产后1~2日内常感口渴,喜进流食或半流饮食,食欲将逐渐好转。因长时间卧床,缺少运动,腹肌及盆底肌肉松弛以及肠蠕动减弱,产妇容易发生便秘和肠胀气。

6. 泌尿系统 妊娠期体内潴留大量的水分主要由肾脏排出,故产后1周内尿量增多。妊娠期出现的肾盂和输尿管生理性扩张,约需产后2~8周恢复正常。分娩时因膀胱受压,导致黏膜水肿、充血及肌张力降低,会阴伤口疼痛,不习惯卧床排尿等原因,产妇容易发生尿潴留。

7. 腹壁的变化 腹部皮肤随着妊娠子宫的增大,部分弹力纤维断裂,腹直肌呈不同程度分离,故产后腹壁明显松弛,其紧张度约需产后6~8周恢复。妊娠期出现的下腹正中线色素沉着,于产后逐渐消退。初产妇腹壁紫红色妊娠纹转变为银白色。

【产褥期妇女的心理变化】

产后,产妇需要从妊娠期和分娩期的不适、疼痛、焦虑中恢复,需要接纳家庭新成员及新家庭,这一过程称为产褥期心理调适。产褥期心理调适的指导和支持是非常重要的。

1. 产褥期妇女的心理变化 产后妇女的心理将要经历不同的感受,表现为:高涨的热情、希望、高兴、满足感、幸福感、乐观、压抑及焦虑。有的产妇可能因为现实中的母亲角色与理想中的母亲角色存在差距而发生心理冲突;因为胎儿娩出后生理上的排空而产生心理空虚;因为新生儿外貌及性别与想象中的不相符合而感到失望;因为母亲要承担太多的责任而感到恐惧;也为家人注意力转移到新生儿而感到失落等。

2. 影响产褥期妇女心理变化的因素

（1）产妇的一般情况:产妇的年龄与身体状况影响产褥期妇女心理适应。

1）年龄:年龄小于16岁的产妇,在生理、心理及社会等各方面发展尚未成熟,因此在承担母亲的角色上会遇到很多困难。年龄大于35岁的产妇,虽然心理及社会等各方面发展成熟,但体力和精力低下,容易感到疲劳,在母亲的角色和事业之间的转换上也会出现更多的冲突,不同程度的影响其心理适应。

2）身体状况:产妇的身体素质是否健康、妊娠期有无并发症、是否为手术产等都会对心理产生不同程度的影响。

（2）产妇对分娩经历的感受:产妇所具有的分娩知识、对分娩的期望、分娩的方式及分娩过程支持源影响其对分娩过程的感受,在产房的期望与实际的情况有很大的差异时,则会影响其日后的自尊。

（3）社会支持:稳定的家庭经济状况、亲朋好友的照顾,特别是家人的关心与帮助,有利于产妇的心理适应,更好的胜任新生儿的照顾角色。

3. 产褥期妇女心理调适 产褥期妇女的心理调适主要表现在两方面:建立家长与孩子

的关系和承担母亲角色的责任,美国心理学家鲁宾(Rubin)把产褥期妇女的心理调适过程分为3个时期。

(1) 依赖期:产后前3日。此期产妇的很多需要是通过别人来满足,如对孩子的关心、喂奶、沐浴等,产妇多喜欢用语言表达对孩子的关心,较多地谈论自己妊娠和分娩的感受。较好的妊娠和分娩经历、满意的产后休息、丰富的营养和较早较多地与孩子间的目视及身体接触将有助于产妇较快地进入第2期。在依赖期,丈夫及家人的关心帮助,医务人员的关心指导是非常重要的。

(2) 依赖-独立期:产后3～14日。产妇表现出较为独立的行为,开始主动参与学习和练习护理自己的孩子,亲自喂奶而不需要帮助。但此期容易产生压抑,可能因为分娩后产妇感情脆弱,太多的母亲责任,因新生儿诞生而产生爱的被剥夺感以及痛苦的妊娠和分娩过程,糖皮质激素和甲状腺素处于低水平等因素造成。由于压抑的感情和护理新生儿,使产妇极为疲劳,进而加重压抑。消极者可表现为哭泣,对周围漠不关心,停止应该进行的活动等。应纠正产妇这种消极情绪,及时提供其护理、指导与帮助。让其家人给予加倍地关心;耐心指导并帮助产妇护理和喂养自己的孩子;鼓励其表达自己的心情并与其他产妇交流等,均可增强产妇的自信心和自尊感,促进其接纳孩子和自己,从而平稳地应对压抑状态。

(3) 独立期:产后2周～1个月。此期新家庭形成并正常运作。产妇、家人和婴儿已成为一个完整的系统。夫妇两人加上孩子共同分享欢乐和责任,开始恢复分娩前的家庭生活包括夫妻生活。在这一时期,产妇及其丈夫会承受更多的压力,如兴趣与需要、事业与家庭间的矛盾,哺育孩子、承担家务及维持家庭关系中各种角色的矛盾等。

第二节 正常产褥期妇女的护理

【临床表现】

产妇在产褥期的临床表现属于生理性变化。

1. 生命体征 绝大多数产妇在产褥期内体温在正常范围,因产程中过度疲劳、产程延长或机体脱水,有些产妇产后24h内体温稍升高,但不超过38℃。产后3～4日因乳房血管、淋巴管极度充盈,乳房胀大,出现37.8～39℃的低热,称为泌乳热(breast fever),不属于病态,一般持续4～16h后恢复正常。产妇呼吸深慢,因产后腹压降低,膈肌下降,由妊娠期的胸式呼吸变为胸腹式呼吸所致,一般每分钟14～16次。产后脉搏每分钟60～70次,在正常范围内。血压维持在正常水平,变化不大。

2. 子宫复旧 胎盘娩出后,子宫圆而硬,宫底在脐下一指;产后第1日略上升,宫底至脐平;以后每日下降1～2cm,至产后10日子宫降入骨盆腔内。

3. 恶露(lochia) 产后随子宫蜕膜的脱落,含有血液及坏死的蜕膜组织经阴道排出的液体称为恶露。正常恶露有血腥味但无臭味,一般持续4～6周,总量可达250～500ml。根据恶露的性状可分为三种:血性恶露、浆液恶露、白色恶露(表16-1)。

表 16-1 正常恶露性状

	血性恶露	浆液恶露	白色恶露
持续时间	3~4日	10日左右	3周
颜色	鲜红色	淡红色	白色
内容物	大量血液,少量胎膜,坏死蜕膜组织	少量血液,坏死蜕膜,宫颈黏液,细菌	坏死退化蜕膜,表皮细胞,大量白细胞和细菌

4. 产后宫缩痛 产褥早期因宫缩出现下腹部阵发性剧烈疼痛称产后宫缩痛(afterpains)。经产妇较初产妇明显,哺乳者较不哺乳者明显。子宫疼痛呈强直性收缩,于产后1~2日出现,持续2~3日自然消失。产妇一般可以承受,不需特殊用药。

5. 褥汗 产后1周内,孕期体内潴留的水分通过皮肤排泄,在睡眠时明显,产妇醒来满头大汗,习称"褥汗",其不属于病态。

【治疗原则】

以护理为主,治疗为辅。提供支持和帮助,促进舒适,促进产后生理功能恢复,预防产后出血、感染等并发症,促进母乳喂养成功。

【护理评估】

1. 健康史 评估妊娠前的身体健康状况,有无慢性疾病;妊娠过程中有无并发症或合并症病史;分娩时是否顺利、产后出血量、会阴撕裂程度、新生儿有无窒息等内容。

2. 身心状况

(1) 生命体征:①体温:多在正常范围,产后3~4日出现的发热可能与泌乳热有关,但需要排除感染等原因引起的发热。②呼吸:每分钟14~16次,是因产妇由妊娠期胸式呼吸变为产后的胸腹式呼吸。③脉搏:每分钟60~70次。脉搏过快应考虑发热、产后出血引起休克的早期症状。④血压:平稳,和产前一致,妊娠时高血压疾病妇女产后血压明显下降。

(2) 产后出血量:出血总量一般不超过300ml。如阴道流血量多或血块大于1cm,需要用弯盘放于产妇臀下,以精确观察出血量;如产妇宫腔内有积血,表现为阴道流血量不多,但子宫收缩不良、宫底上升;如有阴道后壁血肿,产妇自觉肛门坠胀感;如有软产道损伤,表现为子宫收缩好,但有鲜红色恶露持续流出。

(3) 生殖系统

1) 子宫:每日应在同一时间评估产妇的子宫底高度。评估前,嘱产妇排尿后平卧,双膝稍屈曲,腹部放松,解开会阴垫,注意遮挡及保暖。评估者先按摩子宫使其收缩后,再测耻骨联合上缘至子宫底的距离。正常产后子宫圆而硬,位于腹部中央。若子宫质地软,应考虑是否有产后宫缩乏力;若子宫偏向一侧应考虑是否有膀胱充盈。婴儿吸吮乳头反射性地引起产妇缩宫素分泌增加,促进子宫收缩。若子宫不能如期复原常提示异常。

2) 恶露:每日评估恶露,注意血量、颜色及气味。常在按压子宫底的同时观察恶露的情况。若子宫复旧不全、胎盘或胎膜残留或发生感染,可使恶露时间延长,并有臭味。

3) 会阴:阴道分娩的产妇会阴有轻度水肿,一般在产后2~3日自行消退。会阴部有缝线者,如会阴伤口发生感染,可出现疼痛加重、局部红肿、形成硬结及有分泌物。

4) 宫缩痛:评估产妇疼痛反应程度。

(4) 排泄:①排尿:产后4h是否排尿。第1次排尿后需评估尿量,如尿量少,应再次评估膀胱的充盈情况,预防尿潴留。此外充盈的膀胱可妨碍有效的子宫收缩,是导致产后出血的原因。②排便:评估是否有产后便秘的症状。多数产妇在产后 1~2 日不排大便,主要是因为产前进行了灌肠,产后卧床时间长,进食和活动较少。

(5) 乳房:①评估乳房的类型:有无乳头平坦、内陷。②评估乳汁的质和量:初乳呈淡黄色,质稠,产后 3 日每次哺乳可吸出初乳 2~20ml。过渡乳和成熟乳呈白色。评估乳量是否充足,主要观察在两次喂奶之间婴儿是否满足、安静;婴儿尿布 24h 湿 6 次以上;大便每日几次;体重增长理想等方面。③乳房胀痛及乳头皲裂:评估乳房出现胀痛的原因,如产后哺乳延迟或没有及时排空乳房,触摸乳房时可有坚硬感,并有明显触痛。评估乳头皲裂的原因,如初产妇因孕期乳房护理不良或哺乳方法不正确,此外在乳头上使用肥皂及干燥剂等,容易造成乳头皲裂。

(6) 心理状态:注意评估产妇的以下心理状态。

1) 产妇对分娩经历的感受:是舒适或痛苦,直接影响产后母亲角色的建立。

2) 产妇的自我形象:包括自己形体的恢复,孕期不适的恢复等,关系到是否接纳孩子。

3) 母亲的行为:母亲的适应性行为表现为能满足孩子的需要并表现出喜悦,积极有效地锻炼身体,学习护理孩子的知识和技能。相反,母亲的不适应性行为表现为不愿接触、不喂养、不护理孩子,表现出不悦、不愿交流,食欲差等。

4) 对孩子行为的看法:母亲能正确理解孩子的行为将有利于建立良好的母子关系。

(7) 社会支持:良好的家庭氛围,有助于家庭关系的融洽和多种亲情的建立。相反,各种家庭矛盾将不利于各种亲情关系的发展。

(8) 母乳喂养产妇的评估:评估产妇喂养动作,了解是否掌握了喂养技能。如喂养得当,喂奶时可听见吞咽声,母亲有泌乳的感觉,喂奶前乳房丰满,喂奶后乳房较柔软。影响母乳喂养有以下几个因素:

1) 生理因素,如:①严重的心脏病、子痫、肝炎急性期、艾滋病;②营养不良;③会阴或腹部切口的疼痛;④失眠或睡眠欠佳;⑤乳头凹陷、乳房胀痛、乳头皲裂及乳腺炎;⑥使用某些药物,如麦角新碱、可待因、安乃近、地西泮(安定)、巴比妥类。

2) 心理因素,如:①异常的妊娠史;②不良的分娩经历;③分娩及产后的疲劳;④自尊紊乱;⑤缺乏信心;⑥焦虑;⑦抑郁。

3) 社会因素,如:①得不到关心和支持;②工作负担过重或离家工作;③婚姻问题;④青少年母亲或单身母亲;⑤母婴分离;⑥知识缺乏(营养和喂养知识)。

3. 相关检查 产后常规体检,必要时进行血、尿常规检查,药物敏感试验等。如产后留置导尿管者需定期做尿常规检查,以监测有无泌尿道感染。

【护理诊断/合作性问题】

1. 尿潴留 与会阴伤口疼痛、不习惯床上大小便、分娩时损伤膀胱黏膜等有关。

2. 母乳喂养无效 与母乳量少或喂养技能不熟有关。

【护理目标】

(1) 产后 24h 内产妇没有发生尿潴留。

(2) 住院期间产妇母乳喂养成功。

【护理措施】

1. 一般护理

(1) 生命体征:每日 2 次测体温、脉搏、呼吸及血压,若体温超过 38℃应加强观察。

(2)饮食:提供给产妇富有营养、足够热量和水分的饮食。产后1h产妇可进流食或清淡半流饮食,以后可进普通饮食。若哺乳,应多进蛋白质和多吃汤汁食物,补充维生素和铁剂,推荐补充铁剂3个月。

(3)排尿与排便:产后4h内鼓励产妇及时排尿,如不能自行排尿,可用温开水冲洗会阴,热敷下腹部刺激膀胱肌收缩;也可用针灸方法促其排尿,必要时导尿。保持大便通畅应鼓励产妇早日下床活动及做产后操,多饮水,多吃蔬菜和含纤维素食物。

(4)活动:经阴道自然分娩的产妇,产后6~12h内即可起床轻微活动,产后第2日可在室内随意走动,按时做产后保健操。行会阴后-侧切开或剖宫产的产妇,可适当推迟活动时间,鼓励其床上适当活动,预防下肢静脉血栓形成。待拆线后伤口不感疼痛时,可做产后保健操。由于产妇产后盆底肌肉松弛,防止子宫脱垂,应避免负重劳动或蹲位活动。

(5)促进心理适应:了解产妇对孩子与新家庭的看法和想法,尊重风俗习惯,提供正确的产褥期生活方式。提供产妇自我护理及新生儿护理知识,以减少产妇的困惑及无助感。

2. 症状护理

(1)产后2h的护理:产后2h内极易发生产后出血、产后心衰、产后子痫和羊水栓塞等严重并发症,故产后应严密观察生命体征、子宫收缩情况及阴道出血量,注意宫底高度及膀胱是否充盈。

(2)观察子宫复旧和恶露:每日在同一时间评估子宫复旧情况及恶露。若发现异常及时排空膀胱、按摩腹部(子宫部位),按医嘱给予宫缩剂;若恶露有异味常提示有感染的可能,配合医师做好血及组织培养标本的收集及抗生素的应用。

(3)会阴及会阴伤口的护理

1)会阴及会阴伤口的冲洗:用0.05%聚维酮碘液擦洗外阴,每日2~3次。擦洗的原则为由上至下,从内向外,会阴切口单独擦洗,擦过肛门的棉球和镊子应弃之。大便后,用水清洗会阴,保持会阴部清洁。

2)会阴伤口的观察:会阴部有缝合者,应每日观察伤口周围有无渗血、红肿、硬结及分泌物,并嘱产妇向会阴伤口对侧卧位。

3)会阴伤口异常的护理:①会阴或会阴伤口水肿者,可以用50%硫酸镁湿热敷,产后24h可用红外线照射外阴。②会阴部小血肿者,24h后可湿热敷或远红外线灯照射,大的血肿应配合医师切开处理。③会阴伤口有硬结者,用大黄、芒硝外敷或用95%乙醇湿热敷。④会阴切口疼痛剧烈或产妇有肛门坠胀感,应及时报告医生,以排除阴道壁及会阴部血肿。⑤会阴伤口感染者,应提前拆线引流,并定时换药。

(4)乳房护理

1)一般护理:乳房应保持清洁、干燥,经常擦洗。每次哺乳前,产妇应用温水毛巾清洁乳头和乳晕,切忌用肥皂或乙醇之类擦洗,以免引起局部皮肤干燥、皲裂。乳头处如有痂垢,应先用油脂浸软后再用温水洗净。哺乳时应让新生儿吸空乳汁,如乳汁充足孩子吸不完时,应用吸乳器将剩余的乳汁吸出,以免乳汁淤积影响乳汁分泌,并预防乳腺管阻塞及两侧乳房大小不一等情况。如吸吮不成功,则指导产妇挤出乳汁喂养。哺乳期建议产妇使用大小适中的棉质乳罩,避免过松或过紧。

2)平坦及凹陷乳头护理:①乳头伸展练习(图16-1):将两示指平行放在乳头两侧,慢慢地由乳头向两侧外方拉开,牵拉乳晕皮肤及皮下组织,使乳头向外突出。接着将两示指分别放在乳头上、下两侧,将乳头向上、向下纵形拉开。此练习重复多次,每次15分钟,每日

2次。②乳头牵拉练习(图16-2):用一只手托乳房,另一只手的拇指和中、示指抓住乳头向外牵拉,重复10~20次,每日2次。③配置乳头罩:从妊娠7个月起佩戴,对乳头周围组织起到稳定作用。柔和的压力可使内陷的乳头外翻,乳头经中央小孔保持持续突起。④其他方法:在婴儿饥饿时可先吸吮平坦一侧,因此时婴儿吸吮力强,容易吸住乳头和大部分乳晕。也可利用吸乳器进行吸引。

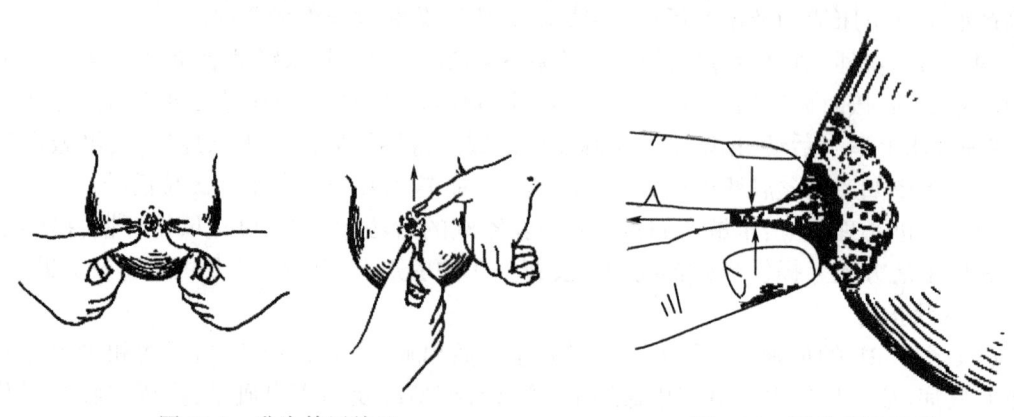

图16-1 乳头伸展练习　　　　图16-2 乳头牵拉练习

3)乳房胀痛护理:产后3日内,因淋巴和静脉充盈,乳腺管不畅,乳房逐渐胀实有硬结,触之疼痛,可有轻度发热。一般于产后1周乳腺管畅通后自然消失。也可用以下方法缓解:①尽早哺乳:于产后半小时内开始哺乳,促进乳汁畅流。②热敷乳房:哺乳前热敷乳房,可促使乳腺管畅通。在两次哺乳间冷敷乳房,可减少局部充血、肿胀。③按摩乳房:哺乳前按摩乳房,方法为从乳房边缘向乳头中心按摩,可促进乳腺管畅通,减少疼痛。④配戴乳罩:乳房肿胀时,产妇穿戴合适的具有支托性的乳罩,可减轻乳房充盈时的沉重感。⑤生面饼外敷:用生面饼外敷乳房,可促使乳腺管畅通,减少疼痛。⑥服用药物:可口服维生素B_6或散结通乳的中药,常用方剂为柴胡(炒)、当归、王不留行、木通、漏芦各15g,水煎服。

4)乳腺炎护理:轻度乳腺炎时,在哺乳前湿热敷乳房3~5分钟,并按摩乳房,轻轻拍打和抖动乳房,哺乳时先喂患侧乳房,因饥饿时婴儿的吸吮力强,有利于吸通乳腺管。每次哺乳时应充分吸空乳汁,哺乳时间至少20分钟,同时增加哺乳的次数。哺乳后充分休息,饮食宜清淡。

5)乳头皲裂护理:轻者可继续哺乳。哺乳时产妇取舒适的姿势,哺乳前湿热敷乳房3~5分钟,挤出少许乳汁使乳晕变软,让乳头和大部分乳晕含吮在婴儿口中。哺乳后,挤出少许乳汁涂在乳头和乳晕上,短暂暴露使乳头干燥,因乳汁具有抑菌作用,且含丰富蛋白质,能起到修复表皮的作用。疼痛严重者,可用吸乳器吸出喂给婴儿或用乳头罩间接哺乳,在皲裂处涂抗生素软膏或10%复方苯甲酸酊,于下次喂奶时洗净。

6)催乳护理:对于乳汁分泌不足的产妇,应指导其正确的哺乳方法,同时鼓励其树立信心。此外,可选用以下方法催乳:①中药涌泉散或通乳丹加减,用猪蹄2只炖烂吃肉喝汤。②针刺合谷、外关、少泽、膻中等穴位。

7)退乳护理:产妇因疾病或其他原因不能哺乳时、应尽早退奶。最简单的退奶方法是停止哺乳,不排空乳房,少进汤汁,但有半数产妇会感到乳房胀痛,可口服镇痛药物,2~3日后疼痛减轻。其他退奶方法:①可用生麦芽60~90g,水煎服,每日1剂,连服3~5日,配合退奶;②芒硝250g分装于两个布袋内,敷于两侧乳房并包扎固定,湿硬后及时更换,直至乳房不胀为止。目前不推荐雌激素或溴隐亭退奶。

(5) 预防产褥中暑:产褥中暑是指产褥期因高温环境使体内余热不能及时散发,引起中枢性体温调节功能障碍的急性热病。表现为高热,水电解质紊乱,循环衰竭和神经系统功能损害等。虽不多见,但起病急骤,发展迅速。处理原则应立即改变高温和不通风环境,做好卫生宣教。破除旧风俗习惯(怕产妇"受风等"),居室保持通风。产妇衣着宽大透气,有利于散热。

3. 母乳喂养指导

(1) 一般护理指导

1) 创造良好修养环境:提供舒适、温暖的母婴同室环境。嘱产妇学会与婴儿同步休息,保证乳汁的分泌。

2) 营养供给:①热量:每日应多摄取2100kJ(500kcal),但总量不超过8370~9620kJ/d(2000~2300kcal/d);②蛋白质:每日增加20g;③脂肪:控制食物中总的脂肪摄入量,提供的热量不超过总热量的25%;每日胆固醇的摄入量应低于300mg;④无机盐类:补充足够的钙、铁、锌、碘等必需的无机盐;⑤饮食中应有足够的谷类、蔬菜及水果。

(2) 喂养方法指导

1) 哺乳姿势:母亲及婴儿均取一个舒适的姿势,最好坐在直背椅子上,如会阴伤口疼痛无法坐起哺乳,可取侧卧位,使母婴紧密相贴。哺乳开始时,先挤出少量乳汁以刺激婴儿吸吮,然后把乳头和大部分乳晕放在婴儿口中,用手托扶乳房,防止乳房堵住婴儿鼻孔。哺乳结束时,用示指轻轻向下按压婴儿下颌,避免在口腔负压情况下拉出乳头而引起局部疼痛或皮肤损伤。哺乳后,挤出少许乳汁涂在乳头和乳晕上。

2) 哺乳时间:原则是按需哺乳。一般产后半小时内开始哺乳,通过新生儿吸吮动作可刺激乳汁分泌。产后1周内,是母体泌乳的过程,应增加哺乳次数,每1~3小时哺乳1次,开始每次吸吮时间3~5分钟,以后逐渐延长,但不要超过15~20分钟,以免使乳头浸泽、皲裂而导致乳腺炎。

3) 注意事项:①每次哺乳时都应吸空一侧乳房后,再吸吮另一侧乳房;②每次哺乳后,防止吐奶,可将婴儿竖直抱起轻拍背部1~2分钟,以排出胃内空气。

4. 健康教育

(1) 一般指导:产妇居室应清洁通风,合理饮食保证充足的营养。注意休息,合理安排家务及婴儿护理,注意个人卫生和会阴部清洁,保持良好的心境,适应新的家庭生活方式。

(2) 产后保健操:产后保健操可促进腹壁、盆底肌肉张力的恢复,预防尿失禁、膀胱直肠膨出及子宫脱垂。根据产妇的情况,由弱到强循序渐进地练习。一般在产后第2日开始,每1~2日增加1节,每节做8~16次(图16-3)。出院后继续做保健操直至产后6周。

第1节:仰卧,深吸气,收腹部,然后呼气。

第2节:仰卧,两臂直放于身旁,进行缩肛与放松动作。

第3节:仰卧,两臂直放于身旁,双腿轮流上举和并举,与身体呈直角。

第4节:仰卧,髋与腿放松,分开稍屈,脚底放在床上,尽力抬高臀部及背部。

第5节:仰卧坐起。

第6节:跪姿,双膝分开,肩肘垂直,双手平放床上,腰部进行左右旋转动作。

第7节:全身运动,跪姿,双臂支撑在床上,左右腿交替向背后高举。

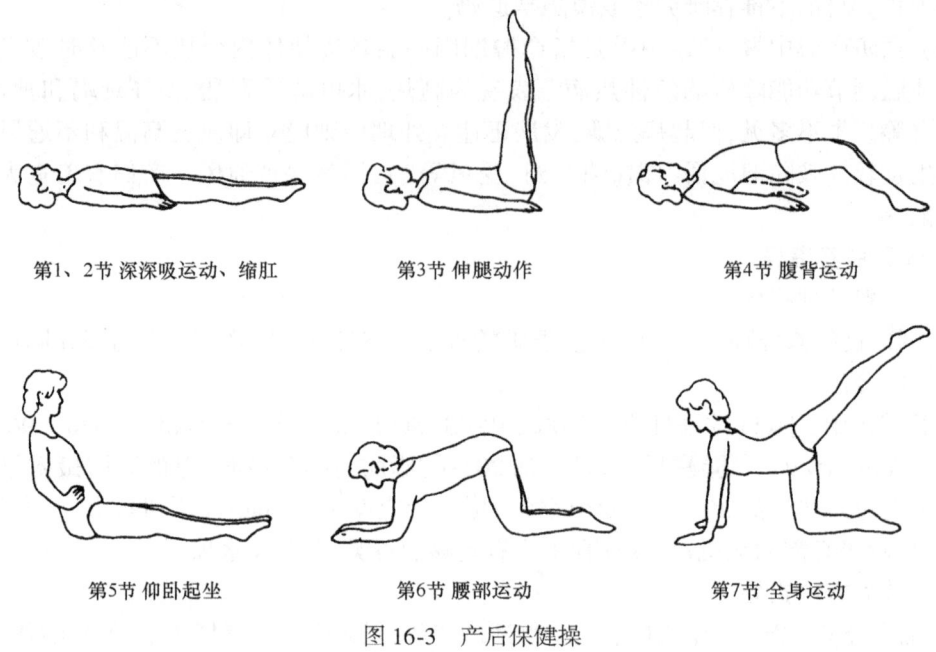

图 16-3 产后保健操

(3) 计划生育指导:产后 6 周内禁止性交。根据产后检查情况,恢复正常性生活,并指导产妇选择适当的避孕措施,一般哺乳者宜选用工具避孕,不哺乳者可选用药物避孕。

(4) 产后检查:告知产妇于产后 42 日带孩子一起来医院进行全面检查,以了解产妇全身情况和新生儿发育情况。产后检查包括全身检查和妇科检查。全身检查主要是测血压、脉搏,查血、尿常规等;妇科检查主要了解盆腔内生殖器是否已恢复至非孕状态。

【护理评价】

(1) 产妇没有出现产褥期并发症如出血、感染等。
(2) 产妇产后及时排尿、排便,没有发生尿潴留。
(3) 产妇在喂养孩子后感到舒适,新生儿体重增长理想。

第三节 新生儿的护理

新生儿(neonate,newborn)指从脐带结扎到生后 28 天的婴儿。新生儿是胎儿的继续,与产科密切相关,因此,又是围生期的一部分。

由于各国医疗保健水平差异很大,围生期定义有所不同。我国目前采用的是第一种定义:即自妊娠 28 周(此时胎儿体重约 1000g)至生后 7 天。围生期的婴儿称围生儿。由于经历了宫内迅速生长、发育,以及从宫内向宫外环境转换阶段,因此,其死亡率和发病率均居首位,尤其是生后 24h 内。

一、新生儿分类

【根据胎龄分类】

胎龄(gestational age,GA)是从最后 1 次正常月经第 1 天起至分娩时为止,通常以周表示。

1. 足月儿 37周≤GA<42周(260~293天)的新生儿。

2. 早产儿 GA<37周(<259天)的新生儿。

3. 过期产儿 GA≥42周(≥294天)的新生儿。

【根据出生体重分类】

出生体重(birth weight,BW)指出生1h内的体重。

1. 低出生体重儿 BW<2500g的新生儿,其中BW<1500g称极低出生体重儿;BW<1000g称超低出生体重儿。低出生体重儿中大多是早产儿,也有足月或过期小于胎龄儿。

2. 正常出生体重儿 BW≥2500g并≤4000g的新生儿。

3. 巨大儿 BW>4000g的新生儿。

【根据出生体重和胎龄的关系分类】

1. 小于胎龄儿 婴儿的BW在同胎龄儿平均出生体重的第10百分位以下。

2. 适于胎龄儿 婴儿的BW在同胎龄儿平均出生体重的第10~90百分位之间。

3. 大于胎龄儿 婴儿的BW在同胎龄儿平均出生体重的第90百分位以上(图16-4)。

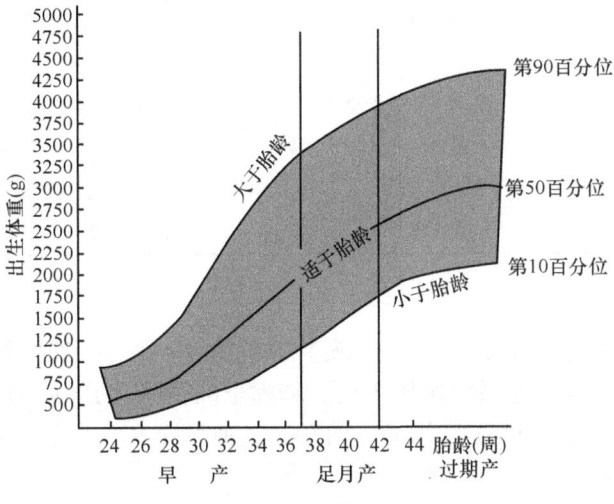

图16-4 新生儿出生体重与胎龄关系

【根据出生后周龄分类】

1. 早期新生儿 生后1周以内的新生儿,也属于围生儿。其发病率和死亡率在整个新生儿期最高,需要加强监护和护理。

2. 晚期新生儿 出生后第2~4周末的新生儿。

【高危儿】

指已发生或可能发生危重疾病而需要监护的新生儿。常见于以下情况。

1. 母亲疾病史 母亲有糖尿病、感染、慢性心肺疾患、吸烟、吸毒或酗酒史,母亲为Rh阴性血型,过去有死胎、死产或性传播病史等。

2. 母孕史 母年龄>40岁或<16岁,孕期有阴道流血、妊娠高血压、先兆子痫、子痫、羊膜早破、胎盘早剥、前置胎盘等。

3. 分娩史 难产、手术产、急产、产程延长、分娩过程中使用镇静或止痛药物史等。

4. 新生儿 窒息、多胎儿、早产儿、小于胎龄儿、巨大儿、宫内感染和先天畸形等。

二、正常足月儿和早产儿的护理

【正常足月儿和早产儿的特点】

1. 外观特点 正常足月儿是指胎龄≥37周并<42周,出生体重≥2500g并≤4000g,无畸形或疾病的活产婴儿。早产儿又称未成熟儿。不同胎龄的正常足月儿与早产儿在外观上各具特点(表16-2)。

表16-2 足月儿与早产儿外观特点

	早产儿	足月儿
皮肤	绛红、水肿和毳毛多	红润、皮下脂肪丰满毳毛少
头	头更大,占全身比例1/3	头大,占全身比例1/4
头发	细而乱	分条清楚
耳壳	软、缺乏软骨、耳舟不清楚	软骨发育好、耳舟成形、直挺
乳腺	无结节或结节<4mm	结节>4mm,平均7mm
外生殖器		
男婴	睾丸未降或未全降	睾丸已降至阴囊
女婴	大阴唇不能遮盖小阴唇	大阴唇遮盖小阴唇
指、趾甲	未达指、趾端	达到或超过指、趾端
跖纹	足底纹理少	足纹遍及整个足底

2. 生理特点

(1) 呼吸系统:足月儿呼吸频率较快,安静时约为40次/分,如持续超过60~70次/分称呼吸急促,常由呼吸或其他系统疾病所致。胸廓呈圆桶状,肋间肌薄弱,呼吸主要靠膈肌的升降,呈腹式呼吸。呼吸道管腔狭窄,黏膜柔嫩,血管丰富,纤毛运动差,易致气道阻塞、感染、呼吸困难及拒乳。

早产儿呼吸中枢及呼吸器官发育更不成熟;呼吸浅快不规则,易出现周期性呼吸及呼吸暂停或青紫。呼吸暂停是指呼吸停止>20秒,伴心率<100次/分及发绀。其发生率与胎龄有关,胎龄愈小,发生率愈高,且常于生后第1天出现。因肺泡表面活性物质少,易发生呼吸窘迫综合征。

(2) 循环系统:出生后血液循环动力学发生重大变化:①胎盘-脐血循环终止;②肺循环阻力下降,肺血流增加;③回流至左心房血量明显增多,体循环压力上升;④卵圆孔、动脉导管功能上关闭。新生儿心率波动范围较大,通常为90~160次/分。足月儿血压平均为70/50mmHg(9.3/6.7kPa)。

早产儿心率偏快,血压较低,部分可伴有动脉导管开放。

(3) 消化系统:足月儿出生时吞咽功能已完善,但食管下部括约肌松弛,胃呈水平位,幽门括约肌较发达,易溢乳甚至呕吐。消化道面积相对较大,管壁薄、通透性高,有利于大量的流质及乳汁中营养物质的吸收,但肠腔内毒素和消化不全产物也容易进入血循环,引起中毒症状。除淀粉酶外,消化道已能分泌充足的消化酶。胎便由胎儿肠道分泌物、胆汁及咽下的羊水等组成,呈糊状,为墨绿色。足月儿在生后24h内排胎便,约2~3天排完。若生后24h仍不排胎便,应排除肛门闭锁或其他消化道畸形。肝内尿苷二磷酸葡萄糖醛酸基转移酶的量及活力不足,是生理性黄疸的主要原因;同时对多种药物处理能力低下,易发生药物中毒。

早产儿吸吮力差,吞咽反射弱,胃容量小,常出现哺乳困难或乳汁吸入引起吸入性肺炎。消化酶含量接近足月儿,但胆酸分泌少,脂肪的消化吸收较差。缺氧或喂养不当等不利因素易引起坏死性小肠结肠炎。由于胎粪形成较少及肠蠕动差,胎粪排出常延迟。肝功能更不成熟,生理性黄疸程度较足月儿重,持续时间更长,且易发生胆红素脑病。肝脏合成蛋白能力差,糖原储备少,易发生低蛋白血症、水肿和低血糖。肝内维生素K依赖凝血因子合成少,易发生出血症。

(4) 泌尿系统:足月儿出生时肾结构发育已完成,但功能仍不成熟。肾稀释功能虽与成人相似,但其肾小球滤过率低,浓缩功能差,不能迅速有效地处理过多的水和溶质,易发生水肿或脱水。新生儿一般在生后24h内开始排尿,少数在48h内排尿,1周内每日排尿可达20次。

早产儿肾浓缩功能更差,肾小管对醛固酮反应低下,易出现低钠血症。葡萄糖阈值低,易发生糖尿。碳酸氢根阈值极低和肾小管排酸能力差,易发生代谢性酸中毒。

(5) 血液系统:足月儿出生时红细胞、血红蛋白和白细胞总数均较多,以后逐渐减少。血红蛋白中胎儿血红蛋白占70%~80%,之后逐渐被成人型血红蛋白取代。血小板数与成人相似。

早产儿白细胞和血小板稍低于足月儿,维生素K、铁剂及维生素D储存量少,更易发生出血(肺出血和颅内出血)、贫血和佝偻病。

(6) 神经系统:新生儿脑相对大,占体重的10%~20%。脊髓相对长,其末端约在3、4腰椎下缘,故腰穿时应在第4、5腰椎间隙进针。足月儿大脑皮质兴奋性低,睡眠时间长。新生儿出生时已具备觅食反射、吸吮反射、握持反射、拥抱反射多种暂时性原始反射。正常情况下,上述反射生后数月自然消失。此外,正常足月儿也可出现年长儿的病理性反射如克氏征、巴宾斯基征和佛斯特征等,腹壁和提睾反射不稳定,偶可出现阵发性踝阵挛。

早产儿神经系统成熟度与胎龄有关,胎龄愈小,原始反射愈难引出或反射不完全。此外,早产儿尤其极低出生体重儿脑室管膜下存在着发达的胚胎生发层组织,易发生脑室周围-脑室内出血及脑室周围白质软化。

(7) 体温:新生儿体温调节中枢功能尚不完善,皮下脂肪薄,体表面积相对较大,易散热,早产儿尤甚。寒冷时无寒战反应而靠棕色脂肪化学产热。生后环境温度显著低于宫内温度,散热增加,如不及时保温,可发生低体温、低氧血症、低血糖和代谢性酸中毒或寒冷损伤。中性温度(neutral temperature)是指使机体耗氧量最少,代谢率最低,蒸发散热量最少,并能维持正常体温的最适宜的环境温度。与胎龄、出生体重、生后日龄有关。新生儿正常体表温度为36.0~36.5℃,正常核心(直肠)温度为36.5~37.5℃。适宜的环境湿度为50%~60%。

早产儿棕色脂肪少,产热能力差,寒冷时更易发生低体温,甚至硬肿症。汗腺发育差,环境温度过高时体温亦易升高。

(8) 能量及体液代谢:新生儿基础热能消耗为209kJ/kg (50kcal/kg),每日总热能约需

418~502kJ/kg（100~120kcal/kg）。早产儿吸吮力弱，消化功能差，在生后数周内常不能达到上述需要量，因此需肠道外营养。

初生婴儿体内含水量占体重的70%~80%，且与出生体重及日龄有关，出生体重越低、日龄越小、含水量越高，故新生儿需水量因出生体重、胎龄、日龄及临床情况而异。生后第1天需水量为每日60~100ml/kg，以后每日增加30ml/kg，直至每日150~180ml/kg。

（9）免疫系统：新生儿非特异性和特异性免疫功能均不成熟。皮肤黏膜薄嫩易损伤；脐残端未完全闭合，细菌易进入血液；呼吸道纤毛运动差，胃酸、胆酸少，杀菌力差，同时分泌型IgA缺乏，易发生呼吸道和消化道感染；血-脑屏障发育未完善，易患细菌性脑膜炎。免疫球蛋白IgG虽可通过胎盘，但与胎龄相关，胎龄愈小，IgG含量愈低；IgA和IgM不能通过胎盘，因此易患细菌感染，尤其是革兰阴性杆菌感染。早产儿免疫功能更差。

（10）常见的几种特殊生理状态：①生理性体重下降：生后由于体内水分丢失较多、进入量少、胎脂脱落、胎粪排出等使体重下降，约1周末降至最低点（小于出生体重的10%，早产儿为15%~20%），10天左右恢复到出生体重。早产儿体重恢复的速度较足月儿慢。②生理性黄疸：足月儿生后2~3天出现，4~5天达高峰，5~7天消退最迟不超过2周；早产儿生后3~5天出现，5~7天达高峰，7~9天消退，可延迟到3~4周；血清胆红素足月儿不超过221.0μmol/L（12.9mg/dl），早产儿不超过256.0μmol/L（15mg/dl）；一般情况良好。③"马牙"和"螳螂嘴"：在口腔上腭中线和齿龈部位，有黄白色、米粒大小的小颗粒，是由上皮细胞堆积或黏液腺分泌物积留形成，俗称"马牙"，数周后可自然消退；两侧颊部各有一隆起的脂肪垫，称为"螳螂嘴"，有利于吸吮乳汁。两者均属正常现象，不可挑破，以免发生感染。④乳腺肿大和假月经：男女新生儿生后4~7天均可有乳腺增大，如蚕豆或核桃大小，2~3周消退，切忌挤压，以免感染；部分女婴生后5~7天阴道流出少许血性分泌物，或大量非脓性分泌物，可持续1周。上述现象均由于来自母体的雌激素中断所致。⑤新生儿红斑及粟粒疹：生后1~2天，在头部、躯干及四肢常出现大小不等的多形性斑丘疹，称为"新生儿红斑"，1~2天后自然消失。也可因皮脂腺堆积在鼻尖、鼻翼、颜面部形成小米粒大小黄白色皮疹，称为"新生儿粟粒疹"，脱皮后自然消失。

【护理诊断/合作性问题】

1. 有窒息的危险　与呛奶、呕吐有关。

2. 有体温改变的危险　与体温调节系统不成熟有关。

3. 有感染的危险　与新生儿免疫机制发育不完善和其特殊生理状况有关。

【护理目标】

（1）住院期间新生儿的生命体征正常。

（2）新生儿住院期间不发生感染。

【护理措施】

1. 保暖　新生儿生后应立即用预热的毛巾擦干，并采取各种保暖措施，使其处于中性温度中。早产儿，尤其出生体重<2000g或低体温者，应置于温箱中，并根据体重、日龄选择中性温度（表16-3）。无条件者可采取其他保暖措施，如用热水袋（应注意避免烫伤）等。因新生儿头部表面积大，散热量多，寒冷季节应戴绒布帽。

表 16-3　不同体重、日龄新生儿温箱的温度

出生体重(kg)	温箱温度			
	35℃	34℃	33℃	32℃
1.0 ~	出生 10 天内	10 天后	3 周后	5 周后
1.5 ~	—	出生 10 天内	10 天后	4 周后
2.0 ~	—	出生 2 天内	2 天后	3 周后
2.5 ~	—	—	出生 2 天内	2 天后

2. 喂养　正常足月儿生后半小时即可抱至母亲处哺乳,以促进乳汁分泌,提倡按需哺乳。无母乳者可给配方乳。

早产儿也应酌情尽早母乳喂养。对吸吮能力差、吞咽功能不协调的小早产儿或有病患儿可由母亲挤出乳汁经管饲喂养。也可暂行人工喂养,但应用早产儿配方乳。哺乳量应因人而异,原则上是胎龄愈小,出生体重愈低,每次哺乳量愈少,喂奶间隔时间也愈短,并且根据奶后有无腹胀、呕吐、胃内残留(管饲喂养)及体重增长情况(理想的每天增长为 10 ~ 15g/kg)进行调整。对于出生体重<1500g 的小早产儿可试行微量肠道喂养,哺乳量不能满足所需热能者应辅以静脉营养。

足月儿生后应肌注 1 次维生素 K_1 0.5 ~ 1mg,早产儿连用 3 天。生后第 4 天加维生素 C 50 ~ 100mg/d,10 天后加维生素 A 500 ~ 1000U/d,维生素 D 400 ~ 1000U/d,4 周后应注意铁的摄入量,并同时加用维生素 E 25U 和叶酸 2.5mg,每周 2 次。

3. 呼吸管理　保持呼吸道通畅,早产儿仰卧时可在肩下放置软垫,避免颈部弯曲。低氧血症时予以吸氧,应以维持动脉血氧分压 50 ~ 70mmHg 或经皮血氧饱和度 90% ~ 95% 为宜。呼吸暂停者可经弹、拍打足底或托背等恢复呼吸,可同时给予氨茶碱静脉注入;继发性呼吸暂停应针对病因治疗。

4. 预防感染　新生儿室工作人员应严格遵守消毒隔离制度。接触新生儿前应严格洗手;护理和操作时应注意无菌;工作人员或新生儿如患感染性疾病应立即隔离,防止交叉感染;避免过分拥挤,防止空气污染和杜绝乳制品污染。

5. 皮肤黏膜护理　①勤洗澡,保持皮肤清洁。每次大便后用温水清洗臀部,勤换尿布防止红臀或尿布疹发生。②保持脐带残端清洁和干燥。一般生后 3 ~ 7 天残端脱落,脱落后如有黏液或渗血,应用碘伏消毒或重新结扎;如有肉芽组织,可用硝酸银烧灼局部;如有化脓感染,用过氧化氢溶液或碘酒消毒。③口腔黏膜不宜擦洗。④衣服宜宽大、质软,不用纽扣;选用柔软、吸水性强的尿布。

6. 预防接种

(1) 卡介苗:生后 3 天接种。皮内接种后 2 ~ 3 周出现红肿硬结,约 10mm×10mm,中间逐渐形成白色小脓疱,自行穿破后呈溃疡,最后结痂脱落并留下一永久性圆形瘢痕。早产儿、有皮肤病变或发热等其他疾病者应暂缓接种;对疑有先天性免疫缺陷的新生儿,绝对禁忌接种卡介苗,以免发生全身感染而危及生命。

(2) 乙肝疫苗:生后 24 小时内、1 个月、6 个月应各注射重组乙肝病毒疫苗 1 次。如母亲为乙肝病毒携带者或乙肝患者,婴儿出生后 6 小时内应肌注高价乙肝免疫球蛋白 100 ~ 200IU,同时换部位注射重组乙肝病毒疫苗。

7. 新生儿筛查　应开展先天性甲状腺功能减低症及苯丙酮尿症等先天性代谢缺陷病

的筛查。

【护理评价】

(1) 新生儿体温维持正常。
(2) 新生儿脐部、皮肤无红肿。

三、小于胎龄儿及大于胎龄儿的护理

小于胎龄儿又称宫内生长迟缓儿或小样儿,是指出生体重低于同胎龄儿平均体重的第10百分位数,或低于同胎龄儿平均体重的2个标准差的新生儿。包括早产小样儿、足月小样儿、过期小样儿,一般以足月小样儿多见。

大于胎龄儿是指出生体重大于同胎龄儿平均体重的第90百分位数,或高于同胎龄儿平均体重的2个标准差的新生儿。

【常见原因】

1. 小于胎龄儿

(1) 胎盘和脐带因素:胎盘功能不全引起胎儿宫内生长发育迟缓为主要因素。如小胎盘、胎盘血管瘤、胎盘大量梗死区(过期产)、慢性胎盘早剥、脐动脉或脐带附着部位异常等,均可导致胎儿供氧和营养不足,妨碍其生长发育。

(2) 母亲因素:①孕母患妊娠高血压综合征、原发性高血压、晚期糖尿病、慢性肾炎等,导致子宫、胎盘血流减少而影响胎儿生长;②孕母吸烟、吸毒或应用对胎儿有损伤的药物、接触放射线等;③孕母长期营养不良、严重贫血等。

(3) 胎儿因素:①宫内感染,如风疹、疱疹、巨细胞病毒感染等;②双胎和多胎;③遗传性疾病或多发畸形。

(4) 其他:与父母体型有关,父母矮小者其发生率高。

2. 大于胎龄儿

(1) 生理性因素:①父母体格高大者新生儿也常巨大,但无疾病;②有的孕妇在妊娠期食欲好、进食多,可出现正常巨大儿。

(2) 病理性因素:①孕母患有糖尿病(胎儿胰岛增生,胰岛素分泌增加,血糖升高);②患有 Beckwith 综合征的新生儿胰岛素分泌也增多(原因不明);③新生儿大血管错位。

【临床特点】

1. 小于胎龄儿 临床表现与影响因素干扰的早晚有关,胎儿初期生长是体细胞数目的增长,后期生长主要是体细胞的体积增大。如影响因素干扰发生在妊娠的早期,出生时小儿体重、头围和身长都较小,但比较匀称,常伴有先天畸形,称为匀称型;如影响因素干扰发生在妊娠晚期,胎儿已成型,出生时小儿身长和头围正常,但皮下脂肪少,似营养不良儿,称为非匀称型。

(1) 产前情况:小于胎龄儿在妊娠期间即可以通过观察子宫底高度增长小于预期值而发现。超声波检查可以确定胎儿的具体情况。而胎儿的非应激试验可以了解胎盘功能。

(2) 出生后表现:小儿全身消瘦,通常显得头很大,身体的其他部分脂肪较少。骨骼发育不良,可使颅骨骨缝较大。头发稀疏无光泽,腹部凹陷,脐带干枯且可能被染成黄色。肝脏较小,常常导致小儿在葡萄糖、蛋白质和胆红素的代谢方面有异常,易发生低血糖。

(3) 常见并发症:在宫内常处于慢性缺氧状态,易并发围生期窒息、胎粪吸入综合征、红细胞增多症等。

2. 大于胎龄儿

（1）产前情况：孕母的子宫大于同孕周正常子宫的大小可提示大于胎龄儿的可能性。当胎儿生长速度异常时，可通过超声检查以确诊。若在妊娠期间没有发现胎儿过大，在分娩时胎儿不能通过正常骨盆应怀疑是否为大于胎龄儿。

（2）产时情况：因体格较大，易发生难产而致窒息、颅内出血或各种产伤。可有皮肤的大片淤青或锁骨骨折，或阴道分娩时颈丛神经损伤引起的肌肉瘫痪之类的产伤。因头部过大，在分娩时会产生过大的压力，导致先锋头、头颅血肿或者变形。

（3）出生后表现：①糖尿病母亲的婴儿常表现为肥胖，有时面颊潮红、口唇深红；出生后由于从母体进入的血糖中断，而此时血中胰岛素仍高，故易发生低血糖；婴儿虽然巨大，但组织器官并不成熟，肺表面活性物质不足，肺透明膜病的发生率较正常新生儿高；肝功能不成熟使新生儿出现高胆红素血症，黄疸持续时间较长。②患 Beckwith 综合征的新生儿表现体型巨大、突眼、舌大、内脏肿大、脐疝等，有时伴有其他先天畸形，如尿道下裂、腭裂等，易发生低血糖。③大血管错位者常有气促、发绀及低氧血症。

【护理诊断/合作性问题】

1. 小于胎龄儿

（1）有窒息的危险：与宫内慢性缺氧有关。

（2）体温调节无效：与皮下脂肪缺乏有关。

（3）营养失调：低于机体需要量，与宫内营养不良有关。

（4）焦虑（父母）：与患儿的高危状态和宫内营养不良引起的认知受损有关。

2. 大于胎龄儿

（1）有窒息的危险：与胎儿过大、难产有关。

（2）营养失调：低于机体的需要量，与糖尿病母亲的婴儿易出现低血糖有关。

【护理目标】

（1）新生儿能够建立有效呼吸。

（2）合理喂养，维持新生儿血糖稳定。

【护理措施】

1. 小于胎龄儿

（1）积极复苏，密切观察呼吸情况：胎儿宫内缺氧，可有胎粪吸入、引起窒息的危险，同时胸部肌肉发育不成熟不能维持有效的呼吸，故大多数小儿在出生时都需要复苏，在刚出生的几小时内应该严密观察其呼吸频率和特征。

（2）维持体温稳定：调节环境温度至中性温度，加盖棉被或毯子，必要时放入温箱中，维持体温在正常范围，减少能量消耗。

（3）维持血糖稳定，尽早开奶：生后即应测血糖，偏低者可于生后 1~2h 内喂糖水或静脉滴注葡萄糖溶液，治疗过程中随时监测血糖。

（4）促进亲子关系：小于胎龄儿需要在婴儿期获得适当的刺激来达到正常的生长和发育，应帮助父母树立照顾小儿的信心，鼓励父母多花些时间与小儿在一起，创造良好的物理刺激环境，促进小儿的体格生长和智能发育。

2. 大于胎龄儿

（1）维持呼吸功能：由于产伤，有些小儿在建立呼吸时有一定困难。由于头部较大，出生时颅内压较高，对呼吸中枢产生压迫，使呼吸功能减弱。胎儿分娩时头部过度屈向一边以利双肩娩出，往往会导致颈部神经损伤，引起膈肌麻痹，阻碍受损一侧的肺部主动运动。剖宫产娩出的患儿，还会有肺液滞积在肺内，影响气体的有效交换。应密切观察呼吸情况，必要时应予吸氧。

（2）喂养：尽早开奶，防止低血糖，及时提供营养。因为患儿体型较大，所以在母乳喂养后应再增加糖水以提供足够的液体和能量。小儿各方面不够成熟，应根据血糖情况，补充液体，以维持血糖浓度大于 45mg/dl。

（3）健康教育：告知父母大于胎龄儿的原因及可能的问题，鼓励父母给小儿精心的、温和的照顾，不要因外表的原因而高估了他们的耐受能力。

【护理评价】

（1）新生儿呼吸功能维持正常。

（2）新生儿血糖维持平稳。

（王　卓）

思 考 题

1. 张女士，28 岁，妊娠 40 周，于 5:30 正常分娩。10:30 患者主诉下腹胀痛。视诊：下腹膀胱区隆起；叩诊：耻骨联合上呈鼓音。问题：

（1）可能存在的护理诊断是什么？

（2）采取的针对性护理措施有哪些？

2. 李女士，30 岁，自然分娩，产后发热 3 天，汗多伴下腹阵痛。查体：T37.5℃，子宫底脐下 3 指，无压痛，会阴伤口无肿胀及压痛，恶露暗红、腥味，双乳胀、有硬结。问题：

（1）该产妇发热的原因是什么？

（2）该产妇腹痛的原因是什么？

（3）护士应采取的护理措施有哪些？

3. 贝贝，男，胎龄 33 周。出生体重 2000g，身长 45cm，哭声微弱，皮肤薄，头发细软，胎毛多，乳房无结节，睾丸未降，足底纹路少。问题：

（1）列出该患儿的临床诊断？

（2）如何对其家长进行健康指导？

第十七章 高危妊娠管理

> **学习目标**
>
> **识记：**高危妊娠的概念；胎盘功能检查、胎儿成熟度检查；高危妊娠护理评估内容；胎儿窘迫的概念、原因。
>
> **理解：**高危妊娠的范围、监护方法；胎儿宫内情况的监护；高危妊娠的护理诊断；胎儿宫内窘迫的病理变化、临床表现、治疗原则。
>
> **运用：**通过宫高、腹围测量及B型超声评估胎儿生长发育状况；通过胎动计数、B型超声检查、NST及OCT等检查判断胎儿在宫内的安危状况；制定出高危妊娠的护理措施；能针对不同孕妇制订完整的护理计划并实施。

高危妊娠(high risk pregnancy)是指妊娠期有个人或社会不良因素及有某种并发症或合并症等，可能危害孕妇、胎儿及新生儿或者导致难产者。其范畴基本包括了所有的病理产科。高危妊娠对孕妇、胎儿及新生儿有较高危险性，在妊娠期各个阶段均应对孕产妇进行危险因素筛查，凡列入高危妊娠范围内的孕妇，应接受重点监护，尽早对其进行诊治和护理，尽量降低围产期发病率及死亡率。

第一节 高危妊娠概述

【高危妊娠的因素】

具有高危妊娠因素的孕妇称高危孕妇。导致高危妊娠的因素如下。

1. 孕产妇个人及社会不良因素

（1）年龄<16岁或者≥35岁。

（2）身高<145cm，妊娠前体重过轻或超重。

（3）家庭因素：如孕妇小学文化程度以下、未婚或独居、孕妇及其丈夫工作稳定性差、收入低下、居住条件差、营养不良。

（4）夫妻一方患有先天性疾病或遗传性疾病，或有家族遗传病家族史。

（5）曾经分娩过先天性严重缺陷婴儿。

（6）妊娠早期接触大量放射线、化学性毒物或服用过对胎儿有影响的药物等。

（7）不良嗜好：如大量吸烟、饮酒、吸毒等。

2. 疾病因素

（1）产科病史：如自然流产、异位妊娠、早产、死产、死胎、难产（包括剖宫产史及中位产钳）、新生儿死亡、新生儿溶血性黄疸、新生儿畸形或有先天性或遗传性疾病、巨大儿等。

（2）妊娠并发症：如妊娠期高血压疾病、前置胎盘、胎盘早期剥离、羊水过多或过少、胎儿宫内发育迟缓、过期妊娠、母儿血型不合、胎位异常、多胎妊娠、产道异常。

（3）妊娠合并症：如心脏病、糖尿病、高血压、肾病、病毒性肝炎、甲状腺功能亢进、缺铁性贫血、病毒感染(风疹、巨细胞病毒感染)及性病、恶性肿瘤、明显的生殖器畸形、智力低下、明显的精神异常等。

【治疗原则】

预防和治疗引起高危妊娠的病因因素。

1. 一般处理

(1) 增加营养:孕妇的健康及营养状态对胎儿的生长发育极为重要。严重贫血或营养不良往往导致新生儿出生体重过轻。伴有胎盘功能减退及胎儿宫内发育迟缓的孕妇应给予高蛋白、高能量饮食,并补充足够的维生素和铁、钙、碘等矿物质和微量元素。

(2) 卧床休息:可改善子宫胎盘血液循环,增加雌三醇的合成和排出量。左侧卧位可减轻增大的子宫对腹部椎前大血管的压迫,改善肾脏及子宫胎盘血液循环,减少脐带受压。

2. 病因处理

(1) 遗传性疾病:做到早期发现,及时处理,预防为主。对有下列情况的孕妇应做羊水穿刺遗传学诊断:孕妇年龄≥35岁;曾经生育先天愚型患儿或有家族史;孕妇有先天性代谢障碍(酶系统缺陷)疾病或染色体异常的家族史;有神经管开放性畸形儿妊娠史等。一般在妊娠16周左右做羊水穿刺,有异常者要终止妊娠。

(2) 妊娠并发症:如前置胎盘、胎盘早期剥离,妊娠期高血压疾病等,易引起胎儿发育障碍或死胎,或者危及母儿生命等,应认真做好产前检查及围生期保健,预防并发症和不良妊娠结局的发生。

(3) 妊娠合并症:如妊娠合并肾病主要危及孕妇,产生肾衰竭,胎儿可发生宫内发育迟缓。若在妊娠早期就有肾衰的症状和体征应终止妊娠。若妊娠晚期者,估计胎儿已能存活,应及时终止妊娠,以免胎死宫内。孕期给予低蛋白饮食,积极控制血压,预防感染。妊娠合并心脏病由于缺氧,常导致早产、胎盘早剥与胎儿生长迟缓。同时妊娠加重孕妇的心脏负担威胁孕妇生命。应加强孕期保健和产前检查,预防心衰,防止感染。妊娠合并糖尿病由于胎儿血糖波动与酸中毒,可发生胎儿在临产前突然死亡。应与内科共同监护,控制饮食,积极用药治疗,按医嘱正确使用胰岛素。

3. 产科处理

(1) 提高胎儿对缺氧的耐受力:可按医嘱使用营养药物,如10% 葡萄糖500ml 加维生素 C 2g 静脉缓慢滴注,每日1次,5~7日为一个疗程,观察用药效果。

(2) 间歇吸氧:特别对胎盘功能减退的孕妇,每日3次,每次30分钟吸氧可以改善胎儿的血氧饱和度。

(3) 预防早产:指导孕妇避免负重体力劳动和剧烈的活动,必要时遵医嘱使用药物尽量延长妊娠时间。

(4) 适时通过引产或剖宫产方式终止妊娠:对需终止妊娠但胎儿成熟度较差者,可在终止妊娠前用肾上腺皮质激素促进胎儿肺表面活性物质的形成和释放,促进胎儿肺成熟,预防新生儿呼吸窘迫综合征。

(5) 产时严密观察:注意观察胎心变化,给予吸氧。尽量少用麻醉镇静药物,避免加重胎儿缺氧。

(6) 缩短产程:从阴道分娩者应尽量缩短第二产程,如有胎儿窘迫的症状和体征时应及早结束分娩,并做好新生儿的抢救准备。

(7) 高危儿应加强产时和产后的监护。

第二节 高危妊娠妇女的护理

【护理评估】

1. 健康史 了解孕产妇年龄、职业、月经史、孕产史、疾病史(合并内外科疾病),了解妊娠早期是否服用过对胎儿有害的药物或接受过放射线检查、化学性毒物、是否有过病毒性感染等。

2. 身心状况

(1) 评估基本情况:如身高、体重、步态,身高<145cm者,易发生头盆不称;体重过轻或过重者分娩时危险性也会增加;步态异常者应注意骨盆形态是否异常。

(2) 评估生命体征:血压≥140/90mmHg或较基础血压升高30/15mmHg者为异常。

(3) 确定孕龄,描绘妊娠图:根据末次月经、早孕反应的时间、超声检查结果、胎动出现时间等推算孕龄及预产期。妊娠图是反映胎儿在宫内发育及孕妇健康情况的动态曲线图。将每次产前检查所得的血压、体重、宫底高度、腹围、胎位、胎儿心率等数值记录于妊娠图上,绘制成标准曲线,观察动态变化。其中宫底高度曲线是妊娠图中最主要的曲线。通常在妊娠图中标出正常怀孕情况下人群的第10百分位线和第90百分位线检查值,如果每次的检查结果连成的曲线在上述标准两线之间,提示胎儿发育基本正常;如果测得孕妇的宫高小于第10百分位线,连续2次或者间断出现3次,提示胎儿可能存在宫内发育不良;超过第90百分位线,提示胎儿可能过度发育,应引起医务人员的重视,指导孕妇适当增加检查次数。

腹围曲线因受到孕妇腹壁厚度、腹部外形、腹壁松紧度等的影响,所以其参考价值不如宫高曲线,但仍有参考意义。

(4) 评估宫底高度和腹围:测量孕妇的宫底高度、腹围,估计胎龄及胎儿大小,以了解胎儿宫内的发育情况。宫底高度是指耻骨联合上缘中点到宫底的弧形长度,测量前嘱孕妇排空膀胱。也可以手测子宫底高度,判断子宫大小是否与停经周数相符,大于或小于正常值3cm者为异常,过大者应排除羊水过多或双胎,过小者应警惕胎儿宫内发育迟缓。腹围是指经脐绕腹一周的长度,妊娠晚期每周腹围平均增长约0.8cm。根据宫底高度及腹围数值简单估算胎儿体重(g)=宫底高度(cm)×腹围(cm)+200。足月胎儿体重<2500g或≥4000g均应给予重视。

(5) 评估胎动计数:胎动可反映胎儿在宫内的状态,一般孕妇在妊娠18~20周可自觉胎动,但很弱,妊娠28周开始胎动逐渐加强,次数增多,直至足月又稍减少。胎动计数≥6次/2小时为正常,表示胎儿在宫内存活良好。如孕妇自觉胎动次数减少,<6次/12小时或低于自我测胎动规律的50%,在排除药物影响后,要考虑胎儿宫内缺氧。

(6) 评估胎位有无异常。

(7) 评估心脏杂音及心功能。

(8) 高危妊娠评分:为早期识别高危孕妇,在第一次产前检查时,可按"高危妊娠评分指标"对孕妇进行评分。评分方法:总分为100分,减去各种危险因素的分值,最终得分<70

分者属高危妊娠范畴。随着妊娠进展,可再重新评分对孕妇进行动态监护。

(9) 评估心理状态:高危孕妇在妊娠早期常担心流产及胎儿畸形,在妊娠28周以后则担心早产、出现胎儿异常或者胎死宫内、死产等。孕妇可因为前次妊娠的失败而对此次妊娠产生恐惧;由于需要休息而停止工作,产生烦躁不安;因为自己的健康与维持妊娠相矛盾而感到焦急、无助感;也可因为不可避免的流产、死产、死胎、胎儿畸形等而产生悲哀和失落。要认真评估高危孕妇的应对机制、心理承受能力及社会支持系统。

3. 相关检查

(1) 实验室检查:血、尿常规检查;肝、肾功能测定;血糖及糖耐量;出凝血时间、血小板计数等。

(2) 超声检查:不仅能显示胎儿数目、胎位、有无胎心搏动、胎盘位置及成熟度,而且能测量胎头的双顶径、胸径、腹径,估计孕龄及预产期、胎儿体重,还能进行无脑儿、脊柱裂、脑积水等畸形的筛查。通常妊娠22周起,每周双顶径值增加0.22cm。如双顶径达8.5cm以上,则91%的胎儿体重超过2500g。

(3) 胎心监测:可用听诊器或多普勒胎心仪监测,判断胎儿是否存活,是否存在宫内缺氧。缺点是不能分辨瞬间变化。测胎心的同时应注意胎心的强弱及节律,有疑问时应延长听诊时间。正常胎心率为110~160次/分。当胎心率<110次/分或>160次/分时,应监测胎心变化,因当胎盘功能不良或子宫胎盘血流有障碍或胎儿脐带循环受阻时,可导致胎儿缺氧出现胎心异常。

(4) 胎心电子监护:不仅可以连续记录胎心率的变化,而且可以同时观察胎动、宫缩对胎心率的影响。凡有胎动或胎心异常或高危妊娠于妊娠末期及临产后都应作胎心电子监护,以准确观察和记录胎心率的连续变化。使用胎心电子监护仪时一般采用胎心率与子宫收缩频率同步描记。

胎心监护分产前监护和产时监护,包括内、外监护两种形式。外监护是将宫缩描绘探头和胎心探头直接放在孕妇的腹壁上,它操作方便,不发生感染,但外界干扰可影响结果;内监护是在宫口开大1cm以上,将单极电极经宫口与胎儿头皮直接连接进行监测。此方法在破膜后操作有感染的机会,但记录较准确。

胎心电子监护有两种功能:监测胎心率及预测胎儿宫内储备能力。

1) 监测胎心率:是用胎儿监护仪记录胎心率(fetal heart rate,FHR)。它有两种基本变化:胎心率基线及胎心率一过性变化。

A. 胎心率基线(FHR-baseline,BFHR):是在无胎动和无宫缩或宫缩间歇期记录的10min以上的胎心率平均值。正常变异的胎心率基线是胎儿本身交感与副交感神经间张力调节的变动所表现出的生理性变化。BFHR包括每分钟心搏次数(beats per minute,bpm)及FHR变异(FHR variability)。

正常足月胎儿的FHR呈小而快的有节律的周期性变化,主要在110~160次/分波动。若历时10分钟的FHR<110次/分为心动过缓,>160次/分为心动过速。FHR变异是指FHR有小的周期性波动。胎心率基线摆动(baseline oscillation)包括胎心率的摆动幅度和摆动频率,摆动幅度指胎心率上下摆动波的高度,振幅变动范围正常为10~25次/分。摆动频率是指1分钟内波动的次数,正常为≥6次。胎心基线变异的存在说明胎儿有一定的储备能力,是胎儿健康的表现。若基线变异<5次/分,表示FHR呈平坦型即基线摆动消失,储备能力差;基线变异>25次/分为变异度增加,基线呈跳跃型。

B. 胎心率一过性变化:是指与胎动、宫缩、触诊及声响等刺激有关的胎心率变化,胎心率发生暂时性加快或减慢,随后又能恢复到基线水平。是判断胎儿安危的重要指标。它有两种类型:①加速:指在子宫收缩时 BFHR 逐渐上升,增加约为 15 次/分以上,持续时间>15 秒,是胎儿良好的表现。这可能是因为胎儿躯干局部或脐静脉暂时受压的缘故。散发的、短暂的胎心率加速是无害的,但脐静脉持续受压则发展为减速。②减速:指随宫缩出现的暂时性胎心率减慢,可分为三种:①早期减速。它的发生与子宫收缩几乎同时开始,FHR 曲线下降几乎与宫缩曲线同时开始,FHR 曲线最低点与宫缩曲线高峰相一致,即波谷对波峰,下降幅度<50 次/分,持续时间<15 秒,恢复快<15 秒,子宫收缩后即恢复正常(图 17-1)。这是宫缩时胎头受压,脑血流量一时性减少的表现,不受孕妇体位或吸氧而改变。②变异减速。宫缩开始后胎心率不一定减慢。减速与宫缩的关系不恒定,但减速出现后下降幅度大(>70 次/分),持续时间长短不一,恢复也迅速(图 17-2)。这是因为宫缩时脐带受压兴奋迷走神经所致,嘱孕妇左侧卧位可减轻症状。③晚期减速。指子宫收缩开始后一段时间(一般在高峰后)出现胎心率减慢,即波谷落后于波峰,下降缓慢,下降幅度<50 次/分,持续时间长,恢复也缓慢(图 17-3),这是因为子宫胎盘功能不良、胎儿缺氧的表现。

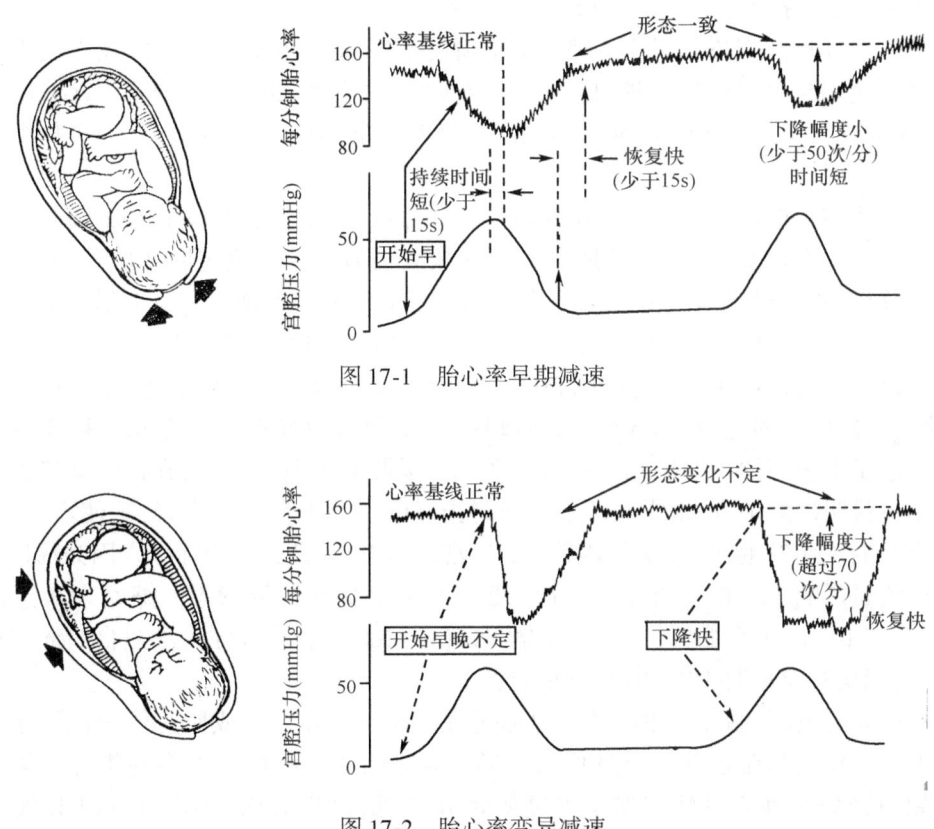

图 17-1 胎心率早期减速

图 17-2 胎心率变异减速

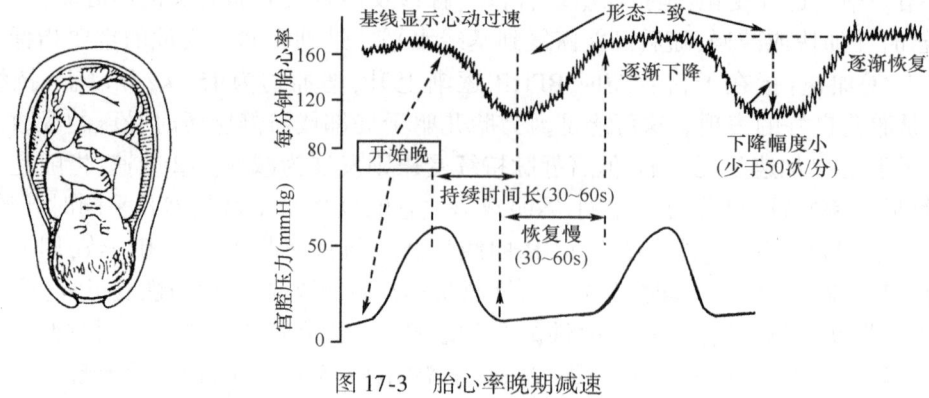

图 17-3 胎心率晚期减速

2)预测胎儿宫内储备能力:包括无应激试验、宫缩压力试验及缩宫素激惹试验。

A. 无应激试验(non stress test, NST):是指在无宫缩、无外界负荷刺激下,观察胎心基线的变异及胎动后胎心率的情况。孕妇取半卧位,一个探头放在胎心音区,另一个宫缩压力探头放于宫底下三指处,连续监护 20min 胎心率。

试验结果有两种:①NST 有反应型:正常情况下,20min 内至少有 2 次及 2 次以上胎动伴胎心率加速>15 次/分、持续时间>15s。②NST 无反应型:20min 内少于 2 次或胎心率加速不足 15 次/分,应延长试验时间至 40min,若仍无反应,孕周又>36 周时,应再作缩宫素激惹试验。

B. 宫缩压力试验(contraction stress test, CST)或缩宫素激惹试验(oxytocin challenge test, OCT):是通过子宫收缩造成的胎盘一过性缺氧负荷试验及测定胎儿储备能力的试验。临产后连续描绘宫缩与胎心率共 10min 作为基数,若无宫缩则静脉滴注小剂量缩宫素使子宫出现规律性收缩,每次收缩 30s,再连续观察至少 3 次宫缩以判断结果。

试验结果有两种:①CST 阴性:胎心率无晚期减速和明显的变异减速,胎动后胎心率加快,说明一周内无大的危险。②CST 阳性:超过 50% 的宫缩有胎心率晚期减速,至少说明胎儿氧合状态是不理想的。如果 CST 阳性伴胎动后无胎心率改变,说明在慢性缺氧的基础上很容易出现代谢性酸中毒,常需立即剖宫产终止妊娠。对于自然临产者,即使宫缩不频,但宫缩后有晚期减速发生,此时没有必要一定使宫缩达 10 分钟 3 次的标准。因为稀发的宫缩对胎盘灌流量影响不大的情况下,胎儿已出现不能耐受的缺氧状态。缩宫素激惹试验方法:观察孕妇 10min 无宫缩后,给予稀释缩宫素(1∶2000)静脉滴注。滴速自 8 滴/分开始,逐渐增加,调至有效宫缩 3 次/10 分钟后行监护。

(5)胎儿心电图:胎儿心电图监测是通过置电极于母体腹壁或胎儿体表记录胎儿心脏活动的电位变化及其在心脏传导过程的图形。通过胎儿心脏活动的客观指标及早诊断胎儿宫内缺氧及先天性心脏病。如羊水过多时 R 波低;过期妊娠、羊水过少时 R 波可高达 50~60mV;振幅超过 40~60mV 表示胎盘功能不全。

(6)羊膜镜检查:胎儿缺氧可引起迷走神经兴奋,使肠蠕动增加、肛门括约肌松弛致胎粪排于羊水中。羊水胎粪污染,分为 3 度:Ⅰ度为浅绿色,Ⅱ度为黄绿色并混浊,Ⅲ度为棕黄色,稠厚。如羊水呈黄绿色、绿色提示胎儿窘迫,胎死宫内时羊水呈棕色、紫色或暗红色混浊状。

(7)胎盘功能检查:可通过以下方法判定胎盘功能。

1) 尿雌三醇（E_3）测定：用于判断胎盘功能，一般测 24h 尿 E_3 含量。但此数值容易受饮食、休息、测量方法等因素的影响，目前应用相对较少。测 E_3 最好自妊娠 28 周起，每周 1 次，并做记录，与正常值比较。正常>15mg/24h，10～15mg/24h 为警戒值，<10mg/24h 为危险值。如妊娠晚期连续多次测得此值<10mg/24h，表示胎盘功能低下。也可用孕妇随意尿测得雌激素/肌酐（E/C）比值，以评价胎盘功能。尿 E/C 比值正常为>15，10～15 为警戒值，<10 为危险值。

2) 血清游离雌三醇（E_3）测定：采用放射免疫法，协助确定胎龄及胎儿胎盘功能。此方法不受孕妇肾功能和尿量的影响，而且标本采集简单，基本取代了尿 E_3 的测定方法。妊娠 31～35 周时，血清游离 E_3 常停止上升，而在 36 周突然上升。因此连续 3 次确定血清游离 E_3 值可协助确定胎龄。若连续测定每周 2～3 次，E_3 值均在正常范围说明胎儿情况良好；若发现 E_3 值持续缓慢下降可能为过期妊娠；下降较快者可能为重度妊娠期高血压疾病或胎儿宫内发育迟缓；急骤下降或下降>50% 时说明胎儿有宫内死亡危险。

3) 血清胎盘生乳素（HPL）测定：采用放射免疫法，用于检查胎盘功能。足月妊娠时应为 4～11mg/L，如于足月妊娠时该值<4mg/L 或突然降低 50%，提示胎盘功能低下。

4) 血清妊娠特异性 β 糖蛋白测定：用于检测胎盘功能。若该值于足月妊娠时<170mg/L，提示胎盘功能障碍。

5) 阴道脱落细胞检查：用于检测胎盘功能。若舟状细胞成堆、无表层细胞、嗜伊红细胞指数（EI）<10%、致密核少者，提示胎盘功能良好；舟状细胞极少或消失、有外底层细胞、嗜伊红细胞指数>10%、致密核多者，提示胎盘功能减退。

（8）胎儿成熟度检查：抽取羊水进行分析是常用的也是正确判断胎儿成熟度的方法，常用指标如下。

1) 卵磷脂/鞘磷脂比值（L/S）>2 提示胎儿肺成熟。

2) 肌酐值≥176.8μmol/L 提示胎儿肾成熟。

3) 胆红素类物质值<0.02，提示胎儿肝成熟。

4) 淀粉酶值≥450U/L，提示胎儿唾液腺成熟。

5) 脂肪细胞出现率达 20% 提示胎儿皮肤已成熟。

（9）胎儿缺氧程度检查：一般在产程中宫颈扩张 1.5cm 以上时，取胎儿头皮血做 pH 测定，常与胎儿监护仪联合使用。头皮血 pH 正常值为 7.25～7.35，如在 7.20～7.24，提示胎儿可能有轻度酸中毒，<7.20 则提示胎儿有严重酸中毒存在。

（10）胎儿先天畸形及遗传性疾病的宫内诊断。

1) 胎儿遗传学检查：可在妊娠早期取绒毛，或妊娠 16～20 周抽取羊水，也可取孕妇外周血分离胎儿细胞做遗传学检查，检测染色体疾病。

2) 测定羊水中酶、蛋白：测羊水中酶，诊断代谢性缺陷病；测羊水中甲胎蛋白（AFP），诊断胎儿开放性神经管缺陷。甲胎蛋白（AFP）主要产生于卵黄囊和胎儿肝脏，由肝脏进入血液循环，经肾排到羊水中，又经胎盘渗透到孕妇血液循环或由胎血直接通过胎盘进入母体血液循环。AFP 异常增高是胎儿患有开放性神经管缺损的重要指标。多胎妊娠、死胎及胎儿上消化道闭锁等也伴有 AFP 值的升高。

【护理诊断/合作性问题】

1. 自尊紊乱 与分娩的愿望及对孩子的期望得不到满足有关。

2. 功能障碍性悲伤 与现实的或预感到将丧失胎儿有关。

【护理目标】

（1）孕妇维持良好的自尊。

（2）孕妇正确面对自己及孩子的危险。

【护理措施】

1. 心理护理　评估孕妇的心理状态,鼓励其诉说焦虑和担心。进行各种检查和操作前向孕妇进行详细解释,提供必要的指导,告知全过程及注意事项。采取必要的手段减轻和转移孕妇的焦虑和恐惧。鼓励和指导家人的参与和支持,提供有利于孕妇倾诉和休息的环境,避免不良刺激。

2. 一般护理　增加营养,保证胎儿发育需要,对胎盘功能减退、胎儿发育迟缓的孕妇给予高蛋白、高能量饮食,补充维生素、铁、钙及多种氨基酸,对胎儿增长过快者则要控制饮食;卧床休息,一般取左侧卧位,以改善子宫胎盘血液循环,改善氧供;注意个人卫生,勤换衣裤;保持室内空气新鲜,通风良好等。

3. 病情观察　观察孕妇的一般情况如生命体征、活动耐受力,有无阴道流血、水肿、腹痛、胎儿缺氧等症状和体征,及时报告医师并记录处理经过。产时严密观察胎心率及羊水的色、量、性状,做好母儿监护及监护配合。

4. 检查及治疗配合　认真执行医嘱并配合处理。为妊娠合并糖尿病孕妇做好血糖测定,正确留置血、尿标本;对妊娠合并心脏病者按医嘱正确给予药物,并提供用药指导和用药观察;间歇吸氧;宫内发育迟缓者给予静脉治疗;前置胎盘患者做好输血、输液准备;如需人工破膜、阴道检查、剖宫产术应做好用物准备及配合工作;同时做好新生儿的抢救准备及配合;如为早产儿或极低体重儿还需准备好暖箱,并将高危儿列为重点护理对象。

5. 健康指导　按孕妇的高危因素给予相应的健康指导。提供相应的信息,指导孕妇自我监测,及时产前检查等。

【护理评价】

（1）孕妇能与医护人员共同讨论自己及胎儿的安全或表达丧失胎儿的悲哀。

（2）孕妇的高危因素得到有效控制,胎儿发育、生长良好。

第三节　胎儿窘迫的护理

胎儿窘迫(fetal distress)是指胎儿在宫内有缺氧征象,危及胎儿健康和生命者。胎儿窘迫是一种综合症状,主要发生在临产过程,也可发生在妊娠后期。发生在临产过程者,可以是发生在妊娠后期的延续和加重。

【病因】

1. 母体因素　孕妇患有前置胎盘、胎盘早剥、高血压、慢性肾炎、妊娠期高血压疾病、重度贫血、心脏病、肺心病、高热、创伤、宫缩过强、缩宫素使用不当、产程延长、子宫过度膨胀、胎膜早破等;或者产妇长期仰卧位、镇静剂、麻醉剂使用不当等。

2. 胎儿因素　胎儿患严重的心血管疾病,如严重的先天性心血管病;胎儿畸形;母婴血型不合引起的胎儿溶血、胎儿贫血、胎儿宫内感染等。

3. 脐带、胎盘因素　脐带长度异常、缠绕、打结、扭转、狭窄、血肿、帆状附着;胎盘因素有植入异常、形状异常、发育障碍、循环障碍等。

【病理生理】

胎儿窘迫的基本病生理变化是缺血缺氧引起的一系列变化。缺氧初期通过自主神经反射，兴奋交感神经，肾上腺儿茶酚胺及皮质醇分泌增多，血压上升及心率加快。胎儿的大脑、肾上腺、心脏及胎盘血流增加，而肾、肺、消化系统等血流减少，出现羊水减少、胎儿发育迟缓等。若缺氧继续加重，则转为兴奋迷走神经，血管扩张，有效循环血量减少，主要脏器的功能由于血流不能保证而受损。由于缺氧时肠蠕动加快，肛门括约肌松弛引起胎粪排出污染羊水，呼吸运动加深，羊水吸入，出生后可出现吸入性肺炎。妊娠期慢性缺氧使胎儿生长发育受限，分娩期急性缺氧可以引起缺血缺氧性脑病及脑瘫等终身残疾，甚至胎死宫内。

【临床表现】

胎儿窘迫的主要表现为胎心率改变、胎动异常、羊水胎粪污染或羊水过少，严重者胎动消失。根据其临床表现，可以分为两种情况。

1. 急性胎儿窘迫 多发生在分娩期，主要表现为胎心率加快或减慢，CST 或者 OCT 等出现频繁的晚期减速或变异减速；羊水胎粪污染；胎动异常，缺氧初期为胎动频繁，继而减弱及次数减少，进而消失。胎儿头皮血 pH 下降，出现酸中毒。

2. 慢性胎儿窘迫 多发生在妊娠末期，往往延续至临产并加重，主要表现为胎动减少或消失，NST 基线平直，胎儿生长受限，胎盘功能减退，羊水胎粪污染等。

【治疗原则】

针对原因，积极纠正缺氧状态。

1. 急性胎儿窘迫 积极寻找原因并及时纠正，如宫颈未完全扩张，胎儿窘迫轻者，给予吸氧，嘱产妇左侧卧位，如胎心率变为正常，可继续观察；如宫口开全，胎先露部已达坐骨棘平面以下 3cm 者，应尽快助产经阴道娩出胎儿；如因缩宫素使宫缩过强造成胎心率减慢者，应立即停用，继续观察，病情紧迫或经上述处理无效者，立即剖宫产结束分娩。

2. 慢性胎儿窘迫 根据孕周、胎儿成熟度和窘迫程度决定处理方案。采取左侧卧位，间断吸氧，积极治疗各种合并症或并发症，密切监护病情变化。如果无法改善，则应在促使胎儿成熟后迅速终止妊娠。

【护理评估】

1. 健康史 了解孕妇的年龄、孕产史、疾病史等；本次妊娠经过和分娩经过。了解有无胎儿畸形、胎盘功能障碍的情况。

2. 身心状况

（1）身体评估：胎儿窘迫时，孕妇自感胎动增加或停止。窘迫早期可表现为胎动>20次/24h；胎心率>160 次/分。如缺氧未纠正或加重则胎动转弱且次数减少，进而消失，胎心率减慢。胎心率若<100 次/分提示胎儿危险。胎儿窘迫时主要评估羊水量和性状。

（2）心理-社会状况：孕产夫妇因为胎儿的生命遭遇危险而产生焦虑，对需要手术结束分娩产生犹豫、无助感。对于胎儿不幸死亡的孕产夫妇，感情上受到强烈的创伤，通常会经历否认、愤怒、抑郁、接受的过程。

3. 相关检查

（1）胎盘功能检查：出现胎儿窘迫的孕妇一般24h尿E_3值急骤减少30%~40%，或于妊娠末期连续多次测定E_3值<10mg/24h。

（2）胎心监测：胎动时胎心率加速不明显，基线变异率<3次/分，出现晚期减速、变异减速等。

（3）胎儿头皮血血气分析：pH<7.20。

【护理诊断/合作性问题】

1. 气体交换受损（胎儿） 与胎盘子宫的血流改变、血流中断（脐带受压）或血流速度减慢（子宫-胎盘功能不良）有关。

2. 焦虑 与胎儿宫内窘迫状态有关。

3. 预期性悲哀 与胎儿可能死亡有关。

【护理目标】

（1）胎儿情况改善，胎心率在110~160次/分。

（2）孕妇能运用有效的应对机制来控制焦虑。

（3）产妇能够接受胎儿死亡的现实。

【护理措施】

（1）孕妇左侧卧位，应用面罩或鼻导管吸氧，10L/min，吸氧30分钟/次，间隔5分钟，每日2~3次。严密监测胎心变化，一般每15分钟听1次胎心或进行胎心监护，注意胎心变化形态。

（2）为手术者做好术前准备，如宫口开全、胎先露部已达坐骨棘平面以下3cm者，应尽快手术助产娩出胎儿。

（3）做好新生儿抢救和复苏的准备。

（4）心理护理

1）向孕产夫妇介绍医疗措施的目的、操作过程、预期结果及孕产妇需做的配合，把情况如实告知，可帮助孕产夫妇面对现实和减轻焦虑。必要时陪伴他们，给予心理支持。

2）对于胎儿不幸死亡的父母亲，护士可安排一个远离其他婴儿和产妇的单人房间，陪伴他们或安排家人陪伴他们，勿让他们独处；鼓励他们诉说悲伤，接纳其哭泣及抑郁的情绪，陪伴在旁提供支持及关怀；如果他们愿意，护士可让他们看看死婴并同意他们为死产婴儿做一些事情，包括沐浴、更衣、命名、拍照或举行丧礼。但事先应向他们描述死婴的情况，使之有心理准备。解除"否认"的态度而进入下一个阶段；提供足印卡、床头卡等作纪念；帮助他们使用适合自己的压力应对技巧和方法。

【护理评价】

（1）胎儿情况改善，胎心率在110~160次/分。

（2）孕妇能运用有效的应对机制来控制焦虑，叙述心理和生理上的舒适感有所增加。

（3）产妇能够接受胎儿死亡的现实，经历了理智和情感的行为反应过程。

（宫建美）

思 考 题

1. 请列举属于高危妊娠范畴的 5 种情况。
2. 简述高危妊娠的处理原则。
3. 某孕妇,多次孕产史不良,未产一活婴,现孕 $41w^{+2}$。在做胎心监护时发现:胎心 132 次/分,催产素激惹试验(OCT),胎心出现连续晚期减速。根据病例,请回答:

(1) 说明这种胎心率检测图形的类型。
(2) 产生上述情况最可能的原因是什么?
(3) 此时应为孕妇提供哪些护理措施?

第十八章 病史采集与检查

> **学习目标**
> 识记:病史的采集方法和内容。
> 理解:常用的检查方法及护理配合。
> 运用:能够运用护理程序对女性生殖系统疾病患者进行整体护理。

病史采集与检查是诊断疾病的主要依据。护士在每一次接诊患者时,都要采集病史,对患者进行体格检查。分析、整合采集到的信息,确定护理诊断,从而制定护理计划,实施护理措施。在书写病历时,不仅要熟悉有关病史的采集方法,还要通过不断临床实践,逐步掌握常用检查技术。因此,正确的采集病史,进行体格检查,是临床实践的基本技能,也是实施护理程序的关键一环。

【护理评估】

1. 健康史采集方法 护理评估是护理程序的基础,是护士在收集护理服务对象的全面资料,并加以综合、分析、判断的全过程。护士采集健康史时,应做到态度和蔼、语言亲切,与患者融洽交流。满意的护患关系是获得详细资料、正确评估患者病情、制定护理计划的基础。对于危重症患者,在初步了解病情后,应立即抢救,以免贻误治疗。询问病史时要考虑患者隐私,对于不愿说出实情者,不宜反复追问,可先行检查(体格检查和辅助检查),在允许的情况下应避免第三人在场,这样才能搜集到有关护理对象真实的健康史、生理、心理和社会资料。

2. 健康史采集内容

(1) 一般项目:包括患者姓名、年龄、婚姻、籍贯、职业、民族、家庭住址、宗教信仰,记录入院日期、患者入院方式等。护理对象的年龄、婚姻、职业、信仰等因素影响患者发病后的反应。例如:妇女的婚姻状况及性伴侣与生殖系统疾病有关;孕产妇年龄过大或过小,易导致孕产妇并发症的发生。病史若非患者本人陈述,应注明陈述者与患者的关系。

(2) 主诉:指促使患者就诊的主要症状(或体征)及持续时间。要求通过主诉初步估计疾病的大致范围。力求简明扼要,一般不超过20字。生殖系统临床常见症状有外阴瘙痒、阴道流血、白带增多、下腹痛、下腹部包块、闭经以及不孕等。若患者有停经、阴道流血及腹痛三种主要症状,应按其发生的时间顺序,将主诉书写为:停经 X 日后,阴道流血 X 日,腹痛 X 小时。若患者无任何自觉症状,仅体检时发现子宫肌瘤,主诉应写为:体检发现"子宫肌瘤 X 日"。

(3) 现病史:指患者本次疾病发生、演变、诊疗全过程,为病史的主要组成部分,应以主诉症状为核心,按时间先后顺序书写。包括起病时间、主要症状特点、有无诱因、伴随症状、发病后诊疗情况及结果,睡眠、饮食、二便及体重等一般情况的变化,以及与鉴别诊断有关的阳性或阴性资料等。

(4) 既往史:指患者过去的健康和疾病情况。包括以往一般健康状况、疾病史、传染病史、预防接种史、手术外伤史、输血史、食物药物过敏史。为避免遗漏,可按全身各系统依次询问。若患过某种疾病,应记录疾病名称、患病时间及诊疗转归情况。

(5) 月经史:包括初潮年龄、月经周期、经期持续时间、经量及经期伴随症状。经量多少可问每日更换卫生巾次数,有无血块,经前和经期有无不适,如乳房胀痛、水肿(肢体或颜面)、精神抑郁或易激动等,有无痛经及疼痛部位、性质、程度以及痛经起始和消失时间。常规询问并记录末次月经 起始日期及其经量和持续时间。若其流血情况不同于以往正常月经时,还应询问前次月经起始日期。绝经后患者应询问绝经年龄,绝经后有无再现阴道流血、阴道分泌物情况或其他不适。

(6) 婚育史:婚次及每次结婚年龄,是否近亲结婚(直系血亲及三代旁系血亲),配偶情况,有无性病史及双方性生活情况等。有多个性伴侣者,应问清性伴侣情况。生育史包括足月产、早产及流产次数以及现存子女数,以4个阿拉伯数字顺序表示。如足月产1次,无早产,流产1次,现存子女1人,可记录为1-0-1-1,或仅用孕2产1(G_2P_1)表示。记录分娩方式,分娩过程中有无异常,流产情况(自然流产或人工流产)。末次分娩或流产日期,采用何种避孕措施及其效果。

(7) 个人史:生活及居住情况,出生地及曾居住地区,有无烟、酒嗜好。有无毒品使用史。

(8) 家族史:父母、兄弟、姐妹及子女健康情况。家族成员有无遗传性疾病(如白化病、血友病等)、与遗传有关的疾病(如糖尿病、高血压、肿瘤等)以及传染病(如结核等)。

3. 身体评估内容及方法 体格检查应在采集病史后进行,包括全身检查、腹部检查及盆腔检查。孕妇的身体评估还应包括产道检查和肛门指诊检查。除病情危急外,应按下列先后顺序进行并准确记录。记录内容包括与疾病有关的重要体征和有鉴别意义的阴性体征。

(1) 全身检查:常规测量体温、脉搏、呼吸及血压,必要时测量身高和体重。其他检查项目包括患者神志、精神状态、面容、体态、全身发育及毛发分布情况、皮肤、浅表淋巴结(尤其是左锁骨上淋巴结和腹股沟淋巴结)、头部器官、颈(注意甲状腺是否肿大)、乳房(注意其发育、皮肤有无凹陷、有无包块、分泌乳汁或液体)、心、肺、脊柱及四肢。

(2) 腹部检查:应在盆腔检查前进行。视诊观察腹部形状(有无隆起或呈蛙腹状),腹壁有无瘢痕、静脉曲张、妊娠纹、腹壁疝、腹直肌分离等。触诊腹壁厚度,肝、脾、肾有无增大及压痛,腹部有无压痛、反跳痛或肌紧张,能否扪到包块。扪到包块时,应描述其部位、大小(以 cm 为单位表示或相当于妊娠月份表示,如包块相当于妊娠3个月大)、形状、质地、活动度、表面是否光滑,或有高低不平隆起以及有无压痛等。叩诊时注意鼓音及浊音分布范围,有无移动性浊音,必要时听诊了解肠鸣音情况。若患者合并妊娠,应检查腹围、子宫底高度、胎位、胎心及胎儿大小等。

(3) 盆腔检查(pelvic examination):盆腔检查为生殖系统所特有,范围包括外阴、阴道、宫颈、宫体及双侧附件。

1) 基本要求

A. 检查室温度要适中,环境安静。检查者应关心体贴患者,做到态度严肃、语言亲切、检查仔细,动作轻柔。检查前告知患者盆腔检查可能引起不适,避免紧张。

B. 除尿失禁患者外,检查前应排空膀胱,必要时导尿。大便充盈者应于排便或灌肠后检查。

C. 置于臀部下面的垫单或纸单应为一次性使用,避免感染或交叉感染。

D. 取膀胱截石位,臀部置于台缘,头部略抬高,两手平放于身旁,以使腹肌松弛。检查者面向患者,立在患者两腿之间。不宜搬动的危重患者,可在病床上检查。

E. 应避免在月经期做盆腔检查,若为阴道异常流血则必须检查时,检查前消毒外阴,严格无菌操作,以防发生感染。

F. 对无性生活史患者禁做阴道窥器检查及双合诊检查,应行直肠-腹部诊。确有检查必要时,应先征得患者及其家属同意后,方可做阴道窥器检查或双合诊检查。

G. 若疑有盆腔内病变,因腹壁肥厚或高度紧张不合作者,盆腔检查不满意时,可行超声检查,必要时可在麻醉下进行盆腔检查。

H. 男性护理人员对患者进行盆腔检查时,应有一名女性医护人员陪同,以减轻患者紧张心理和避免发生不必要的误会。

2) 检查方法及步骤

A. 外阴部检查:观察外阴发育及阴毛多少和分布情况(女性型或男性型),注意大、小阴唇及会阴部有无畸形、皮炎、溃疡、赘生物或肿块,注意皮肤和黏膜色泽或色素减退及质地变化,有无增厚、变薄或萎缩。分开小阴唇,暴露阴道前庭,观察尿道口和阴道口。查看尿道口周围黏膜色泽及有无赘生物。处女膜是否完整,无性生活的处女膜一般完整未破,其阴道口勉强可容示指;已婚的阴道口能容两指;经产妇的处女膜仅余残痕或可见会阴后侧切瘢痕。检查时还应让患者用力向下屏气,观察有无阴道壁脱垂、子宫脱垂或尿失禁等。

B. 阴道窥器检查:根据阴道口大小和阴道松弛程度,选择大小适当的阴道窥器。使用阴道窥器检查阴道和宫颈时,要注意阴道窥器的结构特点,以免漏诊。无性生活史者未经本人同意,禁用窥器检查。

a. 窥器的放置和取出:临床常用鸭嘴形阴道窥器,可以固定便于阴道内治疗操作。当放置窥器时,应先将其前后两叶前端闭合,表面涂润滑剂以利插入,避免损伤。若拟作宫颈细胞学检查或取阴道分泌物作涂片检查时,不应涂润滑剂,改用生理盐水润滑,以免影响涂片质量。放置窥器时,检查者用一手拇指、示指将两侧小阴唇分开,另一手将窥器避开敏感的尿道周围区,斜行沿阴道侧后壁缓慢插入阴道内,边推进边将窥器两叶转正并逐渐张开两叶,暴露宫颈、阴道壁及穹隆部,然后旋转窥器,充分暴露阴道各壁。取出窥器前,先将前后叶合拢再斜行沿阴道侧后壁缓慢取出(图18-1)。

b. 阴道检查:应旋转阴道窥器,观察阴道前后壁和侧壁及穹隆黏膜颜色、皱襞多少,是否有阴道隔或双阴道等先天畸形,有无溃疡、赘生物或囊肿等。注意阴道内分泌物量、性质、色泽及有无臭味。阴道分泌物异常者应作滴虫、假丝酵母菌、淋菌等检查。

c. 宫颈检查:暴露宫颈后,观察宫颈大小、颜色、外口形状,有无出血、柱状上皮异位、撕裂、外翻、腺囊肿、息肉、赘生物,宫颈管内有无出血或分泌物。同时可采集宫颈外口鳞-柱交接处作宫颈细胞学检查和HPV检测。

C. 双合诊(bimanual examination):是盆腔检查中最重要的项目。检查者一手的两指或一指放入阴道,另一手在腹部配合检查,称双合诊。目的在于检查阴道、宫颈、宫体、输卵管、卵巢、宫旁结缔组织及骨盆腔内壁有无异常。

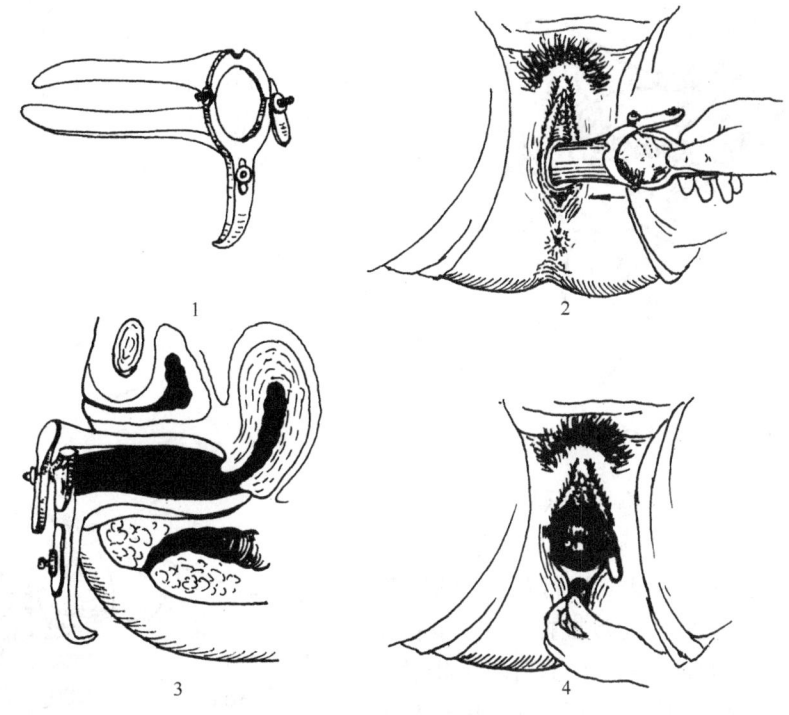

图 18-1 阴道窥器检查

检查方法：检查者戴无菌手套，一手示、中两指或一指蘸润滑剂，顺阴道后壁轻轻插入，检查阴道通畅度、深度、弹性，有无畸形、疤痕、肿块及阴道穹隆情况。再扪触宫颈大小、形状、硬度及外口情况，有无接触性出血。若阴道黏膜病变或宫颈癌时，了解病变组织质地或癌肿浸润范围。随后检查子宫体，将阴道内两指放在宫颈后方，另手掌心朝下手指平放在患者腹部平脐处，当阴道内手指向上向前方抬举宫颈时，腹部手指往下往后按压腹壁，并逐渐向耻骨联合部位移动，通过内、外手指同时分别抬举和按压，相互协调，即能扪清子宫位置、大小、形状、软硬度、活动度及有无压痛（图18-2）。通常子宫位置是前倾略前屈。"倾"是指宫体纵轴与身体纵轴的关系。若宫体朝向耻骨，称为前倾；当宫体朝向骶骨，称为后倾。"屈"是指宫体与宫颈间的关系。若两者间的纵轴形成的角度朝向前方，称为前屈，形成的角度朝向后方，称为后屈。扪清子宫后，将阴道内两指由宫颈后方移至一侧穹隆部，尽可能往上向盆腔深部扪触；与此同时，另一手从同侧下腹壁髂嵴水平开始，自上向下按压腹壁，与阴道内手指相互对合，以触摸该侧附件区有无肿块、增厚或压痛（图18-3）。若扪及肿块，应查清其位置、大小、形状、

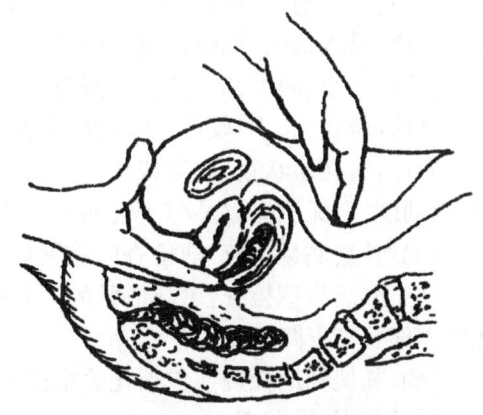

图 18-2 双合诊（检查子宫）

软硬度、活动度、与子宫的关系及有无压痛等。正常卵巢偶可扪及，触之稍有酸胀感。正常输卵管不能扪及。

D. 三合诊（rectovginal examination）：经直肠、阴道、腹部联合检查，称三合诊，是双合诊

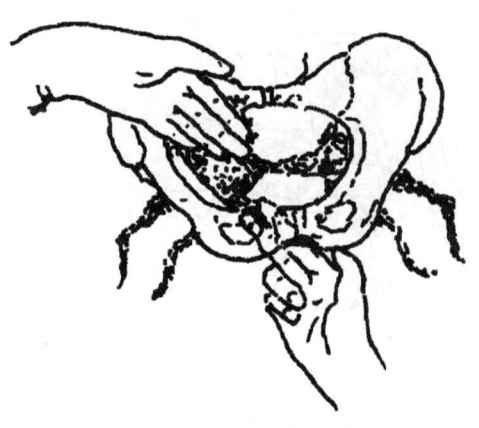

的补充检查。方法：一手示指放入阴道,中指插入直肠以替代双合诊时的两指,其余检查步骤同双合诊(图18-4)。通过三合诊能扪清后倾或后屈子宫大小,发现子宫后壁、宫颈旁、直肠子宫陷凹、宫骶韧带和盆腔后部病变,估计盆腔内病变范围,及其与子宫或直肠的关系,尤其是癌肿与盆壁间的关系,以及扪诊阴道直肠隔、骶骨前方或直肠内有无病变。所以三合诊对于生殖器官肿瘤、结核、内膜异位症、炎症的检查尤显重要。

图18-3 双合诊(检查附件)

E. 直肠-腹部诊:检查者一手示指伸入直肠,另一手在腹部配合检查,称直肠-腹部诊。适用于无性生活史、阴道闭锁或其他原因不宜行双合诊的患者。

行盆腔检查时,除应按常规操作外,掌握下述各点有利于检查的顺利进行:①当两手指放入阴道后,患者感疼痛不适时,可仅用示指替代双指进行检查;②三合诊时,将中指伸入肛门时,嘱患者像解大便一样同时用力向下屏气,可使肛门括约肌自动放松,以减轻患者疼痛和不适感;③若患者腹肌紧张,可边检查边与患者交谈,嘱其

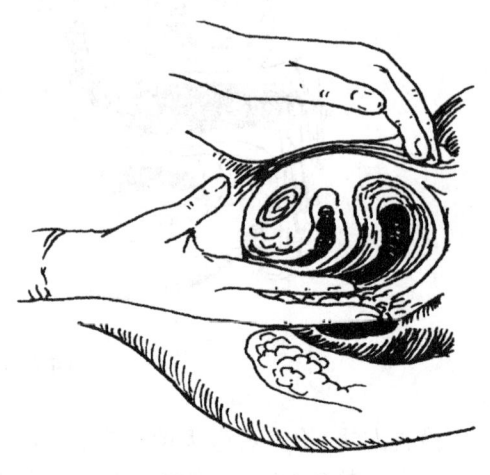

图18-4 三合诊

张口呼吸而使腹肌放松;④当检查者无法查明盆腔内解剖关系时,继续强行触诊,不但患者难以耐受,且往往徒劳无益,故此时应停止检查。待下次检查时,多能获得满意效果。

3) 记录:盆腔检查结束后,应将检查结果按解剖部位先后顺序记录。

外阴:发育情况及婚产式(未婚、已婚未产或经产式)。有异常发现时,应详加描述。

阴道:是否通畅,黏膜情况,分泌物量、色、性状及有无臭味。

宫颈:大小、硬度,有无糜烂、撕裂、息肉、腺囊肿,有无接触性出血、举痛及摇摆痛等。

宫体:位置、大小、硬度、活动度,表面是否光滑,有无突起,有无压痛等。

附件:有无块状物、增厚或压痛。若扪及块状物,记录其位置、大小、硬度,表面是否光滑,活动度,有无压痛以及与子宫和盆壁关系。左右两侧情况分别记录。

(4) 骨盆测量:是产前检查的必测项目,包括骨盆内测量和外测量。

(5) 肛门指诊检查:了解骶骨的弯曲度及骶尾关节的活动度、坐骨切迹宽度等,评估胎儿先露部及其下降程度。

(6) 其他辅助检查 包括化验室检查、超声检查、X线检查等。

4. 心理-社会状况

(1) 评估患者的精神心理状态:评估发病后患者的意识水平、注意力、举止、情绪、沟通交流能力、思维、记忆力等是否有改变;有无焦虑、恐惧、否认、绝望悲伤等情绪变化。

(2) 评估患者对疾病的反应:评估患者患病前后的应激方法,面对压力的解决方式,可以明确导致患者疾病的社会心理原因,采取心理护理措施,以帮助患者预防、减轻、消除心

理方面对健康的影响。

（3）评估患者对健康问题及医院环境的感知：了解患者对自己所患疾病的认知和态度，对住院治疗的期望和感受，对患者角色的接受程度。是否有因经济压力、工作忙碌、知识缺乏等原因延误就医，或者是怕检查出更为严重的疾病而不愿就医。

【护理诊断/合作性问题】

护士全面收集了护理对象有关资料后，加以综合、分析后确定护理诊断。护理诊断是患者生命过程中的生理、心理、社会文化及精神方面所出现的健康问题反应的说明，这些健康问题的反应属于护理职责范畴，可以用护理的方法来解决。护理合作性问题是不能通过护士的独立手段解决的，由疾病、治疗、检查引起的并发症，例如：手术后出血、休克、心律失常等，需要护士运用医嘱和护理措施来共同处理，以降低或解决并发症发生的问题。

【护理目标】

护理目标是指通过护理干预，护士期望护理对象达到的健康状态或行为上的改变，也是评价护理效果的标准。根据护理目标所需时间的长短，可将护理目标分为长期目标和短期目标，又称为远期目标或近期目标。长期目标和短期目标在时间上没有绝对分界，有时长期目标需要一系列短期目标的实现才能更好实现，而短期目标的实现也增加了患者对长期目标实现的信心。

【护理措施】

护理措施是指护士为帮助护理对象达到预期目标所采取的具体护理活动。包括执行医嘱、缓解症状、促进舒适的护理行为；预防、减轻、消除病变反应的护理措施；疾病知识、用药指导等健康教育。护理措施可分为独立性护理措施、合作性护理措施、依赖性护理措施三类。

独立性护理措施：是指护士运用自己的专业知识和能力独立进行的护理活动，如病史采集、健康教育、病房管理等。

合作性护理措施：是指护士需要与其他医务人员合作完成的护理活动。

依赖性护理措施：是指护士执行医师、药师、营养师等人的医嘱而实施的护理工作。

【护理评价】

评价是将患者的健康状况与确定的护理目标进行有计划的、系统的比较过程，是整体护理效果的鉴定。根据护理目标实现的程度，可以分为以下几种情况：①目标完全实现：护理计划停止。②目标部分实现：护理诊断正确可继续执行护理计划。③目标未实现：重新评价后修改护理计划。④新增护理目标：评价也是再评估的一个过程，根据所获得的新的资料，可以确定新的护理诊断，制定新的护理计划和护理目标。

（沈秀敏）

思 考 题

15岁女中学生在体育课上突然剧烈腹痛，面色苍白，大汗淋漓，急诊送往医院，初步诊断为卵巢囊肿蒂扭转。问题：

(1) 该患者的护理诊断有哪些？
(2) 医生在检查时应采取哪种盆腔检查方法？
(3) 为明确诊断应采取哪种辅助检查方法？

第十九章 妊娠期并发症妇女的护理

> **学习目标**
> 识记：各种妊娠期并发症的定义、临床表现、治疗原则；自然流产、妊娠期高血压疾病、前置胎盘、胎膜早剥的分类。
> 理解：异位妊娠、妊娠期高血压疾病的病理；各种妊娠期并发症的辅助检查方法。
> 运用：能够运用护理程序为妊娠期并发症妇女提供整体护理。

受孕和妊娠是极其复杂而又十分协调的生理过程。从受孕开始至胎儿及其附属物娩出的漫长40周期间，各种内在因素与外在因素的综合作用常常影响着母体和胎儿。若不利因素占优势，则正常妊娠可转变成病理妊娠，出现一些妊娠期并发症。妊娠早期可发生流产、异位妊娠，中、晚期可出现妊娠期高血压疾病、前置胎盘、胎盘早剥、羊水量异常以及胎膜早破等。通过本章节的学习，要求学生能够应用护理程序为妊娠期并发症妇女提供整体护理。

第一节 自 然 流 产

妊娠不足28周，胎儿体重不足1000g而终止者称为流产（abortion）。妊娠12周末前终止者称为早期流产，妊娠13周至不足28周终止者称为晚期流产。流产分为自然流产和人工流产。自然因素所致的流产称为自然流产（spontaneous abortion），应用药物或手术等人为因素终止妊娠者称为人工流产（artificial abortion）。自然流产的发生率占全部妊娠的31%，其中早期流产占80%以上。本节仅阐述自然流产。

【病因】

导致流产的原因很多，主要有以下几个方面。

1. 胚胎因素 胚胎染色体异常是自然流产的最常见原因。在早期自然流产中有50%~60%的妊娠产物存在染色体异常。夫妇任何一方有染色体异常均可传至子代，导致流产或反复流产。染色体异常包括数目异常和结构异常。

（1）染色体数目异常：如三体、X单体、三倍体、四倍体等，其中以三体最常见，其次是X单体。

（2）染色体结构异常：如染色体易位、断裂、缺失等。

染色体异常的胚胎多发生流产，很少继续发育成胎儿。若发生流产，排出物多为空囊或为已经退化的胚胎。即使少数存活，生后可能为畸形胎儿或有代谢及功能缺陷。

2. 母体因素

（1）全身性疾病：严重感染、高热可刺激子宫收缩引发流产；某些细菌和病毒毒素经胎盘进入胎儿血液循环，导致胎儿感染、死亡而发生流产；孕妇患心衰、严重贫血、高血压、慢性肾炎等疾病，均可影响胎盘循环而致胎儿缺氧，发生流产。

（2）生殖器官异常：先天性子宫畸形如双子宫、单角子宫、子宫纵隔等，子宫黏膜下肌瘤、较大的壁间肌瘤及宫腔粘连均可影响胚胎组织着床发育而导致流产。宫颈裂伤、宫颈内口松弛等机能不全也可导致胎膜破裂发生晚期自然流产。

(3) **免疫功能异常**：母体对胚胎的免疫耐受是胎儿在母体内生存的基础。母体妊娠后母儿双方免疫不适应，可胚胎或胎儿受到排斥而发生流产。此外，母儿血型不合、胎儿抗原、母体抗磷脂抗体过多、抗精子抗体等因素，也常导致早期流产。

(4) **创伤刺激与不良习惯**：妊娠期腹部或子宫受到撞击、挤压或尖锐物刺伤，以及过度的恐惧、忧伤、焦虑等情感创伤均可导致流产；过量吸烟、酗酒等不健康生活方式也与流产相关。

3. 胎盘因素 滋养细胞发育和功能异常是胚胎早期死亡的重要原因，此外，前置胎盘、胎盘早剥等可致胎盘血液循环障碍、胎儿死亡，从而发生流产。

4. 环境因素 砷、铅、甲醛、苯、氧化乙烯等化学物质的过多接触，高温、噪音以及放射线的过量暴露，均可直接或间接对胚胎或胎儿造成损害，导致流产。

【病理】

流产过程是妊娠产物逐渐与子宫壁剥离，直至排出子宫的过程。早期妊娠时，胎盘绒毛发育尚不成熟，与子宫蜕膜联系还不牢固，故妊娠8周前的流产，妊娠产物多数可以完全从子宫壁剥离而排出，出血不多。妊娠8~12周时，胎盘绒毛发育茂盛，与底蜕膜联系较牢固，若此时发生流产，妊娠产物往往不易完全剥离排出，常有部分组织残留宫腔内影响子宫收缩，出血较多。妊娠12周后，胎盘已完全形成，流产时往往先有腹痛，然后排出胎儿、胎盘。有时由于底蜕膜反复出血，凝固血块包绕胎块，形成血样胎块稽留于宫腔内，血红蛋白因逐渐被吸收，形成肉样胎块，或纤维化与子宫壁粘连。偶有胎儿被挤压，形成纸样胎儿，或钙化形成石胎。

【临床表现】

主要表现为停经后阴道流血和腹痛。

1. 停经 大部分自然流产患者都有明显的停经史、早孕反应。但是，早期流产时发生的阴道流血有时候难以与月经异常鉴别，因此常无明显的停经史，要结合其他病史及hCG、超声等作出明确诊断。

2. 阴道流血和腹痛 早期流产时常先出现阴道流血，后又腹痛，而且全程均有阴道流血。晚期流产的临床过程与早产及足月产相似，表现为先出现腹痛，经过阵发性子宫收缩，排出胎儿及胎盘，后出现阴道流血。

【临床类型及治疗原则】

自然流产的临床过程简示如下(图19-1)。

1. 先兆流产(threatened abortion)

(1) 临床表现：停经后先出现少量阴道流血，少于月经量，继之常出现阵发性下腹痛或腰坠痛。妇科检查：宫颈口未开，胎膜未破，妊娠产物未排出，子宫大小与停经周数相符。经休息及治疗后，

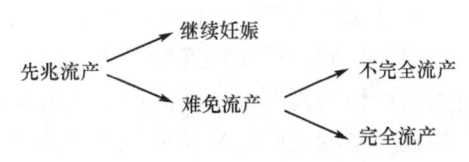

图19-1 自然流产的临床过程

若阴道流血停止或腹痛消失，可继续妊娠；若阴道流血量增多或下腹痛加剧，则可发展为难免流产。

(2) 治疗原则：卧床休息，禁忌性生活。对精神紧张者，可给予少量对胎儿无害的镇静

剂。对黄体功能不足的患者,可遵医嘱给予黄体酮保胎治疗。甲状腺功能低下者可口服小剂量甲状腺片。治疗期间,需要观察患者症状及检验结果变化,必要时进行超声检查明确胎儿发育情况,避免盲目保胎。

2. 难免流产(inevitable abortion)

(1) 临床表现:由先兆流产发展而来,指流产已不可避免。表现为阴道流血量增多,阵发性下腹痛加重或出现阴道流液(胎膜破裂)。妇科检查:宫颈口已扩张,有时可见胚胎组织或胎囊堵塞于宫颈口内,子宫大小与停经周数相符或略小。此时宫缩逐渐加剧,继续进展妊娠组织可能部分或完全排出,发展为不完全或完全流产。

(2) 治疗原则:一旦确诊,应尽早使胚胎及胎盘组织完全排出,以防止出血和感染。阴道流血过多者,完善化验检查,必要时输血、输液、抗休克治疗,出血时间较长者,应给予抗生素预防感染。

3. 不全流产(incomplete abortion)

(1) 临床表现:由难免流产发展而来,指妊娠产物已部分排出体外,尚有部分残留于宫腔内。由于宫腔内残留部分妊娠产物,影响子宫收缩,致使子宫出血持续不止,甚至因流血过多而发生失血性休克。妇科检查:宫颈口已扩张,不断有血液自宫颈口流出,有时尚可见胎盘组织堵塞于宫颈口或部分妊娠产物已排出于阴道内,部分仍留在宫腔内,子宫小于停经周数。

(2) 治疗原则:一经确诊,应在输液、输血条件下尽快行刮宫术或钳刮术,使宫腔内残留的胚胎或胎盘组织完全排出。

4. 完全流产(complete abortion)

(1) 临床表现:指妊娠产物已全部排出,阴道流血逐渐停止,腹痛逐渐消失。妇科检查:宫颈口已经关闭,子宫接近正常大小。

(2) 治疗原则:如没有感染征象,一般不需要处理。可行超声检查,明确宫腔内有无残留

此外,流产尚有三种特殊情况。

5. 稽留流产(missed abortion)

(1) 指胚胎或胎儿已死亡滞留在宫腔内尚未自然排出者,又称过期流产。胚胎或胎儿死亡后子宫不再增大反而缩小,早孕反应消失。若已至中期妊娠,孕妇腹部不见增大,胎动消失。妇科检查:宫颈口未开,子宫较停经周数小,质地不软,未闻及胎心。

(2) 治疗原则:及时促使胎儿及胎盘排出,以防止死亡的胎儿及胎盘组织在宫腔内稽留过久,而导致严重凝血功能障碍及DIC,引发严重出血。处理前应检查血常规、出凝血时间、血小板计数等,并做好输血准备。

6. 复发性流产(recurrent spontaneous abortion,RSA)

(1) 指同一性伴侣连续发生3次及3次以上的自然流产。近年来有学者认为连续2次自然流产称为复发性自然流产。患者每次流产多发生在同一妊娠月份,临床经过与一般流产相同。早期流产的常见原因为胚胎染色体异常、黄体功能不足、甲状腺功能低下等。晚期流产的常见原因为子宫肌瘤、子宫畸形、宫腔粘连、宫颈内口松弛等。

(2) 治疗原则:以预防为主,男女双方在受孕前应进行详细检查。

7. 感染性流产(infection abortion) 流产过程中,若阴道流血时间过长、有组织残留于宫腔内或非法堕胎等,有可能引起宫腔内感染,严重时感染可扩展到盆腔、腹腔乃至全身,

并发盆腔炎、腹膜炎、败血症及感染性休克等,常为厌氧菌及需氧菌混合感染。

【护理评估】

1. 健康史 停经、阴道流血和腹痛是自然流产孕妇的主要症状。护士需要详细询问孕妇的停经史以及早孕反应情况;阴道流血的持续时间与阴道流血量;有无腹痛及腹痛的部位、性质和程度。此外,还需要了解有无阴道水样排液,排液的量、色、有无臭味,以及有无妊娠产物排出等。对于既往史,需要全面了解孕妇在妊娠期间有无全身性疾病、生殖器官疾病、内分泌功能失调以及有无接触有害物质等,以识别发生自然流产的诱因。

2. 身心状况 流产孕妇可因出血过多而出现失血性休克,或因出血时间过长、宫腔内有组织残留而发生感染,因此,护士需要全面评估孕妇的各项生命体征,以判断流产的不同类型,尤其注意与贫血和感染相关的征象。

流产孕妇的心理状况常表现为焦虑和恐惧。孕妇对阴道流血常常会不知所措,甚至将其过度严重化。同时胚胎和胎儿的健康也直接影响孕妇的情绪,孕妇可能表现为伤心、郁闷、烦躁不安等。

3. 相关检查

(1) 妇科检查:需要在消毒条件下进行妇科检查,以进一步了解宫颈口是否扩张,羊膜是否破裂,有无妊娠产物堵塞于宫颈口;子宫大小与停经周数是否相符,有无压痛等,同时需要检查双侧附件有无肿块、增厚以及压痛等。

(2) 实验室检查:连续动态检测血 β-hCG、孕激素以及 hPL 的变化,以利于妊娠诊断和预后判断。

(3) B 型超声检查:超声显像可显示有无胎囊、胎动、胎心音等,利于诊断和鉴别流产及其类型,指导正确处理。

【护理诊断/合作性问题】

1. 焦虑 与担心胎儿健康等因素相关。

2. 有感染的危险 与阴道流血时间过长、宫腔内有组织残留等因素相关。

【护理目标】

(1) 先兆流产的孕妇能积极配合保胎措施,继续妊娠。

(2) 出院时,护理对象无感染征象。

【护理措施】

对于不同类型的流产孕妇,治疗原则不同,其护理措施亦有差异。护士在全面评估孕妇身心状况的基础上,综合孕妇的病史、检查及诊断,明确治疗原则,认真执行医嘱,积极配合医师为流产孕妇进行诊治,并提供相应的护理措施。

1. 先兆流产孕妇的护理 先兆流产的孕妇需要卧床休息、禁止性生活、禁忌灌肠等,以减少各种刺激。护士除了为其提供生活护理外,常需要遵医嘱给予孕妇适量的镇静剂、孕激素等,随时评估孕妇的病情变化,如是否腹痛加重、阴道流血量增多等。同时,孕妇的情绪状态常会影响保胎效果,护士要注意观察孕妇的情绪变化,加强心理护理,稳定孕妇情绪,增强保胎信心。此外,护士需要向孕妇及家属讲明上述保胎措施的必要性,以取得孕妇及家属的理解和配合。

2. 妊娠不能再继续者的护理 护士要积极采取措施,及时做好终止妊娠的准备,积极协助医师完成手术过程,使妊娠产物完全排出子宫,同时要打开静脉通路,做好输液、输血准备。并严密监测孕妇的血压、脉搏、体温,观察面色、腹痛、阴道流血以及与休克有关的征象。有凝血功能异常者应予以及时纠正,然后再行引产或手术。

3. 预防感染 护士需监测患者的体温、血象以及阴道流血,阴道分泌物的性质、颜色、气味等,严格执行无菌操作,加强会阴部护理。指导孕妇使用消毒会阴垫,保持会阴清洁,维持良好的卫生习惯。当护士发现感染征象后应及时报告医师,并按医嘱进行抗感染处理。此外,护士还应嘱患者流产后1个月返院复查,确定无禁忌证后,方可开始性生活。

4. 健康指导 患者常因失去胎儿,表现出伤心、悲哀等情绪反应。护士应给予同情和理解,帮助患者和家属接受现实,顺利度过悲伤期。同时,护士还应与孕妇及家属共同讨论此次流产的原因,并向他们讲解流产的相关知识,帮助他们为再次妊娠做好准备。有复发性流产史的孕妇在下一次妊娠确诊后应卧床休息,加强营养,禁止性生活,补充维生素C、B、E等,治疗期必须超过以往发生流产的妊娠月份。病因明确者,应积极接受对因治疗,如黄体功能不足者,按医嘱正确使用黄体酮治疗以预防流产;子宫畸形者需在妊娠前先行矫治手术,例如,宫颈内口松弛者应在未妊娠前做宫颈内口松弛修补术,如已妊娠,可在妊娠14~16周时行子宫内口缝扎术。

【护理评价】
(1) 先兆流产孕妇配合保胎治疗,可继续妊娠。
(2) 出院时,护理对象体温正常,血红蛋白及白细胞数正常,无出血、感染征象。

第二节 异位妊娠

正常妊娠时,受精卵着床于子宫体腔内膜。受精卵在子宫体腔以外着床发育称为异位妊娠(ectopic pregnancy),习称宫外孕(extrauterine pregnancy),异位妊娠和宫外孕的含义稍有不同,异位妊娠包括输卵管妊娠、卵巢妊娠、宫颈妊娠、腹腔妊娠、阔韧带妊娠等;宫外孕则仅指子宫以外的妊娠,不包括宫颈妊娠。因此,异位妊娠的含义更为确切而科学。异位妊娠中最常见的是输卵管妊娠(占90%~95%)。本节主要阐述输卵管妊娠。

输卵管妊娠是妇产科常见的急腹症之一,当输卵管妊娠流产或破裂时,可出现严重的腹腔内出血,若不及时诊断和积极抢救,可危及患者生命。输卵管妊娠按其发生部位不同,分为间质部、峡部、壶腹部和伞部妊娠(图19-2)。其中,以壶腹部妊娠最常见,约占75%~80%,其次为峡部,伞部及间质部妊娠较少见。

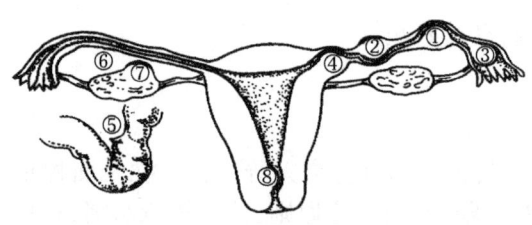

图19-2 异位妊娠的发生部位
①输卵管壶腹部妊娠;②输卵管峡部妊娠;③输卵管伞部妊娠;④输卵管间质部妊娠;⑤腹腔妊娠;⑥阔韧带妊娠;⑦卵巢妊娠;⑧宫颈妊娠

【病因】
1. 输卵管异常

(1) 输卵管炎症:是输卵管妊娠的主要病因。包括输卵管黏膜炎和输卵管周围炎。慢性炎症可使输卵管腔黏膜皱襞粘连,管腔变窄;或输卵管与周围组织粘连,输卵管扭曲,管腔狭窄,管壁蠕动减弱,从而妨碍受精卵的顺利通过和运行。

(2) 输卵管发育不良或功能异常:输卵管过长、肌层发育差、黏膜纤毛缺乏、双输卵管、憩室或有副伞等发育不良,可成为输卵管妊娠的原因。输卵管功能包括蠕动、纤毛活动以及上皮细胞的分泌,受女性雌、孕激素的调节,若调节失败,可干扰受精卵的正常运行。此外,精神因素可引起输卵管痉挛、蠕动异常,影响受精卵的正常运送。

(3) 输卵管手术:曾患过输卵管妊娠的妇女,再次发生输卵管妊娠的可能性较大。由于原有的输卵管病变或手术操作的影响,不论何种手术(输卵管切除或保守性手术)后再次输卵管妊娠的发生率约为 10%~20%。

2. 受精卵游走 卵子在一侧输卵管受精,受精卵经宫腔(内游走)或腹腔(外游走)进入对侧输卵管,称为受精卵游走。受精卵由于移行时间过长,发育增大,即可在对侧输卵管内着床发育形成输卵管妊娠。

3. 辅助生殖技术 近年来,由于辅助生殖技术的应用,在使大多数的不孕女性受益的同时,输卵管妊娠的发生率也相应增加,如宫颈妊娠、卵巢妊娠以及腹腔妊娠的发生率增加。

4. 放置宫内节育器(IUD) 放置宫内节育器与输卵管妊娠发生的关系已引起国内外重视。随着 IUD 的广泛应用,输卵管妊娠的发生率增高,其原因可能是由于使用 IUD 后的输卵管炎症所致。但最近研究表明:IUD 本身并不增加输卵管妊娠的发生率,但若 IUD 避孕失败而受孕时,则发生输卵管妊娠的机会较大。

5. 其他 子宫内膜异位症、内分泌失调、神经精神功能紊乱以及吸烟等可增加受精卵着床于输卵管的可能性。

【病理】

1. 输卵管妊娠结局 受精卵着床于输卵管时,由于输卵管管腔狭窄,管壁薄,蜕膜形成差,受精卵植入后,输卵管不能适应胚胎或胎儿的生长发育,因此,当输卵管妊娠发展到一定程度,即可发生以下结局。

(1) 输卵管妊娠流产(tubal abortion):多见于妊娠 8~12 周的输卵管壶腹部妊娠。受精卵着床、种植在输卵管黏膜皱襞内,由于输卵管妊娠时管壁蜕膜形成不完整,发育中的囊胚常向管腔突出,终于突破包膜而出血,囊胚与管壁分离(图19-3),若整个囊胚剥离掉入管腔并经输卵管逆蠕动经伞端排出到腹腔,形成输卵管完全流产,出血一般不多。若囊胚剥离不完整,妊娠产物部分排出到腹腔,部分尚附着于输卵管壁,则形成输卵管不全流产,滋养细胞继续生长侵蚀输卵管壁,导致反复出血,形成输卵管血肿或输卵管周围血肿。由于输卵管肌壁薄,收缩力差,不易止血,血液不断流出,积聚在直肠子宫陷窝形成盆腔血肿,量多时甚至流入腹腔,出现腹膜刺激症状,甚至引起休克。

(2) 输卵管妊娠破裂(rupture of tubal pregnancy):多见于妊娠 6 周左右的输卵管峡部妊娠。受精卵着床于输卵管黏膜皱襞间,随着囊胚生长发育,绒毛向管壁方向侵蚀肌层及浆膜,最后穿透浆膜,形成输卵管妊娠破裂(图19-4)。由于输卵管肌层血管丰富,输卵管妊娠破裂所致的出血较输卵管妊娠流产严重,短期内可出现大量腹腔内出血,也可表现为反复出血,在盆腔或腹腔内形成血肿甚至发生休克,处理不及时可危及生命。

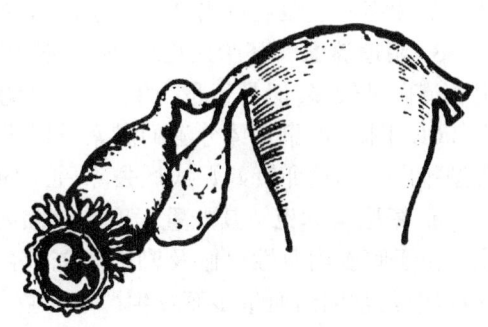

图 19-3 输卵管妊娠流产

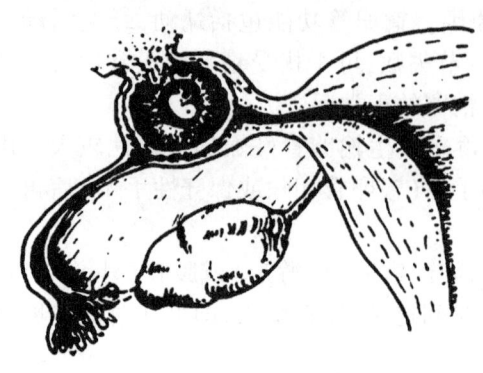

图 19-4　输卵管妊娠破裂

输卵管间质部是自子宫角部延续而来,肌层较厚,血供丰富。输卵管间质部妊娠时,受精卵在此着床并发育,妊娠往往可持续至 3～4 个月破裂,一旦破裂,出血凶猛,症状极为严重。

（3）陈旧性异位妊娠：输卵管妊娠流产或破裂后,未及时治疗,或者出血逐渐停止,病情稳定,时间过久,胚胎死亡或被吸收。长期反复出血形成的盆腔血肿机化变硬,并与周围组织粘连,临床上称为"陈旧性宫外孕"。

（4）继发性腹腔妊娠：输卵管妊娠流产或破裂后,胚胎从输卵管排到腹腔或阔韧带内,由于失去营养,多数死亡,偶尔存活者,绒毛组织重新种植而获得营养,胚胎继续发育形成继发性腹腔妊娠。若破口在阔韧带内,可发展为阔韧带妊娠。

2. 子宫的变化　输卵管妊娠和正常妊娠一样,由滋养细胞产生 hCG 维持黄体生长,月经停止来潮,子宫血供增加,增大变软,但子宫增大与停经月份不相符。子宫内膜亦受滋养细胞产生的 hCG 影响而发生蜕膜反应,但蜕膜下海绵层及血管系统发育较差,当胚胎受损或死亡,滋养细胞活力下降或消失,蜕膜自宫壁剥离,组织学检查未见绒毛、无滋养细胞,此时 hCG 下降。输卵管妊娠时,子宫内膜有时可见高度分泌反应或 Arias-Stella(A-S)反应。镜下可见 A-S 反应：腺上皮细胞增大,核深染,突入腺腔,胞质富含空泡。

【临床表现】

输卵管妊娠的临床表现与受精卵着床部位、有无流产或破裂、出血量多少以及出血时间长短等有关。

1. 停经　月经周期规律的女性,一般有 6～8 周的停经史,间质部妊娠停经时间可更长。部分患者月经延迟几日即出现阴道不规则流血时,常被误认为月经来潮,而无停经史主诉。约有 20%～25% 的患者无明显停经史。

2. 腹痛　是输卵管妊娠患者就诊的主要症状,95% 以上输卵管妊娠患者以腹痛为主诉。输卵管妊娠流产或破裂前,患者多表现为一侧下腹部隐痛或酸胀感。当发生流产或破裂时,患者突感一侧下腹部撕裂样疼痛,常伴有恶心、呕吐。若血液积聚在直肠子宫陷凹,可出现肛门坠胀感（里急后重）；出血多时可流向全腹而引起全腹疼痛,刺激膈肌可引起肩胛放射性疼痛。腹痛可出现于阴道流血前或后,也可与阴道流血同时发生。

3. 阴道流血　胚胎死亡后,常有不规则阴道流血,暗红色,量少或淋漓不尽。部分患者阴道流血量较多,似月经量,约 5% 患者为大量阴道流血。阴道流血提示胚胎受损或已死亡,hCG 下降,卵巢黄体分泌的激素难以维持蜕膜生长而发生剥离出血,并伴有蜕膜碎片或管型排出。当输卵管妊娠病灶去除后,阴道流血方能停止。

4. 晕厥与休克　其严重程度与腹腔内出血速度及出血量成正比,与阴道出血量不成正比。由于腹腔内急性出血及剧烈腹痛,轻者出现晕厥,重者发生失血性休克。间质部妊娠一旦破裂,常因出血量多而发生严重休克。

5. 腹部包块　当输卵管妊娠流产或破裂所形成的血肿时间较久者,因血液凝固,逐渐机化变硬,并与周围组织或器官（如子宫、输卵管、卵巢、肠管或大网膜等）发生粘连形成包块,包块较大或位置较高者,可于腹部扪及。

【治疗原则】

治疗原则以手术治疗为主,其次为药物治疗。

1. 手术治疗 可行腹腔镜手术或开腹手术。根据患者情况,行患侧输卵管切除术或者保留患侧输卵管功能的保守性手术。严重内出血并发休克者,应在积极纠正休克、补充血容量的同时,迅速手术抢救。

2. 药物治疗 近年来用化疗药物甲氨蝶呤等方法治疗输卵管妊娠,已有成功的报道。治疗机制是抑制滋养细胞增生、破坏绒毛,使胚胎组织坏死、脱落、吸收。但在治疗中若有严重内出血征象,或疑有输卵管间质部妊娠,或胚胎继续生长时应及时进行手术治疗。根据中医辨证论治方法,合理运用中药,或用中西医结合的方法,对输卵管妊娠进行保守治疗也已取得显著成果。

【护理评估】

1. 健康史 仔细询问月经史,准确推断停经时间。注意不要因为月经仅过期几天而误认为不是停经;不要将不规则阴道流血而误认为末次月经。此外,对于不孕、盆腔炎、放置宫内节育器、绝育术、输卵管复通术等与发病相关的高危因素应予以高度重视。

2. 身心状况 输卵管妊娠流产或破裂前,症状和体征不明显。当患者腹腔内出血较多时可表现为贫血貌,重者可出现面色苍白、四肢湿冷、脉快、弱、细,血压下降等休克症状。下腹有明显压痛、反跳痛,尤以患侧为重,肌紧张不明显,叩诊有移动性浊音。血凝后下腹部可触及包块。体温多正常,出现休克时体温略低,腹腔内血液吸收时体温略升高,但一般不超过38℃。

输卵管妊娠流产或破裂后,腹腔内急性大量出血、剧烈腹痛以及妊娠终止的现实都将使孕妇出现较为激烈的情绪反应,表现出哭泣、自责、无助、抑郁以及恐惧等行为。

3. 相关检查

(1) 腹部检查:输卵管妊娠流产或破裂者,下腹部有明显压痛和反跳痛,尤以患侧为重,轻度肌紧张;出血多时,叩诊有移动性浊音;出血时间较长时,形成凝血块,可在下腹部触及软性肿块。

(2) 盆腔检查:输卵管妊娠流产或破裂者,除子宫略大较软外,仔细检查仅可能触及增粗的输卵管伴轻度压痛。输卵管妊娠流产或破裂者,阴道后穹隆饱满,明显触痛。将宫颈轻轻上抬或者左右摇动时引起下腹剧烈疼痛,称为宫颈举摆痛,是输卵管妊娠的重要体征之一。腹腔内出血多时检查子宫呈漂浮感。

(3) 阴道后穹隆穿刺:是一种简单可靠的诊断方法,适用于疑有腹腔内出血的患者。由于腹腔内血液最易积聚于子宫直肠陷凹,即使血量不多,也能经阴道后穹隆穿刺抽出。用长针头自阴道后穹隆刺入子宫直肠陷凹,抽出暗红色不凝血为阳性,如抽出血液较红,放置10分钟内凝固,表明误入血管。若无内出血、内出血量少、血肿位置较高或者子宫直肠陷凹有粘连时,可能抽不出血液,因此,后穹隆穿刺阴性不能排除输卵管妊娠存在。如有移动性浊音,可做腹腔穿刺。

(4) 妊娠试验:放射免疫法检测血中β-hCG,尤其是动态观察血β-hCG的变化对异位妊娠的诊断极为重要。此方法灵敏度高,测出异位妊娠的阳性率一般可达80%~90%,但β-hCG阴性者仍不能完全排除异位妊娠。

(5) 超声检查:B型超声显像有助于异位妊娠的诊断。阴道B型超声检查较腹部B型超声检查准确性高。早期输卵管妊娠的诊断,仅凭 B 型超声显像有时可能误诊。若能结合临床表现和 β-hCG 测定等,对诊断的帮助很大。

(6) 腹腔镜检查:适用于输卵管妊娠尚未流产或破裂的早期患者及诊断困难的患者。腹腔内大量出血或伴有休克者,禁做腹腔镜检查。早期异位妊娠患者,腹腔镜可见一侧输卵管肿大,表面紫蓝色,腹腔内无出血或仅有少量出血。

(7) 子宫内膜病理检查:目前此方法的临床应用明显减少,主要适用于阴道流血量较多的患者,目的在于排除同时合并宫内妊娠流产。将宫腔排出物或刮出物送检病理检查,切片中见到绒毛,可诊断为宫内妊娠,仅见蜕膜未见绒毛者有助于异位妊娠诊断。

【护理诊断/合作性问题】

1. 恐惧 与担心手术失败有关。
2. 潜在并发症 出血性休克。

【护理目标】

(1) 患者休克症状得以及时发现并缓解。
(2) 患者能以正常心态接受此次妊娠失败的现实。

【护理措施】

1. 接受手术治疗患者的护理

(1) 积极做好术前准备:腹腔镜手术是近年来治疗输卵管妊娠的主要方法,多数输卵管妊娠可在腹腔镜直视下,穿刺输卵管的妊娠囊吸出部分囊液或者切开输卵管吸出胚胎,并注入药物;也可以行输卵管切除术。护士在严密监测患者生命体征的同时,积极配合医师纠正患者休克症状,做好术前准备。对于严重内出血并出现休克的患者,护士应立即开放静脉,交叉配血,做好输血、输液准备,以便配合医师积极纠正休克、补充血容量,并按急诊手术要求迅速做好术前准备。术前准备与术后护理的相关内容请参见腹部手术患者的护理及腹腔镜检查章节。

(2) 提供心理支持:术前,护士需简洁明了地向患者和家属讲明手术的必要性,并以亲切的态度和切实的行动获得患者及家属的信任,同时,保持周围环境安静、有序,减少和消除患者的紧张、恐惧心理,协助患者接受手术治疗方案。术后,护士应帮助患者以正常的心态接受此次妊娠失败的现实,并向患者讲述输卵管妊娠的相关知识,既可以减少因害怕输卵管妊娠再次发生而抵触妊娠的不良情绪,也可以增加和提高患者的自我保健意识。

2. 接受非手术治疗患者的护理 对于接受非手术治疗方案的患者,护士应从以下几个方面加强护理。

(1) 严密观察病情:护士应密切观察患者的一般情况、生命体征,重视患者的主诉,尤应注意阴道流血量与腹腔内出血量不成比例,当阴道流血量少时,不要误认为腹腔内出血量亦很少。护士应告诉患者病情发展的一些指征,如出血增多、腹痛加剧、肛门坠胀感明显等,以便当患者病情发展时,医患均能及时发现,并给予相应的处理。

(2) 加强化学药物治疗的护理:化疗一般采用全身用药,也可采用局部用药。用药期间,需要 β-hCG 测定和 B 型超声进行严密监护,并注意观察患者的病情变化及药物的毒副反应。常用药物有甲氨蝶呤。其治疗机制是抑制滋养细胞增生、破坏绒毛,从而使胚胎组织坏死、脱落、吸收。不良反应小,可表现为消化道反应,骨髓抑制以白细胞下降为主,有时可出现轻微肝功能异常、药物性皮疹、脱发等,但大部分反应是可逆的。

(3) 指导患者休息与饮食:患者需卧床休息,避免增加腹压,从而减少输卵管妊娠破裂的机会。在患者卧床期间,护士需要提供相应的生活护理。此外,护士还需要指导患者摄取足够的营养物质,尤其是富含铁蛋白的食物,如鱼肉、动物肝脏、豆类、绿叶蔬菜及黑木耳等,可促进血红蛋白的增加,增强患者的抵抗力。

(4) 监测治疗效果:护士应协助患者正确留取血液标本,以监测治疗效果。

3. 出院指导 输卵管妊娠的预后在于防止输卵管的损伤和感染,因此护士需做好妇女的健康指导工作,以防止盆腔感染的发生。教育患者保持良好的卫生习惯,勤洗浴、勤换衣,稳定性伴侣。发生盆腔炎后须立即彻底治疗,以免延误病情。此外,由于输卵管妊娠约有10%的再发生率和50%~60%的不孕率。因此,护士需要告诫患者下次妊娠时要及时就医,同时不要轻易终止妊娠。

【护理评价】

(1) 患者的休克症状得以及时发现并纠正。
(2) 患者消除了恐惧心理,愿意接受手术治疗。

第三节 早 产

早产(preterm labor,PTL)是指妊娠满28周至不足37周(196~258日)间分娩者。此时娩出的新生儿叫早产儿,体重多小于2500g,各器官发育尚不成熟。据统计,约70%的围产儿死亡是由于早产,而且,早产儿中约有15%于新生儿期死亡。因此,防止早产是降低围生儿死亡率的重要措施之一。

【病因】

1. 孕妇因素

(1) 孕妇合并急性或慢性疾病,如病毒性肝炎、急性肾盂肾炎、急性阑尾炎、严重贫血、慢性肾炎、妊娠高血压综合征、心脏病、性传播疾病等。

(2) 子宫畸形:包括双子宫、双角子宫及纵隔子宫等;宫颈内口松弛与子宫肌瘤也易发生早产。

(3) 其他:孕妇吸烟、酗酒或者精神受到刺激以及承受巨大压力时可引发早产。

2. 胎儿、胎盘因素 双胎妊娠、羊水过多、胎膜早破、宫内感染、胎盘功能不全、母儿血型不合、前置胎盘及胎盘早剥等均可致早产。其中,胎膜早破、绒毛膜羊膜炎最常见,约占早产的30%~40%。

【临床表现】

早产的临床表现主要是妊娠28周后37周前出现子宫收缩。最初为不规律宫缩,并常伴有少许阴道血性分泌物或阴道流血,以后逐渐发展为规律宫缩,与足月临产相似,宫颈管消失,宫口扩张。

【治疗原则】

若胎儿存活,无胎儿窘迫、胎膜未破,应设法通过休息和药物治疗,抑制宫缩,尽可能使妊娠继续维持至足月。若胎膜已破,早产已不可避免时,应尽可能的预防新生儿并发症,以尽力提高早产儿的存活率。

【护理评估】

1. 健康史 详细评估可致早产的高危因素,如孕妇既往有流产、早产史或者本次妊娠有阴道流血,则发生早产的可能性大。同时,应详细询问并记录患者既往出现的症状以及接受治疗的情况。

2. 身心状况 妊娠满28周后至不足37周前,出现明显的规律宫缩(至少每10分钟一次),且伴有宫颈管缩短,即可诊断为先兆早产。如果妊娠28~37周间,出现20分钟≥4次且每次持续≥30秒的规律宫缩,且伴随宫颈管缩短≥75%,宫颈进行性扩张2cm以上者,即可诊断为早产临产。

早产已不可避免时,孕妇常会不自觉地把一些相关的事情与早产联系起来而产生自责感;同时,由于怀孕结果的不可预知,恐惧、焦虑、猜疑也是早产孕妇常见的情绪反应。

3. 相关检查 通过全身检查及产科检查,结合阴道分泌物检测,核实孕周,评估胎儿成熟度和胎方位等;密切观察产程进展,确定早产进程。

【护理诊断/合作性问题】

1. 有新生儿受伤的危险 与早产儿发育不成熟有关。

2. 焦虑 与担心早产儿预后有关。

【护理目标】

(1)患者能平静地面对事实,接受治疗及护理。

(2)新生儿不存在因护理不当而发生的并发症。

【护理措施】

1. 预防早产 孕妇良好的身心状况可降低早产的发生,突然的精神创伤也可引发早产,因此,需做好孕期保健工作、指导孕妇增加营养,保持平静的心情。避免诱发宫缩的活动,如性生活、抬举重物等。高危孕妇须多卧床休息,以左侧卧位为宜,以增加子宫血液循环,改善胎儿供氧,且慎做肛查和阴道检查等。同时,积极治疗合并症,宫颈内口松弛者应于孕14~16周作子宫内口缝合术,以防止早产的发生。

2. 药物治疗的护理 先兆早产的主要治疗措施是抑制宫缩,与此同时,还需要积极控制感染、治疗合并症和并发症。护理人员应能明确具体药物的作用和用法,并且能够识别药物的副作用,以避免毒性作用的发生,同时,还应对患者做相应的健康教育。

常用抑制宫缩的药物有以下几类。

(1)β-肾上腺素受体激动剂:其作用为激动子宫平滑肌中的β受体,从而抑制子宫收缩,减少子宫活动而延长孕期。副作用为母儿双方心率加快,孕妇血压下降、血糖升高、血钾降低、恶心、出汗、头痛等。目前常用药物有:利托君(ritodrine)、沙丁胺醇(salbutamol)等。

(2)硫酸镁:其作用为镁离子直接作用于子宫肌细胞,拮抗钙离子对子宫收缩的活性,从而抑制子宫收缩。常用方法:首次剂量为5g,加入25%葡萄糖液20ml中,在5~10分钟内缓慢注入静脉(或稀释后半小时内静脉滴入),以后以每小时2g的速度静脉滴注,宫缩抑制后继续维持4~6h后改为每小时1g,直到宫缩停止后12h。使用硫酸镁时,应密切观察患者有无中毒迹象。

(3)钙通道阻滞剂:其作用为阻滞钙离子进入肌细胞,从而抑制子宫收缩。常用药物为硝苯地平10mg,舌下含服,每6~8h一次。也可以首次负荷量给予30mg口服,根据宫缩情况再以10~20mg口服。用药时必须密切观察孕妇心率和血压变化,对已用硫酸镁者需慎用,以防血压急剧下降。

(4) 前列腺素合成酶抑制剂:前列腺素有刺激子宫收缩和软化宫颈的作用,其抑制剂可减少前列腺素合成,从而抑制子宫收缩。常用药物有:吲哚美辛、阿司匹林等。同时,此类药物可通过胎盘抑制胎儿前列腺素的合成与释放,使胎儿体内前列腺素减少,而前列腺素有维持胎儿动脉导管开放的作用,缺乏时导管可能过早关闭而导致胎儿血液循环障碍,因此,临床较少应用。必要时仅在孕 34 周前短期(1 周内)选用。

3. 预防新生儿合并症的发生 在保胎过程中,应每日行胎心监护,并教会患者自数胎动,有异常情况时及时采取应对措施。对妊娠 35 周前的早产者,应在分娩前按医嘱给予孕妇糖皮质激素,如地塞米松、倍他米松等,以促进胎肺成熟,明显降低新生儿呼吸窘迫综合征的发病率。

4. 为分娩做准备 如早产已不可避免,应尽早决定合理的分娩方式,如臀位、横位,估计胎儿成熟度低,且产程又需较长时间者,可选用剖宫产术结束分娩;经阴道分娩者,应考虑使用产钳和会阴切开术以缩短产程,从而减少分娩过程中对胎头的压迫。同时,要充分做好早产儿保暖和复苏的准备,临产后慎用镇静剂,避免发生新生儿呼吸抑制的情况;产程中应给予孕妇吸氧;新生儿出生后,须立即结扎脐带,以防止过多母血进入胎儿血液循环造成循环系统负荷过重。

5. 为孕妇提供心理支持 护士可安排时间与孕妇进行开放式的讨论,让患者充分了解早产的发生并非她的过错,有时甚至是无缘由的。同时,也要避免为减轻孕妇的负疚感而给予过于乐观的保证。由于早产是出乎意料的,孕妇多没有精神和物质准备,对产程中的孤独感、无助感尤为敏感,此时,丈夫、家人和护士在身旁提供支持较足月分娩更显重要,并能帮助孕妇重建自尊,以良好的心态承担早产儿母亲的角色。

【护理评价】

(1) 患者能积极配合医护措施。
(2) 母婴顺利经历全过程。

第四节 过 期 妊 娠

平时月经周期规律,妊娠达到或超过 42 周(≥294 日)尚未分娩者,称为过期妊娠(post-term pregnancy)。其发生率约为 3%~15%。过期妊娠的胎儿围产病率和死亡率增高,并随妊娠过期时间的延长而增加。

【病因】

1. 雌孕激素比例失调 如内源性前列腺素和雌二醇分泌不足而孕酮水平增高可抑制前列腺素和缩宫素,使子宫不收缩,延迟分娩发动。

2. 子宫收缩刺激反射减弱 头盆不称或胎位异常时,由于胎先露部对宫颈内口及子宫下段的刺激不强,反射性子宫收缩减少,易发生过期妊娠。

3. 胎儿畸形 无脑儿畸胎不合并羊水过多时,由于垂体缺如,不能产生足够促肾上腺皮质激素,使雌激素前身物质 16a-羟基硫酸脱氢表雄酮分泌不足,雌激素形成减少,致使过期妊娠发生。

4. 遗传因素 缺乏胎盘硫酸酯酶,是一种罕见的伴性隐性遗传病,均见于怀男胎病例,胎儿胎盘单位无法将活性较弱的脱氢表雄酮转变为雌二醇及雌三醇,使分娩难以启动。

【病理和临床表现】

1. 胎盘、胎儿变化

（1）胎盘功能正常型：胎儿继续发育,体重增加成为巨大儿,颅骨钙化明显,胎头不易变形,从而导致经阴道分娩困难。

（2）胎盘功能减退型：胎盘外观有钙化和梗死,镜下见胎盘老化现象,使胎盘的物质交换与转运能力均下降,供给胎儿营养以及氧气不足,胎儿不再继续生长发育,导致胎儿成熟障碍、胎儿窘迫。

2. 羊水变化 随着妊娠周数的延长,羊水会越来越少,羊水粪染率也明显增高。

过期妊娠常因胎盘病理改变而发生胎儿窘迫或者巨大儿造成难产,导致围生儿死亡率以及新生儿窒息发生率增高,同时手术产率也增高。

【治疗原则】

尽量避免过期妊娠的发生。一旦确诊过期妊娠,应根据胎儿大小、胎盘功能、胎儿宫内安危、宫颈成熟情况等综合判断,选择恰当的分娩方式。

【护理评估】

1. 健康史 仔细核实妊娠周数,确定胎盘功能是否正常是关键。

2. 身心状况

（1）身体评估：胎盘功能正常型多无特殊表现；胎盘功能减退型可表现为胎动频繁或者减少、消失,孕妇体重不再增加或者减轻,宫高和腹围与妊娠周数不相符,胎心率异常。

（2）心理-社会状况：当超过预产期数日后仍无分娩先兆,孕妇和家属都会焦急,担心过期妊娠对胎儿不利,而表现出紧张情绪。

3. 相关检查

（1）B超检查：监测胎儿双顶径、股骨长度估计妊娠周数；观察胎动、胎儿肌张力、胎儿呼吸运动以及羊水量等。羊水暗区直径小于3cm,提示胎盘功能减退,小于2cm则提示胎儿危险。

（2）胎盘功能测定：雌三醇(E_3)含量小于10mg/24h,E/C比值小于10或者下降50%,血清游离雌三醇含量持续缓慢下降等,均应考虑为胎儿胎盘单位功能低下。

（3）胎儿电子监护仪检测：无刺激胎心率监护每周2次,多为无反应型；催产素激惹试验若出现晚期减速,提示胎儿缺氧。

【护理诊断/合作性问题】

1. 知识缺乏 缺乏过期妊娠危害性的相关知识。

2. 焦虑 与担心围生儿的安全有关。

3. 潜在并发症 胎儿窘迫、胎儿生长受限、巨大儿。

【护理目标】

（1）孕妇和家属了解过期妊娠对胎儿的影响。

（2）住院期间不发生胎儿和新生儿损伤。

（3）孕妇的焦虑程度减轻。

【护理措施】

1. 一般护理

（1）休息：嘱孕妇取左侧卧位，吸氧。

（2）协助复核孕周：仔细询问孕妇末次月经时间，引导其回忆本次妊娠的有关情况，协助医生重新认真复核孕周。

2. 加强监护胎儿情况 勤听胎心音，教会孕妇自测胎动，注意观察羊水的颜色、性状，必要时行胎儿电子监护，以便及时发现胎儿窘迫。

3. 检查的护理 告知孕妇及家属行各种胎盘功能检查的目的、方法、结果，协助孕妇完成各项胎盘功能检查，如按时抽血或留尿，护送患者做 B 超检查等。

4. 终止妊娠的护理

（1）剖宫产：引产失败者，胎盘功能减退，胎儿有宫内窘迫，羊水过少或者有产科指征，均应行剖宫产。

1）做好剖宫产的术前准备、术中配合及术后护理。

2）做好新生儿窒息的抢救准备。

（2）阴道分娩：胎盘功能及胎儿情况良好，无其他产科指征者，可在严密监护下经阴道分娩。

1）宫颈条件未成熟者，需遵医嘱给予促宫颈成熟的措施。如乳头按摩、宫缩剂静滴、前列腺素制剂宫颈或者阴道给药等。

2）宫颈条件成熟者，可行人工破膜或者静滴缩宫素引产。破膜后应立即听胎心音、观察羊水颜色、性状、记录破膜时间；嘱产妇卧床休息，保持外阴清洁，必要时遵医嘱用抗生素预防感染。

3）产程中的护理：常规吸氧；严密观察胎心及产程进展，适时行胎心监护；如出现胎儿窘迫情况，若宫口已开全，行阴道手术助产；若宫口未开全，短时间内不能从阴道分娩者，需立即改行剖宫产；产后常规应用宫缩剂，预防产后出血；在新生儿出现第一次呼吸前及时彻底清除呼吸道分泌物及羊水，特别是粪染的羊水应尽力清除；新生儿按高危儿加强护理，密切观察，遵医嘱给予药物治疗。

5. 心理护理 妊娠过期后，孕妇或者家属有的担心胎儿安危，急于要求人工终止妊娠；有的认为"瓜熟才蒂落"而不愿接受人工终止妊娠。护士应仔细倾听她们的诉说，了解孕妇的心理活动，耐心向患者及家属介绍过期妊娠对母儿的不良影响，详细说明终止妊娠的必要性和方法，对她们提出的问题给予积极、明确、有效的答复，解除其思想顾虑，鼓励患者极配合治疗，适时终止妊娠，加强过期儿（高危儿）的护理。

【护理评价】

（1）患者能积极配合医护措施。

（2）母婴顺利经历全过程。

（3）产妇产后未出现焦虑。

第五节 妊娠期高血压疾病

妊娠期高血压疾病（hypertensive disorders in pregnancy）包括妊娠期高血压、子痫前期、子痫、慢性高血压并发子痫前期以及慢性高血压合并妊娠,其中妊娠期高血压、子痫前期、子痫是妊娠期特有的疾病,在妊娠期发病,大多数于妊娠结束后自然消退。

本病多发生于妊娠 20 周以后,以高血压、蛋白尿为主要特征,可伴全身多器官功能损害或功能衰竭;严重者可出现抽搐、昏迷,甚至死亡。该病严重威胁母婴健康,是导致孕产妇和围生儿病率和死亡的重要原因之一。我国妊娠期高血压疾病发病率为 10% 左右。

【病因】

妊娠期高血压疾病的发病原因至今尚未阐明。其好发因素和主要病因学说如下。

1. 好发因素 根据流行病学调查发现,以下高危因素与妊娠期高血压疾病发病密切相关:高龄初孕妇(≥40 岁)或年轻初孕妇(≤20 岁);有妊娠期高血压疾病史及家族史;有慢性高血压、慢性肾炎、糖尿病史;肥胖、高 BMI 指数;多胎妊娠、羊水过多;妊娠间隔时间≥10 年以及妊娠早期收缩压≥130mmHg 或舒张压≥80mmHg;精神过分紧张或受到刺激致使中枢神经系统功能紊乱者;寒冷季节或气温变化过大,特别是气压升高时;营养不良、严重贫血以及低社会经济状况等。

2. 病因学说

(1)免疫学说:妊娠被认为是成功的自然同种异体移植。正常妊娠的维持,有赖于胎儿与母体间免疫平衡的建立和稳定。这种免疫平衡一旦失调,即可导致一系列的血管内皮细胞病变,从而引发妊娠期高血压疾病。

(2)子宫-胎盘缺血缺氧学说:本学说认为临床上妊娠期高血压疾病易发生于初产妇、多胎妊娠和羊水过多,是由于子宫张力增高,影响子宫的血液供应,从而导致子宫-胎盘缺血缺氧。此外,全身血液循环不能适应子宫-胎盘的需要,如孕妇患有严重贫血、慢性高血压、糖尿病等,也易伴发此病。

(3)血管内皮功能障碍:血管内皮细胞损伤是子痫前期的基本病理变化,它使扩血管物质如一氧化氮(NO)、前列环素 I_2 合成减少,而缩血管物质如内皮素(ET)、血栓素 A_2 等合成增加,从而促进血管痉挛。此外血管内皮损伤还可激活血小板及凝血因子,加重子痫前期高凝状态。引起子痫前期血管内皮损伤的因素很多,如炎性介质、肿瘤坏死因子、白细胞介素-6、极低密度脂蛋白等,还有氧化应激反应。此外,气候寒冷、精神紧张也是本病的主要诱因。

(4)营养缺乏及其他因素:目前已发现多种因素与子痫前期的发生发展有关,如低白蛋白血症、锌、硒等缺乏。近年来有学者认为妊娠期高血压疾病的发生可能与缺钙有关,但其发生机制尚不明确。此外,其他因素如遗传、胰岛素抵抗等因素也与妊娠期高血压疾病的发生密切相关。

【病理生理】

本病的基本病理生理变化是全身小动脉痉挛。由于小动脉痉挛,造成管腔狭窄,周围阻力增大,血管内皮细胞损伤,通透性增加,体液和蛋白质渗漏,表现为血压升高、蛋白尿、水肿和血液浓缩等。全身各器官组织因缺血和缺氧而受到损害,严重时脑、心、肝、肾及胎盘等的病理组织学变化可导致抽搐、昏迷、脑水肿、脑出血,心肾功能衰竭,肺水肿,肝细胞坏死及被膜下出血,胎盘绒毛退行性变、出血和梗死,胎盘早剥以及凝血功能障碍而导致 DIC 等。主要病理生理变化图示如图 19-5:

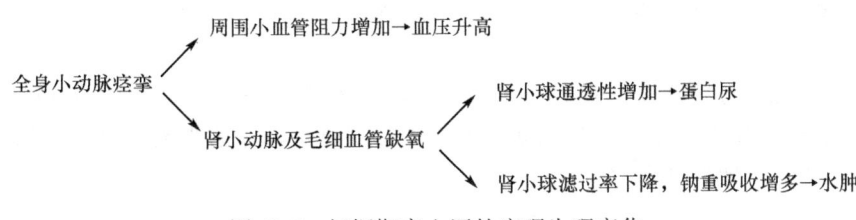

图 19-5 妊娠期高血压的病理生理变化

【临床表现与分类】

妊娠期高血压疾病的临床表现与分类见表 19-1。

表 19-1 妊娠期高血压疾病分类与临床表现

分类	临床表现
妊娠期高血压	妊娠期出现高血压，收缩压≥140mmHg 和（或）舒张压≥90mmHg，于产后 12 周内恢复正常；尿蛋白（-）；产后方可确诊。少数患者可伴有上腹部不适或血小板减少
子痫前期轻度	妊娠 20 周后出现收缩压≥140mmHg 和（或）舒张压≥90mmHg 伴蛋白尿≥0.3g/24h，或随机尿蛋白（+）
子痫前期重度	血压和尿蛋白持续升高，发生母体脏器功能不全或胎儿并发症。出现下述任一不良情况可诊断为重度子痫前期：①血压持续升高：≥160mmHg 和（或）舒张压≥110mmHg；②蛋白尿≥5.0g/24h 或随机蛋白尿≥（+++）；③持续性头痛或视觉障碍或其他脑神经症状；④持续性上腹部疼痛，肝包膜下血肿或肝破裂症状；⑤肝脏功能异常肝酶升高；⑥肾脏功能异常；少尿（24h 尿量<400ml 或每小时尿量<17ml）或血肌酐>106μmol/L；⑦低蛋白血症伴胸腔积液或腹腔积液；⑧血液系统异常：血小板持续性下降，并低于 $100×10^9$；血管内溶血、贫血、黄疸或血 LDH 升高；⑨心衰、肺水肿；⑩胎儿生长受限或羊水过少；⑪早发型即妊娠 34 周以前发病
子痫	子痫前期基础上发生不能用其他原因解释的抽搐 子痫发生前可有不断加重的子痫前期，也可无前驱症状。通常产前子痫较多见，也有少部分病例发生于产后 48h 之内。 子痫抽搐进展迅速，前驱症状短暂，表现为抽搐、面部充血、口吐白沫、深昏迷；继之深部肌肉僵硬，很快发展成典型的全身高张阵挛惊厥，有节律的肌肉收缩，持续 1~1.5 分钟，期间患者无呼吸运动；此后抽搐停止，呼吸恢复，但患者仍昏迷，最后意识恢复，但困惑、易激惹、烦躁
慢性高血压并发子痫前期	慢性高血压孕妇妊娠 20 周前无蛋白尿，妊娠 20 周后出现蛋白尿≥0.3g/24h；或妊娠 20 周前有蛋白尿，妊娠 20 周后蛋白尿明显增加或血压进一步升高或出现血小板减少（<$100×10^9$/L）
妊娠合并慢性高血压	妊娠前或妊娠 20 周前收缩压≥140mmHg 和（或）舒张压≥90mmHg，（除外滋养细胞疾病），妊娠期无明显加重；或妊娠 20 周后首次诊断高血压并持续到产后 12 周以后

【治疗原则】

妊娠期高血压疾病治疗的基本原则是休息、镇静、解痉，有指征地降压、利尿，密切监测母胎情况，适时终止妊娠。应根据病情轻重分类，进行个体化治疗。

1. 轻症 应酌情增加产前检查次数，密切观察病情变化，注意休息、采取左侧卧位、调整饮食，防止发展为重度，防止子痫发生。

2. 子痫前期 一经确诊，须住院治疗，积极处理，防止子痫及并发症的发生。治疗原则为解痉、镇静、降压、合理扩容及必要时利尿，适时终止妊娠。

常用的药物有：

（1）解痉药物：首选硫酸镁，可以有效预防子痫和控制子痫发作，适用于子痫前期和子痫的患者。

（2）镇静药物：可缓解孕产妇精神紧张、焦虑症状，改善睡眠。当应用硫酸镁无效或有禁忌时可用于预防并控制子痫。但分娩期应慎用，以免药物通过胎盘进而抑制胎儿的神经系统。常用药物有：地西泮和冬眠合剂。

（3）降压药物：降压治疗的目的在于预防子痫、心脑血管意外和胎盘早剥等严重母胎并发症。收缩压≥160mmHg和（或）舒张压≥110mmHg的高血压孕妇必须降压治疗，收缩压≥140mmHg和（或）舒张压≥90mmHg的高血压孕妇可以使用降压治疗；妊娠前已用降压药治疗的孕妇应继续降压治疗。常用的口服降压药物有：拉贝洛尔、硝苯地平短效或缓释片、肼屈嗪。如口服药物血压控制不理想，可使用静脉用药：拉贝洛尔、尼卡地平、酚妥拉明、肼屈嗪。

（4）扩容药物：合理扩容可改善重要器官的血液灌注，纠正组织缺氧，改善病情，可用于低蛋白血症、贫血的患者。临床上需要严格掌握扩容治疗的适应证和禁忌证。常用扩容剂有：人血白蛋白、血浆、全血、平衡液及低分子右旋糖酐等。在扩容治疗时，需严密观察患者的脉搏、呼吸、血压和尿量，防止肺水肿及心力衰竭的发生。

（5）利尿药物：一般不主张常规应用，仅用于全身性水肿、急性心衰、肺水肿、脑水肿、血容量过高且伴有潜在肺水肿者。常用药物有：呋塞米、甘露醇等。用药过程中，需严密监测患者的水、电解质平衡情况以及药物的毒副作用。

（6）适时终止妊娠：妊娠期高血压疾病经积极治疗后，适时终止妊娠是唯一有效的治疗措施。其指征包括：①重度子痫前期孕妇经积极治疗24~48h无明显好转者；②重度子痫前期孕妇，孕龄不足34周，胎盘功能检查提示胎盘功能减退，而胎儿成熟度检查提示胎儿已成熟者；③重度子痫前期孕妇，孕龄已超过34周，经治疗好转者；④子痫控制后2h的孕妇。终止妊娠的方式，根据患者的具体情况选择剖宫产或阴道分娩。

3. 子痫患者的处理 子痫是妊娠期高血压疾病最严重的阶段，是妊娠期高血压疾病所致母儿死亡的最主要原因，应积极处理。治疗原则为控制抽搐，纠正缺氧和酸中毒，在血压、抽搐控制后可考虑终止妊娠。

【护理评估】

1. 健康史 详细询问患者于孕前及妊娠20周前有无高血压、蛋白尿和（或）水肿、抽搐等征象，既往有无原发性高血压、慢性肾炎、糖尿病等病史及家族史。此次妊娠过程，出现异常现象的时间及治疗经过。此外，还需要仔细询问患者有无头痛、视力改变以及上腹不适等症状。

2. 身心状况 典型患者临床表现为妊娠20周后出现高血压、蛋白尿、水肿。病变程度不同、临床类型不同的患者，有其相应的临床表现。护士需要评估患者的一般健康状况，重点评估患者的血压、尿蛋白、水肿、自觉症状以及抽搐、昏迷等情况。在评估过程中需注意以下方面。

（1）初次测量血压有升高者，需要休息1h后再测，方能正确反映血压情况。而且，不要忽略测得血压与其基础血压的比较。此外，也可通过翻身试验（roll over test, ROD）进行判断，即在孕妇左侧卧位时测量血压直至血压稳定后，嘱其翻身仰卧位5分钟后再次测量血压，若仰卧位舒张压较左侧卧位增加20mmHg以上，提示有发生子痫前期的倾向，其阳性预测值约33%。

(2) 留取24h尿进行尿蛋白定量检查。若24h尿蛋白定量≥0.3g者为异常。蛋白尿的出现以及量的多少可反映肾小管痉挛的程度、肾小管细胞缺氧和其功能受损的程度,护士应须高度重视。

(3) 妊娠后期水肿发生的原因包括妊娠期高血压疾病、下腔静脉受增大子宫压迫而使血液回流受阻、营养不良性低蛋白血症以及贫血等,因此水肿的轻重并不一定能反映病情的严重程度,水肿不明显的患者也有可能迅速发展为子痫,临床上需要引起重视。此外,还须注意水肿不明显,但体重于一周内增加≥0.5kg的隐性水肿。

(4) 孕妇出现头痛、眼花、胸闷、恶心、呕吐等自觉症状时,提示病情进展,进入子痫前期,护士须高度重视。

(5) 抽搐与昏迷是妊娠期高血压疾病的最严重表现,护士须特别注意其发作状态、频率、持续时间、间隔时间、神志情况以及有无舌唇咬伤、摔伤甚至骨折、窒息、吸入性肺炎等。

孕妇的心理状况与病情的轻重、病程的长短、孕妇对疾病的认识、自身性格特点以及社会支持系统等情况有关。有些孕妇和家属误认为是高血压或者肾病而没有对妊娠期高血压疾病给予足够的重视;有些孕妇对自身及胎儿预后过分担忧,恐惧而终日心神不宁;也有些孕妇则产生否认、愤怒、自责、悲观、失望等情绪反应。因此,孕妇和家属均需要不同程度的心理疏导。

3. 相关检查

(1) 尿常规检查:根据蛋白定量确定病情严重程度;根据镜检管型判断肾功能损害情况。

(2) 血液检查

1) 测定血红蛋白、血细胞比容、血浆黏度、全血黏度以了解血液浓缩程度;测定血小板计数、凝血时间,必要时测定凝血酶原时间、纤维蛋白原和鱼精蛋白副凝试验(3P试验等),以了解有无凝血功能异常。

2) 测定血电解质和二氧化碳结合力,以及时了解有无电解质紊乱及酸中毒。

(3) 肝、肾功能测定:如丙氨酸氨基转移酶、血尿素氮、肌酐以及尿酸等测定。

(4) 眼底检查:眼底视网膜小动脉变化可反映妊娠期高血压疾病的严重程度。眼底检查可见眼底小动脉痉挛、动静脉管径比例由正常的2:3变为1:2,或出现视网膜水肿、渗出、出血,甚至视网膜剥离,导致一时失明。

(5) 其他检查:可视病情行心电图、超声心动图、胎盘功能、胎儿成熟度等检查。

【护理诊断/合作性问题】

1. 体液过多 与下腔静脉受增大子宫压迫而使血液回流受阻或营养不良性低蛋白血症有关。

2. 有受伤的危险 与发生抽搐有关。

3. 潜在并发症 胎盘早剥。

【护理目标】

(1) 妊娠期高血压疾病孕妇病情缓解,未发生子痫及并发症。

(2) 妊娠期高血压疾病孕妇明确孕期保健的重要性,积极配合产前检查及治疗。

【护理措施】

1. 妊娠期高血压疾病的预防指导

（1）加强孕期教育：护士须重视孕期健康教育指导，使孕妇和家属充分了解妊娠期高血压疾病的相关知识及其对母儿的危害，促使孕妇自觉于妊娠早期开始接受正规的产前检查，且主动坚持定期检查，以便及时发现异常、及时指导和治疗。

（2）休息及饮食指导：孕妇应多采取左侧卧位休息和睡眠，以增加胎盘绒毛血供，同时，保持愉快心情有助于妊娠期高血压疾病的预防。护士应指导孕妇合理饮食，减少过量盐和脂肪的摄入，增加蛋白质、维生素以及富含钙、铁、锌的食物，对于预防妊娠期高血压疾病有一定作用。此外，可于妊娠20周始，每天补充钙剂1~2g，可降低妊娠期高血压疾病的发生。

2. 一般护理

（1）保证休息：轻度妊娠期高血压疾病孕妇需适当减轻工作，可在家休息，必要时住院治疗。子痫前期的患者建议住院治疗。保证充足的睡眠，每日休息不少于10h。在休息和睡眠时，以左侧卧位为宜，因为左侧卧位可减轻子宫对腹主动脉以及下腔静脉的压迫，使回心血量增加，改善子宫胎盘的血供。左侧卧位24h可使舒张压降低10mmHg。

（2）调整饮食：轻度妊娠期高血压疾病孕妇需摄入足够的蛋白质（100g/d以上）、蔬菜，补充维生素、钙和铁剂。食盐一般不必严格限制，因为长期低盐饮食可引起低钠血症，易导致产后血液循环衰竭，同时，低盐饮食也会影响食欲，减少蛋白质的摄入，对母儿均不利。但全身水肿的孕妇应限制食盐入量。

（3）密切监护母儿状态：护士需询问孕妇有无头痛、视力改变、上腹不适等症状。每日测量体重和血压，每日或隔日复查尿蛋白。定期监测胎儿发育状况和胎盘功能。

（4）间断吸氧：可增加血氧含量，改善全身主要脏器和胎盘的氧供。

3. 用药护理 硫酸镁为目前治疗子痫前期和子痫的首选解痉药物，护士需明确硫酸镁的用药方法、毒性反应以及注意事项。

（1）用药方法：硫酸镁可采用静脉用药或者肌内注射。

1）静脉给药：25%硫酸镁溶液20ml+10%葡萄糖液20ml，5~10分钟内缓慢静脉推注；继以25%硫酸镁溶液60ml+10%葡萄糖液1000ml静脉滴注，滴速1~2g/h，每日用量15~20g；或25%硫酸镁溶液20ml+5%葡萄糖液200ml，静脉注射1~2g/h，1日4次。静脉用药后可使血中镁离子浓度迅速达到有效水平，用药后约1h血药浓度可达高峰，停药后血药浓度下降较快，但可避免肌内注射引起的不适。

2）肌内注射：25%硫酸镁溶液20ml（5g）臀深部肌内注射，每日1~2次。常于用药2h后血药浓度达高峰，而且体内浓度下降缓慢，作用时间长，但局部刺激性强，注射时应使用长针头行深部肌内注射，或者于硫酸镁溶液中加入利多卡因，以缓解疼痛刺激，注射后用无菌棉球或创可贴覆盖针孔，以防止注射部位感染，必要时可行局部按揉或热敷，以促进肌肉组织对药物的吸收。

基于两种不同用药途径的特点，临床多采用两种方式互补长短，以维持体内有效血药浓度。

（2）毒性反应：硫酸镁的有效治疗浓度和中毒浓度相近，因此在应用硫酸镁治疗时须严格控制硫酸镁的入量、严密观察其毒性作用。一般建议硫酸镁的滴速以1g/h为宜，最多不超过2g/h。每日用量15~20g。硫酸镁过量可导致呼吸及心肌收缩功能抑制，甚至危及生命。中毒现象首先表现为膝反射减弱或消失,随着血镁浓度的增加可逐渐出现全身肌张力减退和呼吸抑制,重者心跳可突然停止。

(3)注意事项:护士在用药前和用药过程中须监测孕妇血压,同时还应注意检测以下指标:①膝腱反射必须存在;②呼吸不少于16次/分;③尿量24h不少于400ml,或每小时不少于17ml。尿少提示排泄功能受抑制,镁离子易积聚而致中毒。但钙离子能与镁离子争夺神经细胞上的同一受体,可阻止镁离子的继续结合,防止中毒反应进一步加重。因此应用硫酸镁治疗时,需随时备好10%葡萄糖酸钙注射液,以便出现镁中毒时立即给予解毒。使用方法:10%葡萄糖酸钙注射液10ml,5~10分钟内静脉推注,必要时可每小时重复1次,直至呼吸、排尿和神经抑制恢复正常,但24h内不得超过8次。

4. 子痫患者的护理

(1)协助医生控制抽搐:患者一旦发生抽搐,须尽快控制,首选药物为硫酸镁,必要时需加用有效的镇静药物。

(2)专人护理、防止受伤:子痫发生后,首先应保持呼吸道通畅,并立即给予吸氧,使用开口器或于上、下磨牙间放置一缠好纱布的压舌板,用舌钳固定舌以防止咬伤唇舌,导致舌后坠的发生。患者易取头低侧卧位,以防止黏液吸入呼吸道或者舌头阻塞呼吸道,同时也可避免发生低血压综合征。必要时,可用吸引器吸出喉部黏液或呕吐物,避免窒息。在患者昏迷或未完全清醒的情况下,禁止饮食和口服药物,以防止误入呼吸道而致吸入性肺炎。

(3)减少刺激、以免诱发抽搐:护士应将患者安置于单人暗室,保持绝对安静,避免声、光刺激,一切治疗活动和护理操作应尽量轻柔且相对集中,避免干扰患者。

(4)严密监护:密切观察患者血压、脉搏、呼吸、体温、尿量及24h出入量。及时行必要的血、尿化验和相关检查,尽早发现脑出血、肺水肿、急性肾衰竭等并发症。

(5)为终止妊娠做好准备:子痫发作后多自然临产,需密切观察及时发现有无产兆,同时,做好母子抢救准备。如经积极治疗病情得以控制仍未临产者,需在孕妇清醒后24~48h内引产,或子痫患者经药物治疗控制后6~12h可考虑终止妊娠。护士需做好终止妊娠的准备。

5. 妊娠期高血压孕妇的产时及产后护理 妊娠期高血压孕妇的分娩方式应根据母儿的具体情形而定。

(1)若决定经阴道分娩,需加强各产程护理。第一产程,需密切监测患者的血压、脉搏、尿量、胎心以及子宫收缩情况、患者自觉症状;血压升高时需及时告知医师。第二产程,需尽量缩短,避免产妇用力,初产妇可行会阴侧切术并使用产钳或胎头吸引助产。第三产程,必须预防产后出血,在胎儿前肩娩出后立即给予缩宫素静推,禁用麦角新碱,及时娩出胎盘并按摩宫底,观察血压变化,重视患者的主诉。

(2)开放静脉,测量血压。重症患者于分娩开始即开放静脉。胎儿娩出后立即测量血压,病情稳定后方可送回病房。产褥期仍需继续监测血压,产后48h内应至少每4h测量1次血压。

(3)继续硫酸镁治疗,加强用药护理。病情较重的患者产后需继续给予硫酸镁治疗1~2天,产后24h至5天内仍有子痫发生的可能,因此不可放松治疗和护理。此外,产前未发生抽搐的患者产后48h内亦有抽搐发生的可能,故产后48h内应继续给予硫酸镁治疗和护理。使用大量硫酸镁治疗的孕妇,产后易发生子宫收缩乏力,恶露较常人增多,因此需密切观察子宫复旧情况,预防产后出血。

6. 健康指导 对于轻度妊娠期高血压疾病患者需注意休息,以左侧卧位为主,并给予饮食指导,加强胎儿监护,教会自数胎动,掌握自觉症状,加强产前检查,定期接受产前保护措施;对于重度妊娠期高血压疾病患者,应教会患者掌握识别不适症状和用药后的不适反应,同时,还应掌握产后的自我护理方法,加强母乳喂养的指导。此外,注意家属的健康教育,使孕妇得到心理和生理上的支持。

【护理评价】

(1)妊娠期高血压疾病的孕妇休息充分、睡眠良好、饮食合理、病情缓解。
(2)妊娠期高血压疾病子痫前期重度的孕妇病情得以控制,未出现子痫及并发症。
(3)治疗中患者未出现硫酸镁中毒反应。
(4)妊娠期高血压疾病的孕妇分娩过程顺利。

第六节 前置胎盘

正常妊娠时,胎盘附着于子宫体部的后壁、前壁或侧壁。胎盘低位着床的三种结局:早期流产;向子宫底迁移;留在原位发展成前置胎盘。妊娠28周后,胎盘附着于子宫下段,甚至胎盘下缘达到或覆盖宫颈内口,其位置低于胎先露部,称为前置胎盘(placenta previa)。前置胎盘是妊娠晚期出血的主要原因之一,是妊娠期的严重并发症。其发生率国外报道为0.5%,国内报道为0.24%~1.57%。

【病因】

目前尚不清楚,可能与下述原因有关。

1. 子宫内膜病变与损伤 产褥感染、多产、上环、多次刮宫、剖宫产等,可引起子宫内膜炎,使子宫内膜缺损,血液供应不足,为了摄取足够营养,胎盘代偿性扩大面积,伸展到子宫下段,形成前置胎盘。

2. 胎盘异常 胎盘面积过大时,如多胎妊娠、巨大儿,常延伸至子宫下段甚至达到宫颈内口;有些患者存在副胎盘,多附着于子宫下段;膜状胎盘大且薄,经常扩展到子宫下段。

3. 受精卵滋养层发育迟缓 当受精卵抵达子宫腔时,其滋养层发育迟缓,尚未发育到能着床的阶段而继续下移着床于子宫下段,并在该处生长发育形成前置胎盘。

4. 宫腔形态异常 子宫肌瘤、子宫畸形,可改变宫腔形态,导致胎盘附着于子宫下段。

5. 其他 有学者提出吸烟、吸毒可影响子宫胎盘血供,胎盘为获取更多的氧供而扩大面积,增加了前置胎盘的危险性。

【分类】

根据胎盘下缘与子宫颈内口的关系,前置胎盘可以分为三类(图19-6)。

1. 完全性前置胎盘(complete placenta previa) 子宫颈内口完全被胎盘组织覆盖,又称中央性前置胎盘。

2. 部分性前置胎盘(partial placenta previa) 子宫颈内口部分被胎盘组织覆盖。

3. 边缘性前置胎盘(marginal placenta previa) 胎盘附着于子宫下段,甚至胎盘边缘达到子宫颈内口,但未超越子宫颈内口。

前置胎盘类型可因诊断时间不同而各异,胎盘下缘与子宫颈内口的关系可随宫颈管消失、宫颈内口扩张而发生改变。尤其是接近临产期,如临产前部分性前置胎盘,临产后成为

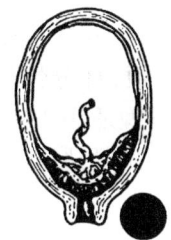 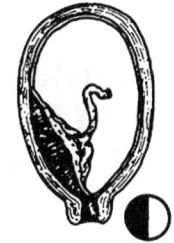 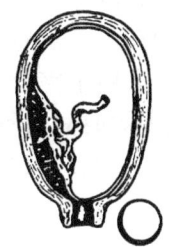

(1) 完全性前置胎盘　　(2) 部分性前置胎盘　　(3) 边缘性前置胎盘

图 19-6　前置胎盘的类型

边缘性前置胎盘。因此,需按处理前的最后一次检查结果确定类型。

【临床表现】

1. 无痛性反复性阴道流血　前置胎盘的典型症状为妊娠晚期或临产时,发生无诱因、无痛性的反复性阴道流血。其出血原因是由于妊娠晚期子宫下段逐渐伸展拉长,颈管缩短,附着于子宫下段及宫颈部位的胎盘不能相应伸展而发生错位分离导致出血。初次流血量一般不多,偶尔亦有第一次就发生致命性大出血者。随着子宫下段不断伸展,出血往往反复发生,且出血量亦越来越多。

阴道流血发生时间的早晚、次数、出血量的多少与前置胎盘的类型有关。

(1) 完全性前置胎盘:初次出血时间早,约在妊娠 28 周左右,反复出血的次数频繁,量较多,甚至一次大量出血即可使患者陷入休克状态。

(2) 部分性前置胎盘:出血介于完全性和边缘性前置胎盘之间。

(3) 边缘性前置胎盘:初次出血发生较晚,多在妊娠 37~40 周或临产后,量较少。

2. 贫血、休克　反复多次或大量阴道流血,患者可出现贫血,贫血程度与阴道流血量成正比,出血严重者可发生休克,并导致胎儿缺氧、窘迫,甚至死亡。

3. 胎位异常　因胎盘附着于子宫下段,患者可表现为胎头高浮和胎位异常,约 1/3 为臀先露。

4. 其他　由于子宫下段肌组织菲薄,收缩力差,附着于该处的胎盘剥离后血窦不易闭合,故可诱发产后出血。此外,前置胎盘的胎盘剥离面接近宫颈外口,而且产妇多体质虚弱,细菌容易从阴道侵入胎盘剥离面,而引发感染。

【治疗原则】

前置胎盘的治疗原则是:抑制宫缩、制止出血、纠正贫血、预防感染。根据孕妇的阴道流血量、有无休克、妊娠周数、产次、胎位、胎儿是否存活、是否临产等综合分析,正确选择结束分娩的时间和方法。

1. 期待疗法　目的是在保证孕妇安全的前提下尽可能延长孕周,接近或达到足月,减少早产,提高围生儿存活率。适用于妊娠<34 周、估计胎儿体重<2000g、胎儿存活、阴道流血不多、一般情况良好的孕妇。患者需绝对卧床休息,禁忌性生活及阴道检查,血止后方可适量活动。一旦出现阴道流血,应住院治疗,密切监测阴道流血量及胎儿在宫内的情况。

2. 终止妊娠

(1) 指征:孕妇反复多量出血甚至休克者,无论胎儿是否成熟,为了孕妇安全,需终止妊娠;胎龄达 36 周以上,胎儿成熟度检查提示胎儿肺成熟者;胎龄未达 36 周,出现胎儿窘迫;胎儿已死亡或发现难以存活的畸形。

(2) 分娩方式:剖宫产是前置胎盘终止妊娠的主要方式,其优点是可短时间内结束分娩,对母儿相对安全。适用于完全性前置胎盘持续大量流血;部分性和边缘性前置胎盘出血多,胎龄达36周以上短时间内不能结束分娩者。阴道分娩适用于边缘性前置胎盘,枕先露,阴道流血不多,短时间能结束分娩者。护理目标在于保证孕妇能以最佳身心状态接受手术及分娩过程。

【护理评估】

1. 健康史 仔细询问个人健康史,尤其注意孕产史中有无剖宫产术、人工流产术及子宫内膜炎等前置胎盘的易发因素;妊娠过程中特别是孕28周后,是否出现无痛性、无诱因、反复阴道流血,详细记录具体经过及治疗情况。

2. 身心状况 患者的一般状况与阴道出血量的多少密切相关。大量出血时可表现为面色苍白、脉搏细速、血压下降等休克症状。

孕妇及其家属可因突然阴道流血而感到恐惧或焦虑,担心孕妇的健康和胎儿的安危,显得恐慌、紧张、手足无措等。

3. 相关检查

(1) 产科检查:子宫大小与停经月份相符,胎方位清楚,胎先露高浮,胎心多正常,也可因孕妇失血过多导致胎心异常或消失。前置胎盘位于子宫下段前壁时,可于耻骨联合上方听到胎盘血管杂音。临产后检查,宫缩为阵发性,间歇期子宫肌完全放松。

(2) 超声波检查:B型超声可清楚显示胎盘与子宫颈的位置,并确定前置胎盘的类型,且可反复检查,准确性达95%以上,是目前诊断前置胎盘最安全、有效的首选方法。

(3) 阴道检查:一般不主张应用。仅适用于终止妊娠前为明确诊断并决定分娩方式。必须在有输液、输血及手术的条件下方可进行。若诊断已明确或流血过多不应再作阴道检查。怀疑前置胎盘的个案,切忌肛查。

(4) 产后检查胎盘及胎膜:前置部位胎盘可见陈旧性血块附着,呈黑紫色或暗红色,若其位于胎盘边缘,且胎膜破口距离胎盘边缘小于7cm,则为部分性前置胎盘。如行剖宫产术,术中可直接了解胎盘附着部位,明确诊断类型。

【护理诊断/合作性问题】

1. 有感染的危险 前置胎盘剥离面靠近子宫颈口,细菌易经阴道上行感染。

2. 潜在并发症 出血性休克。

【护理目标】

(1) 接受期待疗法的孕妇,血红蛋白不再继续下降,胎龄达到或接近足月。

(2) 产妇产后未发生产后出血和产褥感染。

【护理措施】

根据病情需要立即终止妊娠的孕妇,即应采取去枕侧卧位,开放静脉,交叉配血,做好输血、输液准备。在抢救休克的同时,按腹部手术患者的护理进行术前准备,做好母儿生命体征监护以及抢救准备工作。接受期待疗法的孕妇的护理如下。

1. 保证休息,减少刺激 孕妇需住院观察,绝对卧床休息,尤以左侧卧位为佳,每日定时间断吸氧,每日3次,每次20~30分钟,以提高胎儿血氧供应。此外,还应避免各种刺激,以减少出血机会。医护人员进行腹部检查时动作要轻柔,禁做阴道检查和肛查。

2. 纠正贫血　加强饮食营养指导,建议孕妇高蛋白饮食及食用富含铁的食物,如动物肝脏、绿叶蔬菜和豆类等,必要时给予口服硫酸亚铁、输血等措施,以纠正贫血,增强孕妇机体抵抗力,促进胎儿发育。

3. 监测生命体征,及时发现病情变化　密切观察并记录孕妇的生命体征及一般状况,阴道流血的量、色及流血时间,严密监测胎儿宫内状态,按医嘱及时完成相关的实验室检查,进行交叉配血备用,发现异常及时报告医师并积极配合处理。

4. 预防产后出血和感染

(1) 产妇返回病房休息后,密切观察产妇的生命体征和阴道流血情况,发现异常及时报告医师处理,以防止或减少产后出血的发生。

(2) 胎儿娩出后,及早使用宫缩剂,以预防产后大出血;对新生儿严格按照高危儿护理。

(3) 及时更换会阴垫,以保持会阴部清洁、干燥。

5. 健康教育　护士需加强对孕妇的管理和宣教。指导围孕期女性避免吸烟、酗酒等不良行为,避免多次刮宫、引产或宫内感染,防止多产,减少子宫内膜损伤或子宫内膜炎。对于妊娠期出血,无论阴道流血量多少均应及时就医,做到及时诊断,正确处理。

【护理评价】

(1) 接受期待疗法的孕妇,胎龄接近(或达到)足月时终止妊娠。

(2) 产妇产后未出现产后出血和产褥感染。

第七节　胎盘早剥

妊娠20周后或分娩期,正常位置的胎盘在胎儿娩出前,部分或全部从子宫壁剥离,称为胎盘早剥(placental abruption)。胎盘早剥是妊娠晚期的一种严重并发症,起病急、进展迅速,若处理不及时,可危及母儿生命。国内发生率0.46%~2.1%,国外发生率1%~2%。

【病因】

胎盘早剥的发病机制尚未完全阐明,其发病可能与以下因素有关。

1. 孕妇血管病变　胎盘早剥孕妇多并发妊娠期高血压疾病、慢性高血压、慢性肾脏疾病以及全身血管病变等。上述疾病可致底蜕膜螺旋小动脉痉挛或硬化,引起远端毛细血管缺血坏死以致破裂出血,形成血肿,导致该处胎盘与子宫壁剥离。

2. 机械性因素　外伤(特别是腹部直接受撞击)、行外倒转术矫正胎位时,可因血管破裂诱发胎盘早剥。脐带过短或绕颈、绕体等,在分娩过程中由于胎先露部下降牵拉脐带,导致胎盘早剥。

3. 子宫内压力突然下降　双胎妊娠的第一胎儿娩出过快或羊水过多破膜时羊水流出过快,可使宫腔内压力骤然降低,子宫突然收缩,导致胎盘自子宫壁剥离。

4. 子宫静脉压突然升高　见于妊娠晚期或临产后,孕妇长时间仰卧位时,巨大的子宫压迫下腔静脉,回心血量减少,血压下降,而子宫静脉压升高,导致蜕膜静脉床淤血或破裂,诱发部分或全部胎盘自子宫壁剥离。

5. 其他　如吸烟、吸毒、营养不良、子宫肌瘤(尤其是胎盘附着部位肌瘤)、胎膜早破、孕妇有血栓形成倾向等与胎盘早剥具有相关性。此外,有胎盘早剥史的患者再次妊娠发生胎盘早剥的可能性增加。

【类型及病理生理】

胎盘早剥的主要病理变化是底蜕膜出血，形成血肿，使胎盘自附着处剥离。可分为三种病理类型：显性、隐性、混合性剥离（图 19-7）。

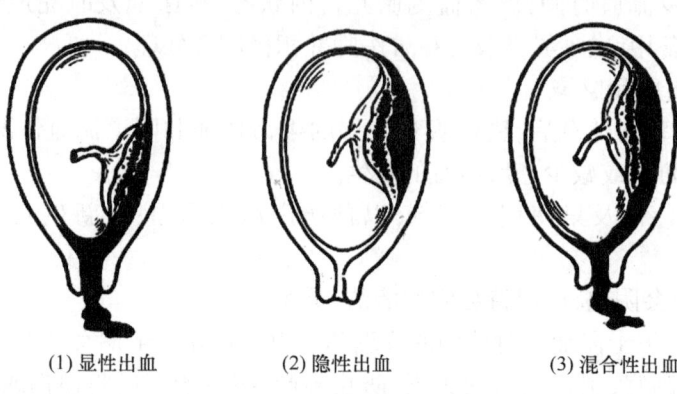

(1) 显性出血　　(2) 隐性出血　　(3) 混合性出血

图 19-7　胎盘早剥的分类

1. 显性剥离（revealed abruption）**或外出血**　若底蜕膜出血少，剥离面小，血液很快凝固，临床多无症状；若底蜕膜出血增加，形成胎盘后血肿，使胎盘的剥离部分不断扩大，当血液冲开胎盘边缘，沿胎膜与子宫壁之间经宫颈管向外流出，即为显性剥离或外出血，大部分胎盘早剥属于这种类型。

2. 隐性剥离（concealed abruption）**或内出血**　血液在胎盘后形成血肿使剥离面逐渐增大，当血肿不断增大，胎盘边缘仍附着于子宫壁上，或胎头已固定于骨盆入口，使血液积存于胎盘与子宫壁之间不能外流，即为隐性剥离或内出血。

3. 混合性出血（mixed hemorrhage）　当内出血过多时，胎盘后血肿内压力增加，血液可冲开胎盘边缘与胎膜，经宫颈管外流，形成混合性出血。偶有出血穿破羊膜而溢入羊水中，使羊水成为血性羊水。

胎盘早剥内出血严重时，可发生子宫胎盘卒中（uteroplacental apoplexy）。积聚于胎盘与子宫壁之间的血液，随血肿压力增大，血液浸入子宫肌层，引起肌纤维分离，甚至断裂、变性，当血液侵及子宫浆膜层时，子宫表面呈蓝紫色淤斑，尤其在胎盘附着处更明显，称为子宫胎盘卒中。此时，由于肌纤维受血液浸渍，收缩力减弱，可出现宫缩乏力性产后出血。

严重的胎盘早剥可发生弥漫性血管内凝血（DIC）。从剥离处的胎盘绒毛和蜕膜中释放大量的组织凝血活酶，进入母体循环，激活凝血系统，发生弥漫性血管内凝血。

子宫胎盘卒中可致产后出血，合并 DIC 时，更易出现难以纠正的产后出血和急性肾衰。

【临床表现】

国内外对胎盘早剥的分类不同，目前多采用 Sher（1985）分法，根据病情严重程度，分为 3 度。

Ⅰ度：胎盘剥离面通常不超过胎盘的 1/3，以外出血为主，多见于分娩期。主要症状为阴道流血，多无腹痛或轻微腹痛，贫血体征不显著。腹部检查：子宫软，宫缩有间歇，腹部压痛不明显或仅局部轻压痛，子宫大小与妊娠周数相符，胎位清楚，胎心率多正常，有时症状与体征均不明显，只在产后检查胎盘时，见胎盘母体面有凝血块及压迹，发现胎盘早剥。

Ⅱ度:胎盘剥离面约为胎盘的1/3,常为内出血或混合性出血,有较大的胎盘后血肿,多见于重度妊娠期高血压疾病。主要症状为突然发生的持续性腹痛和(或)腰酸、腰痛,其程度与胎盘后积血多少有关,积血越多疼痛越剧烈。可无阴道流血或仅有少量阴道流血,贫血程度与外出血量不相符。腹部检查:触诊子宫压痛明显,尤以胎盘附着处最明显。子宫比妊娠周数大,且随着胎盘后血肿的不断增大,宫底随之升高,压痛也更明显。宫缩有间歇,胎位可扪及,胎心清楚。

Ⅲ度:胎盘剥离面超过胎盘的1/2,临床上常呈现休克状态,且休克程度与母体失血量相关。腹部检查:子宫处于高张状态,硬如板状,间歇期不能放松,因此胎位触不清楚。胎儿多因严重缺氧缺血而死亡。

【治疗原则】

胎盘早剥的治疗原则为积极抢救休克,及时终止妊娠,积极防治并发症。终止妊娠的方法需根据孕妇胎次、早剥的严重程度、胎儿宫内状况以及宫口开大等情况而定。积极处理并发症,如凝血功能障碍、产后出血以及急性肾衰等。

【护理评估】

1. 健康史 孕妇在妊娠晚期或临产时突然发生剧烈腹痛,并有急性贫血或休克表现,需高度重视。护士需结合有无妊娠期高血压疾病或高血压病史、慢性肾炎史、胎盘早剥史、仰卧位低血压综合征史及外伤史等,进行仔细全面评估。

2. 身心状况 Ⅰ度胎盘早剥患者症状多不明显。Ⅲ度患者可出现恶心呕吐,面色苍白、出汗、脉弱以及血压下降等休克征象;患者可无阴道流血或少量阴道流血及血性羊水,贫血程度与外出血量不相符。腹部检查:子宫硬如板状,压痛,以胎盘附着处最显著,若胎盘附着于子宫后壁,子宫压痛不明显,但子宫大于妊娠周数,宫底随胎盘后血肿增大而增高。子宫多处于高张状态,偶见宫缩,宫缩间歇期不放松,胎位触不清楚。Ⅲ度胎盘早剥,胎儿多因缺氧死亡,故胎心多消失。

胎盘早剥孕妇除进行阴道流血的量、色评估外,应还需重点评估腹痛程度、性质,密切监测孕妇的生命体征和一般情况,以及时、正确地了解孕妇的身体状况。胎盘早剥孕妇入院时情况多危急,孕妇和家属常感到高度紧张和恐惧。

3. 相关检查

(1)产科检查:可通过四步触诊法判定胎方位、胎心情况、宫高变化以及腹部压痛范围和程度等。

(2)B型超声检查:可协助了解胎盘部位及胎盘早剥的类型,明确胎儿大小及存活情况。B型超声图像显示正常位置的胎盘应紧贴子宫体部后壁、前壁或侧壁,若胎盘与子宫壁之间有血肿时,在胎盘后方出现一个或多个液性暗区,并见胎盘增厚。若胎盘后血肿较大时,能见到胎盘胎儿面凸向羊膜腔,甚至使子宫内的胎儿偏向对侧。若血液渗入羊水中,见羊水回声增强、增多,系羊水混浊所致。当胎盘边缘已与子宫壁分离时,未形成胎盘后血肿时,则见不到上述图像,故B型超声诊断胎盘早剥具有一定的局限性。重型胎盘早剥常伴有胎心、胎动消失。

(3)实验室检查:主要了解患者贫血程度、凝血功能及肾功能。若并发DIC时,需进行筛选试验(血小板计数、凝血酶原时间、纤维蛋白原测定),结果可疑者可做纤溶确诊试验(凝血酶时间、优球蛋白溶解时间、血浆鱼精蛋白副凝试验)。

【护理诊断/合作性问题】

1. **恐惧**　与胎盘早剥起病急、进展快，危及母儿生命有关。
2. **预感性悲哀**　与死产、切除子宫有关。
3. **潜在并发症**　凝血功能障碍、产后出血和急性肾衰竭。

【护理目标】

（1）入院后，孕妇出血性休克症状得到控制。
（2）患者未出现凝血功能障碍、产后出血和急性肾衰竭等并发症。

【护理措施】

胎盘早剥是一种严重的妊娠晚期并发症，危及母儿生命。积极预防非常重要。健全孕产妇三级保健制度，加强产前检查，积极预防与及时治疗妊娠期高血压疾病，对合并有慢性肾炎、慢性高血压等高危妊娠的孕妇应加强管理；妊娠晚期避免长时间仰卧位及腹部外伤；胎位异常行外倒转术纠正胎位时，操作必须轻柔，处理羊水过多或双胎分娩时，避免宫腔内压骤然降低等。对于已诊断为胎盘早剥的患者，护理措施如下。

1. **纠正休克，改善患者一般情况**　护士需迅速开放静脉，积极补充血容量，及时输入新鲜血，既可补充血容量，又能补充凝血因子。同时，密切监测胎儿状态。

2. **严密观察病情变化，及时发现并发症**　凝血功能障碍者表现为子宫出血不凝，皮下、黏膜或注射部位出血，有时有尿血、咯血及呕血等现象；急性肾衰竭者可表现为尿少或无尿。护士需高度重视上述症状，一旦发现，立即报告医师并积极配合处理。

3. **为终止妊娠做好准备**　一经确诊，为抢救母儿生命需及时终止妊娠，减少并发症的发生。分娩方式需依据孕妇病情轻重、胎儿宫内状况、产程进展、胎产式等具体情况而定，护士应积极做好相应的配合与准备。

4. **预防产后出血**　胎盘早剥的产妇胎儿娩出后易发生产后出血，因此分娩前需配血备用，分娩时开放静脉，分娩后应及时给予宫缩剂，配合按摩子宫，必要时按医嘱做好切除子宫的术前准备。未发生出血者，产后仍需加强生命体征的观察，预防晚期产后出血的发生。

5. **产褥期护理**　患者在产褥期需加强营养，纠正贫血。更换消毒会阴垫，保持会阴清洁，防止感染。根据孕妇身体状况给予母乳喂养指导。死产者及时给予退乳措施，可在分娩后24h内尽早服用大剂量雌激素，同时紧束双乳，少进汤类；水煎生麦芽当茶饮；针刺足临泣、悬钟等穴位等。

【护理评价】

（1）母亲顺利分娩，婴儿平安出生。
（2）患者未出现并发症。

第八节　胎膜早破

胎膜在临产前破裂，称为胎膜早破（premature rupture of membrane，PROM），是常见的分娩期并发症。根据胎膜早破发生的时间分为两类：未足月胎膜早破（preterm premature rupture of membranes），即发生于妊娠20周后，但不足37周的胎膜早破，是早产的常见原因之一，70%以上与感染相关，可使围生儿死亡率、宫内感染率及产褥感染率升高；足月胎膜早破（term premature rupture of membranes）即发生于妊娠满37周之后的胎膜早破。胎膜早破常致早产、围产儿死亡、宫内和产褥感染率升高。

【病因】

引起胎膜早破的因素很多,常是多因素相互作用的结果。

1. 生殖道感染 感染可由细菌、病毒等引起,致病微生物上行感染,产生的蛋白水解酶,降解胎膜的基质和胶质,降低组织抵抗力,使胎膜的强度减弱,易于破裂。

2. 羊膜腔内压力升高 如多胎妊娠、羊水过多或持续咳嗽等可导致宫腔内压力增加,覆盖宫颈内口处的胎膜薄弱易于破裂。

3. 胎膜受力不均 头盆不称或胎位异常如臀位、横位,使胎儿先露部与骨盆不能很好衔接,导致胎膜受压不均,易于破裂。宫颈内口松弛时,随着妊娠进展,宫腔内压力增加,使胎膜进入扩张的宫颈或进入阴道,导致感染或受力不均,易于破裂。

4. 营养因素 维生素C、铜、锌缺乏,可降低胎膜的抗张能力,易引起胎膜早破。

5. 机械性因素 创伤和妊娠后期性交可导致胎膜早破。

6. 其他 细胞因子IL-1、IL-6、IL-8、TNF-α升高,可激活溶酶体酶,破坏羊膜组织,导致胎盘早破。

【临床表现】

胎膜破裂后,大多数孕妇可突然感到有较多液体自阴道流出,腹压增加时(如咳嗽、打喷嚏、负重等)羊水即流出,无腹痛及其他产兆。

【治疗原则】

预防感染、脐带脱垂等并发症。

【护理评估】

1. 健康史 仔细询问病史,了解诱发胎膜早破的原因,确定胎膜破裂的时间、妊娠周数以及是否有宫缩、感染等征象。

2. 身心状况 观察孕妇阴道液体流出的情况,包括量、颜色和性状等。腹压增加后(如咳嗽、打喷嚏、负重等)有无阴道液体流出。

肛诊检查,不能触及前羊膜囊,上推胎儿先露部阴道流出液增多。羊膜腔感染时母儿心率加快,子宫有压痛。

由于孕妇突然发生不可自控的阴道流液,担心会影响胎儿和自身的健康,可能会惊惶失措,甚至有些孕妇可能开始设想胎膜早破会带来的种种不良后果,而产生恐惧心理。

3. 相关检查

(1)阴道液酸碱度检查:正常阴道液呈酸性,pH为4.5~5.5;羊水的pH为7.0~7.5;尿液的pH为5.5~6.5。用pH试纸检测,若流出液pH≥6.5时,为阳性,准确率可达90%。但要注意受血液、尿液、宫颈黏液、精液以及细菌污染时出现的假阳性。

(2)阴道液涂片检查:阴道液涂片干燥后,若镜下见羊齿植物叶状结晶则为羊水,其准确率可达95%。

(3)胎儿纤维结合蛋白(fetal fibronectin,fFN)测定:fFN是胎膜分泌的细胞外基质蛋白。若宫颈及阴道分泌物内fFN含量>0.05mg/L时,胎膜抗张能力下降,导致胎膜早破。

(4)羊膜腔感染监测:①羊水细菌培养;②羊水涂片革兰染色检查细菌;③羊水IL-6测定≥7.9ng/ml,提示羊膜腔感染;④C反应蛋白>8mg/L提示羊膜腔感染。

(5)羊膜镜检查:可直视胎先露部,看不到前羊膜囊,即可确诊为胎膜早破。

（6）B型超声检查：羊水量减少协助诊断。

【护理诊断/合作性问题】

1. 有感染的危险　与胎膜破裂后，下生殖道内病原体上行感染有关。

2. 有胎儿受伤的危险　与脐带脱垂和早产儿肺部不成熟有关。

【护理目标】

（1）孕妇没有感染发生。

（2）胎儿无并发症发生。

【护理措施】

1. 脐带脱垂的预防及护理　嘱胎膜早破、胎先露未衔接的住院待产孕妇应绝对卧床，采取左侧卧位，抬高臀部，防止脐带脱垂而导致胎儿缺氧或宫内窘迫。护理时需严密监测胎心变化，行阴道检查确定有无隐性脐带脱垂，如有脐带先露或脐带脱垂，须在数分钟内结束分娩。

2. 严密观察胎儿情况　密切观察胎心率的变化、胎动以及胎儿宫内安危。定时观察羊水性状、颜色、气味等。头先露者，如见混有胎粪的羊水流出，表示胎儿宫内缺氧，应及时给予吸氧等处理。对于妊娠<35周的胎膜早破患者，需遵医嘱给予地塞米松肌内注射，以促胎肺成熟。若妊娠<37周，已临产，或妊娠达37周，胎膜破裂12h尚未临产者，可按医嘱采取措施，尽快结束分娩。

3. 积极预防感染　嘱孕妇保持外阴清洁，每日用1‰苯扎溴铵（新洁尔灭）棉球擦洗会阴部两次；放置吸水性能好的消毒会阴垫于外阴，勤换会阴垫，保持外阴清洁干燥，防止上行性感染；严密观察孕妇的生命体征，并行白细胞计数，了解是否存在感染；按医嘱通常于胎膜破裂12h后即给予抗生素预防感染。

4. 健康教育　为孕妇详细讲解胎膜早破的影响，使孕妇重视孕期卫生指导及产前检查，早发现、早治疗下生殖道感染；嘱孕妇妊娠后期禁止性交；避免负重及外伤；补充足量的维生素及钙、锌、铜等元素；宫颈内口松弛者，应卧床休息，并遵医嘱于妊娠14~16周行宫颈环扎术。

【护理评价】

（1）孕妇积极参与护理过程，并对治疗感到满意。

（2）母儿生命安全，无并发症发生。

第九节　羊水量异常

一、羊水过多

正常妊娠时，羊水量随着孕周的增加而增多，妊娠最后2~4周开始逐渐减少，妊娠足月时羊水量约为800~1000ml。凡在妊娠期间羊水量超过2000ml者，称为羊水过多（polyhydramnios）。发病率约为0.5%~1%，妊娠合并糖尿病者，其发生率可达20%。羊水过多时羊水的外观、性状与正常无异样。如羊水量在数日内急剧增多，为急性羊水过多；在数周内缓慢增多，为慢性羊水过多。

【病因】

羊水过多的孕妇中,约30%的患者确切原因不明确,称为特发性羊水过多。明显的羊水过多患者多数与胎儿畸形及妊娠合并症等因素相关。临床多见于以下几种情况。

1. 胎儿疾病 包括胎儿结构畸形、胎儿肿瘤、神经肌肉发育不良、代谢性疾病、染色体及遗传基因异常等。羊水过多孕妇中,约18%~40%合并胎儿畸形,其中以神经系统和消化道畸形最常见。神经系统畸形主要是无脑儿、脑膨出与脊柱裂等神经管畸形,由于脑脊膜裸露,脉络膜组织增殖,渗出液增加;抗利尿激素缺乏,导致尿量增多;中枢吞咽功能异常,胎儿无吞咽反射,导致羊水产生增加和吸收减少。消化道畸形主要为食管及十二指肠闭锁,使胎儿不能吞咽羊水,导致羊水过多。羊水过多的原因还有腹壁缺陷、膈疝、心脏畸形、先天性胸腹腔囊腺瘤、胎儿脊柱畸胎瘤等以及新生儿先天性醛固酮增多症等代谢性疾病。

2. 多胎妊娠 多胎妊娠并发羊水过多是单胎妊娠的10倍,尤以单绒毛膜双胎居多,且常发生在其中体重较大的胎儿。还可并发双胎输血综合征,两个胎儿之间的血液循环相互沟通,占优势胎儿,循环血量多,尿量增加,导致羊水过多。

3. 胎盘脐带病变 如胎盘绒毛血管瘤、脐带帆状附着、巨大胎盘等也可引发羊水过多。

4. 妊娠合并症 糖尿病孕妇的胎儿血糖也增高,引起多尿而排入羊水中。此外,ABO或RH血型不合、妊娠期高血压疾病、急性肝炎、孕妇严重贫血等均可导致羊水过多。

【临床表现】

1. 急性羊水过多 较少见,多发生在妊娠20~24周。由于羊水急剧增多,子宫数日内明显增大,似妊娠足月或双胎妊娠大小。子宫迅速增大,导致横膈上抬,不能平卧,出现呼吸困难,甚至发绀,孕妇表情痛苦,腹部张力过大感到疼痛,食量减少发生便秘。由于胀大的子宫压迫下腔静脉,影响血液回流,引起下肢及外阴部浮肿和静脉曲张,孕妇行走不便仅能端坐。产科检查:子宫明显大于妊娠月份,胎位不清,胎心遥远或听不清。

2. 慢性羊水过多 较常见,常发生在妊娠28~32周。羊水在数周内缓慢增多,多数孕妇能适应,症状较缓和。常在产前检查时发现宫高、腹围大于同期孕周,腹壁皮肤发亮、变薄,触诊时皮肤张力大,有液体震颤感,胎位不清,有时扪及胎儿部分有浮沉胎动感,胎心遥远或听不到。

【治疗原则】

主要取决于胎儿有无畸形、孕周的大小以及孕妇自觉症状的严重程度。

(1)羊水过多合并胎儿畸形者,应及时终止妊娠。

(2)羊水过多、胎儿正常,需根据羊水过多的程度和胎龄综合决定。

【护理评估】

1. 健康史 仔细询问病史,了解孕妇年龄、是否为多胎妊娠、有无先天畸形家族史、生育史及有无妊娠合并症。

2. 身心状况 监测孕妇的宫高、腹围、体重,了解孕妇有无因羊水过多而引发的呼吸困难、食欲不振、腹痛等不适。

患者及家属可能因担心胎儿有某种畸形,而感到紧张、焦虑不安,甚至恐惧。

3. 相关检查

(1)B超检查:是诊断羊水过多的重要辅助检查方法。B超诊断羊水过多的标准有两个:①测量羊水最大暗区垂直深度(amniotic fluid volume,AFV)≥8cm 即可诊断为羊水过多。②计算羊水指数(amniotic fluid index,AFI),孕妇平卧,将腹部经脐横线与腹白线作为标志线,分为4个区,4个区羊水最大暗区垂直深度之和,即为羊水指数,≥25cm 诊断为羊水过多。

(2) 甲胎蛋白(alpha fetoprotein,AFP)测定:母血、羊水中 AFP 值升高明显提示胎儿畸形。胎儿神经管畸形(如无脑儿、脊柱裂)、上消化道闭锁等羊水中 AFP 呈进行性增加。羊水 AFP 平均值超过同期正常妊娠平均值3个标准差以上;孕妇血清 AFP 平均值超过同期正常妊娠平均值2个标准差以上,有助于临床诊断。

(3) 孕妇血型和血糖检查:检查孕妇 ABO、Rh 血型,排除母儿血型不合。必要时行葡萄糖耐量试验,排除妊娠期糖尿病。

(4) 胎儿染色体检查:需排除胎儿染色体异常时,可行羊水细胞培养或采集胎儿脐带血培养,行染色体核型分析,了解染色体数目、结构有无异常,排除三体型染色体异常。

【护理诊断/合作性问题】

1. **焦虑** 与胎儿可能有某种畸形有关。
2. **有胎儿受伤的危险** 与破膜时易并发脐带脱垂、胎盘早剥、早产等有关。

【护理目标】

(1) 羊水过多、胎儿正常者,母婴健康平安。
(2) 羊水过多合并胎儿畸形者,孕妇能面对现实,终止妊娠,顺利度过产褥期。

【护理措施】

1. **一般护理** 向孕妇及家属介绍羊水过多的原因和注意事项。指导孕妇摄取低钠饮食,防止便秘,减少增加腹压的活动,以防止胎膜早破。
2. **病情观察** 密切观察孕妇的生命体征,定期测量宫高、腹围和体重,判断病情变化,及时发现并发症。严密监测胎心、胎动和宫缩,及早发现胎儿宫内窘迫以及早产相关征象。人工破膜时需密切监测胎心和宫缩,及时发现有无胎盘早剥和脐带脱垂的征象。产后需密切观察宫缩和阴道流血情况,防止产后出血。
3. **配合治疗** 腹腔穿刺放羊水时须注意,放液速度不要过快、量不要过多,以每小时500ml 速度放羊水,一次放羊水量不要超过1500ml,放羊水后腹部放置沙袋或加腹带包扎以防止血压骤降而发生休克。同时,腹腔穿刺放羊水需无菌操作,防止感染,按医嘱可给予抗感染药物。
4. **随访及预防** 确诊的患者需定期随访,每1~2周行 B 超检查监测羊水情况,每2周行一次 NST。羊水过多是一种相对常见的产科并发症,多数情况下尚缺乏有效预防措施,故需严密监测病程,尽早明确病因,及时处理,减少不良妊娠的结局。

【护理评价】

(1) 孕妇积极参与治疗及护理过程。
(2) 无并发症发生,母婴安全。
(3) 对于因胎儿畸形终止妊娠者,能正确面对现实。

二、羊水过少

妊娠晚期羊水量少于300ml 者,称为羊水过少(oligohydramnios)。妊娠早、中期的羊水过少,多以流产告终。羊水过少者中约 1/3 有胎儿畸形,而且,羊水过少严重影响围生儿的预后,围生儿死亡率高达 88%,因此,应当高度重视。

【病因】

羊水过少主要与羊水产生减少或者羊水外漏有关。部分羊水过少的病因不明确,临床多见于下列情况。

1. 胎儿畸形　主要包括胎儿泌尿系统畸形、染色体异常、脐膨出、膈疝、法洛四联症、肺发育不全、小头畸形、甲状腺功能减低等,其中以先天性泌尿系统畸形最常见,如胎儿先天肾缺如、肾发育不全、输尿管或尿道狭窄等,可致尿少或无尿而引起羊水过少。

2. 胎盘功能减退　过期妊娠、胎盘退行性变、胎儿生长受限等,均可导致胎盘功能减低。慢性缺氧引起胎儿血液循环重新分配,主要供应脑和心脏,肾血流量下降,胎尿生成减少导致羊水过少。同时,胎儿灌注量不足,胎儿脱水,可致羊水过少。

3. 母体因素　妊娠期高血压疾病可导致胎盘血流减少。孕妇脱水、血容量不足时,孕妇血浆渗透压增高,使胎儿血浆渗透压相应增高,尿液形成减少。孕妇服用某些具有抗利尿作用的药物时,可发生羊水过少。

4. 羊膜病变　电镜观察发现羊膜上皮层在羊水过少时变薄,认为有些原因不明的羊水过少可能与羊膜本身病变有关。胎膜破裂时,羊水外漏速度超过羊水生成速度,可致羊水过少。

【临床表现】

羊水过少的临床症状多不典型。孕妇于胎动时常感腹痛,检查发现宫高、腹围均小于同期孕周。子宫敏感性高,轻微刺激即可引起宫缩。临产后阵痛剧烈,宫缩多不协调,宫口扩张缓慢,产程延长。由于胎儿活动受限故臀先露多见。羊水过少容易发生胎儿宫内窘迫和新生儿窒息,增加围生儿死亡率。羊水过少若发生在妊娠早期,胎膜可与胎体粘连,造成胎儿畸形,甚至肢体短缺。若发生在妊娠中、晚期,可以引起胎儿肌肉骨骼畸形,如斜颈、曲背、手足畸形等。

【治疗原则】

羊水过少是胎儿危险极其重要的信号。需针对病因,根据胎儿有无畸形和孕周情况制订治疗方案。剖宫产比阴道分娩可明显降低围生儿死亡率。

【护理评估】

1. 健康史　仔细询问病史,了解孕妇月经生育史、用药史、有无妊娠合并症以及有无先天畸形家族史等,同时详细了解孕妇感觉胎动的情况。

2. 身心状况　定期测量孕妇宫高、腹围、体重,了解孕妇子宫的敏感度以及胎动情况。患者和家属因担心胎儿可能有某种畸形,而感到紧张无措、焦虑不安。

3. 相关检查

(1) 产科检查:羊水过少者宫高、腹围增长缓慢。

(2) B 超检查:是诊断羊水过少最重要的辅助检查方法。妊娠 28~40 周期间,B 型超声测定羊水最大暗区垂直深度≤2cm 为羊水过少,≤1cm 为严重羊水过少。若用羊水指数法,则≤8cm 为可疑羊水过少,≤5cm 可诊断为羊水过少。B 超还可判断胎儿发育情况,羊水与胎儿的交界情况等。

(3) 直接测量羊水量:破膜时以容器置于外阴收集羊水,或在剖宫产时用吸引器收集,羊水量少于300ml即可诊断羊水过少,缺点是不能做到早期发现。羊水过少者羊水性质黏稠、混浊、暗绿色,此外,在羊膜表面可见多个圆形或卵圆形结节,直径2~4mm,淡灰黄色、不透明,内含复层鳞状上皮细胞和胎脂可支持诊断。

(4) 胎心电子监护仪检查:羊水过少的主要威胁是脐带和胎盘受压,使胎儿储备能力下降,NST呈无反应型,当子宫收缩造成脐带受压加重时,则出现胎心变异减速和晚期减速。

(5) 胎儿染色体检查:需排除胎儿染色体异常时可行羊水细胞培养,或采集胎儿脐带血进行细胞培养。

【护理诊断/合作性问题】

1. **恐惧** 与担心胎儿畸形有关。
2. **有胎儿受伤危险** 与羊水过少导致的胎儿畸形、宫内发育迟缓等有关。

【护理目标】

(1) 羊水过少、胎儿正常者,母婴健康平安。
(2) 羊水过少合并胎儿畸形者,孕妇能面对现实,积极配合治疗。

【护理措施】

1. **一般护理** 向患者和家属介绍羊水过少的可能原因。指导孕妇休息时易取左侧卧位,以改善胎盘血供;遵医嘱接受治疗;教会孕妇自数胎动、自我监测宫内胎儿情况的方法和技巧;积极预防胎膜早破的发生。认真全面评估新生儿情况,识别畸形。

2. **病情观察** 密切观察孕妇的生命体征,定期测量宫高、腹围、体重,判断病情变化。根据胎盘功能测定胎动、胎心监测以及宫缩变化,及时发现并发症。定期严格B超监测羊水量,同时观察有无胎儿畸形。

3. **配合治疗** 羊水过少,若妊娠已近足月,需严密监测胎心和胎动变化,指导孕妇在短期内复查B超测定羊水量。若合并过期妊娠、胎儿宫内发育迟缓等,需及时终止妊娠时,遵医嘱做好阴道助产或剖宫产的准备。若合并胎膜早破或产程中发现羊水过少,遵医嘱进行预防性羊膜腔灌注治疗时,须严格无菌操作,防止发生感染,并按医嘱给予抗感染药物。

【护理评价】

(1) 孕妇无并发症发生,母婴安全。
(2) 对于胎儿畸形需终止妊娠者,能积极配合治疗。

第十节 多胎妊娠

一次妊娠宫腔内同时有两个或两个以上胎儿时称多胎妊娠(multiple pregnancy),其中以双胎妊娠(twin pregnancy)最常见。其发生率在不同国家、地区、人种之间有一定差异。近年来随着辅助生殖技术的广泛开展,双胎与多胎妊娠发生率明显升高。多胎妊娠易引起妊娠期高血压疾病、妊娠期肝内胆汁淤积症、贫血、胎膜早破、早产及胎儿发育异常等并发症。单绒毛膜双胎还可能合并双胎输血综合征、选择性生长受限等特殊并发症,因此多胎妊娠和双胎妊娠均属于高危妊娠范畴,需加倍重视。本节主要讨论双胎妊娠。

【双胎类型及特点】

1. 双卵双胎（dizygotic twin） 两个卵子分别受精形成的双胎妊娠，称为双卵双胎。约占双胎妊娠的70%，可能与促排卵药物应用、多胚胎宫腔内移植以及遗传因素等相关。两个卵子可来源于同一成熟卵泡，或同一卵巢的不同成熟卵泡，或两侧卵巢的成熟卵泡。因此，两个胎儿的基因不同，性别、血型、容貌可以相同也可以不同。两个受精卵可形成自己独立的胎盘，它们发育时可以紧靠或融合在一起，但两者间血液循环并不相通，胎囊之间的中间隔由两层羊膜及两层绒毛膜组成，有时两层绒毛膜可融成一层（图19-8）。

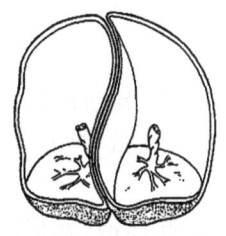
两个胎盘分开，两层绒毛膜，
两层羊膜

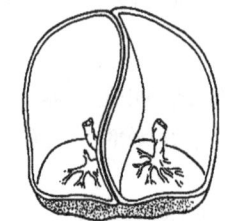
两个胎盘融合，两层绒毛膜已融合，
两层羊膜

图 19-8　双卵双胎的胎盘及胎膜示意图

2. 单卵双胎（monozygotic twin） 由一个受精卵分裂而成的双胎妊娠，称单卵双胎。约占双胎妊娠的1/3。单卵双胎的发生原因不明确，其发生不受种族、遗传、年龄、胎次、医源的影响。由于胎儿的基因相同，因此两个胎儿的性别、血型、容貌等均相同。由于受精卵在早期发育阶段发生分裂的时间不同，形成下述4种类型（图19-9）。

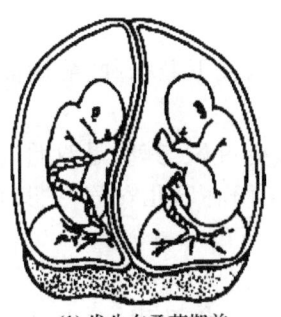
(1) 发生在桑葚期前

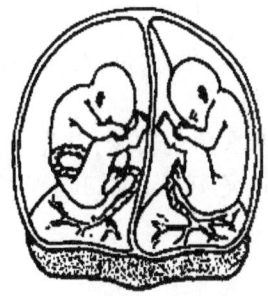
(2) 发生在囊胚期

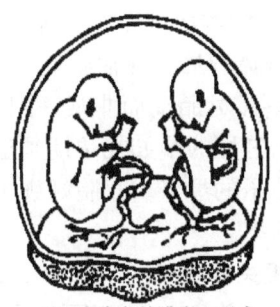
(3) 发生在羊膜囊已形成

图 19-9　受精卵在不同阶段形成单卵双胎的胎膜类型

（1）双羊膜囊双绒毛膜单卵双胎：若分裂发生在桑葚期（早期胚泡），相当于受精后3天内，则形成两个独立的受精卵、两个羊膜囊、两层绒毛膜、两层羊膜，胎盘为两个或一个，似双卵双胎，其发生率占单卵双胎的30%。

（2）双羊膜囊单绒毛膜单卵双胎：分裂发生在受精后第4~8日间即晚期囊泡（胚泡期），此时羊膜囊尚未形成。则形成两个羊膜囊、两层羊膜的单卵双胎，共同拥有一个胎盘及绒毛膜，此类占单卵双胎的68%。

（3）单羊膜囊单绒毛膜单卵双胎：在羊膜囊形成后即受精后第9~13日分裂，此时羊膜囊已经分裂，两个胎儿共用一个胎盘，共存于一个羊膜腔内。此类罕见，不足1%，且围生儿死亡率甚高。

（4）联体双胎：若分裂复制在受精后第 13 日以后，此时原始胚盘已经形成，机体不能完全分裂成两个，则可能导致不同程度、不同形式的联体儿，非常罕见。

【临床表现】

双胎妊娠时，一般恶心、呕吐等早孕反应较重，妊娠中期后体重增加迅速，腹部增大明显，静脉曲张、下肢水肿等压迫症状出现早且明显，妊娠晚期可有呼吸困难、胃部胀满、腰背痛、活动不便等。产科检查：子宫大于妊娠孕周，羊水量较多；妊娠晚期腹部可触及多个小肢体；在不同部位可听到两个频率不同的胎心，或同时计数 1 分钟，胎心率相差 10 次以上。双胎妊娠时胎位多为纵产式，以两个头位或一头一臀最为常见。

【治疗原则】

1. 妊娠期 注意休息，加强营养，预防贫血和妊娠期高血压疾病。防治早产、羊水过多、产前出血等，及时治疗妊娠期并发症。增加产前检查次数，严密监护胎儿生长发育情况及胎位。

2. 分娩期 严密观察产程、胎心以及胎位变化，做好输液、输血、新生儿抢救准备。产程中注意子宫收缩情况，如发现有宫缩乏力或产程延长，需及时处理，并注意防止胎头交锁导致难产。

3. 产褥期 无论是阴道分娩还是剖宫产，均需积极防治产后出血，第二个胎儿娩出后应立即使用宫缩剂，并维持到产后 2h 以上。腹部放置沙袋，防止腹压骤降而引发休克。必要时可给予抗生素预防感染。

【护理评估】

1. 健康史 详细询问家族中有无多胎妊娠史，孕妇的年龄、胎次，孕前是否使用促排卵药物等，了解本次妊娠经过和产前检查等情况。

2. 身体评估 评估孕妇早孕反应程度、食欲、呼吸情况以及下肢水肿、静脉曲张程度。孕妇主诉多处胎动而非某一固定部位。

双胎妊娠的孕妇在孕期须适应两次角色转变，首先是接受妊娠，其次是双胎妊娠，即成为两个孩子的母亲。双胎妊娠属于高危妊娠，孕妇既兴奋又担心母儿安危，尤其是担心胎儿的存活率。

3. 相关检查

（1）产前检查：有以下情况应考虑双胎妊娠：①子宫大于妊娠孕周，羊水量较多；②妊娠晚期可触及多个小肢体和两个胎头；③胎头较小，与子宫大小不成比例；④在不同部位听到两个频率不同的胎心，同时计数 1 分钟，两胎心率相差 10 次以上，或两胎心音之间隔有无音区；⑤妊娠中晚期体重增加过快，不能用水肿及肥胖进行解释。

（2）B 型超声检查：B 型超声在孕 7~8 周时可见到两个妊娠囊，孕 13 周后可清楚显示两个胎头光环和各自拥有的脊柱、躯干、肢体等，对中晚期双胎妊娠的诊断率可达 100%。因此，B 性超声可以早期诊断双胎、畸胎，能提高双胎妊娠的孕期监护质量。

（3）多普勒胎心仪：应用多普勒胎心仪在妊娠 12 周后听到两个频率不同的胎心音。

【护理诊断/合作性问题】

1. 有受伤的危险 与双胎妊娠引发的早产有关。

2. 潜在并发症 早产、脐带脱垂或胎盘早剥等。

【护理目标】

（1）孕妇需摄入足够营养，以保证母婴需要。
（2）及时发现孕妇和胎儿、婴儿的并发症，以保证母婴安全。

【护理措施】

1. 一般护理
（1）增加产前检查的次数，每次均需监测宫高、腹围以及体重。
（2）注意休息，尤其是妊娠最后2～3个月，多卧床休息，易取左侧卧位，以增加子宫、胎盘的血供，减少早产的机会。
（3）加强营养，注意补充铁、钙、叶酸、维生素、蛋白质等，以满足妊娠的需要。

2. 心理护理 帮助双胎妊娠的孕妇完成两次角色转变，接受妊娠和即将成为两个孩子母亲的事实。需要告知双胎妊娠属于高危妊娠，但不要过分担心母儿安危，要保持心情愉快，积极配合治疗。同时，指导家属准备两份新生儿使用物品。

3. 病情观察 双胎妊娠的孕妇易伴发妊娠期高血压疾病、贫血、羊水过多、胎盘早剥等并发症，故需严密观察病情变化，及时发现、及时处理。

4. 症状护理 双胎妊娠的孕妇胃区受压可致胃纳差、食欲减退，故应鼓励孕妇少食多餐，满足妊娠需要，必要时可给予饮食指导，如补充铁、叶酸、维生素、蛋白质等。双胎妊娠的孕妇腰背痛症状较明显，应告知注意休息，指导其做骨盆倾斜运动和局部热敷。同时，需采取措施预防静脉曲张的发生。

5. 配合治疗
（1）密切观察产程和胎心率变化，如发现有宫缩乏力或产程延长，及时告知医生，及时处理。必要时，按医嘱使用抗生素。
（2）第一个胎儿娩出后，立即断脐，协助固定第二个胎儿的胎位为纵产式，通常在20分钟左右，第二个胎儿自然娩出。若等待15分钟时无宫缩，可行人工破膜或遵医嘱缩宫素静脉滴注以促进子宫收缩。产程过程中需严密监测胎心，注意阴道流血量，及时发现脐带脱垂和胎盘早剥等并发症。
（3）为预防产后出血的发生，产程中需开放静脉通道，做好输液、输血准备；第二个胎儿娩出后立即使用宫缩剂，并维持到产后2h以上。腹部放置沙袋，并以腹带紧裹腹部，以防止腹压骤降引起休克。产后密切观察子宫收缩和阴道流血情况，发现异常及时配合处理。
（4）双胎妊娠者如为早产，产后需加强对早产儿的观察和护理。

6. 健康教育 护士需指导孕妇注意休息，加强营养，注意阴道流血量和子宫复旧情况，及早识别产后出血、产褥感染等异常情况。指导产妇正确进行母乳喂养，选择有效的避孕措施。

【护理评价】
(1) 孕妇主动与他人讨论两个孩子的将来,并为分娩做好准备。
(2) 孕产妇、胎儿及新生儿安全。

(蔡 旺)

思 考 题

患者,女性,25岁,停经45日,因突发右下腹痛1小时就诊,伴里急后重及心悸。查体:血压60/30mmHg,脉搏120次/分,下腹压痛、反跳痛明显,后穹窿饱满,子宫如40日妊娠大小,附件区触诊不满意。问题:
(1) 该患者最可能的医疗诊断是什么?
(2) 该患者目前的治疗要点是什么?
(3) 该患者的护理措施包括哪些?

第二十章 妊娠合并症妇女的护理

> **学习目标**
> 识记:常见妊娠合并症的临床表现。
> 理解:心脏病、糖尿病、急性病毒性肝炎、贫血与妊娠、分娩、产褥的相互影响。
> 运用:常见妊娠合并症在妊娠期、分娩期和产褥期的治疗原则;运用护理程序为常见妊娠合并症妇女提供整体护理。

妊娠是一个正常的生理过程,但孕妇在妊娠前已存在的各种内科疾病在妊娠期间可以加重,孕妇也可在妊娠期间发生各种内科疾病。而且妊娠与内科疾病可以相互影响,若处理不当,可对母儿造成严重危害。因此,适时、正确处理两者的相互影响,能够最大程度的降低对母儿的危害。

第一节 心 脏 病

妊娠期、分娩期以及产褥期均可使心脏病患者的心脏负担加重而诱发心力衰竭,是孕产妇死亡的重要原因。妊娠合并心脏病在我国的发生率约为1%,居我国孕产妇死亡原因的第2位,仅次于产后出血。妊娠合并心脏病包括妊娠前已有心脏病和妊娠后发现或者发生心脏病。常以妊娠合并先天性心脏病、风湿性心脏病多见,其次是妊娠高血压心脏病、围生期心肌病和心肌炎等。

【妊娠、分娩对心脏病的影响】

1. 妊娠期 妊娠期妇女循环血容量增加,可引起心排出量增加和心率加快。妊娠末期子宫增大,膈肌升高使心脏移位,导致心脏大血管轻度扭曲。这些因素使孕妇易发生心力衰竭而危及生命。

2. 分娩期 分娩期为心脏负担最重的时期。在第一产程中,每次宫缩时有250~500ml液体被挤入体循环,因此全身血容量增加。第二产程时由于孕妇屏气,先天性心脏病孕妇有时可因肺循环压力增加,使原来左向右分流转为右向左分流而出现发绀。第三产程,胎儿胎盘娩出后,子宫突然缩小,胎盘循环停止,回心血量增加。这些因素引起血流动力学急剧变化,易发生心力衰竭。

3. 产褥期 产后3日内仍是心脏负担较重的时期。子宫收缩使一部分血液进入体循环,同时,妊娠期组织间潴留的液体也开始回到体循环,使回心血量迅速增加。因此,心脏病孕妇此时仍需警惕心力衰竭的发生。

【心脏病对妊娠、分娩的影响】

心脏病不影响患者受孕。妊娠期心功能正常者,大部分能安全地度过分娩期及产褥期。如妊娠期心功能不良者,可因缺氧易致流产、早产、死胎、胎儿生长受限、胎儿宫内窘迫及新生儿窒息,甚至胎死宫内。

心脏病变较轻,心功能Ⅰ~Ⅱ级,无心力衰竭病史,且无其他并发症者,在密切监护下可以妊娠。但有下列情况者一般不宜妊娠:心脏病变较重,心功能Ⅲ~Ⅳ级,既往有心力衰竭病史、肺动脉高压、严重心律失常、右向左分流型先天性心脏病(法洛四联症等)、围生期心肌病遗留有心脏扩大、并发细菌性心内膜炎、风湿热活动期者,因患者在孕期极易诱发心力衰竭,不宜妊娠。

【心脏病心功能分级】

美国纽约心脏病协会(NYHA)根据患者所能耐受的日常体力活动将心功能分为4级。

Ⅰ级:一般体力活动不受限。

Ⅱ级:一般体力活动稍受限制,活动后感觉心悸、轻度气短,休息时无自觉症状。

Ⅲ级:心脏病患者体力活动明显受限,休息时无不适,轻微日常活动即感不适、心悸,呼吸困难或既往有心力衰竭病史者。

Ⅳ级:不能进行任何体力活动,休息状态下即出现心悸、呼吸困难等心衰症状。

此种分级方案简便易行,但主要依据为主观症状,缺少客观检查指征。1994年美国心脏病协会(AHA)对NYHA的心功能分级方案进行修订后,采用并行两种分级方案。第一种为上述的四级方案,第二种为客观的评估,即根据客观检查:如心电图、负荷试验、X线摄片、超声心动图等评估心脏病变程度,分为A、B、C、D 4级:①A级:无心血管疾病客观依据。②B级:客观检查提示有轻度心血管疾病的客观依据。③C级:客观检查提示有中度心血管疾病的客观依据。④D级:有严重心血管疾病表现的客观依据。

在检查中轻、中、重度的标准未做具体规定,由医师根据检查结果进行判定。两种方案可单独应用,也可联合应用,如患者无主观症状,但客观检查主动脉瓣中度反流,心脏扩大,则判定为心功能Ⅰ级C。

【治疗原则】

治疗原则是积极防治心力衰竭和感染。

1. 非孕期 根据孕妇所患有的心脏病类型、病情程度及心功能状态,确定患者是否可以妊娠。对不宜妊娠者,应指导其采取正确的避孕措施。

2. 妊娠期 内科医师及产科医师应密切合作,定期产前检查。凡不宜妊娠者,应在妊娠12周前行人工流产术。妊娠超过12周者应密切监护,积极预防心力衰竭至妊娠末期。对于顽固性心力衰竭者应与心内科医师联系,在严密监护下行剖宫产术终止妊娠。

3. 分娩期

(1)心功能Ⅰ~Ⅱ级,胎儿不大,胎位正常,宫颈条件良好者,在严密监护下可经阴道分娩,第二产程时需给予阴道助产,防止心力衰竭和产后出血发生。

(2)心功能Ⅲ~Ⅳ级,胎儿偏大,宫颈条件不佳,合并有其他并发症者,可选择剖宫产终止妊娠,不宜再次妊娠者,可同时行输卵管结扎术。

4. 产褥期 产后3日内,尤其是产后24h内,产妇应充分休息且需严密监护。按医嘱应用广谱抗生素预防感染,产后1周左右无感染征象时停药。心功能Ⅲ级或以上者不宜哺乳。

【护理评估】

1. 健康史 护士在孕妇就诊时应详细、全面地了解产科病史和既往病史,如不良孕产史、心脏病史及与心脏病有关的疾病史;了解孕妇对妊娠的适应状况及遵医行为,如药物的使用、日常活动、睡眠与休息、营养与排泄等;了解有无诱发心力衰竭的潜在因素,如重度贫血、上呼吸道感染、妊高征、产后发热、乳胀、过度疲劳等因素的存在。

2. 身心状况

（1）判定心功能状态：根据 NYHA 分级方案和 AHA 的客观指标评估的方法，确定孕产妇的心功能。

（2）评估与心脏病有关的症状和体征：尤其注意评估有无早期心力衰竭的表现。对于存在诱发心力衰竭因素的孕产妇，更需及时识别心衰指征。

1）妊娠期：评估胎儿宫内健康状况，胎心、胎动计数。孕妇宫高、腹围及体重的增长是否与停经月份相符。评估患者的睡眠、活动、休息、饮食、出入量等情况。

2）分娩期：评估宫缩及产程进展情况。

3）产褥期：评估母体康复及身心适应状况，尤其注意评估与产后出血和产褥感染相关的症状和体征，如生命体征、宫缩、恶露的量、色及性质、疼痛与休息、母乳喂养及出入量等，注意及时识别心衰先兆。

（3）心理-社会状况：重点评估孕产妇及家属对妊娠、分娩的相关知识掌握情况、母亲角色的获得及心理状况。

3. 相关检查

（1）X 线检查：可显示有心脏扩大。

（2）心电图检查：可提示各种严重的心律失常，如心房颤动、三度房室传导阻滞，ST 段改变，T 波异常等。

（3）超声心动图（UCG）：能精确地反映各心腔大小的变化，心瓣膜结构及功能情况。

（4）胎儿电子监护仪、无应激试验、胎动评估能预测宫内胎儿储备能力，评估胎儿健康状况。

【护理诊断/合作性问题】

1. **活动无耐力** 与心排血量下降有关。
2. **知识缺乏** 缺乏有关妊娠合并心脏病的自我保健知识。
3. **焦虑/恐惧** 与担心自身与胎儿的安全有关。
4. **潜在并发症** 先兆心力衰竭/心力衰竭、胎儿窘迫。

【护理目标】

（1）孕产妇能结合自身情况，描述可以进行的日常活动。

（2）孕产妇不发生心力衰竭。

【护理措施】

1. 非孕期 根据心脏病的类型、病变程度、心功能状态及是否有手术矫治史等具体情况，决定是否适宜妊娠。对不应妊娠者，指导患者采取有效措施严格避孕。

2. 妊娠期

（1）加强孕期保健

1）定期产前检查或家庭访视。妊娠 20 周前每 2 周行产前检查 1 次。妊娠 20 周后，尤其是 32 周后，需 1 周检查 1 次，由心血管内科医师和产科医师共同完成，并根据病情需要调节检查间期。重点评估心脏功能情况及胎儿宫内情况。若心功能在Ⅲ级或以上，有心力衰竭征象者，均应立即入院治疗。心功能Ⅰ~Ⅱ级者，应在妊娠 36~38 周提前入院待产。

2）识别早期心力衰竭的征象：①轻微活动后即有胸闷、心悸、气短。②休息时心率每分钟超过110次,呼吸每分钟大于20次。③夜间常因胸闷而需坐起呼吸,或需到窗口呼吸新鲜空气。④肺底部出现少量持续性湿啰音,咳嗽后不消失。

(2) 预防心力衰竭

1) 充分休息,避免过劳:保证孕妇每天至少10h的睡眠且中午宜休息2h,妊娠30周后完全卧床休息。休息时应采取左侧卧位或半卧位。

2) 营养科学合理:指导心脏病孕妇摄入高热量、高维生素、低盐低脂饮食且富含多种微量元素如铁、锌、钙等,宜少量多餐,多食蔬菜和水果,防止便秘加重心脏负担。整个孕期孕妇体重增加不超过10kg。妊娠16周后,每日食盐量不超过4~5g。

3) 预防治疗诱发心力衰竭的各种因素:如贫血、心律失常、妊娠期高血压疾病、各种感染。

4) 健康宣教与心理支持:促进家庭成员适应妊娠造成的压力,协助并提高孕妇自我照顾能力,完善家庭支持系统。

(3) 急性心力衰竭的紧急处理

1) 体位:患者取坐位,双腿下垂,减少静脉血回流。

2) 吸氧:开始为2~3L/min,也可高流量给氧6~8L/min,必要时面罩加压给氧或正压呼吸。也可使用乙醇吸氧,以利于肺泡通气的改善。

3) 按医嘱用药:为防止产褥期组织内水分与强心药物同时回流入体循环而引起毒性反应,通常选择作用和排泄较快的制剂,如地高辛0.25mg口服,每日2次,2~3日后根据临床效果改为每日一次。肌内注射吗啡可以使患者镇静以减少躁动所带来的额外的心脏负担,且可同时舒张小血管以减轻心脏负荷。

4) 其他:紧急状态下,也可应用四肢轮流三肢结扎法,以减少静脉回心血量,对减轻心脏负担有一定的作用。

3. 分娩期

(1) 严密观察产程进展,防止心力衰竭的发生。

1) 分娩时采取半卧位,臀部抬高,下肢放低。适当应用镇静剂,如哌替啶、吗啡等,消除紧张情绪。密切观察子宫收缩、胎头下降及胎儿宫内情况,随时评估孕妇的心功能状态。第一产程,每15分钟测血压、脉搏、呼吸、心率各1次,每30分钟测胎心率1次。第二产程每10分钟测1次上述指标,或使用监护仪持续监护。

2) 缩短第二产程,减少产妇体力消耗:宫缩时不宜用力,说明减轻疼痛的必要性及方法,如指导并鼓励产妇以呼吸及放松技巧减轻不适感,必要时给予硬膜外麻醉。宫口开全后需行产钳术或胎头吸引术缩短产程,以免消耗大量体力。

3) 预防产后出血和感染:为防止产后出血过多,可静脉或肌内注射缩宫素10~20U,禁用麦角新碱,以防静脉压升高。一切操作严格遵循无菌操作规程,并按医嘱给予抗生素预防感染。

(2) 给予生理及情感支持,降低产妇及家属焦虑:医护人员有责任提供并维护安静、舒适无刺激性的分娩环境,陪伴产妇给予情感及生理上的支持与鼓励,及时提供信息,协助产妇及家属了解产程进展情况,并取得配合,减轻其焦虑感,保持情绪平稳,维护家庭关系和谐。

4. 产褥期

(1) 监测并协助产妇恢复孕前的心功能状态。

1）产后72h严密监测生命体征,正确识别早期心衰症状；产妇应半卧位或左侧卧位,保证充足的休息,必要时遵医嘱给予镇静剂；在心脏功能允许的情况下,鼓励其早期下床适度活动,以减少血栓的形成；制订循序渐进式的自我照顾计划,逐渐恢复自理能力。

2）一般护理及用药护理：心功能Ⅰ~Ⅱ级的产妇可以母乳喂养,但应避免过劳,要保证充足的睡眠和休息。Ⅲ级或以上者,应及时回乳,指导家属人工喂养的方法。及时评估有无膀胱胀满,保持外阴部清洁；指导孕妇摄取清淡饮食,少量多餐,防止便秘,必要时遵医嘱给予缓泻剂。产后按医嘱预防性使用抗生素及协助恢复心功能药物,并严密观察其不良反应,无感染征象时停药。

(2) 促进亲子关系建立,避免产后抑郁发生：应鼓励产妇适度地参加照顾婴儿的活动,以增加母子互动。如果新生儿有缺陷或死亡,应允许产妇表述其情感,并给予理解和安慰,减少产后抑郁症的发生。

(3) 采取适宜的避孕方式：不宜再妊娠者,在剖宫产的同时行输卵管结扎术或在产后1周做绝育术。未做绝育术者应建议采取适宜的避孕措施,严格避孕。

(4) 做好出院指导：包括详细制订出院计划,确保产妇和新生儿得到良好的照顾,根据病情及时复诊。

【护理评价】

(1) 孕产妇能列举预防心衰的措施。
(2) 孕产妇配合治疗方案,顺利经历分娩过程。

第二节 糖 尿 病

妊娠合并糖尿病有两种情况,一种为妊娠前已有糖尿病的患者,又称糖尿病合并妊娠；另一种为妊娠前糖代谢正常或有潜在糖耐量减退,妊娠期才出现或发现糖尿病,又称为妊娠期糖尿病(gestational diabetes mellitus,GDM)。糖尿病孕妇中90%以上为GDM,糖尿病合并妊娠者不足10%。我国GDM发生率1%~5%,近年有明显升高趋势。GDM患者糖代谢多数于产后能恢复正常,但将来患2型糖尿病机会增加。糖尿病孕妇的临床经过复杂,对母儿均有较大危害,必须引起重视。

【妊娠、分娩对糖尿病的影响】

妊娠可使原有糖尿病患者的病情加重,使隐性糖尿病显性化,使既往无糖尿病的孕妇发生GDM。

1. 妊娠期 妊娠早期,由于妊娠反应,进食减少,严重者甚至导致饥饿性酮症酸中毒或低血糖昏迷,孕妇体内雌、孕激素可增加母体对葡萄糖的利用；妊娠期肾血流量及肾小球滤过率增加,造成肾糖阈降低,致使尿糖不能够正确反映血糖水平。

2. 分娩期 分娩过程中,子宫收缩消耗大量糖原,产妇进食量减少,易发生低血糖。临产后孕妇紧张及疼痛又可能引起血糖发生较大波动,使得胰岛素用量不易掌握。

3. 产褥期 胎盘娩出后,胎盘所产生的具有拮抗胰岛素作用的激素和细胞因子迅速消失,全身内分泌变化逐渐恢复到非孕水平,若不及时调整胰岛素用量,极易发生低血糖。

【糖尿病对妊娠、分娩的影响】

妊娠合并糖尿病对母儿的影响以及影响程度取决于糖尿病病情和血糖控制水平。病情较重或者血糖控制不良者,对母儿影响较大,母儿近、远期并发症较高。

1. 对孕妇的影响

(1) 高血糖可使胚胎发育异常甚至死亡,流产率达 15%~30%。糖尿病患者需在血糖控制正常后方可考虑妊娠。

(2) 发生妊娠期高血压疾病的可能性较非糖尿病孕妇高 2~4 倍。GDM 并发妊娠期高血压疾病可能与存在严重的胰岛素抵抗和高胰岛素血症有关。

(3) 感染是糖尿病的主要并发症。未能很好控制血糖的孕妇易发生感染,与糖尿病有关的妊娠期感染有:外阴阴道假丝酵母菌病、无症状菌尿症、肾盂肾炎、产褥感染和乳腺炎等。

(4) 羊水过多发生率较非糖尿病孕妇多 10 倍。其原因可能与胎儿高血糖、高渗性利尿导致胎尿排出增多有关。

(5) 因巨大儿发生率明显增高,难产、产道损伤、手术产率、产后出血增加。

(6) 易发生糖尿病酮症酸中毒。由于妊娠期复杂的代谢变化,以及高血糖和胰岛素相对或者绝对不足,代谢紊乱进一步发展到脂肪分解加速,血清酮体急剧升高,进一步发展为代谢性酸中毒。

(7) GDM 孕妇再次妊娠时,复发率高达 33%~69%。远期糖尿病患病率增加,17%~63% 可发展为 2 型糖尿病。心血管系统疾病的发生率也增高。

2. 对胎儿的影响

(1) 巨大胎儿:发生率高达 25%~42%。其原因为孕妇血糖高,胎儿长期处于母体高血糖所导致的高胰岛素血症环境中,促进蛋白、脂肪合成和抑制脂解作用,导致躯体过度发育。

(2) 胎儿生长受限(FGR):发生率为 21%。妊娠早期高血糖有抑制胚胎发育的作用,导致妊娠早期胚胎发育落后。糖尿病合并微血管病变者,胎盘血管多出现异常,影响胎儿发育。

(3) 流产和早产:妊娠早期血糖高可使胚胎发育异常,最终导致胚胎死亡而流产。合并羊水过多易发生早产。

(4) 胎儿畸形:发生率高于非糖尿病孕妇,严重畸形发生率为正常妊娠的 7~10 倍,与受孕后最初数周高血糖水平密切相关,是围产儿死亡的重要原因。

3. 对新生儿的影响

(1) 新生儿呼吸窘迫综合征:发生率升高。高血糖刺激胎儿胰岛素分泌增加,形成高胰岛素血症,后者有拮抗糖皮质激素促进肺泡Ⅱ型细胞表面活性物质合成和释放的作用,使胎儿肺表面活性物质产生及分泌减少,胎儿肺成熟延迟。

(2) 新生儿低血糖:新生儿离开母体高血糖环境后,高胰岛素血症仍存在,若不及时补充糖,易发生低血糖,严重时危及新生儿生命

【治疗原则】

严格控制血糖在正常值,减少母儿并发症。

(1) 糖尿病妇女于妊娠前应判断糖尿病的程度,以确定妊娠的可能性。

(2) 允许妊娠者,需在内分泌科医师、产科医师及营养师的密切监护指导下,尽可能将孕妇血糖控制在正常或接近正常范围内,并选择正确的分娩方式,以防止并发症的发生。

【护理评估】

1. 健康史 评估糖尿病病史及糖尿病家族史,有无复杂性外阴、阴道假丝酵母菌病。不明原因反复流产、死胎、巨大儿或分娩足月新生儿呼吸窘迫综合征病史,胎儿畸形、新生儿死亡等不良孕产史等;本次妊娠经过、病情控制及目前用药情况;有无胎儿偏大或羊水过多等潜在高危因素。

2. 身心状况

(1) 症状与体征:评估孕妇有无糖代谢紊乱综合征,即三多一少症状(多饮、多食、多尿、体重下降)。孕妇有无皮肤瘙痒,尤其外阴瘙痒。孕妇是否出现视力模糊,因高血糖可导致眼房水与晶体渗透压改变而引起眼屈光改变。确定胎儿宫内发育情况,注意有无巨大儿或胎儿生长受限。分娩期重点评估孕妇有无低血糖及酮症酸中毒症状,如心悸、出汗、面色苍白、饥饿感或出现恶心、呕吐、视力模糊、呼吸快且有烂苹果味等。产褥期主要评估有无低血糖或高血糖症状,有无产后出血及感染征兆,评估新生儿状况。

(2) 评估糖尿病的严重程度及预后:按 White 分类法,即根据患者糖尿病的发病年龄、病程长短以及有无血管病变进行分类(表20-1)。

表 20-1 糖尿病合并妊娠的分类

分类	发病年龄(岁)		病程(年)		血管合并症或其他
A 级	任何		妊娠期		无
B 级	>20		<10		无
C 级	10~19	或	10~19		无
D 级	<10	或	≥20	或	合并单纯性视网膜病
F 级	任何		任何		糖尿病性肾病
R 级	任何		任何		眼底有增生性视网膜病变
H 级	任何		任何		糖尿病性心脏病

此外,根据母体血糖控制情况将 GDM 的 A 级进一步分为 A_1 与 A_2 两级。

A_1 级:经饮食控制后,空腹血糖(FBG)<5.8mmol/L,餐后 2h 血糖<6.7mmol/L。A_1 级的 GDM 患者,母儿合并症较少,分娩后糖代谢异常大多能恢复正常。

A_2 级:经饮食控制后,空腹血糖(FBG)≥5.8mmol/L,餐后 2 h 血糖≥6.7mmol/L,在妊娠期,需加用胰岛素控制血糖。A_2 级的 GDM 患者,母儿合并症发生率较高,胎儿畸形发生率增加。

(3) 心理-社会状况:由于糖尿病的特殊性,应评估孕妇及家人对疾病知识的掌握程度、认知态度,有无焦虑、恐惧心理,社会及家庭支持系统是否完善等。

3. 相关检查

(1) 血糖测定:两次或两次以上空腹血糖(FBG)≥5.8mmol/L 者,可诊断 GDM。

(2) 糖筛查试验:用于 GDM 筛查,建议孕妇于妊娠 24~28 周进行。

方法:葡萄糖 50g 溶于 200ml 水中,5 分钟内口服完,服后 1h 测血糖≥7.8mmol/L(140mg/dl)为糖筛查异常。应检查空腹血糖,空腹血糖异常者可诊断为糖尿病。空腹血糖正常者再行 75g 口服葡萄糖耐量试验(oral glucose tolerance test, OGTT),明确 GDM 的诊断。

(3) 口服葡萄糖耐量试验:目前我国多采用75g口服葡萄糖耐量试验(OGTT)。方法:禁食12h后,查空腹血糖,并将75g葡萄糖溶于200~300ml水中5min内喝完,之后分别于1、2、3h抽取静脉血,检查血浆葡萄糖值,其4个时点正常上限值分别为5.6mmol/L、10.3mmol/L、8.6mmol/L、6.7mmol/L。若其中有2项或2项以上达到或超过正常值者,可诊断为GDM;如仅一项超过正常值标准,则诊断为糖耐量异常。

(4) 肝肾功能检查,24h尿蛋白定量,尿酮体及眼底等相关检查。

【护理诊断/合作性问题】

1. 营养失调　低于或高于机体需要量。

2. 知识缺乏　缺乏饮食控制的相关知识。

【护理目标】

(1) 孕妇及家人能列举监测及控制血糖方法。

(2) 孕妇能够保持良好的自我照顾能力,以维持母儿健康。

【护理措施】

1. 非孕期　为确保母婴健康,减少畸形儿及并发症的发生,显性糖尿病妇女在妊娠前应寻求产前咨询和详细的评估。按White分类法,病情达D、F、R级,易造成胎儿畸形、智力障碍、死胎,并可加重孕妇原有病情等严重不良后果,不宜妊娠。

2. 妊娠期

(1) 健康教育:指导孕妇正确控制血糖,提高自我监护和自我护理能力,与家人共同制订健康教育计划。指导孕妇掌握注射胰岛素的正确方法,药物作用的药峰时间,并能自行进行血糖或尿糖测试。讲解妊娠合并糖尿病危害,预防各种感染的方法。教会孕妇掌握发生高血糖及低血糖的症状及紧急处理步骤,鼓励其外出携带糖尿病识别卡及糖果,避免发生不良后果。

(2) 孕期母儿监护:孕早期应每周产前检查1次至第10周。妊娠中期每2周检查1次,32周后每周检查1次。

1) 孕妇监护:除常规的产前检查内容外,应对孕妇进行严密监护,降低并发症的发生。①血糖监测:患者利用血糖仪进行自我血糖监测(SMBG)能反映实时血糖水平,评估餐前和餐后高血糖以及生活事件(锻炼、用餐、运动及情绪应激等)和降糖药物对血糖的影响,及时发现低血糖。②肾功能监测及眼底检查:每月1次肾功能测定及眼底检查,预防并发症的发生。

2) 胎儿监测了解胎儿健康状况:①超声波和血清学筛查胎儿畸形。②胎动计数,妊娠28周以后,指导孕妇掌握自我监护胎动的方法,若12h胎动数<10次,或胎动次数减少超过原胎动计数50%而不能恢复者,则表示胎儿宫内缺氧。③无激惹试验,自妊娠32周开始,每周1次NST检查,36周后每周2次,了解胎儿宫内储备能力。④胎盘功能测定,连续动态地测定孕妇尿雌三醇及血中HPL值可及时判定胎盘功能。

(3) 控制饮食:根据体重计算每日需要的热量,体重≤标准体重10%者,每日需36~40kcal/kg,标准体重者每日需12~18kcal/kg。早餐摄入10%热量,午餐和晚餐各30%,餐间点心(3次)为30%。热量分配:以碳水化合物占40%~50%,蛋白质20%,脂肪30%~40%。同时每日补充钙剂1.0~1.2g,叶酸5mg,铁剂15mg及维生素等微量元素。

(4) 适度运动:孕妇适度的运动可提高胰岛素的敏感性,改善血糖及脂代谢紊乱,避免体重增长过快,利于糖尿病病情的控制和正常分娩。运动方式以有氧运动最好,如散步、上臂运动、太极拳等。每日运动时间和量基本不变,以餐后1h为宜,持续20~40min。通过饮食和适度运动,使孕期体重增加控制在10~12kg内较为理想。先兆流产者或者合并其他严重并发症者不宜采取运动疗法。

(5) 合理用药:因磺脲类及双胍类降糖药均能通过胎盘,对胎儿产生毒性反应,因此孕妇不宜采用口服降糖药物治疗。对通过饮食治疗不能控制的妊娠期糖尿病孕妇,为避免低血糖或酮症酸中毒的发生,胰岛素是其主要的治疗药物。显性糖尿病孕妇应在孕前即改为胰岛素治疗。孕期血糖理想水平控制标准见表20-2[参考2009年妊娠合并糖尿病临床诊断与治疗推荐指南(草案)]。

表20-2 妊娠期血糖控制标准

时间	血糖(mmol/L)	血糖(mg/dl)
空腹	3.3~5.6	60~100
餐后2h	4.4~6.7	80~120
夜间	4.4~6.7	80~120
餐前30分钟	3.3~5.8	60~105

(6) 提供心理支持,维护孕妇自尊:糖尿病孕妇由于了解糖尿病对母儿的危害后,可能会因无法完成"确保自己及胎儿安全顺利地度过妊娠期和分娩期"这一母性心理发展任务而产生焦虑、恐惧及低自尊的反应,严重者造成身体意象紊乱。如妊娠分娩不顺利,胎婴儿产生不良后果,则孕妇心理压力更大。护理人员应提供各种交流的机会,对孕产妇及家属介绍妊娠合并糖尿病的相关知识,血糖控制稳定的重要性和降糖治疗的必要性,鼓励其讨论面临的问题及心理感受。以积极的心态面对压力,并协助澄清错误的观念和行为,促进身心健康。

3. 分娩期

(1) 终止妊娠的时间:原则是在控制血糖,确保母儿安全的情况下,尽量推迟终止妊娠的时间,可等待至近预产期(38~39周)。若血糖控制不良,伴有严重的合并症或并发症,如重度子痫前期、心血管病变、酮症酸中毒、胎儿宫内生长受限、胎儿窘迫等情况下,则在促进胎儿肺成熟后立即终止妊娠。

(2) 分娩方式:妊娠合并糖尿病本身不是剖宫产指征,如有胎位异常、巨大儿、病情严重需终止妊娠时,常选择剖宫产。若胎儿发育正常,宫颈条件较好,则适宜经阴道分娩。

(3) 分娩时的护理:分娩时,应严密监测血糖、尿糖和尿酮体,为使血糖不低于5.6mmol/L(100mg/dl),可按每4g糖加1U胰岛素比例给予静脉输液,提供热量,预防低血糖。准备阴道分娩者,鼓励产妇左侧卧位,改善胎盘血液供应。密切监护胎儿状况,产程时间不超过12h,如产程大于16h易发生酮症酸中毒。糖尿病孕妇在分娩过程中,仍需维持身心舒适,给予支持以减缓分娩压力。

(4) 新生儿护理

1) 无论体重大小均按高危儿处理,注意保暖和吸氧等。

2) 新生儿出生时取脐血检测血糖,并在30min后定时滴服25%葡萄糖液防止低血糖,同时注意预防低血钙、高胆红素血症及NRDS发生。多数新生儿在出生后6h内血糖值可恢复正常。

3) 糖尿病产妇即使接受胰岛素治疗,哺乳也不会对新生儿产生不良影响。

4. 产褥期

(1) 产后由于胎盘的娩出,抗胰岛素激素迅速下降,需重新评估胰岛素的需要量,根据产妇血糖情况调整胰岛素用量。一般情况下,分娩后24h内胰岛素减至原用量的1/2,48h减少到原用量的1/3,产后1~2周胰岛素用量逐渐恢复至孕前水平。

(2) 预防产褥感染,糖尿病患者抵抗力下降,易合并感染,应及早识别患者的感染征象,并及时处理。鼓励轻症糖尿病产妇实施母乳喂养,做到尽早吸吮和按需哺乳。重症者不宜哺乳,应及时给予退乳并指导人工喂养。

(3) 建立亲子关系,提供避孕指导。及时提供有关新生儿的各种信息,积极为母亲创造各种亲子互动机会,促进家庭和谐关系的建立与发展。糖尿病患者产后应长期避孕,建议使用安全套或手术结扎,不宜使用避孕药及宫内避孕器具。

(4) 指导产妇定期接受产科和内科复查,尤其GDM患者应重新确诊,如产后正常也需每3年复查血糖1次,以减少或推迟患有GDM者发展成为2型糖尿病。

【护理评价】

(1) 护理对象妊娠、分娩经过顺利,母婴健康。

(2) 孕妇能列举有效的血糖控制方法,保持良好的自我照顾能力。

第三节 急性病毒性肝炎

病毒性肝炎是由多种肝炎病毒引起、以肝实质细胞变性坏死为主要病变的传染性疾病。根据病毒类型分为甲型(HAV)、乙型(HBV)、丙型(HCV)、丁型(HDV)、戊型(HEV)等,其中以乙型肝炎最为常见。我国约8%的人群为慢性乙型肝炎病毒携带者。

HAV主要经消化道传播,感染后可获得持久的免疫力,不引起慢性携带状态,母婴传播罕见。甲型病毒性肝炎临床症状轻微,肝功能衰竭发生率低。HBV主要经血液传播,但母婴传播也是其重要的传播途径,在我国高达50%的慢性HBV感染者是通过母婴传播感染的。HBV感染时年龄越小,成为慢性携带者的概率越高,发展为肝纤维化、肝硬化、肝癌的可能性越大,因此,阻断母婴传播对慢性乙型病毒性肝炎的控制有着重要意义。乙型病毒性肝炎在妊娠期更容易进展为重型肝炎。HCV主要通过输血、血制品以及母婴途径等传播,重型肝炎少见,但易转为慢性肝炎,进展为肝硬化、肝癌。HDV需伴随HBV而存在。HEV主要经消化道传播,极少发展为慢性肝炎;但妊娠期感染HEV,尤其是乙型重叠戊型,易发生重型肝炎。妊娠合并重型肝炎是我国孕产妇死亡的重要原因之一。

【妊娠、分娩对病毒性肝炎的影响】

妊娠本身并不增加对肝炎病毒的易感性,但妊娠期的生理变化及代谢特点,使肝脏抗病能力降低和肝脏负担增加,导致病毒性肝炎的病情易于波动。

妊娠期孕妇基础代谢率升高,营养物质消耗增多,肝内糖原储备降低;妊娠早期食欲缺乏,体内营养物质相对不足,使肝脏抗病能力降低;妊娠期卵巢、胎盘产生大量雌激素需在肝内代谢和灭活,妨碍肝脏对脂肪的转运以及胆汁的排泄;胎儿部分代谢产物需经母体肝内解毒;妊娠期内分泌系统变化,可导致体内的HBV再激活;妊娠期细胞免疫功能增强;分娩时体力消耗、缺氧、出血、手术和麻醉等因素,均可加重肝脏负担,从而使妊娠期病毒性肝炎病情加重、复杂,重型肝炎及肝性脑病的发生率较非妊娠期明显升高。

此外,妊娠并发症引起的肝损害、妊娠剧吐等,极易与急性病毒性肝炎相混淆,使诊断难度增加。

【病毒性肝炎对妊娠、分娩的影响】

1. 对孕妇的影响

(1) 妊娠期并发症增加:妊娠期高血压疾病的发生率增加,可能与妊娠晚期肝脏对醛固酮的灭活能力下降有关。产后出血发生率增加,由于肝功能损害使凝血因子合成减少导致凝血功能障碍,特别是重型肝炎多并发弥散性血管内凝血(DIC)。

(2) 孕产妇病死率升高:与非妊娠期相比较,妊娠合并肝炎易发展为重型肝炎,其中,以乙型、戊型为多见。妊娠晚期发生重型肝炎率和死亡率较非孕妇女明显升高。有资料报道,重型肝炎发生率为非孕妇女的66倍,在肝功能衰竭的基础上,以凝血功能障碍所致的产后出血、消化道出血、感染等为诱因,最终导致肝性脑病和肝肾综合征,直接威胁母婴安全。

2. 对胎儿及新生儿的影响

(1) 围生儿患病率及死亡率高:妊娠早期患有病毒性肝炎,胎儿畸形发生率高于正常孕妇2倍。肝功能异常的孕产妇流产、早产、死胎、死产和新生儿死亡率明显增加,围生儿死亡率高达46‰。而欧美国家文献报道,乙型肝炎除可使早产的概率增加外,对围生儿无其他影响。近年来研究发现,病毒性肝炎与唐氏综合征(Down syndrome)的发生密切相关。

(2) 慢性病毒携带状态:妊娠期内,胎儿由于垂直传播而被肝炎病毒感染,以乙型肝炎病毒多见。围生期感染的婴儿,部分则转为慢性病毒携带状态,易发展为肝硬化或原发性肝癌。

【治疗原则】

肝炎患者原则上不宜妊娠。

1. 妊娠期轻型肝炎 治疗原则与非孕期肝炎患者相同,增加休息,加强营养,给予高维生素、高蛋白质、足量碳水化合物、低脂肪饮食。积极应用中西药物进行保肝治疗。避免应用可能损害肝脏的药物(如雌激素、麻醉药等)并预防感染,有黄疸者立即住院,按重症肝炎处理。

2. 妊娠期重症肝炎 保护肝脏,积极预防及治疗肝性脑病,如高血糖素-胰岛素-葡萄糖联合应用,改善氨基酸及氨的异常代谢。限制蛋白质的摄入,每日应<0.5g/kg,增加碳水化合物,保持大便通畅。预防DIC及肾衰竭。妊娠末期重症肝炎者,经积极治疗24h后,以剖宫产结束妊娠。

3. 分娩期及产褥期 备新鲜血液,为缩短第二产程,宫颈口开全后行阴道助产,并注意防止母婴传播及产后出血。应用对肝脏损害较小的广谱抗生素预防产褥感染,避免因感染加重肝炎病情。

【护理评估】

1. 健康史 评估有无与肝炎患者密切接触史或半年内曾输血、注射血制品史,有无肝炎病家族史及当地流行病史等。重症肝炎应评估其诱发因素,同时评估患者的治疗用药情况及家属对肝炎相关知识的知晓程度。

2. 身心状况

(1) 症状与体征:甲型病毒性肝炎的潜伏期2~7周(平均30天),起病急,病程短,恢复快。乙型病毒性肝炎潜伏期 1.5～5 个月（平均 60 天），病程长，恢复慢，易发展成慢性。临床上孕妇常出现不明原因的食欲减退、恶心、呕吐、腹胀、厌油腻、乏力、肝区叩击痛等消化系统症状；重症肝炎多见于妊娠末期，起病急，病情重，表现为畏寒发热，皮肤、巩膜黄染迅速，尿色深黄，食欲极度减退，频繁呕吐，腹胀，腹水，肝臭气味，肝脏进行性缩小，急性肾衰竭及不同程度的肝性脑病症状，如嗜睡、烦躁、神志不清、甚至昏迷。

（2）心理-社会状况：评估孕妇及家人对疾病的认知程度及家庭-社会支持系统是否完善。由于担心感染胎儿，孕妇会产生焦虑、矛盾及自卑心理，应给予重点评估。

3. 相关检查

（1）肝功能检查：血清中丙氨酸氨基转移酶（ALT）增高，数值常大于正常 10 倍以上，持续时间较长，血清总胆红素>17μmol/L（1mg/dl），尿胆红素阳性、凝血酶原时间延长等，对病毒性肝炎有诊断意义。

（2）血清病原学检测及其临床意义

1）甲型病毒性肝炎：急性期患者血清中抗 HAV-IgM 阳性有诊断意义。

2）乙型病毒性肝炎：人感染 HBV 后血液中可出现一系列有关的血清学标志物（表 20-3）。

表 20-3 乙型肝炎病毒血清病原学检测及其意义

项目	血清学标志物及意义
HBsAg	HBV 感染的特异性标志，见于慢性肝炎，无症状病毒携带者
抗-HBs 抗体	机体曾经感染过 HBV，但已具有免疫力，也是评价接种疫苗效果的指标之一
HBeAg	肝细胞内有 HBV 活动性复制，具有传染性
抗-HBe 抗体	血清中病毒颗粒减少或消失，传染性减低
抗 HBc-IgM	抗 HBc-IgM 阳性可确诊为急性乙肝
抗 HBc-IgG	肝炎恢复期或慢性感染

3）丙型病毒性肝炎：血清中检测出 HCV 抗体即可确诊。

4）丁型病毒性肝炎：急性感染时 HDV-IgM 出现阳性。慢性感染者 HDV-IgM 呈持续阳性。

5）戊型病毒性肝炎：急性期血清内可检测出高滴度的 HEV-IgM，恢复期血清内测出低水平的 HEV-IgG。

（3）凝血功能及胎盘功能检查：凝血酶原时间，HPL 及孕妇血或尿雌三醇检测等。

【护理诊断/合作性问题】

1. 知识缺乏　缺乏有关病毒性肝炎感染途径、传播方式、母儿危害及预防保健等知识。

2. 预感性悲哀　与肝炎病毒感染造成的后果有关。

3. 潜在并发症　肝性脑病、产后出血。

【护理目标】

（1）母儿在妊娠期、分娩期及产褥期维持良好的健康状态，无并发症发生。

（2）孕产妇及家人能描述病毒性肝炎的病程、感染途径及疾病自我保健措施等。

（3）建立良好的家庭支持系统，减轻孕妇负面情绪，促进母亲角色的获得。

【护理措施】

1. 加强卫生宣教，普及防病知识　重视高危人群，婴幼儿疫苗接种，开展以切断传播途径为重点的综合性预防措施。重视围婚期保健,提倡生殖健康,夫妇一方患有肝炎者应使用避孕套以免交叉感染。已患肝炎的育龄妇女应做好避孕。患急性肝炎者应于痊愈后半年,最好2年后在医师指导下妊娠。

2. 妊娠期

(1) 妊娠合并轻型肝炎者:护理内容与非孕期肝炎患者相同,更需注意以下内容。

1) 保证休息,避免体力劳动:加强营养,增加优质蛋白、高维生素、富含碳水化合物、低脂肪食物的摄入。保持大便通畅。详细讲解疾病的相关知识,取得家属的理解和配合。减缓孕妇的自卑心理,提高自我照顾能力,评估孕妇在妊娠期母亲角色获得情况,并及时给予帮助。

2) 定期产前检查,防止交叉感染:医疗机构需开设隔离诊室,所有用物使用2000mg/L含氯制剂浸泡,严格执行传染病防治法中的有关规定。定期进行肝功能、肝炎病毒血清病原学标志物的检查。积极治疗各种妊娠并发症,加强基础护理,预防各种感染以免加重肝损害。

(2) 妊娠合并重症肝炎者

1) 保护肝脏,积极防治肝性脑病:遵医嘱给予各种保肝药物,如六合氨基酸,高血糖素-葡萄糖-胰岛素等。严格限制蛋白质的摄入量,每日应<0.5g/kg,增加碳水化合物,每日热量维持7431.2kJ(1800kcal)以上。保持大便通畅,遵医嘱口服新霉素或甲硝唑抑制大肠杆菌,以减少游离氨及其他毒素的产生及吸收,并严禁肥皂水灌肠。严密观察患者有无性格改变、行为异常、扑翼样震颤等肝性脑病前驱症状。

2) 预防DIC及肝肾综合征:严密监测生命体征,准确严格限制入液量,记录出入量,每日入液量为前日尿量加500ml液体量。应用肝素治疗时,应注意观察有无出血倾向,且量宜小不宜大。为防产后出血,产前4h及产后12h内不宜使用肝素治疗。

3. 分娩期

(1) 密切观察产程进展,促进产妇身心舒适:为产妇及家人提供安全、温馨、舒适的待产分娩环境,注意语言保护,避免各种不良刺激,提供无痛分娩措施。密切观察产程进展,防止并发症发生。

(2) 监测凝血功能:为预防DIC,于分娩前1周肌内注射维生素K_1,每日20~40mg,配备新鲜血液。密切观察产妇有无口鼻、皮肤黏膜出血倾向,监测出血、凝血时间及凝血酶原等。

(3) 正确处理产程,防止母婴传播及产后出血:第二产程给予阴道助产,严格执行操作程序,避免软产道损伤及新生儿产伤等引起的母婴传播。胎儿娩出后,抽脐血做血清病原学检查及肝功能检查。正确应用缩宫素,预防产后出血。

(4) 预防感染并严格执行消毒隔离制度:产时严格消毒并应用广谱抗生素。凡病毒性肝炎产妇使用过的医疗用品均需用2000mg/L的含氯消毒液浸泡后按相关规定处理。

4. 产褥期

(1) 预防产后出血:观察子宫收缩及阴道流血,加强基础护理,并继续遵医嘱给予对肝脏损害较小的抗生素预防感染。同时开始评价母亲角色的获得,协助建立良好的亲子关系,提高母亲的自尊心。

(2) 指导母乳喂养:目前认为乳汁中HBV-DNA阳性者不宜哺乳,母血HBsAg、HBeAg及抗-HBC三项阳性及后两项阳性的产妇均不宜哺乳。目前主张只要新生儿接受免疫注射,母亲仅 HBsAg 阳性者可以母乳喂养。对不宜哺乳者,应教会产妇和家人人工喂养的知识和技能。口服生麦芽冲剂或乳房外敷芒硝回乳,因雌激素对肝脏有损害,所以不宜用以回乳。

(3) 新生儿免疫:新生儿出生后24h内注射乙型肝炎疫苗30μg,生后1个月,6个月再分别注射 10μg。同时,在生后48h 内,肌内注射 0.5ml 乙肝免疫球蛋白,有效保护率达 94%。

(4) 按医嘱继续为产妇提供保肝治疗指导,加强休息和营养,指导避孕措施,促进产后康复,必要时及时就诊。

【护理评价】

(1) 产妇及家属获得有关病毒性肝炎的相关知识,积极地面对现实。
(2) 妊娠及分娩经过顺利,母婴健康。
(3) 产妇表现出较好的母性行为,母亲角色适应良好。

第四节 缺铁性贫血

贫血(anemia)是由多种病因引起,通过不同的病理过程,使人体外周血红细胞容量减少,低于正常范围下限的一种常见的临床症状。常以血红蛋白(Hb)浓度作为诊断标准。由于妊娠期血液系统的生理变化,妊娠期贫血的诊断标准不同于非孕期妇女。世界卫生组织规定孕妇外周血血红蛋白<110g/L 及血细胞比容<0.33 为妊娠期贫血。我国一直沿用的诊断标准为血红蛋白<100g/L,红细胞计数<$3.5×10^{12}$/L 或血细胞比容<0.30。WHO 最近资料表明,50%以上孕妇合并贫血,而缺铁性贫血(iron deficiency anemia)则最为常见,占妊娠期贫血的95%。

【贫血与妊娠的相互影响】

1. 对母体的影响 妊娠可使原有贫血病情加重,而贫血则使孕妇妊娠风险增加。由于贫血母体耐受力差,孕妇易产生疲倦感,而长期倦怠感会影响孕妇在妊娠期的心理适应,将妊娠视为一种负担而易影响亲子间的感情及产后心理康复。重度贫血可导致贫血性心脏病、妊娠期高血压疾病性心脏病、产后出血、失血性休克、产褥感染等并发症的发生,危及孕产妇生命。

2. 对胎儿影响 孕妇骨髓与胎儿在竞争摄取母体血清铁的过程中,一般以胎儿组织占优势,由于铁通过胎盘的转运为单向性运输,因此,一般情况下胎儿缺铁程度不会太严重。若孕妇缺铁严重时,会影响骨髓造血功能致重度贫血,则缺乏胎儿生长发育所需的营养物质和胎盘养分,可造成胎儿生长受限、胎儿宫内窘迫、早产、死胎或死产等不良后果。

【治疗原则】

补充铁剂,治疗并发症;积极预防产后出血和感染。

【护理评估】

1. 健康史 评估既往有无月经过多或消化道疾病引起的慢性失血性病史,有无因不良饮食习惯或胃肠道功能紊乱导致的营养不良病史。

2. 身心状况

(1) 症状:轻度贫血者多无明显症状,严重贫血者可表现为头晕、乏力、耳鸣、心悸、气短、面色苍白、倦怠、食欲不振、腹胀、腹泻等症状，甚至出现贫血性心脏病、妊娠期高血压疾病性心肌病、胎儿生长受限、胎儿窘迫、早产、死胎、死产等并发症的相应的症状。同时，由于贫血，孕产妇机体抵抗力低下容易导致各种感染性疾病的发生。

（2）体征：皮肤黏膜苍白、毛发干燥无光泽易脱落、指（趾）甲扁干、脆薄易裂或反甲（指甲呈勺状），并可伴发口腔炎、舌炎等，部分孕妇出现脾脏轻度肿大。

（3）心理-社会状况：重点评估孕妇因长期疲倦或知识缺乏而引起的倦怠心理。同时评估孕妇及家人对缺铁性贫血疾病的认知情况，以及家庭、社会支持系统是否完善等。

3. 相关检查

（1）外周血象：为小红细胞低血红蛋白性贫血，血红蛋白<100g/L，血细胞比容<0.30 或红细胞<$3.5×10^{12}$/L，即可诊断为贫血，白细胞计数及血小板计数均在正常范围。

（2）血清铁测定：血清铁 5.37μmol/L（正常 8.95～26.9μmol/L），总铁结合力>64.44μmol/L（正常 54.1±5.4μmol/L），血清铁下降可以出现在血红蛋白下降以前，是缺铁性贫血的早期表现。

（3）骨髓检查：诊断困难时可做骨髓检查，骨髓象为红细胞系统增生活跃，中、晚幼红细胞增多。

【护理诊断/合作性问题】

1. 活动无耐力 与贫血引起的疲倦有关。

2. 有受伤的危险 与贫血引起的头晕、眼花等症状有关。

【护理目标】

（1）妊娠期、分娩期母婴维持最佳的身心状态，无并发症发生。

（2）孕产妇住院期间得到满意的生活护理。

【护理措施】

1. 预防 妊娠前应积极治疗慢性失血性疾病，改变长期偏食等不良饮食习惯，调整饮食结构，适度增加营养，必要时补充铁剂，以增加铁的储备。

2. 妊娠期

（1）饮食护理：建议孕妇摄取高铁、高蛋白质及高维生素 C 食物，以改善体内缺铁现状，如动物肝脏、瘦肉、蛋类、葡萄干及菠菜、甘蓝等深色蔬菜。但蔬菜、谷类、茶叶中的磷酸盐、鞣酸等影响铁的吸收，应注意饮食的搭配。纠正偏食、挑食等不良习惯。

（2）正确服用铁剂：铁剂的补充应首选口服制剂。建议妊娠4个月后，每日遵医嘱服用铁剂，可预防贫血的发生，如硫酸亚铁0.3g，每日3次，同时服维生素 C 0.3g 或 10% 稀盐酸 0.5～2.0ml（胃酸缺乏的孕妇可同时服用），促进铁的吸收。铁剂对胃黏膜有刺激作用，引起恶心、呕吐、胃部不适等症状。因此，应饭后或餐中服用。服用铁剂后，由于铁与肠内硫化氢作用而形成黑色便，应予以解释。服用抗酸药时须与铁剂交错时间服用。对于妊娠末期重度缺铁性贫血或口服铁剂胃肠道反应较重者，可采用深部肌内注射法补充铁剂，利用率高达 90%～100%，常见制剂有右旋糖酐铁及山梨醇铁。

（3）加强母儿监护：产前检查时常规给予血常规检测，妊娠晚期应重点复查。注意胎儿宫内生长发育状况的评估，并积极地预防各种感染。

（4）健康指导：注意劳逸结合，依据贫血的程度安排工作及活动量。轻度贫血患者可下床活动，并适当减轻工作量；重度贫血患者需卧床休息，避免因头晕、乏力引起意外伤害；

加强口腔护理:轻度口腔炎患者可于餐前、餐后、睡前、晨起用漱口液漱口;重度口腔炎患者每日应做口腔护理,有溃疡的患者按医嘱可局部用药。

3. 分娩期 中、重度贫血产妇临产前遵医嘱给予维生素 K_1、卡巴克洛(安络血)、维生素 C 等药物,并应配血备用。血红蛋白在 3.7mmol/L(60g/L)以下,且接近预产期或短期内需要进行剖宫产手术者,采用输血治疗,输血时应遵循少量多次的原则,增加对失血的耐受性。同时,严密监控输血速度和输注总量,以防止发生急性左心衰竭。严密观察产程,鼓励产妇进食;加强胎心监护,给予低流量吸氧;为减少孕妇体力消耗,第二产程酌情给予阴道助产。因贫血孕产妇对出血的耐受性差,少量出血易引起休克,应积极预防产后出血。胎儿前肩娩出时,遵医嘱肌内注射或静脉注射宫缩剂,或当胎儿娩出后经阴道或肛门置入卡前列甲酯栓 1mg,以加强宫缩,减少出血。严格无菌操作,产后按医嘱给予抗生素预防感染。同时,为产妇提供心理支持。

4. 产褥期

(1)密切观察子宫收缩及阴道流血情况,按医嘱补充铁剂,纠正贫血并继续应用抗生素预防和控制感染。

(2)指导母乳喂养,对于因重度贫血不宜哺乳者,详细讲解原因,并指导产妇及家人掌握人工喂养的方法。采取正确的回奶方法,如口服生麦芽冲剂或芒硝外敷乳房。

(3)提供家庭支持,增加休息和营养,避免疲劳。加强亲子互动,提供避孕指导,避免产后抑郁。

【护理评价】

(1)妊娠分娩经过顺利,母婴健康。

(2)孕产妇能够积极地应对缺铁性贫血对身心的影响,掌握自我保健措施。

(王贵军)

思 考 题

1. 某孕妇,30 岁,风湿性心脏病、二尖瓣狭窄病史 4 年。平时不用药,登五楼无不适。孕 6 个月起活动时常有轻度心慌、气促。现孕 38 周,以心悸、夜间不能平卧而急诊入院。问题:

(1)该患者最可能的医疗诊断是什么?

(2)为明确诊断,还应该做哪些检查?

(3)该患者的主要护理诊断有哪些?

(4)应该怎样对患者进行健康教育?

2. 患者,女性,33 岁,停经 37^{+6} 周,孕 28 周定期产前检查,孕期腹围、宫高增长正常,1 周前出现食欲减退、恶心、呕吐及乏力,血清 ALT 300U/L,抗 HBV-IgM 阳性,血压 120/80mmHg。产科检查:宫高 35cm,腹围 99cm,胎心 140 次/分,宫缩 20 秒/8~9 分钟。宫口未开。问题:

(1)该患者最可能的医疗诊断是什么?

(2)为明确诊断,还应该做哪些检查?

第二十一章 异常分娩妇女的护理

> **学习目标**
> 识记:产力异常、产道异常的种类;胎位异常的病因、种类;巨大胎儿的定义、病因、临床表现、辅助检查。
> 理解:产力异常常见的原因和临床表现;产道异常的临床表现和辅助检查;常见胎位异常的临床表现与护理评估。
> 运用:常见产力异常的判断与处理,为特定病例进行护理评估,制订护理计划并实施;产道异常的判断与处理,产道异常患者的护理措施;常见胎位异常的治疗原则及护理措施;巨大胎儿的治疗原则及护理措施。

异常分娩(abnormal labor)又称难产(dystocia),其影响因素包括产力、产道、胎儿及产妇的心理因素。任何一个或一个以上因素发生异常,及四个因素间相互不能适应,而使分娩过程受阻,称异常分娩。及时、准确发现产程进展的异常情况,给予适时、适当的处理,以保障母儿安全是处理异常分娩的关键。在判断异常分娩时,不应将上述因素分割考虑。异常分娩治疗原则应以预防为主,尽可能做到产前预测充分,产时诊断准确及时,针对原因适时处理。无论出现哪种产程异常,均需仔细评估子宫收缩力、胎儿大小与胎位、骨盆狭窄程度以及头盆是否相称等,综合分析决定分娩方式。

第一节 产力异常

子宫收缩力是分娩过程中最重要的产力,贯穿于整个分娩过程。子宫收缩的节律性、对称性及极性不正常或强度、频率有改变,称为子宫收缩力异常,简称产力异常(abnormal uterine action)。产力异常主要包括:子宫收缩乏力(uterine inertia)及子宫收缩过强两类,每类又有协调性及不协调性之分(图21-1)。

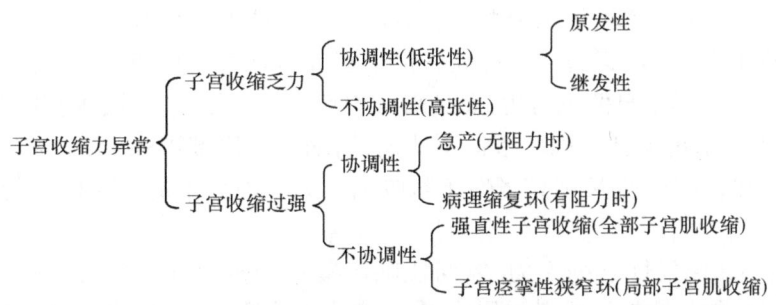

图21-1 子宫收缩力异常的分类

一、子宫收缩乏力

根据宫缩乏力发生时期分为:①原发性宫缩乏力:指产程一开始就出现宫缩乏力。因发生在潜伏期,应首先明确是否真正临产,需排除假临产;②继发性宫缩乏力:指产程开始子宫收缩力正常,产程进展到第一产程后期或第二产程宫缩强度转弱,使产程延长或停滞,常见于中骨盆及出口狭窄,胎先露下降受阻,持续性枕后位或枕横位等。

【病因及发病机制】

子宫收缩乏力多由以下几种因素引起。

1. 头盆不称或胎位异常 由于胎儿先露部下降受阻,不能紧贴子宫下段及宫颈内口,影响内源性缩宫素的释放及反射性子宫收缩,导致继发性子宫收缩乏力,是宫缩乏力最常见的原因。

2. 子宫局部因素 子宫畸形(如单角子宫、双角子宫等)、子宫肌纤维过度伸展(如巨大胎儿、双胎妊娠、羊水过多等)、高龄产妇、经产妇,尤其多产妇或宫内感染者、子宫肌纤维变性及结缔组织增生或子宫肌瘤等,均可影响子宫收缩的对称性及极性,导致子宫收缩乏力。

3. 精神源性因素 产妇对分娩有恐惧心理,对妊娠及分娩生理认识不足,缺乏产前系统培训,精神过度紧张,过早兴奋与疲劳,以及对胎儿安危等过分担忧,待产时间长、睡眠少、疲乏、膀胱充盈、临产后进食少、水及电解质紊乱等均可导致子宫收缩乏力,并多系原发性的宫缩乏力。

4. 内分泌失调 临产后产妇体内缩宫素、乙酰胆碱和前列腺素合成及释放不足,或子宫对这些促进子宫收缩的物质敏感性降低,以及雌激素不足,使缩宫素受体量少,均可直接导致子宫收缩乏力。

5. 药物影响 产程早期使用大剂量解痉、镇静、镇痛剂及宫缩抑制剂,如硫酸镁、哌替啶及前列腺素拮抗剂等,可直接抑制子宫收缩使产程延长。

【临床表现】

1. 协调性子宫收缩乏力 又称低张性子宫收缩乏力。其特点是子宫收缩具有正常的节律性、对称性及极性,仅收缩力弱。宫缩高峰时,宫体隆起不明显,用手指按压宫底部肌壁仍可出现凹陷,而此时宫腔内压常低于180Mul(一般临产时宫缩强度为80~120Mu,活跃期宫缩强度为200~250Mu),宫缩持续时间短,宫缩<2次/10分钟,间歇时间长且不规律,故又称低张性宫缩乏力,致使宫颈不能如期扩张、胎先露部不能如期下降,使产程延长,甚至停滞。协调性子宫收缩乏力多属继发性宫缩乏力,此种乏力对胎儿影响不大。

2. 不协调性子宫收缩乏力 又称高张性子宫收缩乏力。其特点是子宫收缩的极性倒置,宫缩的兴奋点不是来自两侧宫角,而是来自子宫下段一处或多处,子宫收缩波由下而上扩散,收缩波小且不规律,频率高,节律不协调,宫缩时宫底部不强,而是下段强,宫缩间歇期子宫壁也不能完全松弛,又称高张性子宫收缩乏力。因为不能产生向下的合力,所以属无效宫缩。

此种宫缩多属原发性宫缩乏力,需与假临产鉴别。鉴别方法是给予镇静剂如哌替啶100mg肌内注射,能使宫缩停止者为假临产,反之为不协调性子宫收缩乏力。因宫缩间歇期子宫壁不完全放松,产妇可出现持续性腹痛,拒按、烦躁不安,胎位触不清,胎心不规律,宫口扩张缓慢或停止,潜伏期延长,胎先露下降延缓或停止。

【对母儿影响】

1. 对产妇的影响 无论哪种宫缩乏力,均可造成产程时间延长。产程延长直接影响产妇的休息及进食,加上体力消耗和过度换气,可致产妇精神疲惫、全身乏力,严重者引起产妇脱水、酸中毒或低钾血症的发生,手术产率增加。第二产程延长可因产道受压过久而致产后排尿困难、尿潴留,甚至发生尿瘘或粪瘘。同时,亦可导致产后出血,并使产褥感染率增加。产程延长常见以下8种情况。

(1) 潜伏期延长:指潜伏期超过16h[图21-2(1)]。

(2) 活跃期延长:指活跃期超过8h。当活跃期宫口扩张速度初产妇<1.2cm/h、经产妇<1.5cm/h时,常提示活跃期延长[图21-2(2)]。

(3) 活跃期停滞:指活跃期宫口停止扩张达2h以上[图21-2(3)]。

(4) 第二产程延长:指初产妇第二产程超过2h(硬膜外麻醉无痛分娩时以超过3h为标准)、经产妇第二产程超过1h[图21-2(4)]。

(5) 第二产程停滞:第二产程达1h胎头下降无进展。

(6) 胎头下降延缓:在宫颈扩张减速期及第二产程时,胎头下降最快。此阶段胎头下降速度初产妇<1.0cm/h、经产妇<2.0cm/h,称为胎头下降延缓。

(7) 胎头下降停滞:指减速期后胎头停止下降超过1h以上。

(8) 滞产:总产程超过24h称为滞产。

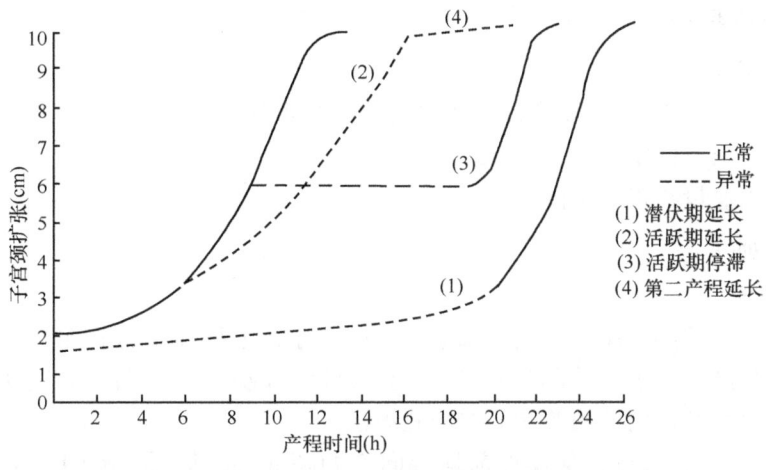

图21-2 异常的宫颈扩张曲线示意图

2. 对胎儿的影响 不协调性宫缩乏力不能使子宫壁完全放松,对子宫胎盘循环影响大,胎儿在宫内缺氧,容易发生胎儿窘迫;产程延长使胎头及脐带等受压机会增加,手术助产机会增加,易发生新生儿产伤,使新生儿窒息、颅内出血及吸入性肺炎等发病率增加。

【治疗原则】

1. 协调性子宫收缩乏力 不论是原发性还是继发性,首先应寻找原因,检查有无头盆不称与胎位异常,针对原因进行恰当处理。

2. 不协调性子宫收缩乏力 治疗原则是调节子宫收缩,使其恢复正常节律性及极性。在子宫收缩恢复为协调性之前,严禁应用缩宫药物,以免加重病情。

【护理评估】

1. 健康史 首先评估产妇的产前检查情况,了解其既往史、生育史,评估产程进展情况;注意了解产妇的精神状态、睡眠及饮食、排泄情况等。

2. 身心状况 协调性子宫收缩乏力在产程开始时产妇无不适表现,但随着产程的延长,产妇开始表现出焦躁不安,进食能力差,导致疲乏无力;不协调性子宫收缩乏力,产妇自觉持续腹痛、拒按、烦躁不安,出现肠胀气、尿潴留等,她们都会对阴道分娩失去信心,寻求医生帮助解除痛苦,甚至要求剖宫产结束分娩。

3. 辅助检查

(1) 产程观察

1) 绘制产程图,临产后应密切观察产程进展,认真绘制产程图。一旦产程图中出现上述产程进展异常情况,应积极寻找导致产程异常的原因,并做出相应的处理。

2) 应用胎儿电子监护仪或用手触摸宫底评估子宫收缩的节律性、强度和频率。

3) 用多普勒胎心听诊仪监测胎心的变化。

(2) 实验室检查:血生化检查可有血钾、钠、氯及钙等电解质的改变,甚至二氧化碳结合力降低;尿液检查可出现尿酮体阳性。

【护理诊断/合作性问题】

1. 有体液不足的危险 与产妇体力消耗、过度疲乏影响摄入有关。

2. 焦虑 与产程延长、担心母儿安危有关。

3. 产后出血的危险 与宫缩乏力有关。

【护理目标】

(1) 孕妇未出现水、电解质紊乱或水电解质紊乱得到纠正。

(2) 孕妇及家属情绪稳定,安全度过分娩。

(3) 产后出血量在正常范围。

【护理措施】

1. 一般护理

(1) 产前应对孕妇及家属进行健康教育:介绍分娩过程和子宫收缩的变化,使产妇及家属充分认识分娩是一个自然的生理现象,了解自然分娩与手术助产的优缺点;讲解紧张与疼痛的因果关系及运用放松等减痛技巧和方法。

(2) 进入产程后,进行任何操作前均应向产妇解释,鼓励家属给予产妇情感和促进舒适的支持;运用暗示、分散注意力等方法,以减轻宫缩痛;随时向产妇及家属告知产程进展情况,解除产妇及家属的思想顾虑和恐惧心理,增强其对分娩的信心。

(3) 设置安静、舒适的待产和分娩环境。目前国内部分医院开展 Doula 陪产。爱人、家属的陪伴及一对一的陪护为产妇提供了心理支持,有助于消除产妇的紧张情绪。

2. 协调性子宫收缩乏力的护理

(1) 第一产程的护理

1) 保证休息:要关心和安慰产妇,对产程时间长、产妇过度疲劳或烦躁不安者,遵医嘱给予镇静药。

2) 补充营养:鼓励孕妇多进食易消化、高热量饮食,对入量不足者,遵医嘱静脉补液,同时鼓励待产妇饮水,纠正电解质紊乱,补充氯化钾、钙剂时要注意保持输液管通畅,以免液体渗出血管外,造成组织坏死,遵医嘱严格控制输液速度。

3) 注意膀胱和直肠的排空:排空直肠和膀胱可促使胎头下降。初产妇宫口开大不足 4cm、胎膜未破者,给予温肥皂水灌肠;自然排尿困难者,先行诱导法,无效时给予导尿。

4）缩宫素静脉滴注的护理：宫口扩张≥3cm、胎心良好、胎位正常、头盆相称者。原则是从小剂量开始，通常用缩宫素2.5U加入0.9%生理盐水500ml中，开始滴速为4~5滴/分钟，根据宫缩强弱进行调整，调整间隔为15~30分钟，每次调整增加4~5滴/分钟为宜，最大给药剂量不超过60滴/分。维持宫缩时宫腔压力达50~60mmHg，宫缩间隔2~3分钟，持续时间40~60秒。对于不敏感者可酌情增加缩宫素剂量。外源性缩宫素的血浆半衰期为1~6分钟，停药后能迅速好转。用药时一定要有医生或助产士在床旁守护，密切观察宫缩、胎心率、血压及产程进展等变化，亦可用胎儿电子监护仪体外监测宫缩、胎心及胎动反应。若发现血压升高，应减慢滴注速度；一旦10分钟内出现≥5次宫缩、宫缩持续时间超过1分钟或胎心率明显异常时，均应立即停用缩宫素。对有明显产道梗阻或伴瘢痕子宫者不宜应用。

5）预防感染：当宫口扩张≥3cm、无头盆不称、胎头已衔接而产程延缓者可行人工破膜。破膜后要保持会阴部的清洁卫生，使用消毒会阴垫；避免粗暴地多次宫腔内操作等，以免引起感染。破膜超过12h应给予抗生素预防感染。

（2）第二产程的护理应做好阴道助产和抢救新生儿的准备。

（3）第三产程的护理遵医嘱及时准确给予药物，防止产后出血及感染。密切观察宫缩、阴道出血情况及生命体征。注意产后保暖，及时补充高热量饮品，使产妇得到休息与恢复。

3. 不协调性子宫收缩乏力的护理 护士要耐心细致地指导产妇疼痛时做深呼吸及放松技巧，减轻疼痛，鼓励产妇表达其担心和不适感。必要时遵医嘱给予镇静药物，通常用哌替啶100mg肌内注射，保证产妇得到充分休息。产妇休息期间，定时听胎心音。若宫缩不能恢复为协调性或出现胎儿窘迫、头盆不称等，应及时通知医师并配合处理。

4. 剖宫产术前的准备 经处理产程仍无进展，或出现宫内窘迫、头盆不称或孕妇体力衰竭等，医嘱行剖宫产术时，护士要迅速做好术前及抢救新生儿的准备。

【护理评价】

（1）分娩过程中维持产妇水、电解质平衡。

（2）产妇及家属情绪稳定，安全顺利度过分娩。

（3）产后24h内阴道流血量小于500ml。

二、子宫收缩过强

【病因及发病机制】

尚不十分清楚，可能与下列因素有关。

（1）临产后缩宫素的使用或产妇对缩宫素过度敏感均可导致子宫发生强直性收缩。

（2）产妇精神紧张、过度疲劳或多次粗暴的宫腔内操作；分娩发生梗阻、胎盘早剥，血液浸润子宫肌层等亦可造成不协调性子宫收缩过强。

（3）其他，如经产妇、遗传因素等。

【临床表现】

1. 协调性子宫收缩过强 其特点是子宫收缩的节律性、对称性及极性均正常，仅收缩力过强（宫腔压力≥60mmHg）、过频（10分钟≥5次）。宫口扩张速度≥5cm/h，若无产道梗阻，常常宫口迅速开全，分娩在短时间内结束，使总产程<3h，称为急产（precipitous labor）。

若存在产道梗阻或瘢痕子宫,宫缩过强时可发生病理缩复环(pathologic retraction ring)或子宫破裂。

2. 不协调性子宫收缩过强

(1) 子宫痉挛性狭窄环(constriction ring of uterus):特点是子宫局部平滑肌呈痉挛性不协调性收缩,持续不放松,形成环形狭窄,称为子宫痉挛性狭窄环。狭窄环常见于子宫上下段交界处及胎体狭窄部,如胎儿颈部,腹部检查很难发现此环。产妇出现持续性腹痛,烦躁不安,宫颈扩张缓慢,胎先露部下降停滞,胎心时快时慢,第三产程常造成胎盘嵌顿,手取胎盘时可在宫颈内口上方直接触到此环。此环与病理缩复环的区别是环的位置不随宫缩而上升,它不是子宫破裂的先兆,多由阴道检查操作粗暴引起(图21-3)。

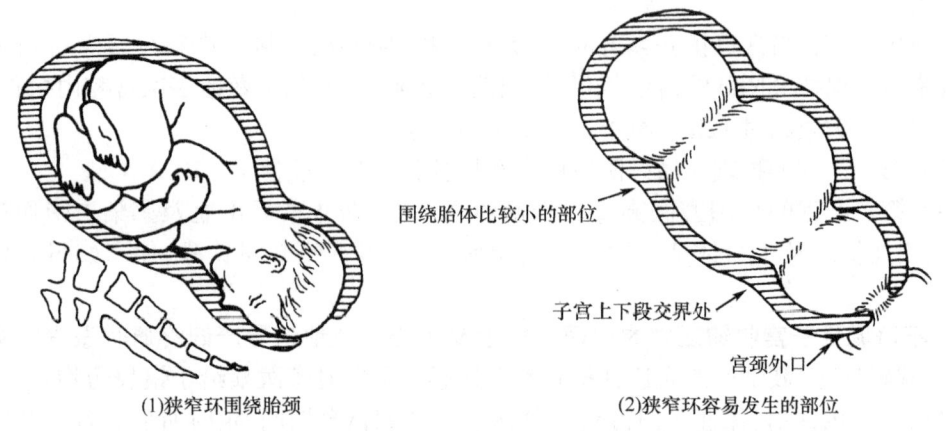

(1)狭窄环围绕胎颈　　　　　(2)狭窄环容易发生的部位

图21-3　子宫痉挛性狭窄环

(2) 强直性子宫收缩(tetanic contraction of uterus):常见于缩宫素使用不当。其特点是子宫收缩失去节律性,呈持续性强直性收缩,无间歇。产妇因持续性腹痛常有烦躁不安、腹部拒按,不易查清胎位,胎心听不清。若合并产道梗阻,亦可出现病理缩复环、血尿等先兆子宫破裂征象。

【对产程及母儿影响】

1. 对产程的影响　协调性子宫收缩过强可致急产,不协调性子宫收缩过强形成子宫痉挛性狭窄环或强直性子宫收缩时,可导致产程延长及停滞。

2. 对产妇的影响　无论急产还是强直性子宫收缩均易造成软产道裂伤。同时,宫缩过强使宫腔内压力增高,有发生羊水栓塞的危险。子宫痉挛性狭窄环可使产程停滞、胎盘嵌顿,增加产后出血、产褥感染及手术产的机会。

3. 对胎儿的影响　急产及强直性子宫收缩使子宫胎盘血流减少,子宫痉挛性狭窄环使产程延长,均易发生胎儿窘迫及新生儿窒息,严重者直接导致死胎及死产。

【治疗原则】

识别发生急产的高危人群和急产的征兆,正确处理急产,做好接产和抢救新生儿窒息的准备,预防并发症的发生。

【护理评估】

1. 健康史　评估产前检查资料,了解有无急产史,重点评估临产时间、宫缩频率、宫缩强度及胎儿情况。

2. 身心状况 产妇临产后宫缩疼痛难忍,毫无思想准备,极度恐惧无助,担心自身及胎儿安全。

3. 腹部检查 使用胎儿电子监护仪监测子宫收缩持续时间,宫内压力;腹部触诊胎位不清,听诊胎心不清;若产道梗阻,腹部可出现病理缩复环;子宫局部肌肉强直性收缩时,围绕胎颈、胎腹可形成环状狭窄;子宫下段压痛明显,膀胱充盈或有肉眼血尿等是子宫破裂的先兆。

【护理诊断/合作性问题】

1. **急性疼痛** 与子宫收缩过强、过频有关。
2. **有胎儿受伤的危险** 与子宫收过强、过频,影响子宫胎盘血液循环有关。
3. **焦虑** 与担心自身及胎儿安危有关。
4. **潜在并发症** 如子宫破裂。

【护理目标】

(1)产妇能够运用减轻疼痛的技巧缓解疼痛,疼痛较前缓解。
(2)产妇能了解宫缩过强对母儿的影响,能配合治疗和护理。

【护理措施】

1. 尽量减少急产对母儿的影响 有急产史的孕妇,在预产期前1~2周提前住院待产。初产妇有急产先兆时,如宫缩过强、过频及产程进展快等,临产后不宜灌肠,需解大小便时,应先了解宫口大小及胎先露下降情况;床旁备好便器,避免去厕所而发生意外。指导产妇缓解疼痛、减轻焦虑与紧张的方法。鼓励产妇深呼吸,勿向下屏气,以减慢分娩过程。要迅速做好接产及抢救新生儿窒息的准备。

2. 密切观察产程进展 监测宫缩、胎心及产妇的生命体征变化,发现异常及时通知医生,迅速、准确执行医嘱。静脉推注硫酸镁时,推注时间应不少于5分钟,并严格掌握剂量。硫酸镁有降压、抑制呼吸和心跳的作用,母亲中毒时羊水中镁离子浓度亦增高,也可致胎儿呼吸抑制、肌张力低下等。应密切观察产妇血压、呼吸、心率及胎心变化。

3. 分娩期的护理 分娩时尽可能行会阴侧切术,防止会阴撕裂;胎儿娩出后,应及时检查宫颈、阴道及会阴有无撕裂。遵医嘱给予新生儿肌内注射维生素K_1,预防颅内出血。

4. 产后护理 观察子宫收缩、宫体恢复情况及阴道出血的性质和量。注意产妇的生命体征变化。新生儿有异常时,应及时处理,但应避开产妇,以免加重产妇的心理负担。要掌握沟通技巧,尽可能解除产妇及家属的悲伤。指导产妇注意产褥期卫生,做好健康宣教及出院指导。

【护理评价】

(1)产妇能自如运用减轻疼痛的技巧,减轻疼痛,增加舒适感。
(2)分娩过程顺利,降低软产道裂伤及新生儿意外的发生,使母子平安。

第二节 产道异常

产道异常包括骨产道异常及软产道异常,临床上以骨产道狭窄多见。骨产道异常又包括骨盆形态异常及骨盆径线过短。骨产道狭窄可导致产力异常或胎位异常,使正常大小的胎儿也难以通过,导致分娩异常。

一、骨产道异常

骨盆各径线过短或形态异常,使骨盆腔容积小于胎先露部能够通过的限度,阻碍胎儿先露部下降,影响产程顺利进展,称为狭窄骨盆(contracted pelvis)。狭窄骨盆可以是一个径线过短或多个径线同时过短;也可以是一个平面狭窄或多个平面同时狭窄。造成狭窄骨盆的原因有先天发育异常、出生后营养、疾病及外伤等因素。

【分类】

1. 骨盆入口平面狭窄(contracted pelvic inlet) 扁平型骨盆最常见,以骨盆入口平面前后径狭窄为主。根据骨盆入口平面狭窄程度,分为3级:Ⅰ级为临界性狭窄,骶耻外径18cm,对角径11.5cm,骨盆入口前后径10.0cm,绝大多数可经阴道自然分娩;Ⅱ级为相对性狭窄,骶耻外径16.5~17.5cm,对角径10.0~11.0cm,骨盆入口前后径8.5~9.5cm,需经试产后才能决定是否可以经阴道分娩;Ⅲ级为绝对性狭窄,骶耻外径≤16.0cm,对角径≤9.5cm,骨盆入口前后径≤8.0cm,必须以剖宫产结束分娩。根据形态变异将扁平骨盆分为单纯扁平骨盆和佝偻病性扁平骨盆两种(图21-4、图21-5)。

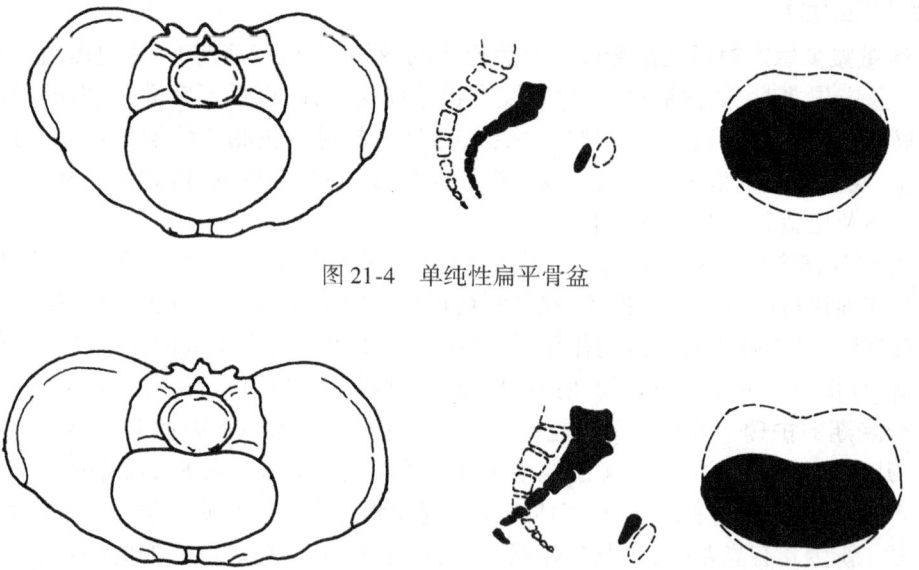

图21-4 单纯性扁平骨盆

图21-5 佝偻病性扁平骨盆

2. 中骨盆平面狭窄(contracted midpelvis) 主要见于男性骨盆及类人猿型骨盆,以坐骨棘间径及中骨盆后矢状径狭窄为主。中骨盆平面狭窄分为3级:Ⅰ级为临界性狭窄,坐骨棘间径10.0cm,坐骨棘间径加后矢状径13.5cm;Ⅱ级为相对性狭窄,坐骨棘间径8.5~9.5cm,坐骨棘间径与后矢状径12.0~13.0cm;Ⅲ级为绝对性狭窄,坐骨棘间径在≤8.0cm,坐骨棘间径加后矢状径在≤11.5cm。类人猿型骨盆,又称横径狭窄骨盆,以骨盆各平面横径狭窄为主,入口平面呈纵椭圆形,常因中骨盆及出口平面横径狭窄影响分娩。

3. 骨盆出口平面狭窄(contracted pelvic outlet) 常与中骨盆平面狭窄相伴行,常见于男性骨盆,骨盆入口各径线值正常,由于骨盆侧壁内收及骶骨平直使坐骨切迹<2横指、耻骨

弓角度<90°,呈漏斗型骨盆。根据坐骨结节间径及坐骨结节间径与骨盆出口后矢状径之和数值不同,将骨盆出口狭窄分3级:Ⅰ级为临界性狭窄,坐骨结节间径7.5cm,坐骨结节间径与出口后矢状径之和15.0cm;Ⅱ级为相对性狭窄,坐骨结节间径6.0~7.0cm,坐骨结节间径与出口后矢状径之和12.0~14.0cm;Ⅲ级为绝对性狭窄,坐骨结节间径在5.5cm,坐骨结节间径与出口后矢状径之和在11.0cm。

4. 均小骨盆(generally contracted pelvis) 骨盆三个平面径线均比正常值小2cm或更多且骨盆形态正常时,称为均小骨盆,常见于身材矮小、体形匀称的妇女(图21-6)。

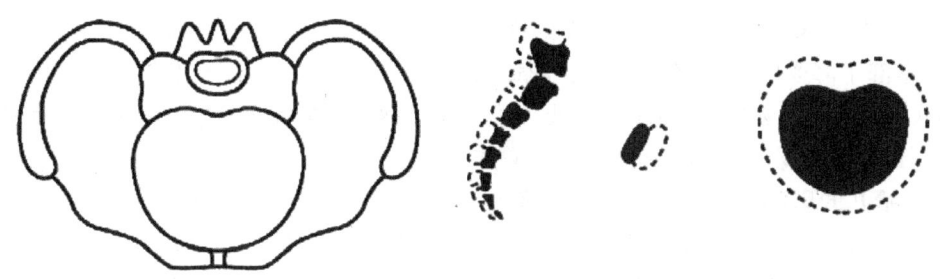

图21-6 均小骨盆

5. 畸形骨盆 指骨盆丧失正常形态及对称性所致的狭窄,包括跛行及脊柱侧突所致的偏斜骨盆及骨盆骨折所致的畸形骨盆。

【临床表现】

1. 骨盆入口平面狭窄

(1)胎先露及胎方位异常:骨盆入口平面狭窄时,初产妇腹形多呈尖腹,经产妇呈悬垂腹。常见初产妇已临产,胎头迟迟不入盆,检查胎头跨耻征阳性;产程早期胎头常呈不均倾位或仰伸位入盆。偶有胎头仍未衔接、胎头产瘤已抵达盆底的假象,此时在耻骨联合上方仍可触及胎头双顶径,多见于单纯型扁平骨盆且盆腔较浅时。

(2)产程进展异常:因骨盆入口平面狭窄而致相对性头盆不称时,常见潜伏期及活跃期早期产程延长。经充分试产,一旦胎头衔接则后期产程进展相对顺利。绝对性头盆不称时,常导致宫缩乏力及产程停滞。

(3)其他:因胎头对前羊膜囊压力不均或胎头高浮,使胎膜早破及脐带脱垂等分娩期并发症发病率增高,头盆不称产妇脐带脱垂风险为正常产妇的4~6倍以上。偶有狭窄骨盆伴有宫缩过强者,产妇下腹压痛明显、耻骨联合分离、宫颈水肿,甚至出现病理缩复环、肉眼血尿等先兆子宫破裂征象,若未及时处理则可发生子宫破裂。

2. 中骨盆平面狭窄

(1)胎方位异常:此型骨盆入口平面呈前窄后宽形状,胎头虽能按时衔接,但易出现枕后位衔接。当胎头下降至中骨盆平面时,由于中骨盆横径狭窄致使胎头内旋转受阻,易出现持续性枕后(横)位。在第一产程产妇常过早出现排便感,应及时行肛门检查或阴道检查,及时发现并纠正此种胎方位,并充分预测头盆相称程度。

(2)产程进展异常:胎头多于宫口近开全时完成内旋转,因此持续性枕后(横)位可使活跃期晚期及第二产程延长,甚至第二产程停滞。

(3)其他:中骨盆狭窄易致继发性宫缩乏力,使胎头滞留产道过久,压迫尿道与直肠,易发生产时、产后排尿困难,严重者可发生尿瘘或粪瘘。胎头强行通过中骨盆以及手术助产矫正胎方位等均使胎头变形、颅骨重叠幅度增大,易发生胎儿颅内出血、头皮血肿等。中骨盆严重狭窄、宫缩又较强,同样可发生子宫破裂。强行阴道助产则可导致严重的会阴、阴道损伤。

3. 骨盆出口平面狭窄 骨盆出口平面狭窄常与中骨盆平面狭窄并存。若为单纯骨盆出口平面狭窄,第一产程进展顺利,而胎头达盆底后受阻,导致继发性宫缩乏力及第二产程停滞,胎头双顶径不能通过骨盆出口。

【对母儿影响】

1. 对产妇的影响 骨盆入口狭窄使异常胎先露发生率增加;中骨盆狭窄易致胎方位异常、胎先露部下降受阻,多导致继发性宫缩乏力,产程延长,使手术产及产后出血增多;产道受压过久,可形成尿瘘或粪瘘;个别情况下伴宫缩过强形成病理缩复环,可致子宫破裂;因滞产行阴道检查次数增多,产褥感染机会增加。

2. 对胎儿的影响 骨盆入口狭窄使胎头高浮或胎膜早破,使脐带先露及脐带脱垂机会增多,容易发生胎儿窘迫及胎儿死亡;胎头内旋转及下降受阻,在产道受压过久,或强行通过狭窄产道或手术助产,均能使胎头变形、颅骨重叠而致硬脑膜甚至大脑镰、小脑幕等撕裂,引起颅内出血及其他新生儿产伤、感染等疾病。

二、软产道异常

软产道由子宫下段、宫颈、阴道及骨盆底软组织构成。软产道异常同样可致异常分娩,但少见。近年因软产道异常而施行剖宫产分娩的几率有升高趋势。

【分类及对母儿的影响】

1. 先天发育异常

(1)阴道横隔:多位于阴道上段,在横隔中央或稍偏一侧有一小孔,而该孔并不随产程进展而开大。若横隔厚直接阻碍胎先露部下降者,需剖宫产分娩;若横隔薄随胎先露部下降被进一步撑薄,可在直视下以小孔为中心将横隔"X"形切开。

(2)阴道纵隔:有双宫颈者,纵隔被推向对侧,分娩多无阻碍;发生于单宫颈者,可在分娩时切断挡在胎先露部前方的纵隔。

2. 软产道瘢痕

(1)子宫下段瘢痕:瘢痕子宫再孕分娩时有瘢痕破裂的危险,使重复剖宫产机会相应增加。但并非所有曾行剖宫产的妇女再孕后均须剖宫产,需视情况综合分析决定。

(2)宫颈瘢痕:宫颈慢性炎症经手术治疗,均可使宫颈局部形成瘢痕、挛缩、狭窄或缺乏弹性,影响宫颈扩张。

(3)阴道瘢痕:若瘢痕不严重且位置低时,可行会阴后一侧切开术后阴道分娩;若瘢痕严重,曾行生殖道瘘修补术,或瘢痕位置高时,均应行剖宫产术。

3. 其他

(1)宫颈癌:癌肿质硬而脆,经阴道分娩易致裂伤出血及癌肿扩散,应行剖宫产术。

(2)阴道尖锐湿疣:可因阴道分娩感染新生儿患喉乳头状瘤,若为女婴亦可患生殖道湿疣。另外,外阴及阴道的尖锐湿疣在妊娠期生长迅速,病灶易扩散,病变部位组织质脆,阴道分娩易致软产道裂伤及感染,以行剖宫产为宜。

【治疗原则】

在妊娠早期应做妇科检查,了解软产道有无异常情况。近年来绝对性狭窄骨盆已少见,临床较多见的是相对性狭窄骨盆。应根据狭窄骨盆的类型、程度,同时结合产力、胎儿大小、胎方位、胎头变形程度以及胎心等因素,综合分析、判断,决定分娩方式。

【护理评估】

1. 健康史 观察孕妇的体形、步态,有无跛足;观察腹部外形,如初产妇呈尖腹、经产妇呈悬垂腹,孕妇身高<145cm 均应提高警惕。

2. 身心状况 评估本次妊娠的经过及身体反应,了解孕妇的情绪及妊娠经过,是否有病理妊娠或并发症的存在;了解产妇的心理状态及社会支持系统情况等。

3. 腹部检查

(1)测量子宫底高度及腹围,估计胎儿大小。

(2)骨盆内、外径线测量:可确定有无均小骨盆、单纯扁平骨盆及漏斗骨盆等;是否存在中骨盆狭窄与骨盆出口平面狭窄,并通过测量出口后矢状径及检查骶尾关节活动度,估计骨盆出口平面的狭窄程度。

(3)跨耻征阳性检查:一般情况下,部分初孕妇在预产期前 2 周或经产妇临产后,胎头应入盆。检查头盆是否相称的方法:嘱孕妇排空膀胱后仰卧,两腿伸直。检查者将手放在耻骨联合上方,将浮动的胎头向骨盆腔方向推压,如胎头低于耻骨联合平面,表示胎头可以入盆,头盆相称,称为跨耻征阴性;如胎头与耻骨联合在同一平面,为可疑头盆不称,称跨耻征可疑阳性;如胎头高于耻骨联合平面,表示明显头盆不称,称跨耻征阳性。

(4)妇科检查:仔细观察外观有无异常;妊娠早期行双合诊检查,了解软产道有无异常。

(5)B 型超声检查:观察胎先露与骨盆的关系,通过测量胎头双顶径、腹围、股骨长度,预测胎儿体重,判断能否顺利通过骨产道。

【护理诊断/合作性问题】

1. 有新生儿窒息的危险 与产程延长、产道异常有关。

2. 有感染的危险 与胎膜早破、产程延长、手术助产操作有关。

3. 潜在的并发症 子宫破裂、胎儿宫内窘迫。

【护理目标】

(1)新生儿出生后状况良好,Apgar 评分>7 分。

(2)产妇能顺利分娩,未出现并发症。

【护理措施】

1. 一般护理 在分娩过程中,应保证产妇的营养及水分的摄入,必要时补液。注意产妇休息,保持良好的体力。尽量减少肛查次数,胎膜破裂后慎做阴道检查,禁止灌肠。

2. 试产过程的护理

(1)密切观察产程进展及胎儿情况,专人护理;人工破膜宜慎重,破膜后立即听胎心音,并注意观察羊水的性质;若胎头未衔接,破膜后应抬高床尾;如试产人工破膜后 2 小时,胎头仍未入盆,或出现胎儿窘迫,则应及时通知医生。

(2)监测子宫收缩的情况,把手放在产妇腹部或用胎儿电子监护仪监测宫缩及胎心率的变化,如有异常应立即通知医师停止试产,防止子宫破裂。

(3) 中骨盆平面狭窄者,胎头俯屈及内旋转受阻,易发生持续性枕横位或枕后位。若宫口开全,胎头双顶径已达坐骨棘水平或更低,遵医嘱做好产钳或胎头吸引等阴道助产的准备。

(4) 骨盆出口狭窄者,不应进行试产。若出口横径与出口后矢状径之和>15cm时,正常大小的胎儿多数可经阴道分娩,有时需行阴道助产,进行会阴侧切,以免会阴严重撕裂。

3. 及时做好剖宫产术前准备 若有明显头盆不称、试产失败、出现胎儿窘迫或阴道尖锐湿疣面积大、范围广等均应行剖宫产术。

4. 心理护理 及时与产妇、家属沟通,讲解产道异常对母儿的影响。主动告知目前产程的进展情况,认真解答产妇及家属提出的问题。允许家人陪伴,以缓解产妇的恐惧心理,安全度过分娩期。

5. 预防产后出血及感染 分娩后遵医嘱准确、及时注射缩宫素、抗生素。保持会阴部清洁,对会阴侧切或留置导尿管的产妇,应每日会阴消毒2次。对于第二产程时间较长并出现血尿者,要根据医嘱留置尿管,并观察有无生殖道瘘的发生。

6. 新生儿的护理 分娩前应做好抢救新生儿的准备。胎头在产道压迫时间长或手术助产的新生儿,护理动作应轻柔,尽可能减少被动活动,遵医嘱使用预防颅内出血的药物,并严密观察有无颅内出血或其他损伤的情况。

【护理评价】

(1) 产妇能配合实施各种处理方案,平安度过分娩期,新生儿Apgar评分>7分。

(2) 胎儿宫内窘迫被及时发现与处理,无感染征象。

第三节 胎位异常

胎位异常(abnormal fetal position)是造成难产的常见因素之一,包括胎头位置异常、臀先露及肩先露等。其中胎头位置异常居多,常见于持续性枕后位或枕横位。

【胎位异常临床类型及临床表现】

1. 持续性枕后位、枕横位 分娩过程中胎头以枕后位或枕横位衔接,枕部在下降过程中向前转成枕前位而自然分娩。若胎头枕部持续位于母体骨盆后方或侧方,经充分试产,胎头枕部仍不能转向前方致使分娩发生困难者,称为持续性枕后位或持续性枕横位。当中骨盆狭窄、子宫收缩乏力、前置胎盘、胎儿过大或过小以及胎盘在子宫前壁附着等均可影响胎头俯屈及内旋转,造成持续性枕后位或枕横位。发生率为5%左右。

临床表现临产后胎头衔接较晚,以枕后位衔接使胎儿脊柱与母体脊柱相贴,影响胎头俯屈及下降,易致低张性宫缩乏力。由于胎儿枕部持续位于骨盆后方压迫直肠,产妇自觉肛门坠胀及排便感,致使宫口尚未开全时过早屏气而消耗体力,致使第二产程延长。

2. 胎头高直位 胎头以不屈不仰姿势衔接于骨盆入口,其矢状缝与骨盆入口前后径相一致时,称为高直位,约占分娩总数的1.08%。胎头高直位又可分为高直前位和高直后位。

临床表现由于临产后胎头未俯屈,进入骨盆入口的胎头径线增大,胎头下降受阻,迟迟不衔接,使胎头不下降或下降缓慢,宫口扩张也缓慢,宫口很难开全,常停滞在3~5cm。即使宫口能够开全,胎头高浮易发生滞产、先兆子宫破裂,甚至子宫破裂。

3. 前不均倾位 枕横位入盆的胎头侧屈，以其前顶骨先入盆，称为前不均倾位（anterior asynelitism），发生率为 0.50%～0.81%。因后顶骨不能入盆，使胎头下降停滞，产程延长。若膀胱颈受压于前顶骨与耻骨联合之间，使产妇过早出现排尿困难及尿潴留，尿道亦因受压而不易插入导尿管。宫颈前唇因受压常出现水肿。

4. 面先露 胎头以颜面为先露时，称面先露（face presentation），常由额先露继续仰伸形成。发生率为 0.8‰～2.7‰。腹部检查颏后位时，在胎背侧触及极度仰伸的枕骨隆突是面先露的特征。由于胎头的极度仰伸使其枕骨隆突与胎背间有明显凹陷，并因胎背远离孕妇腹壁而使胎心听诊遥远。

面先露低垂部位如口唇等出现水肿时不易与臀先露时肛门相区别，易误诊为臀先露。二者的主要鉴别点是：面先露时口与两颧骨突出点呈倒三角形排列，而臀先露时肛门与两个坐骨结节呈直线排列。另外，手指入肛门后可有括约感，并可带出胎粪，而口腔无上述特点。

5. 臀先露（breech presentation） 是产前最常见且最容易诊断的一种异常胎位，占足月分娩总数的 3%～4%。臀先露以骶骨为指示点，有骶左前、骶左横、骶左后、骶右前、骶右横及骶右后 6 种胎方位。根据胎儿双下肢所取的姿势分为 3 类：单臀先露、完全臀先露及不完全臀先露。

临床表现妊娠晚期胎动时孕妇常有季肋部胀痛感，临产后因胎足及胎臀不能充分扩张宫颈，容易导致宫缩乏力及产程延长。足先露时容易发生胎膜早破及脐带脱垂。通常在脐左（或右）上方胎背侧胎心听诊响亮。臀位分娩时，在脐部娩出后 2～3 分钟之内应将胎儿头部娩出，最长不能超过 8 分钟，否则会造成胎儿窒息死亡。

6. 肩先露 胎体纵轴与母体纵轴相垂直，胎体横卧于骨盆入口之上，胎先露部为肩，称为肩先露（shoulder presentation），发生率为 0.25%。子宫呈横椭圆形，子宫底高度低于妊娠周数，宫底部触不到胎头或胎臀，耻骨联合上方空虚，在脐周两侧胎心听诊最清晰，是对母儿最不利的胎位。

【对母儿影响】

1. 对产妇的影响 胎位异常可导致继发性宫缩乏力，使产程延长，常需手术助产；容易发生软产道损伤，严重者可造成宫颈撕裂、子宫破裂，增加产后出血及感染的机会；若胎头长时间压迫软产道可形成生殖道瘘。

2. 对胎儿和新生儿的影响 由于产程延长、手术助产机会增多，常引起胎儿窘迫、新生儿窒息和产伤的发生，使围生儿死亡率增高；臀先露发生胎膜早破、脐带脱垂、颅内出血的概率是头先露的 10 倍。

【治疗原则】

孕期须定期产前检查，对于妊娠 30 周之后出现胎位异常者，要根据不同情况给予矫治。临产前胎位异常者要提前 1 周住院待产观察，综合分析，决定阴道分娩或手术助产。

【护理评估】

1. 健康史 了解产妇的一般情况，如身高、骨盆测量值；评估胎方位、胎儿大小、有无羊水过多等。了解既往分娩史，评估产程进展、胎头下降情况。

2. 身心状况 评估产妇的心理状态，产妇因产程时间长，身体疲乏而产生急躁情绪；家属因产妇及胎儿的生命受到威胁而焦灼不安。

3. 相关检查

（1）腹部检查：通过观察腹部外形、腹部触诊及胎心听诊最清晰的部位来判断胎位情况。持续性枕后位、枕横位腹部检查胎背偏向母体后方或侧方，胎心在脐下一侧偏外最响亮。枕后位时胎心在胎儿肢体侧也能听到,胎心位置稍高；臀先露时在宫底部触到圆而硬、按压有浮球感的胎头,胎心在脐左（右）上方最清楚。

（2）肛门及阴道检查：当宫口部分开大或开全后,通过触摸胎儿先露部与骨盆的位置关系来判断胎位。肛查或阴道检查次数不宜过多,肛查应不超过10次,检查前要严格消毒,防止感染。

（3）B型超声检查：于产前检查时评估头盆是否相称,并能探测胎头大小、形态及位置。

【护理诊断/合作性问题】

1. **有新生儿受伤的危险**　与胎位异常分娩困难有关。
2. **恐惧**　与难产及胎儿发育异常有关。

【护理目标】

（1）产妇能正确对待难产,与医护积极配合,接受处理方案。

（2）分娩经过顺利,母子平安,无并发症。

【护理措施】

1. 加强孕期检查　妊娠30周前,臀先露多能自行转为头先露,不需处理。若妊娠30周后仍为臀先露应予胸膝卧位矫正（图21-7）。孕妇排空膀胱,松解裤带,胸膝卧位每日2～3次,每次15分钟,连做一周后复查。该体位可使胎臀退出盆腔,以利胎儿借助重心改变,自然完成头先露的转位。

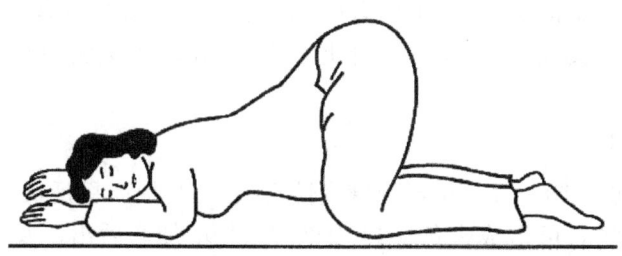

图21-7　胸膝卧位

2. 阴道分娩试产孕妇的护理

（1）给予产妇的营养及体力指导,产妇合理用力,不要过早屏气用力,防止宫颈水肿及体力消耗。

（2）防止胎膜早破,应尽量卧床,少做肛查,禁止灌肠。一旦发生胎膜早破,抬高床尾,并注意胎心变化,发现脐带脱垂立即报告医生并协助处理。

（3）配合医师做好阴道助产及抢救新生儿的准备。分娩后注意检查新生儿有无产伤、胎盘、胎膜是否完整,检查产道的损伤情况。遵医嘱及时、准确地应用宫缩剂与抗生素,预防产后出血和感染。

（4）不能经阴道分娩时,立即按医嘱做好术前准备。

3. 心理护理　胎位异常致产程时间延长,产妇身体疲乏而急躁,并担心自身及胎儿的安危,易产生恐惧心理。护士需及时与产妇及家属沟通,将产程及胎儿情况及时告知,多给予关心和照顾,鼓励产妇增强信心与医护积极配合,安全度过分娩期。

【护理评价】

(1) 产妇能与医护配合,顺利度过分娩期。

(2) 无胎儿宫内窘迫、产后出血等并发症发生,母子平安。

(沈秀敏)

思 考 题

1. 某女士,26岁,第一胎,分娩中,宫口开全2小时10分钟,先露S+2,胎位LOT,宫缩由强转为中已经40分钟,宫缩间隔也由2.5分钟延长为4~5分钟。问题:

(1) 该产妇产程进展中的诊断是什么?

(2) 造成这种情况最常见的原因是什么?

(3) 产妇可能存在哪些护理诊断?

2. 某女士,36岁,第一胎,现已临产17小时,宫口开大3cm,因精神过度紧张不能进食水,宫缩每6~7分钟一次,持续20~30秒,宫口不能如期扩张,胎先露不能如期下降。问题:

(1) 该患者为哪种产程延长?

(2) 造成此种产程延长的主要原因是什么?

(3) 该产妇存在哪些护理诊断?应采取什么护理措施?

第二十二章 分娩期并发症妇女的护理

> **学习目标**
> 识记：产后出血、子宫破裂、羊水栓塞的定义；子宫破裂的分类。
> 理解：产后出血、子宫破裂的病因、临床表现、辅助检查；羊水栓塞的病因、病理生理变化、临床表现、辅助检查。
> 运用：产后出血、子宫破裂、羊水栓塞的治疗原则；运用护理程序为分娩期并发症妇女提供整体护理。

在分娩过程中可出现一些严重并发症，如产后出血、子宫破裂、羊水栓塞等，均可不同程度地对母儿造成影响甚至威胁生命。

第一节 产后出血

产后出血（postpartum hemorrhage，PPH）是指胎儿娩出后24小时内失血量超过500ml，剖宫产超过1000ml，是分娩期的严重并发症，居我国产妇死亡原因的首位。其中80%以上发生于产后2小时内。

【病因】

引起产后出血的主要原因包括子宫收缩乏力、胎盘因素、软产道裂伤及凝血功能障碍。以上原因可共存、互为因果或相互影响。

1. 子宫收缩乏力 由于胎儿娩出后子宫不能正常收缩和缩复，胎盘剥离面血窦不能及时关闭，造成产后出血，是产后出血最常见的原因，占产后出血总数的70%～80%，常见因素如下。

（1）全身因素

1）产妇精神过度紧张，对分娩恐惧。

2）临产后镇静药、麻醉药或子宫收缩抑制剂过多使用。

3）体质虚弱或合并有慢性全身性疾病。

（2）产科因素

1）产程延长使体力消耗过多。

2）产科并发症或合并症，如前置胎盘、胎盘早剥、妊娠期高血压疾病、合并贫血、宫腔感染、盆腔炎等均可引起子宫肌层水肿或渗血，影响收缩功能。

（3）子宫因素

1）子宫肌纤维过分伸展（多胎妊娠，羊水过多，巨大胎儿）。

2）子宫肌壁损伤（剖宫产史，肌瘤剔除手术后，产次过多、过频、急产等）。

3）子宫肌肉发育不良或病变（子宫畸形、子宫肌瘤、子宫肌纤维变性等）。

2. 胎盘因素

（1）胎盘滞留：胎盘多在胎儿娩出后15分钟内娩出，若产后30分钟胎盘仍不排出，则胎盘剥离面血窦不能关闭可导致产后出血,常见原因如下。

1) 膀胱充盈:使已剥离胎盘滞留于宫腔。

2) 胎盘嵌顿:子宫收缩药物应用不当,宫颈内口附近子宫肌出现环形收缩,使已剥离胎盘嵌顿于宫腔。

3) 胎盘剥离不全:第三产程过早牵拉脐带或按压子宫,影响胎盘正常剥离,胎盘已剥离部位血窦开放而出血。

(2) 胎盘植入:指胎盘绒毛侵入子宫肌层。根据侵入深度分为胎盘粘连、胎盘植入和穿透性胎盘。胎盘粘连指胎盘绒毛直接黏附于子宫肌层;胎盘植入指胎盘绒毛侵入子宫肌壁间;穿透性胎盘指胎盘绒毛侵入子宫肌层并穿透子宫肌壁到达或超出子宫浆膜层。胎盘植入可为部分性或完全性。部分胎盘植入,因胎盘部分剥离,部分未剥离,导致子宫收缩不良,已剥离面血窦开放发生致命性出血;而完全性胎盘植入则因未剥离而出血不多。胎盘植入的常见原因如下。

1) 子宫内膜损伤,如多次人工流产、宫腔感染等。

2) 胎盘黏附部位异常,如附着于子宫下段、宫颈部或子宫角部,因此处内膜菲薄,使得绒毛易侵入宫壁肌层。

3) 子宫手术史,如剖宫产术、子宫肌瘤剔除术、子宫整形术。

4) 经产妇子宫内膜损伤及发生炎症的机会较多,易引起蜕膜发育不良而发生植入。

(3) 胎盘部分残留:指部分胎盘小叶、副胎盘或部分胎膜残留于宫腔,影响子宫收缩而出血。

3. 软产道裂伤 分娩过程中软产道裂伤常与下述因素有关:①产力过强,产道扩张不充分,会阴保护不当,胎头娩出过快;②产程过长,产道受压水肿,弹性降低;③胎儿巨大、胎位不正,胎头以较大径线通过产道;④阴道手术助产操作不规范;⑤会阴切开缝合时,止血不彻底,宫颈或阴道穹隆的裂伤未能及时发现。

4. 凝血功能障碍 任何原发或继发的凝血功能异常,均能发生产后出血。血液病(如血小板减少症、再生障碍性贫血)、重症肝炎、死胎、胎盘早剥、重度子痫前期、羊水栓塞等,可引起子宫大量出血。

【临床表现】

产后出血主要表现为阴道流血过多,或伴有失血过多引起的并发症如休克、贫血等。

1. 阴道流血过多 不同原因引起的产后出血临床表现不完全相同,分述如下。

(1) 子宫收缩乏力:多发生在胎盘娩出后,呈间歇性出血或阵发性增多,血色暗红或伴有血块,可一次性大出血或形成宫腔积血而致休克,血液能自凝。子宫软,轮廓不清,触不到宫底,按摩后子宫有短暂收缩,随后子宫松弛,即子宫时软时硬。如宫腔阴道积血时,宫底不断升高但柔软,推压宫底时,有大量血块和血液从阴道涌出。

(2) 胎盘因素:胎儿娩出后10分钟内胎盘未娩出,阴道大量出血,血色暗红,血液能自凝。胎盘剥离不全及胎盘剥离后滞留时,可有子宫收缩乏力;胎盘嵌顿时可见子宫下段出现狭窄环;徒手剥离胎盘时,发现胎盘较牢固地附着在宫壁上,可剥离,为胎盘粘连;如发现胎盘全部或部分与宫壁连成一体,剥离困难为胎盘植入;在胎盘娩出后仔细检查胎盘、胎膜时,发现胎盘母体面有缺损或胎膜有缺损或边缘有断裂的血管为胎盘和(或)胎膜残留。

(3) 软产道裂伤:多发生在胎儿娩出后,尤其易发生在急产、巨大儿、阴道手术助产后,立即有活动性出血,血色鲜红,血液能自凝。宫颈裂伤多发生在宫颈3点及9点处,可上延至子宫下段或阴道穹隆。阴道裂伤多在侧壁和后壁。会阴裂伤按损伤程度分为4度：Ⅰ度指会阴部皮肤及阴道口黏膜撕裂，但未达肌层，一般出血不多；Ⅱ度指裂伤已达会阴体筋膜及肌层，累及阴道后壁黏膜，甚至沿阴道后壁两侧沟向上撕裂，裂伤可不规则，出血较多。Ⅲ度指肛门外括约肌断裂，直肠黏膜尚完整；Ⅳ度指肛门、直肠和阴道完全贯通，直肠腔外露，组织损伤严重，出血量可不多。

(4) 凝血功能障碍：产后子宫持续出血不断，血液不凝，止血困难。除阴道流血不凝外，尚有皮下出血、淤斑、注射针孔出血、呕血、便血、血尿及手术创面出血等全身出血倾向。

2. 休克症状 产妇出现烦躁、面色苍白、脉搏细数、血压下降、皮肤湿冷、打哈欠、尿量减少等。如失血严重，休克时间长，有可能导致腺垂体功能减退，引起西蒙-西恩综合征(Simmonds-Sheehan Syndrome)，表现为毛发稀少(包括阴毛、腋毛、眉毛、头发多处脱落)，乳腺萎缩，月经紊乱，性功能减退，子宫阴道萎缩，甲状腺功能减退，皮肤粗糙而缺乏弹性，少汗无汗，表情呆滞，部分有黏液性水肿，有时出现肾上腺皮质功能减退症状。

【治疗原则】

针对出血原因，迅速止血；补充血容量，纠正失血性休克；防止感染。

【护理评估】

1. 健康史 询问产妇既往难产史、子宫肌瘤病史、血液病史(血小板减少症、白血病、凝血因子缺乏、再生障碍性贫血等)、重症肝炎病史、高血压病史。尤其应注意收集与诱发产后出血相关的病史，如产妇精神过度紧张、分娩过程过多使用镇静药及麻醉药、产程过长、产妇衰竭或急产。注意是否双胎、巨大胎儿、羊水过多、羊水栓塞、贫血、软产道裂伤等。

2. 身心状况

(1) 身体评估：注意观察休克体征，如脉搏细数、血压下降，评估生命体征情况、子宫复旧情况、阴道出血量、速度、颜色、有无血凝块，有无休克的先兆。护士应正确评估产后出血量，临床常用方法如下。

1) 称重法：失血量(ml) = [分娩后敷料湿重(g) - 分娩前敷料干重(g)]/1.05(血液比重 g/ml)。

2) 容积法：使用弯盘等容器收集血液，再用量具测量，是较可靠、准确的方法。

3) 面积法：按接血纱布血湿面积粗略估计失血量。

4) 休克指数法(shock index, SI)：根据失血性休克程度估计失血量。SI = 脉率/收缩压(mmHg)。判断标准：SI = 0.5 为正常；SI = 1 为轻度休克；SI = 1.0~1.5 时，失血量约为全身血容量的20%~30%；SI = 1.5~2.0 时，失血量约为全身血容量的30%~50%；SI > 2.0，为重度休克，失血量约为全身血容量的50%以上。

(2) 心理、社会评估：产妇大出血时可表现心情紧张、焦虑和恐惧，害怕生命受到威胁。由于焦虑，体内儿茶酚胺分泌增多，使出血量进一步增多，焦虑也进一步加重，二者互相影响，恶性循环，这使产妇及家属极其担心产妇的安危及身体的康复问题，心理压力极大。

3. 辅助检查 包括血常规、出凝血时间、凝血酶原时间、纤维蛋白原测定和3P试验等。

【护理诊断/合作性问题】

1. 组织灌流量改变 与阴道大量出血有关。

2. 活动无耐力 与失血性贫血、产后体质衰弱有关。

3. 恐惧 与出血多、危及生命有关。

4. 有感染的危险 与失血后抵抗力降低,反复检查、操作有关。

5. 潜在并发症 出血性休克。

【护理目标】

(1) 产妇的组织灌流改变 24 小时内恢复正常,生命体征稳定。

(2) 产妇疲劳感减轻,头晕、心慌消失,生活能自理。

(3) 产妇恐惧消除、情绪稳定。

(4) 产妇没有感染发生,表现为体温正常,白细胞总数及中性粒细胞分类在正常范围。

(5) 产妇未出现失血性休克的临床表现,生命体征平稳。

【护理措施】

1. 预防产后出血

(1) 妊娠期

1) 做好孕期保健,定期接受产前检查,不宜妊娠者及时在孕早期终止妊娠。

2) 高危妊娠者应提前入院。

(2) 分娩期

1) 第一产程:密切观察产程进展,防止产程延长,保证产妇的基本需要,避免产妇衰竭,合理使用镇静药。

2) 第二产程:严格执行无菌技术操作;正确指导产妇使用腹压;适时适度行会阴侧切;胎头、胎肩娩出要慢,一般间隔 3 分钟左右。

3) 第三产程:正确处理胎盘娩出及测量出血量。胎盘未剥离前,不过早牵拉脐带或过急地揉挤子宫,待胎盘剥离征象出现后,及时正确协助胎盘娩出,并仔细检查胎盘、胎膜有无缺损。

(3) 产褥期

1) 产后 2 小时内严密监护产妇情况,应分别在产后 15 分钟、30 分钟、60 分钟、90 分钟、120 分钟监测产妇的生命体征、宫缩、阴道流血及会阴伤口等情况,及早发现出血和休克。

2) 督促产妇产后 4~6 小时排空膀胱,不能排空者应予导尿,以免影响宫缩导致产后出血。

3) 早期哺乳,可刺激子宫收缩,减少阴道流血量。

4) 对可能发生产后出血的高危产妇,注意保持静脉通路,充分做好输血和急救的准备,注意保暖。

2. 严密观察子宫收缩和阴道流血情况,协助医生迅速止血

(1) 子宫收缩乏力引起的出血:加强宫缩,能迅速有效止血。导尿排空膀胱后可采用以下方法。

1) 按摩子宫:胎盘娩出后,助产者一手在耻骨联合上缘按压下腹中部,将子宫向上托起,另一手拇指在子宫前壁、其余 4 指在子宫后壁握住宫体,在下腹部按摩并压迫宫底,挤出宫腔内积血,均匀而有节律地按摩子宫,促使子宫收缩(图 22-1)。若效果不佳,可选用腹部-阴道双手按摩子宫法:助产者一手戴无菌手套伸入阴道握拳置于阴道前穹隆,顶住子宫前壁,另一手在在腹部按压子宫后壁,使宫体前屈,两手相对紧压并均匀有节律地按摩子宫,直至宫缩恢复正常(图 22-2)。

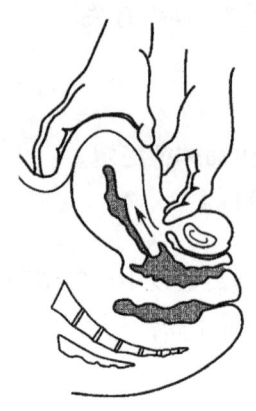 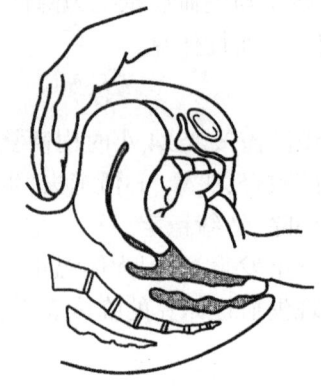

图 22-1　腹部按摩子宫法　　　图 22-2　腹部-阴道按摩子宫法

2）应用宫缩剂：按摩子宫无效者，遵医嘱可应用以下宫缩剂：①缩宫素（oxytocin）10U 加入 0.9% 氯化钠注射液 500ml 中静脉滴注，必要时缩宫素 10U 直接宫体注射。②前列腺素类药物：缩宫素无效时，尽早使用前列腺素类药物，如米索前列醇 200μg 舌下含化。

3）宫腔纱布填塞法：经按摩子宫及宫缩剂处理无效者，可实施宫腔填塞纱布止血。助手在腹部固定子宫，术者用卵圆钳将无菌特制宽 6~8cm、长 1.5~2cm、4~6 层不脱脂棉纱布条填塞宫腔，自宫底由内向外填紧宫腔，不留空隙（若留有空隙可造成隐性出血），以达到压迫止血的目的（图 22-3）。纱布条于 24 小时后取出，取出前遵医嘱静脉滴注缩宫缩 10U，并给予抗生素预防感染。也可采用宫腔放置球囊压迫止血。

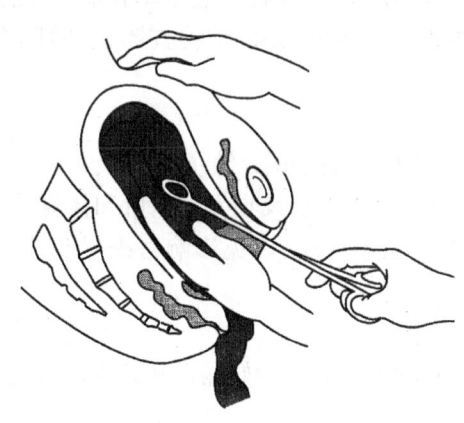

图 22-3　宫腔纱布填塞法

4）子宫压缩缝合术：协助医生从腹腔壁切口托出子宫，两手对子宫体加压，使子宫体积缩小，再应用可吸收线对子宫行 B-Lynch 缝合。利用两条缝合线并在双手加压的协助下压迫宫体止血。加压后出血明显减少或停止，成功可能性大。

5）结扎盆腔血管：经上述处理无效，出血不止，为抢救产妇生命，可配合医生先经阴道结扎子宫动脉上行支，若无效可经腹结扎子宫动脉或髂内动脉，出血多被控制。

6）髂内动脉或子宫动脉栓塞：配合医生在局麻下经皮从股动脉插管造影，显示髂内动脉或子宫动脉后，注入明胶海绵栓塞动脉，从而达到止血目的。栓塞剂可于 2~3 周后吸收，血管复通。适用于产妇生命体征稳定时进行。

7）切除子宫：各种止血措施无明显效果，出血未能控制，在输血、抗休克的同时，配合医生行子宫次全切除术或子宫全切除术，以挽救产妇生命。

（2）胎盘因素引起的出血：采用取、挤、刮、切等方法止血。取：用于胎盘粘连，应配合医生徒手进宫腔分离胎盘后取出。挤：对胎盘已分离，可一手从腹部挤压宫底，另一手牵拉脐带使胎盘排出。刮：用于胎盘部分残留者，可用大号钝刮匙刮除残留组织。切：指胎盘植入或穿透性胎盘者，在保守治疗（局部切除、髂内动脉栓塞术、甲氨蝶呤等治疗）无效的情况下，为挽救产妇生命应及时选择子宫次全切除术或全子宫切除术。

（3）软产道裂伤引起的出血：及时准确地行修补缝合术，按解剖层次逐层缝合裂伤，不留死腔。裂伤超过1cm，即使无活动出血，也应当进行缝合。缝合第一针应超过裂口顶端约0.5cm；如裂伤累及子宫下段，必要时可配合医生经腹修补。软产道血肿应切开血肿、清除积血、彻底止血缝合，必要时可置引流条。

（4）凝血功能障碍引起的出血：去除病因，尽快输新鲜全血，补充血小板、纤维蛋白原或凝血酶原复合物、凝血因子，并综合治疗。

3. 纠正休克

（1）产妇取头低位或平卧位，保暖，吸氧，建立静脉输液通道，保持输液通畅。

（2）验血型及交叉配血，按医嘱尽快输液、输血，并记录出入量，注意纠正酸中毒等。

（3）严密监测产妇的面色、血压、脉搏、呼吸、阴道流血情况、检查宫底高度和硬度，有情况及时报告医生。

4. 预防感染

（1）一般护理：保持室内空气新鲜，进食高蛋白、高维生素饮食，保持会阴清洁。

（2）病情观察：注意体温变化，观察恶露的量、色、味、持续时间及会阴伤口情况。

（3）无菌操作：在止血抢救操作过程中，如手取胎盘、宫腔填塞纱布条等，应严格执行无菌技术，防止细菌侵入生殖道。

（4）其他：遵医嘱应用抗生素。

5. 心理护理

（1）产后多陪伴产妇，鼓励其说出内心的感受，为产妇提供心理支持。

（2）及时向产妇及家属通告病情进展和实施的各种救护措施，消除他们的恐惧感，使其能积极配合治疗和护理。

（3）允许家属陪伴，给予产妇关爱，增加安全感。

（4）教会产妇一些放松方法，如听音乐等。

6. 健康教育

（1）指导产妇注意休息，加强营养，纠正贫血，提高抵抗力。鼓励产妇进营养丰富的饮食，多进富含铁的食物，如瘦肉、动物内脏等；少量多餐；进易消化食物。

（2）坚持母乳喂养，促进子宫收缩。

（3）做好会阴护理，保持会阴清洁。

（4）指导产妇及家属出院后继续观察有无腹痛、体温、子宫复旧及恶露情况，发现异常及时就诊。

（5）产后6周禁止盆浴及性生活。

【护理评价】

1. 产妇的组织灌流改变24小时内恢复正常，生命体征平稳，未出现失血性休克的临床表现。

2. 产妇生理、心理上的舒适感增强，生活自理，并能胜任母亲的角色。

3. 产妇无感染，体温正常，白细胞总数及中性粒细胞分类在正常范围。

第二节 子宫破裂

子宫破裂（rupture of uterus）指妊娠晚期或分娩期子宫体部或子宫下段发生破裂，是直接危及产妇及胎儿生命的严重并发症。其发病率是衡量一个地区产科质量的标准之一。此病多发生于经产妇,特别是多产妇。

【病因】

1. 瘢痕子宫 是近年来导致子宫破裂的常见原因。曾行剖宫产术、子宫肌瘤剔除术、宫角切除术、子宫成形术,子宫肌壁有瘢痕的孕产妇,在妊娠晚期或分娩期因宫腔内压力增高或子宫收缩致瘢痕破裂。近年因剖宫产率增高,瘢痕子宫破裂发生率有上升趋势。前次手术后伴感染、切口愈合不良、剖宫产后间隔时间过短,再次妊娠及分娩子宫破裂的危险性更大。

2. 梗阻性难产 多见于骨盆明显狭窄、头盆不称、软产道阻塞(发育畸形、瘢痕或肿瘤所致);胎位异常、巨大胎儿或胎儿畸形(脑积水)等,均可引起胎先露下降受阻,为克服阻力引起强烈宫缩,使子宫下段过分伸展变薄而发生子宫破裂。

3. 子宫收缩药物使用不当 胎儿娩出前缩宫素使用指征或剂量不当、过快静脉点滴缩宫素、前列腺素类制剂使用不当,致使子宫强烈收缩造成破裂。高龄、多产、子宫畸形、先天性子宫发育不良、多次刮宫及宫腔严重感染史时,因子宫收缩药使用不当更易发生子宫破裂。

4. 产科手术损伤 多见于不适当或粗暴的阴道助产手术。如宫颈口未开全时行产钳或臀牵引术,忽略性横位强行内倒转术,操作不慎的穿颅术;植入性胎盘或胎盘严重粘连行胎盘剥离术时施术不当;分娩时暴力腹部加压助产时,均可造成子宫破裂。

5. 其他 子宫发育异常或多次宫腔操作。使得局部肌层菲薄可导致子宫破裂。

【临床分类】

1. 根据破裂原因分类

(1) 自然破裂:可发生在子宫手术后的切口瘢痕,如剖宫产、子宫肌瘤剔除术,该处组织在妊娠晚期、分娩过程中发生破裂;也可发生在子宫未曾手术者,如梗阻性难产致使子宫下段过度延伸而破裂。

(2) 损伤性破裂:多为手术操作不当造成的破裂。

2. 根据破裂部位分类

(1) 子宫下段破裂。

(2) 子宫体部破裂。

3. 根据破裂程度分类

(1) 不完全性子宫破裂:指子宫肌层全部或部分破裂,浆膜层尚未穿破,宫腔与腹腔未相通,胎儿及其附属物仍在宫腔内,多见于子宫下段剖宫产切口瘢痕破裂。

(2) 完全性子宫破裂:指宫壁全层全部破裂,宫腔与腹腔相通。

【临床表现】

在妊娠晚期或临产后突然感到腹部剧烈疼痛,伴恶心、呕吐、阴道流血要考虑子宫破裂可能。子宫破裂多发生在分娩期。其症状与破裂的时间、部位、范围、内出血的量、胎儿及胎盘排出的情况以及子宫肌肉收缩的程度有关。通常子宫破裂是个渐进的过程,多数可分为先兆子宫破裂和子宫破裂两个阶段。

(1) 先兆子宫破裂:常见于产程长、有梗阻性难产的产妇。子宫病理缩复环形成、下腹部压痛、胎心率改变及血尿出现是先兆子宫破裂的四大主要表现。产妇烦躁不安、呼叫,自诉下腹疼痛,排尿困难或出现血尿及少量阴道出血。心率、呼吸加快,胎动频繁,胎先露部固定于骨盆入口。子宫收缩频繁,呈强直性或痉挛性收缩。因胎先露部下降受阻,子宫收缩加强,子宫体部肌肉增厚变短,下段肌肉拉长变薄,两者间形成环状凹陷,称病理缩复环(pathologic retraction ring)。病理缩复环逐渐上升并可达到脐平或脐部以上(图22-4)。

(2)子宫破裂

1)不完全性子宫破裂:因多发生在子宫下段剖宫产切口瘢痕者,故常缺乏先兆破裂症状。产妇在子宫不完全破裂处有压痛,宫体一侧可触及逐渐增大且有压痛的包块。胎心率多不规则。

2)完全性子宫破裂:产妇常感撕裂样剧烈腹痛,子宫收缩停止,腹痛可暂时缓解,但

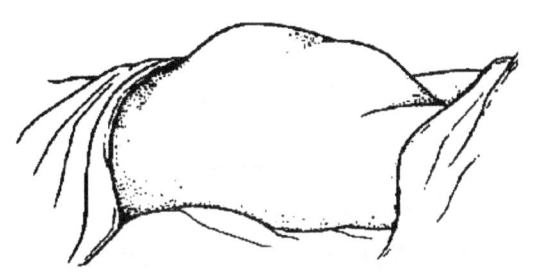

图22-4 先兆子宫破裂时腹部外观

很快又感到全腹疼痛。产妇面色苍白、呼吸急促、脉细快、血压下降等休克表现。全腹压痛、反跳痛,在下腹可清楚扪及胎体,子宫缩小位于胎儿侧方,胎心消失,阴道可能有鲜血流出,量可多可少。拨露或下降中的胎先露消失(胎儿进入腹腔内),曾扩张的宫口回缩。

【治疗原则】

1. 先兆子宫破裂 立即抑制子宫收缩,给予静脉全身麻醉或肌内注射哌替啶100mg。同时尽快行剖宫产手术,防止子宫破裂。

2. 子宫破裂 无论胎儿是否存活,均应积极抢救休克,同时迅速剖宫取出胎儿,抢救产妇生命。手术方式应根据产妇的年龄、胎次、一般情况、子宫破裂程度与部位、发生破裂时间以及有无严重感染而决定。若为第一胎,破口小且整齐,感染轻微,可行裂口修补术。对破口大且不整齐或感染明显者,多行子宫次全切除术。若破口延长至宫颈,应行子宫全切术。无论有无感染,术后均应给予大量抗生素防止感染。

【护理评估】

1. 健康史 了解既往诱发子宫破裂的因素,如阻塞性分娩、不适当难产手术、滥用宫缩药、妊娠子宫外伤和子宫手术瘢痕愈合不良等病史。

2. 身心状况

(1)身体评估

1)症状:在妊娠晚期或临产后突然感到腹部剧烈疼痛,伴恶心、呕吐、阴道流血,要考虑子宫破裂可能。

2)体征:有休克前期或休克征象,腹部检查发现病理缩复环,子宫压痛,胎心听不清。完全性子宫破裂者检查时发现全腹压痛及反跳痛,在下腹可清楚扪及胎体,子宫缩小位于胎儿侧方,胎心消失,阴道可能有鲜血流出,量可多可少。拨露或下降中的胎先露消失,曾扩张的宫口回缩。

(2)心理、社会评估:产妇及家属会担心产妇、胎儿的生命,出现恐慌、恐惧。要评估产妇及家属的心理反应。

3. 辅助检查 腹腔穿刺或阴道后穹隆穿刺,可明确有无内出血,一般仅用于产后怀疑子宫破裂者。B型超声检查可协助确定破口部位及胎儿与子宫的关系。

【护理诊断/合作性问题】
1. **疼痛** 与强烈宫缩及子宫破裂血液刺激腹膜有关。
2. **组织灌流量改变** 与子宫破裂后大量出血有关。
3. **预感性悲哀** 与子宫破裂后胎儿死亡有关。
4. **有感染的危险** 与失血及手术后机体抵抗力下降有关。

【护理目标】
(1) 产妇疼痛减轻。
(2) 产妇低血容量得到纠正。
(3) 产妇哀伤减轻。
(4) 产妇无感染发生,表现为体温、白细胞计数正常,伤口一期愈合。

【护理措施】
1. **预防子宫破裂**
(1) 健全三级保健网,向孕妇宣传孕期保健知识,加强产前检查,胎位不正应尽早正确矫正。
(2) 对存在子宫破裂因素者,如瘢痕子宫、产道异常或胎位异常者应提前住院,宣传提前住院待产的重要性。
(3) 提高产科质量,正确处理产程,严格掌握子宫收缩药的使用指征及方法,正确掌握产科手术助产的指征及技术。宣传计划生育,子宫破裂行修补术等子宫体部手术的患者应避孕2年以上再孕。

2. **先兆子宫破裂阶段的护理**
(1) 遵医嘱给予抑制宫缩药物,如哌替啶、吗啡等。
(2) 做好剖宫产手术前的各项准备,如给氧、输液、抽血查血型、做交叉配血试验、备血、测量并记录生命体征等。护送产妇去手术室,移动产妇时应力争平稳,以免腹部受压。

3. **子宫破裂阶段的护理。**
(1) 一般护理:维持正常的生命体征,嘱患者取中凹位或平卧位。给予吸氧,注意保暖。
(2) 纠正休克:遵医嘱快速输液、给药、输血。
(3) 缓解疼痛:指导产妇深呼吸;立即停用缩宫素,遵医嘱给予宫缩抑制药,如哌替啶100mg,肌内注射。
(4) 观察病情:密切监测产妇生命体征;注意患者神志、面色、皮肤温度等变化;留置尿管,注意尿色及尿量;监测宫缩及胎心率。
(5) 协助医生剖腹探查修补或行子宫切除术。
(6) 预防感染:所有抢救操作过程中应严格执行无菌技术,防止细菌侵入。遵医嘱正确应用抗生素。
(7) 健康教育:指导产妇术后注意休息,加强营养,纠正贫血,提高抵抗力;做好计划生育,指导避孕;允许再次妊娠者,讲解再次妊娠的注意事项,如加强产前检查等;对有异常妊娠和分娩史者要提前入院观察;如有宫缩时注意疼痛的性质,腹部有无异常轮廓;有剖宫产史或子宫切开史者要考虑再次手术的可能性。

4. **提供心理支持** 对产妇及其家属的心理反应和需求表示理解,并尽快告诉他们手术进行状况及胎儿和产妇的安全。如胎儿死亡,护理人员应提供机会让产妇表达她的感受,帮助他们尽快从悲伤中解脱出来,树立对生活的信心。

【护理评价】

(1) 产妇疼痛缓解或消失,舒适感增强。
(2) 产妇内出血停止,血容量得到纠正,手术经过顺利,生命体征平稳。
(3) 产妇情绪稳定,饮食、体力恢复正常。
(4) 产妇无感染发生,伤口一期愈合。

第三节　羊水栓塞

羊水栓塞(amniotic fluid embolism)是指在分娩过程中,羊水突然进入母体血液循环引起急性肺栓塞、过敏性休克、弥散性血管内凝血(DIC)、肾衰竭或猝死的严重分娩并发症。其发病急,病情凶险,发生在足月分娩和妊娠10~14周钳刮术时,产妇死亡率可高达60%。近年研究认为,羊水栓塞主要是过敏反应,建议命名为"妊娠过敏反应综合征"。

【病因】

羊水栓塞是由羊水中的有形物质(胎儿的毳毛、角化上皮、胎脂、胎粪等)进入母体血液循环引起,可能与以下因素有关。

1. 羊膜腔内压力过高　临产后,特别是第二产程子宫收缩时,羊膜腔内压力升高可达100~175mmHg,明显超过静脉压,羊水有可能被挤入破损的微血管而进入母体血液循环。

2. 血窦开放　分娩过程中各种原因引起的宫颈裂伤可使羊水通过损伤的血管进入母体血液循环。前置胎盘、胎盘早剥、胎盘边缘血窦破裂时羊水也可通过破损血管或胎盘后血窦进入母体血液循环。剖宫产或钳刮术时,羊水也可从胎盘附着处血窦进入母体血液循环,发生羊水栓塞。

3. 胎膜破裂后　大部分羊水栓塞发生在胎膜破裂后,羊水可从子宫蜕膜或宫颈管破损的小血管进入母体血液循环中。剖宫产或羊膜腔穿刺时,羊水可从手术切口或穿刺处进入母体血液循环。

综上所述,高龄初产、经产妇、子宫收缩过强、急产、胎膜早破、前置胎盘、子宫破裂、剖宫产是羊水栓塞的诱发因素。

【病理生理】

羊水进入母体血液循环后,通过阻塞肺小血管,引起过敏反应和凝血机制异常而导致机体发生一系列病理生理变化。

1. 肺动脉高压　羊水中的有形物质形成小栓子,经母体肺动脉进入肺循环,直接造成肺血管机械性阻塞,引起肺动脉高压。这些有形物质又刺激肺组织产生和释放血管活性物质,使肺血管反射性痉挛,加重肺动脉高压。肺动脉高压直接使右心负荷加重,导致急性右心扩张,并出现充血性右心衰竭。肺动脉高压又使左心房回心血量减少,则左心排出量明显减少,引起周围血液循环衰竭,使血压下降产生一系列休克症状,产妇可因重要脏器缺血而突然死亡。

2. 过敏性休克　羊水中的有形物质作为致敏原,可引起Ⅰ型变态反应,导致过敏性休克,多在羊水栓塞后立即发生,先于心肺功能衰竭的表现。亦可使支气管黏膜分泌亢进,使肺的交换功能降低,反射性地引起肺血管痉挛。

3. 弥散性血管内凝血(DIC) 妊娠时母血呈高凝状态(多种凝血因子及纤维蛋白原明显增加),羊水中大量促凝物质可激活外源性凝血系统,在血管内产生大量微血栓,消耗大量凝血因子及纤维蛋白原,致使DIC发生。同时,羊水中还含有纤溶激活酶,激活纤溶系统。由于大量凝血物质的消耗及纤溶系统的激活,产妇血液系统由高凝状态迅速进入纤溶亢进,血液不凝固,发生严重的全身出血及失血性休克。

4. 急性肾功能衰竭 由于休克和DIC,肾急性缺血导致肾功能障碍和衰竭。

【临床表现】

羊水栓塞起病急骤、来势凶险,多发生于分娩过程中,尤其是胎儿娩出前后的短时间内。典型临床经过可分为三个阶段。

1. 急性休克期 可以因肺动脉高压引起急性呼吸、循环衰竭而休克,或由变态反应引起过敏性休克。在分娩过程中,尤其是破膜不久或胎儿娩出前后,孕产妇突然发生烦躁不安、寒战、恶心、呕吐、气急等先兆症状;继而出现呛咳、严重呼吸困难、发绀、血压下降、抽搐、昏迷,很快出现呼吸衰竭、循环衰竭和休克。少数病例仅尖叫一声或打一哈欠后,心跳、呼吸骤停而死亡。

2. 出血期 患者度过第一阶段,继之发生难以控制的全身广泛性出血,大量阴道流血、切口渗血、全身皮肤黏膜出血、血尿,甚至出现消化道大出血,血液不凝。产妇可因出血性休克死亡。

3. 急性肾功能衰竭期 羊水栓塞后期患者出现少尿、无尿及尿毒症等表现,主要由于循环功能衰竭引起的肾缺血及DIC前期形成的血栓堵塞肾内小血管,引起肾脏缺血、缺氧,导致肾功能器质性损害。

上述三个阶段通常按顺序出现,有时不完全出现或出现的症状不典型,如钳刮术中发生羊水栓塞仅表现为一过性呼吸急促、胸闷后出现阴道大量流血。

【治疗原则】

一旦出现羊水栓塞的临床表现,应立即采取紧急抢救措施:抗过敏;抗休克;解除肺动脉高压,改善低氧血症及心肺功能;纠正凝血障碍;防治肾功能衰竭及感染;正确处理产科问题。

1. 供氧 保持呼吸道通畅,立即行面罩给氧或气管插管正压给氧,必要时行气管切开术;保障氧气供给,改善肺泡毛细血管缺氧状态,预防及减轻肺水肿;改善心、肺、肾等重要脏器的缺氧状态。

2. 抗过敏 在改善缺氧的同时,尽快给予大剂量肾上腺糖皮质激素抗过敏、解痉,稳定溶酶体,保护细胞。氢化可的松100~200mg加入5%~10%葡萄糖液50~100ml快速静脉推注,再用300~800mg加入5%葡萄糖液静脉滴注,每日量可达500~1000mg。也可用地塞米松20mg加入25%葡萄糖液静脉推注,再加入20mg于5%~10%葡萄糖液静脉滴注。

3. 解除肺动脉高压 解痉药物能改善肺血流灌注,预防右心衰竭所致的呼吸循环衰竭。①首选盐酸罂粟碱,对心、脑、肺小动脉均有扩张作用,用量:30~90mg加入10%~25%葡萄糖液20ml中缓慢静脉推注,必要时肌内或静脉重复注射,每日量不超过300mg。②阿托品可阻断迷走神经反射所引起的肺血管痉挛及支气管痉挛,与罂粟碱合用效果更好(心率快者不宜应用),用量:1mg加入10%~25%葡萄糖液10ml,每15~30分钟静脉推注1次,直至面色潮红,症状缓解为止。③氨茶碱可扩张冠状动脉及支气管平滑肌,用量:250mg 加入 25% 葡萄糖液 20ml 缓慢静脉推注。④酚妥拉明为 α-肾上腺素能抑制剂,能解除肺血管痉挛,用量:5～10mg 加入 10% 葡萄糖液 100ml,以 0.3mg/min 速度静脉滴注。

4. 抗休克 ①补充血容量。以低分子右旋糖酐及生理盐水为宜,并应补充新鲜血液和血浆。及早应用对防止和阻断 DIC 的发展有效。②适当应用升压药。多巴胺 20～40mg 加入 10% 葡萄糖液 250ml 中静脉滴注或间羟胺 20～80mg 加入 5% 葡萄糖液中静脉滴注,根据血压调整滴数。有条件者下腔静脉插管监测中心静脉压,指导输血、输液的量及速度。

5. 防治心力衰竭 脉快者可应用冠状动脉扩张药,考虑较早应用强心药。毛花苷 C 0.2～0.4mg 或毒毛花苷 K 0.125～0.25mg 加入 10% 葡萄糖液 20ml 静脉缓慢注射。必要时 4～6 小时重复用药。

6. 防治肾功能衰竭及感染 羊水栓塞发展的第三阶段为肾衰竭,注意尿量,当血容量补足后仍少尿,可用呋塞米 20～40mg 静脉注射,或 20% 甘露醇 250ml 快速静脉滴注,30 分钟内滴完。用利尿药后尿量仍不增加者为肾衰竭,必须限水、限盐,进食高糖、高脂肪、高维生素及低蛋白饮食。多尿期应注意电解质紊乱。选用对肾脏无损害的大剂量广谱抗生素防治感染。

7. 纠正酸中毒 应做血气分析及血清电解质测定,如有酸中毒可用 5% 碳酸氢钠 250ml 静脉滴注,并及时纠正电解质紊乱。

8. 防治 DIC 尽早应用抗凝剂是控制 DIC 发展的关键;产后羊水栓塞及 DIC 后期继发性纤溶亢进时,则以补充凝血因子、改善微循环、纠正休克及抗纤溶药物治疗为主。①抗凝剂肝素钠:可防止微血栓的形成。在高凝阶段应用效果好,在纤溶亢进期应与抗纤溶剂及补充凝血因子同时应用,分娩后应慎用。②抗血小板黏附和聚集药物除低分子右旋糖酐外,可用双嘧达莫(潘生丁)450～600mg 静脉滴注。③抗纤溶药物:使用肝素后,纤溶活性过强而出血不止时可加用,如对羧基苄胺、氨基己酸等。④新鲜血及纤维蛋白原输入:在肝素保护下补充凝血因子,亦可输入纤维蛋白原 2～4g/次。

9. 正确处理产科问题,及早去除病因 第一产程发病,胎儿不能立即娩出者,应行剖宫产结束分娩;第二产程发病者,应及时助产娩出胎儿;对无法控制的阴道流血患者,即使在休克状态下,亦应行全子宫切除术,以减少胎盘剥离面血窦大出血,且可阻断羊水内容物继续进入母血循环,进一步导致病情恶化。

【护理评估】

1. 健康史 评估导致羊水栓塞的可能病因,如是否有胎膜早破或人工破膜、前置胎盘或胎盘早剥、宫缩过强或强直性宫缩、中期妊娠引产或钳刮术及羊膜腔穿刺术等病史。

2. 身心状况

(1) 身体评估

1) 症状:破膜后有突然发生的烦躁不安、呛咳,继之则有呼吸困难、发绀、抽搐、昏迷、呼吸和心搏骤停。不在短期内死亡者,可出现出血不止、血不凝,身体其他部位如皮肤、黏膜、胃肠道或肾出血。

2) 体征:心率快而弱,肺部听诊有湿啰音。全身皮肤、黏膜有出血点,阴道流血持续不止、不凝,并有休克体征。胎儿娩出后发病者,出血量与休克程度不符,而宫腔出血的血液不凝,出血量多少不一,常伴有少尿、无尿及尿毒症体征。

(2) 心理、社会评估:羊水栓塞往往导致产妇死亡甚至胎儿死亡的结果,家属通常无法接受这样的结果,而在情绪上会比较激动,甚至否认、愤怒。

3. **辅助检查**

(1) 血液沉淀试验:取上腔静脉或下腔静脉的血液做沉淀试验,血液沉淀后分三层,底层为细胞,中层为棕黄色血浆,上层为羊水碎屑。取上层物质做涂片染色镜检,如见鳞状上皮细胞、黏液、毳毛等,即可确诊。

(2) 床旁胸部 X 线片:可见双肺弥漫而散在的点片状浸润阴影,沿肺门周围分布,伴有肺不张及右心扩大。

(3) 床旁心电图或心脏彩色多普勒超声检查:提示右心房及右心室扩大,ST 段下降。

(4) DIC 的实验诊断:三项筛选试验全部异常,即血小板计数 $150×10^9$/L 以下;凝血酶原时间>15 秒;纤维蛋白原在 1.6g/L 以下,即可做出 DIC 的诊断。如只有两项异常,应再做一项纤溶试验,如有异常,方可确诊。

【护理诊断/合作性问题】

1. **气体交换受损** 与肺栓塞、肺动脉高压、肺水肿有关。
2. **组织灌流量改变** 与凝血功能障碍及失血有关。
3. **恐惧** 与发病急骤、凶险,危及产妇生命有关。
4. **有受伤的危险(胎儿)** 与羊水栓塞后母体循环障碍有关。

【护理目标】

(1) 产妇胸闷、呼吸困难症状改善,表现为面色红润,动脉血气分析正常。

(2) 产妇出血得到控制,体液维持平衡,表现为血压、脉搏及尿量正常。

(3) 产妇情绪稳定,积极配合治疗。

(4) 胎儿或新生儿安全。

【护理措施】

1. **预防羊水栓塞**

(1) 人工破膜时不兼行胎膜剥离,因为剥离胎膜时,宫颈管内口或子宫下段由于分离胎膜而损伤血管,当破膜后羊水直接与受损的小静脉接触,在宫缩增强情况下易使羊水进入母体循环。

(2) 掌握剖宫产指征,预防子宫或产道裂伤。

(3) 掌握缩宫素使用指征,使用缩宫素加强宫缩或引产时,必须有专人守候,随时调整缩宫素剂量、速度,避免宫缩过强,切忌盲目滴注,有胎膜早破时更应慎重。

(4) 禁止在子宫收缩时行人工破膜。

(5) 适当应用镇静药。

(6) 注重中期妊娠处理,严格掌握羊膜腔穿刺术的指征,用细穿刺针,技术应熟练准确,避免反复穿刺;中期妊娠钳刮术时,切忌在羊水未流尽或刚破膜后立即使用缩宫素促使子宫收缩,因有可能诱发羊水进入母体血液循环。

(7) 应当加强专业人员的培训,提高各级医疗保健机构对羊水栓塞的认识和急救能力。

2. **一般护理** 取半卧位或抬高头肩部卧位;给氧;留置导尿管,记录尿量和液体出入量;建立静脉输液通道,保持输液通畅。

3. **严密观察病情** 注意血压、脉搏、呼吸、面色及动脉血气分析的变化;注意观察阴道流血的性状、有无不凝现象;穿刺部位有无渗血等;定时留取血标本做有关凝血功能的化验。

4. 产科处理 观察产程进展及胎心情况;第一产程可及时行剖宫产术,配合医生做好术前准备;第二产程根据情况及时做阴道手术助产的准备;产后出血不止者,应在纠正休克的同时,做好子宫切除的准备。

5. 心理护理 理解、接受产妇及其家属的激动、否认和愤怒情绪反应,尽量给予解释,帮助其减轻哀伤;医护人员要沉着、冷静,以免影响产妇情绪;陪伴、鼓励产妇,相信病情会得到控制。

6. 健康教育 为了有效地避免羊水栓塞,应定期做产前检查,这是孕产妇保健的重要环节。凡有前置胎盘、胎膜早破、胎盘早剥等异常情况,必须去医院待产,由医生严密观察产妇及胎儿的变化,及时采取相应措施,一旦发生意外,也可赢得宝贵的抢救时间。

7. 其他 遵医嘱输液、输血及给药。

【护理评价】
(1) 产妇胸闷、呼吸困难症状改善。
(2) 产妇体液维持平衡,血压及尿量正常,阴道流血减少,全身黏膜出血停止。
(3) 产妇情绪稳定,积极配合治疗。
(4) 胎儿或新生儿无生命危险。

(王红霞)

思 考 题

1. 预防产后出血的护理措施有哪些?
2. 孕妇,24岁,G2P1,孕40周,胎膜破裂14小时,有规律宫缩10小时,胎儿手脱出阴道口来院。检查:产妇神志清,痛苦面容,腹痛拒按,烦躁不安,脉搏、呼吸快,胎心不清。问题:
(1) 首先考虑的医疗诊断是什么?
(2) 最有早期诊断意义的症状、体征是什么?
(3) 对该孕妇的最佳处理措施是什么?

第二十三章 产褥期并发症妇女的护理

> **学习目标**
> 识记:产褥感染、晚期产后出血、产褥期抑郁症的定义;产褥期抑郁症的病因。
> 理解:产褥感染、晚期产后出血的护理评估;产褥期抑郁症的临床表现。
> 运用:运用护理程序为产褥感染、晚期产后出血、产褥期抑郁症妇女提供整体护理。

产褥期是产妇身体和心理恢复的关键时期,但由于个体因素或者其他原因,导致产妇感染、出血、精神心理改变等异常状况的出现,将影响到产妇的身心恢复。为了避免产褥期并发症的发生,保证产褥期康复,护理人员应掌握相应的护理知识,严格执行无菌技术操作,早期观察到产褥期的异常变化,为产褥期妇女提供整体护理。

第一节 产褥感染

产褥感染(puerperal infection)是指分娩及产褥期内生殖道受病原体侵袭,引起局部或全身感染。分娩24小时后的10日内,每日口表测量体温4次,间隔时间4小时,有2次体温≥38℃者称为产褥病率(puerperal morbidity)。与产褥感染的含义不同,虽然造成产褥病率的原因以产褥感染为主,但也包括生殖道以外的急性乳腺炎、上呼吸道感染、泌尿系统感染等。产褥感染是产褥期常见的并发症,发病率大概为6%。产褥感染与产后出血、妊娠合并心脏病及严重的妊娠期高血压疾病是导致孕产妇死亡的四大原因。

【病因及发病机制】

1. 诱因 分娩降低或破坏了女性生殖道的防御功能和自净作用,增加病原体侵入生殖道的机会,若产妇体质虚弱、营养不良、孕期贫血、孕期卫生不良、胎膜早破、羊膜腔感染、慢性疾病、产科手术操作、产程延长、产前产后出血过多等导致机体抵抗力下降,均可成为产褥感染的诱因。

2. 病原体种类 孕期及产褥期生殖道内有大量需氧菌、厌氧菌、真菌、衣原体及支原体等寄生,以厌氧菌为主。许多非致病菌在特定条件下可以致病,称为条件致病菌,但致病微生物也要达到一定的数量或当机体免疫力下降时才会致病。

(1)需氧菌

1)链球菌:β-溶血性链球菌致病性最强,能产生外毒素与溶组织酶,引起严重感染,使病变迅速扩散,严重者可致败血症。其临床特点为发热早,体温超过38℃,寒战,心率增快,腹胀,子宫复旧不良,子宫旁或附件区触痛,甚至并发败血症。

2)杆菌:以大肠杆菌、克雷伯杆菌、变形杆菌多见,是菌血症和感染性休克最常见的病原菌。它寄生在阴道、会阴、尿道口周围,在不同环境对抗生素敏感性有很大差异,需行药物敏感试验。

3)葡萄球菌:主要致病菌是金黄色葡萄球菌和表皮葡萄球菌。金黄色葡萄球菌多为外源性感染,容易引起伤口严重感染,因为能产生青霉素酶,因此易对青霉素耐药。表皮葡萄球菌存在于阴道菌群中,引起的感染较轻。

(2) 厌氧菌

1) 革兰阳性球菌:存在于正常阴道中,以消化链球菌和消化球菌最常见。当产道损伤、胎盘残留、局部组织坏死缺氧时,迅速繁殖,与大肠杆菌混合感染,放出异常恶臭气味。

2) 杆菌属:为一组厌氧的革兰阴性杆菌,常见的有脆弱类杆菌。这类杆菌常与需氧菌和厌氧性球菌混合感染,形成局部脓肿,产生大量脓液,有恶臭味。有加速血液凝固的特点,可引起邻近部位的化脓性血栓性静脉炎,形成感染血栓,脱落后随血液循环达到全身各个器官形成脓肿。

3) 芽胞杆菌:主要是产气荚膜梭菌,可产生外毒素,毒素可以溶解蛋白质而产气及溶血。轻者为子宫内膜炎、腹膜炎、败血症,重者可引起溶血、黄疸、血红蛋白尿、急性肾衰竭、循环衰竭、气性坏疽而死亡。

(3) 支原体与衣原体:解脲支原体和人型支原体均可在女性的生殖道内寄生,引起生殖道感染。此外,沙眼衣原体、淋病奈瑟菌也可以导致产褥感染。

3. 感染途径

(1) 内源性感染:正常孕妇生殖道或其他部位寄生的病原体多数并不致病,但当抵抗力降低和(或)病原体数量、毒力增加等感染诱因出现时可致病。

(2) 外源性感染:被污染的衣物、用具、各种手术器械、物品等均可造成感染。

【临床表现】

发热、疼痛、恶露异常是产褥感染的三大主要症状。产褥早期发热的最常见原因是脱水,但在低热2~3天后突然出现的高热,要考虑感染可能。由于感染部位,扩散范围、程度不同,其临床表现各不相同。

1. 急性外阴、阴道、宫颈炎 分娩时会阴部损伤或手术产导致感染,以葡萄球菌和大肠杆菌感染为主。会阴裂伤或会阴切开伤口感染,表现为会阴部疼痛,坐位困难,可以有低热。局部伤口红肿、发硬、伤口裂开,压痛明显,脓性分泌物流出,较重时可以出现低热。阴道裂伤及挫伤感染表现为黏膜充血、水肿、溃疡、脓性分泌物增多,日后导致阴道壁粘连甚至闭锁。宫颈裂伤感染向深部蔓延,可达宫旁组织,引起盆腔结缔组织炎。

2. 子宫感染 包括急性子宫内膜炎、子宫肌炎。病原体经胎盘剥离面侵入,扩散到子宫蜕膜层称子宫内膜炎,侵及子宫肌层称子宫肌炎,两者经常伴发。子宫内膜炎通常表现为子宫内膜充血、坏死,阴道内有大量臭味的脓性分泌物。子宫肌炎常表现为腹痛,大量脓性恶露,子宫压痛明显,子宫复旧不良,可伴有发热、寒战、头痛、白细胞增高。

3. 急性盆腔结缔组织炎和急性输卵管炎 病原体沿宫旁淋巴和血行达宫旁组织,出现急性炎性反应而形成炎性包块,同时可以波及输卵管系膜、管壁,造成急性输卵管炎。产妇表现为寒战、高热、下腹痛伴肛门坠胀感,严重者侵及整个盆腔形成"冰冻骨盆"。淋病奈瑟菌沿生殖道黏膜上行感染,到达输卵管与盆腹腔,形成脓肿后,造成高热不退。

4. 急性盆腔腹膜炎及弥漫性腹膜炎 炎症继续发展,扩散至子宫浆膜,形成盆腔腹膜炎。继而可发展成弥漫性腹膜炎,出现全身中毒症状,如恶心、呕吐、高热、腹胀,检查时下腹部压痛、反跳痛明显。腹膜面分泌大量渗出液,纤维蛋白覆盖引起肠粘连,也可在直肠子宫陷凹形成局限性脓肿,若脓肿波及肠管与膀胱则可出现腹泻、里急后重与排尿困难等症状。发病的急性期治疗不彻底可发展成慢性盆腔炎而导致不孕。

5. 血栓静脉炎 盆腔内血栓静脉炎常见病原体为厌氧菌,病变以单侧居多,多见于产后1~2周,表现为持续数周或反复出现的寒战、高热。局部查体不易与盆腔结缔组织炎鉴别。下肢血栓静脉炎,病变多在腘静脉、股静脉及大隐静脉,表现为弛张热,下肢持续性疼痛,局部静脉压痛或触及硬的条索状,使血液回流受阻,引起下肢水肿,皮肤发白,习称"股白肿"。病变轻时无明显阳性体征,彩色超声多普勒检查可协助诊断,下肢血栓静脉炎多继发于盆腔静脉炎。

6. 脓毒血症及败血症 感染血栓脱落进入血液循环可引起脓毒血症,随后可并发感染性休克和迁徙性脓肿,如肺脓肿、左肾脓肿。若病原菌大量进入血液循环并繁殖形成败血症,表现为持续高热、寒战、全身明显中毒症状,严重者感染性休克甚至危及生命。

【辅助检查】

(1)血液检查:白细胞计数增高,血沉加快,血清C反应蛋白阳性有助于早期诊断感染。

(2)病原体检查:宫颈分泌物涂片检查、宫颈拭子培养、后穹隆脓液培养、病原体抗原和特异抗体检测等。

(3)影像学检查:B型超声、彩色超声多普勒、CT、磁共振等检查可对感染形成的炎性包块、脓肿及静脉血栓做出定位及定性诊断。

【治疗原则】

1. 支持疗法 加强营养,增强全身抵抗力,纠正水、电解质失衡。

2. 切开引流 会阴伤口或者腹部切口感染,应及时行切开引流术。可疑盆腔脓肿的,可经腹或后穹隆切开引流。胎盘胎膜残留者,有效抗感染同时清除宫腔内的残留组织。当急性感染伴发高热时,应该有效控制感染,待体温下降后再彻底刮宫,避免感染扩散或者子宫穿孔。

3. 抗生素的应用 没有确定病原体时,应该根据临床表现及临床经验予广谱高效的抗生素治疗。然后根据细菌培养和药敏试验调整抗生素的种类和剂量,保持有效血药浓度。

4. 肝素治疗 对血栓静脉炎,在应用大剂量抗生素的同时,可加用肝素钠溶栓治疗。

【护理评估】

1. 健康史 了解产妇的个人卫生习惯;评估产妇是否有贫血、营养不良及生殖道感染病史;了解产妇本次妊娠、分娩的经过,是否存在引起产褥感染的原因及诱因等。

2. 身心状况 评估产妇全身状况、子宫复旧及伤口愈合情况,包括子宫底高度、子宫软硬度、有无压痛;伤口有无疼痛、红肿及脓性分泌物;观察恶露的颜色、性状、气味及量;了解其是否存在焦虑和恐惧及其严重程度。

【护理诊断/合作性问题】

1. 疼痛 与产褥感染所致的伤口疼痛、腹部疼痛、高热导致的头痛有关。

2. 体温过高 与产褥感染有关。

3. 焦虑 与疾病、母子分离、不能护理新生儿有关。

4. 恐惧 与担心疾病的预后有关。

5. 知识缺乏 缺乏产褥感染的自我护理知识。

【护理目标】

(1)产妇疼痛减轻或消失。

(2) 产妇体温正常,舒适感增加。
(3) 产妇休息、睡眠正常,保持良好心态。
(4) 产妇具有一定的产褥感染护理知识和技能。

【护理措施】

1. 加强心理护理 让产妇倾诉内心的恐惧和焦虑,解答产妇及家属的疑问,让其了解产褥感染的相关知识,提供母婴接触的机会,协助患者及家属护理好新生儿,减轻患者的焦虑及恐惧。

2. 预防产褥感染的发生 妊娠期建立良好的卫生习惯,保持外阴清洁;加强营养,增强机体抵抗力;正确处理各产程,减少产程延长、产道损伤等诱因的发生。

3. 病情观察 观察并记录生命体征、恶露量及性状、会阴伤口情况、子宫复旧情况等,观察患者全身中毒症状及腹痛的程度。

4. 健康教育指导
(1) 加强孕期卫生宣传,临产前 2 个月避免性生活及盆浴,加强营养,增强体质。
(2) 及时治疗外阴阴道炎及宫颈炎等慢性疾病和并发症。
(3) 产妇养成良好的卫生习惯,保持会阴清洁干燥。
(4) 产褥期禁止盆浴,应采取淋浴,产后采取半卧位或抬高床头,以利于恶露引流,产褥期结束后及时复查。

【护理评价】
(1) 产妇主诉疼痛减轻或消失。
(2) 产妇恢复正常体温。
(3) 产妇能与医护人员讨论疾病,积极参与、配合治疗及护理。
(4) 产妇能叙述产褥感染的防治措施。

第二节 晚期产后出血

分娩 24 小时后,在产褥期内发生的子宫大量出血,称晚期产后出血(late puerperal hemorrhage)。在产后 1~2 周时发病率最高,亦有迟至产后 8 周后发病者。阴道流血可能少量或中等量,呈持续或间断;亦可表现为急性的大量流血,同时有血凝块的排出。产妇多伴有寒战、低热,且常因失血过多导致不同程度的贫血,甚至失血性休克。

【病因与临床表现】

1. 胎盘、胎膜残留 是阴道分娩后出血最常见的原因,多发生于产后 10 日左右,宫腔内残留的胎盘组织发生变性、坏死、机化,形成胎盘息肉,当坏死组织脱落时,暴露基底部血管,引起大量出血。临床可表现为血性恶露持续时间延长,之后反复出血或突然的大量流血。通过检查可以发现子宫复旧不全,宫口松弛,有时可以见到残留组织。

2. 蜕膜残留 正常蜕膜多数在产后 1 周内脱落,并随恶露排出。如果蜕膜剥离不全,长时间残留,也可影响子宫复旧,甚至继发子宫内膜炎症,造成晚期产后出血。临床表现与胎盘残留不易鉴别,对宫腔刮出物进行病理检查可见坏死的蜕膜,混以纤维素、玻璃样变的蜕膜细胞及红细胞,但看不见绒毛。

3. 子宫胎盘附着面复旧不全 子宫胎盘附着面血管在胎盘娩出后其附着面立即缩小,

随后即有血栓形成,继而血栓机化,出现玻璃样变,血管上皮增厚,管腔变窄、堵塞。若胎盘附着面复旧不全引起血栓脱落,血窦再次开放,导致子宫出血。多发生在产后 2 周左右,表现为突然大量阴道流血,检查发现子宫大而软,宫口松弛,阴道及宫口有凝血块堵塞。

4. 感染 以子宫内膜炎症多见。感染引起胎盘附着面复旧不良、子宫收缩欠佳,血窦关闭不全引起子宫大量流血。

5. 剖宫产术后子宫切口裂开 血窦重新开放,出现大量阴道流血,甚至引起休克。

6. 其他 产后子宫滋养细胞疾病、子宫黏膜下肌瘤等也可引起晚期产后出血。

【辅助检查】

1. 血、尿常规 了解感染与贫血情况。

2. B 型超声检查 能了解宫腔内有无残留物、子宫切口愈合状况等。

3. 病原菌与药敏检查 宫腔分泌物培养或涂片检查,发热时行血培养,选择有效广谱的抗生素。

4. 病理检查 若有宫腔刮出物或切除子宫标本,应送病理检查以明确诊断。

5. 血 hCG 测定 有助于排除胎盘残留及绒毛膜癌。

【治疗原则】

(1) 少量或中等量阴道流血,应给予足量广谱的抗生素、子宫收缩剂以及支持疗法。

(2) 疑有胎盘、胎膜、蜕膜残留或胎盘附着部位复旧不全者,刮宫多能奏效,操作要尽量轻柔,防止子宫穿孔,要求在静脉输液、备血并做好开腹手术的条件下进行。刮出物应送病理检查,以明确诊断。术后继续给予抗生素及子宫收缩剂。

(3) 剖宫产术后阴道流血,少量或中等量应住院给予抗生素并严密观察。阴道大量流血需积极抢救,此时刮宫手术应慎重,因剖宫产组织残留机会甚少,刮宫可造成原切口再损伤导致更多量流血,必要时开腹探查,甚至切除子宫。近年来,经皮股动脉插管行子宫动脉栓塞及髂内动脉栓塞治疗晚期产后出血效果较好。

(4) 若系肿瘤引起的出血,应该按照肿瘤的性质、部位,做相应处理。

【护理评估】

1. 健康史 了解此次分娩经过,如果为剖宫产,应该了解剖宫产指征、术式,术后恢复是否顺利;如果是阴道分娩,应该询问产程进展及产后恶露的变化,有无反复或者突然的阴道流血史。

2. 身心状况

(1) 阴道流血:胎膜胎盘残留、蜕膜残留引起的阴道流血多在产后 10 日左右发生。胎盘附着部位复旧不良引起的流血多发生在产后 2 周左右,一般为反复多次的阴道流血,也可出现突然的大量阴道流血。剖宫产子宫切口愈合不良造成的阴道流血,多发生在产后 2~3 周,常表现为突然的子宫大量出血,严重者导致失血性休克。

(2) 腹痛和发热:常合并感染,伴发恶露增加,有臭味。

(3) 全身症状:继发性贫血,严重者失血性休克危及生命。

(4) 体征:子宫复旧不佳可触及子宫增大、变软,宫颈口松弛,有时可触及残留的组织和血块,伴有感染者子宫压痛明显。

【护理诊断/合作性问题】

1. 组织灌注量改变的危险 与失血有关。

2. **有感染的危险** 与失血后抵抗力降低,反复检查、操作有关。
3. **恐惧** 与出血多危及生命有关。
4. **疲乏** 与失血性贫血、产后体质虚弱有关。

【护理目标】

(1) 产后失血性休克的临床表现消失。
(2) 产妇没有感染发生,表现为体温正常,白细胞总数及中性粒细胞分类在正常范围。
(3) 产妇恐惧消除、情绪稳定。
(4) 产妇疲劳感减轻,头晕、心慌消失,生活能自理。

【护理措施】

1. **一般护理** 提供温暖舒适的环境,保持室内空气新鲜,合理安排饮食,进食高蛋白、高维生素饮食;指导产妇多休息,保证足够的睡眠,促进体力的恢复。

2. **预防休克**
(1) 严密监测血压、脉搏、呼吸、面色、神志等一般情况,注意观察子宫底高度、硬度及轮廓,督促产妇及时排空膀胱,以促进宫缩。
(2) 正确评估并记录出血量,查明原因以便及时处理。

3. **预防感染** 观察恶露的量、色、味、持续时间及会阴伤口情况。在止血抢救过程中如清宫、宫腔填塞纱布等,应严格执行无菌技术,防止细菌侵入生殖道,并遵医嘱应用抗生素。

4. **心理护理** 做好产妇及家属的安慰、解释工作,保持产妇安静,使其与医护人员主动配合。允许家属陪伴,给予产妇关爱及关心,增加安全感。

【护理评价】

(1) 产妇未出现失血性休克的临床表现,生命体征平稳。
(2) 产妇无感染,表现为体温正常,恶露淡红色,量少无异味,伤口无脓性分泌物,白细胞计数正常。
(3) 全身状况得到改善,贫血得到纠正。
(4) 产妇生理、心理上的舒适感增强,生活自理。

第三节 产褥期抑郁症

产褥期抑郁症是指产妇在产褥期间出现抑郁症状,是产褥期精神综合征中最常见的一种。通常在产后2周内出现症状,主要表现为持续和严重的情绪低落以及一系列表现,如动力减低、易激惹、恐惧、焦虑、沮丧、失眠、悲观,常失去生活自理及照料婴儿的能力,有时还会陷入错乱或嗜睡状态。产后抑郁症对产妇身心恢复及新生儿的健康成长均有不利影响。

【病因与发病机制】

1. **生理因素** 产妇产后体内绒毛膜促性腺激素、胎盘生乳素、雌激素、孕激素水平突然下降可能是产后抑郁症发生的原因及基础。

2. **心理因素** 产妇的个性特征是抑郁症发生的主要原因。本病好发于敏感、情绪不稳定、焦虑、性格内向的产妇。而分娩并发症、难产、手术产使产妇产生紧张和恐惧,造成心理不平衡,容易诱发本病。此外产妇护理新生儿的能力缺乏,家人将注意力转移至新生儿,使自己受到一定冷落等对产妇产生心理压力,容易发生抑郁症。

3. 社会因素 孕产期发生的不良生活事件可影响产妇,导致产后抑郁症的发生,如夫妻分离、丧失亲人、家庭不和睦、经济困难、缺少家庭和社会的支持等。

4. 遗传因素 有家族抑郁症病史是产妇发生产后抑郁症的潜在因素。

【临床表现】

主要表现有:①情绪改变:心情压抑、沮丧、情绪淡漠,甚至焦虑、恐惧、易怒。有时表现为孤独、不愿见人或伤心、流泪。②自我评价降低,自暴自弃,对身边的人充满敌意,与家人、丈夫关系不协调。③创造性思维受损,主动性降低。④对生活缺乏信心,觉得生活无意义,出现厌食、睡眠障碍、易疲劳、性欲减退。严重者甚至绝望、自杀。

【诊断要点】

产褥期抑郁症至今没有统一的诊断标准。美国精神病学会(1994年)在《精神疾病的诊断与统计手册》一书中,制定了产褥期抑郁症的诊断标准,但需排除器质性精神障碍或精神活性物质和非成瘾物质所致的抑郁。

产褥期抑郁症的诊断标准:在产后2周内出现下列5条或5条以上的症状,必须具备①、②两条:①情绪抑郁。②对全部或多数活动明显缺乏兴趣或愉悦。③体重显著下降或增加。④失眠或睡眠过度。⑤精神运动性兴奋或阻滞。⑥疲劳或乏力。⑦遇事皆感毫无意义或自罪感。⑧思维能力减退或注意力不集中。⑨反复出现死亡的想法。

【治疗原则】

产褥期抑郁症通常需要治疗,包括心理治疗及药物治疗。

1. 心理治疗 是重要的治疗手段,通过心理咨询,为产妇提供更多的情感支持及社会支持,以解除致病的心理因素。

2. 药物治疗 适用于中、重度抑郁症及心理治疗无效者,应该尽量选择不经过乳汁的药物,常用药有盐酸帕罗西汀、盐酸舍曲林、阿米替林等。

【护理评估】

1. 健康史 询问有无抑郁症的家族史及个人史,孕产期有无不良生活事件发生,有无难产及分娩并发症发生。产妇及家人对新生儿有无性别期盼,婚姻家庭关系,有无足够的家庭、社会支持等。

2. 身心状况 产后抑郁症常发生于产后数日或2周内,表现为对周围事物缺乏兴趣、情绪低落,不愿与人交流,注意力不集中,时常感到内疚、羞愧、失落、沮丧,常常感到疲劳、乏力、失眠、食欲不振等,重者甚至有自杀念头。评估产妇对待新生儿喜恶程度,以及对分娩的感受。观察产妇与其他人交流和互动情况,观察与新生儿接触和交流情况,了解产妇与丈夫及其他家庭成员之间的关系等。

【护理诊断/合作性问题】

1. 有对自己实施暴力的危险 与抑郁、严重心理障碍有关。

2. 家庭运行中断 与无法承担母亲角色有关。

【护理目标】

(1) 产妇精神愉快,舒适感增加。

(2) 产妇和婴儿生理健康。

(3) 产妇能积极配合治疗并参与到婴儿护理活动中。

【护理措施】

1. 积极预防 孕期加强心理卫生咨询与指导,减少难产及分娩并发症的发生;做好产褥期产妇、新生儿保健工作及心理护理;倡导产妇的家庭支持和社会支持,解除产妇各种不良精神刺激和压力。

2. 观察及判断病情 观察产妇与新生儿及其他人接触、交流情况,评估产妇抑郁症的严重程度。医护人员要尊重产妇,态度和蔼热情,细心关怀,提高产妇喂养和照顾婴儿的自信心,减轻产妇的心理负担。在产妇出院前,掌握产妇的机体恢复情况,了解产妇的心理变化。

3. 心理护理 为最重要的治疗手段,倾听产妇倾诉,理解产妇的感受,对其遭遇的不幸和挫折给予劝解引导。指导产妇与婴儿接触、交流,帮助照顾婴儿,使产妇增强生活自信心,提高生活兴趣。对于有不良心理倾向的产妇,给予相应的心理指导,减少或避免精神刺激。

4. 用药护理 遵医嘱给药,指导产妇正确用药,并注意观察药物的疗效及副作用,应该尽量选择不经过乳汁的药物。

5. 加强孕期保健与早期识别、干预 产褥期抑郁症预后良好,约70%患者于1年内治愈,仅极少数患者持续1年以上。但再次妊娠,约有20%复发率。其第二代的认知能力可能受到一定影响。

【护理评价】

(1)住院期间产妇情绪稳定,精神愉快,症状缓解。

(2)产妇和婴儿健康安全。

(3)产妇能主动地参与婴儿的护理活动,并正确示范护理技巧。

(沈秀敏)

思 考 题

1. 某足月妊娠的初产妇,胎膜早破12小时临产,产时行会阴侧切,产后出血似月经量。于产后第4天体温38.2℃,血性恶露,量多有臭味,下腹部有压痛,会阴切口已愈合。请问:

(1)该患者最可能的医疗诊断是什么?

(2)列出可能的护理诊断?

(3)为该患者制定相应的护理措施?

2. 刘女士,剖宫产一男婴,体重4000g,在产后2周左右,突然出现大量阴道流血,检查发现子宫大而软,宫口松弛,阴道及宫口有凝血块堵塞。请问:

(1)造成该患者出血的主要原因是什么?

(2)对该患者的抢救中应慎重的措施是什么?

(3)列出可能的护理诊断?

第二十四章 女性生殖系统炎症患者的护理

> **学习目标**
> 　　**识记**：各种阴道炎的致病菌；子宫颈炎的病因、病理改变和临床表现；急慢性盆腔炎的病因、病理变化；淋病和尖锐湿疣致病菌、传播途径、临床表现。
> 　　**理解**：各种阴道炎传播方式、临床表现、预防和临床护理措施；子宫颈炎的预防和临床处理措施；急慢性盆腔炎的临床表现、预防及临床处理措施；淋病和尖锐湿疣的预防及临床处理措施。
> 　　**运用**：运用护理程序为女性生殖系统炎症妇女提供整体护理。

　　女性生殖系统炎症是妇科常见病、多发病，发病年龄段广泛，从幼女到老年女性均可患病，包括外阴、阴道、宫颈至盆腔内的子宫、输卵管、卵巢、盆腔腹膜、盆腔结缔组织。炎症可局限于一个部位或多个部位同时受累。病情可轻可重，轻者无症状，重者可引起败血症甚至感染性休克死亡。女性生殖系统炎症不仅危害患者，还可危害胎儿、新生儿。

第一节 概 述

【女性生殖系统的自然防御功能】

　　女性生殖系统的解剖和生理特点具有比较完善的自然防御功能，增强了对感染的防御能力。

　　1. 外阴　　外阴皮肤为鳞状上皮，抵御感染能力强。两侧大、小阴唇自然合拢，遮掩阴道口、尿道口，可防止病原体上行入侵。

　　2. 阴道　　由于盆底肌的作用，阴道口闭合，阴道前后壁紧贴，减少外界微生物的侵入。经产妇的阴道松弛，这种防御功能较差。卵巢分泌的雌激素使阴道上皮增生变厚，上皮细胞中糖原含量增加，糖原在阴道杆菌的作用下分解为乳酸，维持阴道正常的酸性环境（pH在 3.8~4.4 之间），可抑制大部分病原体的生长繁殖，这种现象称为阴道的自净作用。此外，阴道分泌物可维持巨噬细胞活性，防止细菌侵入阴道黏膜。

　　3. 子宫颈　　子宫颈内口紧闭，宫颈管黏膜被分泌黏液的高柱状上皮所覆盖，分泌大量黏液形成胶冻状黏液栓，堵塞宫颈管，为上生殖道感染的机械屏障；黏液栓内含乳铁蛋白、溶菌酶等，可抑制细菌侵入子宫内膜。

　　4. 子宫内膜　　进入青春期后女性子宫内膜周期性剥脱，可消除宫腔感染。此外，子宫内膜分泌物也含有乳铁蛋白、溶菌酶，可清除进入宫腔的病原体。

　　5. 输卵管　　输卵管黏膜上皮细胞的纤毛向子宫腔方向摆动以及输卵管平滑肌的节律性蠕动，均有利于阻止病原体的侵入。输卵管分泌液与子宫内膜分泌液一样，含有乳铁蛋白、溶菌酶，清除进入输卵管的病原体。

　　6. 生殖道的免疫系统　　生殖道黏膜如宫颈和子宫聚集有不同数量的淋巴组织及散在的淋巴细胞，包括 T 细胞、B 细胞。此外，中性粒细胞、巨噬细胞、补体以及一些细胞因子均在局部有重要的免疫功能,发挥抗感染作用。

虽然女性生殖系统具有较强的自然防御功能,但是由于阴道口与尿道、肛门邻近,易受污染;外阴与阴道又是性交、分娩及各种宫腔操作的必经之道,容易受到损伤及各种外界病原体的感染。此外,妇女在特殊生理时期如月经期、妊娠期、分娩期和产褥期,防御功能受到破坏,机体免疫功能下降,病原体容易侵入生殖道造成炎症。婴幼儿及绝经后妇女雌激素水平低,阴道自净作用弱,局部抵抗力下降,容易发生感染。

【病原体】

1. 细菌 正常情况下有需氧菌及厌氧菌寄居于阴道内,形成正常阴道菌群。此外还有支原体及念珠菌。阴道与这些菌群形成一种平衡的生态,阴道环境影响着菌群,菌群也影响阴道环境。正常阴道中乳杆菌占优势,在维持阴道正常菌群中起关键作用。

虽然阴道内菌群为正常菌群,但当大量应用抗生素、体内激素发生变化或各种原因致机体免疫功能下降,阴道与菌群之间的生态平衡被打破,也可形成条件致病菌。主要的致病菌有:①葡萄球菌:为革兰阳性球菌,金黄色葡萄球菌致病力最强,是产后、手术后生殖器炎症及伤口感染常见的病原菌。②革兰阳性链球菌的种类很多,乙型溶血性链球菌的致病力强,使感染扩散,并引起败血症。③大肠杆菌为革兰阴性杆菌,是肠道及阴道的正常寄生菌,一般不致病,但当机体免疫力极低时可引起严重感染,甚至产生内毒素。④厌氧菌:主要有革兰阴性脆弱类杆菌及革兰阳性消化链球菌、消化球菌等,脆弱类杆菌致病力最强,感染的特点是容易形成盆腔脓肿、感染性血栓性静脉炎,脓液有粪臭并有气泡。消化链球菌和消化球菌多见于产褥感染、感染性流产、输卵管炎。

2. 原虫 阴道毛滴虫最多见,其次为阿米巴原虫。

3. 真菌 假丝酵母菌(念珠菌)常见,也可发生放线菌感染(较少见)。

4. 病毒 以疱疹病毒、人乳头瘤病毒为多见。

5. 螺旋体 多见苍白密螺旋体。

6. 衣原体 常见为沙眼衣原体,感染症状不明显,但常导致严重的输卵管黏膜结构及功能破坏,并可引起盆腔广泛粘连。

7. 支原体 是正常阴道菌群的一种,在一定条件下可引起生殖道炎症,包括有人型支原体、生殖支原体以及解脲支原体。

【感染来源】

有两种感染途径,即内源性和外源性感染。

1. 内源性感染 指各种原因引起阴道内正常菌群的生态平衡被破坏(如体内雌激素水平低、频繁性交、阴道灌洗、长期应用广谱抗生素等),或机体抵抗力低下使致病菌大量繁殖引起炎症。

2. 外源性感染 指病原体通过外界如飞沫、检查器械、手术操作、盆浴等途径进入生殖系统导致炎症。

【传染途径】

1. 沿生殖器黏膜上行蔓延 病原体侵入外阴、阴道后,或阴道内的菌群沿黏膜表面上行经宫颈、子宫内膜、输卵管黏膜至卵巢及腹腔,是非妊娠期、非产褥期盆腔炎性疾病的主要感染途径。淋病奈瑟菌、沙眼衣原体及葡萄球菌等沿此途径扩散(图 24-1)。

2. 经血液循环传播 病原体先侵入人体的其他系统,再经过血液循环感染生殖器,为结核菌感染的主要途径(图24-2)。

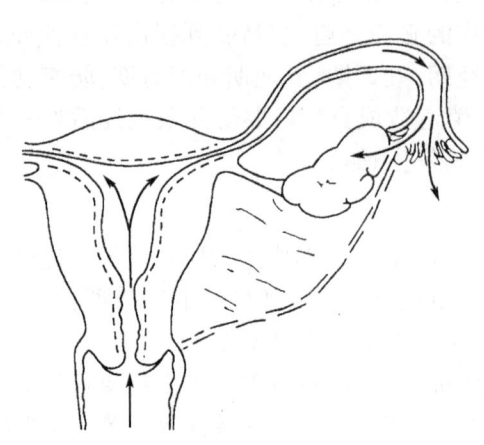

图24-1 炎症经黏膜上行蔓延

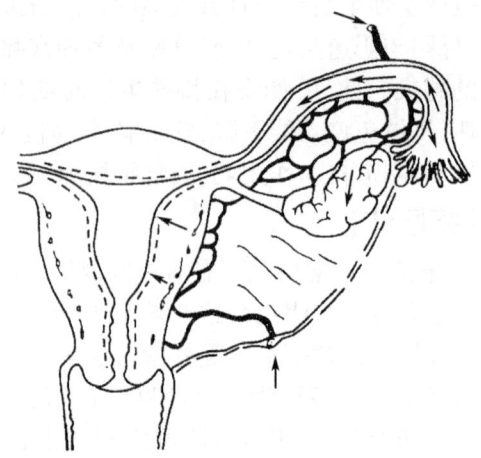

图24-2 炎症经血行蔓延

3. 经淋巴系统传播 细菌经外阴、阴道、宫颈及宫体创伤处的淋巴管侵入盆腔结缔组织及内生殖器其他部分,是产褥感染、流产后感染及放置宫内节育器后感染的主要传播途径,多见于链球菌、大肠埃希菌、厌氧菌感染(图24-3)。

4. 直接传播 腹腔其他脏器感染后直接蔓延到内生殖器,如阑尾炎可引起右侧附件炎。

【炎症的发展与转归】

1. 痊愈 患者抵抗力强、病原体致病力弱或治疗及时、抗生素使用恰当,病原体完全被消灭,炎症很快被控制,炎性渗出物完全被吸收为痊愈。一般痊愈后组织结构、功能都可以恢复正常,不留痕迹。但如果坏死组织、炎性渗出物机化形成瘢痕或粘连,则组织结构和功能不能完全恢复,只是炎症的消失。

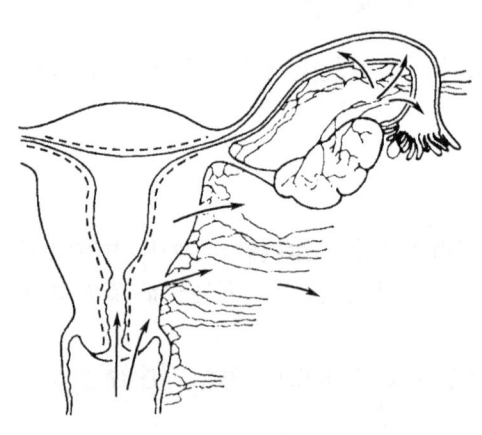

图24-3 炎症经淋巴系统蔓延

2. 转为慢性炎症 治疗不彻底、不及时或病原体对抗生素不敏感,身体防御功能和病原体的作用处于相持状态,使得炎症长期存在。机体抵抗力强时,炎症可以被控制并逐渐好转,一旦机体抵抗力降低,慢性炎症可急性发作。

3. 扩散与蔓延 患者抵抗力低下、病原体作用强时,炎症可经淋巴系统和血液循环扩散或蔓延到邻近器官。严重时可形成败血症,危及生命。由于抗生素的快速发展,此种情况已不多见。

【临床表现】

1. 阴道分泌物增多 阴道分泌物是由阴道黏膜渗出物、宫颈管及子宫内膜腺体分泌物等混合而成,其形成与雌激素的作用有关。正常白带呈白色稀糊状或蛋清样,高度黏稠,无腥臭味,量少,不引起外阴刺激症状,不影响健康,称为生理性阴道分泌物。但若生殖道出现炎症,特别是阴道炎和宫颈炎时,白带量显著增多,有臭味,且性状亦有改变,称为病理性阴道分泌物。常见性状可有黏液脓性、稀薄泡沫状、稠厚凝乳状、血性等类型。

2. 外阴瘙痒 外阴受到病理性阴道分泌物的刺激,可引起瘙痒、疼痛、烧灼感。患者因不能忍受瘙痒搔抓可引起抓痕、血痂。当瘙痒严重时,患者多坐卧不安,以致影响生活和工作。

3. 不孕 黏稠性阴道分泌物不利于精子穿过,或慢性炎症导致输卵管粘连堵塞、蠕动受限等,可造成不孕。

【治疗原则】

1. 加强预防 注意个人卫生,保持外阴清洁、干燥,经常更换内裤,穿纯棉内裤。增加营养,锻炼身体,提高机体抵抗力,并避免治疗不彻底和重复感染的可能。定期进行妇科检查,及早发现炎症并积极治疗。

2. 控制炎症 针对病原体选用敏感的抗生素进行治疗,要求及时、足量、规范、彻底、有效,可局部或全身用药,必要时加用辅助药物以提高疗效。

3. 病因治疗 积极寻找病因,针对病因进行治疗或手术修补。

4. 局部治疗 可采用药物局部热敷、坐浴、冲洗或熏洗,或用抗生素软膏局部涂抹,每日1~2次。

5. 物理或手术治疗 物理治疗有微波、短波、超短波、激光、冷冻、离子透入(可加入各种药物)等,可以促进局部血液循环,改善组织营养状态,提高新陈代谢,以利炎症吸收和消退。手术治疗可根据情况选择经阴道、经腹部手术或腹腔镜手术,手术以彻底治愈为原则,避免遗留病灶以致复发。

6. 中药治疗 根据具体情况选用清热解毒、清热利湿或活血化瘀的中药。

【护理评估】

1. 健康史 询问患者的年龄、月经史、婚育史、哺乳史、生殖系统手术史、性生活史、肺结核病史及糖尿病病史,了解有无吸毒史、输血史,有无接受大剂量雌激素治疗或长期应用抗生素治疗史;宫腔内手术操作后、产后、流产后有无感染史,采用的避孕或节育措施,个人卫生及月经期卫生保健情况;此次疾病的治疗经过和效果,识别发病的可能诱因。

2. 身心状况

(1) 外阴:询问外阴皮肤瘙痒、疼痛、烧灼等主观感觉及其与活动、性交、排尿、排便的关系。

(2) 阴道分泌物:询问患者阴道分泌物的量、性状、气味。炎症患者阴道分泌物性状可有黏液脓性、稀薄泡沫状、稠厚凝乳状、血性等类型。

(3) 阴道出血:除正常月经外,妇女生殖道任何部位,包括宫体、宫颈、阴道、处女膜、阴道前庭和外阴均可发生异常出血。应评估患者的出血部位、出血量、出血时间(经间、经前、经后、性交后、停经后或绝经后)、伴随症状。外阴溃疡、阴道炎、宫颈炎、宫颈息肉、子宫内膜炎等均可引起阴道出血。

(4) 炎症扩散症状:当炎症扩散到盆腔时,可有腰骶部疼痛、盆腔部下坠痛,常在劳累、性交后及月经前后加剧。若有腹膜炎则出现恶心、呕吐、腹胀、腹泻等消化系统症状;若有脓肿形成,则有下腹包块及局部压迫刺激症状。

(5) 不孕:由于炎性分泌物不利于精子通过,或输卵管粘连堵塞、蠕动受限等,常导致不孕。

(6) 全身症状:精神不振、食欲减退、体重下降、发热、乏力、头痛、四肢疼痛等。

(7) 心理反应:通过与患者接触、交谈,观察其行为变化,以了解患者情绪、心理状态的改变。多数患者在出现典型的临床症状后,出于无奈被迫就医。有些未婚或未育女性,常因害羞、恐惧、担心遭人耻笑和遗弃等原因未及时就诊,或自行寻找非正规医疗机构处理,以致延误病情,给治疗和护理带来了一定的困难。

3. 相关检查

(1) 妇科检查

1) 外阴:检查局部充血、肿胀、糜烂、溃疡、皮肤增厚或粗糙情况,有无抓痕,压痛情况。阴蒂、大小阴唇、肛门周围、尿道口、阴道口等部位有无乳头状疣、丘疹或斑疹。

2) 阴道:观察阴道黏膜炎性改变情况,阴道后穹隆分泌物量及性状。

3) 宫颈:观察宫颈充血、水肿、糜烂、肥大的程度,有无息肉、裂伤、外翻及宫颈腺囊肿、宫颈举痛情况。

4) 子宫:双合诊和三合诊检查宫体大小、位置、质地、活动及压痛情况。

5) 附件:检查有无肿块、增粗、压痛。如扪及肿块,记录其位置、大小、质地、表面光滑与否、活动度、有无压痛、与子宫及盆壁关系。左右两侧情况应分别记录。

(2) 实验室检查

1) 阴道分泌物检查:在阴道分泌物中寻找病原体,如滴虫、假丝酵母菌、细菌(包括淋菌)、支原体、衣原体,必要时可做培养。

A. 检测滴虫的最简便方法是0.9%氯化钠溶液湿片法。用长棉棒在阴道侧壁取分泌物,与滴在玻片上0.9%氯化钠溶液混匀,立即在低倍镜下检查,如见到呈波状运动的滴虫即可确诊。此法准确性为60%~70%。需注意,取材后应及时送检并注意保暖,以免滴虫活动力下降影响诊断。取白带检查前24~48小时应避免性交、阴道冲洗或阴道上药,操作时阴道窥器不涂润滑剂。

B. 检测假丝酵母菌可用0.9%氯化钠溶液湿片法或10%氢氧化钾溶液湿片法或革兰染色检查分泌物中的芽生孢子和假菌丝。用长棉棒在阴道侧壁取分泌物,与滴在载玻片上10%氢氧化钾溶液混匀,立即在低倍镜下检查,如见到芽生孢子或假菌丝即可确诊。10%氢氧化钾溶液的作用是溶解白假丝酵母菌以外的其他细胞,便于查找芽孢或假菌丝。

C. 检测淋病奈瑟菌常用的方法有:①分泌物涂片革兰染色,查找中性粒细胞内有无革兰阴性双球菌;②淋病奈瑟菌培养,为诊断淋病的金标准方法;③核酸检测,包括核酸杂交及核酸扩增,尤其核酸扩增方法诊断淋病奈瑟菌感染的敏感性及特异性高。

D. 检测沙眼衣原体常用的方法有:①衣原体培养,因其方法复杂,临床少用;②酶联免疫吸附试验检测沙眼衣原体抗原,为临床常用的方法;③核酸检测,包括核酸杂交及核酸扩增,尤其是核酸扩增方法为检测衣原体感染敏感、特异的方法。病原体检测应做好质量控制,避免污染。

2) 宫颈刮片或分段诊刮术:对有血性白带者,应与子宫恶性肿瘤相鉴别,需常规做宫颈刮片,必要时行分段诊刮术。

3) 阴道镜检查:此项检查对发现宫颈病变有帮助。阴道镜分为光学阴道镜和电子阴道镜两种。

4) 聚合酶链反应(PCR):PCR方法简便、快速、灵敏度高,特异性强,可检测、确诊人乳头瘤病毒感染、淋病奈瑟菌感染等。

5）局部组织活检：活体组织检查可明确诊断。如尖锐湿疣患者进行外阴活组织检查。

6）腹腔镜：能直接观察到子宫、输卵管浆膜面，并可取腹腔液行细菌培养，或能在病变处做活组织检查。此项检查应避免损伤肠道。

7）B超：了解子宫、附件情况。

【护理诊断/合作性问题】

1. **组织完整性受损**　与炎性分泌物刺激引起局部瘙痒有关。
2. **舒适的改变**　与外阴瘙痒、烧灼感、白带增多、尿频、尿痛有关。
3. **焦虑**　与治疗效果不佳、担心疾病传给配偶和子女有关。

【护理目标】

（1）患者接受治疗措施后，瘙痒症状减轻，诉说舒适感增加。

（2）患者接受医务人员指导，积极配合治疗。

（3）患者改变了以往不良卫生习惯。

【护理措施】

1. **一般护理**　嘱患者多休息，避免劳累，急性炎症期应卧床休息。指导患者增加营养，进食高热量、高蛋白、高维生素饮食。发热时多饮水。

2. **缓解症状，促进舒适**　指导患者定时更换消毒会阴垫，便后冲洗及会阴擦洗时遵循由前向后、从尿道到阴道，最后达肛门的原则，以保持会阴部清洁。炎症急性期，宜采取半卧位，以利于分泌物积聚于子宫直肠陷窝而使炎症引流或局限。为发热患者做好物理降温并及时为其更换衣服、床单。疼痛症状明显者，按照医嘱给予止痛剂。局部奇痒难忍时，酌情给予止痒药膏，并嘱咐患者避免搔抓。

3. **执行医嘱，治疗配合**　评估患者对诊疗方案的了解程度及执行能力后，帮助护理对象接受妇科诊疗时的体位、方法及各种治疗措施，护士应尽可能陪伴患者并保护其隐私，解除患者不安、恐惧的情绪。执行医嘱时应尽量使用通俗易懂的语言与患者及家属沟通，认真回答其问题，准确执行医嘱。及时、正确收集各种送检标本，协助医师完成诊疗过程。

4. **心理护理**　由于炎症部位处于患者的隐私处，患者常有害羞心理，不愿及时就医，护理人员应告知及时就医的重要性，并鼓励坚持治疗和随访。向患者解释各种诊疗的目的、作用、方法、不良反应和注意事项，减轻患者的恐惧和焦虑，争取家人的理解和支持，必要时提供直接帮助。

5. **病情观察**　注意观察生命体征、分泌物的量和性状、用药反应等，认真对待患者的主诉，详细记录，如有异常情况及时与医师取得联系。

6. **健康教育，出院指导**

（1）卫生宣教：注意经期、孕期、分娩期和产褥期的卫生。指导妇女穿着宽松透气的纯棉内裤，以减少局部刺激。不要用热水和肥皂清洗会阴部。告知治疗期间避免去公共浴池、游泳池、浴盆、浴巾等用具应消毒，并禁止性生活。忌酒及辛辣或过敏食物。

（2）普查普治：积极开展普查普治，指导护理对象定期进行妇科检查，及早发现异常，并积极治疗。介绍常见妇科炎症的病因、易发因素、预防措施。

（3）指导用药：患生殖器炎症者常需局部用药，向患者讲解有关药物的作用、各种不同剂型药物的用药途径、不良反应、用药方法及注意事项，在为患者示教会阴区的清洁、用药方法后,请患者反示教至确定其能正确操作为止。

【护理评价】

(1) 患者诉说外阴瘙痒症状减轻,不再搔抓外阴。

(2) 患者描述自己的焦虑和焦虑的表现,接受医务人员指导,焦虑缓解或消失。

(3) 患者主动实施促进健康的行为,保持外阴清洁、干燥,养成良好卫生习惯。

第二节 外阴部炎症

一、非特异性外阴炎

非特异性外阴炎(non-specific vulvitis)主要指外阴部的皮肤与黏膜的炎症。由于外阴部暴露于外,又与尿道、肛门、阴道邻近,与外界接触较多,因此外阴易发生炎症,其中以大、小阴唇最为多见。

【病因】

(1) 不注意外阴清洁,阴道分泌物、月经血、产后恶露等污染均可引起外阴不同程度的炎症。

(2) 尿瘘患者的尿液、粪瘘患者的粪便、糖尿病患者糖尿的长期浸渍等,可引起外阴瘙痒。

(3) 长期穿紧身透气性差的化纤内裤,月经垫通透性差,均可使外阴局部长时间潮湿、温热引起外阴部的炎症。

【临床表现】

外阴皮肤瘙痒、疼痛、红肿、灼热感,于性交、活动、排尿、排便时加重。病情严重时形成外阴溃疡而致行走不便。检查见局部充血、肿胀、糜烂,常有抓痕,严重者形成溃疡或湿疹。慢性炎症者可使皮肤或黏膜增厚、粗糙、皲裂等,甚至苔藓样变。

【治疗原则】

包括病因治疗和局部治疗。积极寻找病因并处理,因糖尿病的尿液刺激引起的外阴炎应治疗糖尿病;由尿瘘、粪瘘引起的外阴炎则应及时行修补术。保持局部清洁干燥,局部应用抗生素。

【护理要点】

1. 治疗指导 教会患者坐浴的方法,通常使用 1:5000 的高锰酸钾溶液坐浴,每日 2 次,每次 15~30 分钟,5~10 次为一疗程;配置方法:取高锰酸钾结晶加温开水配成 1:5000 约 40℃溶液,肉眼观为淡玫瑰红色。坐浴后涂抗生素软膏或紫草油。急性期患者还可选用微波或红外线进行局部物理治疗。注意提醒患者正确配制溶液,浓度不宜过浓,以免灼伤皮肤。坐浴时要使会阴部浸没于溶液中,月经期停止坐浴。

2. 健康教育 注意个人卫生,保持外阴清洁、干燥,穿宽松透气的纯棉内裤并经常更换,做好经期、孕期、分娩期及产褥期卫生。勿饮酒,少进辛辣食物。局部严禁搔抓,勿用刺激性药物或肥皂擦洗。外阴溃破者要预防继发感染,使用柔软无菌会阴垫,减少摩擦和混合感染的机会。

二、前庭大腺炎

病原体侵入前庭大腺引起的炎症称为前庭大腺炎(bartholinitis)。前庭大腺位于两侧大阴唇下1/3深部,腺管开口于处女膜与小阴唇之间。在性兴奋时分泌出黏液,在性交、分娩等情况污染外阴部时易发生炎症。此病育龄妇女多见,幼女及绝经后期妇女少见。

【病因】

主要病原体为葡萄球菌、链球菌、大肠埃希菌、肠球菌等,随着性传播疾病发病率的增加,淋病奈瑟菌及沙眼衣原体已成为常见病原体。在性交、流产、分娩或其他情况污染外阴部时,病原体侵入引起炎症。急性炎症发作时,病原体首先侵犯腺管,导致前庭大腺导管炎,腺管开口处往往因肿胀或渗出物凝聚而阻塞,脓液不能外流、积存而形成脓肿,称为前庭大腺脓肿(abscess of Bartholin gland)。

【临床表现】

炎症多发生于一侧,初起时局部肿胀、疼痛、灼烧感,行走不便,有时致大小便困难。部分患者出现发热等全身症状。检查见局部皮肤红肿、发热、压痛明显,患侧前庭大腺开口处有时可见白色小点。若为淋病奈瑟菌感染,挤压局部可流出稀薄、淡黄色脓汁。当脓肿形成时,局部可触及波动感,脓肿直径达3~6cm,表面皮肤发红、变薄,脓肿自行破溃,若破孔大,可自行引流,炎症较快消退而痊愈;若破孔小,引流不畅,则炎症持续不消退,并可反复急性发作。

【治疗原则】

可取前庭大腺开口处分泌物作细菌培养,确定病原体。根据病原体选择敏感的抗生素控制急性炎症;脓肿、囊肿形成后可切开引流并作造口术。

【护理要点】

(1)急性期患者应卧床休息,保持局部清洁;由前庭大腺开口处取分泌物进行细菌培养和药敏试验,按医嘱给予抗生素及止痛剂。也可选用蒲公英、紫花地丁、金银花、连翘等局部热敷或坐浴。

(2)脓肿或囊肿切开术后,局部用引流条引流,引流条需每日更换。外阴用消毒液常规擦洗,伤口愈合后,可改用坐浴。

三、前庭大腺囊肿

前庭大腺囊肿(Bartholin cyst)系因前庭大腺腺管开口部阻塞、分泌物积聚于腺腔而形成。

【病因】

(1)前庭大腺脓肿消退后,腺管口粘连闭塞,腺管阻塞,分泌物不能排出,脓液吸收后由黏液分泌物所代替而形成囊肿。

(2)先天性腺管狭窄或腺腔内黏液浓稠分泌物排出不畅,导致囊肿形成。

(3)前庭大腺管损伤,如分娩时会阴与阴道裂伤后瘢痕阻塞腺管口,或会阴后侧切开术损伤腺管。前庭大腺囊肿可继发感染,形成脓肿并反复发作。

【临床表现】

前庭大腺囊肿多由小逐渐增大,若囊肿小且无感染,患者可无自觉症状,往往于妇科检查时被发现;若囊肿大,患者可感到外阴坠胀感或性交不适。检查见囊肿多为单侧,也可为双侧,囊肿呈椭圆形,大小不等,位于外阴部后下方,可向大阴唇外侧突起。

【治疗原则】

行前庭大腺囊肿造口术取代以前的囊肿剥出术,造口术方法简单、损伤小,术后还能保留腺体功能。手术方法还可采用 CO_2 激光或微波行囊肿造口术,效果良好,术中无出血,无需缝合,术后不用抗生素,方法简单,且损伤小。

【护理要点】

同前庭大腺炎患者的护理。

第三节 阴道炎症

一、滴虫阴道炎

滴虫阴道炎(trichomonal vaginitis)是由阴道毛滴虫引起的常见的阴道炎。滴虫呈梨形,体积为多核白细胞的 2~3 倍,其顶端有 4 根鞭毛,体侧有波动膜,后端尖并有轴柱凸出,无色透明如水滴(图 24-4)。鞭毛随波动膜的波动而活动。适宜滴虫生长的温度为 25~40℃、pH 为 5.2~6.6 的潮湿环境。滴虫的生活史简单,只有滋养体而无包囊期,滴虫滋养体生命力较强,能在 3~5℃生存 21 日,在 46℃生存 20~60 分钟,在半干燥环境中约生存 10h,在普通肥皂水中也能生存 45~120 分钟。在 pH 为<5.0 或>7.5 的环境中则不生长。滴虫阴道炎患者的阴道 pH 一般在 5.0~6.5,多数>6.0。月经前后阴道 pH 发生变化,经后接近中性,故隐藏在腺体及阴道皱襞中的滴虫于月经前后常得以繁殖,引起炎症的发作。其次,妊娠期、产后等阴道环境改变,适于滴虫生长繁殖而发生滴虫阴道炎。滴虫能消耗或吞噬阴道上皮细胞内的糖原,阻碍乳酸生成,以降低阴道酸度而有利于繁殖。滴虫不仅寄生于阴道,还侵入尿道或尿道旁腺,甚至膀胱、肾盂以及男方的包皮皱褶、尿道或前列腺。

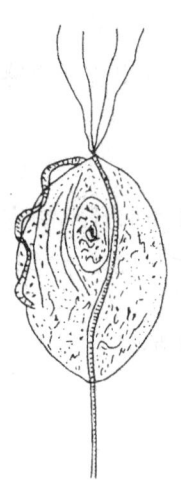

图 24-4 阴道毛滴虫

【传播方式】

1. 直接传播 经性交直接传播,由于男性感染滴虫后常无症状,易成为感染源。

2. 间接传播 经公共浴池、浴盆、浴巾、游泳池、坐式便器、衣物等间接传播。

3. 医源性传播 通过污染的器械及敷料传播。

【临床表现】

潜伏期 4~28 日,25%~50% 的患者感染初期无症状。主要症状是阴道分泌物增多及外阴瘙痒,间或有灼热、疼痛、性交痛等。分泌物典型特点为稀薄泡沫状、脓性、黄绿色,有臭味。分泌物呈泡沫状、有臭味是因滴虫无氧酵解糖类,产生腐臭气体;呈脓性是因分泌物中含有白细胞,若合并其他感染则呈黄绿色。瘙痒部位主要为阴道口及外阴,若尿道口有感染,可有尿频、尿痛,有时可见血尿。阴道毛滴虫能吞噬精子,并能阻碍乳酸生成,影响精子在阴道内存活,可致不孕。

妇科检查时见患者阴道黏膜充血,严重者有散在出血斑点,甚至宫颈有出血斑点,形成"草莓样"宫颈,后穹隆有多量白带,呈灰黄色、黄白色稀薄液体或黄绿色脓性分泌物,常呈泡沫状。

少数患者阴道内有滴虫存在而无炎症反应,阴道黏膜无异常,称为带虫者。有学者认为滴虫单独存在时不能引起炎症。因其消耗阴道上皮细胞内糖原,改变阴道酸碱度,破坏防御机制。促进继发性的细菌感染,故常在月经期前后、妊娠期或产后等阴道 pH 改变时,引起炎症发作。

【治疗原则】

切断传染途径,杀灭阴道毛滴虫,恢复阴道正常 pH 值,保持阴道自净功能。

1. 全身用药 初期治疗可选择单次口服甲硝唑 2g 或替硝唑 2g;或甲硝唑 400mg,每日 2 次,7 日为一疗程。口服药物治愈率为 90%~95%。性伴侣应同时治疗。

2. 局部用药 不能耐受口服药物或不适宜全身用药者可以局部单独给药,也可全身及局部联合用药,以联合用药效果佳。局部用药前,可先用 1% 乳酸液或 0.1%~0.5% 醋酸液冲洗阴道,改善阴道内环境,以提高疗效。阴道冲洗后,把 200mg 甲硝唑塞入阴道深部,每日 1 次,7~10 日为一疗程。

【护理要点】

1. 预防护理 做好卫生宣传,积极开展普查普治工作,消灭传染源。严格管理制度,应禁止滴虫患者或带虫者进入游泳池,公用浴盆、浴巾等用具应消毒。医疗单位必须做好消毒隔离,防止交叉感染。

2. 一般护理 注意个人卫生,保持外阴部清洁、干燥,尽量避免搔抓外阴部致皮肤破损。治疗期间禁止性生活、勤换内裤。内裤、坐浴及洗涤用物应煮沸消毒 5~10 分钟以消灭病原体,避免交叉和重复感染的机会。

3. 治疗配合 检查做分泌物培养之前,告知患者取分泌物前 24~48 小时避免性交、阴道灌洗或局部用药。分泌物取出后应及时送检并注意保暖,以免滴虫活动力下降影响诊断。

4. 用药护理 甲硝唑或替硝唑口服后偶见胃肠道反应,如食欲减退、恶心、呕吐。此外,偶见疼痛、皮疹、白细胞减少等,一旦发现应报告医师并停药。由于甲硝唑抑制乙醇在体内氧化而产生有毒的中间代谢产物,故甲硝唑用药期间及停药 24 小时内、替硝唑用药期间及停药 72 小时内禁止饮酒。甲硝唑可透过胎盘到达胎儿体内,亦可从乳汁中排泄,故孕 20 周前和哺乳期慎用此药。局部用药时告知患者各种剂型的阴道用药方法,酸性药液冲洗阴道后再塞药的原则。在月经期间暂停坐浴、阴道冲洗及阴道用药。

5. 强调治愈标准及随访 滴虫阴道炎常于月经后复发,故治疗后检查滴虫阴性时,仍应每次月经后复查阴道分泌物,若经 3 次检查均阴性,方可称为治愈。向患者解释坚持按照医嘱正规治疗的重要性。治疗后检查滴虫阴性时,仍应于下次月经后继续治疗一疗程,方法同前,以巩固疗效。

6. 要求性伴侣同时治疗 滴虫阴道炎主要由性行为传播,已婚者还应检查男方是否有生殖器滴虫病、前列腺液有无滴虫,若为阳性,需同时治疗,治疗期间禁止性交。

7. 心理护理 向夫妇双方解释阴道炎是妇女常见的炎症,正规治疗可治愈,减轻其思想压力和紧张焦虑的情绪,鼓励患者及配偶积极配合并坚持治疗。

二、外阴阴道假丝酵母菌病

【病因】

外阴阴道假丝酵母菌病(vulvovaginal candidiasis,VVC)是由假丝酵母菌引起的常见外阴阴道炎症。80%~90% 的病原体为白假丝酵母菌,10%~20% 为光滑假丝酵母菌、近平滑假丝酵母菌、热带假丝酵母菌。酸性环境适宜假丝酵母菌生长,假丝酵母菌感染的患者阴道 pH 多在 4.0~4.7,通常<4.5。假丝酵母菌对热的抵抗力不强,加热至 60℃ 后 1 小时即可死亡,但对于干燥、日光、紫外线及化学制剂等抵抗力较强。

白假丝酵母菌为条件致病菌,10%~20% 非孕妇女及 30% 孕妇阴道中有此菌寄生,但菌量极少,呈酵母相,并不引起症状。只有在全身及阴道局部细胞免疫能力下降、假丝酵母菌大量繁殖并转变为菌丝相才出现症状。常见发病诱因有:①长期大量使用雌激素、妊娠、糖尿病:阴道内糖原含量增加,阴道酸度增强,利于假丝酵母菌繁殖;②长期应用广谱抗生素:致机体菌群失调,寄生在阴道的假丝酵母菌大量繁殖;③大量应用免疫抑制剂,如皮质类固醇激素或免疫缺陷综合征,使机体的抵抗力降低而致病;④穿紧身化纤内裤、肥胖等,可使会阴局部的温度及湿度增加,假丝酵母菌易于繁殖引起感染。

【传播方式】

1. 内源性感染 为主要感染途径,假丝酵母菌除作为条件致病菌寄生于阴道外,还可寄生于人的口腔、肠道,这 3 个部位的假丝酵母菌可互相自身传染,当局部环境条件适合时易发病。

2. 直接传播 部分患者可通过性交直接传染。

3. 间接传播 少数患者是接触感染的衣物而间接传染。

【临床表现】

主要为外阴瘙痒、灼痛,严重时坐卧不宁。急性期白带增多,白带特征是白色稠厚呈凝乳或豆腐渣样。还可伴有尿频、尿痛及性交痛。尿痛特点是排尿时尿液刺激水肿的外阴及前庭导致疼痛。

妇科检查可见外阴红斑、水肿,常伴有皮肤抓痕,严重者可见皮肤皲裂、表皮脱落。阴道黏膜红肿,小阴唇内侧及阴道黏膜附有白色膜状物,擦除后露出红肿黏膜面,急性期还可见到糜烂及浅表溃疡。

目前根据其流行情况、临床表现、微生物学、宿主情况而分为单纯性外阴、阴道假丝酵母菌病和复杂性外阴、阴道假丝酵母菌病,见表 24-1。其中 VVC 的临床表现按 VVC 评分标准划分,评分≥7 分为重度 VVC,评分<7 分为轻度、重度 VVC,见表 24-2。10%~20% 的妇女表现为复杂性 VVC。

表 24-1　VVC 临床分类

	单纯性 VVC	复杂性 VVC
发生频率	散发或非经常发作	复发性
临床表现	轻到中度	重度
真菌种类	白假丝酵母菌	非白假丝酵母菌
宿主情况	免疫功能正常	免疫功能低下、应用免疫抑制剂、糖尿病、妊娠

表 24-2　VVC 临床评分标准

评分项目	0	1	2	3
瘙痒	无	偶有发作,可被忽略	能引起重视	持续发作,坐立不安
疼痛	无	轻	中	重
阴道黏膜充血、水肿	无	轻	中	重
外阴抓痕、皲裂、糜烂	无	-	-	有
分泌物量	无	较正常稍多	量多,无溢出	量多,有溢出

【治疗原则】

1. 消除诱因　积极治疗糖尿病,及时停用广谱抗生素、雌激素及皮质类固醇激素。

2. 局部用药　局部用药前,可先用 2%~4% 的碳酸氢钠等碱性溶液冲洗阴道。单纯性 VVC 主要以局部短程抗真菌药物为主,唑类药物的疗效高于制霉菌素。可选用下列药物放于阴道内:①咪康唑栓剂,每晚 1 粒(200mg),连用 7 日;或每晚 1 粒(400mg),连用 3 日;或 1 粒(1200mg),单次用药;②克霉唑栓剂,每晚 1 粒(150mg),塞入阴道深部,连用 7 日;或每日早、晚各 1 粒(150mg),连用 3 日;或 1 粒(500mg),单次用药;③制霉菌素栓剂,每晚 1 粒(10 万 U),连用 10~14 日。复杂性 VVC 患者局部用药需要适当延长为 7~14 日。

3. 全身用药　若不能耐受局部用药者、未婚妇女及不愿采用局部用药者,可选用口服药物。单纯性 VVC 患者也可全身用药,全身用药与局部用药的疗效相似,治愈率 80%~90%。常用药物有:氟康唑、伊曲康唑、酮康唑等。复杂性 VVC 患者口服药物治疗应延长治疗时间,若口服氟康唑 150mg,则 72 小时后加服 1 次。

【护理要点】

1. 一般护理　保持局部清洁,勤换内裤,用过的内裤、盆及毛巾均应用开水烫洗,避免交叉感染。

2. 用药护理　向患者说明用药的目的与方法,取得配合,遵医嘱完成治疗过程。局部用药前可用 2%~4% 碳酸氢钠液坐浴或阴道冲洗。需要阴道用药的患者应洗手后戴手套,用示指将药沿阴道后壁推进达阴道深部,为保证药物局部作用时间,宜在晚上睡前放置。

3. 性伴侣治疗　约 15% 男性与女性患者接触后患有龟头炎,对有症状男性应进行假丝酵母菌检查及治疗,预防女性重复感染。

4. 妊娠期合并感染者　为避免胎儿感染,应坚持局部治疗,禁止口服唑类药物,可选用克霉唑栓剂等,以 7 日疗法效果为佳。

5. 心理护理　向患者介绍本病的病因、易复发的原因和治疗注意事项等,消除患者的焦虑情绪,鼓励配偶配合同治。患者往往因严重的外阴瘙痒影响工作和睡眠而烦躁焦虑,因疾病反复发作、病程迁延而情绪低落、对治疗丧失信心。应鼓励其积极治疗,树立战胜疾病的信心。

三、细菌性阴道病

细菌性阴道病(bacterial vaginosis,BV)为阴道内正常菌群失调所致的一种混合感染,但临床及病理特征无炎症改变。

【病因】

生理情况下,阴道内有各种厌氧菌及需氧菌,其中以乳酸杆菌占优势。细菌性阴道病时,阴道内乳酸杆菌减少而其他细菌大量繁殖,主要有加德纳尔菌、动弯杆菌及其他厌氧菌,部分患者合并支原体感染,其中以厌氧菌居多。厌氧菌的浓度可以是正常妇女的100~1000倍。厌氧菌繁殖的同时可产生胺类物质,碱化阴道,使阴道分泌物增多并有臭味。促使阴道菌群发生变化的原因仍不清楚,推测可能与频繁性交、多个性伴侣或阴道灌洗使阴道碱化有关。

【临床表现】

10%~40%患者临床无症状,有症状者的主要表现为阴道分泌物增多,有恶臭味,可伴有轻度外阴瘙痒或烧灼感。分泌物呈灰白色,均匀一致,稀薄,黏度很低,容易将分泌物从阴道壁拭去。阴道黏膜无充血的炎症表现。细菌学检查无滴虫、真菌或淋病奈氏菌。

下列4条临床表现中有3条阳性即可临床诊断为细菌性阴道病。

(1) 匀质、稀薄的阴道分泌物。

(2) 阴道口pH>4.5(pH多为5.0~5.5)。

(3) 胺臭味试验阳性:取阴道分泌物少许放在玻片上,加入10%氢氧化钾1~2滴,产生一种烂鱼肉样腥臭气味即为阳性。

(4) 线索细胞(due cell):取阴道侧壁分泌物放在玻片上,加一滴生理盐水混合,置于高倍光镜下见到>20%的线索细胞。线索细胞即阴道脱落的表层细胞,于细胞边缘贴附大量颗粒状物即加德纳尔菌。细胞边缘不清。

【治疗原则】

1. 全身用药 首选甲硝唑400mg,每日2次口服,共7日;或克林霉素300mg,每日2次,连服7日。

2. 局部用药 甲硝唑栓剂400mg,每晚1次,共7日;或2%克林霉素软膏涂布,每次5g,每晚1次,连用7日。此外可用过氧化氢溶液冲洗阴道,每日1次,共7日;或用1%乳酸液或0.5%醋酸液冲洗阴道,改善阴道内环境以提高疗效。

四、萎缩性阴道炎

萎缩性阴道炎(atrophic vaginitis)常见于自然绝经及卵巢去势后妇女,也可见于产后闭经或药物假绝经治疗的妇女。此外,手术切除双侧卵巢、卵巢功能早衰、盆腔放疗后、长期闭经、长期哺乳等均可引起本病发生。因卵巢功能衰退,雌激素水平降低,阴道壁萎缩,黏膜变薄,上皮细胞内糖原含量减少,阴道内pH值增高,多为5.0~7.0,嗜酸性的乳杆菌不再为优势菌,局部抵抗力降低,其他致病菌过度繁殖或容易入侵引起炎症。

【临床表现】

主要症状为阴道分泌物增多及外阴灼热不适、瘙痒。阴道分泌物稀薄,呈淡黄色,感染严重者呈血样脓性白带。对于血性白带需警惕与生殖器官癌的鉴别。由于阴道黏膜萎缩,可伴有性交痛。

妇科检查可见阴道呈萎缩性改变,上皮皱襞消失、萎缩、菲薄。阴道黏膜充血,常伴有散在小出血点或点状出血斑,有时见浅表溃疡。溃疡面可与对侧粘连,严重时造成狭窄甚至闭锁,炎症分泌物引流不畅形成阴道积脓或宫腔积脓。

【治疗原则】

治疗原则为抑制细菌生长,补充雌激素,增强阴道抵抗力。

1. 局部用药　局部用药前,可先用 1% 乳酸液或 0.1% ~ 0.5% 醋酸液冲洗阴道,以增加阴道酸度,抑制细菌生长繁殖。阴道局部应用抗生素或雌激素,如甲硝唑 200mg 或诺氟沙星 100mg,己烯雌酚 0.25mg,放入阴道深部,每日 1 次,7 ~ 10 日为一疗程。对于阴道局部干涩明显者,可应用润滑剂。

2. 全身用药　针对病因,补充雌激素可增强阴道抵抗力,但应排除与雌激素有关的肿瘤(乳癌或子宫内膜癌)后遵医嘱用药。全身用药可口服尼尔雌醇,首次 4mg,以后每 2 ~ 4 周 1 次,每晚 2mg,维持 2 ~ 3 个月。也可用其他雌激素制剂。

【护理要点】

1. 加强健康教育　保持会阴部清洁,内裤选择纯棉质品、勤洗勤换,加强营养,饮食应富含豆制品,适当锻炼增强体质,出现症状应及时诊断并治疗。

2. 心理护理　介绍疾病的发生原因和有效的治疗方案,消除患者的焦虑不安,对卵巢切除或盆腔放疗的患者,告诉他们雌激素代替治疗能提高阴道的自净作用,降低老年性阴道炎的发生。

3. 用药护理　向患者解释用药的目的、方法与注意事项,主动配合治疗过程。告诉患者不能随意应用雌激素,应在医生指导下慎重使用。本人用药有困难者,指导其家属协助用药或由医务人员帮助使用。

第四节　宫颈炎症

宫颈炎症(cervicitis)是妇科最常见的下生殖道炎症之一,包括宫颈阴道部炎症及宫颈管黏膜炎症,临床上多见的是宫颈管黏膜炎。若宫颈管黏膜炎症得不到及时彻底治疗,可引起上生殖道炎症。

一、急性宫颈炎(acute cervicitis)

【病因及病原体】

主要见于感染性流产、产褥期感染、宫颈损伤或阴道异物并发感染。常见的病原体为葡萄球菌、链球菌、肠球菌等。近年来随着性传播疾病的增加,急性宫颈炎已成为常见疾病。目前急性宫颈炎最常见病原体为淋病奈瑟菌、沙眼衣原体。淋病奈瑟菌及沙眼衣原体均感染宫颈管柱状上皮,沿黏膜面扩散引起浅层感染,引起黏液脓性宫颈黏膜炎。除宫颈管柱状上皮外,淋病奈瑟菌还常侵袭尿道移行上皮、尿道旁腺及前庭大腺。沙眼衣原体感染只发生在宫颈管柱状上皮,不感染鳞状上皮,故不引起阴道炎,仅形成急性宫颈炎症。

【临床表现】

大部分患者无症状,有症状者主要表现为阴道分泌物增多,呈黏液脓性,阴道分泌物的刺激可引起外阴瘙痒及灼热感,伴有腰酸及下腹部坠痛。此外,若合并尿路感染,可出现尿急、尿频、尿痛。沙眼衣原体感染还可出现经量增多、经间期出血、性交后出血等症状。

妇科检查见宫颈充血、水肿、黏膜外翻,有脓性分泌物从宫颈管流出。子宫颈管黏膜质脆,容易诱发出血。淋病奈瑟菌感染还可见到尿道口、阴道口黏膜充血、水肿以及多量脓性分泌物。

【治疗原则】

治疗主要针对病原体,给予抗生素治疗。若病原体为沙眼衣原体及淋病奈瑟菌,应对其性伴侣进行相应的检查及治疗。

1. 单纯急性淋病奈瑟菌性宫颈炎 主张大剂量、单次给药,常用的药物有头孢曲松钠250mg,单次肌注;头孢克肟400mg,单次口服;氨基糖苷类的大观霉素4g,单次肌注。

2. 沙眼衣原体性宫颈炎 治疗药物有四环素类、红霉素类及喹诺酮类,如多西环素100mg,每日2次,连服7日;阿奇霉素1g单次顿服,或红霉素500mg,每日4次,连服7日;氧氟沙星300mg,口服,每日2次,连用7日。

由于淋病奈瑟菌感染常伴有沙眼衣原体感染,而沙眼衣原体感染不一定有淋病奈瑟菌的感染,因此,一般治疗原则是如为淋病奈瑟菌性宫颈炎则治疗时除选用抗淋病奈瑟菌的药物外,同时应用抗沙眼衣原体感染的药物。若为沙眼衣原体性宫颈炎,则可仅选用治疗沙眼衣原体的药物。

二、慢性宫颈炎(chronic cervicitis)

【病因】

多由急性宫颈炎转变而来,常因急性宫颈炎治疗不彻底,病原体隐藏于宫颈黏膜内形成慢性炎症,多见于分娩、流产或手术损伤宫颈后,病原体侵入而引起感染。也有的患者无急性子宫颈炎症状,直接发生慢性子宫颈炎。慢性子宫颈炎的病原体主要为葡萄球菌、链球菌、大肠杆菌及厌氧菌。目前沙眼衣原体及淋病奈瑟菌感染引起的慢性宫颈炎亦日益增多。此外,单纯疱疹病毒也可能与慢性宫颈炎有关。病原体侵入宫颈黏膜,并在此处潜藏,由于宫颈黏膜皱襞多,感染不易彻底清除,往往形成慢性宫颈炎。

【病理】

1. 慢性宫颈管黏膜炎 由于宫颈管黏膜皱襞较多,感染后容易形成持续性宫颈黏膜炎,表现为宫颈管黏液及脓性分泌物,反复发作。

宫颈糜烂(cervical erosion)是慢性宫颈炎常见的一种病理改变。宫颈外口处的宫颈阴道部外观呈细颗粒状的红色区,称宫颈糜烂。糜烂面边界与正常宫颈上皮界限清楚。糜烂面为完整的单层宫颈管柱状上皮所覆盖,由于宫颈管柱状上皮抵抗力低,病原体易侵入发生炎症。在炎症初期,糜烂面仅为单层柱状上皮所覆盖,表面平坦,称单纯性糜烂;随后由于腺上皮过度增生并伴有间质增生,糜烂面凹凸不平呈颗粒状,称颗粒型糜烂;当间质增生显著,表面不平现象更加明显呈乳突状,称乳突型糜烂。另一种情况为幼女或未婚妇女有时见宫颈外口处的宫颈阴道部外观呈细颗粒状的红色区,宫颈呈红色,细颗粒状,形似糜烂,称为宫颈糜烂样改变,现在改称宫颈柱状上皮异位(columnar ectopy),并认为"宫颈糜烂"并不是上皮脱落、溃疡的真性糜烂,也不等同于病理学上的慢性宫颈炎的诊断标准。但也可能是病理性的,如炎症时的宫颈柱状上皮充血、水肿或宫颈上皮内瘤变以及宫颈癌的早期表现。

2. 宫颈肥大(cervical hypertrophy) 由于慢性炎症的长期刺激,宫颈组织充血、水肿,腺体和间质增生,还可能在腺体深部有黏液潴留形成囊肿,使宫颈呈不同程度的肥大,但表面多光滑,有时可见到潴留囊肿突起。最后由于纤维结缔组织增生,使宫颈硬度增加。

3. 子宫颈息肉(cervical polyp) 慢性炎症长期刺激使宫颈管腺体和间质局部增生,并向子宫颈外口突出形成息肉。检查见子宫颈息肉常为一个或多个不等,直径一般约1cm,红色、呈舌形、质软而脆,易出血,蒂细长。根部多附着于宫颈管外口,少数在宫颈管内。光镜下见息肉表面覆盖一层高柱状上皮,间质水肿、血管丰富以及慢性炎性细胞浸润。子宫颈息肉极少恶变,应与子宫的恶性肿瘤鉴别。

【临床表现】

慢性宫颈炎多无症状,少数患者的主要症状是阴道分泌物增多,淡黄色或脓性,伴有息肉形成时易有血性白带或性交后出血,月经间期出血,偶有分泌物刺激外阴引起瘙痒。

妇科检查时可见宫颈有不同程度糜烂、肥大、息肉,有黄色分泌物覆盖子宫颈口或从子宫颈口流出。

【治疗原则】

以局部治疗为主,可采用物理治疗、药物治疗及手术治疗,而以物理治疗最常用。其中宫颈糜烂样改变只是妇科检查时常见的一个体征,是否需要治疗需根据具体情况而定。无临床症状者,不需任何治疗,仅需要做细胞学筛查,若细胞学异常,则根据细胞学结果进行相应处理。对糜烂样改变伴有分泌物增多、乳头状增生或接触性出血,可给予物理治疗,包括激光、冷冻、微波等方法,也可给予中药保妇康栓治疗或其作为物理治疗前后的辅助治疗。

1. 物理治疗 物理治疗原理是以各种物理方法将宫颈糜烂面单层柱状上皮破坏,使其坏死脱落后为新生的复层鳞状上皮覆盖,为期3~4周,病变较深者需6~8周,宫颈转为光滑。

在治疗之前,应常规做宫颈刮片行细胞学检查。治疗时间应选在月经干净后3~7日内进行,有急性生殖器炎症者列为禁忌。各种物理疗法术后均有阴道分泌物增多,甚至有大量水样排液,在术后1~2周脱痂时可有少许出血。在创面尚未完全愈合期间(4~8周)禁盆浴、性交和阴道冲洗。物理治疗有引起术后出血、子宫颈狭窄、不孕、感染的可能。

2. 药物治疗 对持续性宫颈管黏膜炎症,需了解有无沙眼衣原体及淋病奈瑟菌的再次感染、性伴侣是否已进行治疗、阴道微生物群失调是否存在。

3. 手术治疗 有宫颈息肉者行息肉摘除术,术后将切除息肉送病理组织学检查。

【护理要点】

1. 一般护理 保持外阴清洁、干燥,减少局部摩擦;按医嘱及时、足量、规范应用抗生素。

2. 物理治疗护理配合 ①治疗前应常规做宫颈刮片行细胞学检查;②有急性生殖器炎症者列为禁忌;③治疗时间选择在月经干净后3~7天内进行;④术后应每日清洗外阴2次,保持外阴清洁,在创面尚未愈合期间(4~8周)禁盆浴、性交和阴道冲洗;⑤患者术后均有阴道分泌物增多,在宫颈创面痂皮脱落前,阴道有大量黄水流出,在术后1~2周脱痂时可有少量血水或少许流血,如出血量多者需急诊处理,局部用止血粉或压迫止血,必要时加用抗生素;⑥一般于两次月经干净后3~7天复查,了解创面愈合情况,同时注意观察有无宫颈管狭窄。未痊愈者可择期再做第二次治疗。

3. 指导妇科体检 指导妇女定期接受妇科检查,及时发现有症状的宫颈炎患者,并予以积极治疗。治疗前常规行宫颈刮片细胞学检查,以除外癌变可能。

4. 随访 治疗后症状持续存在者,应告知患者随诊。对持续性宫颈炎症患者,需要对其进行全面评估,分析原因,调整治疗方案,包括了解有无再次感染性传播疾病,性伴侣是否已进行治疗,阴道菌群失调是否持续存在等。

5. 采取预防措施 ①积极治疗急性宫颈炎;②定期做妇科检查,发现急性宫颈炎症者及时治疗并力争痊愈;③提高助产技术,避免分娩时或器械损伤宫颈;④产后发现宫颈裂伤应及时正确缝合。

第五节 盆腔炎性疾病

盆腔炎性疾病(pelvic inflammatory disease,PID)是指女性上生殖道的一组感染性疾病,主要包括子宫内膜炎(endometritis)、输卵管炎(salpingitis)、输卵管卵巢脓肿(tuho-ovarian abscess,TOA)、盆腔腹膜炎(peritonitis)。炎症可局限于一个部位,也可同时累及几个部位,最常见的是输卵管炎及输卵管卵巢炎,单纯的子宫内膜炎或卵巢炎较少见。盆腔炎性疾病多发生在性活跃期、有月经的妇女,初潮前、绝经后或未婚者很少发生盆腔炎性疾病,若发生盆腔炎性疾病也往往是邻近器官炎症的扩散。盆腔炎性疾病若被延误诊断和未能得到有效治疗有可能导致上生殖道感染后遗症(不孕、输卵管妊娠、慢性腹痛等),称为盆腔炎性疾病后遗症(sequelae of PID),从而影响妇女的生殖健康,增加家庭与社会的经济负担。

【病因】

1. 内源性病原体 来自寄居于阴道内的菌群,包括需氧菌(金黄色葡萄球菌、溶血性链球菌等)和厌氧菌(脆弱类杆菌、消化球菌等)。

2. 外源性病原体 主要是性传播疾病的病原体,如淋病奈瑟菌、沙眼衣原体、支原体等。需氧菌或厌氧菌可以单独引起感染,但以混合感染多见。

【感染途径】

1. 沿生殖器黏膜上行蔓延 病原体侵入外阴、阴道,或阴道内的菌群沿黏膜表面上行经宫颈、子宫内膜、输卵管黏膜至卵巢及腹腔,是非妊娠期、产褥期盆腔炎性疾病的主要感染途径。淋病奈瑟菌、沙眼衣原体及葡萄球菌等沿此途径扩散。

2. 经血液循环传播 病原体先侵入人体的其他系统,再经过血液循环感染生殖器,为结核菌感染的主要途径。

3. 经淋巴系统传播 细菌经外阴、阴道、宫颈及宫体创伤处的淋巴管侵入盆腔结缔组织及内生殖器其他部分,是产褥感染、流产后感染及放置宫内节育器后感染的主要传播途径,多见于链球菌、大肠埃希菌、厌氧菌感染。

4. 直接传播 腹腔其他脏器感染后直接蔓延到内生殖器,如阑尾炎可引起右侧附件炎。

【高危因素】

1. 年龄 年轻妇女容易发生盆腔炎性疾病可能与频繁性活动、宫颈柱状上皮生理性向外移位、宫颈黏液机械防御功能较差有关。

2. 经期卫生不良 使用不洁的月经垫、经期性交等,均可引起病原体侵入而导致炎症。

3. 不良性行为 盆腔炎性疾病多发生在性活跃期妇女,尤其是初次性交年龄小、有多个性伴侣、性交过频以及性伴侣有性传播疾病者。

4. 下生殖道感染 如淋病奈瑟菌性宫颈炎、衣原体性宫颈炎以及细菌性阴道病等与盆腔炎性疾病的发生密切相关。

5. 宫腔内手术 如刮宫术、输卵管通液术、子宫输卵管造影术、宫腔镜检查等,由于手术消毒不严格或手术所致生殖道黏膜损伤等,可导致下生殖道内源性菌群的病原体上行感染。宫内节育器可引起盆腔炎症,一是在放置宫内节育器10日内,可引起急性盆腔炎;二是在长期放置宫内节育器后继发感染形成慢性炎症,有时可急性发作。

6. 邻近器官炎症 直接蔓延阑尾炎、腹膜炎等蔓延至盆腔,导致炎症发作,病原体以大肠埃希菌为主。

7. 盆腔炎性疾病再次急性发作 盆腔炎性疾病所致的盆腔广泛粘连、输卵管损伤、输卵管防御能力下降,容易造成再次感染,导致急性发作。

【病理】

1. 急性子宫内膜炎及子宫肌炎 子宫内膜充血、水肿,有炎性渗出物,严重者内膜坏死、脱落形成溃疡。镜下见大量白细胞浸润,炎症向深部侵入形成子宫肌炎。

2. 急性输卵管炎、输卵管积脓、输卵管卵巢脓肿 因病原体传播途径不同而有不同的病变特点:①炎症经子宫内膜向上蔓延者,首先引起输卵管黏膜炎,严重者输卵管上皮发生退行性变或成片脱落,引起输卵管黏膜粘连,导致输卵管管腔及伞端闭锁,如有脓液积聚于管腔内则形成输卵管积脓。淋病奈瑟菌及大肠埃希菌、类杆菌及普雷沃菌除直接引起输卵管上皮损伤外,其细胞壁脂多糖等内毒素引起输卵管纤毛大量脱落,导致输卵管运输功能减退、丧失。衣原体感染后引起交叉免疫反应可损伤输卵管,导致严重输卵管黏膜结构及功能破坏,并引起盆腔广泛粘连。②病原菌经过宫颈的淋巴扩散,首先侵及浆膜层发生输卵管周围炎,然后累及肌层,而输卵管黏膜层可不受累或受累极轻,病变以输卵管间质炎为主,其管腔常可因肌壁增厚受压变窄,但仍能保持通畅。轻者输卵管仅有轻度充血、肿胀、略增粗,严重者输卵管明显增粗、弯曲,与周围组织粘连,卵巢很少单独发炎,常与发炎的输卵管伞端粘连而发生卵巢周围炎,称为输卵管卵巢炎,俗称附件炎。炎症可通过卵巢排卵的破孔侵入卵巢实质形成卵巢脓肿,脓肿壁与输卵管积脓粘连并穿通,形成输卵管卵巢脓肿。输卵管卵巢脓肿多位于子宫后方或子宫、阔韧带后叶及肠管间粘连处,可破入直肠或阴道,若破入腹腔则引起弥漫性腹膜炎。

3. 急性盆腔腹膜炎 盆腔内器官发生严重感染时往往蔓延到盆腔腹膜,发炎的腹膜充血、水肿,并有少量含纤维素的渗出液,形成盆腔脏器粘连。当有大量脓性渗出液积聚于粘连的间隙内,可形成散在小脓肿,多见积聚于直肠子宫陷凹处形成盆腔脓肿,脓肿前面为子宫,后方为直肠,顶部为粘连的肠管及大网膜,脓肿可破入直肠而使症状突然减轻,也可破入腹腔引起弥漫性腹膜炎。

4. 急性盆腔结缔组织炎 病原体经淋巴管进入盆腔结缔组织而引起结缔组织充血、水肿及中性粒细胞浸润,以宫旁结缔组织炎最常见。若组织化脓形成盆腔腹膜外脓肿,可自发破入直肠或阴道。

5. 败血症及脓毒血症 当病原体毒性强、数量多、患者抵抗力降低时常发生败血症。发生盆腔炎性疾病后,若身体其他部位发现多处炎症病灶或脓肿,应考虑有脓毒血症存在,但需要经血培养证实。

6. 肝周围炎(Fitz-Hugh-Curtis综合征) 是指肝包膜炎症而无肝实质损害的肝周围炎,淋病奈瑟菌及衣原体感染均可引起。由于肝包膜水肿,吸气时患者的右下腹疼痛。肝包膜上有脓性或纤维渗出物,早期在肝包膜与前腹壁腹膜之间形成松软粘连,晚期形成琴弦样粘连。5%~10%输卵管炎患者可出现肝周围炎,临床表现为继下腹痛后出现右上腹痛,或下腹疼痛与右上腹疼痛同时出现。

【临床表现】

患者的临床表现差异较大,可因炎症轻重及范围大小而有不同的症状与体征。

1. 急性盆腔炎性疾病

(1) 轻者:无症状或症状轻微不易被发现,常因延误正确治疗而导致上生殖道感染后遗症。常见症状为下腹痛、发热、阴道分泌物增多。腹痛为持续性、活动或性交后加重。妇科检查可发现宫颈举痛、宫体压痛或附件区压痛等。

(2) 重者:可有寒战、高热、头痛、食欲不振等。月经期发病者可出现经量增多、经期延长。腹膜炎者出现消化系统症状如恶心、呕吐、腹胀、腹泻等。若有脓肿形成,可有下腹包块及局部压迫刺激症状。包块位于子宫前方可出现排尿困难、尿频等膀胱刺激症状,若引起膀胱肌炎还可有尿痛等;包块位于子宫后方可有直肠刺激症状;若在腹膜外可导致腹泻、里急后重感和排便困难。患者若有输卵管炎的症状及体征并同时伴有右上腹疼痛者,应怀疑有肝周围炎。体征:患者呈急性病容,体温升高,心率加快,下腹部有压痛、反跳痛、肌紧张,叩诊鼓音明显,肠鸣音减弱或消失。盆腔检查:阴道充血,可见大量脓性臭味分泌物从宫颈口外流;穹隆有明显触痛,宫颈充血、水肿、举痛明显;宫体增大,有压痛,活动受限;子宫两侧压痛明显。若为单纯输卵管炎,可触及增粗的输卵管,压痛明显;若为输卵管积脓或输卵管卵巢脓肿,可触及包块且压痛明显,不活动;宫旁结缔组织炎时可扪及宫旁一侧或两侧片状增厚,或两侧宫骶韧带高度水肿、增粗,压痛明显;若有盆腔脓肿形成且位置较低时,可扪及后穹隆或侧穹隆有肿块且有波动感。三合诊常能协助进一步了解盆腔情况。

2. 盆腔炎性疾病后遗症 患者有时出现低热、乏力等,临床多表现为不孕、异位妊娠、慢性盆腔痛或盆腔炎性疾病反复发作等症状。根据病变涉及部位,妇科检查可呈现不同特点:通常发现子宫大小正常或稍大、常呈后位、活动受限或粘连固定、触痛;宫旁组织增厚,骶韧带增粗、触痛;或在附件区可触及条索状物、囊性或质韧包块、活动受限,有触痛。如果子宫被固定或封闭于周围瘢痕化组织中,则呈"冰冻骨盆"状态。

【治疗原则】

主要为及时、足量的抗生素治疗,必要时手术治疗。对于盆腔炎性疾病后遗症者,多采用综合性治疗方案控制炎症,缓解症状,增加受孕机会。包括中西药治疗、物理治疗、手术治疗等,同时注意增强机体抵抗力。

【护理要点】

1. 健康教育 做好月经期、孕期及产褥期的卫生宣教;指导性生活卫生,减少性传播疾病,经期禁止性交。对沙眼衣原体感染的高危妇女进行筛查和治疗可减少盆腔炎性疾病发生率。若有下生殖道感染需及时接受正规治疗,防止发生盆腔炎性疾病后遗症。

2. 一般护理 卧床休息,建议半卧位,有利于脓液积聚于子宫直肠陷凹使炎症局限;给予高热量、高蛋白、高维生素饮食,并遵医嘱纠正电解质紊乱和酸碱失衡;高热时采用物理降温,若有腹胀应行胃肠减压;减少不必要的盆腔检查以避免炎症扩散。

3. 治疗护理 通常根据病原体的特点及时选择高效的抗生素,通过静脉给药途径达到收效快的目的。要使患者了解及时、足量的抗生素治疗的重要性在于可清除病原体,改善症状及体征,减少后遗症。经恰当的抗生素积极治疗,绝大多数盆腔炎性疾病患者能彻底治愈,使其建立信心,主动配合。护士应经常巡视患者,保证药液在体内的有效浓度,并观察患者的用药反应。对于药物治疗无效、脓肿持续存在、脓肿破裂者需要手术切除病灶,根据患者情况选择经腹手术或腹腔镜手术。需要手术治疗者,为其提供相应的护理措施。

4. 心理护理 关心患者的疾苦,耐心倾听患者的诉说,提供患者表达不适的机会,尽可能满足患者的需求,解除患者思想顾虑,增强对治疗的信心。和患者及其家属共同探讨适合于个人的治疗方案,取得家人的理解和帮助,减轻患者的心理压力。

5. 防治后遗症 为预防 PID 后遗症的发生,应该注意:①严格掌握手术指征,严格执行无菌操作原则,为患者提供高质量的围手术期护理;②及时诊断并积极正确治疗 PID;③注意性生活卫生,减少性传播疾病。对于被确定为 PID 后遗症的患者,要使其了解通过中、西医结合的综合性治疗方案有望缓解症状,以减轻患者的焦虑情绪。其中:①物理疗法,能促进盆腔局部血液循环,改善组织营养状态,提高新陈代谢,有利于炎症吸收和消退,常用的有激光、短波、超短波、微波、离子透入等;②中药治疗,结合患者特点,通过清热利湿、活血化瘀或温经散寒、行气活血达到治疗目的;③西药治疗,针对病原菌选择有效抗生素控制炎症,还可采用透明质酸酶等使炎症吸收;④不孕妇女可选择辅助生育技术达到受孕目的。

6. 指导随访 对于接受抗生素治疗的患者,应在 72 小时内随诊以确定疗效,包括评估有无临床情况的改善,如体温下降,腹部压痛、反跳痛减轻,宫颈举痛、子宫压痛、附件区压痛减轻。若此期间症状无改善,则需进一步检查,重新进行评估,必要时行腹腔镜或手术探查。对沙眼衣原体及淋病奈瑟菌感染者,可在治疗后 4~6 周复查病原体。

第六节 淋 病

【病因】

淋病(gonorrhea)由淋病奈瑟菌(简称淋菌)引起的以化脓性感染为主要表现的性传播疾病。近年其发病率居我国性传播疾病首位。淋菌为革兰阴性双球菌,离开人体不易生存,一般消毒剂易将其杀灭。淋菌以侵袭生殖、泌尿系统黏膜的柱状上皮和移行上皮为特点,淋菌外膜有菌毛,黏附于宫颈管柱状上皮而被上皮细胞吞饮。

【传播途径】

1. 直接传播 成人淋病绝大多数是通过性交直接接触传染,多为男性先感染淋菌后再传播给女性,可波及尿道、尿道旁腺、前庭大腺处,以宫颈管受感染最为多见。若病情继续发展,沿生殖道黏膜上行,可引起子宫内膜炎、输卵管黏膜炎或积脓、盆腔腹膜炎及播散性淋病。若急性淋病治疗不当,可迁延不愈或反复急性发作。部分患者感染后无症状,成为主要传染源。

2. 间接传播 极少数患者可通过接触染菌衣物、毛巾、床单、浴盆等物品及消毒不彻底的检查器械等感染外阴和阴道。新生儿多在分娩通过软产道时接触污染的阴道分泌物传染。

【临床表现】

潜伏期1~10日,平均3~5日。50%~70%的患者感染淋病奈瑟菌后无症状,易被忽视或致他人感染。感染初期病变局限于下生殖道、泌尿道,随病情发展可累及上生殖道。按病理过程分为急性和慢性两种。

1. 急性淋病 在感染淋病后1~14日出现尿频、尿急、尿痛等急性尿道炎的症状,白带增多呈黄色、脓性,外阴瘙痒、红肿、烧灼感,继而出现前庭大腺炎、急性宫颈炎的表现:脓肿形成或宫颈流出脓性分泌物等。妇科检查外阴发红、肿胀、表面可见脓汁覆盖,尿道口红肿、流脓性或浆性分泌物,阴道黏膜充血,有较多分泌物,宫颈口红肿、可见脓栓。如病程发展至上生殖道,可发生子宫内膜炎、急性输卵管炎及积脓、输卵管卵巢囊肿、盆腔脓肿、弥漫性腹膜炎,甚至中毒性休克。患者表现为发热、寒战、恶心、呕吐、下腹两侧疼痛等。

2. 慢性淋病 急性淋病未经治疗或治疗不彻底可逐渐转为慢性淋病。患者表现为慢性尿道炎、尿道旁腺炎、前庭大腺炎、慢性宫颈炎、慢性输卵管炎、输卵管积水等。淋菌虽不存在于生殖道的分泌物中,但可长期潜伏在尿道旁腺、前庭大腺或宫颈黏膜腺体深处,作为病灶可引起反复急性发作。

【对妊娠、分娩及胎儿的影响】

孕妇感染淋菌占1%~8%,妊娠期任何阶段感染淋菌对妊娠预后均有影响。妊娠早期淋菌性宫颈管炎,可导致感染性流产与人工流产后感染。妊娠晚期易因淋菌性宫颈管炎使胎膜脆性增加,易发生胎膜早破,时间长者可导致绒毛膜羊膜炎。分娩后产妇抵抗力低,若有损伤易发生淋病播散,引起子宫内膜炎、输卵管炎,严重者可致播散性淋病。对胎儿的威胁则是早产和胎儿宫内感染,早产发病率约为17%,胎儿感染易发生胎儿窘迫、胎儿宫内生长受限,甚至导致死胎、死产。

【对新生儿的影响】

约1/3新生儿通过未治疗产妇软产道分娩时感染淋菌,可发生新生儿淋菌性结膜炎、肺炎,甚至出现淋菌败血症,使围生儿死亡率明显增加。因为淋菌感染潜伏期为1~14日,所以新生儿淋菌结膜炎多在生后1~2周内发病,可见双眼睑肿胀,结膜发红,有脓性分泌物流出。若未能及时治疗,结膜炎继续发展,引起淋菌眼眶蜂窝织炎,累及角膜可形成角膜溃疡、云翳,甚至发生角膜穿孔或发展成虹膜睫状体炎、全眼球炎,导致失明。

【治疗原则】

治疗原则为尽早、彻底治疗,遵循及时、足量、规范用药原则。目前首选药物以第三代头孢菌素为主。对轻症可用大剂量单次给药,使血中有足够高药物浓度杀灭淋菌;重症应连续每日给药,保证足够治疗时期彻底治愈。20%~40%淋病同时合并沙眼衣原体感染,可同时应用抗衣原体药物。妊娠期禁用喹诺酮类及四环素类药物,可首选头孢曲松钠加用红霉素治疗。性伴侣应同时治疗。

【护理要点】

1. 心理护理 关心、尊重患者,不泄露病情,解除患者思想顾虑。向患者强调急性期及时、彻底治疗的重要性和必要性,解释头孢曲松钠治疗的作用和效果,以防疾病转为慢性,帮助患者树立治愈的信心。鼓励其及时带配偶检查、治疗。

2. 健康教育 加强性知识的教育,杜绝不洁性行为,减少性传播疾病发生。治疗期间严禁性交。因为淋病患者有同时感染滴虫和梅毒的可能,所以同时监测阴道滴虫、梅毒血清反应。此外,教会患者自行消毒隔离的方法,患者的内裤、浴盆、毛巾应煮沸消毒 5~10 分钟,患者所接触的物品及器具用 1% 苯酚溶液浸泡。

3. 指导随访 指导患者随访,判断疗效。患者于治疗结束后 2 周内,在无性接触史情况下符合下列标准为治愈:①临床症状和体征全部消失;②治疗结束后 4~7 日取宫颈管分泌物作涂片及细菌培养,连续 3 次均为阴性,方能确定治愈。

4. 急性淋病患者护理 嘱患者卧床休息,做好严密的床边隔离。将患者接触过的生活用品进行严格的消毒灭菌,污染的手需经消毒液浸泡消毒,防止交叉感染等。

5. 孕妇护理 在淋病高发地区,孕妇应于产前常规筛查淋菌,最好在妊娠早、中、晚期各作一次宫颈分泌物涂片镜检淋菌,进行淋菌培养,以便及早确诊并得到彻底治疗。

6. 新生儿护理 淋病产妇娩出的新生儿,均用 1% 硝酸银液滴眼,预防淋菌性眼炎,预防用头孢曲松钠 25~50mg/kg(最大剂量不超过 125mg)肌内注射或静脉注射,单次给药。新生儿可发生播散性淋病,于生后不久出现淋菌关节炎、脑膜炎、败血症等,治疗不及时可致新生儿死亡。淋病新生儿双亲必须同时治疗。

第七节 尖锐湿疣

尖锐湿疣(condyloma acuminata,CA)是由人乳头瘤病毒(human papilloma virus,HPV)感染生殖器官及附近表皮引起的鳞状上皮疣状增生病变的性传播性疾病。近年发病率明显升高,仅次于淋病居第二位,常与多种性传播性疾病同时存在。早年性交、多个性伴侣、免疫力低下、吸烟以及高性激素水平等是发病高危因素。

【病因】

温暖、潮湿的外阴皮肤易于 HPV 的生长。患糖尿病和影响细胞免疫功能的全身疾病者,尖锐湿疣生长迅速,且不易控制。妊娠者机体免疫功能受抑制,性激素水平高,阴道分泌物增多,外阴湿热,容易患尖锐湿疣。少部分患者的尖锐湿疣可自行消退,但机制不明。HPV 除可引起生殖道的尖锐湿疣外,还可能与生殖道恶性肿瘤有关。

【传播途径】

1. 直接传播 经性交直接传播是本病主要的传播途径,患者性伴侣中约 60% 发生 HPV 感染

2. 间接传播 通过污染的衣物、器械间接传播。新生儿则可在通过患病母亲的产道时吞咽含 HPV 的羊水、血或分泌物而感染。

【临床表现】

潜伏期 3 周~8 个月,平均 3 个月,患者以 20~29 岁年轻妇女居多。临床症状常不明显,部分患者有外阴瘙痒、烧灼痛或性交后疼痛不适。典型体征是初起为微小散在或呈簇状增生的粉色或白色小乳头状疣,柔软,其上有细小的指样突起,或为小而尖的丘疹,质地稍硬。病灶逐渐增大、增多,互相融合成鸡冠状、桑葚状或菜花状,顶端可有角化或感染溃烂。病变多发生在外阴性交时易受损的部位,如阴唇后联合、小阴唇内侧、阴道前庭、尿道口等部位。

【对妊娠的影响】

妊娠期细胞免疫功能降低,甾体激素水平增高,会阴局部血液循环丰富,致使尖锐湿疣生长迅速,数目多,体积大,多区域,多形态,巨大尖锐湿疣可阻塞产道。此外,妊娠期尖锐湿疣组织脆弱,阴道分娩时容易导致大出血。产后部分尖锐湿疣可迅速缩小,甚至可能自然消退。

【对胎儿及婴幼儿的影响】

孕妇患尖锐湿疣,有垂直传播的危险。胎儿宫内感染极罕见,有报道个别胎儿出现畸胎或死胎。在幼儿期有发生喉乳头瘤的可能。其传播途径是经宫内感染、产道感染还是出生后感染尚无定论,一般认为是通过软产道感染。

【治疗原则】

目前尚无根除 HPV 方法,治疗原则是去除外生疣体,改善症状和体征。

1. 妊娠 36 周前 病灶小、位于外阴者,可选用局部药物治疗,用药前可先行表面麻醉(如 1% 盐酸丁卡因)以减轻疼痛,药物选用苯甲酸(安息香酸酊)、50% 三氯醋酸、5% 氟尿嘧啶或 0.5% 鬼臼毒素(足叶草毒素酊)等病灶外用、局部涂擦。若病灶大,有蒂,可行物理及手术治疗,如激光、微波、冷冻、电灼等。巨大尖锐湿疣可直接行手术切除湿疣主体,待痊愈后再采用药物局部治疗。配偶或性伴侣同时治疗。

2. 妊娠近足月或足月 病灶局限于外阴者,仍可行冷冻或手术切除病灶,再经阴道分娩。若病灶广泛,存在于外阴、阴道、宫颈,经阴道分娩极易发生软产道裂伤引起大出血或巨大病灶堵塞软产道时,均应行剖宫产术结束分娩。

【护理要点】

1. 心理护理 尊重患者,以耐心、热情、诚恳的态度对待患者,解除其思想顾虑、负担,使患者做到患病后及早到医院接受正规诊断和治疗。

2. 健康教育 保持外阴清洁卫生,避免混乱的性关系,贯彻预防为主的重要性。被污染的衣裤、生活用品要及时消毒。WHO 推荐性伴侣应进行尖锐湿疣的检查并告知患者尖锐湿疣具有传染性,推荐使用避孕套阻断传播途径,强调配偶或性伴侣同时治疗。

3. 患病孕妇护理 妊娠期做好外阴护理,足月或近足月孕妇病灶大,影响阴道分娩者应选择剖宫产术,并为其提供相应的手术护理。

4. 随访指导 尖锐湿疣患者的治愈标准是疣体消失,治愈率高,但有复发可能,患者需要遵循医嘱随访接受指导。对反复发作的顽固病例及时取活检排除恶变。

5. 新生儿护理 新生儿出生后需彻底洗澡,如无窒息,则不用吸管清理呼吸道,以免损伤喉黏膜,导致日后婴幼儿喉乳头瘤的发生。

(宫建美)

思 考 题

1. 叙述女性生殖器的自然防御功能。
2. 滴虫性阴道炎,外阴阴道假丝酵母菌病,萎缩性阴道炎其阴道分泌物各有何特点?
3. 女性生殖系统炎症的患者,其处理原则和护理措施是什么?

第二十五章　生殖内分泌疾病妇女的护理

> **学习目标**
> 识记：功能失调性子宫出血、闭经、痛经、经前期综合征、绝经综合征的定义；经前期综合征的病因。
> 理解：功能失调性子宫出血的分类、临床表现和治疗原则；闭经的病因、分类、护理评估的内容和方法、治疗原则；痛经的临床表现和处理原则；经前期综合征的护理评估、治疗原则和护理措施；绝经综合征的内分泌变化、护理评估内容和方法、治疗原则。
> 运用：为生殖内分泌疾病妇女制订护理计划并实施。

女性生殖内分泌疾病是妇科常见病，通常由下丘脑-垂体-卵巢轴功能异常或靶细胞效应异常所致，部分还涉及女性生殖器官发育异常、遗传因素等。

第一节　功能失调性子宫出血

功能失调性子宫出血（dysfunctional uterine bleeding, DUB）简称功血，是由于生殖内分泌轴功能紊乱造成的异常子宫出血，而全身及内外生殖器官无器质性病变存在。常表现为月经周期长短不一、经期延长、经量过多或不规则阴道流血。可分为无排卵性功血和排卵性功血两类，其中无排卵性功血约占 85%。功血可发生于月经初潮至绝经间的任何年龄，50% 患者发生于绝经前期，30% 发生于育龄期，20% 发生于青春期。

【病因】

1. 无排卵性功血　无排卵性功血好发于青春期和绝经过渡期，但也可发生于生育年龄。

（1）青春期：患者下丘脑-垂体-卵巢轴激素间的反馈调节尚未成熟，大脑中枢对雌激素的正反馈作用存在缺陷，FSH 持续低水平，不能形成促排卵性的 LH 陡直高峰而不能排卵。

（2）绝经过渡期：因卵巢功能下降，卵巢对垂体促性腺激素的反应低下，卵泡发育受阻而不能排卵。

（3）生育期：有时因为应激等因素的干扰，也会发生无排卵。

各种因素造成的无排卵，均导致子宫内膜受单一的雌激素刺激、无黄体酮对抗而发生雌激素突破性出血或撤退性出血。

2. 有排卵性功血　较无排卵性功血少见，多发生于生育期妇女，有周期性排卵，因此临床上仍有可辨认的月经周期。原因有：①子宫内膜纤溶酶活性过高或前列腺素等血管舒缩因子分泌失调所致；② 黄体功能异常：又分为黄体功能不全和子宫内膜不规则脱落两种类型，前者的原因在于黄体期黄体酮分泌不足，黄体期缩短；后者的原因是月经周期中黄体发育良好，但黄体生存 14 天后萎缩过程延长，从而导致子宫内膜不能如期完整脱落；③与排卵前后激素水平波动有关。

【临床表现】

1. 无排卵性功血 表现为子宫不规则出血,特点是月经周期紊乱,经期长短不一,出血量时多时少,量可少至点滴淋漓,或可多至大量出血,有时有数周至数月停经,然后出现不规则出血,血量往往较大,持续2~3周甚至更长时间,不易自止。少数表现为类似正常月经的周期性出血,但量较多。出血期不伴有下腹疼痛或其他不适,出血多或时间长常伴贫血甚至休克。

2. 有排卵性功血

(1) 月经过多:指月经周期规则,月经期正常,但月经量>80ml。常因子宫内膜纤溶酶活性过高或前列腺素等血管舒缩因子分泌失调所致。

(2) 月经间期出血

1) 黄体功能异常所致,又分为:①黄体功能不全:表现为月经周期缩短,月经频发,有时月经周期虽在正常范围内,但是卵泡期延长,黄体期缩短;②子宫内膜不规则脱落,表现为月经周期正常,但经期延长,常在点滴出血后才有正式的月经来潮,以后又常淋漓数日。黄体功能异常者常合并不孕或流产。

2) 围排卵期出血:出血期≤7天,出血停止后数天又出血,量少,多数持续1~3天,时有时无。出血原因不明,可能与排卵前后激素水平波动有关。

【治疗原则】

1. 无排卵性功血

(1) 止血

1) 性激素:无排卵性功血的治疗首选性激素。

A. 孕激素:孕激素治疗也称"子宫内膜脱落法"或"药物刮宫"。无排卵性功血由单一雌激素刺激所致,补充孕激素使处于增生期或增生过长的子宫内膜转化为分泌期,停药后短期内内膜脱落,出现撤药性出血。适用于血红蛋白>80g/L、生命体征稳定的患者。常用药物有黄体酮肌内注射或地屈孕酮、微粒化黄体酮胶囊、醋酸甲羟孕酮等口服。

B. 雌激素:应用大剂量雌激素可迅速提高血内雌激素浓度,促使子宫内膜生长,短期内修复创面而止血,也称"子宫内膜修复法"。适用于出血时间长、量多致血红蛋白<80g/L的青春期功血患者。常用药物有苯甲酸雌二醇、结合雌激素(倍美力)等,血止3天后按每3天递减1/3量调整。

患者采用各种雌激素治疗过程中,当血红蛋白增加至90g/L以上时,均必须加用孕激素,使子宫内膜转化。雌、孕激素同时撤退,有利于子宫内膜同步脱落,一般在停药后3~7日发生撤药性出血。

C. 复方短效口服避孕药:适用于长期而严重的无排卵性出血。目前使用的是第3代短效口服避孕药,如去氧孕烯、去氧孕烯炔雌醇片、孕二烯酮、复方孕二烯酮片或炔雌醇环丙孕酮片(复方醋酸环丙孕酮)。血止3天后逐渐减量至每天1片,维持至第21天本周期结束。

D. 高效合成孕激素:可使子宫内膜萎缩,从而达到止血目的,此法不适用于青春期患者。常用药物为妇康片。

2) 刮宫术:既可迅速止血,同时也具有诊断价值,可了解子宫内膜病理变化。对于绝经过渡期及病程长的育龄期妇女应首先考虑使用刮宫术,对未婚、无性生活史的青少年不轻易选择刮宫术,仅适用于大量出血且药物治疗无效需立即止血,或需要行子宫内膜组织病理学检查者。术前应征得患者知情同意。

3)辅助治疗:①一般止血药有氨甲环酸或酚磺乙胺(止血敏)、维生素K等;②丙酸睾酮:具有对抗雌激素的作用,可减少盆腔充血和增加子宫张力,减少子宫出血,并有协助止血作用;③矫正凝血功能:出血严重时可补充凝血因子,如纤维蛋白原、血小板、新鲜冻干血浆或新鲜血;④矫正贫血:对中、重度贫血患者在上述治疗的同时,可给予铁剂和叶酸治疗,必要时输血;⑤抗感染治疗:对出血时间长、贫血严重、抵抗力差或有合并感染征象者,应及时应用抗生素。

(2)调节月经周期:采用上述方法止血后,因病因并未去除,停药后多数患者病情可复发,需采取措施控制周期,防止功血再次发生。

1)雌、孕激素序贯疗法:即人工周期,为模拟自然月经周期中卵巢的内分泌变化,将雌孕激素序贯应用,使子宫内膜发生相应变化,引起周期性脱落。适用于青春期功血,或育龄期功血内源性雌激素水平较低者。常用药物有妊马雌酮1.25mg或戊酸雌二醇2mg,从撤药性出血第5天开始,每晚1次,连服21天,第11天起加用醋酸甲羟孕酮10mg,每日1次,连用10天。一般连续应用3个周期为一疗程。若正常月经仍未建立,应重复上述序贯疗法。

2)孕激素:可于撤药性出血的第16~25天,使用地屈孕酮或醋酸甲羟孕酮口服,连用10~14天。根据病情酌情应用3~6个周期。

3)口服避孕药:可很好地控制周期,尤其适用于有避孕需求的患者。一般在止血用药撤退性出血后,周期性使用口服避孕药3~6个周期。应用口服避孕药的潜在风险应予注意,有血栓性疾病、心脑血管疾病高危因素及40岁以上吸烟的女性不宜应用。

4)宫内孕激素缓释系统:可有效治疗功血,原理为在宫腔内局部释放孕激素,抑制子宫内膜生长。

(3)手术治疗:适用于药物治疗效果不佳或不宜用药且无生育要求的患者,尤其是不易随访的年龄较大者及内膜病理为癌前病变或癌变者,可做子宫内膜去除术或子宫全切除术。

2. 有排卵性功血

(1)月经过多的治疗

1)药物治疗:①止血药:如氨甲环酸、酚磺乙胺、维生素K等;②宫腔放置宫内孕激素缓释系统,可在宫腔内释放左炔诺孕酮,有效期一般为5年;③高效合成孕激素。

2)手术治疗:子宫内膜去除术、子宫全切除术或子宫动脉栓塞术。

(2)月经间期出血的治疗:建议首先对患者进行1~2个周期的观察,测定基础体温,明确出血类型,排除器质性病变后再进行干预。

1)围排卵期出血:采取止血等对症治疗。

2)经前期出血:出血前补充孕激素或hCG,卵泡期应用枸橼酸氯米酚促排卵、改善卵泡发育及黄体功能。

3)月经期延长:周期第5~7天,给予小剂量雌激素帮助修复子宫内膜,或枸橼酸氯米酚促卵泡正常发育,或在前个周期的黄体期应用孕激素促进子宫内膜脱落。

4)月经间期出血:一般于月经第1~5天开始,周期性使用口服避孕药3~6个周期。

【护理评估】

1. 健康史 询问患者年龄、月经史、婚育史、避孕措施、既往史、有无慢性疾病,了解患者发病前有无精神紧张、情绪打击、过度劳累及环境改变等引起月经紊乱的诱发因素,回顾发病经过如发病时间、目前流血情况、流血前有无停经史及诊治经历、所用激素名称和剂量、效果、诊刮的病理结果,区分异常子宫出血的几种类型:①月经过多:周期规则,但经量过多(>80ml)或经期延长(>7日);②月经频发:周期规则,但短于21日;③不规则出血:周期不规则,在两次月经周期之间任何时候发生子宫出血;④月经频多:周期不规则,血量过多。询问有无贫血和感染征象。

2. 身心状况 观察患者的精神和营养状态,检查淋巴结、甲状腺、乳房发育情况,进行腹部触诊。年轻患者常因害羞或其他顾虑而不及时就诊,随着病程延长并发感染或止血效果不佳,影响身心健康和工作学习。绝经前后妇女常常担心疾病严重程度,疑有肿瘤而焦虑不安、恐惧。

3. 相关检查

(1) 妇科检查:盆腔检查排除器质性病灶,常无异常发现。

(2) 诊断性刮宫:简称诊刮,止血的同时能明确子宫内膜病理诊断。于月经前3~7天或月经来潮6小时(<12小时)内刮宫,以确定排卵或黄体功能。有排卵性功血者应在月经期第5~6日进行,不规则流血者可随时进行刮宫。诊刮时应注意宫腔大小、形态、宫壁是否光滑,刮出物的性质和量。

(3) 子宫镜检查:直接观察子宫内膜情况,表面是否光滑,有无组织突起及充血。在子宫镜直视下选择病变区,如子宫内膜息肉、子宫黏膜下肌瘤、子宫内膜癌等进行活检。

(4) 基础体温测定:是测定排卵的简易可行方法。无排卵性功血者基础体温无上升改变而呈单相曲线(图25-1),提示无排卵。排卵性功血者则表现为基础体温呈双相,其中黄体功能不全者排卵后体温上升缓慢,上升幅度偏低,升高时间仅维持9~10日即下降(图25-2)。若黄体萎缩不全致子宫内膜不规则脱落者,则基础体温呈双相,但下降缓慢(图25-3)。

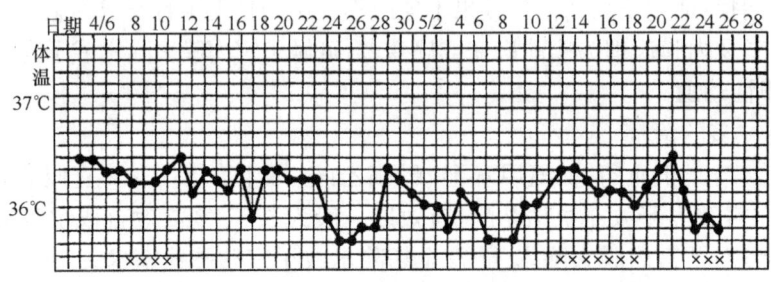

图25-1 基础体温单相型(无排卵性功血)

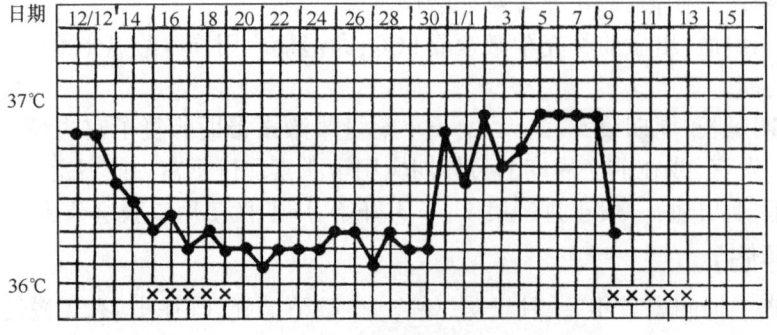

图25-2 基础体温双相型(黄体功能不全)

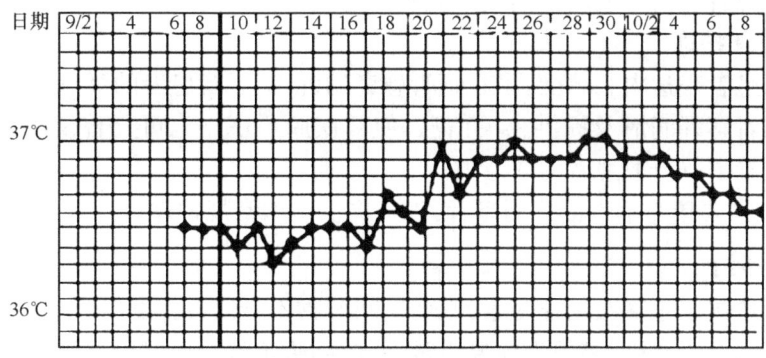

图 25-3 基础体温双相型(黄体萎缩不全)

(5) 宫颈黏液结晶检查:经前仍可见羊齿植物叶状结晶提示无排卵。

(6) 阴道脱落细胞涂片检查:可间接反映卵巢功能,同时判断雌激素影响程度,一般表现为中、高度雌激素影响。

(7) 激素测定:为确定有无排卵,可测定血清黄体酮或尿孕二酮,若为卵泡期水平则为无排卵。为排除其他内分泌疾病,可测定血催乳激素水平及甲状腺功能。

【护理诊断/合作性问题】

1. 疲乏 与子宫异常出血导致的继发性贫血有关。

2. 有感染的危险 与子宫不规则出血、出血量多导致严重贫血,机体抵抗力下降有关。

3. 知识缺乏 缺乏正确服用性激素的知识。

【护理目标】

(1) 患者说出正确服用性激素的方法并实施。

(2) 患者住院期间无感染发生。

【护理措施】

1. 补充营养 应加强营养,改善全身情况,可补充铁剂、维生素 C 和蛋白质。成人体内大约每 100ml 血中含 50mg 铁,行经期妇女每天约从食物中吸收铁 0.7~2.0mg,经量多者应额外补充铁。向患者推荐猪肝、豆角、蛋黄、胡萝卜、葡萄干等含铁较多的食物。

2. 维持正常血容量 观察并记录患者的生命体征、出入量,嘱患者保留出血期间使用的会阴垫及内裤,以便更准确地估计出血量。出血量较多者,督促其卧床休息,避免过度疲劳和剧烈活动。贫血严重者,遵医嘱做好配血、输血、止血措施,执行治疗方案,维持患者正常血容量。

3. 预防感染 严密观察与感染有关的征象,监测白细胞计数和分类,同时做好会阴部护理。如有感染征象,及时与医师联系并遵医嘱进行抗生素治疗。

4. 遵医嘱使用性激素

(1) 按时按量正确服用性激素,保持药物在血中的稳定水平,不得随意停服和漏服。

(2) 药物减量必须按医嘱规定在止血后才能开始,每 3 天减量一次,每次减量不得超过原剂量的 1/3,直至维持量。

(3) 维持量服用时间通常按停药后发生撤药性出血的时间与患者上一次行经时间相应考虑。

（4）指导患者在治疗期间如出现不规则阴道流血应及时就诊。

5. 加强心理护理

（1）鼓励患者表达内心感受，耐心倾听患者的诉说，了解患者的疑虑。

（2）向患者解释病情及提供相关信息，使其摆脱焦虑。也可交替使用放松技术，如看电视、听广播、看书等分散患者的注意力。

6. 其他　需要接受手术治疗的患者，为其提供手术常规护理。

【护理评价】

（1）患者按规定正确服用性激素，服药期间药物不良反应程度轻。

（2）患者未发生感染，表现为体温正常、血白细胞正常、血红蛋白得到纠正。

第二节　闭　经

闭经（amenorrhea）是妇科常见症状，表现为无月经或月经停止。通常根据既往有无月经来潮将闭经分为原发性和继发性两类。原发性闭经是指年龄>15岁（有地域性差异）、第二性征已发育、月经尚未来潮，或年龄>13岁、尚无女性第二性征发育者；继发性闭经是指以往曾建立正常月经周期，后因某种病理性原因月经停止6个月以上者，或按自身原来月经周期计算停经3个周期以上者。根据其发生原因，闭经又可分为生理性和病理性两大类。青春期前、妊娠期、哺乳期及绝经后的月经不来潮均属生理现象，本节不讨论。

【病因及分类】

原发性闭经较少见，往往由于遗传学原因或先天性发育缺陷引起。继发性闭经发生率明显高于原发性闭经，病因复杂。闭经按生殖轴病变和功能失调的部位分为下丘脑性闭经、垂体性闭经、卵巢性闭经、子宫性闭经以及下生殖道发育异常性闭经。

1. 下丘脑性闭经　是最常见的一类闭经，由中枢神经系统下丘脑功能和器质性疾病引起的闭经。其机制可能与应激状态下下丘脑分泌的促肾上腺皮质激素释放激素和皮质激素分泌增加，进而刺激内源性阿片肽分泌，抑制下丘脑分泌促性腺激素释放激素（GnRH）和垂体促性腺激素（Gn）有关，即卵泡刺激素（FSH）和黄体生成素（LH）尤其是LH分泌功能低下。临床上按病因分为3大类。

（1）功能性闭经：是因各种应激因素抑制GnRH分泌引起的闭经，如治疗及时，可以逆转。

1）应激性闭经：精神打击、环境变化等可引起内源性阿片类物质、多巴胺和促肾上腺皮质激素释放激素水平应激性升高，继而抑制下丘脑GnRH的分泌。

2）运动性闭经：长期剧烈运动如长跑、芭蕾舞、现代舞训练等易致闭经，原因是多方面的。初潮发生和月经的维持有赖于一定比例（17%~22%）的机体脂肪，若运动员机体肌肉/脂肪比率增加或总体脂肪（合成甾体激素的原料）减少，可致月经异常。另外，运动加剧后GnRH释放受到抑制，使LH释放受到抑制也可以引起闭经。

3）神经性厌食所致闭经：因过度节食导致身体质量急剧下降，最终导致下丘脑多种神经内分泌激素分泌水平的降低，引起垂体前叶多种促性腺激素分泌水平下降。

4）营养相关性闭经：慢性消耗性疾病、肠道疾病、营养不良等导致身体质量过度降低及消瘦均可引起闭经。

（2）基因缺陷或器质性闭经：因基因缺陷引起的先天性 GnRH 分泌缺陷,主要存在伴有嗅觉障碍的 Kallmann 综合征与不伴有嗅觉障碍的突发性低 Gn 性闭经。导致器质性闭经包括下丘脑肿瘤,还有炎症、创伤、化疗等原因。

（3）药物性闭经：长期使用抑制中枢或下丘脑的药物,如抗抑郁药、抗精神病药、避孕药等可抑制 GnRH 分泌而致闭经,但一般停药后均可恢复月经。

2. 垂体性闭经　闭经的主要病变在垂体。垂体病变或功能失调可影响促性腺激素的分泌,继而影响卵巢功能而引起闭经,如垂体肿瘤、空蝶鞍综合征、先天性垂体病变、席恩综合征。

3. 卵巢性闭经　闭经的原因在卵巢。卵巢性激素水平低落,子宫内膜不发生周期性变化而导致闭经,如先天性卵巢发育不全、酶缺陷、卵巢抵抗综合征、卵巢早衰等。

4. 子宫性及下生殖道发育异常性闭经　子宫性闭经的原因在子宫。此时月经调节功能正常,第二性征发育也往往正常,但子宫内膜受到破坏或对卵巢激素不能产生正常的反应,从而引起闭经,包括先天性子宫性闭经和获得性子宫性闭经两种。

下生殖道发育异常性闭经包括宫颈闭锁、阴道横隔、阴道闭锁及处女膜闭锁等,经血引流障碍从而导致闭经。

5. 其他　雄激素水平升高的疾病,包括多囊卵巢综合征(PCOS)、先天性肾上腺皮质增生症(CAH)、分泌雄激素的肿瘤及卵泡膜细胞增殖症等；甲状腺疾病为桥本病及毒性弥漫性甲状腺肿(Graves 病)等引起的闭经。

【治疗原则】

纠正全身健康情况,进行心理和病因治疗,因某种疾病或因素引起的下丘脑-垂体-卵巢轴功能紊乱者,可用性激素替代治疗。

1. 病因治疗　体重过低或因过度节食、消瘦所致闭经者,应调整饮食结构、加强营养；运动性闭经者应适当减少运动量及强度；对下丘脑、垂体肿瘤及卵巢肿瘤引起的闭经,应手术去除肿瘤；因生殖道畸形经血引流障碍引起的闭经,手术矫正使经血流出畅通。

2. 心理学治疗　在闭经中占重要位置,如因神经、精神应激等原因引起的患者应给予有效的心理疏导疗法。

3. 雌激素和(或)孕激素治疗　对青春期性及成人低雌激素血症所致的闭经应采用雌激素治疗。青春期女性的周期疗法建议选用天然或接近天然的孕激素,如地屈孕酮和微粒化黄体酮,有利于生殖轴功能的恢复；有雄激素过多体征的患者,可采用抗雄激素作用的孕激素配方制剂；对有一定水平的内源性雌激素的闭经患者,则定期采用孕激素治疗使子宫内膜定期脱落。

4. 针对疾病病理、生理紊乱的内分泌治疗　对 CAH 患者采用糖皮质激素长期治疗；对有明显高雄激素血症体征的 PCOS 患者,可采用雌、孕激素联合的口服避孕药治疗；对合并胰岛素抵抗的 PCOS 患者,可选用胰岛素增敏剂治疗。经过上述治疗,患者可恢复月经,部分患者可恢复排卵。

5. 诱发排卵　对于低 Gn 性闭经患者,在采用雌激素治疗促进生殖器官发育、子宫内膜获得对雌、孕激素的反应后,可采用尿促性素(HMG)联合 hCG 治疗,促进卵泡发育和诱发排卵；对于 FSH 和 PRL 水平正常的闭经患者,由于体内有一定水平的内源性雌激素,可首选枸橼酸氯米芬作为促排卵药物；对于 FSH 水平升高的闭经患者,由于卵巢功能衰竭,不建议采用促排卵药物。

6. 辅助生育治疗 对于有生育要求者,诱发排卵后没有成功妊娠,或者合并有输卵管问题的闭经患者,或男方因素不孕者可采用辅助生育技术治疗。

【护理评估】

1. 健康史 回顾患者婴幼儿期生长发育过程,有无先天性缺陷或其他疾病。询问家族中有无相同疾病者。详细询问月经史,包括初潮年龄、第二性征发育情况、月经周期、经期、经量、有无痛经,了解闭经前月经情况。已婚妇女询问其生育史及产后并发症。此外特别注意询问闭经期限及伴随症状,发病前有无引起闭经的诱因等。

2. 身心状况 注意观察患者精神状态、营养、全身发育状况,测量身高、体重、智力情况、躯干和四肢的比例,检查五官生长特征,有无多毛、第二性征发育情况,挤双乳观察有无乳汁分泌。病程过长及反复治疗效果不佳时会加重患者和家属的心理压力,表现为情绪低落,对治疗和护理丧失信心,反过来又会加重闭经。

3. 相关检查

(1) 妇科检查:检查第二性征发育情况,注意内、外生殖器的发育,有无缺陷、畸形和肿瘤,腹股沟区有无肿块。

(2) 子宫功能检查:主要了解子宫、子宫内膜状态及功能。

1) 诊断性刮宫:适用于已婚妇女,用以了解宫腔深度和宽度,宫颈管或宫腔有无粘连。刮取子宫内膜作病理学检查,可了解子宫内膜对卵巢激素的反应,还可以确定子宫内膜结核的诊断,刮出物同时作结核菌培养。

2) 子宫输卵管碘油造影:了解宫腔形态、大小及输卵管情况,用以诊断生殖系统发育不良、畸形、结核及宫腔粘连等病变。

3) 子宫镜检查:在子宫镜直视下观察子宫腔及内膜有无宫腔粘连、可疑结核病变,常规取材送病理学检查。

4) 药物撤退试验:常用孕激素试验和雌、孕激素序贯试验:①孕激素试验用以评估内源性雌激素水平,黄体酮注射液,每日肌内注射20mg,连续5日,停药后出现撤药性出血(阳性反应),提示子宫内膜已受一定水平的雌激素影响,但无排卵;如孕激素试验无撤药性出血(阴性反应),说明体内雌激素水平低下,对孕激素无反应,应进一步做雌、孕激素序贯试验。②雌孕激素序贯试验每晚睡前服妊马雌酮1.25mg,最后10日加用醋酸甲羟孕酮,每日口服10mg,停药后发生撤药性出血为阳性,提示子宫内膜功能正常,对甾体激素有反应,闭经是由于患者体内雌激素水平低落所致,应进一步寻找原因。若无撤药性出血为阴性,可再重复试验一次,若两次试验均阴性,提示子宫内膜有缺陷或被破坏,可诊断为子宫性闭经。

(3) 卵巢功能检查

1) 基础体温测定:有排卵者的基础体温在正常月经周期中显示双相型,即月经周期后半期的基础体温较前半期上升0.3~0.5℃,则提示卵巢有排卵或黄体形成。

2) 阴道脱落细胞检查:涂片见有正常周期性变化,提示闭经原因在子宫。涂片中见中、底层细胞,表层细胞极少或无,无周期性变化,若FSH升高,提示病变在卵巢。涂片表现不同程度雌激素低落,或持续轻度影响,若FSH、LH均低,提示垂体或以上中枢功能低下引起的闭经。

3) 宫颈黏液结晶检查:羊齿状结晶越明显、越粗,提示雌激素作用越显著。若涂片上见成排的椭圆体,提示雌激素作用的基础上已受孕激素影响。

4) 血甾体激素测定:作雌二醇、黄体酮及睾酮的放射免疫测定。若雌、孕激素浓度低,提示卵巢功能不正常或衰竭;若睾酮值高,提示有多囊卵巢综合征、卵巢男性化肿瘤或睾丸女性化等疾病的可能。

5) B 超监测:从周期第 10 日开始用 B 超动态监测卵泡发育及排卵情况。卵泡直径达 18~20mm 时为成熟卵泡,估计约在 72 小时内排卵。

6) 卵巢兴奋试验:又称尿促性素(HMG)刺激试验。HMG 连续肌内注射 4 日,了解卵巢是否产生雌激素。若卵巢对垂体激素无反应,提示病变在卵巢;若卵巢有反应,则病变在垂体或垂体以上。

(4) 垂体功能检查:雌激素试验阳性提示患者体内雌激素水平低落,为确定原发病因在卵巢、垂体或下丘脑,需做以下检查。

1) 血 PRL、FSH、LH 放射免疫测定:PRL>25μg/L 时称高催乳激素血症,PRL 升高时应进一步做头颅 X 线摄片或 CT 检查,以排除垂体肿瘤;FSH>40U/L 升高提示卵巢功能衰竭;LH>25U/L 升高高度怀疑多囊卵巢;FSH、LH 均<5U/L,提示垂体功能减退,病变可能在垂体或下丘脑。

2) 垂体兴奋试验:又称 GnRH 刺激试验,用以了解垂体功能减退起因于垂体或下丘脑。静脉注射 LHRH 15~60 分钟后 LH 较注射前高 2~4 倍以上说明垂体功能正常,病变在下丘脑;若经多次重复试验,LH 值仍无升高或增高不显著,提示引起闭经的病变在垂体。

3) 影像学检查:疑有垂体肿瘤时应作蝶鞍 X 线摄片,阴性时需再作 CT 或 MRI 检查。疑有子宫畸形、多囊卵巢、肾上腺皮质增生或肿瘤时可作 B 型超声检查。

4) 其他检查:疑有先天性畸形者,应作染色体核型分析及分带检查。考虑闭经与甲状腺功能异常有关者应测定血 T_3、T_4、TSH。闭经与肾上腺功能有关时可作尿 17-酮、l7-羟类固醇或血皮质醇测定。

【护理诊断/合作性问题】

1. 自尊紊乱 与长期闭经及治疗效果不明显,不能正常月经来潮而出现自我否定有关。

2. 焦虑 与担心疾病对健康、性生活、生育的影响有关。

3. 功能障碍性悲哀 与担心丧失女性形象有关。

【护理目标】

(1) 患者能够接受闭经的事实,客观地评价自己。

(2) 患者能够主动诉说病情及担心。

(3) 患者能够主动、积极地配合诊治方案。

【护理措施】

1. 加强心理护理 建立良好的护患关系,鼓励患者表达自己的感情,对健康问题、治疗和预后提出问题。向患者提供诊疗信息,帮助其澄清一些观念,解除患者担心疾病及其影响的心理压力。

2. 促进患者与社会的交往 鼓励患者与同伴、亲人交流,参与力所能及的社会活动,保持心情舒畅,正确对待疾病。

3. 指导合理用药 说明性激素的作用、不良反应、剂量,具体用药方法、时间等问题。

4. 鼓励患者加强锻炼 供给足够的营养,保持标准体重,增强体质。

【护理评价】

（1）患者确认自己闭经，主动、积极地配合诊治方案。

（2）患者表示了解病情，并能与病友交流病情和治疗感受。

第三节 痛 经

痛经（dysmenorrhea）为妇科最常见的症状之一，是指行经前后或月经期出现下腹疼痛、坠胀、腰酸或合并头痛、乏力、头晕、恶心等其他不适，严重者可影响生活和工作质量。痛经分为原发性和继发性两类，前者指生殖器官无器质性病变的痛经，后者指由于盆腔器质性疾病如子宫内膜异位症、盆腔炎等引起的痛经。本节只叙述原发性痛经。

【病因】

原发性痛经多见于青少年期，其疼痛与子宫肌肉活动增强所导致的子宫张力增加和过度痉挛性收缩有关。

原发性痛经的发生与月经时子宫内膜释放前列腺素（prostaglandin，PG）增高有关。原发性痛经的发生受内分泌因素、遗传因素、免疫因素、精神因素、神经因素等的影响。

【临床表现】

月经期下腹痛是原发性痛经的主要症状，疼痛多数位于下腹中线或放射至腰骶部、外阴与肛门，少数人的疼痛可放射至大腿内侧。疼痛的性质以坠痛为主，重者呈痉挛性。疼痛时月经未来潮或仅见少量经血，行经第1日疼痛最剧烈，持续2~3日后疼痛即可缓解。可伴随恶心、呕吐、腹泻、头晕、乏力等症状，严重时面色发白、出冷汗。妇科检查无异常发现。

【治疗原则】

本病的治疗原则是避免精神刺激和过度疲劳，以对症治疗为主。疼痛不能忍受时使用镇痛、镇静、解痉药，口服避孕药有治疗痛经的作用，未婚少女可行雌、孕激素序贯疗法减轻症状，还可配合中医、中药治疗。

【护理评估】

1. 健康史 了解患者的年龄、月经史与婚育史，询问与诱发痛经相关的因素，疼痛与月经的关系，疼痛发生的时间、部位、性质及程度，是否服用止痛药缓解疼痛，用药量及持续时间，疼痛时伴随的症状以及自觉最能缓解疼痛的方法和体位。

2. 身心状况 一般妇女对痛经不适都能耐受，但对此不适的反应因人而异。有的人疼痛阈低，对疼痛较为敏感，反应强烈，因此伴随痛经还可产生一些其他的身体不适。

3. 相关检查 妇科检查无阳性体征。为排除盆腔病变，可做超声检查、腹腔镜检查、子宫输卵管造影、宫腔镜检查。腹腔镜检查是最有价值的辅助诊断方法。

【护理诊断/合作性问题】

1. 疼痛 与月经期子宫收缩，子宫肌组织缺血缺氧，刺激疼痛神经元有关。

2. 恐惧 与长时期痛经造成的精神紧张有关。

【护理目标】

（1）患者的疼痛症状缓解。

（2）患者月经来潮前及月经期无恐惧感。

【护理措施】

1. 健康教育

（1）注意经期清洁卫生，经期禁止性生活，加强经期保护，预防感冒，注意合理休息和充足睡眠，加强营养。

（2）关心并理解患者的不适和恐惧心理，阐明月经期可能有一些生理反应如小腹坠胀和轻度腰酸，不影响日常生活、学习和工作。讲解有关痛经的生理知识，疼痛不能忍受时提供非麻醉性镇痛治疗。

2. 缓解症状

（1）腹部局部热敷和进食热的饮料。

（2）服用止痛剂：若因每一次经期习惯服用止痛剂，则应防止成瘾，疼痛不能忍受时应遵医嘱服用麻醉药物减轻疼痛。

（3）药物处理：口服避孕药和前列腺素合成酶抑制剂可以有效地治疗原发性痛经。避孕药适用于有避孕要求的痛经妇女，可抑制子宫内膜生长，使月经量减少；药物抑制排卵，缺乏黄体，无内源性黄体酮产生，而黄体酮刺激为子宫内膜生物合成 PG 所必需，从而使月经血 PG 浓度降低。前列腺素合成酶抑制剂可抑制环氧合酶系统而减少 PG 的产生。

（4）应用生物反馈法：增加患者的自我控制感，使身体放松，以解除痛经。

【护理评价】

（1）患者诉说疼痛症状减轻，并能够列举疼痛减轻的应对措施。

（2）患者恐惧的行为表现和体征减少，在心理和生理上的舒适感增加。

第四节　经前期综合征

经前期综合征又称经前症候群，是指妇女反复在月经周期黄体期出现生理、精神以及行为方面改变，严重者影响学习、工作和生活质量，月经来潮后，症状可自然消失。发病率为 30%～40%，严重者占 5%～10%。

【病因】

目前对引起经前期综合征的原因仍不清楚，可能与卵巢激素比例失调、中枢神经递质异常、缺乏维生素 B_6，以及精神、社会等因素有关。

【临床表现】

为周期性发生的系列异常现象，多见于 25～45 岁妇女，常常因家庭不和睦或工作紧张激发。症状常出现于月经前 1～2 周，月经来潮后迅速、明显减轻至消失，有周期性和自止性的特点。主要症状有 3 类。

1. 精神症状　可分为两种类型：①焦虑型：如精神紧张、情绪不稳定、易怒，琐事就可引起感情冲动、争吵哭闹；②抑郁型：无精打采、情绪淡漠、忧愁不乐、失眠、健忘、注意力不集中、判断力减弱，有时精神错乱、偏执妄想甚至产生自杀意图。

2. 躯体症状　可表现为：①水钠潴留症状：手、足、颜面浮肿，体重增加，腹部胀满；②疼痛：乳房胀痛，头痛可伴恶心、呕吐或腹泻，腰骶部痛，盆腔痛或全身各处疼痛；③其他：疲乏、食欲增加，喜食甜食或咸食。

3. 行为改变 思想不集中,工作效率低,意外事故倾向,易有犯罪行为或自杀意图。

【治疗原则】

1. 非药物治疗 给予心理安慰与疏导,使精神松弛,重新调整生活状态。

2. 药物治疗 以解除症状为主。常用药物有镇静剂(阿普唑仑)、抗抑郁药(氟西汀)、利尿剂(螺内酯)、激素(孕激素)、溴隐亭及维生素 B_6。

【护理评估】

1. 健康史 评估患者生理、心理方面的疾病史,既往妇科、产科等病史;排除精神病及心、肝、肾等疾病引起的浮肿。不在经前期发生但在经前期加重的疾病如偏头痛、子宫内膜异位症等都不属于经前期综合征。

2. 身心状况 月经前 7~14 天,出现一种周期性的身体症状,包括乳房胀痛不适、浮肿、体重增加、腹胀、疲劳、腰背疼痛、头痛、紧张、焦虑、情绪起伏不定等,更严重者自杀、出现叛逆性或虐待儿童的行为。

3. 相关检查 全身检查有浮肿体征,但妇科检查常无异常。通过全面检查以排除心、肝、肾等疾病引起的浮肿。

【护理诊断/合作性问题】

1. 焦虑 与周期性经前出现不适症状有关。

2. 体液过多 与雌、孕激素比例失调有关。

3. 疼痛 与精神紧张有关。

【护理目标】

(1)患者在月经来潮前两周及月经期能够消除焦虑。

(2)患者能够叙述水肿的促成因素和预防水肿的方法。

(3)患者在月经来潮前 2 周及月经期疼痛减轻。

【护理措施】

1. 指导饮食 提倡均衡饮食,有水肿者限制盐、糖、咖啡因、乙醇,多摄取富含维生素 B_6 的食物,如猪肉、牛奶、蛋黄和豆类食物。

2. 加强锻炼和运动 鼓励有氧运动如舞蹈、慢跑、游泳等对于肌肉张力具有镇定作用。

3. 应对压力的技巧 如腹式呼吸、生物反馈训练、渐进性肌肉松弛。

4. 健康教育 向患者和家属讲解可能造成经前期综合征的原因和目前处理措施,指导患者记录月经周期,帮助患者获得家人的支持,增加女性自我控制的能力。

5. 指导使用药物

(1)抗抑郁药:氟西汀可有选择性地抑制中枢神经系统 5-羟色胺的再摄取,于黄体期口服,不超过 3 个周期,可明显缓解精神症状及行为改变,但对躯体症状疗效不佳。

(2)利尿剂:适用于月经前体重增加明显(>1.5kg)者。口服螺内酯有利尿作用,可解除水钠潴留,对血管紧张素有直接抑制作用,对精神症状也有效。

(3)激素:可使用孕激素作替代治疗。

(4)溴隐亭:可解除乳房胀痛伴高催乳激素血症的症状。少数人用药后可有恶心、头痛、呕吐、疲乏、头晕和阵发性心动过速等不良反应,可在餐中服药以减轻症状。

(5)维生素 B_6:调节自主神经系统与下丘脑-垂体-卵巢轴的关系,还可抑制催乳激素的合成而减轻抑郁症状。

【护理评价】

（1）患者消除焦虑感，正确面对月经来潮，没有出现明显的不适。

（2）患者水肿减轻，没有水肿的体征。

（3）患者无头痛、背痛症状出现。

第五节 绝经综合征

绝经综合征（menopause syndrome）指妇女绝经前后出现性激素波动或减少，引起的一系列躯体及精神心理症状。绝经（menopause）指月经完全停止1年，可分为自然绝经和人工绝经。自然绝经指卵巢内卵泡生理性耗竭所致的绝经；人工绝经指两侧卵巢经手术切除或放射线照射等所致的绝经。人工绝经者更易发生绝经综合征。约1/3绝经期妇女能通过神经内分泌的自我调节达到新的平衡而无自觉症状，2/3的妇女可出现一系列症状。

【内分泌变化】

绝经前后最明显的变化是卵巢功能衰退，然后表现为下丘脑和垂体功能退化。

1. 促性腺激素 绝经后卵巢性激素水平明显低下，对下丘脑与垂体的负反馈作用削弱，故促性腺激素 FSH、LH 均有升高。其中血清中 FSH 水平较正常育龄妇女卵泡期增加 10~15 倍，LH 水平也增加约 3 倍，绝经后 2~3 年内，FSH、LH 达最高水平。

2. 雌激素 整个绝经过渡期雌激素水平并非逐渐下降，绝经早期妇女体内雌激素水平起伏不定，直至卵泡停止生长发育时雌激素水平才急速下降。

3. 孕激素 绝经过渡期卵巢尚有排卵功能，仍有孕酮分泌。但因卵泡期延长，黄体功能不良，导致孕酮分泌减少。绝经后无孕酮分泌。

4. 雄激素 雄烯二酮血中含量仅为育龄妇女的一半，主要来自肾上腺。

5. 其他激素 泌乳素绝经后变化不大；绝经后 GnRH 脉冲式分泌的幅度增加，与 LH 相平衡，说明下丘脑和垂体间仍保持良好功能；生长激素随年龄的增长而减少；甲状旁腺素随年龄的增长而增加；降钙素绝经后减少；β-内啡肽绝经后明显降低。

以上内分泌的改变会引起围绝经期与绝经后妇女产生一系列的生理与心理上的变化。

【病因】

1. 内分泌因素 卵巢功能减退，血中雌、孕激素水平降低，使正常的下丘脑-垂体-卵巢轴之间平衡失调，影响了自主神经中枢及其支配下的各脏器功能，从而出现一系列自主神经功能失调的症状。在卵巢切除或受放疗影响后雌激素急剧下降，症状更为明显，而雌激素补充后可迅速改善。

2. 神经递质 血 β-内啡肽及其自身抗体含量明显降低，引起神经内分泌调节功能紊乱。神经递质 5-羟色胺水平异常，与情绪变化密切相关。

3. 种族、遗传因素 个体人格特征、神经类型，以及职业、文化水平均与绝经综合征的发病及症状严重程度可能有关。绝经综合征患者大多神经类型不稳定，且有精神压抑或精神上受过较强烈刺激的病史。另外，经常从事体力劳动的人发生绝经综合征的较少，即使发生也较轻，消退较快。

【临床表现】

1. 近期症状

（1）月经紊乱：月经紊乱是绝经过渡期的常见症状，有四种表现：①月经频发：月经周期短于21天，常常伴有经前点滴出血致出血时间延长；②月经稀发：月经周期超过35天；③不规则子宫出血：排卵停止而发生功能性子宫出血；④闭经：子宫内膜不再增殖和脱落。多数妇女经历不同类型和时期的月经改变后逐渐进入闭经，而少数妇女可能突然闭经。

（2）血管舒缩症状：主要表现为潮红、潮热，血管舒缩功能不稳定所致，是雌激素降低的特征性症状。患者时感自胸部向颈及面部扩散的阵阵上涌的热浪，同时上述部位皮肤有弥散性或片状发红，继之出汗。持续时间一般1~3分钟。症状轻者每日发作数次，严重者十余次或更多，夜间或应激状态易促发。潮热严重时影响妇女的情绪、工作、睡眠，是绝经后期妇女需要性激素治疗的主要原因。此种症状可历时1~2年，有时长达5年或更长。

（3）自主神经失调症状：常出现心悸、眩晕、头痛、耳鸣、失眠等自主神经失调症状。

（4）精神神经症状：主要包括情绪、记忆及认知功能症状，其临床特征是绝经期首次发病，多伴有性功能衰退，主要精神症状是忧郁、焦虑、多疑等，可有兴奋型和抑郁型两种表现：①兴奋型表现为情绪烦躁、易激动、失眠、注意力不集中、多言多语、大声哭闹等神经质样症状；②抑郁型多烦躁、焦虑、内心不安、甚至惊慌恐惧，记忆力减退、缺乏自信、行动迟缓，严重者对外界冷淡，丧失情绪反应，甚至发展成严重的抑郁性神经官能症。

2. 远期症状

（1）泌尿、生殖道症状：出现外阴、阴道干燥、性交痛及反复发生阴道炎。排尿困难、尿急、发生尿痛等反复发生的尿路感染。

（2）骨质疏松：绝经后妇女骨质吸收速度快于骨质生成，促使骨质丢失变为疏松。骨质疏松主要指骨小梁减少，最后可能引起骨骼压缩使体格变小，严重者导致骨折，桡骨远端、股骨颈、椎体等部位易发生，骨折将引起一系列问题如疼痛、残废等。50岁以上妇女半数以上会发生绝经后骨质疏松，一般在绝经后5~10年内。

（3）阿尔茨海默病：表现为老年痴呆，记忆丧失，失语失认，定向计算、判断障碍及性格、行为、情绪改变。

（4）心血管病变：①血压升高或血压波动；②假性心绞痛，症状发生常受精神因素影响，且易变多样。绝经后妇女易发生动脉粥样硬化、心肌缺血、心肌梗死、高血压和脑出血，冠心病发生率及并发心肌梗死的死亡率也随年龄而增加。

【治疗原则】

1. 一般治疗 必要时可选用适量的镇静药以助睡眠，谷维素有助于调节自主神经功能，可以缓解潮热症状。为预防骨质疏松，患者应坚持身体锻炼，增加日晒时间，饮食注意摄取足量蛋白质及含钙丰富食物，并按医嘱补充钙剂。

2. 激素补充治疗（hormone replacement therapy，HRT） 是一种医疗措施，当机体缺乏性激素，并由此发生或将会发生健康问题时，需要外源地给予具有性激素活性的药物，以纠正与性激素不足有关的健康问题。有适应证且无禁忌证时选用。

（1）适应证

1）绝经相关症状：潮热、盗汗、睡眠障碍、疲倦、情绪障碍，如易激动、烦躁、焦虑、紧张或情绪低落。

2) 泌尿生殖道萎缩相关问题:阴道干燥、疼痛、排尿困难、性交痛、反复发作的阴道炎、反复泌尿系感染。

3) 低骨量及骨质疏松症:有骨质疏松症的危险因素及绝经后期骨质疏松症。

(2) 禁忌证:①已知或可疑妊娠;②原因不明的子宫出血;③已知或可疑雌激素依赖性肿瘤,如乳腺癌、子宫内膜癌;④近6个月内有活动性静脉或动脉血栓栓塞性疾病;⑤严重的肝、肾功能障碍,胆汁淤积性疾病;⑥血卟啉症。

(3) 慎用情况:子宫肌瘤、子宫内膜异位症、子宫内膜增生史、没有控制的糖尿病及严重高血压、血栓形成倾向、胆囊疾病、癫痫、偏头痛、哮喘、高催乳素血症、系统性红斑狼疮、乳腺良性疾病、乳腺癌家族史、及已完全缓解的宫颈鳞癌、子宫内膜癌、卵巢上皮性癌等。

(4) 制剂及剂量:主要药物为雌激素,常同时使用孕激素。剂量个体化,以取最小有效量为佳。原则上尽量选用天然性激素,以雌三醇和雌二醇间日给药最为安全有效。我国应用最多的是国产尼尔雌醇,可有效地控制潮热、多汗、阴道干燥和尿路感染。国外常用的有妊马雌酮、微粒化17-β雌二醇和替勃龙(7-甲异炔诺酮),孕激素制剂中最常用的是甲羟孕酮。

(5) 用药途径:性激素可经不同途径使用,根据患者不同情况选择不同制剂。口服以片剂为主;经皮肤有皮贴、皮埋片、涂抹胶;经阴道有霜、片、栓、硅胶环及盐悬剂;肌内注射有油剂及鼻喷用制剂。

(6) 用药方案:①序贯给药,有子宫者在雌激素治疗的后半周期加用孕激素制剂;②联合用药,雌、孕激素合剂。

(7) 用药时间:应用 HRT 时,应个性化用药,且在综合考虑治疗目的和危险的前提下,使用能达到治疗目的的最低有效剂量,没有必要限制 HRT 的期限。应用 HRT 时应至少每年进行 1 次个体化危险/受益评估,根据评估情况决定疗程的长短,并决定是否长期应用。在受益大于危险时,可继续给予 HRT。

【护理评估】

1. 健康史 对已 40 岁的妇女,若月经增多或不规则阴道出血,必须详细询问并记录病史,包括月经史、生育史、肝病、高血压、其他内分泌腺体疾病等。

2. 身心状况 绝经综合征患者的症状主要包括 3 个方面:①卵巢功能减退及雌激素不足引起的症状。②由于家庭因素和社会环境因素的变化诱发的一系列症状。③个性特点与精神因素引起的症状。

3. 相关检查

(1) 妇科检查:发现内外生殖器呈现不同程度的萎缩性改变,例如外阴萎缩,大、小阴唇变薄,皱襞减少;阴道萎缩,如合并感染,阴道分泌物增多,味臭;子宫颈及子宫萎缩变小,尿道口因萎缩而呈红色等。

(2) 辅助检查

1) 血液检查:通过血 FSH、E_2 等激素值测定,了解卵巢功能状况。进行血常规、血小板计数、出凝血时间、异常血细胞检查等,以了解患者的贫血程度及有无出血倾向。血脂检查了解胆固醇增高情况,主要是 β 脂蛋白。

2) 尿常规、细菌学检查、膀胱镜检查:以排除泌尿系统病变。

3) 宫颈刮片:进行防癌涂片检查。

4) 其他:必要时行骨密度测定;X 线、B 超、心电图、阴道脱落细胞、腹腔镜等检查。

【护理诊断/合作性问题】

1. 自我形象紊乱 与月经紊乱、出现精神和神经症状等绝经综合征症状有关。

2. 焦虑 与绝经前后内分泌改变、家庭和社会环境改变、个性特点、精神因素等有关。

3. 有感染的危险 与绝经期阴道黏膜变薄,反复发作阴道炎及抵抗力低下有关。

【护理目标】

(1) 患者能够积极参与社会活动,正确评价自己。

(2) 患者能够描述自己的焦虑心态和应对方法。

(3) 患者在围绝经期不发生膀胱炎、阴道炎等。

【护理措施】

1. 健康教育

(1) 介绍绝经前后减轻症状的方法,以及预防绝经综合征的措施。如适当地摄取钙和维生素 D,将减少因雌激素降低所致骨质疏松;规律的运动如散步、骑自行车等可以促进血液循环,维持肌肉良好的张力,延缓老化的速度,还可以刺激骨细胞的活动,延缓骨质疏松症的发生;正确对待性生活等。

(2) 设立相关门诊,以利咨询、指导和加强护理。具体咨询内容包括:①帮助患者了解绝经是正常生理过程。②耐心解答患者提出的问题,使护患合作和相互信任,共同发挥防治作用。③防癌检查,主要是女性生殖道和乳腺肿瘤。④积极防治绝经妇女常见病、多发病,如糖尿病、高血压、冠心病、肿瘤和骨质疏松症。⑤防治绝经妇女常见、多发的妇女病,如阴道炎症、绝经后出血、子宫脱垂、尿失禁等。⑥宣传雌激素补充疗法的有关知识。

2. 心理护理 与此期妇女交往时,通过语言、表情、态度、行为等去影响患者的情绪和行为,使护理人员和患者双方发挥积极性,相互配合,达到缓解症状的目的;使其家人了解绝经期妇女可能出现的症状并给予同情、安慰和鼓励。

3. 指导用药 帮助患者了解用药的目的、药物剂量、用药时可能出现的反应等,督促长期使用性激素者接受定期随访。开始 HRT 后,可于 1~3 个月复诊,以后随诊间隔为 3~6月,1 年后的随诊间隔为 6~12 个月。若出现异常的阴道流血或其他不良反应应随时复诊,每次复诊须仔细询问病史及其他相关问题。推荐每年 1 次体格检查和辅助检查;每 3~5 年一次骨密度测定。

指导患者用药期间注意观察,若子宫不规则出血,应做妇科检查并进行诊断性刮宫,刮出物送病理检查以排除子宫内膜病变。雌激素剂量过大时可引起乳房胀痛、白带多、阴道出血、头痛、水肿或色素沉着等。孕激素副作用包括抑郁、易怒、乳腺痛和浮肿。雄激素有发生高血脂、动脉粥样硬化、血栓栓塞性疾病危险,大量应用出现体重增加、多毛及痤疮,口服时影响肝功能。

【护理评价】

(1) 患者认识到绝经是女性正常生理过程,能以乐观、积极的态度对待自己,参与社区活动。

(2) 患者与家人、亲戚及朋友关系融洽,互相理解。

(3) 绝经妇女无感染性疾病发生。

(王 卓)

思 考 题

1. 王女士,35岁,为功血患者,基础体温测定呈双相型,表现为排卵后体温上升缓慢,上升幅度偏低,升高时间仅维持9~10日即下降。问题:
(1) 与其功血类型相对应的临床特点有哪些?
(2) 采取的护理措施有哪些?

2. 李女士,50岁,月经已经停止1年,检查发现其生殖器官发生萎缩,阴道黏膜变薄,阴道分泌物较少,盆底肌肉松弛。问题:
(1) 患者除生殖系统发生改变外还会伴有哪些症状?
(2) 护士如何对患者进行健康指导?

【附】 多囊卵巢综合征

多囊卵巢综合征(polycystic ovarian syndrome,PCOS),又称Stein-Leventhal综合征,1935年由Stein和Leventhal首次提出,以月经紊乱、持续无排卵、高雄激素表现合并卵巢多囊性变为特征,常伴有胰岛素抵抗、代偿性高胰岛素血症和肥胖。多囊卵巢综合征是导致青春期和育龄期妇女月经失调的一种常见内分泌紊乱疾病。

多囊卵巢综合征是导致女性不孕的主要原因之一,也会增加妊娠后自然流产的风险性,其远期并发症包括子宫内膜癌、乳腺癌、糖尿病、高血压、心血管疾病等。

【病因】

至今尚未确定病因、机制,目前认为以下几点可能是引起该病内分泌异常的相关原因。

1. 基因与环境因素相互作用的结果 多囊卵巢综合征存在家庭聚集现象,由此可能相关的环境因素包括日常生活方式、地域、营养失调等。

2. 肾上腺内分泌功能紊乱 50%患者存在脱氢表雄酮及脱氢表雄酮硫酸盐升高,脱氢表雄酮硫酸盐升高提示过多的雄激素来自肾上腺。肾上腺皮质产生过量的雄激素,雄激素过多抑制下丘脑分泌功能,进而抑制卵巢功能,导致优势卵泡的发育和成熟受到影响。

3. 下丘脑-垂体-卵巢功能障碍 ①垂体对下丘脑分泌的促性腺激素释放激素敏感性增加,使垂体促黄体生成素分泌过量,刺激卵巢产生过量雄激素。卵巢内高雄激素使小卵泡发育停止,无优势卵泡形成。②由于卵巢中的小卵泡可以分泌相当于早卵泡期水平的雌二醇,加之雄烯二酮在外周组织芳香化酶作用下可转化为雌酮,进而又形成高雌酮血症。持续分泌的雌酮和雌二醇作用于下丘脑及垂体,对促黄体生成素的分泌进行正反馈调节,促黄体生成素的集聚使其浓度持续维持在高水平,失去周期性变化规律。③雌激素对卵泡刺激素的分泌进行负反馈调节,引起卵泡刺激素水平降低。以上三点原因引起雄激素分泌过多和持续无排卵的恶性循环,最终导致卵巢多囊样改变。

4. 胰岛素抵抗和高胰岛素血症 过量的胰岛素作用于垂体,引起肾上腺和卵巢分泌雄激素,最终使血清内游离睾酮的浓度上升,黑棘皮症是胰岛素抵抗的标志。

5. 胰岛素样生长因子-1对卵泡的影响 胰岛素样生长因子-1和卵泡刺激素共同促进卵泡内酶的活性,有利于雌激素的合成。而高胰岛素血症则会促使胰岛素样生长因子-1与胰岛素受体结合,阻碍卵泡的发育。

【临床表现】

1. 月经不调 多表现为月经稀发或闭经,闭经前常有月经稀发或经量过少的表现,也可表现为功能失调性子宫出血。

2. 不孕 育龄期妇女常因持续性无排卵导致不孕,即使妊娠也会出现较高的自然流产率。

3. 多毛及痤疮 受高雄激素血症和多毛的体质影响,患者毛发增多,阴毛分布呈男性化倾向,多分布于上唇、乳头及乳晕周围、腹中线及肛周等。雄激素浓度过高也会导致油质性皮肤和痤疮的出现。

4. 肥胖 多自青春期开始出现,与胰岛素抵抗、高胰岛素血症等因素有关。

5. 黑棘皮症 灰褐色色素沉着于颈部、背部、腋下、乳房下方、腹股沟及阴唇等部位的皮肤皱褶处,呈灰棕色天鹅绒样,伴皮肤角化过度。

【治疗原则】

抗雄激素治疗,调节月经周期,诱发排卵。

1. 一般治疗 肥胖患者应限制高糖及高脂饮食的摄入,加强锻炼,控制体重。

2. 药物治疗

(1) 调节月经周期

1) 口服避孕药:可以有效地抑制促黄体生成素的合成和分泌,抑制雄激素的产生,还可防止子宫内膜过度增殖或不典型增生变化,调整月经周期。

2) 孕激素后半周期疗法:孕激素可保护子宫内膜,并能有效改善月经不调的症状,恢复规律月经。另外该疗法能够抑制促黄体生成素的分泌,部分患者经治疗后可以恢复排卵。

(2) 抗雄激素治疗

1) 糖皮质类固醇:适用于肾上腺来源或肾上腺和卵巢混合来源的高雄激素患者。口服地塞米松,每日0.25mg,可以有效抑制脱氢表雄酮硫酸盐浓度。但每日最大剂量不宜超过0.5mg,以免造成垂体-肾上腺轴的过度抑制。

2) 醋酸环丙孕酮:有较强的抗雄激素作用,为合成17-羟孕酮类衍生物,能抑制垂体促性腺激素的分泌,使血清睾酮水平降低。与炔雌醇组成口服避孕药,对降低高雄激素血症和治疗高雄激素表现有效。

3) 螺内酯:是醛固酮受体的竞争性抑制剂,可抑制卵巢和肾上腺合成雄激素,并增强雄激素的代谢。抗雄激素治疗时,每日剂量为40~200mg。若出现月经不规律,可联合应用口服避孕药。

(3) 纠正胰岛素抵抗:对胰岛素抵抗患者使用胰岛素增敏剂如二甲双胍,可以增加胰岛素与受体的结合,使胰岛素水平降低,从而减轻胰岛素对促黄体生成素的刺激作用,使促黄体生成素水平下降。

(4) 诱发排卵:患者需在适当补充营养,稳定精神状态、抗雄激素治疗、纠正胰岛素抵抗、肾上腺及甲状腺功能障碍的基础上进行诱发排卵的治疗。氯米芬为促进排卵的首选药物,具有促进卵泡刺激素分泌的作用,从而诱发排卵。在诱发排卵的治疗中氯米芬也常与绒毛膜促性腺激素或肾上腺皮质激素联合应用。对氯米芬治疗无效者,可谨慎使用人绝经期促性腺激素,但应注意该药物可能诱发的卵巢过度刺激征。

3. 手术治疗

（1）腹腔镜下多囊卵巢打孔术：采用电凝和激光技术对多囊卵巢穿刺打孔，可降低卵巢过度刺激综合征的发生率，减少粘连，提高排卵率和妊娠率。该手术方式因破坏了卵巢间质使血清雄激素水平下降，同时能够改善卵巢局部血液循环，降低血清 LH 浓度和 LH/FSH 的比值。腹腔镜下多囊卵巢打孔术是目前治疗多囊卵巢综合征较为理想的技术和手段。

（2）双侧卵巢楔形切除术：双侧卵巢组织各切除 1/2～2/3，以降低雄激素水平，减轻多毛症状，提高妊娠率。该手术方式有较高的术后粘连率，目前临床已很少采用。

【护理评估】

1. 健康史 收集与多囊卵巢综合征相关的既往史和现病史。询问患者发病年龄、月经（初潮、经期、周期、经量等）、婚育史、家族史、手术史，对继发不孕的患者应了解既往流产情况等。

2. 身心状况

（1）身体评估：检查患者全身发育状况、第二性征发育状况、皮肤完整性、有无色素沉着、有无多毛及其分布特点等。

（2）心理、社会评估：多囊卵巢综合征会影响女性外在形象，患者会因此而出现焦虑、绝望及自卑等消极的自我否定情绪。病程过长及反复治疗效果不明显时会增加患者及其家属的心理压力，对诊疗和护理丧失信心，反过来这种消极情绪又会对病情本身产生不利影响。

3. 辅助检查

（1）基础体温测定呈单相型，基础体温曲线不会呈现"前低后高"的双相型趋势。

（2）超声检查可见双侧卵巢体积增大，包膜回声增强，轮廓较光滑，间质回声增强；卵巢边缘围绕着多个大小不等的无回声区，呈车轮状排列，称为"项链征"。

（3）诊断性刮宫术宜在月经前数日或月经来潮6小时内刮取，可以刮取出不同程度增殖改变的子宫内膜，无分泌期子宫内膜。

（4）通过腹腔镜检查可直接观察到增大的卵巢，外观呈灰白色，表面光滑，包膜增厚，包膜下可见多个卵泡，有新生血管，但无排卵征象及黄体。

（5）内分泌检查

1）血清硫酸脱氢表雄酮、雄烯二酮、睾酮水平升高，血清睾酮浓度的最高值不超过正常上限的2倍。

2）血清促黄体生成素水平升高，血清卵泡刺激素水平正常或降低，LH/FSH 的比值范围在2.5～3之间。非肥胖型患者的 LH/FSH 比值大多升高，肥胖患者因瘦素等因素对中枢促黄体生成素的抑制作用，LH/FSH 比值也可在正常范围内。

3）血清雌激素水平正常或增高，无规律性的周期变化。

4）尿17-酮皮质类固醇水平正常或轻度升高。若正常提示雄激素来源于卵巢，若升高则提示肾上腺功能亢进。

5）部分卵巢综合征患者血清催乳素（PRL）水平高于 $25\mu g/L$。

6）肥胖者应检测空腹血糖，并做口服葡萄糖耐量试验（OGTT）。若条件允许还可对空腹胰岛素水平（正常值应低于 20mU/L）及葡萄糖负荷后血清胰岛素水平（正常值应低于 150mU/L）进行测定。

【护理诊断/合作性问题】

1. **自我形象紊乱** 与治疗效果不明显、月经稀发或闭经、不孕等导致自我否定有关。
2. **焦虑** 与担心疾病会对女性形象、性生活质量、生育能力产生不良影响有关。
3. **功能障碍性悲哀** 与担心缺失女性形象有关。
4. **潜在并发症** 子宫内膜癌、糖尿病等。

【护理目标】

（1）患者能够接受多囊卵巢综合征的事实，正确评价自己。
（2）患者能够描述焦虑的状态和应对方法。
（3）患者能够积极主动地配合治疗。

【护理措施】

1. **控制体重** 饮食宜清淡、低热量，多吃蔬菜水果。控制饮食中糖、脂肪、蛋白质的比例，提倡优质蛋白质饮食，如鱼类、豆类，禁忌高糖、油炸或高脂肪类饮食。多食用利于胃肠蠕动的粗粮，预防便秘。应加强锻炼，运动形式可采用步行慢跑等。原则上体重指数（BMI）<30kg/m^2 者可慢跑、快走等，BMI≥30kg/m^2 者建议游泳。

2. **指导用药** 帮助患者了解药物的作用、不良反应、用药剂量、方法及时间。护士应耐心向患者讲解服药的目的和重要性，告知患者不可擅自停药。在用药治疗期间，若出现药物所致的副反应，如恶心、呕吐等，随时与医护人员联系。

3. **心理护理** 护士应积极与患者进行沟通交流，加强人文关怀，充分发挥社会支持系统的作用，及时了解患者心理变化并对患者的消极情绪进行疏导。

4. **其他** 对于接受手术治疗的患者，做好相关术前准备。

【护理评价】

（1）患者能正确认识自己的病情，积极配合治疗。
（2）患者能正确应对焦虑，与家人相处融洽，相互理解。

（王怡涵）

第二十六章 子宫内膜异位性疾病妇女的护理

> **学习目标**
> 识记:子宫内膜异位症和子宫肌腺病的定义、病因、病理变化。
> 理解:子宫内膜异位症和子宫肌腺病的临床表现、治疗原则。
> 运用:应用护理程序为子宫内膜异位症和子宫腺肌病妇女提供整体护理。

子宫内膜异位症和子宫腺肌病是妇科常见病,两者均由具有生长功能的异位子宫内膜随卵巢周期改变所导致的一系列临床症状,临床上常可以同时存在,虽然都是由异位内膜引发的,但两者的发病机制及组织发生学不相同,临床表现及其对卵巢激素的敏感性亦有差异。前者对孕激素敏感,可以用孕激素治疗,而后者不敏感。

第一节 子宫内膜异位症

【概述】

具有活性的子宫内膜组织(腺体和间质)出现在子宫腔被覆黏膜以外部位时称为子宫内膜异位症(endometriosis,EMT),简称内异症。异位内膜可出现在全身任何部位,如腹壁、脐、膀胱、肾、输尿管、肺、胸膜、乳腺,甚至手臂、大腿等处,但绝大多数位于盆腔内,以卵巢及宫骶韧带、盆腔腹膜最常见,其次为子宫、直肠子宫陷凹、阴道直肠膈等部位,故有盆腔子宫内膜异位症之称。因为青春期前无发病;自然绝经或切除双侧卵巢后包括手术或放射治疗后,异位内膜可逐渐萎缩吸收;妊娠或使用性激素抑制卵巢功能,可暂时阻止疾病发展,临床症状缓解或消失,故内异症是激素依赖性疾病。内异症在病理上呈良性形态学表现,但临床上、生物学行为具有类似恶性肿瘤的种植、侵蚀及远处播散转移等能力。逐渐加重的盆腔疼痛、重度盆腔粘连和不孕是患者的主要临床表现。

流行病学调查显示,子宫内膜异位症是引起盆腔疼痛与不孕的常见病,但由于子宫内膜异位症发病因素复杂,临床表现差别大,目前没有理想的分期方法和调查标准,且难以选择合适的对照组,流行病学研究落后于其他疾病。文献报道子宫内膜异位症的发病率差别大,约2%~48%,育龄期是内异症的高发年龄,76%在25~45岁,与内异症是激素依赖性疾病相吻合。初潮年龄早、周期短、生育少、生育晚的妇女发病明显多于多生育者,皆是因为经血与盆腔接触的机会多有关。有报道绝经后用激素替代的妇女也有发病者。近年本病发病率呈明显上升趋势,与社会经济状况呈正相关,可能的原因是,脑力劳动者长期精神紧张,并缺乏规律运动,导致机体免疫功能下降或紊乱,促进异位症发生、发展,也与诊断技术水平及诊断手段提升有关,尤其是腹腔镜介入后,使内膜异位症的发病率增加。慢性盆腔疼痛及痛经在患者中发病率为20%~90%,25%~35%不孕患者与此病有关,非内膜异位症妇科手术中有5%~15%患者被发现有内异灶存在,而无内膜异位症表现。

【病因与发病机制】

异位子宫内膜来源至今尚未阐明,近年来在此病的研究方面取得很大成绩,特别是对轻度子宫内膜异位的研究,证实了腹腔内环境中巨噬细胞以及各种细胞因子、免疫球蛋白等的变化,在发病过程中起着重要作用,目前较一致的观点是用多因子发病理论来解释发病机制:

1. 子宫内膜种植学说 1921年Sampson首先提出经期时子宫内膜腺上皮和间质细胞,可随经血逆流经输卵管进入盆腔,种植于卵巢和邻近的盆腔腹膜,并在该处继续生长、蔓延,形成盆腔内异症,称经血逆流学说,多数临床和实验资料均支持这一学说,支持此学说的根据有:①70%~90%妇女有经血逆流,在经血或早卵泡期的腹腔液中,均可见有活性的内膜细胞。开腹与腹腔镜均发现有经血逆流。②月经过多或先天性阴道闭锁或宫颈狭窄等经血排出受阻者,子宫内膜异位发病率高。③医源性内膜种植,如剖宫产后腹壁疤痕或分娩后会阴切口出现内异症,可能是术时将具有活性子宫内膜携带至切口直接种植所致,患者有多次宫腔手术操作史(人工流产、输卵管通液等)亦不少见。④动物实验能将经血中的子宫内膜移植于猕猴腹腔内存活生长,借助外援雌激素,形成典型内异症。种植学说虽被绝大多数学者接受,但它无法解释盆腔外内异症的发生,也不能解释多数育龄女性存在经血逆流,但仅少数(10%~15%)发病的情况。

子宫内膜也可通过淋巴及静脉向远处播散,发生移位种植,是子宫内膜移位种植学说的组成部分。很多学者在光镜检查时发现盆腔淋巴管、淋巴结及盆腔静脉中有子宫内膜组织,提出子宫内膜可通过淋巴、静脉向远处播散。临床上所见远离盆腔的器官,如肺、四肢的皮肤、肌肉等发生内异症,可能就是内膜经血行和淋巴播散的结果。盆腔外内异症的发生率极低,该学说又无法说明子宫内膜如何通过的静脉和淋巴系统,是否与机体的免疫功能有关。

2. 体腔上皮化生学说 卵巢表面上皮、盆腔腹膜均是由胚胎期具有高度化生潜能的体腔上皮分化而来,Mayer提出体腔上皮分化来的组织在受到持续卵巢激素或经血逆流及慢性炎症的反复刺激后,能被激活转化为子宫内膜样组织。但目前又有动物实验证实,小鼠卵巢表面上皮可经过k-ras激活途径直接化生为卵巢内异症病变。

3. 诱导学说 未分化的腹膜组织在内源性生物化学因素诱导下可发展成为子宫内膜组织。此学说是体腔上皮化生学说的延伸,在动物实验中已证实,而在人类尚无证据。

4. 遗传学说 本病具有家族聚集性,患者一级亲属的发病风险是无家族史者的7倍,家族史阳性患者痛经严重程度显著高于家族阴性患者,家族中有多个患者时,患者疼痛症状的发作年龄趋于一致,这些都提示此病发病特点是多基因遗传性疾病。单卵双胎孪生姐妹发病率高达75%。患者常出现非整倍体(11,16,17)、三倍体(1,7)、单倍体(9,17)以及片段序列丢失(lp,22q,5q,70)等染色体异常。有研究发现内异症与谷胱甘肽转移酶、半乳糖转移酶和雌激素受体的基因多态性有关。

5. 免疫发病学说 越来越多的证据表明免疫调节异常在内异症的发生、发展各环节起重要作用,表现为免疫监视、免疫杀伤功能的细胞如NK细胞等细胞毒性作用减弱而不能有效清除异位内膜,免疫活性细胞释放IL-6、EGF、FGF等细胞因子促进异位内膜存活、增殖并导致局部纤维增生、粘连、细胞黏附分子异常表达、协同参与异位内膜的移植、定位和黏附等。该病的临床特点及自身抗体可能为寡克隆激活模式,表明它具有自身免疫性疾病的特征。发病机制有:子宫内膜异位种植的免疫异常、排斥异常机制;异位子宫内膜黏附的免疫机制;异位子宫内膜增殖的免疫机制。研究还发现内异症与SLE、黑色素瘤及某些HLA抗原有关,患者的IgG及抗子宫内膜抗体明显增加,表明其具有自身免疫性疾病的特征。还有证据表明,内异症与亚临床腹膜炎有关,表现为腹腔液中巨噬细胞、炎性细胞因子、生长因子、促血管生成物质增加,从而促进内膜移位存活,增殖并导致局部纤维增生、粘连。总之,目前的研究结果表明,子宫内膜异位症的免疫发病机制可能为免疫抑制与免疫促进失衡导致的免疫失控所致。在疾病发病早期,机体表现积极的免疫反应,但内膜组织释放的有害因子与免疫系统相互作用的消长过程中,诱发免疫系统释放一系列反馈因子,协同作用进一步抑制免疫活性细胞对免疫细胞的清除,使免疫系统逆转为免疫促进,使异位内膜转移、定位、生长。

6. 其他因素 国内外学者提出"异位内膜决定论"认为子宫内膜的生物学特性是内异症发生的决定因素,局部微循环是影响因素,血管生成参与了内异症的发生机制,患者腹腔液中 VEGF 等血管生长因子增多,使盆腔微血管生长增加,导致异位内膜得以成功地种植生长。另外,异位内膜有芳香化酶 mRNA 和细胞色素 P-450 蛋白的高表达,而 Ⅱ 型 17-β 羟类固醇脱氢酶表达下降,表明异位内膜除自分泌雌激素外,还可削弱对 17-β 雌二醇的灭活作用,促进自身增殖。此外,子宫内膜细胞凋亡减少与疾病进程有关。

【临床表现】

子宫内膜异位症的症状主要有慢性盆腔痛、性交痛、痛经、不孕,临床表现因人和病变部位的不同而多种多样,症状特征与月经周期密切相关。

1. 症状

(1) 疼痛:疼痛是本病的主要症状之一,异位子宫内膜形成后的继发性痛经及随局部病变的加重而逐渐加重的进行性痛经被认为是子宫内膜异位症的典型症状,其原因为异位病灶受周期性卵巢激素影响而出现类似月经期变化,如增生、出血,疼痛多位于下腹部、腰骶及盆腔中部,有时可放射至会阴部、肛门及大腿,常于月经来潮前 1~2 天出现,经期第一日最剧烈,以后逐渐减轻,至月经干净时消失。如子宫内膜异位灶位于子宫肌层,可使子宫肌肉痉挛收缩,痛经症状更加明显。此外痛经与局部前列腺素(PGs)产生有关,常伴恶心、呕吐、腹泻等。卵巢子宫内膜异位囊肿在下列情况下可以发生破裂:经前或经期反复出血,使囊内压增高;妊娠期间或使用大剂量孕激素治疗,囊壁血管增生,充血水肿组织软化破裂;排卵孔的存在也可破裂。疼痛严重程度与病灶大小不一定呈正比,粘连严重、卵巢异位囊肿患者可能并无疼痛,而盆腔内小的散在病灶却可引起难以忍受的疼痛。少数患者表现为持续性下腹痛,经期加剧。有 27%~40% 患者无痛经,由此可知,痛经并非子宫内膜异位症必须具备的症状。

(2) 不孕:子宫内膜异位症不孕率高达 40% 左右。实验动物模型发现,子宫内膜异位症的确可以降低生育率和导致不孕,而引起不孕的原因复杂,如盆腔微环境改变,腹腔液浸绕着盆腔器官,又与盆腔异位病灶直接接触,文献报道腹水可引起输卵管的拾卵障碍,腹腔液还可使精子活动力减低,尤以腹腔液中巨噬细胞数量增加有关,其吞噬精子作用亢进。此外腹水中的细胞因子,特别是白细胞介素,影响精卵结合及运送、免疫功能异常导致抗子宫内膜抗体增加而破坏子宫内膜正常代谢及生理功能、卵巢功能异常导致排卵障碍和黄体形成不良等。人们观察到子宫内膜异位症患者血清催乳素水平升高可能是引起不孕的一个病因或者诱发因素。黄素化未破裂卵泡综合征(LUFS)是另一种类型的排卵功能障碍,子宫内膜异位症患者合并 LUFS 为 5.8%~79%,亦是其发生不孕的原因。目前研究免疫功能异常对不孕的影响,引起人们更多的关注。中、重度患者可因卵巢、输卵管周围粘连影响受精卵运输。

(3) 月经异常:15%~30%患者有经量增多、经期延长或月经淋漓不尽。可能与卵巢实质病变、无排卵、黄体功能不足或合并有子宫腺肌病和子宫肌瘤有关。

(4) 性交不适:多见于直肠子宫陷凹有异位病灶或因局部粘连使子宫后倾固定者。性交时碰撞或子宫收缩上提而引起疼痛,一般表现为深部性交痛,月经来潮前性交痛最明显。

(5) 其他特殊症状:盆腔外任何部位有异位内膜种植生长时均可在局部出现周期性疼痛、出血和肿块,并出现相应症状。肠道内异症可出现腹痛、腹泻、便秘或周期性少量便血,严重者可因肿块压迫肠腔而出现肠梗阻症状;膀胱内异症常在经期出现尿痛和尿频,但多被痛经症状掩盖而被忽视;异位病灶侵犯和(或)压迫输尿管时,引起输尿管狭窄、阻塞,出现腰痛和血尿,甚至形成肾盂积水和继发性肾萎缩;手术瘢痕异位症患者常在剖宫产或会阴侧切术后数月至数年出现周期性瘢痕处疼痛,在瘢痕深部扪及剧痛包块,随时间延长,包块逐渐增大,疼痛加剧。

除上述症状外,卵巢子宫内膜异位囊肿破裂时,囊内容物流入盆、腹腔引起突发性剧烈腹痛,伴恶心、呕吐和肛门坠胀。疼痛多发生于经期前后或性交后,症状类似输卵管妊娠破裂,但无腹腔内出血。

2. 体征 较大的卵巢异位囊肿在妇科检查时可扪及与子宫粘连的肿块。囊肿破裂时腹膜刺激征阳性。典型盆腔内异症双合诊检查时可发现子宫后倾固定,直肠子宫陷凹、宫骶韧带或子宫后壁下方可扪及触痛性结节,一侧或双侧附件处触及囊实性包块,活动度差。病变累及直肠阴道间隙时可在阴道后穹隆触及,触痛明显,或直接看到局部隆起的小结节或紫蓝色斑点。

【治疗原则】

治疗内异症的根本目的是"缩减和去除病灶,减轻和控制疼痛,治疗和促进生育,预防和减少复发"。治疗方法应根据患者年龄、症状、病变部位和范围以及对生育要求等加以选择,强调治疗个体化。症状轻或无症状的轻微病变选用期待治疗。有生育要求的轻度患者先行药物治疗,重者行保留生育功能手术;年轻无生育要求的重度患者可行保留卵巢功能手术,并辅以性激素治疗;症状及病变均严重的无生育要求者考虑行根治性手术。

1. 期待治疗 对患者定期随访,并对症处理病变引起的轻微经期腹痛,可给予前列腺素合成酶抑制剂(吲哚美辛、萘普生、布洛芬等)。希望生育者应尽早行不孕的各项检查,如子宫输卵管造影或输卵管通畅试验,特别是行腹腔镜下输卵管通液检查,或镜下对轻微病灶进行处理,解除输卵管粘连扭曲,促使其尽早受孕。一旦妊娠,异位内膜病灶坏死、萎缩,分娩后症状缓解并有望治愈。

2. 药物治疗 包括抑制疼痛的对症治疗、抑制雌激素合成使异位内膜萎缩、阻断下丘脑-垂体-卵巢轴的刺激和出血周期为目的的性激素抑制治疗,适用于有慢性盆腔痛、经期痛经症状明显、有生育要求及无卵巢囊肿形成患者。采用使患者假孕或假绝经性激素的疗法已成为临床治疗内异症的常用方法。卵巢的异位内膜组织大多来源于经血倒流种植,这些内膜不同于腺肌病的异位内膜来自于子宫内膜基底层,对激素不敏感,相反,它们较成熟,类似于异位的子宫内膜,对卵巢激素具有周期性的反应,但有时同一组织的不同病灶也有差异。但对较大的卵巢内膜异位囊肿,特别是卵巢包块性质未明者,不宜用药物治疗。

(1) 口服避孕药:是最早用于治疗内异症的激素类药物,其目的是降低垂体促性腺激素水平,并直接作用于子宫内膜和异位内膜,导致内膜萎缩和经量减少。长期连续服用避孕药造成类似妊娠的人工闭经,称假孕疗法。目前临床上常用低剂量高效孕激素和炔雌醇复合制剂,用法为每日1片,连续用6~9月,此法适用于轻度内异症患者。

(2) 孕激素:单用人工合成高效孕激素,通过抑制垂体促性腺激素分泌,造成无周期性的低雌激素状态,并与内源性雌激素共同作用,造成高孕激素性闭经和内膜蜕膜化,形成假孕。各种制剂疗效相近且费用较低。所用剂量为避孕剂量的3~4倍,连续应用6个月,如甲羟孕酮(medroxyprogesterone)30mg/d,副反应有恶心、轻度抑郁、水钠潴留、体重增加及阴道不规则点滴出血等。患者在停药数月后痛经缓解,月经恢复。

(3) 孕激素受体水平拮抗剂:米非司酮(mifepristone)与子宫孕酮受体的亲和力是孕酮的5倍,有较强的抗孕激素作用,每日口服25~100mg,造成闭经使病灶萎缩。副反应轻,无雌激素样影响,亦无骨质丢失危险,长期疗效有待证实。

(4) 孕三烯酮(gestrinone):为19-去甲睾酮甾体类药物,有抗孕激素、中度抗雌激素和抗性腺效应,能增加游离睾酮含量,减少性激素结合球蛋白水平,抑制FSH、LH峰值并减少LH均值,使体内雌激素水平下降,异位内膜萎缩、吸收,也是一种假绝经疗法。该药在血浆中半衰期长达28小时,每周仅需用药两次,每次2.5mg,于月经第一日开始服药,6个月为一疗程,治疗后50%~100%患者发生闭经,症状缓解率达95%以上。孕三烯酮与达那唑相比,疗效相近,但副反应较低,对肝功能影响较小且可逆,很少因转氨酶过高而中途停药,且用药量少、方便。孕妇忌服。

(5) 达那唑(danazol):为合成的17a-乙炔睾酮衍生物。抑制FSH、LH峰;抑制卵巢甾体激素生成并增加雌、孕激素代谢;直接与子宫内膜雌、孕激素受体结合抑制内膜细胞增生,最终导致子宫内膜萎缩,出现闭经。因FSH、LH呈低水平,又称假绝经疗法。适用于轻度及中度内异症痛经明显的患者。用法:月经第1日开始口服200mg,每日2~3次,持续用药6个月。若痛经不缓解或未闭经,可加至每日4次。疗程结束后约90%症状消失。停药后4~6周恢复月经及排卵。副反应有恶心、头痛、潮热、乳房缩小、体重增加、性欲减退、多毛、痤疮、皮脂增加、肌痛性痉挛等。一般能耐受。药物主要在肝脏代谢,已有肝功能损害者不宜使用,也不适用于高血压、心力衰竭、肾功能不全、妊娠患者。

(6) 促性腺激素释放激素激动剂(gonadotropinreleasing hormone analogue,GnRH-a):为人工合成的十肽类化合物,其作用与体内GnRH相同,能促进垂体LH和FSH释放,其活性较天然GnRH高百倍。且半衰期长,稳定性好,抑制垂体分泌促性腺激素,导致卵巢激素水平明显下降,出现暂时性闭经,此疗法又称药物性卵巢切除。我国目前常用的GnRH-a类药物有:亮丙瑞林3.75mg,月经第1日皮下注射后,每隔28日注射一次,共3~6次;戈舍瑞林3.6mg,用法同前。一般用药后第2个月开始闭经,可使痛经缓解,停药后在短期内排卵可恢复。副反应主要有潮热、阴道干燥、性欲减退和骨质丢失等绝经症状,停药后多可消失。但骨质丢失需要一年才能逐渐恢复正常。因此在应用GnRH-a 3~6个月,可以酌情给予反向添加治疗提高雌激素水平,预防低雌激素水平相关的血管症状和骨质丢失的发生,可以增加患者的顺应性,如妊马雌酮0.625mg加甲羟孕酮2mg,每日一次或替勃龙1.25mg/d。

3. 手术治疗 适用于药物治疗后症状不缓解、局部病变加剧或生育功能未恢复者;较大的卵巢内膜异位囊肿且迫切希望生育者。腹腔镜手术是本病的首选治疗方法,目前认为以腹腔镜确诊、手术+药物治疗为内异症的金标准治疗。且由于腹腔镜的应用,使得本病得以早期诊断,加上其与不孕的密切关系,因此,对年轻而又有生育要求的患者来说,保守性外科治疗,越来越显得重要。保守性外科治疗目的大致有如下几点:①消除病灶,如粘连;②恢复正常的解剖关系;③止血;④非创伤性和整形手术。手术方式如下:

（1）保留生育功能手术：切净或破坏所有可见的异位内膜病灶，但保留子宫、一侧或双侧卵巢，至少保留部分卵巢组织。适用于药物治疗无效、年轻和有生育要求的患者。术后复发率约40%。因此术后应尽早妊娠或使用药物以减少复发。

（2）保留卵巢功能手术：切除盆腔内病灶及子宫，保留至少一侧或部分卵巢。适用于症状明显且无生育要求的45岁以下患者。术后复发率约5%。

（3）根治性手术：将子宫、双附件及盆腔内所有异位内膜病灶予以切除和清除，适用于45岁以上重症患者。术后不用雌激素补充治疗者，几乎不复发。双侧卵巢切除后，即使盆腔内残留部分异位内膜病灶，也能逐渐自行萎缩退化直至消失。

4. 手术与药物联合治疗 手术治疗前给予3~6个月的药物治疗使异位病灶缩小、软化，有利于缩小手术范围和手术操作。对手术不彻底或术后疼痛不缓解者，术后给予6个月的药物治疗推迟复发。

5. 不孕的治疗 药物治疗对改善生育状况帮助不大。腹腔镜手术能提高术后妊娠率，治疗效果取决于病变程度。希望妊娠者术后不宜应用药物巩固治疗，应行促排卵治疗，争取尽早治疗。手术后2年内未妊娠者再妊娠机会甚微。

【护理评估】

1. 病史 询问患者年龄、家族史、月经史、孕产史。

2. 身体评估

（1）症状：询问痛经或腹痛起始时间、疼痛程度和持续时间，有无性交痛和肛门坠胀感等。

（2）体征：常规进行双合诊和三合诊。

（3）辅助检查：腹腔镜检查是目前诊断子宫内膜异位症的最佳方法。超声是检查子宫内膜异位症的有效方法。

1）妇科检查：怀疑有子宫内膜异位症的患者，除了双合诊检查外，必须进行三合诊检查。典型的盆腔子宫内膜异位症患者在进行盆腔检查时，可发现子宫被粘连，致使后倾、活动受限甚至固定。子宫正常大小或略大饱满并有轻压痛；一侧或双侧附件区可扪及与子宫相连的不活动囊性包块，囊肿一般小于10cm，有轻压痛；子宫骶韧带、子宫后壁或直肠子宫陷凹处可触及不规则的硬结节，触痛明显。如阴道直肠受累，可在阴道后穹隆部扪及甚至看见突出的蓝紫色结节。

2）影像学检查：阴道和腹部的B型超声检查是鉴别卵巢异位囊肿和膀胱、阴道、直肠隔内异症的重要方法，可确定异位囊肿位置、大小和形状，其诊断敏感性和特异性均在96%以上。囊肿呈圆形或椭圆形，与周围特别是与子宫粘连，囊壁厚而粗糙，囊内有细小的絮状光点。因囊肿回声图像无特异性，不能单纯依靠B型超声图像确诊。盆腔CT及MRI对盆腔内异症有诊断价值，但费用较昂贵。

3）血清CA125测定：在正常情况下血清中CA125浓度由贮存在腹腔液中的CA125扩散到血液中的。重度子宫内膜异位症患者的异位病灶引起腹膜损害更重。血清CA125浓度可能增高，重症患者更为明显，但其变化范围很大，临床上多用于重度内异症和疑有深部异位病灶者。在诊断早期内异症时，腹腔液CA125值较血清值更有意义。但血清CA125在其他疾病如卵巢癌、盆腔炎性疾病也可出现增高，CA125诊断内异症的敏感性及特异性均较低，与腹腔镜相比缺乏诊断价值。血清CA125水平用于监测异位内膜病变活动情况，即监测疗效和复发较诊断更有临床价值，治疗有效时CA125降低，复发时又增高。另有研究表明,CA125与异位子宫内膜细胞的浸润能力明显相关,认为 CA125 水平高低可能反映异位内膜的活性及浸润能力。

4）抗子宫内膜抗体:此抗体是内异症的标志抗体,其靶抗原是内膜腺体细胞中一种孕激素依赖性糖蛋白,特异性90%~100%。患者血中检测出该抗体,表明体内有异位内膜刺激及免疫内环境改变。但测定方法较烦琐,敏感性不高。

5）腹腔镜检查:是目前国际公认诊断内异症的最佳方法,除了阴道或其他部位直视可见的病变之外,腹腔镜检查是确诊盆腔内异症的标准方法。特别是对 B 超检查、盆腔检查无阳性发现的不孕或腹痛患者更是唯一手段。在腹腔镜下见到大体病理所述典型病灶或对可疑病变进行活组织检查即可确诊。下列情况应首选腹腔镜检查:疑为内异症的不孕症患者,妇科检查及 B 型超声检查无阳性发现的慢性腹痛及痛经进行性加重者,有症状特别是血 CA125 浓度升高者,只有在腹腔镜检查或剖腹探查直视下才能确定内异症临床分期。近年来,经阴道通水腹腔镜(transvaginal hydrolaparoscopy,THL)已悄然兴起。THL 是基于后陷凹镜的原理,所不同的是使用的扩充介质是温盐水而不是气体,类似于宫腔镜,手术时间短,仅 8 分钟,和腹腔镜诊断符合率达80%以上,有学者认为,THL 会逐步取代诊断性腹腔镜,并可能被用来治疗早期子宫内膜异位症。

3. 心理-社会状况 了解患者月经前期和月经期的症状,包括紧张、焦虑及对疼痛恐惧的程度。有不孕、流产病史者观察和询问相关心理反应。

【护理诊断/合作性问题】

1. 疼痛 与异位的病灶受周期性卵巢性激素的影响,而出现增生、出血的月经周期变化,刺激周围组织中的神经末梢有关。

2. 恐惧 与害怕经前期、经期严重的下腹痛、腰骶部疼痛有关。

3. 自尊紊乱 与不孕症的诊断有关。

【护理目标】

（1）患者建立应对疼痛的方法。

（2）患者能够表达对疼痛的恐惧并采取正向的应对措施。

（3）患者能够面对疾病事实及不孕症的诊断。

【护理措施】

1. 一般护理

（1）全面评估:重点了解患者的月经史、孕育史、家族史及手术史。特别需要注意疼痛或痛经的发生、发展与月经和剖宫产、人流术、输卵管通液术等的关系。通过全面评估,了解患者的病因、病情程度、治疗经过及效果,同时注意评估患者对疾病的认知程度。

（2）提供心理支持:理解并尊重患者,耐心解答患者提出的问题,缓解其压力。告知患者和家属子宫内膜异位症是良性病变,手术或药物治疗都不会影响健康,并且对缓解痛经、治疗不孕等有明显作用,让患者消除顾虑,能积极配合临床治疗。

2. 保守治疗患者的护理

（1）向患者及家属耐心说明定期随访的意义,使患者明确随访的具体时间和内容,以取得患者的主动配合。

（2）需要使采用药物治疗的患者了解目前用药的目的、剂量、具体方法及所用药物可能出现的不良反应与解决办法。目前,可用于治疗子宫内膜异位症的药物种类较多,不同药物的治疗剂量、用法、作用及其不良反应不同,用药期间的注意事项也有区别。责任护士需要明确患者的用药类型和具体情况,并耐心给予具体的指导,直至确定患者能够正确掌握。

3. 手术患者的护理　对需要手术治疗的患者,应该根据手术的要求,配合医师认真做好术前准备。由于腹腔镜手术具有创伤小、恢复快和术后粘连少等优点,目前具备条件的医院首选腹腔镜手术治疗子宫内膜异位症。

（1）腹腔镜手术患者的护理

术前准备:全面评估患者的身心状况,核实手术适应证并准备用物。①向患者及家属讲解腹腔镜手术的目的、操作步骤及注意事项,消除患者因知识缺乏而产生的顾虑。②按医嘱认真完成术前准备:包括对术前各项化验检查的核对等。腹部进行常规消毒,范围与一般腹部手术相同,在进行腹部皮肤准备时应该注意脐孔部位的清洁。术前嘱患者排空膀胱,在手术需要时留置导尿管。

术中护理:①患者排空膀胱,取膀胱截石位或平卧位。手术中随着CO_2气体进入腹腔,将患者取头低臀高15°体位,以使肠管滑向上腹部,充分暴露手术野,并按照手术医师的要求及时更换所需的体位。②术中注意观察患者生命体征的变化情况,发现异常及时与医师联系并配合处理。

术后护理:①术后根据手术需要确定拔除尿管的时间,通常在术后第1天的早晨拔除。②继续严密观察患者的生命体征,发现有异常情况要及时汇报医师并配合处理。③一般术后24小时内,可以按照医嘱给予各种止痛药物以缓解患者的疼痛和不适,并向其说明术后出现肩痛及上肢不适等相关症状是因为腹腔残留气体造成的,术后会逐渐缓解直至消失,使患者能安心休息。④注意观察手术伤口的情况,鼓励患者及时下床活动,以尽快排出腹腔气体。一般手术后第1天可进半流食,手术后第2天肠蠕动恢复后才可以进食。⑤对于行全子宫切除术者,术后3个月内禁止性生活、盆浴,自手术之日起休假6周,术后6周返院复查,复查时应该避开月经期。⑥按医嘱给予抗生素预防感染。

（2）腹部手术患者的护理:对于粘连严重、病灶部位广泛、巨大卵巢子宫内膜异位囊肿者则需要开腹手术治疗。按照腹部手术患者的常规进行术前、术中和术后的护理。

4. 健康教育

（1）由于病因还不完全清楚,预防比较困难,但注意以下几点可以起一定的预防作用。

1）有先天性生殖道畸形如阴道横隔、宫颈管闭锁或后天性的宫颈粘连等均能够引起经血外流受阻的患者,应该及时治疗,以免潴留的积血倒流入腹腔。

2）经期一般不做盆腔检查,如果有必要,在操作时要轻柔,避免重力挤压子宫。

3）对于宫颈部位的手术应该在月经干净后3~7天内进行;负压吸引术最好不做或者少做。

4）由于妊娠可以延缓此病的发生和发展,因此,鼓励已经到适婚年龄或婚后痛经的妇女应该及时婚育。已经有子女者,可长期服用避孕药抑制排卵,可以使子宫内膜萎缩和经量减少,从而减少因经血及内膜碎片逆流进入腹腔发生子宫内膜异位症的机会。有高发家族史、容易带器妊娠者,适合选择口服避孕药以降低内异症的发病风险。

（2）采用药物治疗或者在手术后补充药物治疗的患者,需要在门诊定期随访,监测的内容包括治疗期间患者症状的变化、月经的改变、有无因雌激素低落而引起的身体改变等情况,如果有异常应该及时与医师进行沟通联系,以便修正治疗方案。告知患者随访的目的、意义和随访时间,取得配合。治疗子宫内膜异位症的药物种类比较多,不同的药物作用机制不尽相同,不良反应亦各异,有必要向患者讲解药理知识,使其了解药物的治疗作用,明确药物使用的剂量、服用时间、方法、不良反应及应对措施。

(3)患者出院后应该按时返院复查,了解术后康复的情况,并给予妊娠指导、自我保健和健康指导,使患者了解任何时候出现不适及各种异常症状,均应该及时就诊。

【护理评价】

(1)患者减轻或消除对月经来潮的恐惧感,正确面对月经来潮。
(2)患者能够积极治疗不孕症。
(3)患者能够正确评价自我。

第二节 子宫腺肌病

子宫腺肌病(adenomyosis)是指子宫内膜向肌层良性浸润并在其中弥漫或团块状生长。其特征是子宫肌层中出现了异位的内膜和腺体伴有其周围肌层的细胞肥大和增生。多发生于30~50岁经产妇,约15%同时合并内异症,约半数合并子宫肌瘤。虽对尸检和因病切除的子宫作连续切片检查发现10%~47%子宫肌层中有子宫内膜组织,但其中35%无临床症状。子宫腺肌病与子宫内膜异位病病因不同,但均受雌激素的调节。

【病因】

子宫腺肌病的发病学至今不明,普遍认为子宫腺肌病患者部分子宫肌层中的内膜病灶与宫腔内膜直接相连,故认为本病由基底层子宫内膜侵入肌层生长所致,多次妊娠及分娩、人工流产、慢性子宫内膜炎等造成子宫内膜基底层损伤,与腺肌病的发病密切相关。由于内膜基底层缺乏黏膜下层,子宫内膜直接与肌层接触,缺乏了黏膜下层的保护作用,使得在解剖结构上子宫内膜易于侵入子宫肌层。且本病常合并有子宫肌瘤和子宫内膜增生,提示高水平雌、孕激素刺激也可能是促进内膜向肌层生长的原因之一。

【临床表现】

主要症状是经量过多、经期延长和逐渐加重的进行性痛经,疼痛位于下腹正中,常于经前一周开始,直至月经结束。15%~30%患者有痛经,约8%痛经者为子宫肌层深部病变,异位内膜出血使PGF-2α增加刺激子宫也可引起痛经。有35%无典型症状,子宫腺肌病中月经过多发生率为40%~50%,表现为连续数个月经周期出血量多,大于80ml。月经过多主要与子宫内膜面积增加、子宫肌层内弥漫纤维增生、子宫肌层收缩不良、合并子宫内膜增生因素如PG作用使子宫肌肉松弛,血管舒张抑制血小板聚集等有关,一般出血与病灶的深度呈正相关,偶也有小病变月经过多者。妇科检查子宫呈均匀增大或有局限性结节隆起,质硬且有压痛,经期压痛更甚。无症状者有时与子宫肌瘤不易鉴别。

【治疗原则】

应视患者症状、年龄和生育要求而定。目前无根治性有效的药物,症状较轻、有生育要求及近绝经期患者可试用达那唑、孕三烯酮或GnRH-a治疗;年龄偏大,无生育要求可用曼月乐环维持治疗,均可缓解症状,但要注意药物的副作用,且停药后症状可复现,在GnRH-a治疗时应补充钙剂预防患者骨丢失的风险,年轻或希望生育的患者可试行病灶挖除术;对症状严重、无生育要求或药物治疗无效者应行全子宫切除术。是否保留卵巢取决于卵巢有无病变和患者年龄。经腹腔镜骶前或骶骨神经切除术也可治疗痛经,约 80% 患者术后疼痛消失或缓解。

【护理评估】

1. 病史 询问患者年龄和相关病史。

2. 身体评估

(1) 症状:询问痛经的特点。

(2) 体征:子宫的大小、位置、活动度、触痛等都呈阳性表现。

(3) 辅助检查:超声是检查子宫腺肌病的有效方法。腹腔镜或宫腔镜检查也是有利的辅助诊断手段。

3. 心理-社会评估 了解患者月经前期和月经期的症状,包括紧张、焦虑及对疼痛恐惧的程度。

【护理诊断/合作性问题】

1. 疼痛 与月经期或月经前期子宫内膜充血、水肿,刺激周围平滑肌产生痉挛性收缩有关。

2. 恐惧 与害怕越来越严重的痛经有关。

【护理目标】

(1) 患者建立应对疼痛的方法。

(2) 患者能够表达对疼痛的恐惧并采取正向的应对措施。

【护理措施】

与子宫内膜异位症的护理措施相同。

【护理评价】

(1) 患者减轻或消除对月经来潮的恐惧感,正确面对月经来潮。

(2) 患者遵从医嘱,经药物保守治疗后疼痛缓解或消失。

(王贵军)

思 考 题

患者,女性,39 岁,G_6P_1,6 年前出现痛经并逐渐加重,伴经量增多,止血药物治疗效果不佳。妇科检查:子宫后倾,均匀增大约 3 个月妊娠大小,质地硬,活动欠佳,余未见异常。问题:

(1) 该患者最可能的医疗诊断是什么?

(2) 该患者的主要护理诊断有哪些?

(3) 该患者的主要护理措施有哪些?

第二十七章 妊娠滋养细胞疾病妇女的护理

> **学习目标**
> 识记:葡萄胎的病理变化;侵蚀性葡萄胎与绒毛膜癌的特点;化疗药的分类。
> 理解:葡萄胎的临床表现、辅助检查方法、治疗原则及护理措施;侵蚀性葡萄胎与绒毛膜癌的临床表现、转移途径、常见的转移灶、治疗原则;化疗常用的给药途径、常见的副反应。
> 运用:运用护理程序为妊娠滋养细胞疾病妇女提供整体护理;运用护理程序为化疗患者提供整体护理。

妊娠滋养细胞疾病(gestational trophoblastic disease,GTD)是一组来源于胎盘绒毛滋养细胞的疾病。根据组织学特点可将其分为葡萄胎、侵蚀性葡萄胎和绒毛膜癌(简称绒癌)。由于侵蚀性葡萄胎和绒癌在临床表现、诊断和治疗原则等方面基本相同,多经化疗治愈,缺乏组织学证据,因此国际妇产科联盟(FIGO)妇科肿瘤委员会 2000 年建议将侵蚀性葡萄胎和绒癌合称为妊娠滋养细胞肿瘤(gestational trophoblastic neoplasia,GTN)。滋养细胞疾病绝大部分继发于妊娠,本章也主要讨论妊娠性滋养细胞疾病。

第一节 葡 萄 胎

葡萄胎是一种滋养细胞的良性病变,可发生在任何年龄的生育期妇女。妊娠后胎盘绒毛滋养细胞增生、间质水肿变性,形成大小不一的水泡,水泡间借蒂相连成串形如葡萄,称为葡萄胎,也称水泡状胎块(hydatidiform mole,HM)。葡萄胎可分为两类:①完全性葡萄胎(complete hydatidiform mole,CHM),占大多数,表现为宫腔内充满水泡状组织,无胎儿及其附属物。②部分性葡萄胎(partial hydatidiform mole,PHM),表现为有胚胎,胎盘绒毛部分水泡状变性,并有滋养细胞增生。

【相关因素】

葡萄胎发生的确切原因尚不清楚,但以下因素与葡萄胎的发生有关。

1. 种族因素 葡萄胎多见于亚洲各国,尤其是东南亚国家,而欧美国家相对少见。我国流行病学调查发现,每 1290 次妊娠发生一次葡萄胎,壮族和蒙古族葡萄胎的发生率高于汉族。

2. 营养因素 根据葡萄胎的地理分布,多发生于食米国家。研究表明,如果食物缺乏蛋白质和维生素 A,以及食物中前体胡萝卜素和动物脂肪缺乏都容易导致葡萄胎的发生率增加。

3. 年龄因素 母亲年龄大于 35 岁之后,妊娠后葡萄胎的发生率将成倍增加,大于 35 岁和 40 岁的妇女妊娠时葡萄胎的发生率分别是年轻妇女的 2 倍和 7.5 倍。相反,小于 20 岁妇女的葡萄胎发生率也明显升高。

4. 遗传因素 正常妊娠细胞遗传学检查均为 46 条染色体(即二倍体),其中 23 条来自父亲,23条来自母亲。而葡萄胎细胞遗传学检查结果却发现:完全性葡萄胎虽然大部分为46条染色体,但均来自父亲,无母源成分;部分性葡萄胎则均发现为69条染色体,其中46条来自父亲,23条来源于母亲,即过多的父源成分促使胎盘绒毛的异常增生而导致葡萄胎的发生。

5. 感染因素 认为葡萄胎的发生与感染有关。有人曾在葡萄胎组织中分离出一种"亲病毒基因",但其与葡萄胎是否有因果关系尚不十分清楚。

6. 其他 前次妊娠是葡萄胎,此次再患葡萄胎的几率也明显升高。有过1次或2次葡萄胎妊娠者,再次葡萄胎的发生率分别为1%和15%~20%。

【病理】

病变局限于子宫腔内,不侵入肌层,也不发生远处转移。

1. 完全性葡萄胎 大体检查水泡状物形如串串葡萄,大小自直径数毫米至数厘米不等,其间由纤细的纤维素相连,常混有血块及蜕膜碎片。水泡状物占满整个宫腔,无胎儿及其附属物或胎儿痕迹。镜下为滋养细胞呈不同程度的增生,绒毛间质水肿呈水泡样,间质内胎源性血管消失。

2. 部分性葡萄胎 仅部分绒毛变为水泡,常合并胚胎或胎儿组织,胎儿多已死亡,合并足月儿极少,且常伴发育迟缓或多发性畸形。镜下见部分绒毛水肿,轮廓不规则,滋养细胞增生程度较轻,间质内可见胎源性血管。

【临床表现】

1. 完全性葡萄胎 由于诊断技术的进展,多数患者在未出现症状或仅有少量阴道流血时已作出诊断并治疗,所以症状典型的葡萄胎患者已少见,典型症状如下。

(1) 停经后阴道流血:为最常见的症状。停经8~12周左右开始出现不规则阴道流血,时出时停,量多少不定,若母体大血管破裂可造成大量出血,导致休克甚至死亡,有时在血中可发现水泡状物。若出血时间长又未及时治疗,可导致贫血和感染。

(2) 子宫异常增大、变软:约半数以上患者的子宫大于停经月份,质地极软,并伴血清hCG水平异常升高,其原因为葡萄胎迅速增长及宫腔内积血所致。约1/3患者的子宫大小与停经月份相符,子宫小于停经月份的只占少数,其原因可能与水泡退行性变、停止发展有关。

(3) 妊娠呕吐:出现时间较正常妊娠早,症状严重且持续时间长。发生严重呕吐未及时纠正者可导致水、电解质紊乱。

(4) 妊娠期高血压疾病征象:多发生于子宫异常增大和hCG水平异常升高者,可在妊娠早期出现高血压、蛋白尿和水肿,而且症状严重,容易发展为子痫前期,但子痫罕见。

(5) 卵巢黄素化囊肿:大量hCG刺激卵巢卵泡内膜细胞发生黄素化而形成囊肿,称为卵巢黄素化囊肿(theca lutein ovarian cyst)。常为双侧性,也可单侧,大小不等,囊壁薄,表面光滑。一般无症状,偶可发生扭转。黄素化囊肿在水泡状胎块清除后2~4个月自行消退。

(6) 腹痛:为阵发性下腹隐痛,由于葡萄胎增长迅速和子宫过度快速扩张所致。常发生在阴道流血前,一般不剧烈,可忍受。如黄素化囊肿扭转或破裂时则可出现急性腹痛。

(7) 甲状腺功能亢进征象:约7%患者出现轻度甲状腺功能亢进,表现为心动过速、皮肤潮湿和震颤,但突眼少见。

2. 部分性葡萄胎 除阴道流血外,患者常没有完全性葡萄胎的典型症状,子宫大小与停经月份多数相符或小于停经月份,妊娠呕吐少见并较轻,多无子痫前期症状,常无腹痛及卵巢黄素化囊肿。易误诊为不全流产或过期流产,需对流产组织进行病理学检查方能确诊。

【治疗原则】

1. 清宫 葡萄胎一经确诊,应及时清宫。但清宫前首先应仔细做全身检查,注意有无休克、子痫前期、甲状腺功能亢进、水、电解质紊乱及贫血等。必要时先对症处理,稳定病情。清宫应由有经验医生操作。一般选用吸刮术,其具有手术时间短、出血少、不易发生子宫穿孔等优点,比较安全。即使子宫增大至妊娠6个月大小,仍可选用吸刮术。由于葡萄胎子宫大而软,清宫出血较多,也易穿孔,所以清宫应在手术室内进行,在输液、备血准备下,充分扩张宫颈管,选用大号吸管吸引。待葡萄胎组织大部分吸出、子宫明显缩小后,改用刮匙轻柔刮宫。为减少出血和预防子宫穿孔,可在术中应用缩宫素静脉滴注,但缩宫素可能把滋养细胞压入子宫壁血窦,导致肺栓塞和转移,所以缩宫素一般在充分扩张宫颈管和开始吸宫后使用。子宫小于妊娠12周可以一次刮净,子宫大于妊娠12周或术中感到一次刮净有困难时,可于一周后行第二次刮宫。在清宫过程中,有极少数患者因子宫异常增大、缩宫素使用不当或操作不规范等原因,造成大量滋养细胞进入子宫血窦,并随血流进入肺动脉,发生肺栓塞,出现急性呼吸窘迫,甚至急性右心衰竭。及时给予心血管及呼吸功能支持治疗,一般在72小时内恢复。为安全起见,建议子宫大于妊娠16周的葡萄胎患者应转送至有治疗妊娠滋养细胞疾病经验的医院进行清宫。由于组织学诊断是葡萄胎最重要和最终的诊断,所以需要强调葡萄胎每次刮宫的刮出物,必须送组织学检查。取材应注意选择近宫壁种植部位新鲜无坏死的组织送检。

2. 卵巢黄素化囊肿的处理 因囊肿在葡萄胎清宫后会自行消退,一般不需处理。若发生急性扭转,可在B超或腹腔镜下作穿刺吸液,囊肿也多能自然复位。如扭转时间较长发生坏死,则需作患侧附件切除术。

3. 预防性化疗 由于葡萄胎的恶变率在10%~25%,因此对具有高危因素的患者可考虑在葡萄胎排空后给予预防性化疗。高危因素患者:①血及尿中hCG异常增高;②子宫明显大于妊娠月份;③卵巢黄素囊肿直径>6cm;④病理报告提示滋养细胞高度增生或伴有不典型性增生;⑤出现可疑的转移灶;⑥年龄>40岁或无条件随访者。但是葡萄胎是否需要预防性化疗曾存在争议。近年认为不应常规推荐,其理由是常规应用会使约80%的葡萄胎患者接受不必要的化疗。有研究发现,对有高危因素的葡萄胎患者给予预防性化疗,不仅可减少子宫局部侵犯,而且可减少远处转移的发生。但也有报道,经预防性化疗的患者若日后发生滋养细胞肿瘤则需要更多疗程的化疗。因此预防性化疗仅用于有高危因素和随访困难的葡萄胎患者。预防性化疗应在葡萄胎排空前或排空时开始,一般选用甲氨蝶呤、氟尿嘧啶或放线菌素D单一药物,多少疗程为宜尚无统一规定,有认为应化疗至hCG正常。部分性葡萄胎一般不作预防性化疗。

4. 子宫切除术 单纯子宫切除只能去除葡萄胎侵入子宫肌层局部的危险,而不能预防子宫外转移的发生,所以不作为常规处理。对于年龄较大、无生育要求者可行全子宫切除术,但应保留两侧卵巢。对于子宫小于妊娠14周大小者,可直接切除子宫。手术后仍需定期随访。

【护理评估】

1. 健康史 询问患者的月经史、生育史、家族的既往疾病史,包括滋养细胞疾病史。本次妊娠早孕反应发生的时间及程度;有无阴道流血等。如有阴道流血,应询问阴道流血的量、质、时间,并询问是否有水泡状物质排出。

2. 身心状况 患者往往有停经后反复不规则阴道流血症状,出血多又未及时处理者可有贫血和感染的症状,急性大出血可出现休克。多数患者子宫大于停经月份,质软,扪不到胎体,无自觉胎动。患者因子宫快速增大可有腹部不适或阵发性隐痛,发生黄素囊肿急性扭转时则有急腹痛。有些患者可伴有水肿、蛋白尿、高血压等妊娠期高血压疾病征象。

评估患者及其家属对疾病的反应,可由原来的欣喜转为极度不安与痛苦及出现对所患疾病的疑虑与不解,担心会影响以后的生育,并表现出对清宫术的恐惧。评估患者的支持系统,良好的支持系统如丈夫及家人的理解和帮助有助于患者的心理适应。

3. 相关检查

(1) 产科检查:子宫大于停经月份,较软,腹部检查扪不到胎体。

(2) 多普勒胎心测定:只能听到子宫血流杂音,无胎心音。

(3) 人绒毛膜促性腺激素(hCG)测定:在孕卵着床后数日便形成滋养细胞并开始分泌hCG。随孕周增加,血清 hCG 滴度逐渐升高,在孕 8～10 周达高峰,持续 1～2 周后血 hCG 浓度逐渐下降。但葡萄胎时,滋养细胞高度增生,产生大量 hCG,血清中 hCG 浓度通常高于相应孕周的正常妊娠值,而且在停经 8～10 周以后,随着子宫增大仍继续持续上升,常超过 100 000U/L。这种差别可作为辅助诊断。但也有少数葡萄胎,尤其是部分性葡萄胎因绒毛退行性变,hCG 升高不明显。

(4) 超声检查:是诊断葡萄胎的重要方法,采用经阴道彩色多普勒超声效果更好。完全性葡萄胎可见子宫明显大于相应孕周,子宫内无妊娠囊或胎心搏动,宫腔内充满不均质密集状或短条状回声,呈"落雪状",若水泡较大则呈"蜂窝状"。子宫壁薄,但回声连续,无局灶性透声区。常可测到一侧或双侧卵巢囊肿。部分性葡萄胎宫腔内见水泡状胎块引起的超声图像改变及胎儿或羊膜腔,胎儿常合并畸形。彩色多普勒超声检查,可见子宫动脉血流丰富,但子宫肌层内无血流或仅稀疏"星点状"血流信号。

【护理诊断/合作性问题】

1. 焦虑 与担心清宫手术及预后有关。

2. 自尊紊乱 与分娩的期望得不到满足及对未来妊娠担心有关。

3. 知识缺乏 与缺乏疾病的信息及葡萄胎随访的知识,不及时随访,或在随访期间妊娠有关。

4. 有感染的危险 与长期阴道流血、贫血造成免疫力下降有关。

【护理目标】

(1) 患者能掌握减轻焦虑的技能,积极配合刮宫手术。

(2) 患者能接受葡萄胎及流产的结局。

(3) 患者充分了解随访的重要性并能对照自身情况确定随访时间及内容。

(4) 患者能陈述随访的重要性和具体方法。

【护理措施】

1. 心理护理 鼓励患者表达对不良妊娠结局的悲伤,对清宫术的恐惧。向患者及家属讲解葡萄胎的疾病知识和清宫术治疗过程,解除患者的顾虑和恐惧心理。告诉患者治愈 1 年后可正常生育,以减轻其焦虑与恐惧,增强其战胜疾病的信心。

2. 严密观察病情 观察腹痛的性质及发生时间,观察阴道流血情况及阴道排出物内有无水泡状组织并保留消毒会阴垫,以利于评估阴道出血量及流出物的性质,一旦发现有水泡状组织要送病理检查。阴道流血量过多时,应密切观察生命体征。

3. 做好术前准备及术中护理 清宫前配血备用,建立静脉通路,备好缩宫素、抢救药品及物品。为防止宫缩时将水泡挤入血管造成肺栓塞或转移,缩宫素应在充分扩张宫口、开始吸宫后使用。葡萄胎清宫不易一次吸刮干净,一般于1周后再次清宫。注意选用大号吸管吸引,待子宫缩小后再慎重刮宫,刮出物选取靠近宫壁的葡萄状组织送病理检查。对合并妊娠期高血压疾病者做好相应的护理。

4. 健康教育 强调坚持正规的治疗、随访、监测hCG的重要意义。建议高蛋白、富含维生素A、易消化饮食;适当活动,保证充足的睡眠时间和质量;保持外阴清洁和室内空气清新,每次清宫手术后禁止性生活及盆浴1个月以防感染。

对于年龄大于40岁、清宫前hCG值异常升高、清宫后hCG值不进行性下降、子宫比相应的妊娠月份明显大或短期内迅速增大、黄素化囊肿直径>6cm、滋养细胞高度增生或伴有不典型增生、出现可疑的转移灶或无条件随访的患者可采用预防性化疗,但不能替代随访。

5. 随访指导 葡萄胎的恶变率为10%~25%,正常情况下,葡萄胎排空后血清hCG稳定下降,首次降至阴性的平均时间约为9周,最长不超过14周。如果葡萄胎排空后hCG持续异常,应考虑为滋养细胞肿瘤,因此必须重视刮宫术后的定期随访。随访内容包括:①hCG定量测定,葡萄胎清空后每周1次,直至连续3次正常,然后每月1次持续6个月,此后再每2个月1次持续6个月,自第一次阴性后共计1年。②在随访血、尿hCG的同时应注意月经是否规律,有无阴道异常流血,有无咳嗽、咯血及其他转移灶症状。③妇科检查、盆腔B超及X线胸片检查。

6. 避孕及妊娠指导 葡萄胎患者随访期间必须严格避孕1年。hCG成对数下降者阴性后6个月可以妊娠,但对hCG下降缓慢者,应延长避孕时间。妊娠后,应在妊娠早期作B型超声和hCG测定,以确定是否正常妊娠,产后也需hCG随访至正常。避孕方法首选避孕套,也可选择口服避孕药,一般不选用宫内节育器,以免穿孔或混淆子宫出血的原因。

【护理评价】

(1)患者和家属能理解清宫手术的重要性,配合医护人员顺利完成清宫术。
(2)患者情绪稳定,焦虑减轻,治愈疾病的信心增加。
(3)患者和家属了解随访的重要性,并能正确地参与随访全过程。

第二节 妊娠滋养细胞肿瘤

妊娠滋养细胞肿瘤是滋养细胞的恶性病变,包括侵蚀性葡萄胎、绒毛膜癌和胎盘部位滋养细胞肿瘤。①侵蚀性葡萄胎(invasive mole)是指葡萄胎组织侵入子宫肌层或转移至子宫以外。侵蚀性葡萄胎继发于葡萄胎排空半年以内,具有恶性肿瘤行为,其恶性程度较低,多数仅造成局部侵犯,仅4%患者发生远处转移,预后较好。②绒毛膜癌(choriocarcinoma)是继发于正常妊娠或异常妊娠之后的滋养细胞肿瘤,简称绒癌。其中50%发生于葡萄胎之后,25%发生于流产之后,22.5%发生于足月妊娠之后,2.5%发生于异位妊娠之后。多数患者发生于生育期年龄,少数发生于绝经之后。绒癌恶性程度较高,早期可通过血行转移至全身,破坏组织和器官。③胎盘部位滋养细胞肿瘤是起源于胎盘种植部位的一种特殊类型的滋养细胞肿瘤,临床罕见。

【病理】

1. 侵蚀性葡萄胎 大体检查可见子宫肌壁内有大小不等、深浅不一的水泡状组织。当侵蚀病灶接近子宫浆膜层时,子宫表面可见紫蓝色结节,侵蚀较深时可穿透宫浆膜层或阔韧带。镜下可见侵入子宫肌层的水泡状组织的形态与葡萄胎相似,可见绒毛结构及滋养细胞增生和分化不良。绒毛结构也可退化仅见绒毛阴影。

2. 绒毛膜癌 多原发于子宫,肿瘤常位于子宫肌层内,也可突入宫腔或穿破浆膜,单个或多个,无固定形态,与周围组织分界清,质地软而脆,剖视可见癌组织呈暗红色,常伴出血、坏死及感染。镜下表现为滋养细胞不形成绒毛或水泡状结构,极度不规则增生,排列紊乱,广泛侵入子宫肌层及血管,周围大片出血、坏死。肿瘤不含间质和自身血管,瘤细胞靠侵蚀母体血管获取营养。

【临床表现】

1. 无转移滋养细胞肿瘤 多数继发于葡萄胎后,仅少数继发于流产或足月产后。

(1) 不规则阴道流血:葡萄胎清除后、流产或足月产后出现不规则阴道流血,量多少不定,也可表现为一段时间的正常月经后再停经,然后又出现阴道流血。长期流血者可致继发贫血。

(2) 子宫复旧不全或不均匀增大:葡萄胎排空后4～6周子宫未恢复正常大小,质软,也可因子宫肌层内病灶部位和大小的影响表现为子宫不均匀性增大。

(3) 卵巢黄素化囊肿:由于hCG持续作用,在葡萄胎排空、流产或足月产后,卵巢黄素化囊肿可持续存在。

(4) 腹痛:一般无腹痛,若肿瘤组织穿破子宫,可引起急性腹痛和腹腔内出血症状。黄素化囊肿发生扭转或破裂时也可出现急性腹痛。

(5) 假孕症状:由于肿瘤分泌hCG及雌、孕激素的作用,患者表现为乳房增大,乳头、乳晕着色,甚至有初乳样分泌,外阴、阴道、宫颈着色,生殖道质地变软。

2. 转移性妊娠滋养细胞肿瘤 大多为绒毛膜癌,症状和体征视转移部位而异。主要经血行播散,最常见的转移部位是肺(80%),其次是阴道(30%)、盆腔(20%)、肝(10%)、脑(10%)等,各转移部位共同特点是局部出血。

(1) 肺转移:常见症状为咳嗽、血痰或反复咯血、胸痛及呼吸困难。常急性发作,少数情况下可因肺动脉滋养细胞瘤栓形成造成急性肺梗死,出现肺动脉高压和急性肺功能衰竭。当转移灶较小时也可无任何症状。

(2) 阴道转移:转移灶常位于阴道前壁。局部表现紫蓝色结节,破溃后引起不规则阴道流血,甚至大出血。

(3) 肝转移:预后不良,多同时伴有肺转移,表现为上腹部或肝区疼痛,若病灶穿破肝包膜可出现腹腔内出血,导致死亡。

(4) 脑转移:预后凶险,为主要死亡原因。按病情进展可分为三期:①瘤栓期:表现为一过性脑缺血症状,如暂时性失语、失明、突然跌倒等;②脑瘤期:瘤组织增生侵入脑组织形成脑瘤,表现为头痛、喷射性呕吐、偏瘫、抽搐直至昏迷;③脑疝期:瘤组织增大及周围组织出血、水肿,表现为颅内压升高,脑疝形成压迫生命中枢而死亡。

(5) 其他转移:包括脾、肾、膀胱、消化道、骨等,症状视转移部位而异。

【治疗原则】

以化疗为主,手术和放疗为辅。年轻未生育者尽可能不切除子宫,以保留生育能力,如不得已切除子宫者仍可保留正常卵巢。需手术治疗者一般主张先化疗,待病情基本控制后再手术,对肝、脑有转移的重症患者可加用放射治疗。

1. 化学治疗　可用于滋养细胞肿瘤化疗的药物目前常用的一线化疗药物有甲氨蝶呤(MTX)、氟尿嘧啶(5-Fu)、放线菌素 D(Act-D)或国产放线菌素 D(KSM)、环磷酰胺(CTX)、长春新碱(VCR)、依托泊苷(VP-16)等。化疗方案的选择目前国内外已基本一致,低危患者选择单一药物化疗,而高危患者选择联合化疗。

2. 手术治疗　主要作为辅助治疗。对控制大出血等各种并发症、消除耐药病灶、减少肿瘤负荷和缩短化疗疗程等方面有一定作用,在一些特定的情况下应用。

(1) 子宫切除:对于大病灶、耐药病灶或病灶穿孔出血时应在化疗的基础上给予手术。手术范围一般为全子宫切除术,生育期年龄妇女应保留卵巢。对于有生育要求的年轻妇女,若血 hCG 水平不高,耐药病灶为单个及子宫外转移灶控制,可考虑作病灶剜出术。对于无生育要求的低危无转移患者在初次治疗时可首选全子宫切除术,并在术中开始给予单药辅助化疗,直至 hCG 水平正常。

(2) 肺叶切除:对于多次化疗未能吸收的孤立的耐药病灶,可考虑做肺叶切除。

3. 放射治疗　目前应用较少,主要用于肝、脑转移和肺部耐药病灶的治疗。

【护理评估】

1. 健康史　询问患者的既往史,包括滋养细胞疾病史、药物使用史及药物过敏史;若既往曾患葡萄胎,应详细了解第一次清宫的时间、水泡大小、吸出组织物的量等;以后清宫次数及清宫后阴道流血的量、质、时间,子宫复旧情况;收集血、尿 hCG 随访的资料。采集阴道不规则流血的病史,询问生殖道、肺部、脑等转移的相应症状的主诉,是否用过化疗及化疗的时间、药物、剂量、疗效及用药后机体的反应情况。

2. 身心状况　大多数患者有阴道不规则流血,出血量多时可有休克表现。当滋养细胞穿破子宫浆膜层时则有腹腔内出血及腹痛;若发生转移,要评估转移灶症状。

评估患者及其家属对疾病的反应,患者往往感到悲哀,不能接受现实,需手术的患者会产生对手术的恐惧。若出现转移症状,患者和家属会担心疾病的预后,害怕化疗药物的毒副作用,对治疗和生活失去信心。无生育需要者可因需切除子宫而担心女性特征的改变,生育需要者则可因生育无望而产生绝望。评估患者的支持系统,良好的支持系统如丈夫及家人的理解和帮助有助于患者的心理适应。

3. 相关检查

(1) 妇科检查:子宫增大,质软,发生阴道宫颈转移时局部可见紫蓝色结节。

(2) 人绒毛膜促性腺激素(hCG)测定:患者往往于葡萄胎排空后 9 周以上,或流产、足月产、异位妊娠 4 周以上,血、尿 hCG 测定持续高水平或一度下降后又上升。

(3) 胸部 X 线摄片:是诊断肺转移的重要方法,X 线征象为肺纹理增粗,继而发展为片状或小结节阴影,棉球状或团块状阴影是肺部转移的典型 X 线表现。

(4) 超声检查:子宫正常大小或呈不同程度增大,肌层内可见高回声团,边界清但无包膜;或肌层内有回声不均区域或团块,边界不清且无包膜;彩色多普勒超声主要显示丰富的血流信号和低阻力型血流频谱。

(5) CT 和磁共振成像：CT 对发现肺部较小病灶和脑等部位的转移灶有较高的诊断价值，磁共振成像主要用于脑、肝和盆腔病灶的诊断。

(6) 组织学诊断：在子宫肌层或子宫外转移灶中若见到绒毛结构或退化的绒毛阴影，则诊断为侵蚀性葡萄胎；若仅见大量的滋养细胞浸润和坏死出血，未见绒毛结构者诊断为绒癌。若原发灶和转移灶诊断不一致，只要在任一组织切片中见有绒毛结构均可诊断为侵蚀性葡萄胎。

【护理诊断/合作性问题】

1. 角色紊乱 与较长时间住院和接受化疗有关。

2. 潜在并发症 肺转移、阴道转移、脑转移。

【护理目标】

(1) 患者能主动参与治疗、护理活动。

(2) 患者适应角色改变。

【护理措施】

1. 心理护理 护理人员要以正确的疾病及其治疗知识和信息赢得患者的信任，以减少恐惧及无助感；鼓励患者宣泄痛苦心理及失落感；详细解释患者所担心的各种疑虑，减轻患者的心理压力，帮助患者和家属树立战胜疾病的信心。

2. 严密观察病情 严密观察患者腹痛及阴道流血情况，出血多时除密切观察患者生命体征外，配合医师做好抢救工作，及时做好手术准备。动态观察并记录血 β-hCG 的变化情况，识别转移灶症状。

3. 治疗护理 接受化疗者按化疗患者的护理常规护理（见本章第三节），手术治疗者按妇科手术前后护理常规实施护理。

4. 对症护理

(1) 肺转移患者的护理

1) 卧床休息，有呼吸困难者给予半卧位并吸氧。

2) 按医嘱给予镇静剂及化疗药物。

3) 大量咯血时有窒息、休克甚至死亡的危险，若发现应立即让患者取头低患侧卧位并保持呼吸道的通畅，轻击背部，排出积血。

(2) 阴道转移患者的护理

1) 禁做不必要的阴道检查，卧床休息，密切观察阴道转移灶有无破溃出血。

2) 配血备用，准备好各种抢救器械和物品。

3) 若发生溃破大出血时应立即通知医师并配合抢救，用无菌纱条填塞阴道压迫止血。填塞的纱条必须于 24~48 小时内如数取出，取出时观察阴道出血情况与生命体征。若出血未止可用无菌纱条重新填塞。按医嘱给予输血、输液、抗生素预防感染。

(3) 脑转移的护理

1) 卧床休息，起床时应有人陪伴，以防瘤栓期的一过性症状发生时造成意外损伤。观察颅内压增高的症状，记录出入量，观察有无电解质紊乱的症状。

2) 按医嘱给予静脉补液、止血剂、脱水剂、吸氧、化疗等，严格控制补液总量和补液速度，防止颅内压升高。

3) 预防跌倒、咬伤、吸入性肺炎、角膜炎、压疮等发生。
4) 做好 hCG 测定、腰穿等项目的检查配合。
5) 昏迷、偏瘫者按相应的护理常规实施护理,预防并发症。

5. 健康教育 嘱患者进食高蛋白、高维生素、易消化的饮食,以增强机体的抵抗力。注意休息,有转移灶症状出现时应卧床休息,待病情缓解后再适当活动。注意外阴清洁,防止感染,节制性生活,做好避孕指导。出院后严密随访,2 年内的随访同葡萄胎患者,2 年后仍需每年一次,持续 3~5 年,随访内容同葡萄胎。随访期间需严格避孕,应于化疗停止≥12 个月方可妊娠。

【护理评价】

(1) 患者能理解并信任所采取的治疗方案和护理措施,配合治疗,树立战胜疾病的信心。

(2) 患者获得一定的化疗自我护理知识、技能。

第三节 化疗患者的护理

化学药物治疗(简称化疗)恶性肿瘤已取得了肯定的功效,目前化疗已成为恶性肿瘤的主要治疗方法之一。滋养细胞疾病是所有肿瘤中对化疗最为敏感的一种,随着化疗的方法学和药物学的快速进展,绒毛膜癌患者的死亡率已大为下降。

【化疗药物作用机制】

化疗药物的主要作用机制为:①影响去氧核糖核酸(DNA)的合成;②直接干扰核糖核酸(RNA)的复制;③干扰转录、抑制信使核糖核酸(mRNA)的合成;④阻止纺锤丝的形成;⑤阻止蛋白质的合成。

【常用化疗药物种类】

1. 烷化剂 是细胞周期非特异性药物。临床上常用的有邻脂苯芥(抗瘤新芥)和硝卡芥(消瘤芥),一般以静脉给药为主,副作用有骨髓抑制、白细胞下降。

2. 抗代谢药物 能干扰核酸代谢,导致肿瘤死亡,属细胞周期特异性药物,常用的有甲氨蝶呤(MTX)及氟尿嘧啶。甲氨蝶呤为抗叶酸类药,一般经口服、肌肉、静脉给药;氟尿嘧啶(5-Fu)口服不吸收,需静脉给药。

3. 抗肿瘤抗生素 是由微生物产生的具有抗肿瘤活性的化学物质,属细胞周期非特异药物。常用的有放线菌素 D(Act-D),即更生霉素。

4. 抗肿瘤植物药 此类药物有长春碱及长春新碱(VCR)。长春碱类属细胞周期特异性药物,一般经静脉给药。

【常用化疗方案及给药方法】

化疗方案的选择目前国内外已基本一致,低危患者选择单一药物化疗,高危患者选择联合化疗。较常用的给药方法有静脉滴注、肌内注射、口服给药,目前还有腹腔内给药、动脉插管局部灌注化疗、靶向治疗等方法。

(1) 单一药物化疗:目前常用的单药化疗药物及用法,见表 27-1。

表 27-1 推荐常用单药化疗药物及其用法

药物	剂量、给药途径、疗程日数	疗程间隔
MTX	0.4mg/(kg·d) 肌内注射,连续 5 日	2 周
WeeklyMTX	50mg/m^2 肌内注射	1 周
MTX+四氢叶酸(CF)	1mg/(kg·d) 肌内注射,第 1,3,5,7 日	2 周
	0.1mg/(kg·d) 肌内注射,第 2,4,6,8(24 小时后用)日	
MTX	250mg 静脉滴注,维持 12 小时	
Act-D	10~12μg/(kg·d) 静脉滴注,连续 5 日	2 周
	1.25mg/m^2 静脉注射	2 周
5-Fu	28~30mg/(kg·d) 静脉滴注,连续 8~10 日	2 周

（2）联合化疗:适用于滋养细胞肿瘤联合化疗的方案繁多,应用较为普遍的是以氟尿嘧啶(5-Fu)为主的联合化疗方案和 EMA-CO 方案,见表 27-2。

表 27-2 联合化疗方案及用法

	剂量、给药途径、疗程日数	疗程间隔
5-Fu+KSM		3 周
5-Fu	26~28mg/(kg·d) 静脉滴注,静脉滴注 8 日	
KSM	6μg/(kg·d) 静脉滴注 8 日	
EMA-CO		
第一部分 EMA		
第 1 日	VP16 100mg/m^2 静脉滴注	2 周
	Act-D 0.5mg 静脉注射	
	MTX 100mg/m^2 静脉注射	
	MTX 200mg/m^2 静脉滴注 12 小时	
第 2 日	VP16 100mg/m^2,静脉滴注	
	Act-D 0.5mg 静脉注射	
	四氢叶酸(CF)15mg,肌内注射	
	(从静脉注射 MTX 开始算起 24 小时给药,每 12 小时 1 次,共 2 次)	
第 3 日	四氢叶酸 15mg,肌内注射,每 12 小时 1 次,共 2 次	
第 4 至 7 日	休息(无化疗)	
第二部分 CO		
第 8 日	VCR1.0mg/m^2,静脉注射;CTX 600mg/m^2,静脉滴注	

【化疗药物的常见毒副反应】

化疗主要的毒副反应为骨髓抑制,其次为消化道反应、肝功能损害、肾功能损害及脱发等。所以化疗前应先作血、尿常规、肝功能、肾功能等检查,了解骨髓及肝肾功能,用药期间严密观察,注意防治。

1. 骨髓抑制 主要表现为外周血白细胞和血小板计数减少,且有一定的规律性。服药期间细胞计数虽有下降,在停药后多可自然恢复。

2. 消化系统损害　最常见的表现为恶心、呕吐,多数在用药后 2~3 天开始,5~6 天后达高峰,停药后逐步好转,一般不影响继续治疗。如呕吐过多可造成离子紊乱,出现低钠、低钾或低钙症状,患者可有腹胀、乏力、精神淡漠及痉挛等。有些患者会有腹泻或便秘,还有消化道溃疡,以口腔溃疡多见,多数是在用药后 7~8 天出现,一般于停药后能自然消失。

3. 神经系统损害　长春新碱(VCR)对神经系统有毒性作用,表现为指、趾端麻木,复视等。

4. 药物中毒性肝炎　主要表现为用药后血转氨酶值升高,偶见黄疸。一般在停药后一定时期恢复正常,但未恢复时不能继续化疗。

5. 泌尿系统损伤　环磷酰胺(CTX)对膀胱有损害,顺铂(DDP)、甲氨蝶呤(MTX)对肾脏有一定的毒性,肾功能正常者才能应用。

6. 皮疹和脱发　甲氨蝶呤(MTX)可引起皮疹,严重者可引起剥脱性皮炎。放线菌素 D(Act-D)易引起脱发,1 个疗程即可全脱,但停药后均可生长。

【护理评估】

1. 健康史　采集患者既往用药史,尤其是化疗史及药物过敏史。记录既往接受化疗过程中出现的药物不良反应及应对情况。询问有关造血系统、肝脏、消化系统及肾脏疾病史,了解疾病的治疗经过及病程。采集患者的肿瘤疾病史、发病时间、治疗方法及效果,了解总体和本次治疗的化疗方案,目前的病情状况。

2. 身心状况　测量生命体征、体重,评估一般情况(意识状态、发育、营养、面容与表情);了解患者的日常生活规律(饮食形态、嗜好、睡眠形态、排泄状态及自理程度),观察皮肤、黏膜、淋巴结有无异常;了解原发肿瘤的症状和体征,了解每日进食情况,本次化疗的副作用等,以便为护理活动提供依据。

患者往往对化疗的不良反应有恐惧,尤其是具有化疗经历的患者更明显,了解患者对化疗的感受,患者通常会对疾病的预后及化疗效果产生焦虑、悲观情绪,也可因长期的治疗产生经济困难而显得闷闷不乐或烦躁。对化疗有充分思想准备的患者,一般能承受化疗的不适,因而增强了战胜疾病的信心;没有思想准备的患者,往往表现出畏惧、退缩的言行,丧失了与病魔斗争的决心。

3. 相关检查　测血常规、尿常规、肝肾功能等,化疗前如有异常则暂缓治疗。密切观察血常规的变化趋势,每天或隔天检查,为用药提供依据。如果在用药前白细胞低于 $4.0 \times 10^9/L$,血小板低于 $5.0 \times 10^9/L$ 者不能用药;患者在用药过程中如白细胞低于 $3.0 \times 10^9/L$ 需考虑停药;用药后一周继续监测各项化验指标,如有异常及时处理。

【护理诊断/合作性问题】

1. 营养失调　低于机体需要量,与化疗所致的消化道反应有关。

2. 自我形象紊乱　与化疗所致头发脱落有关。

3. 有感染的危险　与化疗引起的白细胞减少有关。

【护理目标】

(1) 患者能满足机体的营养需要。

(2) 患者能接受自己形象的改变。

(3) 患者未发生严重感染。

【护理措施】

1. 心理护理 让患者和家属与同病种的、治疗效果满意的患者相互交流,认真倾听患者诉说恐惧、不适及疼痛,关心患者以取得信任。提供国内外及本科室治疗滋养细胞疾病的治愈率及相关信息,增强患者战胜疾病的信心。鼓励患者克服化疗不良反应,帮助患者度过脱发等所造成的心理危险期。

2. 用药护理

(1) 准确测量并记录体重:化疗时应根据体重来正确计算和调整药量,一般在每个疗程的用药前及用药中各测一次体重,应在早上、空腹、排空大小便后进行测量,酌情减去衣服重量。如体重不准确,用药剂量过大,可发生中毒反应,过小则影响疗效。

(2) 正确使用药物:根据医嘱严格执行查对制度,正确溶解和稀释药物,并做到现配现用,一般常温下不超过1小时。如果联合用药应根据药物的性质排出先后顺序。放线菌素D、顺铂等需要避光的药物,使用时要用避光罩或黑布包好;环磷酰胺等药物需快速进入,应选择静脉推注;氟尿嘧啶、阿霉素等药物需慢速进入,最好使用静脉注射泵或输液泵给药;依托泊苷类药物对肾脏损害严重,需在给药前后给予水化,同时鼓励患者多饮水并监测尿量,保持尿量大于每天2500ml。腹腔内化疗时应注意变动体位以增强效果。

(3) 合理使用静脉血管并注意保护:遵循长期补液保护血管的原则,从远端开始,有计划地穿刺,用药前先注入少量生理盐水,确认针头在静脉中后再注入化疗药物。一旦怀疑或发现药物外渗应重新穿刺,遇到局部刺激较强的药物,如氮芥、长春新碱、放线菌素D等外渗,需立即停止滴入并给予局部冷敷,同时用生理盐水或普鲁卡因局部封闭,以后用金黄散外敷,防止局部组织坏死,减轻疼痛和肿胀。化疗结束前用生理盐水冲管,以降低穿刺部位拔针后的残留浓度,起到保护血管的作用。对经济条件允许的患者建议使用PICC及输液港等给药,以保护静脉,减少反复穿刺的痛苦。

3. 病情观察 观察体温以判断有无感染;观察有无牙龈出血、鼻出血、皮下淤血或阴道活动性出血等倾向;观察有无上腹疼痛、恶心、腹泻等肝脏损害的症状和体征;如有腹痛、腹泻,要严密观察次数及性状,并正确收集大便标本;观察有无尿频、尿急、血尿等膀胱炎症状;观察有无皮疹等皮肤反应;观察有无肢体麻木、肌肉软弱、偏瘫等神经系统的副作用。如有上述发现,应即刻报告医师。

4. 药物毒副反应护理

(1) 口腔护理:应保持口腔清洁,预防口腔炎症。如口腔黏膜充血疼痛,可局部喷射西瓜霜等粉剂;如有黏膜溃疡,则做溃疡面分泌物培养,根据药敏试验结果选用抗生素和维生素B_{12}液混合涂于溃疡面促进愈合;使用软毛牙刷刷牙或用清洁水漱口,进食前后用消毒溶液漱口;给予温凉的流食或软食,避免刺激性食物;如因口腔溃疡疼痛难以进食时,可在进食前15min给予丁卡因(地卡因)溶液涂敷溃疡面;进食后漱口并用甲紫(龙胆紫)、锡类散或冰硼散等局部涂抹。鼓励患者进食促进咽部活动,减少咽部溃疡引起的充血、水肿、结痂。

(2) 止吐护理:在化疗前后给予镇吐剂,合理安排用药时间以减少化疗所致的恶心、呕吐;提供患者喜欢的清淡饮食,少量多餐、分散注意力、创造良好的进餐环境等;不能自主进食的患者,按患者的进食习惯喂食;患者呕吐严重时应补充液体,以防电解质紊乱。

(3) 骨髓抑制的护理:按医嘱定期测定白细胞计数,如低于$3.0×10^9/L$应与医师联系考虑停药;对于白细胞计数低于正常的患者要采取预防感染的措施,严格无菌操作。如白细

胞低于 $1.0×10^9/L$，机体几乎没有自身免疫力，极易导致败血症，需保护性隔离、尽量谢绝探视、禁止带菌者入室、净化空气；按医嘱应用抗生素、输入新鲜血或白细胞浓缩液、血小板浓缩液等。

（4）动脉化疗并发症的护理：动脉灌注化疗后有些患者可出现穿刺处局部血肿甚至大出血，主要是穿刺损伤动脉壁或患者凝血机制异常所造成。术后应密切观察穿刺点有无渗血及皮下淤血或大出血。用沙袋压迫穿刺部位6小时，穿刺肢体制动8小时，卧床休息24小时。如有渗出应及时更换敷料，出现血肿或大出血者立即对症处理。

【护理评价】

（1）患者能坚持进食，保证摄入量，未发生水电解质紊乱。

（2）患者血管未发生意外损伤。

（3）患者能以平和的心态接受自己形象的改变。

（4）患者住院期间未出现严重感染，病情好转或治愈。

（宫建美）

思 考 题

1. 某患者，女性，25岁，产后7个月，未乳，LMP：2014年12月10日，因阴道出血4天于2015年3月14日来诊。查：尿 hCG（+）。停经3个月超声所见：膀胱充盈良好。子宫前位，宫体大小约 $11.0cm×9.0cm×7.7cm$，回声均匀，未见瘤体样结构；宫腔内可见范围约 $9.1cm×7.6cm×5.8cm$ 的闪亮增强回声及大小不等相间无回声，似蜂窝状，并可见范围为 $5.7cm×1.7cm$ 不规则液性暗区，未见确切胎芽组织及胎心搏动。双侧卵巢显示欠清晰，附件区未见肿块影像。问题：

（1）该患者最可能的医疗诊断是什么？

（2）对该患者进行怎样的处理？

（3）应该为该患者提供哪些护理措施？

2. 某患者，女性，32岁。人流后1年，近日咳嗽，咳血丝痰，肺片示肺多个结节影，血 hCG 定量明显升高。问题：

（1）该患者最可能的医疗诊断是什么？

（2）该疾病的处理原则是什么？

（3）应该为该患者提供哪些护理措施？

第二十八章　腹部手术患者的护理

> **学习目标**
> 　　识记：子宫肌瘤的病因、分类、病理变化；子宫颈癌的病因、辅助检查方法；子宫内膜癌的病因、转移途径；常见卵巢肿瘤的临床表现、恶性肿瘤转移途径和并发症。
> 　　理解：子宫肌瘤的临床表现、辅助检查方法、治疗原则、护理措施；子宫颈癌的临床分期、临床表现、治疗原则；子宫内膜癌的临床分期、临床表现、辅助检查方法、治疗原则、护理措施；卵巢肿瘤的治疗原则和护理措施；腹部手术患者的评估内容。
> 　　运用：运用护理程序为子宫颈癌、子宫内膜癌患者提供整体护理；运用护理程序为腹部手术患者提供整体护理。

　　近年来,由于手术技术的提高、术式的改进以及与手术有关条件的完善,使手术治疗更趋安全,致使腹部手术成为女性生殖系统疾病常用的一种治疗手段,但同时也是一个创伤的过程,手术中及手术后都有较高风险,为保证手术治疗的安全性,在手术前务必认真地为受术者做好各项准备,预防各种并发症的可能,在术中、术后更要加强护理,为其提供精心的术后护理。对于不同的疾病、不同的患者,要注意制定个体化的护理方案,同时,要注意对患者心理上的改变做好心理护理。

第一节　腹部手术患者的一般护理

【腹部手术种类】

　　按手术急缓程度可分为择期手术、限期手术和急诊手术。按手术范围区分主要有剖腹探查术、全子宫切除术、次全子宫切除术、附件切除术、全子宫及附件切除术、次全子宫及附件切除术、子宫根治术、剖宫产术等。子宫、附件切除术也可经由阴道施行。

【手术适应证】

　　子宫本身及其附件有病变,或因附件病变而不能或不必要保留子宫者,性质不明的下腹部肿块,诊断不清的急腹症以及困难的阴道分娩等。

【手术前准备】

　　1. 心理支持　护士需要应用医学专业知识,采用通俗易懂的语言耐心解答患者的提问,为其提供相关的信息、资料等,使患者相信在医院现有条件下,她将得到最好的治疗和照顾,能顺利度过手术全过程。部分受术者会因为丧失生育功能产生失落感,护士应协助护理对象度过哀伤过程。

　　2. 术前指导

　　(1) 术前要使子宫切除者了解术后不再出现月经,卵巢切除的患者也会出现停经、潮热、阴道分泌物减少等症状。即使保留一侧卵巢,也会因术中影响卵巢血运,暂时性引起体内性激素水平波动而出现停经。

　　(2) 用通俗易懂的语言向患者解释术前准备的内容及各项准备工作所需要的时间、必要的检查程序等。介绍手术名称及过程,使患者了解术后所处的环境状况。

(3) 积极处理术前合并症,例如贫血、营养不良等的治疗。同时,认真进行预防术后并发症的宣传指导工作,包括床上使用便器,术后的深呼吸、咳嗽、翻身、收缩和放松四肢肌肉的运动等。要求患者在指导、练习后独立重复完成,直至确定患者完全掌握为止。上述内容同样希望家属了解,以便协助、督促患者执行。

(4) 老年患者各重要脏器趋于老化,修复能力降低,耐受性差,术前应全面评估,并进行必要的处理,为手术创造条件。

(5) 术前营养状况直接影响术后康复过程,护士要注意指导患者摄入高蛋白、高热量、高维生素及低脂肪全营养饮食。

【手术前一日护理】

手术前一日,护士应认真核对医嘱并取得患者或家属正式签字的手术同意书。签署手术同意书的目的是为了保护患者,避免接受不恰当的手术;也为了保护院方,避免患者因不理解病情和合并症的潜在危险,对并发症等没有思想准备而滥加指责或由此引发法律纠纷。当手术已排表确定,护士应开始准备工作,并重复核实以下内容。

1. 皮肤准备 受术者于术前一日完成沐浴更衣等个人卫生整理后,进行手术区域皮肤的准备。通常以顺毛、短刮的方式进行手术区剃毛备皮,其范围是上自剑突下,下至两大腿上 1/3 处及外阴部,两侧至腋中线。备皮完毕用温水洗净、拭干,以消毒治疗巾包裹手术野。最新观点指出,尽可能使用无损伤性剃毛刀备皮,时间尽量安排在临手术时,以免备皮过程产生新创面,增加感染机会。如经腹行全子宫切除术,在备皮同时需做阴道准备。

2. 消化道准备 一般手术前一日灌肠 1~2 次或口服缓泻剂,使患者能排便 3 次以上。术前 8 小时禁止由口进食,术前 4 小时严格禁饮,手术日晨禁食,以减少手术中因牵拉内脏引起恶心、呕吐反应,也使术后肠道得以休息,促使肠功能恢复。预计手术可能涉及肠道时,例如卵巢癌有肠道转移者,肠道准备应从术前 3 天开始;患者于手术前 3 日进无渣半流质饮食,并按医嘱给肠道抑菌药物,酌情在手术前一日及手术当日清晨行清洁灌肠。

3. 镇静剂 为减轻患者的焦虑程度,保证患者充足睡眠,完成手术前准备后,按医嘱可给患者适量镇静剂,如异戊巴比妥(阿米妥)、地西泮(安定)等。手术前一日晚间要经常巡视患者,注意说话低声、动作轻巧,避免影响其休息。如有必要,可第二次给镇静剂,但应在手术前用药之前 4 小时,以减少这些药物的协同作用,防止出现呼吸抑制状况。

4. 其他 护士要认真核对受术者生命体征、药物敏感试验结果、交叉配血情况等;必要时应与血库取得联系,保证术中血源供给;全面复习各项辅助检查和实验室检查报告,发现异常及时与医师联系。确保患者术前处于最佳身心状态。

【手术日护理】

(1) 手术日晨,核查体温、血压、脉搏、呼吸等,询问患者的自我感受。一旦发现月经来潮、表现为过度恐惧或忧郁的患者,需及时通知医师;若非急诊手术,应协商重新确定手术时间。

(2) 术前取下患者可活动的义齿、发夹、首饰及贵重物品交家属或护士长保管。长发者应梳成辫子,头戴布帽以防更换体位时弄乱头发或被呕吐物污染。

(3) 术前常规安置导尿管并保持引流通畅,以避免术中伤及膀胱、术后尿潴留等并发症。近年来逐渐实行在手术室待患者实施麻醉后安置导尿管,此时患者全身松弛,无痛苦且便于操作。

（4）拟行全子宫切除术者，手术日晨阴道常规冲洗后，分别用2.5%碘酒、75%乙醇溶液消毒宫颈口，擦干后再用1%甲紫涂宫颈及阴道穹隆（作为手术者切除子宫的标志），并用大棉球拭干。

（5）根据麻醉师医嘱于术前半小时给基础麻醉药物，常用苯巴比妥和阿托品或地西泮、山莨菪碱等，目的在于缓解患者的紧张情绪并减少唾液腺分泌，防止支气管痉挛等因麻醉引起的副交感神经过度兴奋的症状。

（6）送患者去手术室前应允许家属或亲友有短暂探视时间。手术室护士、病房护士在床旁需认真核对患者姓名、住院号、床号等病历资料，并随同患者至手术室。由病房护士直接向手术室巡回护士介绍患者，当面点交、核对无误后签字。

（7）病房护士根据患者手术种类及麻醉方式铺好麻醉床，准备好术后监护用具及急救用物等。

【手术后护理】

手术后针对患者的具体情况，可以Orem理论为指导，运用护理程序科学管理方法，为患者分别提供全补偿系统、部分补偿系统或辅助教育系统的护理活动，努力使患者尽早摆脱"患者"角色，通过护理活动由患者自己满足自理的需要。在术后观察、护理过程中，发现任何病情变化都应及时与医师联系，以便及时采取相应措施。

1. 恢复室护理措施

（1）床边交班：手术完毕患者被送回恢复室时，值班护士应向手术室护士及麻醉师详尽了解术中情况，包括麻醉类型、手术范围、用药情况、有无特殊护理注意事项等；及时为患者测量血压、脉搏、呼吸；观察患者的呼吸频率与深度，检查输液、腹部伤口、阴道流血情况、背部麻醉管是否拔除等，认真做好床边交班，详尽记录观察资料。

（2）体位：按手术及麻醉方式决定患者的术后体位。采用全身麻醉的患者在尚未清醒前应有专人守护，去枕平卧，头侧向一旁，稍垫高一侧肩胸，以免呕吐物、分泌物呛入气管，引起吸入性肺炎或窒息。蛛网膜下腔麻醉者，去枕平卧12小时；硬膜外麻醉者，去枕平卧6~8小时。术后次晨可采取半卧位，这样有助于腹部肌肉松弛，降低腹部切口张力，减轻疼痛；也利于深呼吸，增加肺活量，减少肺不张情况的发生。同时，半卧位有利于腹腔引流，减少渗出液对膈肌和脏器的刺激。

护士要经常巡视患者，保持床单清洁、平整，协助患者维持正确的平卧姿势。鼓励患者活动肢体，每15分钟进行一次腿部运动，防止下肢静脉血栓形成；每2小时翻身、咳嗽、做深呼吸一次，有助于改善循环和促进良好的呼吸功能。老年患者的卧床时间、活动方式及活动量需根据具体情况进行调整。注意防止老年人因体位变化引起血压不稳定、突然起床时发生跌倒的情况，随时提供必要的扶助，特别需要耐心交代相关事项，直到确定其完全掌握为止，例如呼唤开关的使用等。

（3）观察生命体征：需依手术大小、病情，认真观察并记录生命体征。通常术后每15~30分钟观察一次血压、脉搏、呼吸并记录，直到平稳后改为每4小时一次，持续24小时后病情稳定者可改为每日4次测量并记录体温、血压、脉搏、呼吸，直至正常后3天。患者手术后1~2日体温稍有升高，但一般不超过38℃，此为手术后正常反应。术后持续高热，或体温正常后再次升高则提示可能有感染存在。

（4）观察尿量：术后应注意保持尿管的通畅，并认真观察尿量及尿液性质。通常根据手术范围大小决定尿管留置时间,多数术后24小时拔除尿管,对于子宫全切等手术患者、身体虚弱者需留置尿管48小时,对于经阴道子宫切除同时行阴道前壁、膀胱修补患者、广泛性全子宫切除术患者等需要保留尿管5~7天。术后患者每小时尿量至少50ml以上,若每小时尿量少于30ml,伴血压逐渐下降、脉搏细数、患者烦躁不安或诉说腰背疼痛、肛门处下坠感等,应考虑有腹腔内出血,需及时通报医师。拔除尿管后要协助患者排尿,以观察膀胱功能恢复情况。留置尿管期间应擦洗外阴,保持局部清洁,防止发生泌尿系统感染。

(5) 缓解疼痛:患者在麻醉作用消失后会感到伤口疼痛,通常手术后24小时内最为明显。持续而剧烈的疼痛会使患者产生焦虑、不安、失眠、食欲不振甚至保持被动体位,拒绝翻身、检查和护理。护士应牢记:患者只有在不痛的情况下才能主动配合护理活动,进行深呼吸、咳嗽和翻身。为此,应根据患者具体情况及时给予止痛处理,以保证患者在舒适状态下完成护理活动。按医嘱术后24小时内可用哌替啶等止痛药物充分止痛;如果采用止痛泵者则根据医嘱或患者的痛感调节泵速,保证患者舒适并得到充分休息。随着术后痛感的减轻,止痛剂的使用应在术后48小时后逐渐减少,否则提示切口血肿、感染等异常情况,需报告医师及时给予处理。

2. 病房护理措施 护士在患者返回病房之前要做好全面准备。病房护士了解患者在手术室及恢复室的情况后需重新全面评估患者,继续执行恢复室的观察与护理,逐渐增加患者的活动量,并为促进患者尽早康复、预防并发症、增强自理能力制订护理计划。

(1) 切口情况:观察切口有无渗血、渗液,发现异常及时联系医师。采用腹带包扎腹部,必要时用12kg沙袋压迫腹部伤口6~8小时,可以减轻切口疼痛,防止出血。

(2) 留置管的观察:部分术后患者需要在腹腔或盆腔留置引流管,引流管可经腹部或经阴道放置,术后注意合理固定引流管。一般24小时内引流液不超过200ml,性状应为淡血性或浆液性,引流量逐渐减少,根据引流量,一般术后2~3天拔除引流管;术后留置尿管约24~48小时,观察并记录尿量、颜色、性质,并保持通畅。若为宫颈癌根治术加盆腔淋巴结清扫术患者,术后留置尿管需保留7~14天,期间应指导患者做盆底肌肉锻炼,拔管前3天每3~4小时放尿一次,定期开放尿管,锻炼膀胱功能,防止尿潴留。尿管拔除后4~6小时应督促协助患者自行排尿,以免发生尿潴留。

(3) 阴道分泌物:子宫全切术后患者阴道残端有伤口,应注意观察阴道分泌物的性质、量、颜色,以便判断阴道残端伤口的愈合情况。由于受阴道残端缝线反应的影响,术后有少许浆液性阴道分泌物属正常现象。

3. 术后常见并发症及护理

(1) 腹胀:术后腹胀多因术中肠管受到激惹使肠蠕动减弱所致。患者术后呻吟、抽泣、憋气等可咽入大量不易被肠黏膜吸收的气体加重腹胀。通常术后48小时恢复正常肠蠕动,一经排气,腹胀即可缓解。如果术后48小时肠蠕动仍未恢复正常,应排除麻痹性肠梗阻、机械性肠梗阻的可能。刺激肠蠕动、缓解腹胀的措施很多,例如采用生理盐水低位灌肠、热敷下腹部等。在肠蠕动已恢复但仍不能排气时,可针刺足三里、肛管排气或按医嘱皮下或肌内注射新斯的明等。术后早期下床活动可改善胃肠功能,预防或减轻腹胀。如因炎症或缺钾引起,则分别补以抗生素或钾;形成脓肿者则应及早切开引流。

(2) 泌尿系统感染

1) 尿潴留:是盆腔内和经阴道手术后常见的并发症之一,也是发生膀胱感染的重要原因之一。多数患者因不习惯于卧位排尿而致尿潴留;术后留置尿管的机械性刺激或因麻醉性止痛剂的使用减低了膀胱膨胀感等也是尿潴留的主要原因。为了预防尿潴留的发生,根据患者的具体情况可采用不同措施,如术后鼓励患者定期坐起来排尿,床边加用屏风,增加液体入量,通过听流水声等方法帮助患者建立排尿反射;拔除尿管前,注意夹管定时开放以训练膀胱恢复收缩力等。如上述措施无效则应导尿,一次导尿量不要超过1000ml,以免患者因腹压骤然下降引起虚脱,宜暂时留置尿管,每3~4小时开放1次,逐渐恢复膀胱功能。

2)尿路感染:尿潴留者多需留置尿管,尽管注意无菌操作技术也难免发生细菌上行性感染。老年患者、术后必须长期卧床者以及过去有尿路感染史的患者都容易发生泌尿系统感染。术后出现尿频、尿痛、并有高热等症状者,应按医嘱做尿培养,确定是否有泌尿道感染。受术者一般在拔管后4~8小时内可自解小便,注意记录尿量和排尿时间。

(3)切口血肿、感染、裂开:手术切口多数是清洁封闭创口,能迅速愈合,甚少形成瘢痕。切口出血甚多,或压痛明显、肿胀、检查有波动感,应考虑为切口血肿。血肿极易感染,常为伤口感染的重要原因。遇到异常情况,护士应及时报告医师,协助处理。少数患者,尤其年老体弱或过度肥胖者,可出现伤口裂开的严重并发症。此时患者自觉切口部位轻度疼痛,有渗液从伤口流出;更有甚者腹部敷料下可见大网膜、肠管脱出。护士在通知医师的同时应立即用无菌手术巾覆盖包扎,并送手术室协助处理。

【出院准备】

早期出院已成为一种趋势,出院前需要为患者提供详尽的出院计划,其目标是使个人自我照顾能力达到最大程度。健康教育内容应包括自我照顾技巧、生活形态改变后的适应、环境调整及追踪照顾的明确指导;还要提供饮食、药物使用、运动忍受度、可能的并发症指导。为了保证效果,宜列出具体内容的项目单,例如子宫切除术患者的出院前教育主要包括以下内容。

(1)指导术后患者执行腹部肌肉增强运动,以加强因手术而影响的肌肉。

(2)术后2个月内避免提举重物,防止正在愈合的腹部肌肉用力,并应逐渐加强腹部肌肉的力量。

(3)避免从事会增加盆腔充血的活动,如跳舞、久站等,因盆腔组织的愈合需要良好的血液循环。

(4)未经医师同意,避免阴道冲洗和性生活,否则会影响阴道伤口愈合并引起感染。

(5)出现阴道流血、异常分泌物时应及时报告医师。

(6)按医嘱如期返院接受追踪检查。

(7)及时澄清患者及家属的疑问。

【急诊手术患者的护理要点】

遇到急诊手术患者则要求护士动作敏捷,在最短时间内扼要、重点地了解病史,问清医师准备实施的手术类型,医护密切配合使工作有条不紊。

1. 提供安全环境 在患者对病情一无所知的情况下,护士通过实施娴熟技术使患者确信自己正被救治中。配合医师向家属耐心解说病情,解答提问,并告知一些注意事项,让家属了解目前正为患者进行的各种术前准备工作。在条件许可的情况下允许家属陪伴,避免患者初到新环境的孤独感。

2. 迅速完成术前准备 急诊患者通常病情危重,处于极度痛苦、衰竭甚至休克状态。患者到来后,护士需立即观察病情,记录体温、血压、脉搏、呼吸等。遇到失血性休克患者,除抢救休克外,手术前准备力求快捷。如用肥皂水擦洗腹部;常规备皮后不必灌肠;如情况允许,刚进食者手术可推迟2~3小时进行;阴道准备可与手术准备同时进行;麻醉前也不必常规给药等。

总之,术前准备的全过程要保证患者在舒适的环境中获得心理安全感。医护人员要以熟练的专业技巧在最短时间内完成腹部手术准备,并取得患者和家属的信任,使护理对象确信自己在接受最佳的处理方案,这里的医护人员具备相当的经验,病痛将迅速得到缓解。

第二节 子宫肌瘤

子宫肌瘤(myoma of uterus)是女性生殖器官中最常见的良性肿瘤,多见于育龄妇女。据尸检统计,30岁以上的妇女约20%患有子宫肌瘤,但因患者多无或少有临床症状,所以临床报道的子宫肌瘤发病率远低于实际发病率。

【病因】

确切的发生原因尚未确定,但根据一系列临床研究表明其发病主要与雌激素有关,因为子宫肌瘤多发生在生育年龄妇女;在妊娠期或外源性雌激素刺激时,肌瘤生长迅速;抗雌激素治疗有效;绝经后肌瘤停止生长或萎缩;肌瘤组织中的雌激素受体及雌二醇含量明显高于正常子宫肌组织。另外,研究还证实孕激素可以促进肌瘤的有丝分裂、刺激肌瘤的生长。细胞遗传学研究显示25%~50%子宫肌瘤存在细胞遗传学的异常,包括12号和14号染色体长臂片段相互换位、12号染色体长臂重排、7号染色体长臂部分缺失等。分子生物学研究提示子宫肌瘤是由单克隆平滑肌细胞增殖而成,多发性子宫肌瘤是由不同克隆细胞形成。

【病理】

1. 巨检 多为球形实质性包块,表面光滑,质地较子宫肌层硬;单个或多个,大小不一,大体观可为大瘤体上附有小的仔瘤,但常为散在性多个分布。肌瘤外表有被压缩的肌纤维束和结缔组织构成的假包膜覆盖。肌瘤切面呈灰白色,可见漩涡状或编织状结构。肌瘤的颜色和硬度则与所含纤维组织的多少有关。

2. 镜检 可见肌瘤主要由梭形平滑肌细胞和不等量的纤维结缔组织相互交织而成,细胞大小均匀,排列成漩涡状或栅状,核为杆状。

肌瘤的血运来自肿瘤的假包膜,当肿瘤生长迅速时血运不足,可发生中心性缺血,造成一系列变性。肿瘤生长越快、越大,缺血越严重,可引起急性或慢性退行性变,常见变性有玻璃样变、囊性变、红色样变、肉瘤样变及钙化。

【分类】

子宫肌瘤可以发生在子宫的任何部位。

1. 按肌瘤生长部位

(1) 子宫体肌瘤(占90%)。

(2) 子宫颈肌瘤(占10%)。

2. 按肌瘤与子宫肌壁的关系

(1) 肌壁间肌瘤:位于子宫肌壁间,周围被子宫肌层包围,占总数的60%~70%。

(2) 浆膜下肌瘤:向子宫表面突出生长的肌瘤称浆膜下子宫肌瘤,约占总数的20%。

其表面仅由子宫浆膜层覆盖。当肌瘤继续向外生长,仅有一蒂与子宫相连时,称带蒂浆膜下肌瘤。带蒂的浆膜下子宫肌瘤的瘤蒂含有的血管是肌瘤的唯一血液供应。如血供不足,肌瘤可变性坏死。如发生瘤蒂扭转断裂,肌瘤脱落于腹腔,而成为游离性肌瘤;或贴靠邻近器官组织如大网膜、肠系膜等,获得血液营养而成为寄生性肌瘤;若肌瘤位于子宫体侧壁向宫旁生长,突出于阔韧带两叶之间者,称为阔韧带肌瘤。

(3)黏膜下肌瘤:向子宫腔内生长突出的肌瘤称黏膜下子宫肌瘤,约占总数的10%~15%,其表面仅由黏膜层覆盖。黏膜下肌瘤易形成蒂,在宫腔内生长犹如异物,可刺激子宫收缩,逐渐被挤出宫颈而排入阴道。

子宫肌瘤常为多个,上述各种类型的肌瘤可发生在同一子宫,称多发性子宫肌瘤。

【临床表现】

1. 症状 多无明显症状,仅于体检时偶被发现。症状的出现与肌瘤部位、有无变性有关,而与肌瘤的大小和个数关系不大。常见症状如下。

(1)月经改变:月经改变是子宫肌瘤最常见的症状,表现为月经周期缩短,经期延长,经量增多或不规则阴道流血。多见于大的肌壁间肌瘤和黏膜下肌瘤。其原因在于:①肌壁间肌瘤可因子宫腔变形增大,内膜面积增加而使月经过多。②肌瘤妨碍子宫收缩,而致经期延长或出血不止。③黏膜下肌瘤可以因黏膜面积增加以及表面溃疡和感染,局部充血等而引起月经过多、过频或不规则出血,或脓血性排液、有臭味等。④较大肌瘤可使附近的静脉受压导致盆腔充血,而出血量多。

(2)下腹包块:多在子宫肌瘤长出骨盆腔后发现。常在清晨空腹膀胱充盈时明显,由于子宫及肌瘤被推向上方,而易触及。当肌瘤逐渐增大使子宫超过3个月妊娠大,在腹部可直接触及。包块一般位于下腹正中,少数可偏居下腹一侧,质硬或有高低不平感。

(3)白带增多:肌壁间肌瘤较大使宫腔面积增大时,内膜腺体分泌增多,并伴有盆腔充血使白带增多。黏膜下肌瘤,尤其是脱出于子宫口或阴道口的有蒂肌瘤,因表面黏膜易溃疡和坏死,而产生大量血性或脓血性、有臭味的白带。

(4)压迫症状:子宫前壁下段肌瘤和宫颈肌瘤可压迫膀胱,引起尿频、尿急、排尿困难,甚至尿潴留等。后壁肌瘤可压迫直肠,引起坠胀或便秘等。阔韧带肌瘤可压迫输尿管或髂血管和神经,而引起上段输尿管扩张、肾盂积水或静脉回流不畅、下肢浮肿等。

(5)其他症状:①疼痛:表现为腹痛、下腹坠胀感或腰背酸痛,程度多不很严重。个别因子宫肌瘤红色变性,则腹痛较剧并伴有发热。子宫浆膜下肌瘤蒂扭转时亦产生急性剧烈腹痛。②不孕与流产:不孕的发生率大约25%~40%。自然流产率高于正常人群,其比为4:1。③继发贫血:长期月经过多可造成继发性贫血。可有头晕、乏力、心悸、气促等贫血症状。

2. 体征 与肌瘤的大小、数目、位置以及有无变性等有关。腹部检查:肌瘤较大,子宫增大超过妊娠3个月时,可在腹部扪及。能触及者一般在下腹中部,实性质硬肿块,多不平整。妇科检查:子宫增大、质硬、形态不规整。浆膜下肌瘤结节与子宫有蒂相连,活动。黏膜下肌瘤如未脱出,子宫多为均匀性增大;如脱出至阴道内,可见宫颈口处红色、实性质硬肿物,宫颈光滑、完整,肿物触之易出血。若伴有感染,有坏死或脓性渗出覆盖,有臭味。大的肌瘤有变性时,子宫可变软。

【治疗原则】

根据患者的年龄、症状、肌瘤大小和数目、生长部位及对生育功能的要求等情况进行全面分析后选择处理方案。

1. 保守治疗

（1）随访观察：肌瘤小、症状不明显，或已近绝经期的妇女，可每 3~6 个月定期复查，必要时再考虑进一步治疗措施。

（2）药物治疗：肌瘤小于 2 个月妊娠子宫大小，症状不明显或较轻者，尤其近绝经期或全身情况不能手术者，在排除子宫内膜癌的情况下，可采用药物对症治疗。常用雄激素如丙酸睾酮注射液用以对抗雌激素，促使子宫内膜萎缩；直接作用于平滑肌，使其收缩而减少出血。也可用抗雌激素制剂他莫昔芬（三苯氧胺）治疗月经明显增多者；还可选用促性腺激素释放激素类似物，通过抑制 FSH 和 LH 的分泌作用，降低体内雌激素水平达到治疗目的。

2. 手术治疗 手术仍然是目前子宫肌瘤的主要治疗方法。适应证包括：月经过多致继发贫血，药物治疗无效；严重腹痛、性交痛或慢性腹痛、有蒂肌瘤扭转引起的急性腹痛；有膀胱、直肠压迫症状；能确定肌瘤是不孕或反复流产的唯一原因者；肌瘤生长较快，怀疑有恶变者。

手术途径可经腹、经阴道或采用宫腔镜及腹腔镜进行，术式如下：

（1）肌瘤切除术：年轻又希望保留生育功能的患者，术前排除子宫及宫颈的癌前病变后可考虑经腹或腹腔镜下切除肌瘤，保留子宫。

（2）子宫切除术：肌瘤大、个数多、临床症状明显者，或经保守治疗效果不明显、又无需保留生育功能的患者可行全子宫切除术。术前应行常规检查排除宫颈恶性病变；术中根据具体情况决定是否保留附件。

（3）其他：随着医学科学的发展，目前出现了许多新的微创治疗手段，例如：冷冻疗法、射频消融技术、高强度聚焦超声、子宫动脉栓塞术等，各有优缺点，疗效还不确切。

【护理评估】

1. 健康史 应注意既往月经史、生育史，是否有（因子宫肌瘤所致的）不孕或自然流产史；评估并记录是否存在长期使用女性性激素的诱发因素；发病后月经变化情况；曾接受的治疗经过、疗效及用药后机体反应。同时，注意收集因子宫肌瘤压迫所伴随其他症状的主诉，并排除因妊娠、内分泌失调及癌症所致的子宫出血。虽然子宫肌瘤恶变的机会极少，但当肌瘤迅速增大或停经后仍有症状出现者应排除其他可能。

2. 身心状况 只有半数患者有症状，多数患者无明显症状或没有自觉症状，仅在妇科检查时偶尔发现。患者的症状与肌瘤生长的部位、大小、数目及有无并发症有关，其中与肌瘤生长部位关系更为密切。当肌瘤大到使腹部扪及包块时，患者会有"压迫"感，尤其是浆膜下肌瘤患者下腹部可扪及包块，清晨膀胱充盈时尤为显著。肌瘤长大向前方突起压迫膀胱可致排尿困难、尿潴留；向后方突起压迫直肠可致排便困难。患者因长期月经量过多导致继发性贫血，并伴有倦怠、虚弱和嗜睡等症状。

当患者得知患有子宫肌瘤时，首先害怕患了恶性肿瘤，随之会为如何选择处理方案而显得无助，或因接受手术治疗而恐惧、不安，迫切需要咨询指导。

3. 相关检查

（1）妇科检查：通过双合诊/三合诊发现，不同类型子宫肌瘤有相应的局部体征。检查时可发现子宫为不规则或均匀增大，表面呈结节状，质硬、无压痛。黏膜下肌瘤突出于宫颈口或阴道内，呈红色、表面光滑；伴有感染时表面则有渗出液覆盖或形成溃疡。

（2）其他：体积较小、症状不明显或囊性变肌瘤诊断有困难者，可借助探针探测宫腔深度及方向、子宫输卵管造影、B超显像及内镜等辅助检查方法,协助明确诊断。

【护理诊断/合作性问题】

1. 知识缺乏 缺乏子宫切除术后保健知识。

2. 个人应对无效 与选择子宫肌瘤治疗方案的无助感有关。

【护理目标】

(1) 患者将能陈述子宫肌瘤的性质、出现症状的诱因。

(2) 患者将能确认可利用的资源及支持系统。

【护理措施】

1. 提供信息,增强信心

(1) 详细评估患者所具备的子宫肌瘤相关知识及错误概念,通过连续性护理活动与患者建立良好的护患关系,讲解有关疾病知识,纠正其错误认识。

(2) 为患者提供表达内心顾虑、恐惊、感受和期望的机会与环境,帮助患者分析住院期间及出院后可被利用的资源及支持系统,减轻无助感。

(3) 使患者确信子宫肌瘤属于良性肿瘤,并非恶性肿瘤的先兆,通常不会出现其他问题,消除其不必要的顾虑,增强康复信心。

2. 积极处理,缓解不适

(1) 出血多需住院治疗者,应严密观察并记录其生命体征变化情况。

(2) 协助医师完成血常规及凝血功能检查,测血型、交叉配血以备急用。

(3) 注意收集会阴垫,评估出血量。

(4) 按医嘱给予止血药和子宫收缩剂;必要时输血、补液、抗感染或刮宫术止血;维持正常血压并纠正贫血状态。

(5) 巨大肌瘤患者出现局部压迫致尿、便不畅时应予导尿,或用缓泻剂软化粪便,或番泻叶24g冲饮,以缓解尿潴留、便秘症状。

(6) 需接受手术治疗者,按腹部及阴道手术患者常规进行护理。若肌瘤脱出阴道内,应保持局部清洁,防止感染。

3. 鼓励患者参与决策过程

(1) 根据患者能力提供疾病的治疗信息,允许患者参与决定自己的护理和治疗方案。

(2) 帮助患者接受目前的健康状况,充分利用既往解决困难的有效方法,由患者评价自己的行为、认识自己的能力。

4. 提供随访及出院指导

(1) 护士要努力使接受保守治疗的患者明确随访的时间、目的及联系方式,主动配合按时接受随访指导。

(2) 向接受药物治疗的患者讲明药物名称、用药目的、剂量、方法、可能出现的不良反应及应对措施。例如,选用雄激素治疗者,丙酸睾酮注射液25mg肌内注射,每5日1次,每月总量不宜超过300mg,以免男性化。使采用抗雌激素制剂他莫昔芬(三苯氧胺)治疗月经明显增多者明白,按医嘱用药后月经量可明显减少,肌瘤也能缩小,但停药后又可逐渐增大;不良反应为出现潮热、急躁、出汗、阴道干燥等围绝经期症状。长期使用者有使子宫内膜增生过长可能,需要定期检查随访。

(3) 应该使受术者了解术后1个月返院检查的内容、具体时间、地点及联系人等,患者的性生活、日常活动恢复均需通过术后复查全面评估身心状况后确定。任何时候出现不适或异常症状需及时随诊。

5. 子宫肌瘤合并妊娠者的护理 子宫肌瘤合并妊娠约占肌瘤患者的0.5%~1%,占妊娠0.3%~0.5%,肌瘤小且无症状者常被忽略,因此实际发生率高于报道。黏膜下肌瘤可影响受精卵着床导致早期流产;较大的肌壁间肌瘤因宫腔变形或内膜供血不足等可引起流产;肌瘤也可影响胎先露正常下降,导致胎位异常、产道梗阻等情况。子宫肌瘤合并妊娠者应该及时就诊,主动接受并配合医疗指导。子宫肌瘤合并中晚期妊娠者需要定期接受孕期检查,多能自然分娩,不需急于干预;但要警惕妊娠期及产褥期肌瘤容易发生红色变性的临床表现,同时应积极预防产后出血;若肌瘤阻碍胎先露下降或致产程异常发生难产时,应按医嘱做好剖宫产术前准备及术后护理。

【护理评价】

（1）患者在诊疗全过程表现出积极行为。
（2）能列举可利用的资源及支持系统。
（3）出院时生活完全自理。

第三节 宫 颈 癌

宫颈癌(cervical cancer)是最常见的妇科恶性肿瘤。高发年龄为50~55岁,以鳞状细胞癌为主。自20世纪50年代以来由于宫颈细胞学筛查的普遍应用,使宫颈癌和癌前病变得以早期发现和治疗,宫颈癌的发病率和死亡率已大幅度下降。但是,近年来宫颈癌发病有年轻化趋势。

【病因】

宫颈癌的发病因素目前尚不清楚。多种迹象表明,宫颈癌的发病可能是多种因素综合引起的,至于各种因素间有无协同或对抗作用,尚待进一步研究。国内外大量临床和流行病学资料表明与以下因素有关。

1. 不良性行为及婚育史 早婚、早育、多产以及有性乱史者宫颈癌的发病率明显增高。初次性生活<16岁者发病的危险性是20岁以上的两倍。分娩次数增多,致使宫颈创伤概率增加;妊娠及分娩期的内分泌及营养变化使患宫颈癌的危险性增加。凡患有阴茎癌、前列腺癌或前妻曾患宫颈癌者均为高危男子,与高危男子有性接触的妇女易患宫颈癌。

2. 病毒感染 人乳头瘤病毒(human papilloma virus,HPV)感染是宫颈癌的主要危险因素。应用核酸杂交技术检测发现90%以上宫颈癌患者伴有HPV感染,其中以HPV-16及HPV-18型最常见。此外单纯疱疹病毒Ⅱ型及人巨细胞病毒等也可能与宫颈癌发生有关。

3. 其他 吸烟可抑制机体的免疫功能,增加感染效应。宫颈癌发病率还与经济状况、种族和地理因素等有关。近年来还发现,应用屏障避孕法可降低宫颈癌发病的危险性。

【病理】

根据肿瘤的组织来源,子宫颈癌的病理类型有鳞状细胞癌、腺癌和腺鳞癌。以鳞状细胞癌为主,约占80%~85%,多发生于宫颈鳞状上皮与柱状上皮交界处,常呈外生型生长。腺癌约占15%~20%,来自宫颈管腺上皮,常呈内生型生长。腺鳞癌较少见,约占3%~5%,来源于宫颈黏膜柱状上皮下细胞。按宫颈病变的发生和发展过程可分为宫颈上皮内瘤变

（CIN）和宫颈浸润癌。

1. 宫颈上皮内瘤变

CIN 分为 3 级：

Ⅰ级：即轻度不典型增生。上皮下 1/3 层细胞核增大，核染色稍加深，核分裂象少，细胞极性正常。

Ⅱ级：即中度不典型增生。上皮下 1/3~2/3 层细胞核明显增大，核质比例增大，核深染，核分裂象较多，细胞极性尚存在。

Ⅲ级：包括重度不典型增生和原位癌。病变细胞几乎或全部占据上皮全层，细胞核异常增大，核形不规则，核质比例显著增大，染色较深，核分裂象增多，细胞排列紊乱，极性消失。原位癌的基本特点是癌细胞仅限于上皮内，基底膜完整，无间质浸润。

2. 宫颈浸润癌 CIN 形成后随着病变继续发展，癌细胞突破上皮下基底膜并浸润间质则形成宫颈浸润癌。子宫颈移行带上皮化生过度活跃，并在致癌因素的作用下也可形成宫颈浸润癌。

（1）鳞状细胞浸润癌

1）巨检：微小浸润癌经肉眼观察无明显异常，或类似宫颈柱状上皮异位。随着病程的发展，表现为以下 4 种类型：①外生型：又称菜花型，此型最常见。癌组织向外生长，最初呈息肉样或乳头状隆起，继而发展为向阴道内突出的菜花样赘生物，质脆易出血。癌瘤体积大，较少浸润宫颈深部组织及宫旁组织，常累及阴道。②内生型：又称浸润型。癌组织向宫颈深部组织浸润，宫颈肥大、质硬，表面光滑或仅有表浅溃疡，整个宫颈段膨大如桶状，常累及宫旁组织。③溃疡型：外生型或内生型病变进一步发展合并感染坏死，癌组织脱落，可形成溃疡或空洞，形如火山口。④颈管型：癌灶发生在子宫颈管内，常侵入宫颈管及子宫峡部的供血层，并转移到盆壁淋巴结。

2）显微镜检：①微小浸润癌：指在原位癌的基础上镜检发现小滴状、锯齿状癌细胞团突破基底膜浸润间质。②浸润癌：癌灶浸润间质的范围已超过微小浸润癌，多呈网状或团块浸润间质。根据细胞分化程度可分为：Ⅰ级，高分化鳞癌（角化性大细胞型）；Ⅱ级，中分化鳞癌（非角化性大细胞型）；Ⅲ级，低分化鳞癌（小细胞型）。

（2）腺癌

1）巨检：来自宫颈管内，浸润管壁；或自颈管内向颈管外口突出生长，常可侵犯宫旁组织。病灶向宫颈管内生长时宫颈外观可正常，但因宫颈管膨大形如桶状。

2）显微镜检：主要有两种组织学类型：①黏液腺癌：来源于宫颈管柱状黏液细胞，镜下见腺体结构，腺上皮细胞增生呈多层，异型性明显，可见核分裂象，癌细胞呈乳突状突入腺腔，可分为高、中、低分化腺癌。②恶性腺瘤：又称微偏腺癌（MDC），属于高分化宫颈管黏膜腺癌。腺上皮细胞无异型性，但癌性腺体多，大小不一形态多变，常伴有淋巴结转移。

（3）腺鳞癌：是由储备细胞同时向腺细胞和鳞状细胞分化发展而成，癌组织中含有腺癌和鳞癌两种成分。

（4）其他：少见病理类型，如神经内分泌癌、未分化癌、混合型上皮/间叶肿瘤、间叶肿瘤、黑色素瘤、淋巴瘤等。

【转移途径】

以直接蔓延和淋巴转移为主，血行转移极少见。

1. 直接蔓延 最常见，癌组织局部浸润，向邻近器官及组织扩散。常向下累及阴道壁，向上由宫颈管累及宫腔;癌灶向两侧扩散可累及主韧带及宫颈旁、阴道旁组织直至骨盆壁;癌灶压迫或侵及输尿管时,可引起输尿管阻塞及肾积水。晚期可向前、后蔓延侵及膀胱或直肠,形成膀胱阴道瘘或直肠阴道瘘。

2. 淋巴转移 癌灶局部浸润后侵入淋巴管形成瘤栓,随淋巴液引流进入局部淋巴结,在淋巴管内扩散。淋巴转移一级组包括宫旁、宫颈旁、闭孔、髂内、髂外、髂总、骶前淋巴结;二级组包括腹股沟深、浅淋巴结,腹主动脉旁淋巴结。

3. 血行转移 极少见,晚期可转移至肺、肝或骨骼等。

【临床分期】

根据国际妇产科联盟(Federation International of Gynecology and Obstetrics,FIGO)的分期标准(表28-1),临床分期应在治疗前进行。治疗后不再更改。

表28-1 子宫颈癌的临床分期(FIGO,2009)

分期	描述
0期	原位癌(浸润前癌)
Ⅰ期	癌灶局限于宫颈
ⅠA	镜下浸润癌(所有肉眼可见的病灶,包括表浅病灶,均为ⅠB期)间质浸润深度<5mm,宽度≤7mm
ⅠA1	间质浸润深度≤3mm,宽度≤7mm
ⅠA2	间质浸润深度>3mm,且<5mm,宽度≤7mm
ⅠB	肉眼可见癌灶局限于宫颈,或显微镜下可见病变>ⅠA
ⅠB1	临床癌灶≤4cm
ⅠB2	临床癌灶>4cm
Ⅱ期	癌灶已超越子宫,但未达盆壁,或累及阴道,但未达阴道下1/3
ⅡA	肿瘤侵犯阴道上2/3,无明显宫旁浸润
ⅡA1	临床可见癌灶≤4cm
ⅡA2	临床可见癌灶>4cm
ⅡB	有明显宫旁浸润,但未达到盆壁
Ⅲ期	癌灶扩散到盆壁,在进行直肠指诊时,在肿瘤和盆壁之间无间隙。肿瘤累及阴道下1/3,由肿瘤导致有肾盂积水或肾无功能的所有病例,除外其他原因引起的
ⅢA	癌累及阴道下1/3,但未达盆腔
ⅢB	癌已达盆壁,或有肾盂积水或无功能肾
Ⅳ期	肿瘤超出了真骨盆范围,或侵犯膀胱和(或)直肠黏膜
ⅣA	肿瘤侵犯邻近的盆腔器官
ⅣB	有远处转移

【临床表现】

早期患者常无明显症状和体征,随着病变发展可出现以下表现。

1. 症状

(1)阴道流血:早期多为接触性出血,即性生活或妇科检查后阴道流血;晚期为不规则阴道流血。年轻患者也可表现为经期延长、经量增多;老年患者常为绝经后不规则阴道流血。出血量根据病灶大小、侵及间质内血管情况而不同,若侵蚀大血管可引起大出血。一般外生型癌出血较早,量多;内生型癌出血较晚。

（2）阴道排液：多数患者阴道有白色或血性、稀薄如水样或米泔状、有腥臭味的阴道排液。晚期患者因癌组织坏死伴感染，可有大量米泔样或脓性恶臭白带。

（3）晚期症状：根据癌灶累及范围出现不同的继发性症状。如尿频、尿急、便秘、下肢肿痛等；癌肿压迫或累及输尿管时，可引起输尿管梗阻、肾盂积水及尿毒症；晚期可有贫血、恶病质等全身衰竭症状。

2. 体征 微小浸润癌可无明显病灶，宫颈光滑或仅为柱状上皮异位。随病情发展可出现不同体征。外生型宫颈癌可见息肉状、菜花状赘生物，常伴感染，质脆易出血；内生型表现为宫颈肥大、质硬、宫颈管膨大；晚期癌组织坏死脱落，形成溃疡或空洞伴恶臭。阴道壁受累时，可见赘生物生长或阴道壁变硬；宫旁组织受累时，双合诊、三合诊检查可扪及子宫颈旁组织增厚、结节状、质硬或形成冰冻骨盆状。

【治疗原则】

根据临床分期、患者年龄、生育要求和全身情况、医院设备及医护技术水平等综合分析后制定适合于个体的治疗方案。采用以手术和放疗为主、化疗为辅的综合治疗方案。

1. 手术治疗 主要适用于ⅠA～ⅡA的早期患者，无严重内外科合并症，无手术禁忌证者。根据病情选择不同术式，如全子宫切除术或根治性子宫切除术及盆腔淋巴结切除术等。

2. 放射治疗 一般而言，放射治疗(简称放疗)适用于各期患者，包括腔内照射和体外照射。早期病例以局部腔内照射为主，体外照射为辅；晚期患者则以体外照射为主，腔内照射为辅。放疗的优点是疗效高，危险少；缺点是个别患者对放疗不敏感，并能引起放射性直肠炎、膀胱炎等并发症。

3. 化学药物治疗 简称化疗，适用于晚期或复发转移的宫颈癌患者。近年也有采用化疗作为手术或放疗的辅助治疗用以缩小病灶，也用于放疗增敏。常用的抗癌药物有顺铂、卡铂、丝裂霉素、氟尿嘧啶等。常采用以铂类为基础的联合化疗方案，通过静脉或动脉局部灌注的用药途径进行化疗。

【护理评估】

一般认为，子宫颈癌有较长癌前病变阶段，通常从CIN发展为浸润癌需要10～15年，宫颈癌患者在发生浸润前几乎可以全部治愈。因此，在全面评估基础上，力争早期发现、早期诊断、早期治疗，是提高患者5年存活率的关键。

1. 健康史 所有的妇女都有发生宫颈癌的危险，故在询问病史中应注意患者的不良婚育史、性生活史以及与高危男子有性接触的病史。详细记录既往妇科检查发现、宫颈刮片细胞学检查结果及处理经过。

2. 身心状况 早期患者一般无自觉症状，多由普查中发现异常的宫颈刮片报告。患者随病程进展出现典型的临床症状，表现为点滴样出血或因性交、阴道灌洗、妇科检查而引起接触性出血，出血量增多或出血时间延长可致贫血；恶臭的阴道排液使患者难以忍受；当恶性肿瘤穿透邻近器官壁时可形成瘘管；晚期患者则出现消瘦、贫血、发热等全身衰竭症状。

早期宫颈癌患者在普查中发现宫颈刮片报告异常时会感到震惊，常表现为发呆或出现一些令人费解的自发性行为。几乎所有的患者都会产生恐惧感，会害怕疼痛、被遗弃和死亡等。当确定诊断后，与其他恶性肿瘤患者一样会经历分别称之为否认期、愤怒期、妥协期、忧郁期、接受期等心理反应阶段。

3. 相关检查

（1）盆腔检查：通过双合诊或三合诊可见不同临床分期患者的局部体征：宫颈上皮内瘤样病变、镜下早期浸润癌及极早期宫颈浸润癌患者局部无明显病灶，宫颈光滑或与慢性宫颈炎无明显区别。随着宫颈浸润癌的生长发展，根据不同类型，宫颈局部表现不同。外生型癌可见宫颈表面有呈息肉状或乳头状突起的赘生物向外生长，继而向阴道突起形成菜花状赘生物；合并感染时表面有灰白色渗出物，触之易出血。内生型则表现为宫颈肥大、质硬、宫颈管膨大如桶状，宫颈表面光滑或有表浅溃疡。晚期患者因癌组织坏死脱落，宫颈表面形成凹陷性溃疡或被空洞替代，伴恶臭。癌灶浸润阴道壁时，局部见有赘生物；宫旁组织受侵犯时，妇科检查可扪及宫旁双侧增厚，结节状，质地与癌组织相似；浸润盆腔者形成冰冻骨盆。

（2）子宫颈刮片细胞学检查：是普查常用的方法，也是目前发现宫颈癌前期病变和早期宫颈癌的主要方法。应注意在宫颈移行带区取材并仔细镜检，必要时重复刮片并行宫颈活检以免漏诊或误诊。目前，已经广泛采用 TBS（the Bethesda System）分类系统的报告形式，该系统较好地结合细胞学、组织病理和临床处理方案，是近年来提出的描述性细胞病理学诊断的报告方式。

（3）碘试验：正常宫颈阴道部鳞状上皮含有丰富的糖原，可被碘液染成棕色。宫颈管柱状上皮、瘢痕、宫颈糜烂部位及异常鳞状上皮区均无糖原，故不着色。采用碘试验法，将碘液涂抹宫颈及阴道穹隆部，观察着色情况，可检测 CIN，识别宫颈病变的危险区。在碘不着色区取材行活检可提高诊断率。

（4）阴道镜检查：凡宫颈刮片细胞学检查存在问题者，均应在阴道镜检查下选择可疑癌变区行宫颈活组织检查以提高诊断正确率。

（5）宫颈和宫颈管活体组织检查：是确诊宫颈癌前期病变和宫颈癌的最可靠方法。选择宫颈鳞-柱状细胞交接部 3、6、9 和 12 点处取 4 点活体组织送检，或在碘试验、阴道镜指导下或肉眼观察可疑区取多处组织进行切片检查。宫颈刮片细胞检查阳性而宫颈光滑或宫颈活检为阴性时，需用小刮匙搔刮宫颈管将刮出物送检。

（6）宫颈锥切术：适用于宫颈刮片检查多次阳性而宫颈活检阴性者；或宫颈活检为 CIN Ⅱ级和 CIN Ⅲ级需要确诊者，或可疑微小浸润癌需了解病灶的浸润深度和宽度等情况。可采用冷刀切除、环形电切除行宫颈锥切，将切除组织送做连续病理切片（24～36 张）检查。目前采用的宫颈环形电切除术（loop electrosurgical excision procedure，LEEP）是治疗 CIN Ⅱ级和 CIN Ⅲ级较好的方法。

【护理诊断/合作性问题】

1. 恐惧　与确诊宫颈癌需要进行手术治疗有关。

2. 排尿异常　与宫颈癌根治术后影响膀胱正常张力有关。

【护理目标】

（1）患者住院期间，能接受与本疾病有关的各种诊断、检查和治疗方案。

（2）出院时，患者恢复正常排尿功能。

（3）患者适应术后生活方式。

【护理措施】

1. 提供预防保健知识　大力宣传并积极治疗与宫颈癌发病有关的高危因素，及时诊治

CIN,以阻断、控制宫颈癌的发生与发展。30岁以上妇女到妇科门诊就医时,应常规接受宫颈刮片及宫颈HPV检查,如首次检查均为阴性,则可以每3年普查1次,有异常者应进一步处理。已婚妇女,尤其是绝经前后有月经异常或有接触性出血者及时就医,警惕生殖道癌的可能。

2. 协助患者接受各种诊治方案　对确诊为CIN Ⅰ级者,可按炎症处理,每3~6个月随访刮片检查结果,必要时再次活检;确诊为CIN Ⅱ级者,应选用电熨、冷冻等物理疗法,术后每3~6个月随访一次;诊断为CIN Ⅲ级者,多主张子宫全切除术;对有生育要求的年轻患者,可行宫颈锥形切除术,术后定期随访。与护理对象共同讨论健康问题,解除其疑虑,缓解其不安情绪,使患者能以积极态度接受诊治过程。

3. 鼓励患者摄入足够的营养　评估患者对摄入足够营养的认知水平、目前的营养状况及摄入营养物的习惯。注意纠正患者不良的饮食习惯,兼顾患者的嗜好,必要时与营养师联系,以多样化食谱满足患者需要。维持体重不继续下降。

4. 指导患者维持个人卫生　协助患者勤擦身、更衣,保持床单清洁,注意室内空气流通,促进舒适。指导患者勤换会阴垫,每天冲洗会阴2次,便后及时冲洗外阴并更换会阴垫。

5. 以最佳身心状态接受手术治疗　按腹部、会阴部手术护理内容,认真执行术前护理活动,并让患者了解各项操作的目的、时间、可能的感受等,以取得主动配合。尤其注意于手术前3天选用消毒剂或氯已定等消毒宫颈及阴道。菜花型癌患者有活动性出血可能,需用消毒纱条填塞止血,并认真交班,按医嘱及时取出或更换。手术前夜认真做好清洁灌肠,保证肠道呈清洁、空虚状态。发现异常及时与医师联系。

6. 协助术后康复　宫颈癌根治术涉及范围广,患者术后反应也较一般腹部手术者大。为此,更要求每15~30分钟观察并记录1次患者的生命体征及出入量,平稳后再改为每4小时1次。注意保持导尿管,腹腔、盆腔各种引流管及阴道引流通畅,认真观察引流液性状及量。通常按医嘱于术后48~72小时取出引流管,术后7~14天拔除尿管。拔除尿管前3天开始夹管,每2小时开放一次,定时间断放尿以训练膀胱功能,促使恢复正常排尿功能。患者于拔管后1~2小时自行排尿1次;如不能自行排尿应及时处理,必要时重新留置尿管。拔尿管后4~6小时测残余尿量1次,如超过100ml则需继续留置尿管;少于100ml者每日测1次,2~4次均在100ml以内者说明膀胱功能已恢复。指导卧床患者进行床上肢体活动,以预防长期卧床并发症的发生。注意渐进性增加活动量,包括参与生活自理。术后需接受放疗、化疗者按有关内容进行护理。

7. 做好出院指导　护士要鼓励患者及家属积极参与出院计划的制订过程,以保证计划的可行性。凡接受手术治疗的患者,必须见到病理报告单才可决定出院日期。有淋巴转移的患者,则需继续接受放疗和(或)化疗,以提高5年存活率。向出院患者说明认真随访的重要性,并核实通讯地址。一般认为,出院后第1年内,第1个月后行首次随访,以后每2~3个月复查1次;出院后第2年,每3~6个月复查1次;出院后第3~5年,每半年复查1次;第6年开始,每年复查1次。患者出现任何症状均应及时随诊。护士注意帮助患者调整自我,协助其重新评价自我能力,根据患者具体状况提供有关术后生活方式的指导,包括根据机体康复情况逐渐增加活动量和强度,适当参加社会交往活动或恢复日常工作。性生活的恢复需依术后复查结果而定,护士应认真听取患者对性问题的看法和疑虑,提供针对性帮助。

8. 宫颈癌合并妊娠者的护理　较少见。治疗方案的选择取决于患者期别、孕周和本人及家属对维持妊娠的意愿,应由多学科专家共同参与制订个体化治疗方案,并经患者家属充分讨论后确定。对于不要求维持妊娠者,其治疗原则和非妊娠期子宫颈癌基本相同。因为妊娠期盆腔血液供应及淋巴流速增加可促进癌肿转移,所以子宫颈癌合并妊娠者分娩时容易发生癌组织扩散,并导致出血和感染。因此,妊娠合并宫颈癌的患者一般不应经阴道分娩。对子宫颈癌合并妊娠者,应根据肿瘤发展情况及妊娠月份确定其治疗方法。

由于体内高水平雌激素对宫颈移行带区细胞的影响,妊娠期妇女宫颈局部可出现类似原位癌病变,但产后可恢复正常,故不必处理。

【护理评价】

(1)患者住院期间能以积极态度配合诊治全过程。

(2)患者出院时已恢复正常排尿功能。

(3)患者能介绍出院后个人康复计划内容。

第四节 子宫内膜癌

子宫内膜癌(endometrial carcinoma)是发生于子宫体内膜层的一组上皮性恶性肿瘤,以来源于子宫内膜腺体的腺癌最为常见。该病占女性生殖道恶性肿瘤20%~30%,占女性全身恶性肿瘤7%,是女性生殖道常见三大恶性肿瘤之一。随着妇女寿命的延长,在欧美一些国家子宫内膜癌的发生率已跃居女性生殖器官恶性肿瘤的第一位,在我国该病的发生率也明显上升。

【发病类型】

子宫内膜癌的确切病因仍不清楚,目前认为可能有以下两种发病类型。

1. 雌激素依赖型 其发生可能是在缺乏孕激素拮抗而长期接受雌激素刺激的情况下导致子宫内膜增生症甚至癌变。该类型占子宫内膜癌的大多数,均为内膜样腺癌,肿瘤分化较好,雌、孕激素受体阳性率高,预后好。患者较年轻,约20%的内膜癌患者有家族史,常伴有肥胖、高血压、糖尿病、不孕或不育及绝经延迟等临床表现。

2. 非雌激素依赖型 发病与雌激素无明确关系。该类子宫内膜癌的病理形态属于少见类型,如透明细胞癌、黏液腺癌、腺鳞癌等,患者多为老年体瘦妇女。在癌灶的周围可以是萎缩的子宫内膜,肿瘤恶性程度高、分化差,雌孕激素受体多呈阴性,预后不良。

【病理】

1. 巨检 不同组织类型的内膜癌肉眼表现无明显区别,大体分为以下两种。

(1)弥散型:子宫内膜大部或全部为癌组织侵犯并突向宫腔,常伴有出血、坏死,但较少浸润肌层,晚期癌灶可侵犯深肌层或宫颈,堵塞宫颈管时可导致宫腔积脓。

(2)局灶型:癌灶局限于宫腔的一小部分,多见于子宫底或宫角部,早期病灶很小,呈息肉或菜花状,易浸润肌层。

2. 显微镜检 镜下可见4种类型。

(1)内膜样腺癌:约占80%~90%,镜下见内膜腺体异常增生、上皮复层并形成筛孔状结构。癌细胞异型明显,核大、不规则、深染,核分裂活跃,分化差的癌则腺体少,腺结构消失,成为实性癌块。按腺癌分化程度分为3级:Ⅰ级为高度分化癌,Ⅱ级为中度分化癌,Ⅲ级为低度分化或未分化癌。分级愈高,恶性程度愈高。

(2) 腺癌伴鳞状上皮分化：腺癌组织中含有鳞状上皮成分，伴化生鳞状上皮成分者称为棘腺癌（腺角化癌）；伴鳞癌者称为鳞腺癌；介于两者之间称腺癌伴鳞状上皮不典型增生。

(3) 透明细胞癌：癌细胞呈实性片状、腺管状或乳头状排列。癌细胞胞质丰富、透明，核呈异型性，或由鞋钉状细胞组成，恶性程度较高，易早期转移。

(4) 浆液性腺癌：又称子宫乳头状浆液性腺癌，占1%~9%。癌细胞异型性明显，多为不规则复层排列，呈乳头状或簇状生长。恶性程度高，易有深肌层浸润和腹腔、淋巴及远处转移，预后极差。无明显肌层浸润时也可能发生腹腔播散。

【转移途径】

多数子宫内膜癌生长缓慢，病变局限于子宫内膜或在宫腔内时间较长。部分特殊病理类型（浆液性乳头状腺癌、鳞腺癌）和低分化癌可发展很快，短期内出现转移。主要扩散途径有3种：

1. 直接蔓延 病灶沿子宫内膜生长扩散并向肌层浸润，经子宫浆肌层蔓延至输卵管、卵巢，并可广泛种植于盆腔腹膜、直肠子宫陷凹及大网膜，也可直接向下侵犯子宫颈及阴道。

2. 淋巴转移 是内膜癌的主要转移途径。当癌肿侵犯至深肌层或扩散到宫颈管，或癌组织分化不良时，易发生淋巴转移。淋巴转移途径与癌灶生长部位有关，按癌灶所在部位可分别转移至腹股沟的浅、深淋巴结，髂淋巴结及腹主淋巴结，有的可达卵巢，也可通过淋巴逆流至阴道及尿道周围淋巴结。

3. 血行转移 晚期患者经血行转移到全身各器官，常见部位为肺、肝、骨等。

【临床分期】

目前，临床采用国际妇产科联盟（FIGO）2009年制订的手术-病理分期（表28-2）。

表28-2 子宫内膜癌手术－病理分期（FIGO，2009）

分期	肿瘤范围
Ⅰ期	癌局限于子宫体
ⅠA	肿瘤浸润深度<1/2肌层
ⅠB	肿瘤浸润深度≥1/2肌层
Ⅱ期	肿瘤侵犯宫颈间质，但无宫体外蔓延
Ⅲ期	肿瘤局部和（或）区域扩散
ⅢA	肿瘤累及浆膜层和（或）附件 和（或）腹腔细胞学检查阳性
ⅢB	阴道和（或）宫旁受累
ⅢC	盆腔淋巴结和（或）腹主动脉旁淋巴结转移
ⅢC1	盆腔淋巴结阳性
ⅢC2	腹主动脉旁淋巴结阳性伴（或不伴）盆腔淋巴结阳性
Ⅳ期	肿瘤侵及膀胱和（或）直肠黏膜，和（或）远处转移
ⅣA	肿瘤侵及膀胱和（或）直肠黏膜
ⅣB	远处转移，包括腹腔内转移和（或）腹股沟淋巴结转移

【临床表现】

1. 症状 极早期无明显症状，仅在普查或因其他原因检查时偶然发现，一旦出现症状

则多表现如下:

(1) 阴道流血:主要表现绝经后阴道流血,量一般不多,大量出血者少见。未绝经者则表现经量增多、经期延长、月经紊乱或月经间期出血。

(2) 阴道排液:多为浆液性或血性排液,若合并感染则有脓血性排液,并有恶臭。

(3) 下腹痛及其他:若癌灶侵犯宫颈内口,堵塞宫颈管导致宫腔积脓时,出现下腹胀痛及痉挛样疼痛。晚期肿瘤浸润周围组织或压迫神经引起下腹及腰骶部疼痛,并可向下肢及足部放射。晚期患者常可出现全身症状,如贫血、消瘦、恶病质、发热及全身衰竭等。

2. 体征 早期时无明显异常,病情逐渐发展,晚期可有子宫增大,合并宫腔积脓时有明显压痛。偶有癌组织脱出宫颈管,触之易出血。癌灶向周围组织浸润,子宫固定或在宫旁扪及不规则结节状物。

【治疗原则】

根据病情及患者全身情况选择手术、放射或药物治疗,可单用或综合应用。早期患者以手术为主,按需要选择辅助治疗;晚期患者则采用手术、放射、药物等综合治疗方案。

1. 手术治疗 是子宫内膜癌患者首选的治疗方法,通过手术切除病灶,同时进行手术-病理分期。根据术中探查及冰冻切片选择手术方案,如筋膜外全子宫切除术及双侧附件切除术;或行改良广泛子宫切除术及双侧附件切除术,同时行盆腔及腹主动脉旁淋巴结清扫术;或肿瘤细胞减灭手术等。

2. 放射治疗 是治疗子宫内膜癌有效方法之一,适用于已有转移或可疑淋巴结转移及复发的内膜癌患者。根据病情需要于术前或术后加用放射治疗提高疗效。

3. 药物治疗

(1) 孕激素:适用于晚期或癌症复发者,不能手术切除或年轻、早期、要求保留生育功能者,选用大剂量孕激素也可获得一定效果。

(2) 抗雌激素制剂:他莫昔芬是一类非甾体类抗雌激素药物,亦有弱雌激素作用,适应证与孕激素相同,与孕激素配合使用可望增加疗效。

(3) 化学药物:适用于晚期不能手术或治疗后复发者。常用的化疗药物有顺铂、阿霉素、紫杉醇等,可单独使用也可几种药物联合应用,还可与孕激素合并应用。

【护理评估】

子宫内膜癌的早期症状不明显,多数患者的病程较长、发生转移较晚,早期病例的疗效好,护士在全面评估的基础上,有责任加强对高危人群的指导管理,力争及早发现,增加患者的生存机会。

1. 健康史 收集病史时应高度重视患者的高危因素,如老年、肥胖、绝经期推迟、少育、不育以及停经后接受雌激素补充治疗等病史;询问近亲家属中是否有乳腺癌、子宫内膜癌等肿瘤病史;高度警惕育龄期妇女曾用激素治疗效果不佳的月经失调史。全面复习围绝经期月经紊乱者进一步检查的记录资料。对确诊为子宫内膜癌者,需详细询问并记录发病经过、有关检查治疗及出现症状后机体反应等情况。

2. 身心状况 多数患者在普查或因其他原因作检查时偶尔发现。不规则的阴道出血最为多见,也最能引起患者的警觉。绝经后阴道流血则是最典型的症状,通常出血量不多,绝经后患者可表现为持续或间歇性出血。约有25%患者因阴道排液异常就诊。晚期癌患者常伴全身症状,表现为贫血、消瘦、恶病质、发热及全身衰竭等情况。

当患者出现症状并需要接受各种检查时,面对不熟悉的检查过程充满恐惧和焦虑,担心检查结果以及检查过程带来的不适。当得知患子宫内膜癌时,与宫颈癌患者一样,不同个案及其家庭会出现不同的心理反应。

3. 相关检查

(1) 妇科检查:早期患者妇科检查时无明显异常。随病程进展,妇科检查可发现子宫大于其相应年龄应有大小,质稍软;晚期偶见癌组织自宫颈口脱出,质脆,触之易出血。合并宫腔积脓者,子宫明显增大,极软,触痛明显。癌灶向周围浸润时子宫固定,在宫旁或盆腔内可扪及不规则结节样物。

(2) 分段诊断性刮宫:是目前早期诊断子宫内膜癌常用且有价值的诊断方法。分段诊断性刮宫的优点是能鉴别子宫内膜癌和子宫颈管腺癌;同时可以明确子宫内膜癌是否累及宫颈管,为制订治疗方案提供依据。

(3) 细胞学检查:采用特制的宫腔吸管或宫腔刷放入宫腔,吸取分泌物做细胞学检查,供筛选检查用。

(4) 宫腔镜检查:可直接观察宫腔及宫颈管内有无病灶存在、了解病灶的生长情况,并在直视下取可疑病灶活组织送病理检查。可减少对早期患者的漏诊,但有促进癌组织扩散的可能。

(5) B超检查:经阴道B超检查可了解子宫大小、宫腔形状、宫腔内有无赘生物、子宫内膜厚度、肌层有无浸润及深度等,为临床诊断及处理提供参考。

【护理诊断/合作性问题】

1. 焦虑 与住院、需接受的诊治方案有关。

2. 知识缺乏 缺乏术前常规、术后锻炼及活动方面的知识。

3. 睡眠型态紊乱 与环境(住院)变化有关。

【护理目标】

(1) 住院期间,患者将能主动参与诊断性检查过程。

(2) 手术前,患者将能示范手术后锻炼、呼吸控制等活动技巧。

(3) 患者能叙述影响睡眠因素,并列举应对措施。

【护理措施】

1. 普及防癌知识 大力宣传定期进行防癌检查的重要性,中年妇女应每年接受一次妇科检查,注意子宫内膜癌的高危因素和人群。严格掌握雌激素的用药指征,加强用药期间的监护、随访措施。督促围绝经期、月经紊乱及绝经后出现不规则阴道流血者,进行必要检查以排除子宫内膜癌的可能,并接受正规治疗。

2. 提供疾病知识,缓解焦虑 评估患者对疾病及有关诊治过程的认知程度,鼓励患者及其家属讨论有关疾病及治疗的疑虑,耐心解答,增强治病信心。针对个案需求及学习能力,采用有效形式向护理对象介绍住院环境、诊断性检查、治疗过程、可能出现的不适及影响预后的有关因素,以求得主动配合。为患者提供安静、舒适的睡眠环境,减少夜间不必要的治疗程序;教会患者应用放松等技巧促进睡眠,必要时按医嘱使用镇静剂,保证患者夜间连续睡眠7~8小时。

3. 协助患者配合治疗

(1) 为需要接受手术治疗的患者提供腹部及阴道手术患者的护理活动;将手术切除标

本及时送交进行常规病理学检查,癌组织还需要进行雌、孕激素受体检测,以作为术后进行辅助治疗的依据。患者术后6~7日阴道残端羊肠线吸收或感染时可致残端出血,需严密观察并记录出血情况;此期间患者应减少活动。

(2) 使患者了解孕激素治疗的作用机制可能是直接作用于癌细胞并与孕激素受体结合形成复合物进入细胞核,延缓DNA复制和RNA转录过程,从而抑制癌细胞的生长。常用各种人工合成的孕激素制剂有醋酸甲羟孕酮、己酸孕酮等。孕激素以高效、大剂量、长期应用为宜,至少应用12周以上方能评定疗效,患者需要具备配合治疗的耐心和信心。用药的不良反应为水钠滞留、药物性肝炎等,但停药后即好转。

(3) 使患者了解他莫昔芬可能产生的不良反应有潮热、急躁等类似围绝经期综合征的表现;轻度的白细胞、血小板计数下降等骨髓抑制表现;还可有头晕、恶心、呕吐、不规则少量阴道流血、闭经等。

(4) 晚期病例及考虑化疗者,按第二十七章第三节内容提供相应护理。

(5) 使接受放疗的患者理解:术前放疗可缩小病灶为手术创造条件;术后放疗是子宫内膜癌患者最主要的术后辅助治疗方法,可以降低局部复发,提高生存率,取得患者配合。接受盆腔内放疗者,事先灌肠并留置导尿管,以保持直肠、膀胱空虚状态,避免放射性损伤。腔内置入放射源期间,保证患者绝对卧床,但应进行床上肢体运动,以免出现因长期卧床而出现的并发症。取出放射源后,鼓励患者渐进性下床活动并承担生活自理项目。

4. 出院指导 患者完成治疗后应定期随访,及时发现异常情况,确定处理方案;同时建议恢复性生活的时间及体力活动的程度。随访时间为:术后2~3年内,每3个月1次;3年后每6个月1次,5年后每年1次。随访中注意有无复发病灶,并根据患者康复情况调整随访间期。子宫根治术后、服药或放射治疗后,患者可能出现阴道分泌物减少、性交痛等症状,需要为患者提供咨询指导服务,例如指导患者局部使用水溶性润滑剂等以增进性生活舒适度。

【护理评价】

(1) 住院期间,患者主动参与治疗过程并表现出积极配合的行为。

(2) 出院时,患者如期恢复体能并承担生活自理。

第五节 卵巢肿瘤

卵巢肿瘤(ovarian tumor)是常见的妇科肿瘤,女性一生中各个年龄段均可发病。卵巢上皮性肿瘤好发于50~60岁的妇女,而卵巢生殖细胞肿瘤多见于30岁以下的年轻女性。但近年来国外有数据显示,上皮性肿瘤的发病率有年轻化趋势。卵巢肿瘤有良恶性之分,卵巢恶性肿瘤是生殖道常见的恶性肿瘤之一,发病率仅次于宫颈癌和子宫内膜癌,居妇科恶性肿瘤第三位,但病死率居首位。近年来由于有效化疗方案的应用,使其预后大为改观,存活率明显升高。

【组织学分类】

卵巢体积虽小,卵巢肿瘤组织形态的复杂性却居全身各器官之首。分类方法很多,目前普遍采用世界卫生组织(WHO)2003年制订的卵巢肿瘤组织学分类法(表28-3)。

表 28-3 卵巢肿瘤组织学分类（WHO,2003 年,部分内容）

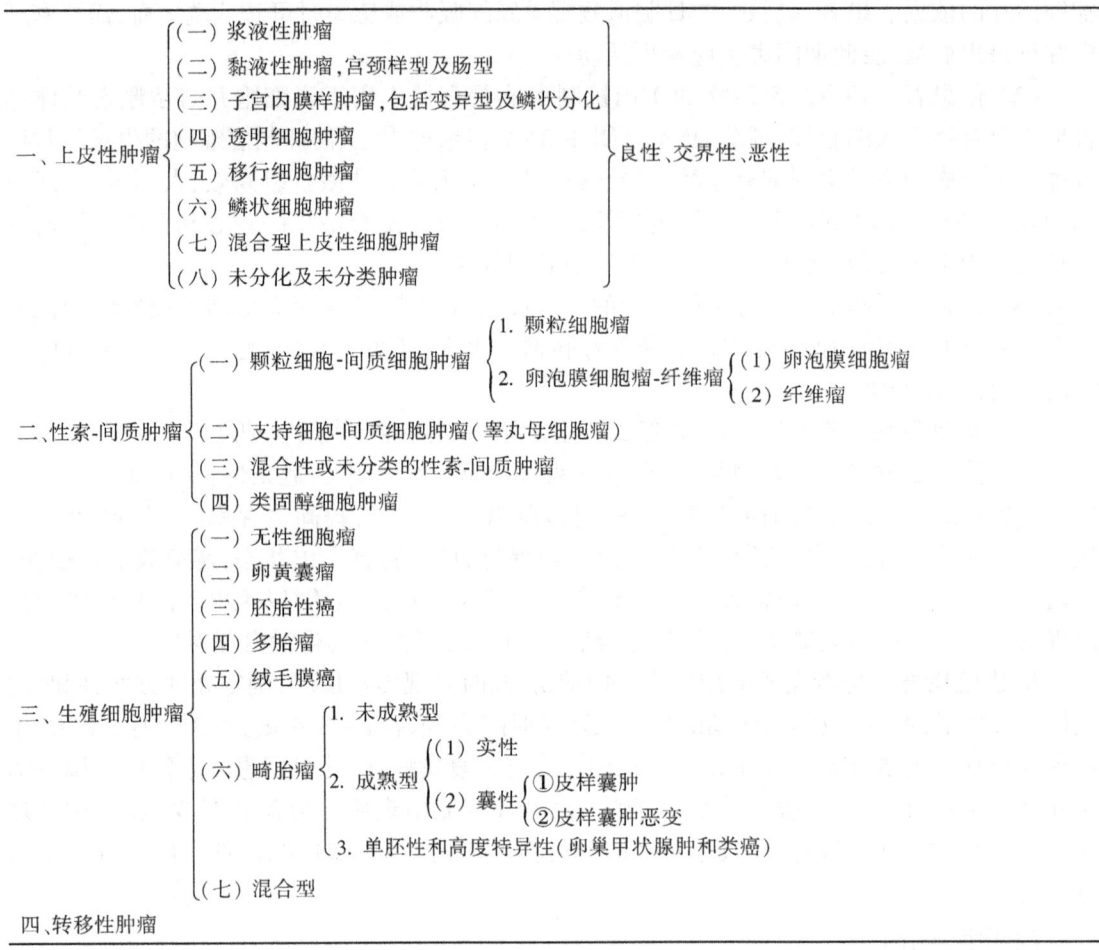

【临床表现】

（1）卵巢良性肿瘤发展缓慢,肿瘤较小时多无症状,常在妇科检查时偶然发现。随着肿瘤逐渐增大,会出现腹胀或自己在腹部扪到肿块。妇科检查可在子宫一侧或双侧触及球形肿块,多为囊性、光滑、活动佳。如肿瘤继续生长占据整个盆腔甚至腹腔时,会出现压迫症状,如尿频、便秘、气急、心悸等。此时包块多不活动,叩诊为实音。

（2）卵巢恶性肿瘤早期常无症状,可于体检时发现。晚期主要表现为腹水、腹胀、腹部包块。如肿瘤浸润或压迫周围组织神经,可出现腹痛、腰痛、下肢疼痛;压迫盆腔静脉,可出现下肢水肿;若为功能性肿瘤,产生雌激素或雄激素过多,可出现不规则阴道流血或绝经后流血。有些还会表现消瘦、贫血等恶病质征象。腹部叩诊常有移动性浊音。妇科检查可在直肠子宫陷凹触及硬性结节,一侧或双侧附件区触及实性、囊实性包块,凹凸不平,不活动。有时在腹股沟、腋下或锁骨上可触及肿大淋巴结。

【并发症】

1. 蒂扭转 为常见的妇科急腹症,约 10% 卵巢肿瘤并发蒂扭转。好发于瘤蒂长、中等大小、活动度好、重心偏于一侧的肿瘤（如畸胎瘤）。常在患者突然改变体位时,或妊娠期、产褥期子宫大小和位置改变时发生蒂扭转。由于卵巢肿瘤蒂是由骨盆漏斗韧带、卵巢固有韧带、输卵管三部分组成,发生急性扭转时静脉回流受阻,瘤内充血或血管破裂导致瘤内出血,使瘤体迅速增大,若动脉血流受阻,则肿瘤发生坏死变为紫黑色,也可发生破裂和继发感染。蒂扭转的典型症状是体位改变时突然发生一侧下腹剧痛,常伴恶心、呕吐甚至休克,系腹膜牵引绞窄引起。妇科检查可扪及压痛的肿块,以瘤蒂部最明显。有时不全扭转可自然复位,腹痛随之缓解。

2. 破裂 约3%的卵巢肿瘤会发生破裂,破裂有自发性和外伤性两种。自发性破裂常因肿瘤生长过速所致,如卵巢恶性肿瘤因生长快并呈浸润性生长穿破囊壁导致自发破裂;外伤性破裂则常在腹部受重击、分娩、性交、妇科检查及穿刺时发生。其症状轻重取决于破裂口大小、流入腹腔囊液的性质和数量。小囊肿或单纯浆液性囊腺瘤破裂时,患者仅有轻微腹痛;大囊肿或成熟畸胎瘤破裂后,患者常有剧烈腹痛伴恶心呕吐。破裂也可导致腹腔内出血、腹膜炎及休克。妇科检查可发现腹部压痛,腹肌紧张,可有腹水征,盆腔原有肿块摸不到或扪及缩小而低张力的肿块。盆腔彩超可提示肿瘤破裂。

3. 感染 较少见,多因肿瘤蒂扭转或破裂后引起,也可来自邻近器官感染灶如阑尾脓肿扩散。临床表现为发热、腹痛、腹部压痛、反跳痛、腹肌紧张及白细胞升高等。

4. 恶变 卵巢良性肿瘤可发生恶变,恶变早期无症状,不易发现。若发现肿瘤生长迅速,尤其双侧性,应疑恶变。

【治疗原则】

原则上卵巢肿瘤一经确诊首选手术治疗。手术范围取决于肿瘤性质、病变累及范围和患者年龄、生育要求、对侧卵巢情况以及对手术的耐受力等。较小的卵巢良性肿瘤常采用腹腔镜手术,恶性肿瘤多采用剖腹手术。

1. 良性肿瘤 年轻、单侧良性卵巢肿瘤者应行患侧卵巢肿瘤剥出术或卵巢切除术,保留患侧正常卵巢组织和对侧正常卵巢;双侧良性肿瘤者应行肿瘤剥出术。绝经后期妇女宜行子宫及双侧卵巢切除术,术中需判断卵巢肿瘤的良恶性,必要时作冰冻切片组织学检查,明确肿瘤的性质以确定手术范围。

2. 交界性肿瘤 主要采用手术治疗。年轻希望保留生育功能的Ⅰ期患者,可以保留正常的子宫和对侧卵巢。

3. 恶性肿瘤 以手术为主,辅以化疗、放疗等综合治疗方案。晚期卵巢癌患者行肿瘤细胞减灭术,其目的是切除所有原发灶,尽可能切除所有转移灶,使残余肿瘤的直径越小越好。

4. 卵巢肿瘤并发症 属急腹症,一旦确诊须立即手术。怀疑卵巢瘤样病变且囊肿直径小于5cm者可进行随访观察。

【护理评估】

1. 健康史 注意收集与发病有关的高危因素,根据患者年龄、病程长短及局部体征初步判断是否为卵巢肿瘤、有无并发症,并对良恶性作出初步判断。

2. 身心状况 体积小的卵巢肿瘤不易早期诊断,尤其肥胖者或妇科检查时腹部不放松的患者很难发现。被确定为卵巢肿块者,在定期追踪检查过程中应重视肿块生长速度、质地、伴随出现的腹胀、膀胱直肠等压迫症状,以及营养消耗、食欲下降等恶性肿瘤的临床特征;当出现并发症时,患者将出现相应的临床症状和体征。

患者及其家属在等待确定卵巢肿瘤性质期间,是一个艰难而又恐惧的时段,护理对象迫切需要相关信息支持,并渴望尽早得到确切的诊断结果。当患者得知自己患有可能致死的疾病、该病的治疗有可能改变自己的生育状态及既往生活方式时会产生极大压力,需要护士协助应对这些压力。

3. 相关检查 诊断困难时通常需借助以下常用的方法。

(1) 妇科检查:随着卵巢肿瘤增大,通过妇科双合诊/三合诊检查通常发现:阴道穹窿部饱满,可触及瘤体下极,子宫体位于肿瘤的侧方或前后方;子宫旁一侧或双侧扪及囊性或实性包块;表面光滑或高低不平;活动或固定不动。通过盆腔检查可以评估卵巢肿块的质地、大小、单侧或双侧、活动度、肿瘤与子宫及周围组织的关系,初步判断有无恶性可能。

(2) B 超检查:可检测肿瘤的部位、大小、形态及性质,从而对肿块来源作出定位;并能鉴别卵巢肿瘤、腹水和结核性包裹性积液。临床诊断符合率>90%,但直径<1cm 的实性肿瘤不易测出。

(3) 腹腔镜检查:可直视肿物的大体情况,必要时在可疑部位进行多点活检,抽吸腹腔液行细胞学检查。

(4) 细胞学检查:通过腹水、腹腔冲洗液和胸腔积液找癌细胞,有助于进一步确定 I 期患者的临床分期及选择治疗方案。

(5) 细针穿刺活检:用长细针(直径 0.6mm)经阴道或直肠直接刺入肿瘤,在真空情况下做抽吸,边抽边退出穿刺针,将抽得的组织或液体立即作涂片或病理切片检查明确诊断。

(6) 放射学诊断:卵巢畸胎瘤行腹部平片检查,可显示牙齿及骨质等。淋巴造影可判断有无淋巴转移,通过 CT 检查能清晰显示肿块。

(7) 肿瘤标志物:通过免疫学、生物化学等方法测定患者血清中的肿瘤标志物,用于辅助诊断及病情监测。但目前尚无任何一种肿瘤标志物属于某肿瘤所特有,各种类型卵巢肿瘤可具有相对较特殊的标志物,可用于辅助诊断及病情监测。

1) 血清 CA125:敏感性较高,特异性较差。80% 卵巢上皮性癌患者血清 CA125 水平升高;90% 以上患者 CA125 水平与病情缓解或恶化相关,因此可以用于监测病情。

2) 血清 AFP:对卵黄囊瘤有特异性诊断价值,对未成熟畸胎瘤、混合性无性细胞瘤中含卵黄囊成分者有协助诊断意义。

3) 血清 hCG:对原发性卵巢绒毛膜癌有特异性。

4) 性激素:颗粒细胞瘤、卵泡膜细胞瘤产生较高水平雌激素,浆液性、黏液性囊腺瘤等有时也可分泌一定量雌激素。

5) 血清 HE4:是继 CA125 之后被高度认可的卵巢上皮性癌肿瘤标记物,目前临床推荐其与 CA125 联合应用来判断盆腔肿块的良恶性。

【护理诊断/合作性问题】

1. 营养失调:低于机体需要量 与癌症、化疗药物的治疗反应等有关。

2. 身体意象紊乱 与切除子宫、卵巢有关。

3. 焦虑 与发现盆腔包块有关。

【护理目标】

(1) 患者将用语言表达对丧失子宫及附件的看法,并积极接受治疗过程。

(2) 患者将能说出影响营养摄取的原因,并列举应对措施。

(3) 患者将能描述自己的焦虑,并列举缓解焦虑程度的方法。

【护理措施】

1. 提供支持,协助患者应对压力

(1) 为患者提供表达情感的机会和环境。经常巡视病房,用一定时间(至少10分钟)陪伴患者,详细了解患者的疑虑和需求。

(2) 评估患者焦虑的程度以及应对压力的技巧;耐心向患者讲解病情,解答患者的提问。安排访问已康复的病友,分享感受,增强治愈信心。

(3) 鼓励患者尽可能参与护理活动,接受患者无破坏性的应对压力方式,以维持其独立性和生活自控能力。

(4) 鼓励家属参与照顾患者,为他们提供单独相处的时间及场所,增进家庭成员间互动作用。

2. 协助患者接受各种检查和治疗

(1) 向患者及家属介绍将经历的手术经过、可能施行的各种检查,取得主动配合。

(2) 协助医师完成各种诊断性检查,如为放腹水者备好腹腔穿刺用物,协助医师完成操作过程。在放腹水过程中,严密观察、记录患者的生命体征变化、腹水性质及出现的不良反应;一次放腹水3000ml左右,不宜过多,以免腹压骤降,发生虚脱,放腹水速度宜缓慢,后用腹带包扎腹部。发现不良反应及时报告医师。

(3) 使患者理解手术是卵巢肿瘤最主要的治疗方法,解除患者对手术的种种顾虑。按腹部手术患者的护理内容认真做好术前准备和术后护理,包括与病理科联系快速切片组织学检查事项,以助术中识别肿瘤的性质,确定手术范围;术前准备还应包括应对必要时扩大手术范围的需要。同时需要为巨大肿瘤患者准备沙袋加压腹部,以防腹压骤然下降出现休克。

(4) 需化疗、放疗者,为其提供相应的护理活动。

3. 做好随访工作

(1) 卵巢非赘生性肿瘤直径<5cm者,应定期(3~6个月)接受复查并详细记录。

(2) 手术后患者根据病理报告结果配合治疗:良性者术后1个月常规复查;恶性肿瘤患者常需辅以化疗,但尚无统一化疗方案,多按组织类型制订不同化疗方案,疗程多少因个案情况而异。早期患者常采用静脉化疗3~6个疗程,疗程间隔4周。晚期患者可采用静脉腹腔联合化疗或静脉化疗6~8个疗程,疗程间隔3周。老年患者可用卡铂或紫杉醇单药化疗。护士应配合家属督促、协助患者克服实际困难,努力完成治疗计划以提高疗效。

(3) 卵巢癌易于复发,患者需长期接受随访和监测。随访时间:术后1年内,每3个月1次;术后第2年,每4~6个月1次;术后5年后每年随访1次。随访内容包括临床症状与体征、全身及盆腔检查、B超检查等,必要时作CT或MRI检查;根据病情需要测定血清CA125、AFP、hCG等肿瘤标志物。

4. 加强预防保健意识

(1) 大力宣传卵巢癌的高危因素,提倡高蛋白、富含维生素A的饮食,避免高胆固醇饮食,高危妇女宜预防性口服避孕药。

(2) 积极开展普查普治工作,30岁以上妇女每年应进行一次妇科检查,高危人群不论年龄大小最好每半年接受一次检查,必要时进行B超检查和检测血清CA125等肿瘤标志物。

(3) 卵巢实性肿瘤或囊性肿瘤直径>5cm者应及时手术切除。盆腔肿块诊断不清或治疗无效者宜及早行腹腔镜检或剖腹探查。

(4) 凡乳腺癌、子宫内膜癌、胃肠癌等患者,术后随访中应定期接受妇科检查,以确定有无卵巢转移癌。

5. 妊娠合并卵巢肿瘤患者的护理 妊娠合并卵巢肿瘤的患者比较常见,其危害性较非孕期大,恶性肿瘤者很少妊娠。

(1) 合并良性肿瘤者:早孕者可等待孕 12 周后手术,以免引起流产;妊娠晚期发现肿瘤者可等待至妊娠足月行剖宫产术,同时切除肿瘤。需为患者提供相应的手术护理。

(2) 合并恶性肿瘤者:诊断或考虑为恶性肿瘤者,应及早手术并终止妊娠,其处理和护理原则同非孕期。

【护理评价】

(1) 患者在住院期间,能与同室病友交流并积极配合各种诊治过程。

(2) 患者在治疗期间,能努力克服化疗药物的治疗反应,摄入足够热量,维持化疗前体重。

(3) 患者能描述造成压力、引起焦虑的原因,并表示用积极方式面对健康问题。

(王雨艳)

思 考 题

1. 某患者,女性,30 岁,平素月经规律,月经周期 28~30 天,本次停经 45 天,1 小时前突然出现右下腹疼痛,呈持续性剧烈疼痛。查体:患者痛苦面容,贫血貌,平车推入病房,T 36.1℃,P 102 次/分,R 32 次/分,Bp 70/40mmHg,心肺查体无明显异常,右下腹压痛、反跳痛明显。超声检查:右侧附件区右卵巢外侧见 3cm×4cm 大小包块,盆腔大量积液。问题:

(1) 该患者可能的医疗诊断是什么?

(2) 该患者目前的治疗要点是什么?

(3) 该患者目前的主要护理诊断/合作性问题有哪些?列出对该患者的护理目标和主要护理措施。

2. 某患者,女性,36 岁。患者近 3 年来,月经周期进行性缩短,由 30 天缩短至 24 天左右,月经持续时间逐渐延长,由 4 天延长至 8 天。月经量明显增多,为原月经量 2~3 倍。近 1 个月来,患者出现头晕、乏力症状。患者超声检查示:子宫不规则增大,子宫前后壁见多个大小不等结节。问题:

(1) 考虑该患者最可能的医疗诊断是什么?

(2) 患者头晕、乏力的原因可能是什么?

(3) 请写出患者目前存在的主要的护理诊断和相应的护理措施。

第二十九章 外阴及阴道手术患者的护理

> **学习目标**
> 识记:外阴癌的病因、病理、转移途径;子宫脱垂的定义、病因;尿瘘的定义。
> 理解:外阴癌的临床分期、临床表现;子宫脱垂的分度、临床表现、治疗原则、护理措施;尿瘘的治疗原则。
> 运用:运用护理程序为外阴及阴道手术患者提供整体护理。

外阴及阴道手术是指女性外生殖器部位的手术,在妇科应用较为广泛。会阴部手术与腹部手术不同之处在于,手术区域血管神经丰富、组织松软,前方有尿道,后面近肛门。其组织学及解剖学特点使患者容易出现疼痛、出血、感染等相关的护理问题。由于手术部位涉及身体隐私处,患者在心理上常具有自我形象紊乱、自尊低下等护理问题。因此,护理人员应在正确评估患者身心状况的基础上,采取切实有效的护理措施,促进患者身心康复。

第一节 外阴及阴道手术患者的一般护理

【会阴部手术的种类】

按手术范围区分,外阴手术主要有外阴癌根治术、外阴切除术、前庭大腺切开引流术、处女膜切开术、陈旧性会阴裂伤修补术等;阴道手术包括阴道成形术、阴道前后壁修补术、阴道后穹隆切开术、尿瘘修补术、阴式子宫切除术、子宫黏膜下肌瘤摘除术等。

【手术前准备】

1. 心理准备 同腹部手术患者的心理特点相比,外阴及阴道手术的患者通常会担心手术损伤身体的完整性、手术的切口瘢痕可能导致将来性生活不协调的问题。而且由于需要暴露隐私部位,会加重患者的心理负担,患者常表现出紧张、恐惧、羞涩、难堪,不愿谈及所患疾病。护士应理解患者的心理,以亲切和蔼的语言来耐心解答患者的疑问。主动与患者沟通,在取得信任的基础上,鼓励其表达自己的感受。针对患者的具体情况给予指导,帮助其选择积极的应对措施,消除患者的紧张情绪,使其能够主动配合手术。进行术前准备、检查时注意尽量减少暴露部位,避免多余人员旁观,保护患者隐私,以减轻患者的羞怯感。同时做好家属的工作,使其理解患者的感受,为患者提供心理及生活方面的支持。

2. 全身情况准备 详细了解全身重要脏器的功能,正确评估患者对手术的耐受力。如有高血压、心脏病、糖尿病、贫血等内科合并症应给予纠正。观察患者的生命体征,注意有无月经来潮,如有异常及时通知医师。指导训练患者正确的咳痰方法,术前做药物过敏试验、配血备用等。

3. 健康教育

(1)根据患者的具体情况,向其介绍手术相关的知识,如手术名称及过程,术前准备的目的、内容、方法及配合的技巧等。讲解疾病相关知识,术后保持外阴、阴道清洁的重要性、方法及拆线时间等。

（2）由于外阴、阴道手术患者术后卧床时间较长，床上使用便器的机会多，因此应让患者在术前进行练习，习惯于床上使用便器。

（3）向患者讲解外阴、阴道手术常用的体位及术后维持相应体位的重要性，以便患者正确配合，促进伤口愈合。教会患者在床上进行肢体锻炼的方法，以预防术后并发症。

4. 皮肤准备 外阴、阴道手术患者术前要注意个人卫生，每日清洗外阴。如外阴皮肤有炎症、溃疡，需治愈后手术。通常于手术前一日进行皮肤准备，备皮范围上至耻骨联合上 10cm，下至外阴部、肛门周围、臀部及大腿内侧上 1/3，两侧至腋中线。备皮后洗净皮肤。

5. 肠道准备 由于阴道与肛门解剖位置很近，术后排便易污染手术视野，因此外阴、阴道手术前应做好肠道准备。于术前 3 日开始进少渣饮食，并按医嘱应用肠道抗生素，常口服庆大霉素，每日 3 次，每次 8 万 U。术前一日行清洁灌肠，直至排出的灌肠液中无大便残渣为止，也可用番泻叶水或 20% 甘露醇 250ml 加等量水口服替代多次灌肠。

6. 阴道准备 术前 3 日开始阴道准备，一般行阴道冲洗或坐浴，常用 1∶5000 高锰酸钾溶液、0.02% 碘伏溶液、1∶1000 苯扎溴铵溶液等，每日 2 次。术晨用消毒液行阴道消毒，消毒时应特别注意阴道穹隆，消毒后用大棉签蘸干，必要时涂甲紫。

7. 膀胱准备 嘱患者入手术室前排空膀胱，根据手术需要，术中、术后留置尿管。

8. 特殊用物准备 根据不同的手术做好各种用物准备，外阴、阴道手术多采取膀胱截石位，应准备软垫，以避免腘窝处的血管、神经受压导致血流障碍；如采用膝胸卧位，应为患者准备支托；根据手术需要准备阴道模型、丁字带、绷带等。其他术前准备同腹部手术前准备。

【手术后护理】

术后护理与腹部手术患者相似，要特别加强外阴部护理。

1. 体位 根据不同手术采取相应的体位。处女膜闭锁及有子宫的先天性无阴道的患者，术后应采取半卧位，有利于经血的流出；因外阴癌行外阴根治术后的患者，应采取平卧位，双腿外展屈膝，膝下垫软枕，以减少腹股沟及外阴部的张力，有利于伤口的愈合；行阴道前后壁修补或盆底修补术后的患者，应采取平卧位，以降低外阴、阴道张力，促进伤口愈合，禁止半卧位。

2. 切口护理 外阴阴道肌肉组织少、张力大，切口不易愈合，因此护理人员要随时观察外阴、阴道切口的情况，注意有无渗血、红肿热痛等炎性反应；观察局部皮肤的颜色、温度、湿度，有无皮肤或皮下组织坏死；注意阴道分泌物的量、颜色、性质及有无异味。伤口分泌物过多时应随时消毒，更换敷料。有些外阴部手术需加压包扎或阴道内留置纱条压迫止血，外阴包扎或阴道内纱条一般在术后 12～24 小时内取出，取出时注意核对数目。注意保持外阴清洁、干燥，勤更换内裤及床垫，每日行外阴擦洗 2 次，排便后清洁外阴以防止感染。术后 3 日外阴局部可行烤灯，保持伤口干燥，促进血液循环，利于伤口愈合。有引流的患者要保持引流通畅，严密观察引流物的量及性质。

3. 疼痛护理 外阴、阴道部神经末梢丰富，对疼痛尤为敏感。因此护理人员应充分理解患者，在正确评估患者疼痛的基础上，针对患者的个体差异，采取不同的方法缓解疼痛。包括保持环境安静、分散患者的注意力、避免过多的打扰患者、保证患者的休息、更换体位减轻伤口的张力、遵医嘱及时给予足量止痛药物、应用自控镇痛泵等，同时注意观察用药后的止痛效果。

4. 肠道护理 外阴、阴道手术的患者为防止大便对伤口的污染及排便时对伤口的牵拉,应控制首次排便的时间,一般以 5 日为宜。涉及肠道的手术应在患者排气后抑制肠蠕动,按医嘱常用药物鸦片酊 5ml,加水至 100ml 口服,每日 3 次,每次 10ml。于术后第 5 日给予缓泻剂,使大便软化,避免排便困难。

5. 留置尿管护理 外阴及阴道手术后留置尿管的时间较长,根据手术范围及病情尿管分别留置 2～10 日不等。术后应特别注意保持尿管的通畅,观察尿色、尿量,做好留置尿管的护理。特别是尿瘘修补术的患者,如发现尿管不通需及时查找原因并予以处理。拔尿管前应定时夹闭,训练膀胱功能。拔尿管后应嘱患者尽早排尿,如有排尿困难,给予诱导、热敷等措施帮助排尿,必要时重新留置尿管。

6. 避免增加腹压 向患者讲解腹部压力增加会影响伤口的愈合,应避免增加腹压的动作,如长期下蹲、用力排便、咳嗽等。

7. 出院指导 外阴及阴道手术患者伤口局部愈合较慢,嘱患者回家后应保持外阴部清洁,一般应休息 3 个月,避免重体力劳动及增加腹压,活动量应循序渐进。禁止性生活及盆浴。出院 1 个月后应到门诊检查术后恢复情况,并于术后 3 个月再次到门诊复查,经医师检查确定伤口完全愈合后方可恢复性生活。如有病情变化应及时就诊。

第二节　外阴、阴道创伤

【病因】

(1) 分娩是导致外阴、阴道创伤的主要原因。

(2) 外伤,如不慎跌倒、外阴触于锐器上等,创伤可伤及阴道或穿过阴道损伤尿道、膀胱或直肠。

(3) 幼女受到强暴可致软组织受伤。

(4) 初次性交时处女膜破裂,绝大多数可自行愈合,偶见裂口延至小阴唇、阴道或伤及穹隆,引起大量阴道流血,导致贫血或失血性休克。

【临床表现】

由于创伤的部位、深浅、范围及就诊时间的不同,临床表现也有区别。

1. 症状

(1) 疼痛:为主要症状,可从轻微疼痛至剧痛,甚至出现疼痛性休克。

(2) 局部肿胀:为水肿或血肿,是常见的表现。由于外阴部皮肤、黏膜下组织疏松,血管丰富,局部受伤后可导致血管破裂,组织液渗出,血液、组织液在疏松结缔组织中迅速蔓延,形成外阴或阴道血肿。如处理不及时可向上扩展,形成巨大盆腔血肿。

(3) 外出血:由于局部组织损伤、血管破裂可导致少量或大量的鲜血自阴道流出。

(4) 其他:根据出血量多少、急缓,患者可有头晕、乏力、心慌、出汗等贫血或失血性休克的症状。合并感染时可有体温升高和局部红、肿、热、痛等表现。

2. 体征 外阴可见局部裂伤或血肿,外阴皮肤、皮下组织或阴道有明显裂口及活动性出血;形成外阴血肿时,检查可见外阴部有紫蓝色块状物突起,压痛明显。如伤及膀胱、尿道,有尿液自阴道流出;伤及直肠,可见粪便从阴道排出。出血多者,可出现脉搏快、血压低等贫血或失血性休克的表现。

【治疗原则】

止血、止痛、防治感染、抗休克。疼痛严重者,给予镇痛药物。有活动性出血者,应立即缝合止血。对于小于5cm的血肿,可进行冷敷,使血管收缩,减少出血,也可用棉垫、丁字带加压包扎,防止血肿扩散;对于较大的外阴、阴道血肿应在积极抗休克的同时切开血肿,找到出血点,进行血管结扎及血肿清除,然后加压包扎。术后应用大剂量抗生素预防、控制感染。

【护理评估】

1. 健康史 了解导致创伤的原因,以判断是因外伤、遭强暴所致还是性交后阴道出血或分娩创伤未及时缝合所致。

2. 身心状况 根据患者的临床表现,评估疼痛的程度、性质、相关因素,根据患者的生命体征评估有无贫血及休克征象;观察伤口的局部有无红、肿、热、痛等炎性反应,以判断有无感染。

患者及家属由于突发的意外事件而表现出惊慌、焦虑,而且由于创伤处是女性隐私部位,患者可能因为害羞、难堪而不愿说出受伤原因及经过。护士需要评估患者及家属对损伤的反应,并识别其异常的心理反应。

3. 相关检查

(1)妇科检查:了解外阴或阴道裂伤的部位、程度,观察血肿的大小、部位,局部组织有无红肿及脓性分泌物。此外,应注意创伤有无穿透膀胱、直肠甚至腹腔等。

(2)实验室检查:出血多者红细胞计数及血红蛋白值下降,有感染者可见白细胞计数升高。

【护理诊断/合作性问题】

1. 恐惧 与突发创伤事件有关。

2. 疼痛 与外阴、阴道创伤有关。

3. 潜在并发症 失血性休克。

【护理目标】

(1)患者恐惧程度减轻。

(2)住院期间,患者疼痛逐渐减轻。

(3)患者在治疗期间未发生失血性休克。

【护理措施】

1. 一般护理

(1)严密观察生命体征,预防和纠正休克:密切观察患者血压、脉搏、呼吸、尿量及神志的变化,准确记录。对于外出血量多或较大血肿伴面色苍白者,应立即使患者平卧、吸氧,给予心电监护,开放静脉通路,做好血常规检查及配血、输血准备。注意观察血肿的变化,有活动性出血者应按解剖关系迅速缝合止血。对小于5cm的血肿,应立刻进行冷敷,使血管收缩减少出血;也可用棉垫、丁字带加压包扎,防止血肿扩大。对大的外阴、阴道血肿应在抢救休克的同时配合医师进行止血,并做好术前准备,术后加用大剂量抗生素防治感染。

(2)心理护理:突然的创伤常导致患者和家属的恐惧、担忧,护士应表示理解,在抢救休克准备手术的同时使用亲切温和语言安慰患者,鼓励患者面对现实,积极配合治疗。还要做好家属的心理护理,使其能够为患者提供支持,更好地完成护理工作。

2. 症状护理

(1)保守治疗患者的护理:对血肿小采取保守治疗者,嘱患者采取正确的体位,避免血肿受压;按医嘱及时给予止血、止痛药物;保持外阴部的清洁、干燥,每天外阴冲洗3次,大便后及时清洁外阴;24小时内冷敷,降低局部血流速度及局部神经的敏感性,减轻患者的疼痛及不舒适感;24小时后可以热敷或行外阴部烤灯,以促进水肿或血肿的吸收。

(2) 做好术前准备:外阴、阴道创伤较重的患者有急诊手术的可能,应做好配血、皮肤准备,嘱患者暂时禁食,充分消毒外阴及伤口。向患者及家属讲解手术的必要性、手术的过程及注意事项,取得配合,以良好的状态迎接手术。

(3) 术后护理:外阴、阴道创伤手术后阴道内常填塞纱条、外阴加压包扎,患者疼痛明显,应积极止痛;阴道纱条取出或外阴包扎松解后应密切观察阴道及外阴伤口有无出血,患者有无进行性疼痛加剧或阴道、肛门坠胀等再次血肿的症状;保持外阴部清洁、干燥;按医嘱给予抗生素。

【护理评价】

(1) 患者在住院期间无明显疼痛。
(2) 患者在治疗24小时内生命体征正常。
(3) 住院期间患者情绪稳定,能积极配合治疗。

第三节 外 阴 癌

外阴癌(carcinoma of vulva)是女性外阴恶性肿瘤中最常见的一种(约占90%),占女性生殖系统肿瘤的3%~5%,以外阴鳞状细胞癌最常见(约占95%),其他还包括恶性黑色素瘤、基底细胞癌、前庭大腺癌等。约2/3的外阴癌发生在大阴唇,其余的1/3发生在小阴唇、阴蒂、会阴、阴道等部位。多见于60岁以上妇女,近年发病率有增高趋势。

【病因】

尚不完全清楚。外阴癌患者常并发外阴色素减退疾病,其中仅约5%~10%的外阴不典型增生者发展成外阴癌。外阴的慢性长期刺激如外阴尖锐湿疣、外阴瘙痒、慢性前庭大腺炎、慢性溃疡等也可能发展成外阴癌。外阴癌可与宫颈癌、阴道癌合并存在。目前认为外阴癌的发生与单纯疱疹病毒Ⅱ型、人乳头状瘤病毒、巨细胞病毒感染等有关。

【病理】

外阴癌的癌前病变称为外阴上皮内瘤样病变(vulvar intraepithelial neoplasia,VIN),包括外阴上皮不典型增生及原位癌。外阴上皮内瘤样病变分为3级,即轻度外阴不典型增生(VIN Ⅰ级)、中度外阴不典型增生(VIN Ⅱ级)、重度外阴不典型增生及原位癌(VIN Ⅲ级)。病变初期多为圆形硬结,少数为乳头状或菜花样赘生物,周围皮肤可增厚及色素改变,病变继续发展可形成火山口状质硬的溃疡或菜花状肿块。镜下见多数外阴癌分化好,有角化珠和细胞间桥。前庭和阴蒂的病灶倾向于分化差或未分化,常有淋巴管和神经周围的侵犯,必要时可做电镜或免疫组化染色确定组织学来源。

【临床表现】

1. 局部肿物 主要为长时间持续久治不愈的外阴皮肤瘙痒和各种不同形态的肿物,如结节状、菜花状、溃疡状。

2. 疼痛 肿瘤易合并感染,较晚期癌肿向深部浸润,可出现疼痛、渗液和出血。

3. 其他 肿瘤侵犯尿道或直肠时,可出现尿频、尿急、尿痛、血尿、便秘、便血等症状。

【转移途径】

外阴癌具有转移早、发展快的特点,转移途径以直接浸润、淋巴转移为主,极少血运转移,常发生在晚期。

1. 直接浸润 癌灶逐渐增大,可沿皮肤及邻近黏膜直接浸润尿道、阴道、肛门,晚期可累及直肠和膀胱等。

2. 淋巴转移 外阴淋巴管丰富,且两侧互相交通形成淋巴网,外阴鳞状细胞癌几乎均通过淋巴管转移。癌灶多向同侧淋巴结转移,最初转移到腹股沟浅淋巴结,再至股深淋巴结,并经此进入盆腔内髂外、闭孔和髂内淋巴结,最后转移至腹主动脉旁淋巴结。一般肿瘤向同侧淋巴结转移,但阴蒂部癌灶向两侧转移,并可绕过腹股沟浅层淋巴结直接至腹股沟深淋巴结,外阴后部以及阴道下端癌可避开腹股沟浅层淋巴结而直接转移至盆腔内淋巴结。

3. 血行播散 罕见,仅发生于晚期,引起肺、骨转移多见。

【临床分期】

目前采用国际妇产科联盟(FIGO,2009年)分期法,见表29-1。

表29-1 外阴癌分期(FIGO,2009年)

分期	肿瘤累及范围
Ⅰ期	肿瘤局限于外阴
ⅠA期	肿瘤最大径线≤2cm,局限于外阴或会阴且间质浸润≤1.0mm*,无淋巴结转移
ⅠB期	肿瘤最大径线>2cm 或间质浸润>1.0mm*,局限于外阴或会阴,无淋巴结转移
Ⅱ期	任何大小的肿瘤侵犯至会阴邻近结构(下1/3尿道、下1/3阴道、肛门),无淋巴结转移
Ⅲ期	任何大小的肿瘤,有或无侵犯至会阴邻近结构(下1/3尿道、下1/3阴道、肛门),有腹股沟-股淋巴结转移
ⅢA期	(i)1个淋巴结转移(≥5mm);或(ii)1~2个淋巴结转移(<5mm)
ⅢB期	(i)≥2个淋巴结转移(≥5mm);或(ii)≥3个淋巴结转移(<5mm)
ⅢC期	阳性淋巴结伴囊外扩散
Ⅳ期	肿瘤侵犯其他区域(上2/3尿道、上2/3阴道),或远处转移
ⅣA期	肿瘤侵犯至下列任何部位:(i)上尿道和(或)阴道黏膜、膀胱黏膜直肠黏膜,或固定于骨盆壁;或(ii)腹股沟-股淋巴结出现固定或溃疡形成
ⅣB期	包括盆腔淋巴结的任何远处转移

注:*浸润深度指从肿瘤临近的最表浅真皮乳头的表皮-间质连接处至浸润最深点之间的距离

【治疗原则】

以手术治疗为主,辅以放射治疗与化学药物治疗。

1. 手术治疗 是外阴癌的主要治疗手段,手术的范围取决于临床分期、病变部位、肿瘤细胞的分化程度、浸润的深度、患者的身体状况、年龄等。手术强调个体化,在不影响预后的前提下,最大限度的缩小手术范围,以保留外阴的解剖结构。一般采取外阴根治术及双侧腹股沟深、浅淋巴清扫术。如病理检查发现腹股沟深、浅淋巴结有转移,应行盆腔淋巴结清扫。

2. 放射治疗 由于外阴正常组织对放射线耐受性差,因此放疗属辅助治疗,适用于不能手术者、需要缩小癌灶再手术、晚期患者或术后局部残留癌灶及复发癌的患者。

3. 化学药物治疗 可作为较晚期或复发癌的综合治疗手段,常用的方案有单药顺铂与放疗同期进行,也可选择5氟尿嘧啶+顺铂等联合化疗。

【护理评估】

1. 健康史 了解患者有无不明原因的外阴瘙痒史、外阴赘生物史等。由于外阴癌一般发生在60岁以上的老年人,该年龄组人群常伴有高血压、冠心病、糖尿病等,应仔细评估患者各系统的健康状况。

2. 身心状况 早期患者外阴部有瘙痒、烧灼感等局部刺激的症状。癌灶可生长在外阴任何部位,大阴唇最多见。早期局部见丘疹、结节或溃疡,晚期见不规则肿块。若癌灶已转移至腹股沟淋巴结,可扪及一侧或双侧腹股沟淋巴结增大、质硬且固定。注意评估外阴局部有无丘疹、硬结、溃疡或赘生物,并观察其形态、涉及的范围、伴随的症状,如疼痛、瘙痒、恶臭分泌物、尿频、尿痛或排尿困难等。晚期患者主要症状是疼痛,其程度与病变的范围、深浅及发生部位有关。

外阴局部的症状、分泌物的增加,会使患者烦躁,导致工作及参与活动能力下降。外阴癌为恶性肿瘤,患者常感到悲哀、恐惧、绝望;外阴部手术致使身体完整性受到影响等原因常使患者出现自尊低下、自我形象紊乱等心理方面的问题。

3. 相关检查

（1）妇科检查:外阴局部特别是大阴唇处,有单个或多个融合或分散的灰白色、粉红色丘疹或斑点,也可能是硬结、溃疡或菜花样的赘生物。同时检查双侧腹股沟有无增大、质硬而固定的淋巴结。

（2）特殊检查:通过外阴活体组织病理检查以明确诊断。常采用1%甲苯胺蓝涂抹外阴病变皮肤,待干后用1%醋酸液擦洗脱色,在仍有蓝染部位做活检,或借助阴道镜做定位活检,以提高活检的阳性率。

【护理诊断/合作性问题】

1. 疼痛 与晚期癌肿侵犯神经、血管和淋巴系统有关。

2. 自我形象紊乱 与外阴切除有关。

3. 有感染的危险 与患者年龄大、抵抗力低下、手术创面大及邻近肛门、尿道等有关。

【护理目标】

（1）住院期间患者疼痛程度逐渐减轻。

（2）手术后患者有正确的自我认识。

（3）住院治疗期间患者无感染发生。

【护理措施】

1. 心理护理 给患者讲解外阴癌的相关知识,鼓励患者表达自己的不适,针对具体问题给予耐心的解释、帮助;指导患者采取积极的应对方式,如乐观应对、寻求支持等;对家属做好健康宣教,让患者体会到家庭的温暖,得到亲人的理解和支持;对患者进行术前指导,讲解手术的方式、手术将重建切除的会阴等,介绍成功的病例,使患者对手术充满信心,积极配合治疗。

2. 症状护理

（1）术前准备:除按一般外阴、阴道手术患者准备以外,外阴癌患者多为老年人,常伴有高血压、冠心病、糖尿病等疾患,应协助患者作好检查,积极纠正内科合并症。指导患者练习深呼吸、咳嗽、床上翻身等,给患者讲解预防术后便秘的方法。外阴需植皮者,应在充分了解手术方式的基础上,对植皮部位进行剃毛,消毒后用无菌治疗巾包裹。将患者术后用的棉垫、绷带、各种引流管(瓶)进行消毒备用。

(2) 术后护理:除按一般外阴、阴道手术患者护理以外,应在准确评估患者疼痛基础上给予积极止痛;术后取平卧外展屈膝体位,并在腘窝垫一软垫;保持引流通畅,注意观察引流物的量、颜色、性状等;严密观察切口有无渗血,皮肤有无红、肿、热、痛等感染征象以及皮肤温度、湿度、颜色等移植皮瓣的愈合情况;按医嘱给予抗生素,预防感染;每日行会阴擦洗,保持局部清洁、干燥;术后2日起,会阴部、腹股沟部可用红外线照射,每日2次,每次20分钟,以促进切口愈合;外阴切口术后5日开始间断拆线,腹股沟切口术后7日拆线;指导患者合理饮食,鼓励其进行上半身及上肢活动,预防压疮;术后第5日给予口服缓泻剂,使粪便软化。

(3) 放疗患者的皮肤护理:由于放射线在破坏癌细胞同时会损伤外阴部正常皮肤,放射线治疗者会在照射后8~10日出现皮肤的反应,护理人员应在放疗期间及以后的一段时间内随时观察患者照射皮肤的颜色、结构及完整性,根据损伤的程度进行护理。轻度损伤表现为皮肤红斑,然后转化为干性脱屑,此期在保护皮肤的基础上可继续照射;中度损伤表现为水泡、溃疡和组织皮层丧失,此时应停止放疗,待其痊愈,注意保持皮肤清洁、干燥,避免搔抓,勿刺破水泡,可涂1%甲紫或用无菌凡士林纱布换药;重度损伤表现为局部皮肤溃疡,应停止照射,避免局部刺激,除保持局部清洁、干燥外,可用生肌散或抗生素软膏换药。

3. 出院指导 告知患者应于外阴根治术后3个月返回医院复诊以全面评估其术后恢复情况,医师与患者一起商讨治疗及随访计划。

外阴癌放疗以后2年内复发的患者约占80%,5年内复发约占90%,因此应指导患者具体随访时间,第1年:1~6月每月1次,7~12月每2月1次;第2年:每3个月1次;第3~4年每半年1次;第5年及以后每年1次。随访内容包括放疗的效果、不良反应及有无肿瘤复发的征象等。

【护理评价】

(1) 住院期间,患者诉说疼痛可以忍受。
(2) 患者用语言或行为表达接受外表改变。
(3) 治疗期间,患者无感染发生。

第四节 子宫脱垂

子宫脱垂(uterine prolapse)是指子宫从正常位置沿阴道下降,宫颈外口达坐骨棘水平以下,甚至子宫全部脱出于阴道口以外,常伴有阴道前后壁膨出。

【病因】

1. 分娩损伤 为子宫脱垂最主要的原因。在分娩过程中,特别是阴道助产或第二产程延长者,可使盆底肌、筋膜以及子宫韧带受牵拉过度延伸,张力降低甚至撕裂。如产后过早参加重体力劳动,将影响盆底组织张力的恢复,导致未复旧的子宫有不同程度的下移。多次分娩会增加盆底组织受损机会。

2. 长期腹压增加 长期慢性咳嗽、便秘，经常超重负荷如举重、蹲位、长期站立等，腹型肥胖以及盆、腹腔的巨大肿瘤、腹水等，均可使腹压增加，使子宫向下移位。

3. 盆底组织发育不良或退行性变 子宫脱垂偶见于未产妇或处女，多系先天性盆底组织发育不良或营养不良所致，常伴有其他脏器的下垂。一些老年的患者及长期哺乳的妇女体内雌激素水平下降，盆底组织萎缩退化也可导致子宫脱垂或加重子宫脱垂的程度。

【临床分度】

以患者平卧用力向下屏气时子宫下降的最低点为分度标准，将子宫脱垂分为3度（图29-1）：

Ⅰ度：轻型为宫颈外口距离处女膜缘小于4cm但未达处女膜缘；重型为宫颈外口已达处女膜缘，在阴道口可见到宫颈。

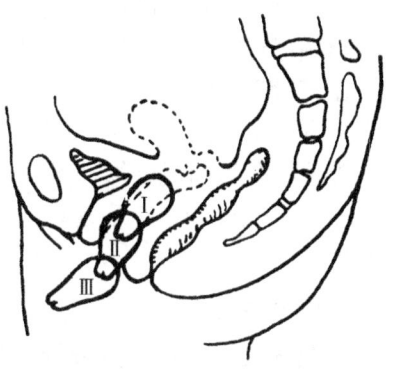

图29-1 子宫脱垂分度

Ⅱ度：轻型为宫颈已脱出阴道口外、宫体仍在阴道内；重型为宫颈及部分宫体已脱出阴道口外。

Ⅲ度：宫颈及宫体全部脱出至阴道口外。

【临床表现】

Ⅰ度患者多无自觉症状，Ⅱ、Ⅲ度患者主要有如下表现：

1. 下坠感及腰背酸痛 由于下垂子宫对韧带的牵拉、盆腔充血所致。常在久站、走路、蹲位、重体力劳动以后加重，卧床休息后减轻。

2. 肿物自阴道脱出 常在走路、下蹲、排便等腹压增加时阴道口有一肿物脱出。开始时肿物在平卧休息时可变小或消失，严重者休息后也不能回缩，需用手还纳至阴道口内。若脱出的子宫及阴道黏膜水肿，用手还纳也有困难，子宫长期脱出在阴道口外，患者行动极为不便，长期摩擦可出现宫颈溃疡甚至出血，若继发感染则有脓性分泌物。

3. 排尿、排便异常 伴膀胱、尿道膨出的患者易出现排尿困难、尿潴留或压力性尿失禁等症状。如继发泌尿道感染可出现尿频、尿急、尿痛等，如合并有直肠膨出的患者可有便秘、排便困难。

【治疗原则】

除非合并张力性尿失禁，无症状的患者不需治疗。有症状者可采用保守或手术治疗，治疗以安全简单和有效为原则。

1. 非手术治疗 用于Ⅰ度轻型子宫脱垂、年老不能耐受手术或有生育需要者。

（1）支持疗法：加强营养，合理安排休息和工作，避免重体力劳动，积极治疗便秘、慢性咳嗽及腹腔巨大肿瘤等增加腹压的疾病。

（2）子宫托治疗：子宫托是一种支持子宫和阴道壁并使其维持在阴道内而不脱出的工具。常用的子宫托有喇叭形、环形和球形三种，一般采用喇叭形，适用于各度子宫脱垂及阴道前后壁膨出者。重度子宫脱垂伴盆底肌肉明显萎缩以及宫颈、阴道壁有炎症、溃疡者不宜使用，经期和妊娠期停用。

（3）其他方法

1）盆底肌肉锻炼：增加盆底肌肉群的张力可减轻压力性尿失禁症状，适用于Ⅰ、Ⅱ度子宫脱垂者。指导患者行收缩肛门运动,用力收缩盆底肌肉3秒以上后放松,每次10~15分钟,每日2~3次。

2) 绝经后妇女可适当补充雌激素,增加肌肉筋膜组织张力。

3) 中药:补中益气汤(丸)可促进盆底肌张力恢复,缓解局部症状。

2. 手术治疗 凡非手术治疗无效或Ⅱ、Ⅲ度子宫脱垂者均可根据患者的年龄、全身状况及生育要求等采取手术,以缓解症状、恢复正常的解剖位置及脏器功能,有满意的性功能。常选择阴道前后壁修补术、阴道前后壁修补术加主韧带缩短及宫颈部分切除术(Manchester手术)、经阴道全子宫切除术及阴道前后壁修补术、阴道纵隔形成术、阴道及子宫悬吊术等。

【护理评估】

1. 健康史 了解患者分娩经过,有无产程过长、阴道助产及盆底组织撕伤等病史,产褥期有无过早从事重体力劳动。同时还应评估患者其他系统健康状况,如有无慢性咳嗽、便秘、盆腹腔肿瘤等。

2. 身心状况 了解患者有无下腹部坠胀、腰痛症状,是否有大、小便困难及阴道肿物脱出。是否在用力下蹲、增加腹压时上述症状加重甚至出现尿失禁,卧床休息后症状有无减轻。

由于长期的子宫脱出使患者行动不便,大小便异常,不能从事体力劳动,严重者性生活受到影响,患者常出现焦虑、情绪低落等表现。如果因保守治疗效果不佳,患者会表现出悲观失望,不愿与他人交往。护士应了解患者对疾病的感受、存在的心理问题及社会、家庭支持等方面情况。

3. 相关检查

(1) 妇科检查:嘱患者屏气增加腹压,判断子宫脱垂的程度,注意有无溃疡及其部位、大小、深浅,有无感染、阴道前后壁膨出等。长期暴露的子宫可见宫颈及阴道壁溃疡,有少量出血或脓性分泌物。宫颈及阴道黏膜多明显增厚,宫颈肥大,不少患者宫颈显著延长。

(2) 压力性尿失禁的检查:嘱患者先憋尿,在膀胱截石位下咳嗽,如有尿液溢出,检查者用示、中两指分别置于尿道口两侧,稍加压再嘱患者咳嗽,如能控制尿液外溢,证明有压力性尿失禁(图29-2)。

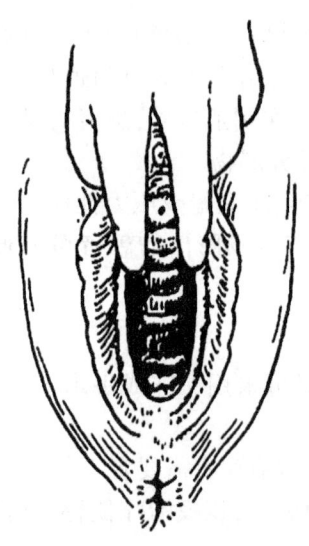

图29-2 压力性尿失禁检查法

【护理诊断/合作性问题】

1. 焦虑 与长期的子宫脱出影响正常生活及不能预料手术效果有关。

2. 慢性疼痛 与子宫下垂牵拉韧带、宫颈及阴道壁溃疡有关。

3. 尿失禁 与脱垂的子宫压迫膀胱颈部有关。

【护理目标】

(1) 患者能表达焦虑的原因,并能有效应对,焦虑程度减轻。

(2) 患者能正确运用减轻疼痛的方法,出院后疼痛消失。

(3) 手术后患者恢复正常的排尿方式。

【护理措施】

1. 一般护理

(1) 心理护理:子宫脱垂患者由于长期受疾病困扰,往往有烦躁、焦虑情绪,护士应理解患者,针对其具体问题做好心理疏导,讲解子宫脱垂的疾病知识及预后;做好家属的工作,给予患者理解、支持,促进患者早日康复。

(2) 改善患者一般情况:患者卧床休息,加强营养;积极治疗慢性咳嗽、便秘等原发疾病;教会患者进行盆底肌肉、肛门肌肉的运动锻炼,增强肌肉的张力。

2. 缓解症状

(1) 教会患者子宫托的放取方法(图29-3)

1) 放置:以喇叭形子宫托为例,选择大小适宜的子宫托,放置前让患者排尽大小便,洗净双手。放置时患者蹲下并两腿分开,一手持托柄,使托盘呈倾斜位进入阴道口,将托柄边向内推边向阴道顶端旋转,直至托盘达子宫颈。然后屏气使子宫下降,同时用手指将托柄向上推,使托盘牢牢地吸附在宫颈上,放妥后将托柄弯度朝前,对正耻骨弓后面即可。

2) 取托:取子宫托时,手指捏住子宫托柄,上、下、左、右轻轻摇动,等负压消失后向后外方牵拉即可自阴道滑出。

3) 使用子宫托注意事项:①放置前阴道应有一定水平的雌激素作用,绝经后妇女可选用阴道雌激素霜剂,一般在用子宫托前4~6周开始应用,并在放托过程中长期使用。②子宫托应每日早上放入阴道,睡前取出消毒后备用,避免放置过久压迫生殖道而致糜烂、溃疡甚至坏死造成生殖道瘘。③保持阴道清洁,月经期和妊娠期停止使用。④上托以后,分别于第1、3、6个月时到医院检查1次,以后每3~6个月到医院检查1次。

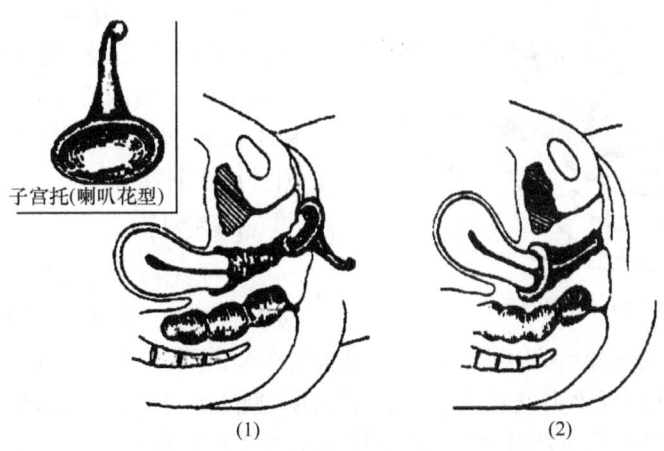

图29-3 喇叭形子宫托及其放置

(2) 做好术前准备:术前5日开始进行阴道准备,Ⅰ度子宫脱垂患者应每日用1:5000高锰酸钾溶液或0.02%碘伏液坐浴2次;对于Ⅱ、Ⅲ度子宫脱垂特别是有溃疡者,需行阴道冲洗,由于子宫颈无感觉,因此应特别注意冲洗液的温度,一般在41~43℃为宜,防止局部烫伤。冲洗后局部涂40%紫草油或含抗生素的软膏,戴上无菌手套将脱出的子宫还纳于阴道内,让患者平卧于床上半小时。用清洁的卫生带或丁字带支托下移的子宫,避免子宫与内裤摩擦,减少异常分泌物。积极治疗局部炎症,按医嘱使用抗生素及局部涂含雌激素的软膏。

(3) 术后护理:术后应卧床休息7~10日;留置尿管10~14日;避免增加腹压的动作,如咳嗽、下蹲等;每日行外阴擦洗,注意观察阴道分泌物特点;应用缓泻剂预防便秘;应用抗生素预防感染。其他护理同一般外阴、阴道手术的患者。

3. 健康教育

(1) 出院指导:术后一般休息3个月,半年内避免重体力劳动,禁止盆浴及性生活。术后2个月到医院复查伤口愈合情况,3个月后再到门诊复查,经医师确认完全恢复后方可有性生活。

(2) 预防:提高助产技术,避免产程延长,注意保护会阴;产后不宜过早参加重体力劳动;产后提倡做保健操;积极治疗慢性咳嗽、便秘等增加腹压的疾病。

【护理评价】

(1) 患者能了解减轻焦虑的措施,并能积极运用。

(2) 患者自述疼痛减轻或消失。

(3) 患者恢复正常排尿功能,无尿潴留或增加腹压后溢尿症状。

第五节 生殖道瘘

生殖道瘘是指由于各种原因导致生殖器官与泌尿道或肠道之间有异常通道,前者称为尿瘘(urinary fistula),后者称为粪瘘(fecal fistula)。本节主要介绍尿瘘。

尿瘘是指生殖道与泌尿道之间形成异常通道,尿液自阴道排出,不能控制。根据发生的部位,可分为膀胱阴道瘘、膀胱宫颈瘘、尿道阴道瘘、膀胱尿道阴道瘘、膀胱宫颈阴道瘘及输尿管阴道瘘等(图29-4)。临床上以膀胱阴道瘘最为常见,有时可并存两种或多种类型。

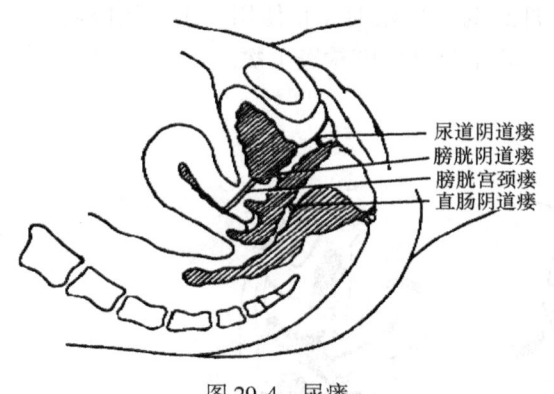

图 29-4 尿瘘

【病因】

1. 产伤 产伤是引起尿瘘的主要原因(约占90%),多因难产处理不当所致,以往在我国农村常见。根据发病机制分为坏死型和创伤型两类。坏死型尿瘘是由于骨盆狭窄、胎儿过大或胎位异常所致头盆不称,产程延长,阴道前壁、膀胱、尿道被挤压在胎头和耻骨联合之间,使局部组织缺血坏死而形成;创伤型是由于产科助产手术,尤其是产钳助娩时操作不当直接损伤所致。创伤型尿瘘多于坏死型尿瘘。

2. 妇科手术创伤 经腹和经阴道手术损伤均有可能导致尿瘘,多因手术时组织粘连或操作不细致而误伤膀胱、尿道或输尿管。

3. 其他 晚期生殖系统或膀胱癌肿、膀胱结核、膀胱结石、生殖器官肿瘤放射治疗后、长期放置子宫托等也可导致生殖道瘘。

【临床表现】

1. 漏尿 为主要临床表现,产后或盆腔手术后出现阴道无痛性、持续性流液是最常见、最典型的症状。病因不同出现漏尿的时间也不同,坏死型尿瘘一般在产后3~7日坏死组织脱落后开始漏尿,手术直接损伤者术后立即出现漏尿,放射损伤所致漏尿发生时间晚且常合并粪瘘。漏尿的表现形式因瘘孔部位不同而有差异,可表现为持续漏尿、体位性漏尿、压力性尿失禁或膀胱充盈性漏尿等。

2. 外阴瘙痒、疼痛　由于尿液长期刺激,外阴部、臀部甚至大腿内侧常出现湿疹或皮炎,患者感到外阴瘙痒、灼痛、行走不便。

3. 尿路感染　因泌尿道和生殖道相通,可导致泌尿道逆行感染,出现尿频、尿急、尿痛等症状。

4. 闭经　约15%的患者出现闭经或月经失调,可能与精神创伤有关。

5. 不孕　因阴道狭窄可致性交困难,并可因闭经和精神抑郁导致不孕。

【治疗原则】

手术修补为主要治疗方法,根据瘘孔的类型及部位选择经阴道、经腹或经阴道、经腹联合手术方式。直接损伤的尿瘘应尽早手术修补,其他原因所致尿瘘应等待3个月,待组织水肿消退、局部血液供应恢复正常再行手术。由肿瘤、结核所致尿瘘者,应积极治疗原发疾病;由缺血坏死所致的产后或妇科手术后7日左右的尿瘘者,一般采用较长时间留置尿管、变换体位等方法,部分患者的小瘘口偶有自愈的可能。

【护理评估】

1. 健康史　通过详细询问患者了解其既往史,尤其与肿瘤、结核、接受放射治疗等相关疾病史。了解患者有无难产及盆腔手术史,找出患者发生尿瘘的原因。详细了解患者漏尿发生的时间和漏尿的表现,评估患者目前存在的问题。

2. 身心状况　询问患者漏尿的症状,漏尿的表现形式因瘘孔部位的不同而异,一般尿道阴道瘘的患者在膀胱充盈时漏尿;一侧输尿管阴道瘘的患者,由于尿液可经健侧的输尿管流入膀胱,因此在漏尿的同时仍有自主排尿;膀胱阴道瘘者通常不能控制排尿;膀胱内小瘘孔则表现为患者采取某种体位时漏尿。

由于漏尿,身体发出异常气味,患者表现为不愿意出门、与他人接触减少,常伴有无助感,家属和周围人群的不理解更加重了患者的自卑、失望等情绪。了解患者及家属对漏尿的感受,有助于缓解患者的负面情绪。

3. 相关检查

(1) 妇科检查:部分患者外阴部存在湿疹,应注意湿疹面积的大小、涉及的范围、有无溃疡等;通过阴道检查明确瘘孔的部位、大小、数目及周围瘢痕情况,了解阴道有无狭窄、尿道是否通畅以及膀胱的容积、大小等,注意观察尿液自阴道流出的方式。

(2) 特殊检查

1) 亚甲蓝试验:目的在于鉴别膀胱阴道瘘、膀胱宫颈瘘或输尿管阴道瘘。将稀释好的200ml亚甲蓝溶液经尿道注入膀胱,观察是否有蓝色尿液自阴道流出。如蓝色液体经阴道壁小孔溢出者为膀胱阴道瘘,自宫颈口溢出为膀胱宫颈瘘;如阴道内流出清亮尿液,说明流出的尿液来自肾脏,提示为输尿管阴道瘘。

2) 靛胭脂试验:将靛胭脂5ml注入静脉,10分钟内看见蓝色液体自阴道顶端流出者,为输尿管阴道瘘。

3) 其他:膀胱镜检可看见膀胱的瘘孔,输尿管镜可明确输尿管阴道瘘,肾显像、排泄性尿路造影等也可帮助尿瘘的诊断。

【护理诊断/合作性问题】
1. **皮肤完整性受损** 与尿液刺激所致外阴皮炎有关。
2. **社交孤独** 与长期漏尿所致不愿与人交往有关。
3. **自我形象紊乱** 与长期漏尿引起精神压力有关。

【护理目标】
（1）住院期间,患者皮肤完整性得到恢复。
（2）患者逐渐恢复正常的人际交往。
（3）患者理解漏尿引起的身体变化,增强治愈的信心。

【护理措施】
1. **一般护理**
（1）心理护理:护士应常与患者接触,了解患者的心理感受,不能因异常的气味而疏远患者。用亲切的言语耐心安慰患者,给予患者关爱,缓解其心理压力。指导家属关心、理解患者的感受,告知该病可通过手术治愈,让患者及家属对治疗充满信心。
（2）适当体位:对有些妇科手术后所致小瘘孔的患者应留置尿管,一般采取瘘孔高于尿液面的卧位,使小瘘孔自行愈合。
（3）鼓励患者饮水:由于漏尿,患者往往自己限制饮水量,甚至不饮水。护士应向患者解释限制饮水的危害,并指出多饮水可以达到稀释尿液、自身冲洗膀胱的目的,从而减少酸性尿液对皮肤的刺激,缓解和预防外阴皮炎。一般每日饮水不少于3000ml,必要时按医嘱静脉输液以保证液体入量。

2. **缓解症状**
（1）术前准备:除按一般外阴、阴道手术患者准备外,应积极控制外阴炎症。术前3～5日每日用1：5000高锰酸钾溶液或0.02%碘伏液坐浴;外阴部有湿疹者,可在坐浴后行红外线照射,然后涂氧化锌软膏,使局部干燥,待痊愈后再行手术;对老年妇女或闭经者,按医嘱术前半月给予雌激素药物,如倍美力,或阴道局部使用含雌激素的软膏等,促进阴道上皮增生,有利于手术后伤口愈合;有尿路感染者应先控制感染再手术;坏死型尿瘘应待3～6个月,待瘢痕软化、局部有良好的血供后进行手术。
（2）术后护理:术后护理是尿瘘修补手术成功的关键。根据患者瘘孔的位置决定体位,使瘘孔居于高位,如膀胱阴道瘘的瘘孔在膀胱后底部者应取俯卧位,瘘孔在侧面者应健侧卧位。术后必须留置尿管或耻骨上膀胱造瘘7～14日,注意保持尿管通畅,避免脱落,发现阻塞及时处理,以免膀胱过度充盈影响伤口愈合。拔管前注意训练膀胱肌张力,拔管后协助患者每1～2小时排尿1次,然后逐步延长排尿时间。术后每日补液不少于3000ml,以达到膀胱冲洗的目的。保持外阴清洁,积极预防咳嗽、便秘,避免下蹲等增加腹压的动作,以防腹压增加导致尿管脱落而影响伤口愈合。

3. **健康教育**
（1）出院指导:按医嘱继续服用抗生素或雌激素等药物,3个月内禁止性生活及重体力劳动。尿瘘修补手术成功者,如妊娠应加强孕期保健并提前住院分娩;如手术失败,应教会患者保持外阴清洁的方法,尽量避免外阴皮肤的刺激,告知下次手术的时间,让患者有信心再次手术。
（2）预防:绝大多数尿瘘可以预防。预防产伤所致的尿瘘是关键,应认真进行产前检查,密切注意产程,正确处理异常分娩,防止产程延长。经阴道手术助产时,小心使用器械,术后常规检查生殖泌尿道有无损伤。对疑有损伤者,留置导尿管10日,以保证膀胱空虚,利于膀胱受压部位血液循环恢复。妇科手术时,对盆腔粘连严重者先充分暴露输尿管,明确解剖关系,避免误伤,若术中发现输尿管或膀胱损伤应及时修补。

【护理评价】

（1）出院时,患者外阴、臀部的皮疹消退。

（2）患者能与其他人进行正常的人际沟通与交往。

（3）患者自我肯定,在治疗全过程中能积极配合。

（徐文博）

思 考 题

1. 外阴癌放疗的患者如何进行皮肤护理？

2. 某女士,56岁,腰骶部酸痛约10年,在久站和劳累后加重,经检查诊断为Ⅱ度子宫脱垂,并进行了修补手术。问题：

（1）术后应采取哪种体位？

（2）术后的护理措施有哪些？

第三十章　不孕症及辅助生殖技术妇女的护理

> **学习目标**
> 识记:不孕症的定义;不孕症及辅助生殖技术常见并发症的护理措施。
> 理解:不孕症常见原因、辅助检查方法、治疗原则;常用的辅助生殖技术。
> 运用:运用护理程序为不孕症及卵巢过度刺激综合征的患者提供整体护理。

不孕症虽然不是一种致命性疾病,但却可以引起家庭不和与妇女个人心理创伤,也成为影响夫妻双方身心健康的医学与社会问题。不孕症的原因包括女方因素、男方因素及男女双方因素、免疫因素等。治疗方法包括人工授精、体外授精及胚胎移植等。对不孕症及辅助生殖妇女的护理尤其要注意心理护理。

第一节　不　孕　症

女性有正常、规律的性生活1年,未采取任何避孕措施未妊娠者,称为不孕症(infertility)。不孕症根据是否曾受孕,分为原发不孕与继发不孕。既往从无妊娠史者称为原发不孕;有过妊娠史,无避孕措施1年未孕者称继发不孕。对男性来讲统称不育症。因国家、地域、民族的不同,不孕症的发病率亦不同。我国不孕症的发病率为7%~10%。

【病因】

阻碍受孕的因素包括男方、女方及男女双方。根据多项流行病学调查,不孕的原因中女方因素约占40%,男方因素占25%~40%,男女双方因素占10%~20%,不明原因不孕占约10%。

1. 女性不孕因素

(1) 排卵障碍:约占25%~35%。主要原因有:①下丘脑-垂体-卵巢轴功能紊乱或器质性病变导致的无排卵。下丘脑因素多见于如精神创伤、全身严重消耗性疾病;垂体肿瘤、西恩综合征、高催乳素血症等可导致垂体性不排卵;卵巢性排卵障碍:先天性性腺发育异常、多囊卵巢综合征、黄素化卵泡不破裂综合征、卵巢早衰、卵巢功能性肿瘤等;②甲状腺及肾上腺功能异常、重症糖尿病和重度营养不良也能影响卵巢功能导致不孕。

(2) 输卵管因素:约占40%。输卵管的主要功能是捡拾卵子、运送精子和受精卵,在生殖功能中起重要作用。先天或后天因素导致输卵管阻塞或输卵管通而不畅是女性不孕的主要因素之一。引起输卵管病变的最常见原因为盆腔炎性疾病引起伞端闭锁或输卵管黏膜破坏,可使输卵管完全阻塞导致不孕。此外,盆腔炎性疾病后遗症、子宫内膜异位症等导致的盆腔粘连,也可影响输卵管的结构和功能,导致输卵管性不孕。

(3) 子宫及宫颈因素:①子宫、宫颈发育异常;②子宫内膜炎症、子宫内膜结核、宫腔粘连;③子宫黏膜下肌瘤、子宫内膜息肉;④重度宫颈炎症所导致宫颈黏液异常;⑤宫颈免疫学功能异常。以上因素常导致精子运送障碍或受精卵着床失败,可造成不孕。

(4) 外阴与阴道因素:处女膜闭锁、阴道的完全或部分闭锁阻碍精子进入阴道或宫颈,可导致不孕。严重的阴道炎症,除改变阴道的酸碱度,还可能影响精子的活力,甚至是吞噬精子,引起不孕。

2. 男性不育因素

(1) 生精障碍:下丘脑-垂体-睾丸轴的功能紊乱或后天原因所致精液异常,表现为精子数量减少、畸精症或精液液化不全等。导致男性不育的精液异常的诱发因素有:①急性或慢性疾病:如腮腺炎并发睾丸炎导致睾丸萎缩、睾丸结核破坏睾丸组织、精索静脉曲张有时影响精子质量、肾功能衰竭等;②外生殖器感染:如淋菌感染;③先天发育异常:如先天性睾丸发育不全不能产生精子,双侧隐睾导致曲细精管萎缩等妨碍精子的产生;④过多接触化学物质:如杀虫剂、铅、砷等;⑤治疗性因素:如化疗药物和放射治疗导致不孕;⑥过度酗酒;⑦吸毒:包括可卡因和大麻;⑧阴囊局部温度过高:如长期进行桑拿浴等。

(2) 输精障碍:先天或后天因素造成的输精管梗阻,致使排出的精液中无精子,是男性不育的常见因素。主要原因有生殖管道的损伤和感染。导致生殖道感染的主要病原体包括淋菌、滴虫、梅毒、白色念珠菌和结核病菌。睾丸炎和附睾炎可以使输精管阻塞,从而导致精子通过障碍。输精管感染可以导致管道粘连。前列腺感染可以改变精液的组成和活力而导致不孕。创伤包括外部创伤和手术损伤。在尿道球部、尿道腹部的损伤造成尿道狭窄和梗阻,精液不能排出;盆腔及腹股沟、会阴部手术容易误伤输精管或精索,导致输精道的阻塞。此外,尿道畸形如尿道上裂、尿道下裂可以阻碍精子进入宫颈口,过度肥胖也可以导致精子输送障碍。

(3) 性功能异常:外生殖器发育不良或勃起障碍、早泄、不射精、逆行射精等使精子不能正常射入阴道内,均可造成男性不育。勃起受生理和心理因素的影响,生理因素常见的有先天性外生殖器畸形、生殖器炎症、内分泌疾病、慢性肾功能衰竭等;心理因素包括精神情绪异常以及家庭关系不协调。

(4) 免疫因素:精子有其特异表达的抗原,在男性生殖道免疫屏障被破坏的条件下,可以引起自身或同种的免疫反应,产生抗精子抗体(antisperm antibody,AsAb),使射出的精子不能穿过宫颈黏液。

3. 男女双方因素 双方性生活不能或不正常,盼子心切精神高度紧张。

(1) 缺乏关于性生活的基本知识:男女双方都缺乏性生活的基本知识,夫妻双方因为不了解生殖系统的解剖和生理结构而导致不正确的性生活。

(2) 精神因素:夫妻双方过分盼望怀孕,心理压力大。此外,工作压力、经济负担、疲乏、抑郁等都可以导致不孕。

4. 免疫因素

(1) 同种免疫:宫颈上皮细胞能产生分泌型 IgA、IgG 和极少量的 IgM,当女性生殖道黏膜炎症破损或精浆中的免疫抑制物受到破坏时,精子和精浆中的抗原物质会引起女方的同种免疫反应,宫颈上皮细胞产生致敏的分泌型 IgA、IgG 与精子结合后被覆在精子表面,使精子制动,难以进入宫腔;而 IgG 可起补体固定作用,发挥直接细胞毒性作用,使精子发生凝集。

(2) 自身免疫:由于睾丸局部血屏障的存在,睾丸是人体的免疫豁免器官之一。因此任何原因的血-睾屏障的破坏,如输精管损伤、睾丸附睾炎症等都将导致精子的特异性抗原接触循环系统的免疫细胞产生抗精子抗体,结合于精子膜表面的抗精子抗体可引起精子的凝集现象,并影响精子的运动和受精功能。

5. 不明原因不孕症 依靠现有的检查手段,经临床系统检查,不孕夫妇双方的各项指标均正常,不能确认不孕原因。

【治疗原则】

针对不孕症的病因进行处理;根据具体情况选择辅助生殖技术。

【护理评估】

对不孕夫妇的检查和判定,首先应将不孕夫妇作为一个生殖整体来考虑,详细询问病史、全面身体评估、诊断性检查等步骤必不可少。

1. 病史 询问病史应从家庭、社会、性生殖等方面全面评估既往史和现病史。男方病史中询问既往有无影响生育的疾病及外伤、手术史。如有无生殖器官感染史,包括睾丸炎、腮腺炎、前列腺炎等,手术史包括疝修补术、输精管切除术等病史。了解个人生活习惯、嗜好以及工作、生活环境,同时了解性生活情况,有无性交困难,男性不育的检查和治疗,职业暴露史、吸毒史、家族史等。女方病史询问包括年龄、生长发育史、生育史、生活及性生活史、其他病史及既往史。重点是月经史(初潮、经期、周期、经量、痛经等)、生殖器官炎症史(盆腔炎、宫颈炎、阴道炎)及慢性疾病史。对继发不孕者,应了解以往流产或分娩情况,有无感染史等。双方的相关资料还包括结婚年龄、婚育史、是否两地分居、性生活情况(性交频率、采用过的避孕措施、有无性交困难)、烟酒嗜好等。

2. 身体评估 夫妇双方应进行包括第二性征发育情况在内的全身检查,并注意排除全身性疾病。

(1) 男方检查:除全身检查外,重点应检查外生殖器有无畸形或病变,包括阴茎、阴囊、前列腺的大小、形状等。精液常规检查必不可少,不孕夫妇初诊第一步检查是精液常规。WHO 精液参考的正常值:精液量≥2.0ml,总精子数≥$40×10^6$/一次射精,精子密度≥$20×10^6$/ml,总活力(快速前向运动+非快速前向运动)≥50%,活精子≥50%,正常精子形态≥15%,白细胞<$1.0×10^6$/ml。

(2) 女方检查:除妇科检查内外生殖器官的发育和病变情况外,还需进行以下检查。检查第二性征发育情况,身高、体重,是否有多毛、痤疮、溢乳等;内、外生殖器的发育情况,是否有炎症、肿瘤等。根据宫颈黏液的颜色、性状必要时行病原学检查。

3. 心理-社会状况 在中国,由于受儒家思想的长期影响,不孕症直接影响到了家庭和社会的稳定。生育被看作是妇女基本的社会职能之一,具有生育和养育能力是女性的成功标志之一,是自我实现的具体体现。相反,不孕的诊断及其治疗给女性带来了生理和心理上的不安。生理方面的不适包括激素治疗、试管婴儿等的干预措施,同时,不孕夫妇在希望和失望之中反复受到波折而影响心理健康。与男性比较而言,女性更容易出现心理问题,最严重的将导致自我形象紊乱和自尊紊乱。

护理评估要仔细评估不孕夫妇双方的心理反应,有时需要夫妇在一起完成评估,有时则根据情况单独对不孕夫妇进行评估。

不孕症的影响可以涉及生理、心理、社会和经济等方面。

(1) 心理影响:一旦妇女被确认患有不孕症之后,立刻出现一种"不孕危机"的情绪状态。曼宁(Menning)曾经将不孕妇女的心理反应描述为震惊、否认、愤怒、内疚、孤独、悲伤和解脱。

1) 震惊:因为生育能力被认为是女性的自然职能,所以对不孕症诊断的第一反应就是震惊。以前曾经使用过避孕措施的女性对此诊断感到惊讶,对自己的生活向来具有控制感的女性也明显会表示出她们的惊讶。

2) 否认:这也是不孕妇女经常出现的一种心理反应,特别是被确诊为不可治疗性不孕症之后妇女的强烈反应。如果否认持续时间过久,将会影响到妇女的心理健康,因此尽量帮助妇女缩短此期反应。

3) 愤怒:在得到可疑的临床和实验结果时,愤怒可能会直接向配偶发泄。尤其在经历过一连串的不孕症检查而未得出异常的诊断结果之后出现的一种心理反应。在检查过程中的挫折感、失望感和困窘感会同时爆发。

4) 内疚和孤独:是缺少社会支持者会常常出现的一种心理反应。有时内疚感也可能来源于既往的婚前性行为、婚外性行为、使用过避孕措施或流产的经历。为了不想让自己陷入不孕的痛苦的心理状态,不孕妇女往往不再和以往的有了孩子的朋友、亲戚交往,比男性更多一个人独自忍受内疚和孤独。这种心理可能导致夫妻间缺乏交流、降低性生活的快乐,造成婚姻的压力和紧张。

5) 悲伤:是确诊之后妇女的一种明显的反应。悲伤源于丧失生育能力、丧失孩子等生活中的丧失。

6) 解脱:解脱并不代表对不孕的接受,而表现为在检查和治疗过程当中反复忙碌以求结果的行为。此阶段,同时会出现一些负面的心理状态,如挫败、愤怒、自我概念低下、紧张、疲乏、强迫行为、焦虑、歇斯底里、恐惧、抑郁、失望和绝望。

在漫长而繁杂的不孕症诊断检查中,妇女的正常生活受到严重影响,包括生理、精神、工作等。许多不孕症的诊断检查往往是介入性的,既引起女性的不适又花费很多的时间,所以在此期间妇女往往出现抑郁、丧失自尊、丧失性快感、丧失自信、丧失希望等表现。

(2) 生理影响:生理的影响多来源于激素治疗和辅助生殖技术治疗的过程。即使不孕的原因在于男性,但大多数的介入性治疗方案(比如试管婴儿)仍由女性承担,女性不断经历着检查、服药、手术等既费时又痛苦的过程。

(3) 社会和宗教的影响:社会和宗教会把不孕的责任更多地归结为女性因素,更有一些宗教因素使人们认为婚姻的目的就在于传宗接代。

(4) 经济影响:不孕妇女不断求助于检查和治疗,在此过程中对妇女在生理、情感和经济方面均造成很大的压力和不良影响。

4. 辅助检查

(1) 内分泌功能测定:检测月经 2~4 天的血清 FSH、LH、E_2 水平,可以了解卵巢的储备功能和基础内分泌状态,黄体中期测 E、P 水平可反映黄体功能,血清中 T 的水平可以协助多囊卵巢综合征的诊断,PRL 水平及甲状腺、肾上腺等其他内分泌腺的功能亦可能影响下丘脑-垂体-卵巢轴的功能。

(2) 排卵功能检查:常用的方法除包括激素水平测定、基础体温测定、宫颈黏液检查、连续超声监测卵泡发育及排卵,经前或月经来潮 24 小时内内膜活检可协助了解是否排卵。

(3) 超声影像学检查:妇科超声检查简单方便,可详细了解子宫及附件的发育情况,是否有肿瘤等器质性病变。垂体的 MRI 检查可协助垂体病变的诊断。

(4) 子宫内膜活检:不孕症患者的子宫内膜活检除了解排卵情况,对于月经稀发、多囊卵巢综合征等患者可以明确是否合并有内膜病变,还有助于子宫内膜结核的诊断。

(5) 输卵管通畅度检查:常用方法有输卵管通液术、子宫输卵管造影术及腹腔镜下输卵管通液术。输卵管通液术简单易行,但准确性差;子宫输卵管造影术可以了解子宫、输卵管的发育及输卵管腔内的情况、明确输卵管异常部位。腹腔镜输卵管通液术更直接和客观。

(6) 宫、腹腔镜检查:宫腔镜检查可了解宫腔内情况,能发现内膜病变、宫腔粘连、黏膜下肌瘤、内膜息肉、子宫畸形等与不孕有关的病理情况。腹腔镜检查可以直视观察子宫、输卵管、卵巢有无病变或粘连,发现子宫内膜异位症病灶,直视下确定输卵管是否通畅。宫、腹腔镜检查术是不孕症患者重要的检查和治疗手段。

【护理诊断/合作性问题】

1. **知识缺乏** 缺乏解剖知识和性生殖常识。
2. **自尊紊乱** 与不孕症诊治过程中繁杂的检查、无效的治疗效果有关。
3. **社交孤立** 与缺乏家人的支持、不愿意与其他人沟通有关。

【护理目标】

(1) 妇女可以表达对不孕的感受,评价其治疗效果。
(2) 妇女能够寻找自我控制的方法。
(3) 妇女可以正确评价自我能力。

【护理措施】

1. **向妇女解释诊断性检查可能引起的不适** 子宫输卵管碘油造影可能引起腹部痉挛感,在术后持续1~2小时,随后可以在当天或第2天返回工作岗位而不留后遗症。腹腔镜手术后1~2小时可能感到一侧或双侧肩部疼痛,可遵医嘱给予可待因或可待因类的药物以止痛。子宫内膜活检后可能引起下腹部的不适感,如痉挛、阴道流血。若宫颈管有炎症,黏液黏稠并有白细胞时,会影响性交后试验的效果。

2. **指导妇女服药** 如果妇女服用克罗米酚类促排卵药物,护理人员应告之此类药物的各类副作用。较多见的副作用如月经间期下腹一侧疼痛、卵巢囊肿、血管收缩征兆(如潮热),少见的副作用如乏力、头昏、抑郁、恶心、呕吐、食欲增加、体重增加、风疹、皮疹、过敏性皮炎、复视、畏光、视力下降、多胎妊娠、自然流产、乳房不适及可逆性的脱发等。可以采取的护理措施包括:①教会妇女在月经周期的正确时间服药;②说明药物的作用及副作用;③提醒妇女及时报告药物的不良反应,如潮热、恶心、呕吐、头疼;④指导妇女在妊娠后立即停药。

3. **注重心理护理和支持** 不孕症对于不孕夫妇来说是一个生活危机,将经历一系列的心理反应(震惊、否认、悲伤、孤独),护理人员应提供对夫妇双方的护理,尽可能单独进行以保护隐私,也可以夫妇双方同时进行。不孕的时间越长,夫妇对生活的控制感越差,因此应采取心理护理措施帮助他们尽快度过悲伤期。不孕的压力可以引起一些不良的心理反应如焦虑和抑郁,又进一步影响妊娠的概率,因此护理人员必须教会妇女进行放松,如瑜伽、认知调整、表达情绪的方式方法、锻炼等。当多种治疗措施的效果不佳时,护理人员帮助夫妻双方正视治疗结果,帮助他们选择停止治疗或选择继续治疗,和不孕夫妇探讨人工辅助生殖技术。不论不孕夫妇作出何种选择,护理人员都应尊重不孕夫妇的选择。

4. **教会妇女提高妊娠率的技巧** 护理人员应教给妇女一些提高妊娠率的方法:①治疗合并症,保持健康状态,如戒烟、限酒、注重营养、减轻压力、增强体质;②与伴侣进行沟通,可以谈论自己的希望和感受;③不要把性生活单纯看作是为了妊娠而进行;④在性交前、中、后勿使用阴道润滑剂或进行阴道灌洗;⑤不要在性交后立即如厕,而应该卧床,并抬高臀部,持续20~30分钟,以使精子进入宫颈;⑥选择适当的日期性交,注意性交次数适当,可以在排卵期增加性交次数。

5. 与不孕妇女一起讨论影响决策的因素 在不孕症诊治过程中,妇女往往会考虑多个治疗方案,许多因素会影响她们的决定:①社会、文化、宗教信仰因素;②治疗的困难程度:不孕夫妇会考虑到治疗的困难性、危险性、不适感,考虑的范围涉及生理、心理、地理、时间等方面;③成功的可能性:如考虑到妇女的年龄问题的影响;④经济问题:昂贵而长久的治疗可能因为经济问题而重新选择。

6. 帮助夫妇进行交流 可以使用一些沟通交流的技巧如倾听、鼓励等方法帮助妇女表达自己的心理感受,即使有时她们的感受可能和护士想象的完全不同,护士也应该接受,不要用简单的对或错来评价妇女的情感。同时,鼓励男方讨论他们和女性不同的心理感受,向男方解释妇女面对不孕可能比男性承受更多的压力,如果沟通不畅可能影响情感。同时要认识到男性和女性对不孕症的表达方式也有差异。女性可以公开谈论她们的挫折,而男性往往把情感隐藏起来。

7. 帮助妇女分析和比较几种人工辅助生殖技术 GIFT、TEL、IVF 都具有较高的妊娠率,但 GIFT、TEL 可以导致异位妊娠的发生率升高,并且几乎所有的辅助生殖技术都可能引起多胎妊娠,成为高危妊娠,引起早产、胎盘功能低下等。此外,妇女的年龄也可以影响妊娠率。在治疗不孕症的过程中应该考虑到经济因素。一些辅助生殖技术昂贵而成功率不高,而往往保险公司也不会支付治疗的费用。一些中、低收入的家庭更应考虑到治疗过程中会遭遇到的经济困窘。

8. 正视不孕症治疗的结局 不孕症治疗可能的3个结局,包括:①治疗失败,妊娠丧失。如果妊娠丧失是因为异位妊娠,妇女往往感到失去了一侧输卵管。此时妇女悲伤和疼痛的感触较多。②治疗成功,发生妊娠。此时期她们的焦虑并没有减少,常常担心在分娩前会出现不测。即使娩出健康的新生儿,她们仍需他人帮助自己确认事实的真实性。③治疗失败,从而停止治疗。一些不孕夫妇因为经济、年龄、心理压力等因素放弃治疗,可能会领养一个孩子。护理人员应对她们的选择给予支持。询问妇女过去采用了哪些方法来减轻压力,可以把这些措施应用于对待不孕带来的压力。指导妇女可以采用放松的方式,如适当的锻炼、加强营养、提出疑惑等减轻压力,获得自我控制感。因为和有孩子的女性打交道常常唤起不孕妇女的痛苦,因而不孕妇女常常远离朋友和家人而缺乏家人的支持。护理人员应帮助不孕妇女和她们的重要家人进行沟通,提高自我评价,正确应对不孕现实。

【护理评价】
(1) 不孕夫妇表示获得了正确的有关不孕的信息。
(2) 不孕夫妇显示出具有良性应对不孕症的态度。
(3) 妇女能表达出自己对不孕的感受,包括正性或负性的。

第二节　辅助生殖技术

辅助生殖技术(assisted reproductive techniques,ART)也称为医学助孕,以治疗不孕夫妇达到生育的目的,是生育调节的主要组成部分。辅助生殖技术包括人工授精、体外受精和胚胎移植、配子输卵管移植以及在这些技术基础上派生的各种新技术。

【辅助生殖技术】

1. 人工授精(artificial insemination, AI)　是用器械将精液注入宫颈管内或宫腔内取代性交使女性妊娠的方法。按精液来源不同分两类：①丈夫精液人工授精(artificial insemination with husband, AIH)；根据目前统计信息，对于精子质量较好,性交时精液不能接触宫颈的 AIH，妊娠率可达到 80% 以上，而精子质量差或因宫颈因素行 AIH 者妊娠率偏低；②供精者精液人工授精(artificial insemination with donor, AID)；③混合精液人工授精(artificial in-semination, mixed semen, AIM)。

(1) 人工授精的适应证

1) AIH 适应证：主要适用于男方患性功能障碍(阳痿、早泄、逆行射精、尿道下裂、性交后试验异常经治疗仍无显效者，但精液正常或轻度异常)和女方先天或后天生殖道畸形以及宫颈性不孕(宫颈管狭窄、宫颈黏液异常、抗精子抗体阳性等)。

2) AID 的适应证：主要适用于丈夫精子质量问题，包括：①严重的精液量减少，不足 1ml 以致精液不能接触宫颈口与宫颈黏液；②低精子计数，在不少于两次连续检查的精子计数少于 $20×10^6$/ml；③精子活动力低下，活动精子少于 50%，或遗传性疾病以及双方血型不合或免疫性不孕(女性免疫性不孕和男性免疫性不育)。

3) AIM 的适应证：适用于丈夫少精症或精子质量差，有心理治疗意义。

(2) 人工授精的禁忌证：目前尚无统一标准。一般包括：①患有严重全身性疾病或传染病；②严重生殖器官发育不全或畸形；③严重宫颈糜烂；④输卵管梗阻；⑤无排卵。

(3) 人工授精的主要步骤

1) 收集及处理精液：用干净无毒取精杯经自慰法取精。根据世界卫生组织的标准，在 Makler 精子计数器上计算精子的浓度和活动度。

2) 促进排卵或预测自然排卵的规律，排卵障碍者可促排卵治疗，单用或联合用药。预测排卵的方法包括：①月经周期史；②基础体温测定；③宫颈黏液；④B 型超声卵泡监测；⑤实验室生化检查 E_2、LH。

3) 选择人工授精时间：受孕的最佳时间是排卵前后的 3~4 天。一般通过宫颈黏液、B 型超声、基础体温等综合判断排卵时间，于排卵前和排卵后各注射 1 次精液为好。

4) 方法：人工授精的妇女取膀胱结石位，臀部略抬高，妇科检查确定子宫位置，以阴道窥器暴露子宫颈，无菌棉球拭净子宫外口周围黏液，然用 1ml 干燥无菌注射器接用于人工授精的塑料管，吸取精液 0.3~0.5ml，通过插入宫腔的导管注入宫腔内授精。

(4) 供精者的管理

1) 供精者宜选择：①智商高，身体素质好，已婚已育的青壮年自愿者；②无遗传性疾病和遗传性疾病家族史；③供、受精双方互相不认识；④供、受精双方血型最好相同；⑤供精者五官端正，最好与受方夫妇双方相似。

2) 供精者管理：性传播疾病是 AID 的主要危险。因为沙眼衣原体可以通过 AID 传给受精者，而造成许多不良后果，如盆腔炎、异位妊娠或输卵管梗阻性不孕，因此必须对供精者尿道取材进行沙眼衣原体检查；而 HIV 感染后 3 个月，血清才呈阳性反应，故美国生殖学会规定禁止用新鲜精液而必须采纳冷冻精子 AI 技术。同时，通过以下环节加强供精者的管理：①建立供精者档案；②人工授精前对采集的供精者精液进行常规检查；③取精前禁欲 5~7 天，要求 24 小时内禁饮含酒精的饮料；④供精者泌尿生殖道性病检查；⑤已使受精者受孕达 5 人次时，不能再使用此供精者的精液。

2. 体外受精与胚胎移植(in vitro fertilization and embryo transfer, IVF-ET) 即试管婴儿。体外受精指从妇女体内取出卵子,放入试管内培养一个阶段与精子受精后,发育成早期胚泡。胚胎移植指将胚泡移植到妇女宫腔内使其着床发育成胎儿的全过程。

(1) 适应证

1) 输卵管堵塞性不孕症(原发性和继发性):为最主要的适应证。如患有输卵管炎、盆腔炎致使输卵管堵塞、积水等。

2) 原因不明的不孕症。

3) 子宫内膜异位症经治疗长期不孕者。

4) 输卵管结扎术后子女发生意外者,或输卵管吻合术失败者。

5) 多囊卵巢综合征经保守治疗长期不孕者。

6) 其他:如免疫因素不孕者、男性因素不孕者。

(2) 术前准备:详细了解和记载月经史及近期月经情况、妇科常规检查,进行 B 型超声检查,诊断性刮宫,输卵管造影,基础体温测定,女性内分泌激素测定,自身抗体检查及抗精子抗体检查,男方精液检查,男女双方染色体检查以及肝脏功能检查,血、尿常规检查等。

(3) 体外受精与胚胎移植的主要步骤

1) 促进与监测卵泡发育:采用药物诱发排卵以获取较多的卵母细胞供使用。采用 B 型超声测量卵泡直径及测定血 E_2、LH 水平,监测卵泡发育。

2) 取卵:于卵泡发育成熟尚未破裂时,经腹或经阴道穹隆处以细针(B 型超声指引下)穿刺成熟卵泡,抽取卵泡液找出卵母细胞。

3) 体外受精:取出的卵母细胞放入培养液中培养,使卵子进一步成熟,达到与排卵时相近状态,以提高受精率与卵裂率。

4) 胚胎移植:将体外培养至 2~8 个细胞的早期胚胎送回母体子宫腔内的过程。

5) 移植后处理:卧床 24 小时,限制活动 3~4 日,肌注黄体酮治疗,移植后第 14 日测定血 β-hCG,如明显增高提示妊娠成功,按高危妊娠加强监测管理。

3. 配子输卵管内移植(gamete intrafallopian transfer, GIFT) 是直接将卵母细胞和洗涤后的精子移植到输卵管壶腹部的一种助孕技术,是继 IVF-ET 之后发展起来的比较成熟的助孕技术之一。1984 年首先由美国的 Asch 等报告成功。

(1) 适应证

1) 原因不明不孕症:曾经是 GIFT 的主要适应证。不孕原因可能是精子的运输、授精能力异常、输卵管伞的拾卵功能障碍或卵泡未破裂黄素化综合征等。

2) 男性不育:大多数为少精或弱精症。

3) 免疫不孕:免疫球蛋白中的 G 抗体可抑制受精,精子数量越多,抗原越多,愈能激发免疫反应。

4) 子宫内膜异位症:药物或手术失败后均可用 GIFT 或 IVF 治疗,轻、中度子宫内膜异位症较合适,而重度子宫内膜异位症成功率低。

5) 其他因素的不孕症:如宫腔的异常、宫颈不孕和不排卵等也可用 GIFT 治疗。

(2) 配子输卵管内移植的步骤

1) 诱发超排卵:方案与 IVF 相同,应根据妇女的年龄、病因和以往治疗的反应决定治疗方案和 HMG 的用量。

2) 监测卵泡:目的是观察卵巢对促性腺激素治疗的反应,以决定 HMG 的用量、注射时间等。

　　3）处理精子:采卵前2小时取精液。

　　4）采卵:采卵时间一般在注射 HMG 后 34～36 小时。

　　5）移植配子:移植的卵细胞数与妊娠率有关。

　　(3) 配子输卵管内移植的优缺点

　　1）优点:输卵管是受精的最佳自然环境,精、卵受外界环境有害因素的影响最小。

　　2）缺点:只适用于至少有一条正常输卵管的妇女以及无法确定失败原因者;此外 GIFT 有卵子受精和胚胎发育情况不明及移植配子时需全身麻醉或用腹腔镜等缺点,而且费用也比 IVF-ET 要昂贵。

　　(4) IVF 和 GIFT 的选择:对于有一条正常输卵管的妇女可以行 IVF,也可以行 GIFT。目前认为,IVF 是主要和初步的选择,它可以首先证实卵子和精子的受精能力。如果 IVF 已经证实是受精但仍未受孕,可用 GIFT。

　　4. 宫腔内配子移植（gametes intrauterine transfer,GIUT）　是指将精子和卵子取出体外之后不进行体外受精,而直接将一定数量的精子和卵子移植入受方宫腔内,从而使妇女受孕的一种助孕技术。

　　(1) 适应证:主要适用于双侧输卵管阻塞或功能丧失的不孕症妇女。

　　(2) 宫腔内配子移植的步骤:包括超促排卵,监测卵泡发育,收集卵子,处理精液,最后移植配子。移植后卧床 2 小时,并限制活动 3～5 天。根据不同情况,用黄体酮或 hCG 或两者合用进行黄体支持治疗。

　　5. 供胚移植　供胚来源于 IVF-ET 中多余的新鲜胚胎或冻存胚胎,受者与供者的月经周期需同步。适用于卵巢功能不良或患有严重遗传病妇女。

【常见并发症】

　　辅助生殖技术的孕产期并发症主要是由于药物刺激超排卵过程所引起,常见的并发症如下。

　　1. 卵巢过度刺激综合征（ovarian hyperstimulation syndrome,OHSS）　是一种由于诱发超排卵所引起的医源性并发症。卵巢过度刺激综合征的发生与超排卵药物的种类、剂量、治疗方案、患者的内分泌状态、患者的体质以及妊娠等诸多因素有关。根据临床表现及实验室检查,可将 OHSS 分为轻、中、重度。轻度:症状及体征通常发生于注射 hCG 后 7～10 天,主要表现为下腹不适,腹胀或轻微腹痛,伴纳差、乏力,血 E_2 水平≥1500ng/L,卵巢直径可达 5cm;中度:有明显下腹胀痛、恶心、呕吐或腹泻,有腹围增大,体重增加≥3kg,明显腹水,少量胸水,血 E_2 水平≥3000ng/L,双侧卵巢明显增大,直径达 5～10 cm;重度:腹胀痛加剧,患者口渴多饮,但尿少,恶心、呕吐,甚至无法进食,疲乏,虚弱,腹水明显增多,可因腹水而使膈肌上升或胸水致呼吸困难,不能平卧,卵巢直径≥12cm,体重增加≥4.5kg,严重者可出现急性肾功能衰竭、血栓形成及成人呼吸窘迫综合征,甚至死亡。如未妊娠,月经来潮前临床症状可停止发展或减轻,此后上述表现迅速缓解并逐渐消失。一旦妊娠,OHSS 将趋于严重,病程延长。

　　2. 卵巢反应不足　与 OHSS 相反,卵巢反应不足（poor response）表现为卵巢在诱发超排卵下卵泡发育不良,卵泡数量或大小或生长速率不能达到用药的预期要求。

　　3. 多胎妊娠　多胎妊娠是诱发超排卵常见的并发症。多胎妊娠容易出现妊娠高血压综合征、羊水过多、重度贫血、早破水、流产、早产等,从而增加围生儿的病死率。同时,多胎妊娠需要增加产科和新生儿的重症监护,家庭的医疗开支增大,对孕产妇及其配偶、家庭的各种短期、长期的情感和精神压力过大,容易使人陷于沮丧。

4. 自然流产　IVF-ET 的流产率可达 25%～30%,可能与以下因素有关:女方的年龄偏大,其卵细胞的染色体畸变率较高;多胎妊娠;诱发超排卵后的内分泌激素环境对胚胎发育的影响;黄体功能不全及胚胎自身发育异常等。

5. 卵巢或乳腺肿瘤　由于使用大剂量的促性腺激素,使患者反复大量排卵及较长时间处于高雌激素与孕激素的内分泌环境中,有可能导致患卵巢和乳腺肿瘤的机会增多。

6. 疾病感染　辅助生殖技术采用一系列培养液,在制作、运输与操作过程中都有可能造成污染,从而造成疾病传染。被污染的血清或培养液有可能造成胚胎、母体以及实验室和临床人员间的交叉感染。在人工授精与胚胎移植的过程中,有可能将男方所患的传染病或携带的致病原传染给女方,如肝炎、梅毒等。

【护理要点】

1. 详细询问健康史　包括年龄、既往因不孕进行的各项治疗情况,治疗时的并发症病史,超排卵治疗情况(促性腺激素的剂量、卵泡数量、一次助孕治疗中卵子的数量、血清雌二醇的峰值、使用 hCG 的日期、取卵的日期、胚胎移植中胚胎的数量),症状的发生、发展以及严重程度。必须询问腹部症状、胸部症状、消化道症状、尿量、体重,并检查四肢有无凹陷性水肿。

2. 咨询常做的辅助检查　了解包括血常规、凝血酶原时间、血电解质、肝功、肾功、阴道超声检查。如有气促、胸痛或胸部体检异常,遵医嘱行胸部 X 线检查;如有呼吸症状,必须查氧饱和度,并将结果告知主管医生。

3. 配合治疗、遵医嘱采取治疗措施　遵医嘱对中重度 OHSS 住院患者静脉滴注入白蛋白、低分子右旋糖酐、前列腺素拮抗剂。对卵巢反应不足的患者可以遵医嘱使用 HMG,合用生长激素或生长激素释放激素,然后再使用诱发超排卵治疗。多胎妊娠者进行选择性胚胎减灭术。

4. 严密观察　在用药过程中注意观察患者的病情变化情况,中重度 OHSS 住院患者每 4 小时测量生命体征,记录出入量,每天测量体重和腹围,每天监测血细胞比容、白细胞计数、血电解质、肾功能。注意识别继发于 OHSS 的严重并发症如卵巢破裂或蒂扭转、肝功能损害、肾功能损害甚至衰竭、血栓形成、成人呼吸窘迫综合征等。加强多胎妊娠产前检查的监护,要求患者提前住院观察,足月后尽早终止妊娠。

5. 积极采取预防措施

(1) 预防 OHSS:注意超排卵药物应用的个体化原则,严密监测卵泡的发育,根据卵泡数量适时减少或终止 HMG 及 hCG,提前取卵。对有 OHSS 倾向者,于采卵日给予静脉滴注白蛋白,必要时可以放弃该周期,取卵后行体外受精,但不行胚胎移植,而是将所获早期胚胎进行冷冻保存,待自然周期再行胚胎移植。

(2) 预防卵巢反应不足:增加外源性 FSH 的剂量,提前使用 HMG 等。

(3) 预防自然流产:合理用药;避免多胎妊娠;充分补充黄体功能;移植前进行胚胎染色体分析,防止异常胚胎的种植;预防相关疾病。

不孕症是一个影响到妇女生理、心理、社会健康的问题,原因可能在于女性、男性或男女双方。因为生育被看作是女性职能的一个方面,因此不孕症严重影响了妇女的正常生活,伴随不孕出现了抑郁、孤独、内疚、愤怒等情绪。不孕不仅是医学问题,而且是一个关系到社会的基本单位——家庭的稳定问题及社会问题,常有因此而引起离婚等影响家庭和社会的稳定的问题。因此,积极检查治疗不孕症,为不孕症夫妇提供个体化的护理是非常必要的。

(王雨艳)

思 考 题

某患者,女性,32岁。患者平素月经规律,月经周期28~30天,着凉或劳累后易出现下腹痛伴阴道大量脓性分泌物,2年前因左侧输卵管妊娠行左侧输卵管切除术,之后未避孕,一直未孕。患者丈夫行精液常规检查无明显异常。患者输卵管造影检查示:左侧输卵管缺如,右侧输卵管梗阻。问题:

(1) 该患者可能的医疗诊断是什么?
(2) 该患者如行辅助生育治疗该选用哪种?
(3) 该患者目前的主要护理诊断/合作性问题有哪些?列出对该患者的护理目标和主要护理措施。

第三十一章　计划生育妇女的护理

> **学习目标**
> 识记：避孕的概念及方法；绝育手术的种类；各种人工终止妊娠手术的适应证、禁忌证、术前准备。
> 理解：各种避孕方法的原理；各种绝育方法的适应证、禁忌证；人工终止妊娠手术常见的并发症。
> 运用：各种避孕方法的适应证、禁忌证、常见不良反应、健康指导；绝育手术术前准备、术后注意事项、健康指导和护理；各种人工终止妊娠手术的术后护理、注意事项、健康指导。

计划生育(family planning)是通过采用科学的方法实施生育调节，控制人口数量，提高人口素质，使人口增长与经济、资源和社会发展计划相适应。实行计划生育是我国的一项基本国策。实行计划生育以避孕为主，本章主要介绍采取避孕、绝育及避孕失败补救措施妇女的护理。计划生育作为一项科学性和政策性很强的工作，除要求医护工作者提高医疗技术水平，加强责任心外，还应该针对每位妇女的社会心理情况，开展心理护理。

第一节　计划生育妇女的一般护理

计划生育措施主要包括避孕(工具避孕、药物避孕及其他避孕方法)、绝育(输卵管结扎术、输卵管粘堵术等)及避孕失败补救措施(早期人工流产术、中期妊娠引产术)。其中计划生育手术(宫内节育器放置与取出术、人工流产术与中期妊娠引产术、输卵管结扎术)的质量，直接关系到妇女一生的健康和家庭的幸福，医护人员要不断提高自身的技术水平，以强烈的责任心、爱心和科学的态度与医师积极配合对待每一位实行计划生育手术的妇女。

【护理评估】

1. 健康史　详细询问欲采取计划生育措施妇女的现病史、既往史、婚育史、月经状况等，了解有无各种计划生育措施的禁忌证，如欲采用宫内节育器的患者有无月经过多过频史、有无带器脱落史；对欲采用药物避孕者有无严重心血管疾病(高血压病、冠心病等)、内分泌疾病(甲亢、糖尿病等)、肿瘤及血栓性疾病等；欲行输卵管结扎术者应该了解有无神经官能症及盆腔炎后遗症等病史及症状。

2. 身心状况　要全面评估欲采取计划生育措施妇女的身体状况，如有无体温升高、有无急慢性疾病。妇科专科检查：外阴发育情况；外阴、阴道有无赘生物及皮肤黏膜完整情况；宫颈有无糜烂、裂伤；白带性状、量、气味；子宫位置、大小、有无压痛及脱垂；附件有无肿块等。

由于缺乏相关知识，妇女对采取不同的计划生育措施存在思想顾虑，如采用药物避孕者尤其是没有生育过的，担心会损害身体、影响以后的正常生育、月经异常，也担心增加体重，以及增加肿瘤的发生率等；采用宫内节育器者害怕节育器脱落、移位以及带器妊娠等；

采用避孕套者,担心影响性生活质量等。对于接受计划生育手术(输卵管结扎术及宫内节育器放置术等)的受术者,受传统观念的影响,加之缺乏相关的医学知识,容易出现惧怕疼痛、担心手术出现后遗症、术后影响性生活以及将来影响生育等心理活动。因此在术前护士必须全面评估受术者的生理及心理状态,按照个体化的原则,给予个性化的良好的健康辅导,为其提供最佳的医疗服务。

3. 诊断检查

(1) 血、尿常规和出凝血时间,孕妇出现早孕反应时应根据尿液酮体情况予以处理。

(2) 根据每位妇女的实际情况,选择相应的检查项目,如阴道分泌物常规检查、心电图、肝肾功能、B型超声检查等。

【护理诊断/合作性问题】

1. 知识缺乏　缺乏计划生育相关的医学常识。

2. 有感染的危险　与腹部手术切口及子宫腔创面有关。

【护理目标】

(1) 采取计划生育措施的妇女获得相关知识,使焦虑减轻,能够以正常心态积极配合。

(2) 采取计划生育措施的妇女不发生感染。

【护理措施】

1. 计划生育措施的选择　育龄夫妇有对避孕节育方法的知情选择权,医护人员首先要让育龄夫妇了解常用避孕方法的种类、避孕原理、适应证、禁忌证、常见不良反应及防治,学会避孕器具及药物的正确使用方法,耐心解释其提出的问题,做好接受计划生育措施的育龄夫妇的心理疏导工作,根据每对育龄夫妇的具体情况和需求,协助选择最佳的避孕或节育措施。

(1) 短期内不想生育的新婚夫妇:可采用男用避孕套或女用阴道套,必要时采用紧急避孕;也可采用口服短效避孕药或女性外用避孕药。

(2) 有一个孩子的夫妇:宫内节育器是首选方法,也可选用避孕药物(口服避孕药或皮下埋植避孕),以及适用于新婚夫妇的各种方法,一般不实施绝育手术。

(3) 有两个及两个以上孩子的夫妇:最好采用绝育措施。

(4) 哺乳期妇女:宜选用宫内节育器、避孕套或阴道套,不宜选用药物避孕。

(5) 围绝经期妇女:可选用宫内节育器、避孕套或外用避孕药。年龄超过45岁的妇女一般不用口服避孕药物。

2. 减轻疼痛、预防感染　医护人员要想方设法尽量减少受术者的疼痛,对于疼痛原因要双方共同进行讨论分析,寻找缓解疼痛的方法。术后尽量为受术者提供舒适安静的休息环境。根据手术的需要和受术者身体状况,可卧床休息2~24小时,逐渐增加活动量。住院期间定时测量受术者的生命体征,密切观察受术者的阴道流血、腹部切口和腹痛等情况。按医嘱给予镇静、止痛、抗生素等药物,以缓解疼痛、预防感染,促进康复。对于受术者放置宫内节育器后出现的疼痛,要认真了解宫内节育器的位置及大小是否合适,指导其服用抗炎及解痉药物,并督促其保持外阴部清洁。

3. 健康指导

(1) 门诊可以进行宫内节育器的放置与取出术、人工流产手术等,受术者于术后短时间休息后便可回家休养。医护人员有责任告诉受术者如果出现阴道流血量多、持续时间长、腹部疼痛加重等情况,及时就诊。放置或取出宫内节育器者术后应禁止性生活2周,人工流产手术后应禁止性生活3周。

（2）拟行输卵管结扎术的受术者需住院,输卵管结扎术后受术者应休息3~4周,禁止性生活1个月。经腹腔镜手术者,术后静卧数小时后即可下床活动,注意观察有无腹痛、腹腔内出血或脏器损伤征象。早孕行钳刮术后的受术者应休息3~4周,注意保持外阴部清洁,1个月内禁止性生活及盆浴。术后1个月应到门诊复查,若有腹痛、阴道流血多者,应该随时就诊。

（3）要教会妇女采用其他工具避孕和药物避孕的正确方法,告知其如何观察副反应及一般应对措施。

【护理评价】

（1）夫妇双方在获得计划生育知识基础上,积极与医护人员共同协商采取适宜的计划生育措施。

（2）受术者自述焦虑程度减轻,术前、术中、术后情绪稳定,能够积极配合手术。

（3）受术者离院时体温正常,白细胞计数及分类在正常范围内,切口愈合良好。

第二节　常用避孕方法

避孕是指通过采用药物、器具以及利用妇女的生殖生理自然规律,使妇女暂时不受孕。常用的避孕方法有工具避孕和药物避孕。

【工具避孕】

工具避孕是指利用器具阻止精子和卵子结合或通过改变宫腔内环境达到避孕目的的方法。常用的避孕器具包括阴茎套、女用避孕套及宫内节育器。

1. 阴茎套（condom）　也称男用避孕套。为男性使用的避孕工具,使射出的精液排在阴茎套内,精子不能进入宫腔,达到避孕的目的。

阴茎套为筒状优质薄乳胶制品,筒径有29mm、31mm、33mm、35mm 4种,顶端呈小囊状,容量为1.8ml,射精时精液储留在小囊内。现采用甲基硅油作隔离剂,可提高阴茎套的透明度和润滑性,使用时的异物感也减轻。对乳胶过敏者,可使用生物膜阴茎套,即聚氨酯阴茎套（male polyurethane condom）,具有透明、不紧缩阴茎、不引起过敏、影响性快感程度低等优点。使用前选择合适型号的阴茎套,吹气检验证实其无漏孔,排去小囊内空气,套外涂以润滑膏。射精后在阴茎尚未软缩时,即捏住套口与阴茎一起取出。事后必须检查阴茎套有无破裂,若有破裂或使用过程中出现阴茎套脱落,需采取紧急避孕措施。正确使用者避孕成功率达93%~95%。使用阴茎套还有防止艾滋病等性传播疾病的作用,故应用广泛。

2. 女用避孕套（female condom）　是一种由聚氨酯（或乳胶）制成长15~17cm的宽松、柔软袋状物,又称阴道套（vaginal pouch）。开口处连接直径为7cm的柔韧"外环",套内有一直径6.5cm的游离"内环"。女用避孕套既有避孕作用,又有防止艾滋病等性传播疾病的作用。Ⅱ度子宫脱垂及对女用避孕套过敏者不宜使用。

3. 宫内节育器（intrauterine device,IUD）　是一种安全、有效、简便、经济、可逆、广大妇女易于接受的节育器具,我国占世界使用IUD避孕总人数的80%,是世界上使用IUD最多的国家。

(1) 宫内节育器的种类：临床应用 IUD 大致可分为两大类：①惰性 IUD 为第一代 IUD，由惰性原料如金属、硅胶、塑料或尼龙等制成。国内主要为不锈钢圆环，由于其脱落及带器妊娠率高，已于1993年淘汰。② 活性 IUD 为第二代 IUD，其内含有活性物质如铜离子、激素、药物及磁性物质等，这些物质可提高避孕效果，减少副反应。

1) 含铜 IUD 是目前我国应用最广泛的 IUD。含铜节育器在子宫内持续释放具有生物活性、有较强抗生育能力的铜离子，避孕效果随着铜的表面积增大而增强，但表面积过大时，副反应也相应增多。按形态分为 T 形、V 形、宫形等。

A. 带铜宫形节育器：以不锈钢圆环热处理呈宫腔形。在钢丝螺旋腔内加入铜丝，表面积 $200 \sim 300 mm^2$，具有妊娠率、脱落率低，可长期存放的优点。可放置 20 年左右。

B. 带铜 T 形宫内节育器(TCu-IUD)：是我国目前临床常用的 IUD。带铜 T 形器按宫腔形态设计制成，以聚乙烯为支架，纵杆或横杆上绕以铜丝或铜管。根据铜丝（管）暴露于宫腔的面积不同而分为不同类型：铜的总面积为 $200 mm^2$ 时称 TCu-200，其他型号有 TCu-220C、TCu-380A 等。T 形器纵杆末端系以尾丝，便于检查及取出。铜丝易断裂，故放置年限较短，一般放置 $5 \sim 7$ 年，含铜套 IUD 放置时间可长达 $10 \sim 15$ 年。TCu-380A 是目前国际公认性能最佳的宫内节育器，铜丝内有银芯，能延缓铜的溶蚀，延长使用年限。

C. 母体乐 IUD(MLCu-375)：国外引进，以聚乙烯为支架，呈伞状，半月形，两侧臂各有 5 个小棘，纵臂绕有铜丝，表面积 $375 mm^2$，带有尾丝，可放置 $5 \sim 8$ 年。

D. 无支架 IUD：即固定式铜套串，又称吉妮 IUD。外科尼龙线上串有 6 个铜套，顶端有小结可固定在宫底部肌层内，使 IUD 悬挂在宫腔中，减少对内膜的压迫和损伤，故可减少出血反应。铜表面积 $330 mm^2$，有尾丝，可放置 10 年。

E. 带铜的 V 形节育器(VCu-IUD)：也是我国常用的 IUD。呈 V 形，横臂及斜臂饶有铜丝，由不锈钢作 V 形支架，可有尾丝，放置年限为 $5 \sim 7$ 年。其带器妊娠率低、脱落率低，但因并发症取出率高。

2) 药物缓释宫内节育器：将药物储存于节育器内，通过每日微量释放提高避孕效果，降低副作用。目前我国临床主应用含孕激素 IUD 和含吲哚美辛 IUD。

A. 含左炔诺孕酮 T 形 IUD：采用 T 形支架，缓释药物储存在纵杆药管中，管外包有聚二甲基硅氧烷膜，控制药物释放。每日释放 $20\mu g$，有效期为 5 年。左炔诺孕酮使子宫内膜变化不利于受精卵着床，宫颈黏液变稠，不利于精子穿透，一部分妇女可抑制排卵。其优点是不仅妊娠率、脱落率低，且月经量少。主要副反应为闭经和点滴出血。取器后可恢复正常。放置时间为 5 年，含有尾丝。

B. 含吲哚美辛的带铜 IUD：常用的产品有含铜 IUD 和活性 γ-IUD 等，通过每日释放一定量的吲哚美辛，减少 IUD 放置后引起的月经过多等副作用。

C. 含其他活性物的 IUD：如锌、磁、其他止血药如抗纤溶药物等。

(2) 避孕机制：大量研究表明 IUD 抗生育作用是多方面的，至今尚未完全明了。研究认为主要是局部组织对异物的组织反应所致，活性 IUD 的避孕机制还与活性物质有关。

1) 对精子和胚胎的毒性作用：IUD 诱发的局部炎症反应主要是由机械性压迫、子宫收缩时的摩擦及放置 IUD 操作损伤子宫内膜所致。宫腔中炎性细胞明显增加。持续存在的 IUD 压迫使局部内膜炎症转为慢性无菌性炎症，巨噬细胞、淋巴细胞及浆细胞的分泌物质、中性粒细胞的溶解产物以及损伤内膜细胞溶解释放物质使宫腔液具有细胞毒性作用。宫腔液可流至输卵管，影响输卵管中精子活动度、胚泡的运输速度或毒杀胚泡。载铜 IUD 释放的铜离子也具有杀精作用。

2）干扰着床：①长期异物刺激导致子宫内膜损伤及慢性炎症反应,产生前列腺素,改变输卵管蠕动,使受精卵运行速度与子宫内膜发育不同步,受精卵着床受阻。②子宫内膜受压缺血及吞噬细胞作用,激活纤溶酶原,局部纤溶酶原活性亢进,致使囊胚溶解吸收。③铜离子进入细胞,影响锌酶系统如碱性磷酸酶和碳酸酐酶,阻碍受精卵着床及胚胎发育。影响糖原代谢、雌激素摄入及DNA合成,使内膜细胞代谢受到干扰,使受精卵着床及囊胚发育受到影响。

3）左炔诺孕酮IUD的避孕作用：可使一部分妇女抑制排卵。主要是孕激素对子宫内膜的局部作用：①使腺体萎缩,间质蜕膜化,间质炎性细胞浸润,不利于受精卵着床。②改变宫颈黏液性状,使宫颈黏液稠厚,不利于精子穿透。

4）含吲哚美辛IUD：吲哚美辛抑制前列腺素合成,减少前列腺素对子宫的收缩作用而减少放置IUD后出现的出血反应。

(3) 宫内节育器放置术

1）适应证：育龄妇女无禁忌证自愿要求以IUD避孕者。

2）禁忌证：①妊娠或可疑妊娠；②生殖道急性炎症；③生殖器官肿瘤；④近3个月内有月经频发、月经过多或不规则阴道流血；⑤宫颈过松、重度裂伤、重度狭窄以及重度子宫脱垂；⑥生殖器官畸形,如中隔子宫、双子宫等；⑦宫腔小于5.5cm或大于9cm；⑧较严重的全身急、慢性疾患；⑨各种性病未治愈；⑩盆腔结核；⑪人工流产后,子宫收缩不良、可能有妊娠组织残留或有感染可能；⑫产时或剖宫产时胎盘娩出后放置,有潜在感染或出血可能；⑬有铜过敏史者,不能放置含铜节育器。

3）IUD常规放置时间：①月经净后3~7日内无性交者；②月经延期或哺乳期闭经者应排除妊娠后才可放置；③产后42日恶露已净,会阴伤口已愈合,子宫恢复正常；④人工流产后立即放置；⑤剖宫产术后满半年放置；⑥含孕激素IUD在月经第3日放置；⑦自然流产于转经后放置,药物流产于2次正常月经后放置；⑧性交后5日内放置为紧急避孕方法之一。

4）放置IUD方法：双合诊检查子宫大小、位置及附件情况。外阴阴道部位常规消毒铺巾,阴道窥器暴露宫颈,消毒宫颈与宫颈管,以宫颈钳夹持宫颈前唇,用子宫探针顺子宫位置探测宫腔深度,用放置器将节育器推送入宫腔,IUD上缘必须抵达宫底部。带有尾丝的IUD在距宫口2cm处剪断尾丝。观察无出血即可取出宫颈钳和阴道窥器。

5）护理要点

A. 节育器大小的选择：T形节育器按其横臂宽度(mm)分为26、28、30号3种。护士应协助医生根据宫腔深度为育龄妇女选择合适的节育器。通常宫腔深度≤7cm者用26号,>7cm者用28号。

B. 术前向受术者介绍宫内节育器放置术的目的、过程和避孕原理,使其理解并主动配合。

C. 术后健康指导：①术后休息3天,避免重体力劳动1周。②术后2周内禁止性生活及盆浴,保持外阴清洁。③术后3个月每次行经或排便时注意有无节育器脱落。④节育器放置后3、6、12个月各复查1次,以后每年复查1次,直至取出。⑤术后可能有少量阴道出血及下腹不适,嘱患者若发热、下腹痛及阴道流血量多时,应随时就诊。

(4) 宫内节育器取出术

1）适应证：①计划再生育者；②放置期限已满需要更换者；③改用其他避孕措施或绝育

者;④因副反应治疗无效或出现并发症者;⑤围绝经期停经1年之内者。

2) 禁忌证:患生殖器官急性、亚急性炎症,或严重全身性疾病。

3) 物品准备:基本同节育器放置术,将放环器换为取环钩,外加血管钳1把。

4) 操作方法:取器前应通过查看尾丝、B型超声、X线检查,确定宫腔内有节育器及其类型。常规消毒后,有尾丝者,用血管钳夹住尾丝轻轻牵引取出。无尾丝者,需在手术室进行,按进宫腔操作程序操作,用取环钩或取环钳将IUD取出。取器困难可在B超监视下进行操作,必要时在宫腔镜下取出。

5) 护理要点:取器时间以月经干净3~7天为宜,出血多者随时可取。术后休息1天,术后2周内禁止性生活和盆浴,并保持外阴清洁。

(5) 宫内节育器的不良反应及其护理

1) 阴道流血:常发生于放置IUD后6个月内左右,特别是最初3个月内。主要表现为经量过多、经期延长和月经周期中期点滴出血。药物治疗可按医嘱给予前列腺素合成酶抑制剂吲哚美辛25mg,每天3次口服,或抗纤溶酶原蛋白制剂氨基己酸2g,每天3次口服。出血时间长者,应补充铁剂,硫酸亚铁0.3g,每天3次口服,并给予抗生素。经上述处理无效,应考虑取出,改用其他避孕方法。

2) 腰腹酸胀感:IUD与宫腔大小形态不符时,可引起子宫频繁收缩出现腰腹酸胀感。轻者无需处理,重者应考虑更换合适的节育器。

(6) 宫内节育器的并发症及其护理

1) 感染:放置IUD时无菌操作不严格、节育器尾丝过长及生殖道本身存在感染灶,均可导致上行感染,引起宫腔炎症。有明确宫腔感染者,应在选用广谱抗生素治疗的同时取出IUD。

2) 节育器嵌顿或断裂:较常见的原因有放置IUD时损伤子宫壁、放置时间过长及绝经后取IUD过晚。一经确诊,需尽早取出。钩取时IUD大部分松动并将其拉至宫颈口外,将环丝拉直并将其剪断后缓慢抽出。若取出困难时,应在X线或B型超声监视下或借助宫腔镜取出。完全嵌入肌层者,需经腹手术取出。为防止节育器嵌顿或断裂,放置术前应注意选择合适类型、大小和优质的IUD;放置时操作应轻柔;绝经后应及时取环。

3) 节育器异位:多由于术前没有查清子宫位置和大小、术中操作不当引起子宫穿孔,将IUD放于子宫外。哺乳期子宫壁薄且软,极易发生子宫穿孔,术者应慎重。当发生IUD异位时,应经腹(包括腹腔镜)或经阴道将IUD取出。

4) 节育器脱落:原因有:①IUD与宫腔大小、形态不符;②放置时操作不规范,未将节育器放至宫底部;③宫颈内口松弛或经量过多等原因。IUD脱落容易发生在放置IUD后第1年,尤其是最初3个月。常发生在月经期,与经血一起排出,不易被察觉。

5) 带器妊娠:多见于IUD嵌顿或异位;IUD小于宫腔,子宫收缩使其下移至宫腔下段,使避孕失败;双子宫仅一侧宫腔放置IUD,致使另一侧妊娠。带器妊娠容易发生流产,但也有妊娠至足月分娩者。一旦发生带器妊娠,可行人工流产术终止妊娠。

为减少并发症的发生,应定期随访。发生IUD并发症,护理人员应该在征得医生同意下,向患者及其家属解释病情,告知正确处理方法,取得配合;严格按医嘱用药,做好手术前准备工作。

【药物避孕】

药物避孕也称激素避孕(hormonal contraception)即女性使用甾体激素避孕,是一种高效避孕方法。甾体避孕药的成分是雌激素和孕激素。

1. 甾体激素避孕原理

(1) 抑制排卵:通过干扰下丘脑-垂体-卵巢轴的正常功能,抑制下丘脑释放 GnRH,使垂体分泌 FSH 和 LH 减少;同时影响垂体对 GnRH 的反应,不出现排卵前 LH 高峰,因此不发生排卵。

(2) 对生殖器官的直接作用

1) 改变宫颈黏液性状:避孕药中的孕激素使宫颈黏液量变少,黏稠度增加,拉丝度减小,不利于精子穿透。单孕激素制剂改变宫颈黏液作用可能为其主要的避孕机制。

2) 改变子宫内膜的性状与功能:胚胎着床的关键是胚胎发育与子宫内膜生理变化过程必须同步。避孕药中的孕激素干扰雌激素效应,抑制子宫内膜增殖,使内膜不适于受精卵着床。

3) 改变输卵管的功能:在持续的雌、孕激素作用下,改变输卵管正常的分泌活动与蠕动,同时改变受精卵在输卵管内的正常运行速度,从而干扰受精卵的着床。

2. 适应证与禁忌证

(1) 适应证:健康育龄妇女均可服用甾体激素避孕药。

(2) 禁忌证:①严重心血管疾病、血栓性疾病不宜使用。避孕药中孕激素影响血脂蛋白代谢,可加速冠状动脉粥样硬化发展;因雌激素可使凝血功能亢进,故冠状动脉硬化者易并发心肌梗死。雌激素还增加血浆肾素活性,使血压升高,高血压患者脑出血发病率是未服药者 2 倍;②急、慢性肝炎或肾炎;③血液病;④内分泌疾病如糖尿病需用胰岛素控制者、甲状腺功能亢进者;⑤恶性肿瘤、癌前病变、子宫或乳房肿块患者;⑥哺乳期不宜使用,因避孕药中的雌激素可抑制乳汁分泌,影响乳汁质量;⑦月经稀少或年龄>45 岁者;⑧原因不明的阴道异常流血;⑨精神病生活不能自理者;⑩有严重偏头痛,反复发作者。

3. 药物不良反应及处理

(1) 类早孕反应:服药初期约 10% 妇女可出现恶心、乏力、头晕、困倦、食欲缺乏、乳胀、白带增多等类似早孕反应,为雌激素刺激胃黏膜所引起。轻者不需处理,坚持服药数日后可自然减轻或消失。也可进行对症治疗,服药者前 3 个月内口服维生素 B_6、复合维生素等。症状严重者,可考虑更换药物。

(2) 不规则阴道流血:又称突破性出血,可由于漏服、迟服(不定时)、服药方法错误、药片质量受损所致;亦可由于个人体质不同,服药后体内激素水平不平衡,不能维持子宫内膜正常生长的完整性而发生。少量流血者,每晚加服炔雌醇 1 片(0.005mg),与避孕药同时服到 22 日停药;流血稍多者,每晚加服炔雌醇 2 片(0.01mg),与避孕药同时服到 22 日停药;流血量如同月经量时,或流血时间已接近月经期,可停止服药,将此次流血当作月经,在流血的第 5 日再开始重新服药。

(3) 闭经:约 1%~2% 妇女出现闭经,常发生于月经不规则妇女。绝大多数闭经或月经过少者,在停药后可自然恢复。若停药后月经仍不来潮,需先除外妊娠,后在停药的第 7 日开始服下一个周期避孕药,不宜久等,以免影响避孕效果。连续发生两个月停经者,应考虑调换避孕药种类。连续发生 3 个月停经者,应停止服药,观察一段时间,待月经自然恢复。也可在停药后每日肌注黄体酮 10mg,连续 5 日;或可口服醋酸甲羟孕酮,每日 10mg,连服 5 日。一般在停药后 1 周内月经来潮。如注射或口服上述药物后仍不来月经,应查找原因。停药超过 6 个月依然无月经来潮,称为"避孕药后闭经",原因可能是下丘脑-垂体系统阻断,可尝试人工周期调节,使功能恢复,如果妇女原有下丘脑-垂体-卵巢轴功能不全则往往难以恢复。停用避孕药期间,需其他避孕措施。月经减少通常不必处理。

(4) 体重增加:较长时间服用短效口服避孕药,少数妇女体重增加。其原因是避孕药中孕激素成分有弱雄激素作用,促进体内合成代谢。雌激素成分可使水钠在体内潴留所致。这种体重增加不会导致肥胖症,不影响健康。只要注意均衡饮食,合理安排生活方式,适当减少盐分的摄入,多做有氧运动就可以减少这一副作用。新一代口服避孕药屈螺酮炔雌醇片有抗盐皮质激素的作用,可减少水钠潴溜。

(5) 色素沉着:少数妇女颜面皮肤可出现淡褐色色素沉着,如同妊娠期色素沉着一样。停药后多数妇女可自然减轻或恢复。极少数色素恢复,但不影响健康。近年来随着口服避孕药不断发展,雄激素活性降低,孕激素活性增强,用药量减少,副作用也明显降低,而且能改善皮肤痤疮等。

(6) 其他:如头痛、乳房胀痛、食欲增强、皮疹等,可对症处理,必要时停药。严重头痛及出现视力障碍、原因不明的胸痛、腿痛者需停药观察,并做进一步的检查。

4. 甾体激素避孕药种类 包括短效及长效口服避孕药、长效避孕针、缓释系统避孕药和避孕贴剂。

(1) 口服避孕药(oral contraceptive,OC):包括短效口服避孕药和探亲避孕药。普遍应用的是含雌、孕激素的复方制剂。无禁忌证的健康妇女均可服用。

1) 短效口服避孕药

A. 常用的剂型:目前为薄膜包衣片。曾有 2 种剂型:①糖衣片,药含于糖衣内;②纸型片,药附于可溶性纸上。

B. 使用方法:①单相片:整个周期中雌、孕激素剂量固定。复方炔诺酮片、复方甲地孕酮片:自月经周期第 5 日开始,每晚 1 片,连服 22 日。一般停药后 2~3 日发生撤药性出血,犹如月经来潮;若停药 7 日月经尚未来潮,开始下一周期用药。复方去氧孕烯片、复方孕二烯酮片、屈螺酮炔雌醇片和炔雌醇环丙孕酮片首次服药在月经的第一日,连服 21 日,停药一周后服用第 2 周期的药物(不论月经何时来潮)。如有漏服应及早补服,需警惕有妊娠可能。若漏服 2 片,补服后要同时加用其他避孕措施。漏服 3 片则应停药,待撤药性出血后开始服用下一周期药物。②双相片:多数为前 7 片孕激素剂量小,在后 14 片明显增加,雌激素剂量在整个周期中变化不大,口服方法同上。③三相片:第一相,含低剂量雌激素与孕激素,每日 1 片共 6 片;第二相,雌、孕激素剂量均增加,每日 1 片共 5 片;第三相,孕激素量再次增加而雌激素减至开始水平,每日 1 片共 10 片。三相片配方合理,避孕效果可靠,控制月经周期作用良好,突破出血和闭经发生率明显低于单相片,且恶心、呕吐、头晕等副反应少。

2) 探亲避孕药(vacation pill):又称速效避孕药或事后避孕药。由于目前激素避孕药种类不断增加,探亲避孕药的剂量又大,现已经很少使用。

(2) 长效避孕针:是长效避孕方法之一。其主要是含有经醋化的孕激素(如己酸孕酮、庚炔诺酮等),经肌内注射后局部沉积储存,缓慢释放而发挥长效作用。尤其适用于对口服避孕药有明显胃肠道反应者。目前国内有单纯孕激素类和雌、孕激素复合制剂类。单纯孕激素类易并发月经紊乱,而雌、孕激素复合制剂月经紊乱较少。长效避孕针使用的适应证与禁忌证与口服避孕药相仿。复合制剂,由于激素剂量大,副作用大,目前很少用。单孕激素制剂:醋酸甲羟孕酮避孕针,每隔 3 个月注射 1 针,避孕效果好;庚炔诺酮避孕针,每隔 2 个月肌内注射 1 次。长效避孕针有月经紊乱、点滴出血或闭经等副作用。但由于孕激素制剂对乳汁的质和量影响小,较适用于哺乳期妇女,有效率达98%以上。

(3) 缓释系统避孕药:又称缓释避孕系统(delivery system)。缓释系统避孕药是一次给药,主要是孕激素,药物释放缓慢而维持恒定的血药浓度。目前国内外比较常用的有皮下埋植剂、缓释阴道避孕环、微球和微囊缓释避孕针、避孕贴片及含药的宫内节育器(详见宫内节育器)。

1) 皮下埋植剂:是一种缓释系统避孕剂。有效率达99.6%。Noplant Ⅰ型是第一代荷兰产品,有6个硅胶囊,每个含左炔诺孕酮(LNG)36mg,总量216mg,使用年限5～7年。Norplant Ⅱ型是第二代产品,有2根硅胶棒,每根含LNG70mg,总量140mg,有效期5年。埋植后Norplant硅胶囊缓慢、恒定地向血液中释放左炔诺孕酮,平均释放量为30μg/24h。

放置24小时后即可发挥避孕作用。近年来随着皮下埋植剂的发展,单根埋植剂——依托孕烯植入剂已国内上市,内含依托孕烯68mg,埋植一次放置3年。其放置简单,副作用更小,有效率达99%以上。

皮下埋植剂用法:于周期第7日内在左上臂内侧作皮下扇形插入,可避孕5年,放置24小时后发挥避孕作用,每日释放左炔诺孕酮30μg,平均年妊娠率为0.3/100使用者。优点是不含雌激素,随时可取出,恢复生育功能快,使用方便。副反应主要是不规则少量阴道流血或点滴出血,少数出现闭经,随放置时间延长症状逐步改善,一般不需处理。流血时间过长或不规则流血不能耐受,但又不愿终止使用者可给予雌激素治疗。少数妇女可出现由于孕激素作用而产生的一些副作用,如功能性卵巢囊肿、情绪变化、头痛等。

2) 缓释阴道避孕环(contraceptive vaginal ring,CVR):为缓释避孕系统,其原理与皮下埋植相同,是将避孕甾体激素装在载体上,制成环状放入阴道。国内生产的硅胶阴道避孕环内含甲地孕酮,称甲地孕酮硅胶环,又称甲硅环,是直径4cm具有弹性而软的空芯硅橡胶环,管断面直径4mm,壁厚0.8mm,空芯内含甲地孕酮250mg,体外测定每日释放133μg,可连续使用1年,经期不需取出,累积妊娠率2.4%。其副作用与其他单孕激素制剂基本相同。

国外有单纯孕激素阴道环(左炔诺孕酮)和雌、孕激素阴道环,现已在我国进行临床试验。缓释阴道避孕环使用方法简便,一次放入,可长时间避孕,可自己放入或取出,避孕效果好且安全。

3) 微球和微囊缓释避孕针:是近年发展的一种新型缓释系统的避孕针,采用具有生物降解作用的高分子聚合物与甾体激素避孕药混合或包裹制成微球或微囊,将其注入皮下,缓慢释放避孕药,因高分子聚合物在体内降解、吸收,故不必取出。复方甲地孕酮微囊是我国研制的缓释注射避孕针,内含甲地孕酮(15mg)和戊酸雌二醇(5mg),每月注射1次,该方法避孕效率高,但其可接受性有待多中心临床试验证实。

(4) 避孕贴片:贴片的储药区含有避孕激素,黏附于皮肤后,药物按一定的量及比例释放入血,从而达到避孕作用。

【其他避孕方法】

1. 紧急避孕(emergency contraception) 是指在无保护性生活,或避孕失败(如阴茎套破裂、阴茎套滑脱)或特殊情况性交(如被强奸)后3日内,妇女为防止非意愿妊娠而采用的避孕方法。其目的是预防非意愿妊娠,以减少不必要的人工流产。这是一项保护妇女生殖健康、降低因流产所致的孕产妇死亡率的重要预防措施。

(1) 适应证

1) 避孕失败者(如阴茎套破裂、过早取出、滑脱,IUD脱落、移位、漏服避孕药等)。

2) 未采取任何避孕措施者。

3) 遭到性强暴者。

(2) 禁忌证:已确定为妊娠的妇女。

(3) 方法:有宫内节育器和服用紧急避孕药两类方法。

1) 紧急避孕药(morning-after pill):包括甾体激素类和非甾体激素类。应用甾体激素类药物紧急避孕只能对这一次无保护性生活起保护作用;在本周期内如未采用避孕套避孕则不应再有性生活。一般应在无保护性生活后 3~5 日内口服紧急避孕药。

2) 紧急放置带铜宫内节育器(morning after IUD insertion):可以用作紧急避孕方法,特别适合希望长期避孕且符合放置宫内节育器的妇女。一般应在无保护性生活后 5 日(120h)内放入带铜 IUD,可使其妊娠率<1%。

2. 自然避孕法(natural family planning, NFP) 又称安全期避孕法,是指不用任何药物、工具或手术方法,而是顺应自然的生理规律,利用妇女月经周期中生理上产生的不同自然信号来识别其处于月经周期的"易受孕期"或"不易受孕期",从而选择性交日期,以达到避孕的目的。日历表法、哺乳期闭经避孕法、基础体温测量法、宫颈黏液观察法均属自然避孕法。卵子自卵巢排出后可存活 1~2 日,而受精能力最强时间是排卵后 24 小时内;精子进入女性生殖道可存活 3~5 日。因此,排卵前后 4~5 日内为易孕期,其余的时间不易受孕视为安全期。采用安全期进行性生活而达到避孕目的。

使用安全期避孕需事先确定排卵日期,通常根据基础体温测定、宫颈黏液检查或通过月经周期规律来推算。多数妇女月经周期为 28~30 日,预期在下次月经前 14 日排卵,排卵日及其前后 5 日以外时间即为安全期。由于妇女排卵过程可受生活、情绪、性活动、健康状况和外界环境等因素影响而推迟或提前,还可能发生额外排卵。因此,安全期避孕法并不十分可靠,失败率达 20%。

3. 外用避孕药 通过阴道给药杀精起到避孕作用。目前广泛使用的为非离子型表面活性剂,如壬苯醇醚,以壬苯醇醚为主药制成避孕药膜,具有快速高效杀精能力。将药膜揉成团状,于性交前 5 分钟放入阴道深处,待其溶解后即可性交。正确使用,避孕率可达 95% 以上。

4. 免疫避孕法 导向药物避孕指利用单克隆抗体携带抗生育药物靶向受精卵透明带或滋养层细胞,达到抗着床及抑制受精卵发育的目的。

抗生育疫苗指选择生殖系统或生殖过程的抗原成分改造制成疫苗,可介导机体细胞或体液免疫反应,免疫攻击相应的生殖靶抗原,从而阻断正常生殖生理过程的某一环节达到避孕目的。如抗精子疫苗、抗卵透明带疫苗、抗绒毛膜促性腺激素疫苗、LHRH 疫苗等。

5. 黄体生成激素释放激素类似物(luteinizing hormone releasing hormone analogues, LHRHa)**避孕** 人工合成的黄体生成激素释放激素类似药(LHRHa)的作用具有双相性。正常生理情况下,下丘脑释放的 GnRH 可促进 FSH、LH 的合成与分泌,从而促进卵泡发育和排卵。当非脉冲式大剂量应用 LHRHa 时,其作用则相反,即对垂体产生降调节,可能原因是 LHRHa 的持续作用使垂体内 LHRH 受体失去敏感性,不再对 LHRHa 产生反应,结果抑制卵泡发育和排卵,达到避孕目的。

第三节 女性绝育方法

绝育是指通过手术或药物达到永久不生育的目的。女性绝育方法主要有经腹输卵管结扎术、经腹腔镜输卵管绝育术和经阴道穹隆输卵管绝育术。经阴道穹隆输卵管绝育术极少开展,本节重点介绍前两种方法。

【经腹输卵管结扎术】

经腹输卵管绝育术(tubal sterilization operation)通过切断、结扎、电凝、钳夹、环套输卵管或用药黏堵、栓堵输卵管管腔,以阻止精子和卵子相遇而达到绝育目的。目前常规开展的是输卵管结扎术,是一种安全、永久性节育措施,不影响受术者机体生理功能。如果受术者要求生育时,可再行输卵管吻合术,可逆性高。

1. 适应证
(1) 夫妇双方不愿再生育、自愿接受女性绝育手术且无禁忌证者。
(2) 患有严重心脏病、肝脏病等全身性疾病不宜生育者。
(3) 患遗传性疾病不宜生育者。

2. 禁忌证
(1) 各种疾病急性期,腹部皮肤有感染灶或急、慢性盆腔感染。
(2) 24小时内两次测量体温≥37.5℃。
(3) 全身状况不良不能胜任手术者,如产后失血性休克、心力衰竭、肝肾功能不全等。
(4) 严重的神经官能症。

3. 物品准备 甲状腺拉钩2个,中号无齿镊2把,短无齿镊1把;弯蚊式钳4把,12cm弯钳2把,鼠齿钳2把,巾钳2把,持针器1把,弯头无齿卵圆钳1把,消毒皮肤用钳1把,输卵管钩(或指板)1个,弯剪刀1把,刀片2个,刀柄1把,弯盘1个,酒杯2个,5ml注射器1个,1号及4号线各1团,9×24弯三角针1枚,9×24弯圆针1枚,6×4弯圆针1枚,双层方包布1块,双层特大包布1块,腹单1块,治疗巾5块,手术衣2件,细纱布10块,粗纱布2块,消毒手套2副。

4. 麻醉 以局部浸润麻醉为主,也可采用硬膜外麻醉。

5. 操作方法
(1) 受术者排空膀胱,取仰卧臀高位,手术部位按常规消毒、铺巾。
(2) 切口:下腹正中耻骨联合上4cm处作2~3cm纵切口,产妇则在宫底下2~3cm处作纵切口。
(3) 提取输卵管:术者可用指板或输卵管吊钳或无齿弯头卵圆钳沿宫底后方滑向一侧,到达卵巢或输卵管处后,提取输卵管。
(4) 确认输卵管:用鼠齿钳夹持输卵管系膜并找到输卵管伞端,证实为输卵管,并检查卵巢。
(5) 结扎输卵管:主要有抽心近端包埋法和压挫结扎切断法两种方法。

1) 抽心近端包埋法:是目前我国常用的方法。选择输卵管峡部背侧浆膜下注入0.5%利多卡因液或0.9%氯化钠液1ml,使浆膜膨胀,再将浆膜层纵行切开,用弯蚊钳游离出该段输卵管约2cm,再用两把弯蚊钳夹住其两端,切除其间的输卵管1~1.5cm,用4号丝线分别结扎两断端,1号丝线连续缝合浆膜,将近端包埋于输卵管系膜内,远端留在系膜外。检查无出血后,送回腹腔。同法结扎对侧输卵管。该法失败率低,并发症少,克服结扎引起的卵巢血液循环改变导致术后月经紊乱的缺点。

2) 压挫结扎切断法:多用于剖宫产或妊娠足月分娩后,先用鼠齿钳将输卵管峡部轻轻提起,呈双折状,在距双折顶端1cm处用血管钳压挫输卵管片刻后取下,然后用4号丝线穿过压痕间的输卵管系膜(避开血管),在压挫处结扎,并于结扎处上方切除部分输卵管。输卵管断端用 0.2% 聚维酮碘液消毒,检查无出血后,送回腹腔,同法结扎对侧输卵管。

(6) 检查无出血,清点纱布、器械无误后,关腹并按层缝合腹壁,结束手术。

6. 术后并发症及防治措施 经腹输卵管结扎术一般不易发生术后并发症。

(1) 出血或血肿:多因手术时动作粗暴、过度牵拉、钳夹而损伤输卵管或其系膜,也可因创面血管结扎不紧或漏扎而引起。因此手术时操作忌粗暴,注意避免损伤血管,关闭腹腔前仔细检查有无出血。一旦发生出血或血肿,要根据具体情况采取相应措施。

(2) 感染:包括腹壁切口、盆腔与腹腔感染,甚至全身感染。可因为体内原有感染灶未很好控制所致术后发生内源性感染;也可由手术时无菌观念不强、手术器械及敷料消毒不严所致术后发生外源性感染。因此,术前要严格掌握手术适应证和禁忌证,术中严格执行无菌操作规程。

(3) 脏器损伤:多见于膀胱及肠管损伤。多因操作不熟练、粗暴或解剖关系辨认不清所造成。一旦发生脏器损伤,应立即修补,并注意术后观察相关症状。

(4) 绝育失败:绝育术后再孕的情况偶有发生。主要是由于绝育方法本身缺陷、手术操作技术的误差引起。多发生宫内妊娠,也应警惕输卵管妊娠的可能。

【经腹腔镜输卵管绝育手术】

经腹腔镜输卵管绝育术方法简单、安全,包括热损坏输卵管绝育术、内套圈结扎输卵管术、输卵管夹绝育术和输卵管硅胶圈绝育术。经腹腔镜输卵管绝育术方法简单、安全,创伤小、术后恢复快,国内已经逐渐推广选用。

1. 适应证 同经腹输卵管结扎术。

2. 禁忌证 患有腹腔粘连、心肺功能不全、膈疝等。

3. 物品准备 内镜,气腹针,CO_2 气体,弹簧夹或硅胶环 2 个,单极或双极电凝钳,电凝剪,钳夹器及套管针,有齿卵圆钳 2 把,组织镊 2 把,持针器 1 把,缝线、缝针,刀片、刀柄 1 把,线剪刀 1 把,棉球、棉签,纱布等。

4. 操作方法 采用局麻、硬膜外麻醉或静脉全身麻醉。于脐孔下缘行 1~1.5cm 横弧形切口,将气腹针插入腹腔,充气 2~3L,然后换置腹腔镜。在腹腔镜直视下用弹簧夹、钳夹或硅胶环套于输卵管峡部,使输卵管通道中断。也可采用双极电凝烧灼输卵管峡部 1~2cm。有学者统计比较上述 3 种方法的绝育失败率,电凝术最低为 1.9‰,硅胶环为 3.3‰,弹簧夹高达 27.1‰,但机械性绝育与电凝术相比,具有损毁组织少的优点,但可能存在更高的复孕概率。

【护理评估】

1. 健康史 询问患者年龄、月经史、婚育史,了解有无手术禁忌证,注意了解有无药物过敏史、腹腔手术史等。

2. 身体状况 末次月经干净的时间或末次流产、分娩的时间,确定术前 3 天无性交。全面身体体格检查和妇科检查,检查腹部手术区皮肤的情况,有无炎症。

3. 心理评估 评估患者对手术的心理反应,是否担心手术效果,是否担心手术影响女性性征及性生活。

4. 辅助检查 血、尿常规,出、凝血时间,肝、肾功能,白带常规等。

【护理诊断/合作性问题】

1. 恐惧 与精神紧张、害怕手术有关。

2. 有感染的危险　与手术操作、出血有关。

3. 有围术期受伤的危险　与脏器解剖位置及手术操作水平有关。

【护理目标】

（1）受术者恐惧减轻。

（2）受术者无感染。

（3）受术者手术中无受伤。

【护理措施】

1. 手术时间　协助医生选择好手术时间。

（1）非孕妇女以月经干净后 3~7 天内为宜。

（2）人工流产、中期妊娠终止或宫内节育器取出术后可立即施行手术；自然流产待一个月转经后再做绝育手术；剖宫产同时可做绝育术。

（3）足月顺产产后 24 小时内为宜；难产或疑有产时感染者，需抗生素预防感染 3~5 天后无异常情况可施行手术。

（4）哺乳期或闭经妇女绝育须先排除妊娠。

2. 术前准备

（1）做好受术者的思想工作，耐心回答所提出的各种疑问，解除其顾虑与恐惧。

（2）术前详细询问病史，通过全身体格检查，妇科检查，血常规，尿常规，出、凝血时间，肝功能以及白带常规等检查全面评估受术者。

（3）按腹部手术要求准备皮肤。

3. 术后护理

（1）术后除硬膜外麻醉者不需禁食，其他麻醉静卧数小时后即可下床活动。

（2）术后密切观察体温、脉搏，有无腹痛、内出血或脏器损伤征象等。

（3）严格执行医嘱。

（4）保持腹部切口敷料干燥、清洁，防止感染。

（5）鼓励患者及早排尿。

【护理评价】

（1）受术者心态良好，积极配合手术。

（2）术后体温正常，无感染等并发症。

（3）腹腔脏器无损伤，无出血、粘连等并发症。

【健康教育】

（1）术后休息 3~4 周，禁止性生活 1 个月。

（2）术后第 1 个月和第 3 个月各随访一次。

（3）告知受术者，绝育手术有再通的可能，生育期年龄段的受术者若术后出现停经，应立即就诊。

第四节　避孕失败补救措施

工具避孕、药物避孕和绝育术均有一定的避孕失败率。护理人员应协助育龄妇女及早发现并及早处理。避孕失败且不愿生育者、患有遗传性疾病或其他严重疾病不宜继续妊娠者或检查发现胚胎异常者,需要终止妊娠。

【早期妊娠终止方法】

避孕失败的早期妊娠补救措施有药物流产和手术流产两种方法终止妊娠,统称人工流产(induced abortion)。人工流产(induced abortion)分为早期人工流产和中期妊娠引产。凡在妊娠3个月内采用人工或药物方法终止妊娠称为早期妊娠终止。早期人工流产可分为手术流产与药物流产两种方法。手术流产又分为负压吸引术与钳刮术。人工流产仅作为避孕失败的补救措施,不可作为常用的节育方法。

1. 手术流产

(1) 适应证

1) 妊娠14周内自愿要求终止妊娠而无禁忌证者。

2) 因各种疾病不宜继续妊娠者。

(2) 禁忌证

1) 生殖器官急性炎症,如急性盆腔炎、阴道炎、宫颈炎等。

2) 各种急性传染病、慢性传染病急性发作期或严重的全身性疾病。

3) 妊娠剧吐、酸中毒尚未纠正。

4) 术前相隔4小时两次体温均在37.5℃以上者。

(3) 物品准备:手术器械及敷料与宫内节育器放置术基本相同,需增加宫颈扩张器1套,不同型号吸管各1个,小头卵圆钳1把,有齿卵圆钳1把,刮匙1把,人工流产负压电吸引器。

(4) 手术流产镇痛:操作时间很短,仅数分钟,一般不需要麻醉,但为了减轻受术者疼痛,可在麻醉下行手术流产。常用的麻醉方法有:①依托咪酯(etomidate)静注法:是目前手术流产较常用的麻醉方法。术前禁食,将依托咪酯溶液10ml(20mg)于第15~60秒内静脉推注完毕,药物起效后开始手术。此种麻醉方法需由麻醉师负责麻醉管理。②宫旁神经阻滞麻醉:取1%利多卡因于宫颈旁4、8点钟处各注射2.5ml,5分钟后开始手术。③宫腔、宫颈表面麻醉:用细导尿管分别向宫腔内和宫颈管内注入2%利多卡因3ml和1ml,约3分钟后开始手术。④氧化亚氮吸入麻醉:氧化亚氮是由50% O_2 和50% N_2O 组成的混合气体,受术者吸入后进入睡眠状态,开始施术。此法起效快,作用消失快,最大特点为镇痛作用强而麻醉作用弱。

(5) 操作方法

1) 负压吸引术:适用于妊娠10周以内者。

A. 体位:受术者排空膀胱,取膀胱截石位。常规消毒外阴、阴道,铺盖无菌洞巾。作双合诊复查子宫位置、大小及附件情况。用阴道窥器暴露宫颈并消毒。

B. 探测宫腔:宫颈钳夹持宫颈前唇或后唇,用子宫探针探测子宫屈向和深度。

C. 扩张宫颈:宫颈扩张器扩张宫颈管,一般扩张至大于准备用的吸管半号或1号。

D. 吸管负压吸引:吸引前,需进行负压吸引试验。无误后,按孕周选择吸管粗细及负压大小,负压不宜超过600mmHg。一般按顺时针方向吸引宫腔1~2周,将妊娠物吸引干净。当感觉宫腔缩小、宫壁粗糙、吸头紧贴宫壁、移动受阻时,表示已吸净。然后慢慢取出吸管。

E. 检查宫腔是否吸净:用小号刮匙轻刮宫腔,尤其要注意宫底及两侧宫角部。全部吸出物中检查有无绒毛、胚胎或胎儿组织,有无水泡状物。肉眼观察发现异常者,需送病理检查。

2) 钳刮术:适用于妊娠 10~14 周以内自愿要求终止妊娠而无禁忌证,或因某种疾病不宜继续妊娠者或其他流产方法失败者。禁忌证同负压吸引术。近年来由于米非司酮、前列腺素等药物的应用,钳刮术将逐渐被药物引产取代。为保证钳刮术顺利进行,应先作扩张宫颈准备。术前扩张宫颈管的方法有:①橡皮导尿管扩张宫颈管,于术前 12 小时将 16 号或 18 号导尿管缓慢插入宫颈,次日行钳刮术前取出导尿管;②术前可口服、肌注或阴道放置前列腺素制剂以使宫颈软化、扩张;③宫颈扩张棒扩张宫颈管。

钳刮术中应充分扩张宫颈管,首先夹破胎膜流尽羊水再酌情用子宫收缩药;钳夹胎盘与胎儿组织;必要时搔刮宫腔一周,观察有无出血,若有出血加用宫缩剂;术后注意预防宫腔积血和感染。

(6) 并发症及防治

1) 子宫穿孔:妊娠子宫柔软,尤其哺乳期子宫更软,剖宫产后妊娠子宫有瘢痕,子宫过度倾屈或有畸形等情况,行人工流产时易致子宫穿孔。术者应查清子宫大小及位置,谨慎操作,探针沿子宫屈向伸入时,动作要轻柔;扩张宫颈时需从小号逐渐过渡到大号,切忌粗暴用力;应用吸管吸引、卵圆钳钳取妊娠物时,操作幅度不能过大。器械进入宫腔突然出现"无底"感觉,或其深度明显超过检查时子宫长度,均可诊断为子宫穿孔。此时应停止手术,给予缩宫素和抗生素,严密观察患者的生命体征,观察有无腹痛、阴道流血及腹腔内出血征象。子宫穿孔后,若患者情况稳定,胚胎组织尚未吸净者,可在 B 型超声或腹腔镜监护下清宫;尚未进行吸宫操作者,则可等待 1 周后再清除宫腔内容物。发现内出血增多或疑有脏器损伤者,应立即剖腹探查修补穿孔处。

2) 人工流产综合反应:指受术者在人工流产术中或手术结束时,出现心动过缓、心律失常、血压下降、面色苍白、出汗、头晕、胸闷,甚至发生昏厥和抽搐,发生率一般为 12%~13%。主要是由于宫颈和子宫受到机械性刺激引起迷走神经兴奋所致,同时与孕妇精神紧张、不能耐受宫颈管扩张、牵拉和过高的负压有关。因此,术前应予精神安慰、操作时动作轻柔,扩张宫颈管不可用暴力,吸宫时掌握适当负压,吸净后勿再反复吸刮宫壁。术前适当镇痛、术中麻醉可能预防其发生。一旦出现心率减慢,需静脉注射阿托品 0.5~1.0mg。

3) 吸宫不全:为人工流产后常见并发症。主要是部分妊娠组织物残留。宫体过度屈曲或术者技术不熟练时容易发生。术后流血超过 10 日,血量过多或流血停止后又有多量流血,应考虑为吸宫不全,B 型超声检查有助于诊断。若无明显感染征象,应行刮宫术,刮出物送病理检查,术后用抗生素预防感染。

4) 漏吸:确定为宫内妊娠,术时未能吸到胚胎及胎盘绒毛。往往因胚囊过小、子宫过度屈曲或子宫畸形造成。当吸出物过少,尤其未见胚囊时,应复查子宫位置、大小及形状,并重新探查宫腔,及时发现问题而解决;若吸出组织送病理检查未见绒毛或胚胎组织时,除考虑漏吸同时还应排除宫外孕可能。确诊为漏吸时,应再次行负压吸引术。

5) 术中出血:多发生于妊娠月份较大时,主要为组织不能迅速排出,影响子宫收缩所致。可在扩张宫颈管后,注射缩宫素促使子宫收缩,同时尽快钳取或吸取胎盘及胚胎,吸管过细或胶管过软时应及时更换。

6) 术后感染:开始时为急性子宫内膜炎,治疗不及时可扩散至子宫肌层、附件、腹膜,甚至发展为败血症及脓毒血症。多因吸宫不全或流产后过早性交引起,也可能因器械、敷料消毒不严或操作时缺乏无菌观念所致。主要表现为体温升高、下腹疼痛、白带混浊或不规则阴道流血,双合诊时子宫或附件区有压痛。治疗为卧床休息,支持疗法,及时应用广谱抗生素。宫腔内残留妊娠物者按感染性流产处理。

7) 栓塞:目前因自动控制人工流产吸引器的普及,其能自动制造负压和控制负压,故空气栓塞已罕见。羊水栓塞偶尔可发生在人工流产钳刮术时,但发生率较晚期妊娠为多。宫颈损伤、胎盘剥离使血窦开放,为羊水进入血液中创造条件,如此时应用缩宫素更可促使其发生。但妊娠早、中期时羊水中含细胞等物质少,如并发羊水栓塞,其症状及严重性不如晚期妊娠。治疗见第二十二章第三节羊水栓塞。

8) 宫颈裂伤:多发生在宫颈较紧,或不按顺序渐进进行宫颈扩张,或操作时动作粗暴、用力过猛等情况下。妊娠月份大时,因胎儿骨骼硬,如宫颈管扩张不充分,胎儿通过时可致裂伤。在手术过程中有突然失控感,阴道窥器可见宫颈有裂痕,裂伤超过 2cm 者需用可吸收线缝合修补。

9) 远期并发症:可有宫颈、宫腔粘连,慢性盆腔炎,月经异常,继发不孕等,可能对以后的妊娠、分娩有影响;而且与子宫内膜异位和免疫问题有关。

(7) 护理要点

1) 术前应详细询问病史,包括停经时间、生育史及既往病史,测量体温、脉搏和血压,根据双合诊检查、尿 hCG 检查和 B 型超声检查进一步明确早期宫内妊娠诊断,并通过血常规、出凝血时间以及白带常规等检查评估受术者。协助医生严格掌握手术适应证和禁忌证。

2) 术前告知受术者手术过程及术中、术后可能出现的情况,解除其思想顾虑。

3) 术中陪伴受术者身边,指导其运用深呼吸减轻不适。

4) 术后受术者应在观察室卧床休息 1 小时,注意观察腹痛及阴道流血情况。

5) 遵医嘱给予药物治疗。

6) 嘱受术者保持外阴清洁,1 个月内禁止性生活及盆浴,预防感染。

7) 吸宫术后休息 3 周,钳刮术后休息 4 周。若有腹痛及阴道流血增多,嘱随时就诊。

8) 告知受术者手术流产不宜经常实施,指导夫妇双方采用安全可靠的避孕措施。

2. 药物流产 药物流产是指早期妊娠应用药物终止妊娠的方法。药物流产常规限于妊娠49日以内。其优点是方法简便,不需宫内操作,为无创伤性。药物流产目前常用方案是米非司酮与米索前列醇配伍。米非司酮是一种合成类固醇,具有抗孕酮、糖皮质醇和轻度抗雄激素作用。米非司酮对子宫内膜孕激素受体的亲和力比孕酮高 5 倍,因而能和孕酮竞争结合蜕膜的孕激素受体,从而阻断孕酮活性而终止妊娠。同时由于妊娠蜕膜坏死,释放内源性前列腺素(PG),促进子宫收缩及宫颈软化。米索前列醇为 PGE1 类似物,对妊娠子宫有明显收缩作用,近年应用越来越广泛。

(1) 适应证:①妊娠<49 日,本人自愿要求使用药物终止妊娠的健康妇女;②手术流产的高危对象,如瘢痕子宫、多次人工流产及严重骨盆畸形等;③对手术流产有顾虑或恐惧心理者。

(2) 不良反应:药物流产副反应轻,仅有恶心、呕吐、下腹痛和乏力等,但其远期副反应尚需进一步观察。

(3) 护理要点

1) 向孕妇讲解药物流产的原理及可能发生的不良反应。

2) 按医嘱定时、定量协助孕妇服药,有条件者可于第 4 天来院服药以便观察,确保药物流产的安全性。

3) 告知服药者,一般于服用米索前列醇 2~4 小时即可排除胚胎。出现阴道流血后宜用便盆,留取排出的组织送医护人员检查,以便及时发现人流不全。

4)若阴道持续流血,量多,或排出的绒毛与妊娠天数不符,应考虑不全流产的可能,必要时行B超检查。一旦诊断明确应积极配合医生完成清宫术。

5)药物流产失败后,应配合医生采用手术的方法终止妊娠,不应重复使用本法进行流产。

【中期妊娠终止方法】

孕妇患有严重疾病不宜继续妊娠或防止先天性畸形儿出生需要终止中期妊娠,可以采取依沙吖啶(利凡诺)引产和水囊引产。

1. 适应证

(1)妊娠13周至不足28周患有严重疾病不宜继续妊娠者。

(2)妊娠早期接触导致胎儿畸形物质,检查发现胚胎异常者。

2. 禁忌证

(1)严重全身性疾病。肝、肾疾病能胜任手术者不作为水囊引产禁忌证。

(2)各种急性感染性疾病、慢性疾病急性发作期及生殖器官急性炎症。

(3)剖宫产术或肌瘤挖除术2年内。子宫壁有瘢痕、宫颈有陈旧性裂伤者慎用。

(4)术前24小时内体温两次超过37.5℃。

(5)前置胎盘或局部皮肤感染者。

3. 物品准备

(1)羊膜腔内注入法:无齿卵圆钳2把,7号或9号腰椎穿刺针1个,弯盘1个,5ml注射器2个,孔巾,纱布,消毒手套。

(2)羊膜腔外注入法:无齿长镊子1把,阴道窥器1个,宫颈钳1把,敷料镊2把,橡皮导尿管1根,5ml及20ml注射器各1个,孔巾,纱布,药杯及10号丝线。

(3)水囊引产法:将消毒后的两个阴茎套套在一起成双层用作制备水囊,再将14号橡皮导管送入阴茎套内1/3,用丝线将囊口缚扎于导尿管上。排空囊内空气后将导尿管末端扎紧,以备用。宫颈扩张器1套,余同羊膜腔内注入法。

4. 操作方法

(1)依沙吖啶(利凡诺)引产:利凡诺是一种强力杀菌剂,将其注入羊膜腔内或羊膜外宫腔内,可使胎盘组织变性坏死,增加前列腺素的合成,促进宫颈软化、扩张,引起子宫收缩。依沙吖啶损害胎儿主要生命器官,使胎儿中毒死亡。临床引产成功率达90%~100%。应用依沙吖啶引产注药5天后仍未临产者,应及时报告医生,遵医嘱给予处置。

1)羊膜腔内注入法:穿刺操作方法详见第三十五章第四节中经腹壁羊膜腔穿刺。腰椎穿刺针进入羊膜腔内后,拔出针芯,见羊水溢出,接上注射器抽出少量羊水,注入0.2%利凡诺液25~50ml。拔出穿刺针,局部消毒,纱布压迫数分钟后,胶布固定。

2)宫腔内羊膜腔外注入法:孕妇排尿后取膀胱截石位,常规消毒外阴,铺无菌巾。阴道窥器暴露宫颈及阴道,消毒宫颈,用宫颈钳钳夹宫颈前唇,用敷料镊将无菌导尿管送入子宫壁与胎囊间,将0.2%利凡诺液25~50ml由导尿管注入宫腔。折叠并结扎外露的导尿管,放入阴道穹隆部,填塞纱布。24小时后取出纱布及导尿管。

(2)水囊引产:将消毒水囊放置于宫壁和胎膜之间,囊内注入一定量0.9%氯化钠溶液,以增加宫腔压力和机械性刺激宫颈管,诱发子宫收缩,促使胎儿和胎盘排出。

孕妇排尿后取膀胱截石位,常规外阴消毒,铺无菌巾。阴道窥器暴露宫颈,消毒阴道和宫颈,用宫颈钳钳夹宫颈前唇,用宫颈扩张器依顺序扩张宫颈口至 8~10 号。再用敷料镊将准备好的水囊逐渐全部送入子宫腔,缓慢向水囊内注入无菌的 0.9% 氯化钠溶液 300~500ml,并加入数滴亚甲蓝以利于识别羊水或注入液。折叠导尿管,扎紧后放入阴道穹隆部。

5. 注意事项

(1) 依沙吖啶(利凡诺)引产

1) 依沙吖啶的通常应用剂量为 50~100mg,不超过 100mg。

2) 宫腔内羊膜腔外注药时,避免导尿管接触阴道壁,防止感染。

(2) 水囊引产

1) 水囊注水量不超过 500ml。

2) 放置水囊后出现规律宫缩时应取出水囊。若出现宫缩乏力,或取出水囊无宫缩,或有较多阴道流血,应静脉点滴缩宫素。

3) 放置水囊最好一次成功,不得超过 2 次。再次放置,应在前次取出水囊 72 小时后且无感染征象。

4) 放置水囊时间最长不超过 48 小时。若宫缩过强、出血较多或体温超过 38℃,应提前取出水囊。

5) 放置水囊后定时测量体温,特别注意观察有无寒战、发热等感染征象。

6. 中期妊娠引产并发症

(1) 全身反应:偶见体温升高,一般不超过 38℃,多发生在应用依沙吖啶后 24~48 小时,胎儿排出后体温很快下降。

(2) 阴道流血:80% 受术者出现阴道流血,量少于 100ml,个别妇女可超过 400ml。

(3) 产道裂伤:少数受术者可有不同程度的软产道裂伤。

(4) 胎盘胎膜残留:发生率低,为避免妊娠组织残留,多主张胎盘排出后即行刮宫术。

(5) 感染:发生率较低,但严重感染可致死亡。

7. 护理要点

(1) 术前护理:工作人员要认真做好孕妇身心状况评估,协助医生严格掌握适应证与禁忌证。告知受术者手术过程及可能出现的情况,取得其积极配合。指导受术者做到术前 3 天禁止性生活,依沙吖啶引产者需行 B 型超声胎盘定位及穿刺点定位,做好穿刺部位皮肤准备。术前每天冲洗阴道 1 次。

(2) 术中护理:注意观察孕妇生命体征,并识别有无呼吸困难、发绀等羊水栓塞症状。

(3) 术后护理:让孕妇尽量卧床休息,防止突然破水。注意测量受术者生命体征,严密观察并记录宫缩出现的时间和强度、胎心与胎动消失的时间及阴道流血等情况。产后仔细检查胎盘胎膜是否完整,有无软产道裂伤。发现裂伤,及时缝合。胎盘胎膜排出后常规行清宫术。同时注意观察产后宫缩、阴道流血及排尿情况。指导产妇及时采取回奶措施。嘱产妇保持外阴清洁,预防感染。

(4) 健康指导:产后康复期注意休息,加强营养。为其提供表达内心焦虑、恐惧和孤独等情感的机会,给予同情、宽慰、鼓励和帮助,减轻其无助感。术后 6 周禁止性生活及盆浴,为产妇提供避孕指导,并指导产妇发现异常情况及时返院就诊。

(王贵军)

思 考 题

1. 患者,女性,23岁,结婚3个月,1年内无妊娠计划,来计划生育门诊就避孕问题进行咨询。问题:

(1) 常用的避孕方法有哪些?

(2) 针对该患者的情况,请为其选择合适的避孕方法。

2. 患者,女性,26岁,平素月经规律,婚后1年一直采用避孕套避孕,现停经52天,10天前出现晨起恶心、食欲减退症状,尿hCG(+)。要求终止妊娠。问题:

(1) 该患者终止妊娠的最佳方法是什么?

(2) 应该为患者提供哪些主要的护理措施?

(3) 对该患者应该进行怎样的健康教育?

第三十二章 乳房疾病妇女的护理

> **学习目标**
> 识记：急性乳腺炎、乳腺癌的临床表现、护理措施、健康教育。
> 理解：急性乳腺炎的病因、治疗原则；乳腺癌的病理、治疗原则。
> 运用：运用护理程序为乳腺疾病妇女提供整体护理。

女性乳房由乳腺、皮下脂肪及结缔组织构成。乳房的生理活动是受垂体前叶激素、肾上腺皮质激素和性激素的影响。乳腺的生理状态在多种激素的影响下呈周期性改变，在妊娠、哺乳期，乳腺组织明显增生，乳管伸长，腺泡分泌乳汁，在闭经前乳腺开始萎缩。乳腺疾病是女性的常见病，包括急性乳腺炎、乳腺癌、乳腺囊性增生病、乳腺纤维腺瘤、乳管内乳头状瘤等。本章主要介绍急性乳腺炎和乳腺癌患者的护理。

第一节 乳房的解剖生理概要

【位置及形态】

成年女性未产妇的乳房呈半球形，紧张而有弹性，位于胸前部，胸大肌和胸筋膜的表面，上自第2~3肋，下至第6~7肋，内侧至胸骨旁线，外侧至腋中线。乳房中央有乳头，其顶端有输乳管的开口，周围色素较多的皮肤区称为乳晕，乳晕表面有许多小隆起，其深面为乳晕腺，可分泌脂性物质滑润乳头。乳头和乳晕的皮肤较薄弱，易于损伤而感染。妊娠和哺乳期乳腺增生明显。停止哺乳以后，乳腺萎缩，乳房变小。老年妇女乳房萎缩更加明显，腺体逐渐被脂肪组织所替代。

【结构】

1. 大体结构 乳房由皮肤、脂肪组织、纤维组织和乳腺构成。脂肪组织主要位于皮下。纤维组织主要包绕乳腺，形成不完整的囊，并嵌于乳腺叶之间，将腺体分割成15~20个乳腺叶，继而分割为乳腺小叶。一个腺叶有一个排泄管，称为输乳管，在近乳头先是膨大成输乳管窦，再逐渐变细，开口于乳头。乳腺叶和输乳管均以乳头为中心呈放射状排列，故乳腺手术时应采用放射状切口，以减少对乳腺叶和输乳管的损伤。乳腺周围的纤维组织向深面发出小的纤维束连于胸筋膜上，向浅面连于皮肤和乳头，这些纤维束称为乳房悬韧带（Cooper韧带），对乳腺起固定作用。若乳癌侵及Cooper韧带，纤维组织增生，韧带缩短，牵引皮肤内陷，即所谓"酒窝征"。部分人乳房向外上突出，入腋窝形成腋突，临床诊治乳房疾病时应予以注意。

2. 微细结构 乳腺的结构因年龄和生理状况的变化而异。乳腺于青春期开始发育，无泌乳活动的乳腺，称为静止期乳腺。妊娠和授乳期的乳腺有泌乳活动，称为活动期乳腺。

（1）乳腺的一般结构：乳腺由结缔组织分隔成15~25个叶，每叶又分成若干小叶。每个小叶是一个复管泡状腺。腺泡上皮为单层立方或单层柱状，腺腔很小，腺细胞基底膜有基膜，腺上皮与基膜间有肌上皮细胞，其收缩有利于分泌物的排出。导管由小叶内导管、小叶间导管和总导管组成。小叶内导管的上皮多为单层立方或柱状上皮,小叶间导管则为复层柱状上皮;总导管又称输乳管,开口于乳头,管壁上皮为复层扁平上皮,与乳头表皮相延续。小叶间结缔组织内含有大量的脂肪细胞。

(2)静止期乳腺:静止期乳腺的结构特点是腺体和导管均不发达,腺泡小而少,脂肪和结缔组织极为丰富。静止期乳腺随月经周期有些变化,在每个月经周期的分泌期,腺泡和导管略有增生,乳腺稍微肿大,月经停止后这一现象消失。

(3)活动期乳腺:妊娠期在雌激素和孕激素作用下,乳腺的腺泡和导管迅速增生,腺泡增大,同时结缔组织和脂肪组织减少。妊娠后期,在催乳激素的刺激下,腺泡开始分泌,以顶浆分泌方式分泌,分泌物称初乳,内含乳蛋白、乳糖、抗体和脂滴,为新生儿提供一定程度的被动免疫。初乳内常有吞噬脂滴的巨噬细胞,称初乳小体。

授乳期的乳腺结构与妊娠期乳腺相似,但脂肪组织和结缔组织更少,腺体更发达,腺泡腔扩大,腺泡处于不同的分泌期,腺上皮的形态随分泌周期的时相不同而异,有的为高柱状,有的为立方形,有的呈扁平形,腺腔内充满乳汁。断乳后,催乳激素水平下降,乳腺停止分泌,腺组织逐渐萎缩,结缔组织和脂肪组织增多,乳腺恢复到静止期的结构。

【血管及淋巴系】

1. 动脉 乳房的动脉主要有 2 支:①胸廓内动脉,又称内乳动脉。内乳动脉起自锁骨下动脉,在胸骨旁肋软骨后面向下行进,从第 1~4 肋间穿出,穿过胸大肌供血给内侧乳房;②胸外侧动脉,起自腋动脉中段,为腋动脉的一分支。它沿胸大肌外侧缘行走,供血给外侧乳房。

内乳动脉和胸外侧动脉以及相应的肋间动脉分支在乳晕区分出丰富的分支相互吻合。此外,第 3~5 肋间动脉的前支,分别与内乳动脉、胸外侧动脉分支相互吻合,以供血给乳房下部。

2. 静脉 从肿瘤临床的角度看,乳房的静脉似乎比动脉更具有重要的意义,因为它的回流对乳腺癌的转移有十分重要的作用。

乳房静脉可分深浅两组:
(1)浅静脉组:浅静脉组分布在乳房皮下,汇集回流到内乳静脉和颈前静脉。
(2)深静脉组:深静脉组分为以下三支。
1)内乳静脉肋间支:引流内侧乳房血液回流到同侧无名静脉(头臂静脉)。
2)腋静脉分支:引流乳房外侧血液回流到锁骨下静脉和头臂静脉。
3)肋间静脉:引流乳腺血液经肋间静脉回流到奇静脉。
上述 3 组静脉再经上腔静脉入肺,故乳腺癌也可以有肺转移。

3. 乳房内的淋巴管网 乳房的淋巴管网非常丰富,它由皮肤、乳腺小叶和腺泡周围间隙的淋巴网组成,并与整个胸、颈、腋、腹部等处的淋巴网相连通,可分为深、浅两层。浅层淋巴管网,沿乳腺的各级导管向乳晕、乳头下集中,形成乳晕淋巴丛,然后再经毛细淋巴管注入到深层淋巴管网;深层淋巴管网,存在于胸筋膜上。

乳房淋巴管只有向外的流出道,无向内的流入道。其淋巴液输出有四个途径:
1)乳房大部分淋巴液经胸大肌外侧缘淋巴管引流至腋窝淋巴结,再流向锁骨下淋巴结。部分乳房上部淋巴液可流向胸大、小肌淋巴结,直接到达锁骨下淋巴结,再流向锁骨上淋巴结。
2)部分乳房内侧的淋巴液通过肋间淋巴管流向胸骨旁淋巴结。

3）两侧乳房间皮下有交通淋巴管，一侧乳房的淋巴液可以流向另一侧。
4）乳房深部淋巴网可沿腹直肌鞘和肝镰状韧带通向肝。

乳房浅淋巴管网广泛吻合，两侧相互交通。当乳腺癌累及浅淋巴管时，可导致所收集范围的淋巴回流受阻，发生淋巴水肿，使局部皮肤出现点状凹陷，呈"橘皮样"改变，是诊断乳腺癌的重要依据。

第二节 乳房检查

检查应在光线明亮处，患者端坐，两侧乳房充分暴露，以利于对比。检查乳房的最佳时间一般是月经结束后的第7天至第10天左右，因为此时雌激素对乳腺的影响最小，乳腺处于相对静止状态，乳腺的病变或异常容易被发现。而绝经后的女性可随意选择就诊时间。

【视诊】

观察乳腺的发育情况，两侧乳房是否对称，大小是否相似，两侧乳头是否在同一水平上，乳头是否有回缩凹陷；乳头、乳晕有无糜烂，乳房皮肤色泽如何，有无水肿和橘皮样变，是否有红肿等炎性表现，乳腺区浅表静脉是否怒张等。

【触诊】

根据需要选择坐位或卧位。先检查健侧乳房，再检查患侧，以便对比。正确的方法是四指并拢，用指腹平放在乳房上轻柔触摸，切勿用手指去抓捏，否则会将捏起的腺体组织错误地认为是乳腺肿块。其顺序是：外上、外下、内下、内上象限，继而触按中央区，挤压乳头看有无液体溢出，如果有溢液，需依次按压乳晕四周，并记录溢液来自哪一根乳管。最后触按腋窝、锁骨下及锁骨上淋巴结。发现乳房内有肿块时，应明确肿块的位置、数目、形状、大小、质地、边界、表面情况、活动度、有无压痛，手指轻轻提起肿块附近的皮肤，以确定是否与皮肤粘连。

【特殊检查】

1. 钼靶X线检查（mammography） 目前广泛用于乳腺癌的普查。能够早期发现肿块、恶性钙化灶。乳腺癌在钼靶X线的表现为高密度影，边界不规则，或呈毛刺征，有些可见簇状沙粒样钙化灶。

2. 超声检查 是常用的一种检查方法，对囊性病变有检出优势。结合彩色多普勒血流显像仪，可清晰的在二维图像的基础上显示出肿瘤的血供特点及血流动力学改变，对肿瘤的良、恶性诊断提供了重要信息。

3. 乳腺核磁共振成像（MRI） 具有极好的组织分辨能力和无辐射的特点，对于乳腺的极微小病灶、乳腺癌的分期和评估有重要意义。与其他检查方法相比可获得更多、更准确的信息。

4. 乳管镜检查 为乳头溢液患者的检查提供了新的方法。通过内镜仪器可获得清晰的乳腺导管影像，可为此类患者术前明确病变性质、数量和部位提供较详细的参考。

5. 活组织病理学检查 乳腺癌的检查方法很多，包括体检、乳腺X线摄片、超声、乳管镜检查等，但最终的确诊仍然要依靠病理学诊断。常用的活检方法有空芯针穿刺活检术（core needle biopsy，CNB）、麦默通（mammotome）真空旋切活检术和细针针吸细胞学检查（fine needle aspiration cytology，FNAC）。前两者病理诊断准确率高，可达到90%~97%，后者准确率为 70%~90%。如果上述方法不能明确者,可将肿块连同周围组织一并切除,行术中冰冻活检或病理检查。乳头糜烂疑似乳头湿疹样癌时,可做乳头糜烂部刮片或细胞学检查。

第三节 急性乳腺炎

急性乳腺炎(acute mastitis)是乳腺急性化脓性感染,患者多为产后哺乳期妇女,尤其是初产妇。可发生在哺乳期的任何时间,而产后 3~4 周哺乳期最常见。

【病因】

1. 乳汁淤积 乳汁淤积有利于入侵细菌的生长繁殖。乳汁淤积的原因有:乳头发育不良;乳汁过多或婴儿吸乳少;乳管不通。

2. 细菌侵入 乳头内陷时婴儿吸乳困难,易造成乳头周围的破损,是细菌沿淋巴管入侵造成感染的主要途径。另外婴儿经常含乳头而睡,也可使婴儿口腔内炎症直接侵入蔓延至乳管,继而扩散至乳腺间质引起化脓性感染。也可发生于断奶时,6 个月以后的婴儿已长牙,易致乳头损伤。

【临床表现】

患侧乳房疼痛、红肿、变硬、压痛、局部皮温升高。随着炎症的发展,患者可有高热、寒战、脉搏加快,常有患侧的淋巴结肿大,血白细胞计数增多,以后形成脓肿。脓肿形成后可有波动感。脓肿可以是单房性也可是多房性的,浅表的脓肿易被发现,而较深的脓肿波动感不明显。严重感染者可并发脓毒血症。

【治疗原则】

原则是消除感染、排空乳汁。早期呈蜂窝织炎表现时不宜手术,脓肿形成后主要治疗措施是及时手术治疗。

1. 物理治疗 用 25% 硫酸镁湿热敷,每次 20~30 分钟,每日 3~4 次。有条件时可进行理疗。

2. 药物治疗

(1) 中药治疗:蒲公英性平味甘微苦,有清热解毒、消肿散结及催乳作用,无论煎汁口服,还是捣泥外敷,对治疗急性乳腺炎皆有效。

(2) 西药治疗:致病菌以金黄色葡萄球菌为主,可先选用青霉素治疗,肌注或静滴。若患者对青霉素过敏,则应用红霉素。

3. 手术治疗 一旦脓肿形成应及时手术。浅表的小脓肿可在局麻下进行,大而深的脓肿应在静脉麻醉下进行。在脓肿中央、波动最明显处作切口,切口要足够大,为避免损伤乳管,应做放射状切口,乳晕下脓肿应沿乳晕边缘做弧形切口,深部脓肿或乳房后方脓肿可沿乳房下缘做弧形切口。进入脓腔后,用手指探查,打通所有脓肿内的间隔,以保证引流通畅。如属乳房后脓肿,应将手指深入乳腺后间隙,轻轻推开,使脓液通畅流出。哑铃状脓肿,必要时可作对口引流。所有脓肿切开后应放置引流物,每日换药。

【护理评估】

1. 健康史

(1) 乳汁淤积史:乳汁淤积有利于入侵细菌的生长繁殖,是引起急性乳腺炎的主要原因。致乳汁淤积的原因有：乳头内陷或过小,妨碍婴儿吸吮；乳汁分泌过多或婴儿吸乳少,每次哺乳不能排空乳汁。

(2) 细菌入侵史：乳头破裂或皲裂使细菌沿淋巴管入侵,这是主要途径。细菌也可直接经乳头开口侵入而致感染。

2. 身体状况　　发病初期患者感觉患乳胀痛,局部红肿、发热,触及痛性硬块。随着炎症发展,患乳红肿加重,常有患侧腋窝淋巴结肿大和压痛,伴有高热、寒战、脉搏加快等全身症状。数天后形成乳房脓肿。

3. 辅助检查

(1) 血常规检查：血白细胞计数增多和中性粒细胞比例明显增高。

(2) 脓肿穿刺及脓液细菌培养：抽出脓液表示脓肿已形成,脓液可作为细菌培养及药物敏感试验。

4. 心理-社会状况　　患者因担心婴儿喂养与发育,情绪波动较大,注意家庭其他成员对患者生活和情绪的影响。

【护理诊断/合作性问题】

1. 焦虑　　与担心自身健康及婴儿喂养有关。

2. 体温过高　　与炎症有关。

3. 知识缺乏　　缺乏哺乳卫生和预防乳腺炎的知识。

4. 皮肤完整性受损　　与手术切开引流或脓肿破溃有关。

【护理目标】

(1) 患者乳腺炎症得到控制,体温恢复正常。

(2) 患者情绪稳定。

(3) 患者了解乳腺炎的预防知识。

【护理措施】

1. 一般护理　　加强哺乳期护理,增强抵抗力,促进产后恢复,防止并发症。

(1) 饮食：高蛋白、高热量、高维生素、低脂肪食物,保证足量水分的摄入。

(2) 休息：注意休息、适当运动、劳逸结合。

(3) 个人卫生：养成良好的产褥期卫生习惯,勤更衣,定期沐浴,保持口腔、皮肤和会阴部的清洁。

2. 病情观察　　定时测量体温、脉搏、呼吸,了解血白细胞计数及分类变化,必要时做血培养及药敏实验。

3. 患侧乳房暂停哺乳　　定时用吸乳器吸空乳汁,防止乳汁淤积。

4. 促进局部血循环　　用宽松的胸罩托起两侧乳房,以减轻疼痛、促进血液循环。

5. 对症处理　　高热者予以物理降温,必要时应用解热镇痛药物。

6. 伤口护理　　脓肿切开后,保持引流通畅,按时更换敷料。

7. 心理护理　　介绍急性乳腺炎的发病原因和治疗方法,让患者了解炎症消退后,乳腺炎对乳房的外观形态及哺乳功能均无影响,只要做好预防工作,可避免再次发生。

【护理评价】

(1) 患者疼痛减轻,并逐渐消失。

(2) 患者体温逐渐恢复正常。

（3）患者能叙述急性乳腺炎的预防方法。

【健康教育】

1. 保持乳头和乳晕清洁　孕妇定期用肥皂水及温水清洗两侧乳头，妊娠后期每天清洗1次；产后每次哺乳前、后均需清洁乳头，以保持局部干燥和洁净。

2. 纠正乳头内陷　乳头内陷者于妊娠期每天挤捏、提拉乳头。

3. 养成良好的哺乳习惯　定时哺乳，每次哺乳时让婴儿吸净乳汁，如有淤积及时用吸乳器或手法按摩排空乳汁；培养婴儿养成不含乳头睡眠的好习惯；注意婴儿口腔卫生，及时治疗婴儿口腔炎症。

4. 乳头、乳晕破损或皲裂者　当乳头发生破裂，应告诉乳母停止婴儿吸吮，用吸乳器吸出乳汁以哺育婴儿。可将乳汁涂于皲裂的乳头上，或局部涂10%复方安息香酊、10%鱼肝油铋剂或维生素AD软膏。注意保持婴儿的口腔卫生。

第四节　乳　腺　癌

乳腺癌（breast cancer）是女性最常见恶性肿瘤之一。在我国占全身各种恶性肿瘤的7%~10%。提高早诊率是提高治愈率的关键，在早期乳腺癌中导管原位癌的治愈率可达到95%以上。

1997年美国癌症学会（American Cancer Society,ACS）建议乳腺癌普查原则：18~39岁每月1次乳房自我检查，3年一次临床体检。40~49岁每年1次临床体检和乳腺X线检查。50岁以上每年1次临床体检和乳腺X线检查，每月1次乳房自我检查。对于普查终止年龄并无限制。

【病因】

病因不清，但有报道指出：雌激素与乳腺癌的发生密切相关。乳腺癌发生的易感因素如下。

1. 年龄因素　在女性中，发病率随着年龄的增长而上升，在月经初潮前罕见，20岁前亦少见，但20岁以后发病率迅速上升，45~50岁较高，但呈相对的平坦，绝经后发病率继续上升，到70岁左右达最高峰。死亡率也随年龄而上升，在25岁以后死亡率逐步上升，直到老年时始终保持上升趋势。

2. 遗传因素　一级亲属中有乳腺癌病史者，其发病的危险性是正常人群的2~3倍。

3. 内分泌因素　月经初潮年龄早于12岁、绝经年龄晚于50岁、40岁以上未孕及初次足月产的年龄大于35岁发生乳腺癌的风险明显增高。

4. 饮食习惯　饮食和乳腺癌有一定关系。高能量、高脂肪的饮食容易形成肥胖，肥胖女性患乳腺癌机会增大。

5. 环境因素　北美、北欧地区乳腺癌发病率约为亚洲、非洲、拉丁美洲地区的4倍。

【病理类型】

乳腺癌有多种分型方法，目前国内多采用以下病理分型。

1. 非浸润性癌　又称原位癌，指癌细胞局限在上皮基底膜内生长，癌灶没有转移。包括导管内癌、小叶原位癌、乳头湿疹样癌（伴发浸润性癌者不在此列）。此型属早期，预后较好。

2. 早期浸润性癌　包括早期浸润性导管癌及早期浸润性小叶癌，仍属早期，预后较好。

3. 浸润性特殊癌　包括乳头状癌、髓样癌（伴大量淋巴细胞浸润）、黏液腺癌、腺样囊腺癌、大汗腺癌、鳞状细胞癌。此类分化一般较高,预后尚好。

4. 浸润性非特殊癌 浸润性小叶癌、浸润性导管癌、单纯癌、髓样癌(伴大量淋巴细胞浸润)、硬癌、腺癌。此型分化一般较低,预后较上述差,且是乳癌中最常见的类型,占80%。

5. 其他罕见癌 包括分泌型(幼年型)癌、富脂质型(分泌脂质)癌、纤维腺瘤癌变、乳头状瘤癌变等。

【转移途径】

1. 局部扩展 癌细胞沿导管蔓延,或沿筋膜间隙伸展,继而侵及皮肤,首先累及乳腺悬韧带,使之缩短,从而形成酒窝征,如皮下淋巴管被癌细胞堵塞,引起淋巴回流障碍,则出现橘皮样水肿。淋巴管内癌细胞继续生长,可发展成分散的结节,即卫星结节。

2. 淋巴转移 可循乳房淋巴液的四条输出途径扩散。原发癌灶位于乳头、乳晕区及乳房外侧者,约80%发生腋窝淋巴结转移。原发癌灶位于乳房内侧者,约70%发生胸骨旁淋巴结转移。

3. 血运转移 癌细胞可经淋巴途径进入静脉,也可直接侵入血液循环而至远处转移。最常见的远处转移依次是为骨、肺、肝。

【临床表现】

早期表现是患侧乳房出现无痛、单发的小肿块,常是患者无意中发现。肿块质硬,表面不光滑,与周围组织分界很不清楚,在乳房内不易被推动。随着肿瘤增大,可引起乳房局部隆起。若累及Cooper韧带,可使其缩短而致肿瘤表面皮肤凹陷,即所谓"酒窝征"。邻近乳头或乳晕的癌肿因侵入乳管使之缩短,可把乳头牵向癌肿一侧,进而可使乳头扁平、回缩、凹陷。癌块继续增大,如皮下淋巴管被癌细胞堵塞,引起淋巴回流障碍,出现真皮水肿,皮肤呈"橘皮样"改变。

乳腺癌发展至晚期,可侵入胸筋膜、胸肌,以致癌块固定于胸壁而不易推动。如癌细胞侵入大片皮肤,可出现多数小结节,甚至彼此融合。有时皮肤可溃破而形成溃疡,这种溃疡常有恶臭,容易出血。

乳腺癌淋巴转移最初多见于腋窝。肿大淋巴结质硬、无痛、可被推动;以后数目增多,并融合成团,甚至与皮肤或深部组织粘着。乳腺癌转移至骨、肺、肝时,可出现相应的症状。例如肺转移可出现胸痛、气急,骨转移可出现局部疼痛,肝转移可出现肝大、黄疸等。

某些类型乳腺癌的临床表现与一般乳腺癌不同。值得提出的是炎性乳腺癌(inflammatory breast carcinoma)和乳头湿疹样乳腺癌(Paget's carcinoma of the breast)。炎性乳腺癌并不多见,特点是发展迅速、预后差。局部皮肤可呈炎症样表现,开始时比较局限,不久即扩展到乳房大部分皮肤,皮肤发红、水肿、增厚、粗糙、表面温度升高。

乳头湿疹样乳腺癌少见,恶性程度低,发展慢。乳头有瘙痒、烧灼感,以后出现乳头和乳晕的皮肤变粗糙、糜烂如湿疹样,进而形成溃疡,有时覆盖黄褐色鳞屑样痂皮。部分病例于乳晕区可扪及肿块。较晚发生腋淋巴结转移。

【诊断】

详细询问病史及临床检查后,大多数乳房肿块可得出诊断。但乳腺组织在不同年龄及月经周期中可出现多种变化,因而应注意体格检查方法及检查时距经期的时间。乳腺有明确的肿块时诊断一般不困难,但不能忽视一些早期乳腺癌的体征,如局部乳腺腺体增厚、乳头溢液、乳头糜烂、局部皮肤内陷等,以及对有高危因素的妇女,可应用下列辅助检查。

1. 超声检查 超声扫描能够鉴别乳腺的囊性与实性病变。乳腺癌超声扫描多表现为形态不规则、内部回声不均匀的低回声肿块,彩色超声可显示肿块内部及周边的血流信号。

2. 钼靶 X 线检查 是一种经典的检查手段,是通过专门的钼靶 X 线机摄片进行实现的。乳腺癌在 X 线片中病灶表现形式常见有较规则或类圆形肿块、不规则或模糊肿块、毛刺肿块、透亮环肿块四类。另外乳腺钼靶对于细小的钙化敏感度较高,能够早期发现一些特征性钙化(如簇状沙粒样钙化等)。

3. 乳腺磁共振成像(MRI) 核磁共振检查是软组织分辨率最高的影像检查手段,较钼靶 X 线和超声有很多优势。

4. 针刺细胞学检查 空芯针穿刺活检术(core needle biopsy,CNB)、麦默通(mammotome)真空旋切术活检和细针针吸细胞学检查(fine needleaspiration cytology,FNAC)。麦默通真空旋切术活检是目前最先进的微创活检系统,它主要是由旋切刀和真空抽吸泵两大装置组成,对乳腺可疑病灶可进行重复切割,以获取乳腺的组织学标本,为乳腺癌发现和诊断提供了更多、更好的方法。

【分期】

乳腺癌的分期目前多采用美国癌症联合委员会建议的 T(原发癌瘤)、N(区域淋巴结)、M(远处转移)分期法(2003 年修订),内容如下:

T_x　原发肿瘤无法评估

T_0　原发肿瘤未查出

T_{is}　原位癌(非浸润性癌和未查出肿块的乳头湿疹样癌)

T_1　肿瘤最大直径≤2cm

T_2　肿瘤最大径大>2cm,但≤5cm

T_3　肿瘤最大径>5cm

T_4　无论肿瘤大小,直接侵及胸壁或皮肤,炎性乳癌亦属之

N_x　区域淋巴结无法评估

N_0　同侧腋窝淋巴结无肿大

N_1　同侧腋窝淋巴结有肿大,可推动

N_2　同侧腋窝淋巴结有肿大,且相互融合,或与周围组织粘连

N_3　同侧锁骨上淋巴结转移,同侧胸骨旁淋巴结转移

M_0　无远处转移

M_1　有远处转移

根据以上情况组合,可把乳腺癌分为以下各期

0 期:$T_{is}N_0M_0$

I 期:$T_1N_0M_0$

Ⅱ 期:$T_{0\sim1}N_1M_0$,$T_2N_{0\sim1}M_0$,$T_3N_0M_0$

Ⅲ 期:$T_{0\sim2}N_2M_0$,$T_3N_{1\sim2}M_0$,T_4 任何 NM_0,任何 TN_3M_0

Ⅳ 期:包括 M1 的任何 TN

【治疗原则】

随着对乳腺癌生物学行为认识的不断深入以及治疗理念的转变与更新,乳腺癌的治疗进入了综合治疗时代,形成了乳腺癌局部治疗与全身治疗并重的治疗模式。

1. 手术治疗

（1）乳腺癌改良根治术：切口依肿瘤所在部位及乳房的大小、形态设计。切开皮肤后，游离皮瓣，切除乳腺组织及胸肌筋膜，清扫腋窝淋巴结。注意清除腋窝淋巴结时应保留胸长神经和胸背神经以及肩胛下血管。该手术保留了胸肌，术后外观效果较好，是目前常用的手术方式。

（2）全乳房切除术：手术范围包括全部乳房及胸大肌筋膜。该手术适宜原位癌或年迈体弱不宜作改良根治术者。

（3）保留乳房的乳腺癌切除术：手术应切除肿瘤、肿瘤周围 1~2cm 的组织，确保边缘无肿瘤细胞浸润。术后必须行辅助放疗。该手术适宜Ⅰ~Ⅱ期乳癌患者，且乳房有适当体积，术后能保持外观效果者。多中心或多灶性、无法获得切缘阴性者禁忌实施该手术。

（4）乳癌术后乳房再造术：患者接受外科治疗，往往因乳房的缺损，给患者形体及心理造成巨大创伤。这些烦恼可通过乳房再造解决。一般来说乳房再造没有年龄限制，只要健康状况允许均可以作乳房再造。

2. 化学药物治疗 乳腺癌是实体瘤中应用化疗最有效的肿瘤之一，手术取出肿瘤后再应用化学抗癌药物杀灭残存的肿瘤细胞。

术前化疗又称新辅助化疗，多用于Ⅲ期病例，可探测肿瘤对药物的敏感性，并降低临床（TNM）分期，为无手术条件的患者提供手术的可能，提高根治性手术的切除率，同时也增加了保乳手术的机会。

3. 内分泌治疗 内分泌治疗是乳腺癌主要全身治疗手段之一。乳腺癌细胞中雌激素受体（ER）含量高者，称激素依赖性肿瘤，这类患者对内分泌治疗有效。而雌激素受体含量低者，称非激素依赖性肿瘤，这类患者对内分泌治疗反应差。因此手术后的标本应测定雌激素受体和孕激素受体（PgR），可帮助选择辅助治疗方案。

4. 放射治疗 是乳腺癌的局部治疗手段之一。是保留乳房的乳癌术后的重要组成部分，此外对于肿瘤大于 5cm、有脉管癌栓、有淋巴结转移者均应进行术后的辅助放疗。

5. 生物治疗 通过转基因技术制备的曲妥株单抗对 HER2 过表达的乳腺癌患者有一定的效果，资料显示用于辅助治疗可降低乳腺癌复发率，特别是对其他化疗药物无效的 HER2 过表达的患者也能有部分疗效。

【护理评估】

1. 术前评估

（1）健康史。一般资料：年龄、生育史、月经史。过去史：有无对侧乳腺癌及其他部位肿瘤病史或手术治疗史；有无其他伴随疾病，如：心血管疾病、糖尿病等；重要脏器功能状态及营养状况等。家族史：家族中有无乳腺癌或其他肿瘤患者。

（2）身体状况：局部：除双侧乳房外，还包括有无腋窝或其他部位淋巴结肿大。全身：估计可能采取的手术及患者对手术治疗的耐受力。辅助检查：包括特殊检查及与手术耐受性有关的检查结果。

（3）心理-社会状况：认知程度：患者对疾病预后、拟采取手术方案以及手术后康复知识的了解和掌握程度。心理承受程度：患者对手术及手术可能导致的并发症、自我形象紊乱和生理机能改变的恐惧、焦虑程度和心理承受能力，以确认其输出性行为，促进适应性反应。家属心理状态：家属对本病及其治疗方法、预后的认知程度及心理承受能力。经济状况：家庭对患者的手术、化疗和放疗的经济承受能力。

2. 术后评估

（1）康复状况：术后伤口引流管是否通畅；引流液的色、质、量；皮瓣和切口愈合情况等。

（2）肢体功能：患侧上肢有无水肿、血液循环及功能状态，锻炼计划实施情况。

（3）心理和认知状况：患者及家属对有关乳房疾病健康教育内容的掌握程度和出院前的心理状况。

（4）预后判断：根据患者的临床症状、特殊检查、手术情况和术后病理学检查结果评估乳腺癌的分期和预后。

【护理诊断/合作性问题】

1. 恐惧/焦虑　与对癌症的恐惧、乳房缺失后的忧虑有关。

2. 有组织完整性受损的危险　与患侧上肢淋巴引流不畅、头静脉被结扎、腋静脉栓塞或感染有关。

3. 有感染的危险　与引流管留置有关。

4. 有自尊紊乱/自我形象紊乱的危险　与乳房或邻近组织切除、瘢痕形成、乳房再造或义乳致双侧不对称有关。

5. 知识缺乏　缺乏有关术后上肢功能锻炼及乳腺癌预防的相关知识。

【护理目标】

（1）患者情绪稳定，能接受失去乳房的事实。

（2）患侧上肢恢复正常活动。

（3）患者能够主动应对身体外观的变化。

（4）患者伤口无感染与坏死。

【护理措施】

1. 术前护理

（1）皮肤准备：对切除范围大、考虑植皮的患者应做好供皮区皮肤准备。

（2）心理护理：乳腺癌患者术前复杂的心理变化主要表现为对癌症的否认、对手术的害怕、对预后的恐惧及对根治术后胸部形态改变的担忧。多了解和关心患者，加强心理疏导，向患者和家属耐心解释手术的必要性和重要性，解除其思想顾虑。介绍患者与曾接受过类似手术已痊愈的妇女联系，通过成功者的现身说法帮助患者渡过心理调适期，使其相信一侧乳房切除将不影响正常的家庭生活、工作和社交；告知患者今后行乳房重建的可能，鼓励其树立战胜疾病的信心、以良好的心态面对疾病和治疗。

（3）饮食：鼓励进食高蛋白、高能量、富含维生素和膳食纤维的食物，为术后创面愈合创造有利条件。

2. 术后护理

（1）体位：术后血压平稳后可取半卧位，以利于引流和呼吸。

（2）饮食：术后 6 小时无恶心、呕吐等麻醉反应，可正常饮食，保证足够的热量和维生素，以利康复。

（3）伤口护理：①皮瓣：观察皮瓣颜色及创面愈合情况并记录。手术部位应用胸带加压包扎，使皮瓣紧贴创面，松紧度适宜；观察患侧上肢远端血液循环，包括皮肤颜色、温度、动脉搏动、肢体有无肿胀。②引流管：妥善固定，卧床时固定于床旁，起床时固定于衣服上；保证有效负压吸引；观察引流量、颜色、性状并记录。待无积液后创面与皮肤紧贴即可拔管;引流过程中若有局部积液、皮瓣不能紧贴胸壁且有搏动感,应报告医生,及时处理。

(4) 并发症的护理:①患侧上肢肿胀:可发生于术后 2 个月,持续 15~20 年。大量清扫淋巴组织和结扎腋静脉分支,导致患肢静脉和淋巴回流不畅而水肿。应嘱抬高患肢,自下而上,按摩(向心性按摩,每次 30 分钟)患侧上肢或进行握拳、屈、伸肘运动,以促进淋巴回流。患肢不能负重,避免穿过紧衣服、戴过紧首饰,防止患肢循环不畅。弹力绷带保护,避免受伤。也可行患肢气压治疗,改善水肿。禁忌患侧上肢测血压、抽血、静脉或皮下注射,平卧时用垫枕垫高上肢,下床活动时用吊带托扶,需他人扶持时只能扶健侧,以防腋窝皮瓣滑动而影响愈合。②皮下积液:引流管位置不当,抽吸不及时,创面过大,患者过早进行患肢外展活动引起。于皮下抽液或重新放置引流管,胸带加压包扎。③皮瓣坏死:皮瓣过紧,牵拉后血运不好。保持伤口清洁、干燥,及时换药,进行植皮。④气胸:乳腺癌扩大根治术有损失胸膜可能,术后应加强观察,及早发现予以处理。

(5) 功能锻炼:术后 24 小时内,限制活动范围,可活动手腕和肘关节。24 小时后,应考虑伤口缝合情况,根据术式不同,在医生指导下适度活动。术后 7 天内,嘱患者禁止肩关节外展活动,避免过度牵拉伤口,以免造成皮下积液。

(6) 心理护理:诱导正确观念,面对现状,提供改善自我形象的措施及方法,注重患者隐私,在护理等操作时避免过度暴露手术部位,必要时屏风遮挡。

【护理评价】

(1) 患者恐惧/焦虑缓解,情绪稳定。
(2) 患者患侧肢体无肿胀,功能无障碍。
(3) 置引流管期间患者未出现感染征象。
(4) 患者及家属能正确接受手术所致的乳房外形改变。
(5) 患者掌握功能锻炼的方法,具备自我保健的知识,能正确使用假体。

【健康教育】

1. 活动　术后近期避免用患肢搬动、提取重物,循序渐进活动术侧肢体。

2. 避孕　术后 5 年内应避免妊娠。

3. 放疗或化疗　定时进行放、化疗,放疗期间注意保护皮肤,出现放射性皮炎时及时就诊。化疗期间定期复查肝功能、血常规,一旦出现骨髓抑制现象(血白细胞$<4.0\times10^9$/L),应暂停放化疗。

4. 义乳或假体　提供患者改变自我形象的方法;出院时佩戴无重量的义乳(有重量的待治愈后佩戴);不穿过紧的衣服。

5. 自查　术后患者每月自查 1 次,健侧乳房每年 X 线摄片检查 1 次,以便早期发现复发征象。有家族史患者的姐妹和女儿属于乳腺癌的高危人群,应自乳房发育后每月查乳房 1 次,并定期到医院体检。

自查的方法:站在镜前,双臂垂于两侧,观察自己乳房是否对称、乳头有无内陷及皮肤颜色。于不同体位(仰卧床上、被查侧的手臂分别放于身侧及枕于头后)将手指平放于乳房,从外向乳头逐渐检查有无肿块;再检查两侧腋窝有无肿大淋巴结;最后用拇指及示指轻轻挤压乳头查有无溢液,疑有异常及时就医。

(王贵军)

思 考 题

患者,女性,55岁,发现左侧乳房无痛性包块2个月。查体:左乳房内上象限有一肿块,约3cm×5cm大小,质硬,不光滑,边界不清,活动度差。左腋窝可扪及肿大淋巴结。问题:

(1) 该患者最可能的医疗诊断是什么?

(2) 该患者采用怎样的治疗原则最好?

(3) 假如为患者实施乳腺癌根治术,术后应采取哪些护理措施?

第三十三章 妇女保健

> **学习目标**
> 识记:妇女各期保健工作内容;妇女劳动保护与保健法规。
> 理解:妇女保健工作的意义、目的和方法;女性心理保健内容。
> 运用:对围婚期、围生期、围绝经期妇女进行保健指导;正确运用孕产期保健质量统计指标,评价围生期妇女保健工作质量。

妇女保健学是一门综合性交叉学科,以妇女为对象,运用现代医学和社会科学的基本理论、基本技能及基本方法,研究妇女身体健康、心理行为及生理发育特征的变化及其规律,分析其影响因素,制订有效的保健措施。妇女保健是我国卫生保健事业的重要组成部分,与临床医学、疾病预防控制构成我国医学卫生防病的基本体系。本章通过对妇女青春期、围婚期、围生期、围绝经期、老年期保健内容的介绍,阐述了各期的特点及保健指导,从而保障妇女的身心健康。同时介绍了孕产期保健质量统计指标,以评价妇女保健工作的质量。

第一节 概 述

【妇女保健工作的意义】

妇女保健是我国卫生保健事业的重要组成部分,它与临床医学、疾病预防控制构成我国医学卫生防病的基本体系。其宗旨是维护和促进妇女身心健康,采取以群体为服务对象,以预防为主,以保健为中心,以基层为重点,以临床为基础,以保健与临床相结合的方法,开展以保障生殖健康为核心的妇女保健工作。做好妇女保健工作,有利于提高人口素质,维护家庭幸福,并促进计划生育、优生优育的贯彻和落实。

【妇女保健工作的目的】

妇女保健工作的目的在于通过积极的普查、预防、保健及监护措施,开展贯穿妇女青春期、围婚期、生育期、围生期、围绝经期及老年期的各项保健工作,以降低孕产妇及围生儿死亡率,减少患病率和伤残率,控制某些疾病发生及性传播疾病的传播,从而提高妇女的身心健康。

【妇女保健的服务范围】

从年龄来看,妇女保健的服务范围是从出生到死亡;从服务性质来看,随着医学模式的转变,除身体保健外,还包括心理社会方面的保健。妇女保健涉及女性的各个时期,研究各期的特点和保健要求,影响健康的自然、社会环境和遗传等方面的危险因素,制订保健的措施,以及疾病普查、妇女劳动保护、计划生育指导等,以促进妇女健康水平的提高。

【妇女保健工作的方法】

1. 多部门协作,建立健全有关常规及工作制度 妇女保健工作是一个群众性和社会性的系统工程,应坚持政府领导、多部门密切合作、全社会参与的原则,充分发挥各级妇幼保健专业机构的作用,调动各方面的积极性、主动性和竞争性。同时建立健全各种规章制度,做到有章可循,明确职责。

2. 加强妇幼保健队伍建设,提高业务技能水平　根据需要加强保健人员配备,充实各级妇幼保健专业机构。完善妇幼卫生信息网络建设,以便数据采集准确,信息上报通畅。通过短期培训、讲座等方法有计划地组织妇幼保健人员培训,积极开展专业技术人员继续教育,提高其专业技能。

3. 深入调查研究,制订切实可行的工作计划　相关部门应定期进行流行病学的调查研究,分析妇女健康问题及其相关因素。通过调查研究,掌握现状及存在的问题,根据当地人民的实际生活水平、文化卫生知识水平制订相应的工作计划、防治措施和质量评价标准。并注重监督机制,实行目标管理。

4. 开展健康教育,普及卫生知识　健康教育可提高妇女的自我保健意识及自我保健能力,改变不良的生活习惯,是妇女保健的重要工作方法。各级妇幼保健机构应经常开展健康教育,普及卫生知识,做到基层保健与临床保健结合。

【妇女保健工作的组织机构】

1. 卫生行政机构

(1) 卫生部内设妇幼保健司,下设妇幼保健处,领导全国妇幼保健工作。

(2) 省(直辖市、自治区)卫生厅设基层卫生与妇幼保健处。

(3) 市(地)级卫生局设妇幼保健科。

(4) 县(市)级卫生局设妇幼保健所。

2. 专业机构

(1) 妇幼卫生专业机构:各级妇产科医院、儿童医院,综合医院妇产科、计划生育科、儿科、预防保健科,中医医疗机构中的妇科、儿科、妇产科、儿科诊所以及各级妇幼保健机构,不论其所有制关系如何(全民、集体、个体)均属妇幼卫生专业机构。

(2) 各级妇幼保健机构

1) 国家级:目前由国家妇幼保健中心负责管理。

2) 省级:省妇幼保健院。

3) 市(地)级:市(地)妇幼保健院。

4) 县级:县级妇幼保健院(所)。

各级妇幼保健机构均在同级卫生行政部门领导下,认真贯彻落实各项妇幼保健工作方针。

第二节　妇女保健工作内容

妇女保健工作内容包括:①妇女各期保健。②实行孕产妇系统管理,提高围生期保健质量。③计划生育指导。④常见妇女病及恶性肿瘤的普查普治。⑤贯彻落实妇女劳动保健制度。

【妇女各期保健】

1. 青春期保健　青春期是女性身体向成熟阶段发育的过渡时期,保健目的是保护身体的正常发育,共分为三级。一级预防:根据青春期女性的生理、心理和社会行为特点,提供相应的保健指导。包括合理的营养,充足的睡眠,培养良好的生活习惯,适当的体育锻炼和劳动,月经期卫生保健及乳房的保健,还应进行心理卫生及性知识、性道德等方面的教育。二级预防:包括早期发现疾病和行为异常以及减少危险因素两个方面,通过学校保健,定期体格检查,早期发现各种疾病和行为异常,减少或避免诱发因素。三级预防:指青春期女性疾病的治疗和康复。青春期保健以一级预防为重点。

2. 围婚期保健 围婚期是指围绕结婚前后,为保障婚配双方及其后代健康所进行的一系列保健服务措施,包括婚前医学检查、围婚期健康教育及婚前卫生咨询。

婚前医学检查是对准备结婚的男女双方,对可能患有的影响结婚和生育的疾病进行的医学检查。围婚期健康教育是指对准备结婚的男女双方和已婚未育的夫妇进行的以生殖健康为核心的、与结婚及生育有关的保健知识的教育。婚前卫生咨询是指针对医学检查发现的异常情况以及服务对象提出的具体问题进行解答、提供信息、交换意见,帮助受检对象在知情的基础上作出适宜的决定。做好围婚期保健,可以避免近亲间、传染病及遗传病患者间不适宜的婚配或生育,保证婚配双方的健康,使婚姻生活和谐美满,减少遗传疾病的延续,促进下一代的健康,从而提高生活质量和人口素质。

3. 生育期保健 生育期妇女生殖功能旺盛,保健的主要目的是维护正常的生殖功能。包括加强孕产期保健,及时诊治高危孕产妇,降低孕产妇和围生儿死亡率;给予计划生育指导,避免妇女在生育期内因孕育或节育引发各种疾病;根据妇女的生理、心理及社会特征,加强疾病普查及卫生宣传,以便早期发现疾病,早期治疗,确保妇女身心健康。

4. 围生期保健 围生期保健是指从妊娠前开始,历经妊娠期、分娩期、产褥期、哺乳期、新生儿期,持续为孕产妇、胎儿、婴儿提供高质量、全方位的健康保健措施,从而保证母婴安全,降低孕产妇和围生儿死亡率。

(1) 孕前期保健:孕前期保健是指为准备妊娠的夫妇提供以健康教育与咨询、孕前医学检查、健康状况评估和健康指导为主要内容的系列保健服务。指导夫妇双方选择最佳的受孕时期,如适宜的年龄、最佳的身体心理状态、良好的社会环境等,减少高危妊娠和高危儿的发生。女性<18岁或>35岁是妊娠危险因素,易造成难产及其他并发症,应选择适当的生育年龄,女性21~29岁、男性23~30岁为佳。长时间使用药物避孕者应停药改为工具避孕半年后再妊娠。积极治疗对妊娠有影响的疾病,如病毒性肝炎、心脏病等。戒烟酒,避免接触有毒物质和放射线。对有不良孕产史者及患有遗传病、传染病史者,应接受产前咨询,对有严重疾病可能危及孕妇生命安全者,应给予必要的医学指导。

(2) 孕期保健:孕期保健是指从确定妊娠之日开始至临产前,为孕妇及胎儿提供的系列保健服务。目的是加强母儿监护,预防和减少孕产期并发症,确保孕妇和胎儿在妊娠期的安全健康。2011年孕前和孕期保健指南推荐的产前检查孕周分别是:妊娠6~13周$^{+6}$、14~19周$^{+6}$各查一次;妊娠20~36周,每4周查一次;妊娠37~41周,每周查一次。有高危因素者酌情增加。

1) 孕早期保健:孕早期是胚胎、胎儿分化发育阶段,易受外界因素及孕妇疾病影响,而导致胎儿畸形或发生流产。此期应注意防病、防畸胎,避免各种有害的物理、化学、生物、心理等因素的侵袭。尽早确认妊娠,确定基础血压和体重,进行高危妊娠初筛,了解有无不良孕产史及家族史、疾病史。指导生活方式,注意营养,保证充足睡眠,保持心理健康,适当运动。对于患有慢性病不宜继续妊娠者,应告知并及时终止妊娠,高危妊娠者应严密观察,严格执行转诊制度。

2) 孕中期保健:孕中期是胎儿生长发育较快的阶段,应定期进行产前检查,监测胎儿宫内生长发育的各项指标(如宫高、腹围、体重、胎儿双顶径等)及孕妇健康状况。进行胎儿畸形筛查,对疑有畸形或遗传病者应进一步做产前诊断及产前治疗。妊娠晚期并发症的预防也需从此期开始。此外,还需加强孕妇营养,适当补充铁剂和钙剂,指导孕妇胎教,促进母亲角色获得。

3) 孕晚期保健:孕晚期胎儿生长发育最快,孕妇体重增加最明显。应指导孕妇补充营养,但要注意需要量,既要增加又要保持平衡。定期进行产前检查,防止妊娠并发症,指导孕妇掌握自我监护胎儿宫内情况的方法,预防和及早发现胎儿异常。注意监测胎盘功能,及早发现并纠正胎儿宫内缺氧。做好分娩前的准备,考虑对母儿合适的分娩方式,并做好乳房准备,以利于产后哺乳。

(3) 分娩期保健:是指分娩与接产时的各种保健和处理,是保证母儿安全的关键。提倡住院分娩,高危孕妇应提前入院。我国卫生部提出的分娩期保健重点,概括为"五防、一加强"。"五防"是:①防滞产:注意胎儿大小、产道情况、产妇的精神状态,密切观察产程。②防感染:严格执行产房消毒隔离制度及无菌操作规程。③防产伤:尽量减少不必要的干预及不适当的操作,正确处理难产,掌握剖宫产和应用缩宫素指征。④防产后出血:及时纠正宫缩乏力,及时娩出胎盘,观察产后2小时的出血量。⑤防新生儿窒息:预防胎儿窘迫和新生儿窒息,作好新生儿抢救准备。"一加强"是加强对高危妊娠的产时监护和产程处理。

(4) 产褥期保健:目的是预防产后出血、感染等并发症,促进产妇生理功能恢复。

1) 饮食起居:产妇居室应安静舒适、通风良好,保持身体清洁,尤其是会阴部皮肤及乳房清洁,合理饮食,注意休息。

2) 运动:指导产妇尽早进行适当活动,经阴道自然分娩者,产后6~12小时内即可起床做轻微活动,注意避免体位性低血压,动作宜缓慢,产后第2天可在室内随意走动,按时做产后健身操。行会阴后一侧切开或剖宫产者,可适当推迟活动时间,鼓励产妇在床上活动,待拆线后伤口不感疼痛时,也应做产后健身操,以利于体力恢复,避免或减少便秘及静脉血栓的发生,促进骨盆底肌肉及腹肌张力恢复。注意运动量应循序渐进。

3) 家庭适应及产后亲子关系的建立:评估产后父、母亲的家庭角色适应情况,可开展母婴同室及家庭病房,鼓励父母与新生儿进行互动,如检查新生儿身体、面对面的目光交流、语言交流及情感表达。指导家人积极参与育婴活动,如喂奶、换尿布、沐浴、抚触等,提供相应的社会支持。

4) 产后检查及计划生育指导:产后检查包括产后访视和产后健康检查。产后访视共3次,分别在产妇出院后3天内、产后14天和产后28天,以了解产妇及新生儿的健康状况,内容包括:①了解产妇饮食、睡眠及心理状况。②检查两乳房,了解哺乳情况。③观察子宫复旧及恶露。④观察会阴切口、剖宫产切口等,发现异常及时给予指导。产褥期内禁止性生活。产妇应于产后42天到医院进行健康检查,包括全身检查和妇科检查。前者主要包括测血压、脉搏、查血、尿常规,了解哺乳情况,如有内科或产科合并症应做相应检查;后者主要是观察盆腔内生殖器是否已恢复至非孕状态。也应带婴儿来医院做一次全面检查。同时给予计划生育指导,告知产妇可选择的避孕方式及优缺点、适应证及禁忌证,原则上哺乳者以工具避孕为宜,不宜口服避孕药。

(5) 哺乳期保健:哺乳期是指产后产妇用自己的乳汁喂养婴儿的时期,通常为10个月左右。促进和支持母乳喂养是哺乳期保健的主要任务。向产妇及其家人宣传母乳喂养的好处：①母乳是婴儿最理想的食物，营养丰富，适合婴儿消化吸收，且省时省力，经济方便。②母乳含有多种免疫物质，能增强婴儿抵抗力，预防疾病。③婴儿吸吮的运动有助于面部肌肉与牙齿的发育，同时吸吮刺激可促进子宫收缩，防止母亲产后出血，也可降低患乳腺癌、卵巢癌的危险。④母乳喂养可增加母子感情，促进婴儿心理发育。

为提高母乳喂养率，WHO 提出促进母乳喂养的十项措施，包括：①向所有卫生保健人员常规传达母乳喂养政策。②对所有保健人员进行技术培训。③向孕妇宣传母乳喂养的好处。④协助孕妇在分娩后半小时内开始哺乳。⑤指导母亲如何喂奶，以及在必须与婴儿分开的情况下如何保持泌乳。⑥除母乳外，禁止给新生儿任何食物和饮料，除非医疗上需要。⑦实行母婴同室。⑧按需哺乳。⑨不给婴儿吸橡皮奶嘴及安慰物。⑩促进母乳喂养支持组织的建立，并将出院的母亲转给妇幼保健组织。

目前随着医疗保健知识的普及，母乳喂养率在不断提高。但随着婴儿月龄的增长，母乳不足的发生率也在逐月上升。母乳不足是指婴儿未能吃到足够乳汁，分析其原因，有如下几个方面：①母乳喂养因素，包括产后开奶延迟，开奶前使用过奶瓶及橡皮乳头，哺乳次数少及时间过短未吸空乳房。②母亲心理因素，如情绪紧张忧虑或信心不足，不愿哺乳。③母亲健康因素，因母亲服用药物所致乳量减少，以及婴儿生病或口腔畸形。④暂时性供需不足，指婴儿的需要量增加，而乳汁分泌相对不足。

根据以上原因，保健人员的相应职责包括：①定期访视，评估母乳喂养的情况，了解哺乳的次数、持续时间以及是否按需哺乳，观察哺乳的姿势并给予正确的指导。②评估母亲的身心康复情况，了解亲子关系，指导母亲产后的饮食、休息、运动，提供母乳喂养知识和哺乳技巧，帮助其克服紧张焦虑的情绪，增强母乳喂养信心。③指导母亲在哺乳期合理用药，并采取正确有效的避孕措施。④指导母亲通过观察婴儿体重的增长、大小便的次数及性状以判断婴儿是否获得足够的乳量。

5. 围绝经期保健　围绝经期是指妇女 40 岁左右开始出现的与绝经有关的内分泌、生物学和临床表现直至绝经后 1 年的时期。此期因性激素减少，有部分妇女会在绝经前后出现一系列躯体及精神心理症状。此期保健的目的是提高妇女的自我保健意识，提高生活质量。保健内容包括：①合理安排生活，加强营养，注意蛋白质、维生素及微量元素的摄入，进行体育锻炼，保持心情舒畅。②保持外阴部清洁，预防感染，注意绝经后阴道流血情况，由于此期也是妇科肿瘤的好发年龄，故每 1~2 年应进行 1 次妇科检查及肿瘤筛查。③每日进行提肛训练，以预防子宫脱垂及压力性尿失禁。④在医师指导下，采用激素补充治疗、补充钙剂等方法，防治绝经综合征、骨质疏松与心血管疾病的发生。⑤指导避孕至月经停止 12 个月以上。

6. 老年期保健　国际老年学会规定，65 岁以上为老年期。此期是一生中重大的转折点，由于生理上的明显变化所导致的心理及生活上的巨大变化，使老年期的妇女易患各种心身疾病，如萎缩性阴道炎、子宫脱垂、妇科肿瘤、骨质疏松、脂代谢紊乱等。因此应指导老年人加强身体锻炼，合理饮食，预防老年常见病、多发病，定期体检，合理应用激素类药物等，以提高生存质量，健康长寿。

【妇女病及恶性肿瘤的普查普治】

卫生部关于《贯彻 2011—2020 年中国妇女儿童发展纲要实施方案》中提出：对妇女开展疾病防治行动，加强乳腺癌、宫颈癌、贫血等重大疾病防治。继续实施并逐步扩大农村妇女乳腺癌、宫颈癌检查及预防艾滋病、梅毒、乙肝母婴传播等重大公共卫生服务项目。

建立健全妇女保健网络,定期进行妇女疾病及恶性肿瘤的普查普治工作。对35岁以上的妇女,每1~2年普查1次,普查内容包括妇科检查(外阴、阴道、宫颈、双合诊、三合诊)、阴道分泌物检查、宫颈细胞学检查、B型超声检查。当普查发现异常时,应进一步进行阴道镜检查、宫颈活组织检查、分段诊刮术等特殊检查。中老年妇女以防癌为重点,做到早发现、早诊断、早治疗,提高妇女生命质量。针对普查结果,制定预防措施,降低发病率,维护妇女健康。

【计划生育技术指导】

积极开展计划生育技术咨询,做好节育知识的宣教普及,使育龄期妇女了解各种节育方法的安全性和有效性,推广以避孕为主的综合节育措施。人工流产术只能作为避孕失败的最后补救手段,不应作为避孕措施。指导夫妇双方选择适宜的节育方法,降低非意愿妊娠,降低人工流产手术率及妊娠中期引产率,并预防性传播疾病。严格掌握节育手术的适应证及禁忌证,保证和提高节育手术质量,减少和防止手术并发症,确保受术者的安全和健康。

【妇女劳动保护】

由于职业性有害因素可能会影响妇女的生殖器官及生殖功能,并可以通过妊娠、哺乳等途径影响胎儿、婴儿的健康,因此我国政府十分重视保护劳动妇女的健康。目前,我国已建立了较完善的妇女劳动保护和保健法规,如《女职工劳动保护规定》《女职工禁忌劳动范围规定》《中华人民共和国妇女权益保障法》《中华人民共和国母婴保健法》等。以上法规做出了以下规定。

1. 月经期 女职工在月经期不得从事装卸、搬运等重体力劳动及高空、低温、冷水、野外作业;不得从事每小时负重6次以上、每次负重超过20kg的作业,或者间断负重、每次负重超过25kg的作业。

2. 孕期 妇女怀孕后在劳动时间进行产前检查,可按劳动工时计算。孕期不得加班、加点,妊娠满7个月后不得安排夜班,并应当在劳动时间内安排一定的休息时间。不得从事频繁弯腰、攀爬、下蹲的作业。在女职工妊娠期、分娩期、哺乳期不得降低基本工资或解除劳动合同。女职工在妊娠期不能适应原劳动的,用人单位应当根据医疗机构的证明,予以减轻劳动量或者安排其他能够适应的劳动。

3. 产期 女职工顺产假为98日,其中产前休息15日。难产增加产假15日,多胎生育每多生一个婴儿增加产假15日,执行计划生育者可按本地区本部门规定延长产假。女职工妊娠未满4个月流产的,享受15日产假;妊娠满4个月流产的,享受42日产假。

4. 哺乳期 哺乳时间为1年,每班工作应给予1小时的授乳时间,对于生多胞胎者,每多哺乳1个婴儿每日多增加1个小时。有未满1周岁婴儿者,不得安排其加班或夜班劳动。

5. 围绝经期 处于此期的女职工应得到社会广泛的体谅和关怀。经医疗保健机构诊断为绝经综合征者,若治疗效果不佳、已不适应现任工作时,应暂时安排其他适宜的工作。

6. 其他 妇女应遵守国家计划生育法规,但也有不育的自由。各单位应定期对女职工进行以防癌为主的妇女病普查、普治。女职工的劳动负荷,单人一般不得超过25kg,两人抬运不得超过50kg。

【女性心理保健】

1. 月经期心理保健 当月经初潮来临时,身体和心理的巨大变化会带来一系列情绪的变化,如焦虑、烦躁、心情低落等。情绪能够影响月经,情绪障碍、生活方式改变、环境变化及精神紧张等均可导致月经周期紊乱、经量增多、经期延长、闭经等功能性月经异常。因此,有必要开展月经生理和卫生知识教育,使女性懂得月经来潮的意义,消除种种对月经不正确的看法与顾虑;保持情绪稳定,精神愉快,不因经期某些不适而引起烦恼、激怒等情绪波动。

2. 妊娠期心理保健 妊娠期的心理状态分为较难耐受期、适应期和过度负荷期,孕妇最常见的心理问题为焦虑或抑郁,包括对妊娠、分娩、产后以及对胎儿的关心或担心,这时的心理保健重点是心理咨询和心理疏导,为孕妇提供一个良好的生活环境,保持心情愉悦,有疑虑时及时进行心理咨询,消除不必要的紧张担心,有不良的情绪及时宣泄。

3. 分娩期心理保健 分娩期常见的心理问题包括不适应心理、焦虑紧张心理、恐惧心理、依赖心理,表现为对于陌生环境的紧张不适应,担心分娩不顺利及新生儿有缺陷,害怕分娩的疼痛等。这些情绪的改变会影响产力而导致难产,甚至出现并发症。因此,医护人员要在产前进行健康宣教,讲解分娩的生理过程,在分娩过程中要给予耐心安慰,鼓励丈夫或家人陪伴,以消除焦虑,恐惧心理。

4. 产褥期心理保健 产褥期常见的心理问题是焦虑及产后抑郁。在产后2周内产妇会特别敏感,表现为情绪不稳定,易受暗示,依赖性强等。此期的心理保健主要依靠家人和社区妇幼保健人员,要及时了解产妇的心理需要,针对存在的问题进行心理疏导,鼓励母乳喂养及产后锻炼。

5. 围绝经期及老年期心理保健 围绝经期及老年期的妇女由于体内雌激素水平显著降低,引起神经体液调节紊乱而导致心理障碍,主要包括焦虑、抑郁、情绪不稳定、孤独、个性行为改变等。这些反应一般会随着机体逐步适应、内分泌环境重新建立平衡而逐渐消失,可给予一些适当的健康宣教、心理咨询,必要时进行激素替代治疗。鼓励此期的妇女从事力所能及的工作,培养兴趣爱好,增加社会活动。

6. 妇科手术心理保健 由于对卵巢、子宫功能的认识不足,有些女性因患妇科疾病需行卵巢或全子宫切除术时,容易产生心理顾虑,担心失去女性特征、影响女性形体以及影响夫妻性生活等,会产生情绪低落、苦闷、抑郁的表现。因此对于子宫、卵巢切除的患者,术前应进行心理辅导,向患者说明手术的方法及必要性,告知术后不会影响夫妻性生活,也不会改变女性形象,可定期补充适当的激素类药物。另外还需做好其丈夫及家属的工作,得到他们的理解与支持,减少患者的精神压力。对于行绝育手术的妇女,由于多为健康个体,并不是需要通过此项手术解除某些病痛,故易产生害怕疼痛、担心手术后遗症的心理。因此在术前应仔细检查受术者有无神经衰弱、癔症等心理疾病,讲解手术原理,告知节育手术并不影响卵巢功能,缓解其不良心理。

第三节 妇女保健统计

妇女保健统计指标是客观评价妇幼保健工作的质量及反映妇女儿童健康状况最基本的指标,同时也为进一步制订妇幼保健工作规划、开展科研工作提供科学依据。

【孕产期保健指标】

1. 孕产期保健工作统计指标

(1) 产前检查覆盖率=期内接受一次以上产前检查的人数/期内孕妇总人数×100%

(2) 产前检查率=期内产前检查总人次数/期内孕妇总数×100%

(3) 产后访视率=期内产后访视产妇数/期内分娩的产妇总数×100%

（4）住院分娩率＝期内住院分娩的人数/期内分娩产妇总数×100%

2. 孕产期保健质量指标

（1）高危妊娠发生率＝期内高危妊娠人数/期内孕产妇总数×100%

（2）妊娠期高血压疾病发生率＝期内患妊娠期高血压疾病人数/期内孕妇总数×100%

（3）剖宫产率＝期内某地区剖宫产活产儿数/期内该地区活产儿数×100%

（4）产后出血率＝期内产后出血人数/期内产妇总数×100%

（5）产褥感染率＝期内产褥感染人数/期内产妇总数×100%

（6）会阴破裂率＝期内会阴破裂人数/期内产妇总数×100%

3. 孕产期保健效果指标

（1）孕产妇死亡率＝期内孕产妇死亡数/期内孕产妇总数×（10万/10万）

（2）围生儿死亡率＝(孕28足周以上死胎、死产数+生后7日内新生儿死亡人数)/(孕28足周以上死胎、死产数+活产数)×1000‰

（3）新生儿死亡率＝期内生后28日内新生儿死亡数/期内活产儿数×1000‰

【计划生育统计指标】

（1）人口出生率＝某年出生人数/同年平均人口数×1000‰

（2）人口死亡率＝某年死亡人数/同年平均人口数×1000‰

（3）人口自然增长率＝年内人口自然增长数/同年平均人口数×1000‰

（4）计划生育率＝符合计划生育要求的活胎数/同年活产儿总数×100%

（5）节育率＝落实节育措施人数(夫妇任一方)/已婚有生育能力的育龄妇女数×100%

（6）节育失败率＝采取节育措施而妊娠的人数/落实节育措施总人数×100%

（7）绝育率＝男和女绝育数/已婚育龄妇女数×100%

【妇女病普查普治统计指标】

（1）妇女常见病筛查率＝期内该地区实查人数/期内某地区20~64岁妇女人数×100%

（2）妇女常见病患病率＝期内该地区妇女常见病患病总人数/期内某地区实查人数×（10万/10万）

（3）妇女常见病的普治率＝接受治疗人数/患病总人数×100%

（徐文博）

思 考 题

1. 护士如何为妊娠期的妇女提供围生期的保健指导？
2. 护士如何指导围绝经期的妇女适应机体生理变化？

第三十四章 女性生殖系统常用护理技术

> **学习目标**
> 识记：常用护理技术的目的；阴道冲洗常用的溶液，溶液的浓度及温度。
> 理解：常用护理技术的适应证、禁忌证、方法、护理要点。
> 运用：能够正确运用常用护理技术护理妇女和新生儿。

女性生殖系统常用护理技术属于专科技术。本章主要介绍会阴擦洗/冲洗、阴道灌洗、会阴湿热敷、阴道或宫颈上药、坐浴。

第一节 会阴擦洗/冲洗

会阴擦洗/冲洗是利用消毒液对会阴部进行擦洗/冲洗的技术。由于女性会阴部各个孔道彼此相距很近，容易发生交叉感染，而且会阴部温暖潮湿，容易滋生病菌。因此，会阴擦洗/冲洗常用于局部清洁，是女性生殖系统临床护理中最常用的护理技术。

【目的】

（1）保持患者会阴及肛门部清洁，促进患者的舒适及会阴伤口的愈合。
（2）防止生殖系统、泌尿系统的逆行感染。

【适应证】

（1）妇科或产科手术后留置导尿管者。
（2）外阴、阴道手术术后患者。
（3）产后会阴有伤口者。
（4）长期卧床患者。

【物品准备】

一次性垫巾、橡胶单、中单、一次性手套。会阴擦洗盘1个，盘内放置消毒弯盘2个，无菌镊子2把，冲洗或擦洗消毒液500ml（0.02%碘伏溶液，1:5000高锰酸钾液或0.1%苯扎溴铵溶液等）、消毒棉球若干、无菌干纱布2块。会阴冲洗时备冲洗壶和便盆。

【操作方法】

（1）核对患者的床号、姓名，评估会阴情况，向患者说明会阴擦洗/冲洗的目的、方法，以取得其理解、配合。请房内其他人员暂时回避或使用屏风遮挡，以减轻患者的心理负担。
（2）嘱患者排空膀胱，协助患者脱去对侧裤腿盖在近侧，取双腿屈膝仰卧位，略外展，暴露外阴，臀下垫一次性垫巾。
（3）操作者戴一次性手套，将会阴擦洗盘放置床边，用无菌镊子夹取一定数量的棉球置于弯盘内，倒入适量的擦洗液。用一把镊子夹取干净的药液棉球，用另一把镊子夹住棉球进行擦洗，一般擦洗3遍。擦洗的顺序为第1遍时自上而下、自外向内，初步擦净会阴部的污垢、分泌物和血迹等。夹取棉球的镊子放在无菌弯盘内，擦洗用的镊子弃于物品回收盘内。第2遍时用左手拇指、食指分开大小阴唇,右手持镊子夹取消毒棉球,顺序为自上而下、自内向外,或以伤口为中心向外擦洗。每擦洗一个部位更换一个棉球,以防止伤口、尿道口、阴道口被污染。第3遍的擦洗顺序同第2遍。必要时可根据患者的情况增加擦洗的次数,直至擦净。最后用干纱布擦干。

(4) 擦洗结束后,撤去一次性垫单,协助患者整理衣裤及床单位。

(5) 清理用物,脱手套,洗手。

如进行会阴冲洗,注意先将便盆放于橡胶单上,用镊子夹住消毒棉球,一边冲洗一边擦洗,冲洗的顺序同会阴擦洗。进行会阴冲洗时,应用无菌纱球堵住阴道口,防止污水进入阴道,导致逆行感染。

【护理要点】

(1) 操作过程中注意遮挡患者,予以保暖,避免受凉。

(2) 擦洗时,应注意观察会阴部及会阴伤口周围组织有无红肿、分泌物及其性质,观察伤口愈合情况,如发现异常及时记录并向医师报告。

(3) 产后及会阴部手术的患者,每次排便后均应擦洗会阴,预防感染。

(4) 对留置导尿管者,应注意尿管是否通畅,避免脱落、扭曲或受压。

(5) 有伤口感染的患者应最后擦洗,以避免交叉感染。

(6) 每次擦洗/冲洗前后,护士均需洗净双手,然后再护理下一位患者,并注意无菌操作。

【评价】

(1) 患者能够知晓护士告知的事项,正确配合。

(2) 患者会阴部清洁,自感舒适。

(3) 留置导尿管者未出现泌尿、生殖系统的逆行感染。

第二节 阴道冲洗

阴道冲洗是用消毒液对阴道部位进行清洗的技术,通过阴道冲洗可使宫颈和阴道保持清洁,避免当子宫切除过程中阴道与盆腔相通时,细菌或病原体进入盆腔引起感染,减少术后阴道残端炎症等并发症。

【目的】

(1) 清洁阴道,减少分泌物。

(2) 促进阴道血液循环,缓解局部充血。

【适应证】

(1) 各种阴道炎、宫颈炎的局部治疗。

(2) 子宫切除术或阴道手术前的常规阴道准备。

【禁忌证】

(1) 月经期、妊娠期、产后或人工流产术后,子宫颈内口未闭者。

(2) 阴道出血者。

(3) 宫颈癌患者有活动性出血者。

【物品准备】

1. 物品　消毒冲洗筒,输液架,橡皮管(管上有控制冲洗压力和流量的调节开关),冲洗头,窥阴器,弯盘,橡胶单、中单、一次性塑料垫巾,一次性手套,干纱布,便盆。

2. 冲洗溶液　常用的阴道冲洗液有 0.02% 碘伏溶液,1∶5000 高锰酸钾溶液,0.1% 苯扎溴铵溶液,1% 乳酸溶液,4% 硼酸溶液,0.5% 醋酸溶液,2%~4% 碳酸氢钠溶液,生理盐水等。

【操作方法】

(1) 核对患者的床号、姓名,解释阴道冲洗的目的、方法,取得患者的理解、配合。引导患者至检查室或处置室。

(2) 嘱患者排空膀胱,脱去一侧裤腿,卧于检查床上,取膀胱截石位,暴露外阴,臀下铺橡胶单、中单和一次性塑料垫巾,放好便盆。

(3) 按需要配制冲洗液 500~1000ml,将冲洗筒挂于距床沿 60~70ml 的支架上,先排出橡皮管内的空气,试溶液的水温 41~43℃ 备用。

(4) 操作者戴一次性手套,右手持冲洗头,先用冲洗液冲洗外阴部。然后左手分开小阴唇,将冲洗头沿着阴道纵侧壁的方向缓慢插入至阴道后穹隆,边冲洗边将冲洗头围绕子宫颈轻轻地上下左右移动,冲洗速度先慢后快;或安置窥阴器暴露宫颈后再冲洗,冲洗时不停地转动窥阴器,将整个阴道穹隆及阴道侧壁冲洗干净。

(5) 当冲洗液约剩 100ml 左右时,夹紧橡皮管,用窥阴器向下按压,使阴道内残留的液体完全流出。取出冲洗头和窥阴器,再冲洗一遍外阴,然后扶患者坐于便盆上,使阴道内残留液体流出。

(6) 用干纱布擦干外阴,撤去便盆及橡胶单、中单、一次性塑料垫巾,协助患者穿好衣裤。

(7) 整理用物,脱手套,洗手。

【护理要点】

(1) 未婚妇女可用导尿管冲洗,不能使用窥阴器。

(2) 冲洗液的温度以 41~43℃ 为宜,温度过低,患者会感到不舒适,温度过高则会造成阴道黏膜烫伤。

(3) 冲洗筒至床沿的距离不应超过 70cm,以免压力过大、水流过速,使液体或污物进入子宫腔内或冲洗液与局部作用的时间过短。

(4) 冲洗溶液应根据不同的冲洗目的来选择:滴虫性阴道炎者应选用酸性溶液冲洗;假丝酵母菌病者应选用碱性溶液冲洗;非特异性阴道炎者用一般消毒液或生理盐水冲洗;术前患者阴道冲洗可选用碘伏溶液、高锰酸钾溶液或苯扎溴铵溶液。

(5) 冲洗过程中动作要轻柔,冲洗头不宜插入过深,以免损伤阴道壁及宫颈组织。

(6) 对于产后 10 天或妇产科手术 2 周后的患者,若合并阴道分泌物浑浊、伴臭味、阴道伤口愈合不良、黏膜感染坏死等,可以行低位阴道冲洗。冲洗筒高度一般不超过床沿 30cm,以避免污物进入子宫腔内或损伤阴道残端伤口。

第三节　会阴湿热敷

会阴湿热敷是应用热原理和药物化学反应直接接触患区,促进血液循环,增强局部白细胞的吞噬作用和组织活力。

【目的】

（1）促进血液循环,增强局部白细胞的吞噬作用和组织活力,有助于局限脓肿,刺激局部组织的生长和修复。

（2）降低神经末梢的兴奋性,缓解局部疼痛,使患者感觉舒适。

【适应证】

（1）会阴部水肿,会阴血肿吸收期。

（2）会阴伤口硬结及炎症早期。

【物品准备】

橡胶单、中单、一次性垫巾,棉垫,一次性手套,会阴擦洗盘,内有消毒弯盘2把、镊子2把、无菌纱布,医用凡士林,沸水,热水袋,红外线灯,加热的50%硫酸镁溶液,95%乙醇。

【操作方法】

（1）核对患者的姓名、床号,解释会阴湿热敷的目的、方法、效果及预后,取得患者的理解、配合。

（2）嘱患者排空膀胱,协助其脱去一侧裤腿,暴露会阴,臀下垫橡胶单、中单及一次性垫巾。

（3）戴一次性手套,按会阴擦洗方法清洁会阴,并擦干。

（4）热敷部位先涂一薄层凡士林,盖上纱布,再将浸有热敷溶液的纱布轻轻敷上,外面盖上棉垫。

（5）一般每3~5分钟更换敷料1次,热敷时间约15~30分钟,也可在棉垫外放热水袋或用红外线灯照射。

（6）热敷完毕,移去敷布,用纱布擦净皮肤上的凡士林,协助患者整理衣裤,整理用物。

【护理要点】

（1）湿热敷的温度一般为41~48℃,以患者感觉舒适为宜,注意观察局部皮肤有无发红,以防止烫伤。

（2）湿热敷的面积应是病损面积的2倍。

（3）湿热敷前应进行会阴擦洗,将会阴部的血迹及分泌物清洁干净。

（4）观察患者的全身反应,对休克、虚脱、昏迷及感觉迟钝者应特别注意。

（5）湿热敷过程中,护士应随时评价热敷的效果,并为患者提供一切生活护理。

第四节 阴道或宫颈上药

阴道或宫颈上药是将治疗性药物通过阴道涂抹到阴道壁或宫颈黏膜上,以达到局部治疗的作用,在女性生殖系统护理操作技术中应用十分广泛。由于阴道或宫颈上药操作简单,所以此操作既可以在医院由护士操作,也可教会患者在家自己进行。

【目的】

治疗各种阴道及子宫颈炎症。

【适应证】

各种阴道炎、子宫颈炎或术后阴道残端炎。

【物品准备】

(1) 橡胶单、中单、一次性垫巾、一次性手套、阴道冲洗用物、长镊子、窥阴器、消毒干棉球、消毒长棉签、带尾线的大棉球或纱布。

(2) 药品

1) 阴道后穹隆塞药:常用甲硝唑、制霉菌素等药片、丸剂或栓剂。

2) 局部上药:常用1%甲紫、大蒜液、新霉素、氯霉素、20%~50%硝酸银溶液、20%或100%铬酸溶液。

3) 喷雾器上药:常用磺胺嘧啶、土霉素、呋喃西林、己烯雌酚等。

4) 宫颈棉球上药:常用止血药、消炎止血粉、抗生素等。

【操作方法】

(1) 核对患者的床号、姓名,向其解释阴道或宫颈上药的目的、方法、效果及预后,取得患者的理解配合。

(2) 嘱患者排空膀胱,脱去一侧裤腿,取膀胱截石位,臀下垫橡胶单、中单及一次性垫巾。

(3) 先进行阴道冲洗,用窥阴器暴露阴道、宫颈后,用消毒干棉球拭去宫颈及阴道壁黏液和分泌物,以便药物直接接触组织而提高疗效。根据病情及药物性状的不同采取不同的上药方法。

1) 纳入法:即阴道后穹隆塞药,凡栓剂、丸剂、片剂均可采用此法,将药物直接塞入阴道后穹隆处。常用于治疗滴虫性阴道炎、阴道假丝酵母菌病、萎缩性阴道炎及慢性宫颈炎等。可指导患者自行放置,于临睡前洗净双手或戴手套,用示指将药物向阴道后壁推进,直至示指完全伸入为止。为保证药物局部作用时间,宜在睡前用药,每晚1次,10次为一疗程。

2) 局部涂擦法:所用药物包括非腐蚀性药物和腐蚀性药物,常用于治疗宫颈炎和阴道炎。

A. 非腐蚀性药物:新霉素、氯霉素等消炎药,用于治疗急性或亚急性宫颈炎、阴道炎;1%甲紫或大蒜液,用于治疗假丝酵母菌病,可用棉球或长棉签蘸药液涂擦阴道壁或子宫颈,每天1次,7~10天为一个疗程。

B. 腐蚀性药物:用于治疗慢性宫颈炎颗粒增生型。①20%~50%硝酸银溶液:取长棉签蘸少许药液涂于宫颈病变部位,并插入宫颈管内口约0.5cm,然后用生理盐水棉球拭去多余药液,最后用干棉球吸干。每周1次,2~4次为一疗程。②20%或100%铬酸溶液:用棉签蘸取药液涂于宫颈病变部位,糜烂面积较大者可反复涂数次,使局部呈黄褐色,再用长棉签蘸药液插入宫颈管内口约0.5cm,持续1分钟。每20~30日上药1次,直至糜烂面完全恢复光滑为止。

3) 喷雾法:用于治疗非特异性阴道炎及萎缩性阴道炎。各种阴道用药的粉剂如磺胺嘧啶、土霉素、呋喃西林、己烯雌酚等药物均可用喷雾器喷射,使药物粉末均匀喷洒在炎性组织表面。

4) 宫颈棉球上药:用于治疗子宫颈亚急性或急性炎症伴有出血,常用药物有抗生素药液和止血粉等。操作时,用窥阴器充分暴露子宫颈,将带尾线的大棉球浸蘸药液后,用长镊子夹持塞压至子宫颈处。同时将窥阴器轻轻退出阴道,然后取出镊子,以避免退出窥阴器时将棉球带出或移动位置。将尾线置于阴道口外,并用胶布固定于阴阜侧上方,嘱患者于12~24小时后自行牵引尾线取出棉球。

(4) 协助患者穿好衣裤,整理用物。

【护理要点】

(1) 月经期或阴道出血者应停止阴道上药,以免引起逆行感染。

(2) 给未婚妇女上药时不使用窥阴器,用长棉签涂抹或用手指将药片推入阴道。

(3) 使用非腐蚀性药物时,应转动窥阴器,使药物均匀涂于阴道壁。

(4) 使用腐蚀性药物时,要注意保护好阴道壁及正常宫颈组织。上药前用棉球或纱布垫于阴道后壁及后穹隆部,上药时蘸取的药液不宜过多,以免药液下流灼伤正常组织。药液涂好后,用干棉球吸干,然后如数取出所垫的棉球或纱布。子宫颈如有腺囊肿,应先刺破,并挤出黏液后再上药。

(5) 注意将长棉签上的棉花捻紧,涂药时顺着同一方向转动,以免棉花落入阴道难以取出。

(6) 阴道栓剂最好于晚上或休息时上药,延长药物作用时间,提高治疗效果。

(7) 宫颈棉球上药者,放药毕切记嘱患者按时取出阴道内的棉球。

(8) 用药期间应禁止性生活。

第五节 坐 浴

坐浴是借助水温与药液的作用促进局部组织的血液循环,减轻外阴局部的炎症及疼痛,使创面清洁,有利于组织的恢复,是女性生殖系统疾病最常用的护理技术之一。

【目的】

(1) 手术前达到外阴局部清洁。

(2) 消除炎症,改善局部血液循环,有利于组织恢复。

【适应证】

(1) 外阴、阴道手术或经阴道行子宫切除术术前准备。

(2) 治疗或辅助治疗外阴炎、阴道非特异性炎症或特异性炎症、子宫脱垂等。

(3) 会阴切口愈合不良时。

【禁忌证】

月经期、阴道流血者、孕妇及产后7日内的产妇。

【物品准备】

(1) 消毒小毛巾,坐浴盆及30cm高的坐浴盆支架。

(2) 坐浴溶液

1) 滴虫性阴道炎:常用0.5%醋酸溶液、1%乳酸溶液或1:5000高锰酸钾溶液。

2) 阴道假丝酵母菌病:常用2%~4%碳酸氢钠溶液。

3) 萎缩性阴道炎:常用1%乳酸溶液或0.5%醋酸溶液。

4) 外阴炎及其他非特异性阴道炎、外阴阴道手术前准备:可用1:5000高锰酸钾溶液、

1∶1000苯扎溴铵溶液、0.02%碘伏溶液、中成药液如洁尔阴等溶液。

【操作方法】

（1）核对患者床号、姓名,向其解释坐浴的目的、方法、效果及预后,取得患者的理解、配合。

（2）根据患者的病情需要按比例配置好溶液2000ml,将坐浴盆置于坐浴架上。

（3）嘱患者排空膀胱,洗净外阴,脱裤至膝。将全臀和外阴部浸泡于溶液中,一般持续约20分钟。坐浴根据水温不同分为3种。

1）热浴:水温在41~43℃,适用于渗出性病变及急性炎性浸润,可先熏后坐浴,持续20分钟左右。

2）温浴:水温在35~37℃,适用于慢性盆腔炎、手术前准备。

3）冷浴:水温在14~15℃,能刺激肌肉神经,使其张力增加,改善血液循环。适用于膀胱阴道松弛、性无能及功能性无月经等,持续2~5分钟即可。

（4）用消毒小毛巾蘸干外阴部,整理用物。

【护理要点】

（1）坐浴溶液应严格按比例配置,浓度过高容易造成黏膜烧伤,浓度过低则影响治疗效果。

（2）坐浴前要先将外阴及肛门周围擦洗干净。

（3）坐浴水温要适中,不能过高,以免烫伤皮肤黏膜。

（4）坐浴时需将臀部及全部外阴浸入药液中。

（5）坐浴过程中应加强巡视,了解患者的感受。坐浴时水温逐渐降低,应注意随时加入热水以保持必要的温度。

（6）注意保暖,以防受凉。

（徐文博）

第六节　新生儿沐浴

新生儿沐浴是一项常用的妇产科操作技术,包括擦浴、淋浴、盆浴。盆浴方法较为常用,在此以盆浴为例介绍沐浴过程。

【目的】

（1）保持新生儿皮肤清洁、促进舒适,协助皮肤排泄和散热。

（2）为新生儿做全身体格评估。

【适应证】

需要清洁皮肤的健康新生儿。

【禁忌证】

脐炎、皮肤感染及患病者。

【物品准备】

1. 护理盘　婴儿洗发液、婴儿沐浴液或香皂、水温计、护臀霜或鞣酸软膏、爽身粉、棉签、75%乙醇、必要时准备液体石蜡、弯盘、指甲剪等。

2. 浴盆 内备温热水(2/3满),水温37~39℃,备水时水温稍高2~3℃。

3. 其他 大小毛巾、浴巾、包被、婴儿尿布及衣服、操作台、磅秤等。

【操作方法】

(1) 关闭门窗,调节室温在26~28℃;备齐用物,铺好浴巾于操作台上。

(2) 核对产妇床号、姓名、住院号、新生儿手腕带(床号、性别),做好解释,取得配合。

(3) 抱新生儿至沐浴处,脱衣服解尿布,用大毛巾包裹测体重并记录。

(4) 操作者以左前臂拖住新生儿背部,左臂及腋下夹住其臀部和下肢,左手撑托住头颈部,拇指和中指分别将其双耳廓折向前按住,防止水流入造成内耳感染(图34-1)。

(5) 用小毛巾擦洗新生儿双眼,方向由内眦向外眦;接着擦洗耳廓,面部,注意擦洗耳后皮肤褶皱处;用棉签清洁鼻孔;洗发液清洗头部,用清水冲洗干净,擦干头发。

(6) 左手握住新生儿左肩及腋窝处,使其头颈部枕于操作者左前臂;用右手握住其左腿靠近腹股沟处,使其臀部位于操作者右手掌上,轻放新生儿于水中(图34-2)。

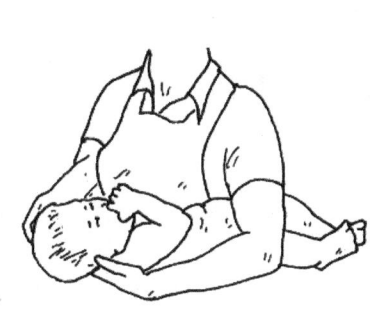 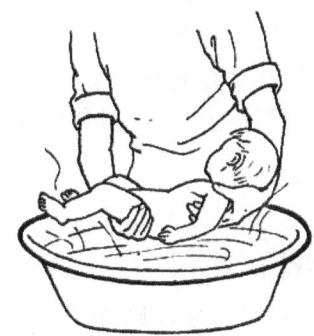

图34-1 新生儿洗头法　　　图34-2 新生儿出入浴盆法

(7) 保持左手的握持,松开右手,淋湿新生儿全身,抹沐浴液或香皂按顺序洗颈下、胸、腹、腋下、上肢、下肢,边洗边冲净,注意清洗皮肤皱褶处;同时,观察新生儿有无异常情况。

(8) 以右手从新生儿前方握住其左肩及腋窝处,使其头颈部俯于操作者右前臂,左手抹沐浴液或香皂清洗其后颈、背部、臀部、下肢,边洗边冲净。

(9) 最后洗会阴,女婴用手分开大阴唇,自前向后清洗;男婴要将包皮轻轻上推,洗净污垢。

(10) 洗毕,将新生儿按放入水中的方法抱出,迅速用大毛巾包裹全身并将水分吸干。

(11) 脐部未脱落,用75%乙醇由内向外消毒2次,保持脐部干燥;取爽身粉,均匀扑在皮肤皱褶处,如颈部、腋下、腹股沟,女婴注意遮盖会阴部;臀部擦护臀霜或鞣酸软膏。

(12) 包好尿布、穿衣,必要时修剪指甲;再次核对手腕带、床号,放回产妇身边。

(13) 整理用物,洗手。

【护理要点】

(1) 操作前应评估新生儿身体情况和皮肤状况,测量体温,有异常及时报告和处理;沐浴过程中,注意观察面色、呼吸,如有异常应停止操作。

(2) 沐浴应在喂奶后1小时进行,以防呕吐和溢奶。

(3) 水温适宜,防止烫伤或过凉;动作轻柔,注意保暖,减少暴露;注意安全,防止坠落伤;避免水、洗发液或沐浴液的泡沫进入眼、耳内。

(4) 新生儿头部如有皮脂结痂不可用力去除,可涂液体石蜡或植物油等油剂浸润,待痂皮软化后清洗。

(5) 注意未脱落的脐带残端,沐浴时使用脐带贴保护脐部,避免被水浸泡或污水污染;脐部应加强护理,每次沐浴后用75%乙醇消毒;若脐部有脓性分泌物,则用3%过氧化氢消毒后涂抹碘伏促进局部干燥。

第七节 新生儿抚触

抚触是抚触者用双手对新生儿全身皮肤,进行有次序、有手法、有技巧按摩的一项操作技术。通过对新生儿皮肤温和刺激,传入中枢神经系统,从而产生一系列生理效应,促进其生长发育。

【目的】

(1) 促进新生儿饮食消化和吸收,增加体重,改善睡眠。
(2) 促进新生儿的神经系统发育,减少哭闹。
(3) 能刺激新生儿的淋巴系统,提高免疫力。
(4) 促进母婴情感交流,提高母乳量,有助于母乳喂养。

【适应证】

正常新生儿(包括足月儿及早产儿)。

【物品准备】

润肤油、婴儿尿布及衣服、操作台、大毛巾。

【操作方法】

(1) 关闭门窗,调节室温至28℃;备齐用物,洗手。
(2) 核对产妇床号、姓名、住院号、新生儿手腕带(床号、性别),做好解释,取得配合。
(3) 抱新生儿至抚触处,将大毛巾铺于操作台上,脱衣服解尿布,全身裸露。
(4) 将润肤油倒在手中,揉搓双手温暖后进行抚触。
(5) 进行抚触,动作要轻柔,慢慢增加力度,每个动作重复4~6次。

1) 头面部:两拇指指腹从额部中央沿眉弓向两测滑动至发际;两拇指指腹从下颌中央向两侧上方滑动,使新生儿呈微笑状;一手轻托新生儿头部,另一手指腹从其一侧前额发迹抚向枕后,避开囟门,中指停在耳后乳突处轻压一下,换手,同法抚触另一侧。

2) 胸部:两手分别从胸部的外下方向对侧外上方推进至肩部,在胸部形成一个大交叉,避开乳房。

3) 腹部:两手交替延结肠走型方向(升结肠—横结肠—降结肠—乙状结肠)按摩,即从新生儿右侧向左侧呈顺时针方向按摩腹部,避开脐部和膀胱。

4) 四肢:两手交替握住新生儿的上臂向腕部滑行,滑行过程中,从近端向远端分段挤捏、搓滚上肢;用拇指指腹从手掌心按摩到手指,并从手指两侧轻轻提拉每个手指;同法抚触新生儿的对侧上肢和双下肢。

5) 背部:使新生儿呈俯卧位,以脊柱为中分线,两手掌分别由中央向两侧滑行,从背部上端开始逐渐下移至臀部。

(6) 包好尿布、穿衣；再次核对，将新生儿放回产妇身边。
(7) 整理用物，洗手。

【护理要点】

(1) 根据新生儿状态决定抚触时间，避免在饥饿和进食后1小时内进行；每次抚触时间10~15分钟。

(2) 抚触过程中注意观察新生儿反应，如出现哭闹、肤色改变、肌张力和兴奋性增高等，应暂停操作，反应持续1分钟以上应停止抚触。

(3) 抚触力度适当，避免过轻或过重。

(4) 保持环境安静，抚触时可以播放一些轻柔音乐，注意与新生儿进行目光和语言的交流。

第八节 更换尿布法

更换尿布法是一项常用的儿科基础护理操作技术，适用于不能自主控制排泄大小便的小儿。更换尿布时观察小儿的排泄物有无异常，从而判断疾病的发生、发展和转归。

【目的】

(1) 保持臀部皮肤清洁干燥，增进舒适。

(2) 防止尿液、粪便对皮肤长时间的刺激，预防尿布皮炎的发生。

【适应证】

不能自主控制排泄大小便的小儿。

【物品准备】

棉质尿布或纸尿裤、尿布桶、护臀霜或鞣酸软膏、必要时备小毛巾、温水或湿纸巾。

【操作方法】

(1) 操作者洗手，携用物至床旁，放下床栏，揭开盖被，解开尿布，一只手抓住小儿双足，另一只手用尿布上端洁净处从前向后轻拭小儿会阴部及臀部，并将此部分盖上污湿部分垫于臀下。

(2) 用湿纸巾或蘸温水的小毛巾从前向后擦净小儿臀部皮肤，如有大便或臀部发红，用温水洗净并轻轻吸干。

(3) 将预防或治疗尿布皮炎的药物软膏涂抹于臀部，注意涂抹易与排泄物接触或皮肤发红的部位。

(4) 用一只手轻轻提起小儿双足，使臀部略抬高，另一只手取下脏尿布，放于尿布桶中，再将清洁尿布垫于臀下，放下双足，系好尿布，松紧适宜。避免尿布过长遮盖脐部，尤其注意新生儿脐带未脱落时，应保持脐带残端处于暴露状态。

(5) 拉平衣服，盖好被子，拉上床档，整理床单位。

(6) 观察排泄物性状，或根据需要称量尿布及留取标本送检。

(7) 整理用物，洗手，记录观察内容。

【护理要点】

(1) 房间温度应适宜，注意保暖，操作中减少暴露。

(2) 尿布应透气好、吸水性强,并勤更换。

(3) 尿布包扎应松紧适宜,防止过紧而影响小儿活动或过松造成排泄物外溢。

第九节　约束保护法

约束保护法是一项常用的儿科护理操作技术,约束小儿使其不能过度活动,以便进行检查、治疗及护理操作。常用的方法有全身约束法和手足约束法。

【目的】

(1) 限制小儿活动,以利诊疗。

(2) 保护躁动不安的小儿以免发生坠床等意外。

(3) 保护伤口及敷料,避免小儿抓挠伤口导致感染。

【适应证】

各种检查、治疗时,小儿不合作者。

【物品准备】

1. 全身约束　方便包裹小儿的物品(如毯子、大毛巾、包被、治疗单等),根据需要可备绷带。

2. 手足约束　棉垫、绷带。

【操作方法】

(1) 核对小儿姓名、床号,评估病情,向家长做好解释工作。

(2) 全身约束法

1) 折叠毯子(或大毛巾),宽度相当于小儿肩至足跟部的距离,长度能包裹小儿两圈半左右。

2) 将小儿放于折叠好的毯子中间,用毯子的一侧从肩部绕过前胸紧紧包裹小儿身体,至对侧腋窝处整齐地掖于小儿身下(图34-3)。

3) 再用毯子的另一侧绕过前胸包裹小儿身体,将剩余部分压于身下。如小儿活动剧烈,可用绷带缠绕双臂打活结系好。

(3) 手足约束法:用棉垫包裹小儿手足,将绷带打成双套结(图34-4),套在棉垫外拉紧,将绷带系于床档边缘,打活结。松紧适宜,使肢体不能脱出,也不影响血液循环。

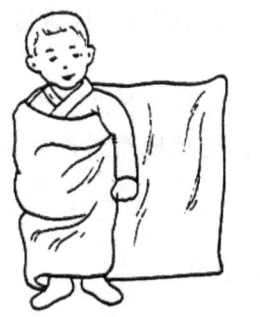

图34-3　全身约束法

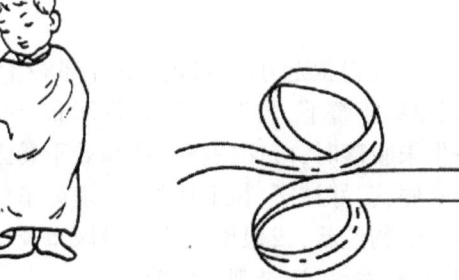

图34-4　双套结

【护理要点】
（1）使用约束有目的性，应向家长及小儿做好解释。
（2）约束松紧应适宜，定时观察小儿情况，手足约束注意观察肢端血液循环和皮肤状况。

第十节　温箱使用法

温箱使用法是一项儿科特殊操作技术，使用温箱为新生儿创造适宜的生存环境，以保持其体温的恒定，有利于新生儿的生长发育。

【目的】
提供一个温度和湿度均相适宜的环境，以保持新生儿的体温恒定。

【适应证】
（1）体温偏低的早产儿及新生儿。
（2）需要手术、输液、供氧及长期对呼吸、心率、体温进行监护的新生儿。
（3）新生儿硬肿症的复温。

【物品准备】
预先清洁消毒的温箱、蒸馏水。

【操作方法】
（1）了解新生儿的孕周、体重、出生日龄、生命体征、有无并发症等；操作前洗手。
（2）入箱前准备
1）检查温箱，温箱水槽内加蒸馏水至水位线。
2）接通电源，预热温箱，一般需要 30~60 分钟左右达到所需的温湿度。温箱的温度应根据新生儿体重及出生日龄确定（详见第十六章第三节表 16-3"不同体重、日龄新生儿温箱的温度"），温箱的湿度一般为 60%~80%。如果新生儿体温不升，温箱温度应设置比其体温高 1℃。
（3）入箱后护理
1）温箱达到预定的温度后，核对新生儿，将其放入箱内。如使用温箱的肤控模式调节箱温时，应将温度探头置于新生儿腹部平坦处，用胶布固定，设置控制探头肤温一般在 36~36.5℃。
2）定时测量体温，根据新生儿体温调节箱温。在最初 2 小时，应 30~60 分钟监测体温 1 次，体温稳定后，1~4 小时测 1 次，记录新生儿体温和箱温。
3）护理操作应尽量在箱内集中进行，以免箱内温度波动。如喂奶、换尿布、清洁皮肤、观察病情及检查等，可通过边门或袖孔伸入箱内进行操作。
（4）出箱条件
1）新生儿体重达 2000g 或以上，体温正常。
2）新生儿体重虽不到 2000g，但一般情况良好，并且在 32℃ 温箱内，穿单衣能维持正常体温。
（5）新生儿出箱后，记录出箱时间和情况。温箱进行终末清洁消毒，用消毒液擦拭温箱内、外之后,再用紫外线照射30分钟。

【护理要点】

(1) 注意保持新生儿体温,腋温维持在36.5~37.5℃,使用肤控模式时应注意探头有无脱落,防止造成新生儿体温不升的假象进而导致箱温调节失控。

(2) 掌握温箱性能,严格执行操作规程,定期检查有无故障;温箱发出报警信号,应及时查找原因,妥善处理;严禁骤然提高温箱温度,以免新生儿体温上升造成不良后果。

(3) 调节室温在22~26℃,温箱应避免放置在阳光直射、有对流风或取暖设备附近,以免影响箱内温度。

(4) 医护人员入箱操作、检查、接触新生儿前,必须洗手,以防交叉感染。

(5) 保持温箱的清洁,每天清洁温箱,更换水槽内的蒸馏水;每周更换温箱1次,以便彻底清洁、消毒,定期进行细菌监测。

(王 卓)

思 考 题

1. 某女士,25岁,分娩时第二产程延长,行会阴侧切术后2周,切口红肿,阴道分泌物混浊带有臭味。医嘱:抗生素治疗,每日2次阴道冲洗。问题:

(1) 阴道冲洗常选用的溶液有哪些?

(2) 此患者行阴道冲洗时的护理要点是什么?

2. 某女士,27岁,产后48小时,会阴部肿胀、疼痛。问题:

(1) 护士首先应采取的护理措施是什么?

(2) 进行此操作的目的是什么?

(3) 此操作的护理要点是什么?

第三十五章 女性生殖系统常用诊疗手术及护理

> **学习目标**
> 识记:常用诊疗手术的目的、注意事项。
> 理解:常用诊疗手术的基本要求、检查方法及步骤。
> 运用:常用诊疗手术的适应证、禁忌证及护理要点。

女性生殖系统常用诊疗技术包括生殖道脱落细胞学检查、生殖器官活检、各种穿刺技术及助产技术,如胎头吸引术、会阴切开术、产钳术等,部分手术包括剖宫产手术、宫腔镜及腹腔镜手术等。尤其宫腔镜、腹腔镜手术等微创手术,在临床普及速度很快,为广大医生和患者所接受。

第一节 生殖道脱落细胞学检查

女性生殖道细胞包括:阴道、宫颈、子宫和输卵管的上皮细胞。生殖道脱落细胞通常指阴道上段、宫颈阴道部、子宫、输卵管及腹腔的上皮细胞,其中以阴道上段、宫颈阴道部的上皮细胞为主。因此临床上可通过生殖道脱落细胞检查来反映其生理及病理变化。生殖道上皮细胞受性激素的影响而出现周期性变化,检查生殖道脱落细胞可反映体内性激素水平的变化。此外,此项检查还可协助诊断生殖器不同部位的恶性肿瘤及观察其治疗效果,是既简便又经济实用的辅助检查方法。但生殖道脱落细胞检查找到恶性细胞只能作为初步筛选,不能定位,需要进一步检查才能确诊。如未找到恶性细胞,也不能除外恶性肿瘤的可能,还需进行其他检查以综合考虑。

【适应证】

1. 在妇科肿瘤诊断上的应用 宫颈炎症需除外癌变者和怀疑宫颈管恶性病变者。尤其与宫颈 HPV 检测相结合,可用于早期宫颈癌的筛查。

2. 卵巢功能检查 适用于卵巢功能低下、闭经、功能失调性子宫出血、性早熟等患者。

3. 生殖道感染性疾病 如细菌性阴道病、衣原体性阴道炎、病毒感染性阴道炎等。

4. 胎盘功能检查 适用于妊娠期间怀疑胎盘功能减退孕妇。

【禁忌证】

(1) 生殖器急性炎症期。

(2) 月经期。

【物品准备】

阴道窥器 1 个,宫颈刮片(木质小刮板)2 个或宫颈刷 1 个,载玻片 2 张、无菌干燥棉签及棉球,装有固定液(95%乙醇溶液)标本瓶 1 个。

【操作方法】

1. 阴道涂片 未孕妇女主要了解卵巢功能,孕妇主要了解胎盘功能。受检查者取膀胱截石位。

(1) 已婚妇女:用未涂润滑剂的阴道窥器扩张阴道,一般在阴道上 1/3 段侧壁,用无菌干燥棉签轻轻刮取分泌物及浅层细胞(避免混入深层细胞影响诊断),薄而均匀地涂在载玻片上,置于 95% 乙醇溶液中固定。

(2) 未婚妇女:无菌棉签先在 0.9% 氯化钠溶液中浸湿,将棉签深入阴道上 1/3 段侧壁轻卷取细胞,取出棉签横放玻片上,向一个方向滚涂,置于 95% 乙醇溶液中固定。

2. 宫颈刮片　是筛查早期宫颈癌的重要方法。取材应在宫颈外口鳞柱状上皮交接处,以宫颈外口为圆心,用木质小刮板轻轻刮取 1 周,避免损伤组织引起出血而影响涂片质量和检查结果。白带过多患者,应先拭净黏液后,再刮取标本,然后均匀地涂在玻片上并固定。

3. 宫颈管涂片　用于了解宫颈管内状况。先用无菌干棉球将宫颈表面分泌物拭净,用小型刮板放入宫颈管内,轻轻刮取一周后,涂片并固定。此法获取细胞数目较少,制片效果不理想。目前,最好采用薄层液基细胞学技术,利用特制的"宫颈取样刷"在宫颈管内旋转 360°,刷取宫颈管上皮后取出,立即将宫颈取样刷放置在特制细胞保存液内,通过离心或滤过膜,分离血液与黏液,使上皮细胞均匀分布在玻片上,提高了识别宫颈鳞状上皮低度和高度病变的灵敏度。

【结果评定及临床意义】

1. 正常女性生殖道脱落细胞的种类及其在内分泌检查方面的应用

(1) 鳞状上皮细胞:阴道及宫颈阴道部被覆的鳞状上皮相仿,均为非角化性的分层鳞状上皮。上皮细胞分为表层、中层及底层,其生长与成熟受体内雌激素影响。因而女性一生中不同时期及月经周期中不同时间,各层细胞比例均不相同,细胞由底层向表层逐渐成熟。鳞状细胞的成熟过程是:细胞由小逐渐变大;细胞形态由圆形变为舟形、多边形;细胞质染色由蓝染变为粉染;胞核由大变小,由疏松变为致密;细胞质由厚变薄。

1) 底层细胞:相当于组织学的深棘层,分为内底层细胞和外底层细胞。

A. 内底层细胞:育龄妇女的阴道细胞学涂片中无此细胞,又称生发层,只含一层基底细胞,是鳞状上皮再生的基础。其细胞学表现为:细胞小,为中性粒细胞的 4~5 倍,呈圆形或椭圆形,核大而圆,巴氏染色胞质蓝染。

B. 外底层细胞:卵巢功能正常时,涂片中很少出现。细胞 3~7 层,圆形,比内底层细胞大,为中性多核白细胞的 8~10 倍,巴氏染色胞质淡蓝,核为圆形或椭圆形,核质比例(1:2)~(1:4)。

2) 中层细胞:相当于组织学的浅棘层,是鳞状上皮中最厚的一层。根据其脱落的层次不同,形态各异。接近底层者细胞呈舟状,接近表层者细胞大小与形状接近表层细胞,胞质巴氏染色淡蓝,根据储存的糖原多少,可有多量的嗜碱性染色或半透明胞质,核小,呈圆形或卵圆形,淡染,核质比例低,约为 1:10。

3) 表层细胞:表层细胞是育龄妇女宫颈涂片中最常见的细胞。相当于组织学的表层。细胞大,为多边形,胞质薄、透明,胞质粉染或淡蓝,核小固缩。核固缩是鳞状细胞成熟的最后阶段。

(2) 柱状上皮细胞:柱状上皮细胞又分为宫颈黏膜细胞及子宫内膜细胞。

1) 宫颈黏膜细胞:有黏液细胞和带纤毛细胞两种。在宫颈刮片及宫颈管吸取物涂片中均可找到。黏液细胞呈高柱状或立方状,核在底部,呈圆形或卵圆形,染色质分布均匀,胞质内有空泡,易分解而留下裸核。带纤毛细胞呈立方形或矮柱状,带有纤毛,核为圆形或卵圆形,位于细胞底部,胞质易退化融合成多核,多见于绝经后。

2) 子宫内膜细胞:较宫颈黏膜细胞小,细胞为低柱状,为中性粒细胞1~3倍;核呈圆形,核大小、形状一致,多成堆出现;胞质少,呈淡灰色或淡红色,边界不清。

(3) 非上皮成分:如吞噬细胞、淋巴细胞、白细胞、红细胞等。

2. 生殖道脱落细胞用于妇科疾病诊断

(1) 闭经:阴道涂片可帮助了解卵巢功能状况和雌激素水平。若涂片检查有正常周期性变化,则提示闭经原因在子宫及其以下部位,如子宫宫颈或宫腔粘连、内膜结核等;涂片中中层和底层细胞多,表层细胞极少或无,无周期性变化,则提示病变在卵巢,如卵巢早衰;若涂片表现不同程度雌激素低落,或持续雌激素轻度影响,则提示垂体或下丘脑或其他全身性疾病引起的闭经。

(2) 功能失调性子宫出血

1) 无排卵性功血:涂片表现中至高度雌激素影响,但也有较长期处于低至中度雌激素影响。雌激素水平高时右移显著,雌激素水平低时,出现阴道流血。

2) 排卵性功血:涂片表现周期性变化,MI明显右移,中期出现高度雌激素影响,ET可达90%左右。但排卵后,细胞堆积和皱褶较差或持续时间短,EI虽有下降但仍偏高。

(3) 流产

1) 先兆流产:由于黄体功能不足引起的先兆流产表现为EI于早孕期增高,经治疗后EI下降则提示好转。若再度EI增高,细胞开始分散,流产的可能性大。若先兆流产而涂片正常,则表明流产非黄体功能不足引起,用孕激素治疗无效。

2) 过期流产:EI升高,出现圆形致密核细胞,细胞分散,舟形细胞少,较大的多边形细胞增多。

(4) 生殖道感染性疾病:生殖道脱落细胞涂片在诊断生殖道感染性疾病中作用较大。

1) 细菌性阴道病:常见的病原体有阴道嗜酸杆菌、球菌、加德纳尔菌和放线菌等。涂片中炎性阴道细胞表现为:细胞核呈豆状核,核破碎和核溶解,上皮细胞核周有空晕,胞质内有空泡。

2) 衣原体性宫颈炎:涂片上可见化生的细胞胞质内有球菌样物及嗜碱性包涵体,感染细胞肥大多核。

3) 病毒性感染:常见的有单纯疱疹病毒(HSV)Ⅱ型和人乳头状瘤病毒(HPV)。

A. HSV感染:早期表现为感染细胞的核增大,染色质结构呈"水肿样"退变,染色质变得很细,散布在整个胞核中,呈淡的嗜碱性染色,均匀,如毛玻璃状,细胞多呈集状,有许多胞核。晚期可见嗜伊红染色的核内包涵体,周围可见一清亮晕环。

B. HPV感染:鳞状上皮细胞被HPV感染后具有典型的细胞学改变:在涂片标本中见挖空细胞、不典型角化不全细胞及反应性外底层细胞。典型的挖空细胞表现为:上皮细胞内有1~2个增大的核,核周有透亮空晕环或致密的透亮区,提示有HPV感染。

3. 生殖道脱落细胞用于妇科肿瘤诊断

(1) 癌细胞特征:癌细胞特征主要表现在细胞核、细胞及细胞间关系的改变。

1) 细胞核的改变:表现为核增大,核质比例失常;核大小不等,形态不规则;核深染且深浅不一;核膜明显增厚、不规则,染色质分布不均,颗粒变粗或凝聚成团;因核分裂异常,可见双核及多核;核畸形,如分叶、出芽、核边内凹等不规则形态;核仁增大变多以及出现畸形裸核。

2) 细胞形态改变:细胞大小不等,形态各异;胞质减少,染色较浓,若变性则其内出现空泡或出现畸形。

3) 细胞间关系改变:癌细胞可单独或成群出现,排列紊乱;早期癌涂片背景干净清晰,晚期癌涂片背景较脏,见成片坏死细胞、红细胞及白细胞等。

(2) 宫颈/阴道细胞学诊断的报告形式:主要有分级诊断和描述性诊断两种。目前我国多数医院已采用TBS分类法诊断,此法目前更推荐。但仍有一些医院沿用巴氏5级分类法。

1) 巴氏分类法:其阴道细胞学的诊断标准如下。

巴氏Ⅰ级:正常。为正常阴道细胞涂片。

巴氏Ⅱ级:炎症。细胞核普遍增大,淡染或有双核,也可见核周晕或胞质内空泡。核染色质较粗,但染色质分布尚均匀,一般属良性改变或炎症。临床分为ⅡA及ⅡB。ⅡB是指个别细胞核异质明显,但又不支持恶性;其余为ⅡA。

巴氏Ⅲ级:可疑癌。主要是核异质,表现为核大深染,核形不规则或双核。对不典型细胞,性质尚难肯定。

巴氏Ⅳ级:高度可疑癌。细胞有恶性特征,但在涂片中恶性细胞较少。

巴氏Ⅴ级:癌。具有典型的多量癌细胞。

巴氏分级法的缺点是:①各分级之间的区别没有严格的客观标准,同时没有对异常细胞形态学的描述,主观因素较多,因此导致了较高比例的假阴性和假阳性;②对癌前病变无明确规定。可疑癌是指可疑浸润癌还是CIN不明确,不典型细胞全部作为良性细胞学改变也欠妥,因为偶然也见到CINⅠ伴微小浸润癌的病例;③未能与组织病理学诊断相互对应,也未包括非癌的诊断等。因此,巴氏分级法已逐步被新的TBS分类法所取代。

2) TBS分类法及其描述性诊断内容:为使妇科生殖道细胞学的诊断与组织病理学术语一致,使细胞学报告与临床处理密切结合,1988年美国国际癌症协会(NationalCancer Institute,NCI)在马利兰的Bethesda举行会议,提出了TBS(the Bethesda system)分类法。该法改良了以下三方面:①将涂片质量作为细胞学检查结果报告的一部分;②引进了鳞状上皮内病变的概念;③提出治疗建议。1991年NCI召开了第2次会议,正式采用TBS分类法,2001年召开了第3次会议,讨论并修订了TBS在使用中出现的问题,并对诊断标准做了相应的修改。现行的TBS报告系统包括以下三个部分:①评价涂片质量,包括细胞量与鳞、柱两种上皮细胞的分布;②描述有关发现,做出诊断;③描述对诊断能提供依据的细胞成分和形态特征,具体概括为:与假丝菌酵母、滴虫、细菌、衣原体、单纯疱疹病毒和人乳头瘤病毒感染相关的形态学特征;与损伤、修复、激素变化相关的反应性细胞变化特征;与鳞状上皮细胞异常相关的描述性诊断,具体包括:不典型鳞状上皮细胞(atypical squamouscells,ASC)、低度鳞状上皮内病变(low-grade intraepithelial lesion,LSIL)、高度鳞状上皮内病变(high-grade squamous lesion,HSIL),鳞状细胞癌(squamous cell carcinoma,SCC);不典型腺上皮细胞(atypical glandular cells,AGC)、腺原位腺癌(adeno-carcinoma in situ,AIS)、腺癌(adeno carcinoma,ACA)。

TBS报告方式中提出了不明确意义的不典型鳞状上皮细胞(ASCUS),该细胞既不能诊断为感染、炎症、反应性改变,也不能诊断为癌前病变和恶变的鳞状上皮细胞。ASCUS包括不典型化生细胞、不典型修复细胞、与萎缩有关的不典型鳞状上皮细胞、角化不良细胞以及诊断HPV证据不足但暂无法排除者。ASCUS的实验室诊断比例不应超过LSIL的2~3倍。

NCI 2001年第3次会议再次修订TBS标准,要求更加重视来自细胞学诊断中的ASCUS,它可作为阴道镜检查的最低指征,也可以在液基细胞学(ThinPrep pap test)的基础上检测高危型HPV-DNA。诊断ASCUS时,具体应指出可能为炎症等反应或可能为癌前病变,并同时提出建议。如与炎症、刺激、IUD等反应性有关者,应于3~6个月后复查;如可能有癌前病变或癌存在,但细胞的异常程度不够诊断标准者,则应行阴道镜活检。

宫颈细胞学检查是CIN及早期子宫颈癌筛查的基本方法,相对于高危HPV检测,细胞学检查特异性高,但敏感性较低。细胞学检查时间:建议与性生活开始3年后,或21岁以后,并结合HPV-DNA定期复查。

(3) PAPNET电脑抹片系统:20世纪90年代以来,PAPNET电脑阅片系统,即计算机辅助细胞检测系统在宫颈癌早期诊断系统中得到广泛应用。PAPNET电脑筛选系统装置包括三部分:①自动阅片系统;②存储识别系统;③打印系统。利用电脑及神经网络软件对涂片进行自动扫描、读片、筛查,最后由细胞学专职人员作出最后诊断的一种新技术。它的原理是基于神经网络系统在自动细胞学检测这一领域的运用。

PAPNET可通过程序来鉴别正常与异常的宫颈涂片。它具有高度敏感性和准确性,并能克服直接显微镜下读片因视觉疲劳造成的漏诊,省时省力,适用于大量人工涂片检测的筛选工作。

【护理要点】

(1)向受检者宣讲有关生殖道脱落细胞检查的知识,使其积极配合检查。准备好检查所需物品,刮片、阴道窥器必须消毒、干燥并为一次性使用,所用载玻片应经脱脂处理。

(2)受检者于检查前2天内禁止性交、阴道检查及阴道内放置药物治疗。

(3)取标本时动作应轻、稳、准,以免损伤组织引起出血。若阴道分泌物较多,应先用无菌干棉球轻轻擦拭后,再取标本。

(4)涂片必须均匀,向一个方向涂抹,禁忌来回涂抹,以免破坏细胞。

(5)载玻片应做好标记,放入装有95%乙醇固定液标本瓶中并及时送检。

(6)给受检者讲清楚生殖道脱落细胞检查结果的临床意义,嘱其及时将病理报告结果反馈给医生,以免延误诊治。

第二节 宫颈脱落细胞HPV DNA检测

人乳头瘤病毒(human papilloma virus,HPV)属嗜上皮性病毒,现已确定的HPV类型约有110余种。目前国内外已公认HPV感染是导致宫颈癌的主要病因。依据HPV类型与癌发生的危险性高低,将HPV分为高危型和低危型两类。低危型HPV如HPV6,11,42,43,44等,主要与轻度鳞状上皮损伤和泌尿生殖系统疣、复发性呼吸道息肉相关;高危型HPV如HPV16,18,31,33,35,39,45,51,52,56,58,59,68型等则与宫颈癌及宫颈上皮内瘤变(CIN)有关,其中以HPV16,18型与宫颈癌的关系最为密切。宫颈鳞癌中以HPV16型感染最为常见,而宫颈腺癌中HPV18型阳性率较高并多见于年轻妇女。

HPV具有高度的宿主特异性,适于在温暖、潮湿的环境生长主要感染人体特异部位皮肤、黏膜的复层鳞状上皮。性接触为其主要的传染途径,病期在3个月左右者传染性最强。其他途径如接触传播或母婴直接传播传染不能排除。

此外HPV感染与宫颈上皮内瘤变（CIN）和宫颈浸润癌（CIS）有很强的相关性，随CIN程度加重HPV阳性率显著增加，至CIS可达90%以上，且HPV亚型感染与宫颈癌的转移和预后密切相关。CIS中HPV18型阳性者较HPV16型阳性者组织学分化差、淋巴转移率高、术后复发率亦显著增高。因此国内外已经将检测HPV感染作为宫颈癌的一种筛查手段。

【适应证】

（1）HPV检测作为初筛手段可浓缩高危人群。HPV筛查的对象为三年以上性行为或21岁以上有性行为的妇女，起始年龄在经济发达地区为25~30岁、经济欠发达地区为35~40岁。高危人群起始年龄应相应提前。高危妇女人群定义：有多个性伴侣、性生活过早、HIV/HPV感染、免疫功能低下、卫生条件差、性保健知识缺乏的妇女。65岁以上妇女患宫颈癌的危险性极低，故一般不主张进行常规筛查。细胞学和HPV检测都为阴性者，表明其发病风险很低，可将筛查间隔延长到8~10年。细胞学阴性而高危型HPV阳性者发病风险较高应定期随访。

（2）HPV还可用于宫颈上皮内高度病变和宫颈癌治疗后的监测，有效的指导术后追踪。HPV可预测病变恶化或术后复发的危险，若手术后6个月、12个月检侧HPV阴性，提示病灶切除干净；若术后HPV检测阳性，提示有残留病灶及有复发可能。

【禁忌证】

（1）生殖器急性炎症期。

（2）月经期。

【物品准备】

阴道窥器1个，宫颈刷1个，标本瓶1个，无菌干燥棉签及棉球。

【操作方法】

与宫颈刮片方法相同。

【护理要点】

（1）向受检者宣讲有关宫颈脱落细胞HPV DNA检查的知识，使其积极配合检查。准备好检查所需物品，阴道窥器必须消毒、干燥并为一次性使用。

（2）受检者于检查前2天内禁止性交、阴道检查及阴道内放置药物治疗。

（3）取标本时动作应轻、稳、准，以免损伤组织引起出血。若阴道分泌物较多，应先用无菌干棉球轻轻擦拭后，再取标本。

（4）给受检者讲清楚宫颈脱落细胞HPV DNA检查的临床意义，嘱其及时将报告结果反馈给医生，以免延误诊治。

第三节　女性生殖器官活组织检查

宫颈活组织检查简称宫颈活检，是自宫颈病变处或可疑部位取小部分组织进行病理学检查，绝大多数宫颈活检是诊断最可靠的依据。常用的取材方法有局部活组织检查和诊断性宫颈锥形切除。

一、局部活组织检查

【适应证】

(1) 宫颈脱落细胞学涂片检查巴氏Ⅲ级及Ⅲ级以上者;宫颈脱落细胞学涂片检查巴氏Ⅱ级经抗感染治疗后复查仍为巴氏Ⅱ级者;TBS分类鳞状上皮细胞异常者。

(2) 阴道镜检查时反复可疑阳性或阳性者。

(3) 疑有宫颈癌或慢性特异性炎症(结核、尖锐湿疣、阿米巴等),需进一步明确诊断者。

【禁忌证】

(1) 生殖道急性或亚急性炎症。

(2) 妊娠期或月经期。

(3) 患血液病有出血倾向者。

【物品准备】

阴道窥器1个,宫颈钳1把,宫颈活检钳1把,无齿长镊1把,带尾棉球或带尾纱布卷、棉球、棉签若干,装有固定液(95%乙醇)标本瓶4~6个以及消毒液。

【操作方法】

(1) 患者取膀胱截石位,阴道窥器暴露宫颈,用干棉球揩净宫颈黏液及分泌物,局部消毒。

(2) 用活检钳在宫颈外口鳞-柱交界处或肉眼糜烂较深或特殊病变处取材。可疑宫颈癌者可选宫颈3、6、9、12点位置四点取材。若临床已明确为宫颈癌,只为明确病理类型或浸润程度时可做单点取材。为提高取材准确性,还可在阴道镜指导下或应用肿瘤固有荧光诊断仪行定位活检,或在宫颈阴道部涂以复方碘溶液,选择不着色区取材。

(3) 宫颈局部填带尾棉球压迫止血,嘱患者24小时后自行取出。

(4) 将所取组织分别放在标本瓶内,并做好部位标记。

【护理要点】

(1) 术前应向患者讲解手术的目的、过程和注意事项,以取得患者配合。

(2) 术中护理人员陪伴在患者身边,给患者以心理上的支持。

(3) 术后嘱患者12小时后自行取出带尾棉球或带尾纱布卷,保持会阴部清洁,1个月内禁止性生活及盆浴。

二、诊断性宫颈锥切术

【适应证】

(1) 宫颈刮片细胞学检查多次找到恶性细胞,而宫颈多处活检及分段诊断性刮宫病理检查均未发现癌灶者。

(2) 宫颈活检为原位癌或镜下早期浸润癌,而临床可疑为浸润癌,为明确病变累及程度及决定手术范围者。

(3) 宫颈活检证实有重度不典型增生者。

【禁忌证】

同宫颈局部活组织检查。

【物品准备】

宫颈扩张器 4~7 号,子宫探针 1 个,尖手术刀 1 把,刮匙 1 把,碘液,余同局部活组织检查。

【操作方法】

(1) 蛛网膜下腔或硬膜外阻滞麻醉下,患者取膀胱截石位,外阴、阴道消毒,铺无菌巾。

(2) 导尿后,用阴道窥器暴露宫颈并消毒阴道、宫颈。

(3) 以宫颈钳钳夹宫颈前唇向外牵引,扩张宫颈管并做宫颈管搔刮术。宫颈涂碘液在病灶外或碘不着色区外 0.5cm 处,以尖刀在宫颈表面做环形切口,深约 0.2cm,包括宫颈上皮及少许皮下组织,按 30°~50° 角向内作宫颈锥形切除。根据不同的手术指征,可深入宫颈管 1~2.5cm。

(4) 于切除标本的 12 点位置处做一标志,以 10% 甲醛溶液固定,送病理检查。

(5) 创面止血用无菌纱布压迫多可奏效。若有动脉出血,可用肠线缝扎止血,也可加用止血粉、明胶海绵、凝血酶等止血。

(6) 将要行子宫切除者,子宫切除的手术最好在锥切术后 48 小时进行,可行宫颈前后唇相对缝合封闭创面止血。若不能在短期内行子宫切除或无需做进一步手术者,则应行宫颈成形缝合术或荷包缝合术,术毕探查宫颈管。

【护理要点】

(1) 术前向患者说明手术过程,耐心解答患者提出的问题,以减轻其内心恐惧。

(2) 术中配合医生做好标本标记。

(3) 术后用抗生素预防感染。保持会阴部清洁,2 个月内禁止性生活及盆浴。

(4) 嘱患者注意观察阴道出血状况,若出血多,立即就诊。术后 6 周到门诊探查宫颈管有无狭窄。

三、诊断性刮宫

诊断性刮宫(diagnostic curettage)简称诊刮,是刮取子宫内膜和内膜病灶进行活组织检查,并作出病理学诊断。怀疑同时存在宫颈管病变时,应对宫颈管和宫腔分别进行诊断性刮宫,简称分段诊刮(fractional curettage)。

【适应证】

(1) 异常子宫出血或阴道排液,需证实或排除子宫内膜癌、宫颈管癌或其他病变如流产、子宫内膜炎等。

(2) 月经失调,如功能失调性子宫出血或闭经,在月经期后半期需了解子宫内膜变化及其对性激素的反应。

(3) 不孕症,有助于了解有无排卵,有无子宫内膜结核者。

(4) 因宫腔内有组织残留或功能失调性子宫出血、长期多量出血时,彻底刮宫不仅有助于诊断,还有止血效果。

(5) 分段诊断性刮宫多在出血时进行,适用于绝经后子宫出血;老年患者疑有子宫内膜癌,需要了解宫颈管是否被累及时。

【禁忌证】

(1) 急性阴道炎、急性宫颈炎、急性或亚急性附件炎。

(2) 术前体温>37.5℃。

【物品准备】

无菌刮宫包1个,内有宫颈钳1把,子宫探针1个,无齿卵圆钳1把,有齿卵圆钳1把,宫颈扩张器4~8号,刮匙1把,弯盘1个,纱布2块,棉球、棉签若干,阴道窥器1个,装有固定液的标本瓶2~3个。

【操作方法】

一般不需麻醉。对宫颈内口较紧者,酌情给予镇痛剂、局麻或静脉麻醉。

(1) 排尿后取膀胱截石位,外阴、阴道常规消毒,铺无菌孔巾。

(2) 做双合诊,了解子宫大小、位置及宫旁组织情况,用阴道窥器暴露宫颈,再次消毒宫颈与宫颈管,钳夹宫颈前唇或后唇,子宫探针缓缓进入,探子宫方向及宫腔深度。若宫颈内口过紧,可用宫颈扩张器扩张至小刮匙能进入为止。

(3) 阴道后穹隆处置纱布一块,以收集刮出的内膜碎块,用特制的诊断性刮匙由内向外沿宫腔四壁及两侧宫角有次序地将内膜刮除,并注意宫腔有无变形及高低不平,取下纱布上的全部组织固定于10%甲醛溶液或95%乙醇溶液中,送病理检查。

(4) 分段诊刮一般在常规消毒后首先刮宫颈内口以下的颈管组织,然后按一般性诊断性刮宫处置,将颈管及宫腔组织分开固定送检。

【护理要点】

(1) 术前向患者讲解诊断性刮宫的目的和过程,解除其思想顾虑。出血、穿孔和感染是刮宫的主要并发症,要做好输液、配血的准备。

(2) 刮宫前5天禁止性生活。不孕症患者,应选择月经前期或月经来潮12小时内刮宫,以判断有无排卵。了解卵巢功能时,术前至少1个月停用性激素,以免得出错误结果。

(3) 术中让患者学会做深呼吸等一些放松技巧,帮助其转移注意力,以减轻疼痛。

(4) 协助医生观察并挑选刮出的可疑病变组织,放入标本瓶中及时送检并做好记录。

(5) 术后保持外阴部清洁,2周内禁止性生活及盆浴。按医嘱服用抗生素3~5天。

(6) 1周后到门诊复查并了解病理检查结果。

第四节 常用穿刺检查

妇产科常用的穿刺检查有经腹壁腹腔穿刺、经阴道后穹隆穿刺和经腹壁羊膜腔穿刺。

一、经腹壁腹腔穿刺

经腹壁腹腔穿刺术(abdominal paracentesis)是指在无菌条件下用穿刺针经腹壁进入腹腔抽取腹腔及盆腔积液行化验检查、细菌培养及脱落细胞学检查,以明确积液性质或查找肿瘤细胞。

【适应证】

(1) 用于协助诊断腹腔积液的性质。

(2) 鉴别贴近腹壁的肿物性质。

(3) 穿刺放出部分腹水,暂时缓解呼吸困难等症状,使腹壁松软易于作腹部及盆腔检查。

(4) 腹腔穿刺注入药物行腹腔化疗。

(5) 气腹造影时,穿刺注入二氧化碳,X 线摄片,盆腔器官能够清晰显影。

【禁忌证】

(1) 疑有腹腔内严重粘连,特别是晚期卵巢癌盆、腹腔广泛转移致肠梗阻者。

(2) 疑为巨大卵巢囊肿者。

【物品准备】

无菌腹腔穿刺包1个,内有洞巾、腰椎穿刺针或长穿刺针1个、20ml 注射器、小圆碗1个、纱布,必要时准备无菌导管、橡皮管和利多卡因注射液。腹腔穿刺需抽腹水者,应备引流袋和腹带。腹腔穿刺行化疗者,备好化疗药物。

【操作方法】

(1) 经腹 B 型超声引导下穿刺,需膀胱充盈;经阴道 B 超引导下穿刺,需在术前排空小便。

(2) 腹腔积液量较多及囊内穿刺时,患者取仰卧位;液量较少取半卧位或侧卧位。

(3) 穿刺点一般选择在脐与左髂前上棘连线中外 1/3 交界处,囊内穿刺点宜在囊性感明显部位。

(4) 常规消毒穿刺区皮肤,铺无菌孔巾,术者需戴无菌手套。

(5) 穿刺一般不需麻醉,对于精神过于紧张者,可用 0.5% 利多卡因行局部麻醉达腹膜。

(6) 使用 7 号穿刺针从选定点垂直进针,刺入腹腔,穿透腹膜时针头阻力消失,拔去针芯,见有液体流出,用注射器抽出适量液体送检。腹水检验约需 100~200ml,其他液体仅需数毫升。若需放腹水则接导管,导管另一端连接器皿。放液量及导管放置时间可根据患者病情和诊治需要而定。若为查明盆腔内有无肿瘤存在,可放至腹壁变松软易于检查为止。

(7) 操作结束,拔出穿刺针,局部再次消毒,覆盖无菌纱布,固定。若针眼有腹水溢出可稍加压迫。

【护理要点】

(1) 术前向患者讲解经腹壁腹腔穿刺的目的和操作过程,减轻其心理压力。

(2) 术中严密观察患者的生命体征,注意引流管是否通畅,记录腹水性质及出现的不良反应。若出现休克征象,应立即停止放腹水。

(3) 拟放腹水者,针头必须固定好,放腹水速度应缓慢,每小时不应超过 1000ml,一次放腹水不应超过 4000ml,以免腹压骤减,导致患者出现休克征象,术后应紧束腹带。

(4) 抽出液体应标记后及时送检,脓性液体应做细菌培养和药物敏感试验。

(5) 因气腹造影而行穿刺者,X 线摄片完毕需将气体排出。

(6) 术后患者需卧床休息 8~12 小时,遵医嘱给予抗生素预防感染。

二、经阴道后穹隆穿刺

直肠子宫陷凹是直立时腹腔最低部位,故腹腔内的积血、积液、积脓易积存于此。阴道后穹隆顶端与直肠子宫陷凹贴接,由此处行经阴道后穹隆穿刺术(culdocentesis),对抽出物进行肉眼观察、化验、病理检查,是妇产科临床常用的辅助诊断方法。

【适应证】

(1) 疑有腹腔内出血时,如宫外孕、卵巢黄体破裂等。

(2) 疑盆腔内有积液、积脓时,可做穿刺抽液检查,以了解积液性质,以及盆腔脓肿的穿刺引流及局部注射药物。

(3) 盆腔肿块位于直肠子宫陷凹内,经后穹隆穿刺直接抽吸肿块内容物做涂片,行细胞学检查以明确性质。若高度怀疑恶性肿瘤,应尽量避免穿刺。一旦穿刺诊断为恶性肿瘤,应及早在短期内手术。

(4) 可做超声介入治疗,如在超声介导下行卵巢子宫内膜异位囊肿或输卵管妊娠部位注药治疗。

(5) 在超声介导下经后穹隆穿刺取卵,用于各种助孕技术。

【禁忌证】

(1) 盆腔严重粘连,直肠子宫陷凹被较大肿块完全占据,并已凸向直肠者。

(2) 疑有肠管与子宫后壁粘连者。

(3) 临床高度怀疑恶性肿瘤者。

(4) 异位妊娠准备采用非手术治疗时,尽量避免穿刺,以免引起感染,影响疗效。

【物品准备】

阴道窥器1个,宫颈钳1把,腰椎穿刺针或7号注射针1个,10ml注射器1个,无菌试管、洞巾及纱布等。

【操作方法】

(1) 患者排空膀胱,取膀胱截石位,用0.5%聚维酮碘溶液消毒外阴,铺无菌洞巾。

(2) 放置阴道窥器充分暴露宫颈及阴道后穹隆,用0.5%聚维酮碘溶液消毒。

(3) 用宫颈钳夹持宫颈后唇并向前提拉,充分暴露阴道后穹隆,再次消毒。

(4) 穿刺部位选在后穹隆中央或稍偏病侧。穿刺针于宫颈后唇与阴道后壁黏膜交界处稍下方平行宫颈管刺入,当针穿过阴道壁有落空感时,进针深度约为2cm,立即抽吸,必要时改变穿刺针方向或深浅度,若无液体抽出,可以边退针边抽吸。

(5) 抽吸完毕取出宫颈钳并拔针,穿刺点有活动性出血以无菌棉球压迫片刻,止血后取出阴道窥器。

【护理要点】

(1) 术中应严密观察并记录患者生命体征的变化,重视患者的主诉。

(2) 穿刺时一定要注意进针方向和深度,避免伤及直肠和子宫。

(3) 若抽出血液,应观察血液是否在短时间内凝集,出现凝集为血管内血液,血液不凝集为腹腔内血液。若未能抽出不凝血液,不能完全排除异位妊娠,因内出血量少、血肿位置较高或与周围组织粘连时,均可造成假阴性。抽出液体应注明标记及时送检,并做常规和细胞学检查,脓性液体应行细菌培养和药物敏感试验。

(4) 术后注意观察阴道流血情况,嘱患者保持外阴部清洁。

三、经腹壁羊膜腔穿刺

经腹壁羊膜腔穿刺(amniocentesis)是指在中晚期妊娠时,用穿刺针经腹壁、子宫肌壁进入羊膜腔抽取羊水,供临床分析诊断或注入药物进行治疗。

【适应证】

1. 治疗

(1) 胎儿异常或死胎须做羊膜腔内注药(依沙吖啶等)引产终止妊娠者。

(2) 必须短期内终止妊娠,但胎儿未成熟须行羊膜腔内注入地塞米松 10mg 以促进胎儿肺成熟者。

(3) 胎儿宫内发育迟缓者,可于羊膜腔内注入白蛋白、氨基酸等促进胎儿发育。

(4) 母儿血型不合需给胎儿输血者。

(5) 羊水过多,胎儿无畸形,须放出适量羊水以改善症状及延长孕期,提高胎儿存活率者。

(6) 羊水过少,胎儿无畸形,可间断于羊膜腔内注入适量生理盐水,以预防胎盘和脐带受压,减少胎儿肺发育不良或胎儿窘迫。

2. 产前诊断

(1) 需行羊水细胞染色体核型分析,染色质检查以明确胎儿性别,诊断或评价胎儿遗传病可能者。包括孕妇曾生育过遗传疾病患儿者;夫妻或其亲属中有患遗传性疾病者;近亲婚配者;孕妇年龄>35岁者;孕早期接触大量放射线或可致畸药物者;性连锁遗传病基因携带者等。

(2) 需作羊水生化测定者。包括怀疑胎儿神经管缺陷须测定 AFP 者;孕37周前因高危妊娠引产须了解胎儿成熟度者;疑母儿血型不合须检测羊水中血型物质、胆红素、雌三醇以判定胎儿血型及预后者。

(3) 显示胎儿体表有无畸形及直肠是否通畅。

【禁忌证】

1. 用于产前诊断 ①孕妇曾有流产征兆;②术前24小时内两次体温在37℃以上者。

2. 用于羊膜腔内注射依沙吖啶等药物引产 ①心、肝、肺、肾疾患在活动期或功能严重异常者;②各种疾病的急性阶段;③有急性生殖炎症;④术前24小时内两次体温在37.5℃以上者。

【物品准备】

无菌腰椎穿刺针1枚,20ml注射器1个,标本瓶1个,消毒液,利多卡因注射液,无菌棉签、洞巾及纱布等。

【操作方法】

1. 孕周选择 胎儿异常引产者,宜在孕16~26周;产前诊断者,宜在孕16~22周,此时子宫轮廓清楚,羊水量相对较多,易于抽取,不易伤及胎儿,且羊水细胞易存活,培养成功率高。

2. 穿刺部位的选择

(1) 宫底下2~3横指下方中线或两侧选择囊性感明显部位作为穿刺点。

(2) B型超声定位：可在B型超声引导下穿刺，亦可经B型超声定位标记后操作。穿刺前先行胎盘及羊水暗区定位，穿刺时尽量避开胎盘，在羊水量相对较多的暗区进行。

3. 中期妊娠引产常规术前准备 测血压、脉搏、体温，进行全身及妇科检查，注意有无盆腔肿瘤、子宫畸形及宫颈发育情况；检查血、尿常规，出凝血时间，血小板和肝功能；会阴部备皮。

4. 孕妇排尿后取仰卧位，腹部皮肤常规消毒，铺无菌孔巾。在选择好的穿刺点，0.5%利多卡因行局部浸润麻醉。用22或20号腰穿针垂直刺入腹壁，穿刺阻力第一次消失，表示已进入腹腔，继续进针又有阻力表示进入宫壁，阻力再次消失表示已达羊膜腔。拔出针芯即有羊水溢出。抽取所需羊水量或直接注药。将针芯插入穿刺针内，迅速拔针，敷以无菌干纱布，加压5分钟后胶布固定。

【护理要点】

（1）穿刺前应向患者及家属说明检查目的、过程，缓解其紧张心理，有助于患者积极配合操作。

（2）出生缺陷儿的产前诊断应在妊娠16~22周进行；胎儿异常引产，宜在妊娠16~26周进行。

（3）胎儿异常引产前应做血、尿常规，出凝血时间和肝功能检查。

（4）术中严格执行无菌操作规程。若抽不出羊水，可能是针孔被羊水中有形物质阻塞，调整穿刺方向、深度后常能抽出羊水。若抽出血液，应立即拔针，并压迫穿刺点，包扎腹部。血液可能来自腹壁、子宫壁、胎盘或胎儿血管。若羊水过少，不要勉强操作，以免误伤胎儿。

（5）穿刺针进入时不可过深过猛，尽可能一次成功，最多不超过2次。穿刺与拔针前后，注意观察孕妇有无呼吸困难、发绀等异常情况，警惕发生羊水栓塞的可能。

（6）术后注意观察穿刺点、阴道有无液体溢出或流血，重视胎心率和胎动变化等，若有异常，立即通知医生处理。术后当天孕妇应减少活动。

第五节 会阴切开术

会阴切开术（episiotomy）是最常用的产科手术。在妇科有时为阴道手术扩大视野而行会阴切开术。常用术式有会阴后-侧切开（postero-lateral episiotomy）和会阴正中切开（medianpisiotomy）两种。

【适应证】

（1）初产妇需行产钳术、胎头吸引术、臀位助产术。

（2）初产妇会阴体较长或会阴部坚韧，有严重撕裂可能。

（3）为缩短第二产程，例如初产妇，宫口开全，胎头拨露，需尽快娩出；或继发性宫缩乏力、胎儿较大导致第二产程延长者。

（4）重度子痫前期需缩短第二产程者。

（5）预防早产儿因会阴阻力引起颅内出血。

【物品准备】

无菌会阴切开包1个，内有剪刀1把、20ml注射器1个、长穿刺针头1个、弯血管钳4

把、巾钳4把、持针器1把、2号圆针1枚、治疗巾4张、纱布10块、1号丝线1团、0号肠线1根或2/0可吸收缝线1根、利多卡因5ml等。

【麻醉方式】

通常采用阴部神经阻滞麻醉及局部皮下浸润麻醉。

【操作方法】

1. 会阴后-侧切开

（1）会阴切开：多选会阴左后-侧切开。冲洗消毒会阴部并铺巾。麻醉起效后，左手示、中两指伸入胎先露和阴道侧后壁之间，既可保护胎儿又可指示切口的位置，右手持剪刀在会阴后联合正中偏左0.5cm处向左下方，与正中线呈45°角，于宫缩时剪开皮肤和黏膜，一般剪开3~4cm。注意阴道黏膜与皮肤切口长度应一致。然后用纱布压迫止血并结扎小动脉。

（2）会阴缝合：胎盘娩出后检查阴道有无其他部位裂伤，阴道内填塞带尾纱布。检查会阴切口，寻找阴道黏膜顶端，用0号或1号肠线自切口顶端上方0.5~1cm处开始连续褥式缝合阴道黏膜及黏膜下组织，至处女膜外缘打结。采用2/0可吸收性缝线间断或连续缝合会阴部肌层、皮下组织，常规丝线缝合会阴皮肤（或皮内缝合）。缝合时应注意皮肤对合整齐、松紧适宜，不留死腔。

（3）取出带尾纱布，行肛门指诊，了解有无肠线穿过直肠黏膜及有无阴道后壁血肿。

2. 会阴正中切开

（1）会阴切开：冲洗后消毒会阴部并铺无菌洞巾。当胎头着冠时，沿会阴正中向下切开，根据产妇会阴后联合长短而定，通常剪开不超过2~3cm。切开后立即保护会阴，注意使胎头俯屈以最小径线娩出。

（2）会阴缝合：用1号肠线对位缝合阴道黏膜至阴道外口，将两侧皮下组织对位缝合，常规丝线缝合皮肤。

会阴正中切开的切口小，出血少，易缝合，但应避免切口延长导致会阴Ⅲ度裂伤，损伤肛门括约肌。

【护理要点】

（1）术前向产妇讲清会阴切开术的目的是缩短第二产程，或是避免阴道及会阴裂伤，取得产妇积极配合。

（2）密切观察产程进展，协助医师掌握会阴切开的时机。

（3）术中指导产妇正确运用腹压，顺利使胎儿经阴道娩出。

（4）术后嘱产妇右侧卧位，保持外阴部清洁、干燥，及时更换会阴垫，每天进行会阴擦洗2次，排便后及时清洗会阴。

（5）注意观察会阴切口有无渗血、红肿、硬结及脓性分泌物，若有异常及时通知医生处理。

（6）会阴切口肿胀伴明显疼痛时，选用50%硫酸镁溶液湿热敷或95%乙醇溶液湿敷，配合局部理疗，有利于切口愈合。

（7）会阴后-侧切开伤口于术后第5天拆线，正中切开则于术后第3天拆线。

第六节　胎头吸引术

胎头吸引术是将胎头吸引器(vacuum extractor)置于胎头,形成一定负压后吸住胎头通过牵引协助胎儿娩出的一种助产手术。常用的胎头吸引器有金属直形、牛角形空筒和金属扁圆形胎头吸引器。

【适应证】

(1) 产妇患心脏病、子痫前期等需缩短第二产程者。

(2) 子宫收缩乏力致第二产程延长或胎头拨露达半小时,但胎儿仍不能娩出者。

(3) 有剖宫产史或子宫有瘢痕,不宜过分屏气加压者。

【禁忌证】

(1) 有严重头盆不称、面先露、产道阻塞、尿瘘修补术后等,不能或不宜经阴道分娩者。

(2) 宫口未开全或胎膜未破者。

(3) 胎头位置高,未达阴道口者。

【物品准备】

胎头吸引器1个,50ml注射器1个,血管钳2把,治疗巾2张,纱布4块,一次性吸引管1根,吸氧面罩1个,供氧设备,新生儿吸引器,抢救药品等。

【操作方法】

(1) 产妇取膀胱截石位,导尿排空膀胱,冲洗后消毒外阴,铺巾。

(2) 阴道检查确认宫口开全,阴道口见胎头,已破膜,明确胎位。

(3) 初产妇会阴体较长或会阴部坚韧者,应先行会阴切开术。

(4) 放置吸引器,左手分开两侧小阴唇,并以示、中两指撑开阴道后壁,右手持涂以润滑剂的吸引器头端,沿阴道后壁缓慢滑入,示、中两指掌面向外拨开阴道右侧壁,使吸引器头端侧缘滑入阴道内,继而手指转向上撑起阴道前壁,使吸引器头端上缘滑入阴道,最后右手示、中两指撑开阴道左侧壁,使吸引器头端完全滑入阴道内并与胎头顶端紧贴。用右手示指沿吸引器头端周边检查一周,确认宫颈和阴道壁未被夹于胎头吸引器头端内后,调整吸引器横柄与胎头矢状缝相一致,作为旋转胎头方向的标记。

(5) 抽吸胎头吸引器内空气,使之成为负压,一般以每分钟使负压增加 $0.2kg/m^2$ 为度,最大负压以 $0.6kg/m^2$ 为度。若无负压表,则抽吸空气150ml,此时用血管钳夹住连接管,确认吸引器与胎头紧贴。

(6) 根据胎位,在向外牵引过程中,旋转胎头至正枕前位,当胎头枕部达耻骨联合下缘时,保护好会阴,胎头娩出阴道口时,解除负压取下吸引器。

【护理要点】

(1) 术前向产妇讲解胎头吸引术助产目的及方法,取得产妇积极配合。

(2) 牵拉胎头吸引器前,检查吸引器有无漏气。吸引器负压要适当,压力过大容易使胎儿头皮受损,压力不足容易滑脱;发生滑脱,虽可重新放置,但不应超过2次,否则应该改行剖宫产。

(3) 牵引时间不应超过20分钟。

(4) 术后仔细检查软产道，有撕裂伤应立即缝合。

(5) 新生儿护理

1) 密切观察新生儿头皮产瘤大小、位置，有无头皮血肿及头皮损伤的发生，以便及时处理。

2) 注意观察新生儿面色、反应、肌张力等，警惕发生颅内出血，作好新生儿抢救准备。

3) 新生儿静卧24小时，避免搬动，生后3天内禁止洗头。

4) 给予新生儿维生素 K_1 10mg 肌内注射，防止出血。

第七节 产 钳 术

产钳术是用产钳（forceps）牵拉胎头以娩出胎儿的手术。根据手术时胎头所在位置分为出口、低位、中位、高位产钳4种。目前临床一般仅行出口产钳术及低位产钳术。出口产钳是指助产士不用分开小阴唇即能看到胎儿头皮；低位产钳是指胎头颅骨已达骨盆底，胎头位置已达坐骨棘下3cm。产钳由左右两叶组成，每叶分为钳叶、钳茎、钳锁扣和钳柄4部分。

【适应证】

(1) 同胎头吸引术。

(2) 胎头吸引术因阻力较大而失败者。

(3) 臀先露后出胎头娩出困难者。

(4) 剖宫产娩出胎头困难者。

【禁忌证】

(1) 同胎头吸引术。

(2) 胎头颅骨最低点在坐骨棘水平或在坐骨棘以上，有明显头盆不称者。

(3) 确定为死胎、胎儿畸形者应行穿颅术，避免损伤产妇软产道。

【物品准备】

会阴切开包1个，无菌产钳1副，吸氧面罩1个、坐凳、灯光、麻醉药、抢救药品等。

【操作方法】

(1) 产妇取膀胱截石位，常规外阴消毒，铺无菌洞巾，导尿，阴道检查明确胎位及施术条件。放置产钳前多行左侧会阴后-侧切开术。

(2) 放置产钳，以枕前位为例。术者左手持产钳左叶钳柄，将左叶沿右手掌面伸入手掌与胎头之间，在右手引导下将钳叶缓缓向胎头左侧及深部推进，将钳叶置于胎头左侧，钳叶及钳柄与地面平行，由助手持钳柄固定。然后术者右手持产钳右叶钳柄，在左手引导下将钳叶引导至胎头右侧，达左叶产钳对应位置。产钳放置好后，检查钳叶与胎头之间无软组织及脐带夹入，胎头矢状缝在两钳叶正中。

(3) 产钳合拢：产钳右叶在上，左叶在下，两钳叶柄平行交叉，扣合锁住，钳柄对合。宫缩间隙略微放松钳锁。

(4) 牵拉产钳：宫缩时术者向外、向下缓慢牵拉产钳，然后再平行牵拉。当胎头着冠后将钳柄上提，使胎头仰伸娩出。

(5) 当胎头双顶径越过骨盆出口时，应松开产钳，先取下产钳右叶，钳叶应顺胎头慢慢滑出,再同法取出产钳左叶,然后按分娩机转娩出胎体。

（6）术后常规检查宫颈、阴道壁及会阴切口,并予以缝合。

【护理要点】

（1）术前明确胎位,检查产钳是否完好。向产妇及家属说明行出口或低位产钳术的目的,指导产妇正确运用腹压,减轻其紧张情绪。

（2）术中注意观察产妇宫缩及胎心变化;为出现下肢麻木和肌痉挛的产妇做局部按摩并根据需要给产妇吸氧或补充能量。

（3）术后注意检查新生儿有无产伤、产妇宫缩、阴道流血、会阴切口及排尿等情况。新生儿护理同胎头吸引术。

第八节 剖宫产术

剖宫产术(cesarean section)是经腹壁切开子宫取出已达成活胎儿及其附属物的手术。手术应用恰当能使母婴转危为安,但也存在出血、感染和脏器损伤的危险,故决定行剖宫产术应慎重。剖宫产术的主要术式有子宫下段剖宫产、子宫体部剖宫产和腹膜外剖宫产3种。

【适应证】

1. 头盆不称者 因骨盆狭窄或畸形骨盆,产道阻塞(如肿物、发育畸形)或因巨大胎儿、臀先露、肩先露等异常胎位。

2. 相对性头盆不称及产力异常 子宫收缩乏力,发生滞产经处理无效者。

3. 妊娠合并症及并发症 妊娠合并心脏病、重度子痫前期及子痫、胎盘早剥、前置胎盘。

4. 其他 过期妊娠儿、珍贵儿、早产儿临产后出现胎儿窘迫情况等。

【禁忌证】

死胎及胎儿畸形,不应行剖宫产术终止妊娠。

【物品准备】

剖宫产手术包1个,内有25cm不锈钢盆1个,弯盘1个,卵圆钳6把,1、7号刀柄各1把,解剖镊2把,小无齿镊2把,大无齿镊1把,18cm弯血管钳6把,10cm、12cm、14cm直血管钳各4把,阿里斯钳4把,巾钳4把,持针器3把,吸引器头1个,阑尾拉钩2个,腹腔双头拉钩2个,刀片3个,双层剖腹单1块,手术衣6件,治疗巾10块,纱布垫4块,纱布20块,手套10副,1、4、7号丝线各1个,铬制肠线2管或可吸收缝线若干根。

【麻醉】

以连续硬膜外麻醉为主,特殊情况采用局麻或全麻。

【手术方式】

1. 子宫下段剖宫产术 消毒手术野、铺巾。下腹正中切口或下腹横切口,打开腹壁及腹膜腔,弧形切开子宫下段的膀胱腹膜反折,分离并下推膀胱,暴露子宫下段。在子宫下段前壁正中做一小横切口,用两示指向左右两侧钝性撕开延长切口约10cm,刺破胎膜,取出胎儿及胎盘、胎膜。缝合子宫切口及腹膜反折,清理腹腔,清点敷料及器械无误,缝合腹壁各层直至皮肤。此术式切口愈合好,术后并发症少,目前在临床已经广泛应用。

2. 子宫体部剖宫产术 也称古典式剖宫产术。在子宫体部正中做纵形切口,长约 10cm,刺破胎膜,取出胎儿及胎盘胎膜,缝合子宫切口。此法虽易掌握,但术中出血多,切口容易与大网膜、肠管、腹壁及腹膜粘连,再次妊娠易发生子宫破裂,仅适用在急于娩出胎儿或胎盘前置不能做子宫下段剖宫产术者。

3. 腹膜外剖宫产术 利用解剖特点,于腹膜外切开子宫下段,取出胎儿及胎盘、胎膜的手术。此术式虽较复杂,因不进入腹腔,术后肠蠕动恢复快,产妇不需严格禁食,身体恢复快。该术式可明显减少剖宫产术后腹腔感染的危险,对宫腔有感染者尤为适用。

【护理要点】

1. 术前准备

(1) 告知产妇剖宫产术的目的,耐心解答有关疑问,缓解其焦虑。做好备皮、药物敏感试验等术前准备,可参见第二十八章"腹部手术患者的护理"。

(2) 术前禁用呼吸抑制剂,以防发生新生儿窒息。

(3) 手术当日清晨禁食,留置导尿管,做好输血准备。

(4) 密切观察并记录胎心变化,做好新生儿保暖和抢救工作,如氧气、急救药品等。

(5) 产妇可取侧斜仰卧位,防止仰卧位低血压综合征的发生。

2. 术中配合 密切观察并记录产妇的生命体征,如因胎头入盆太深取胎头困难,助手应在台下戴消毒手套自阴道向上推胎头,以利胎头顺利娩出。

3. 术后护理 在腹部手术后常规护理及产褥期妇女的护理基础上,还应注意:

(1) 观察产后子宫收缩及阴道流血状况,产后 24 小时产妇取半卧位,以利恶露排出。

(2) 留置导尿管 24 小时,拔管后注意能否自行排尿。

(3) 鼓励产妇做深呼吸、勤翻身并尽早下床活动;根据肠道功能恢复状况,指导产妇进食。

(4) 酌情补充液体 2~3 天,按医嘱应用抗生素预防感染。

(5) 指导产妇出院后保持外阴部清洁;落实避孕措施,至少应避孕 2 年;鼓励符合母乳喂养条件的产妇坚持母乳喂养;做产后保健操,摄取营养丰富的食物,有利于体力恢复、排尿及排便,促进骨盆肌及腹肌张力恢复,避免腹部皮肤过度松弛;产后 42 天去医院做产后健康检查。

第九节 人工剥离胎盘术

人工剥离胎盘术是指胎儿娩出后,术者用手剥离并取出滞留于宫腔内胎盘的手术。

【适应证】

(1) 胎儿娩出后,胎盘部分剥离引起子宫大量出血者。

(2) 胎儿娩出后 30 分钟,胎盘尚未自行剥离排出者。

【麻醉】

通常情况不需麻醉。当宫颈内口较紧、手不能进入宫腔时,可肌注阿托品 0.5mg 及哌替啶 50mg。

【操作方法】

(1) 产妇取膀胱截石位,导尿排空膀胱,重新消毒外阴,术者更换无菌手套。

(2) 术者一手五指并拢呈圆锥形沿脐带进入子宫腔,宫腔内的手找到胎盘边缘。贴子宫壁,以手掌的尺侧缘慢慢将胎盘逐渐从边缘部进入中心部使胎盘与子宫壁分离,左手在腹部按压子宫底。待整个胎盘剥离后,以手掌将胎盘取出。

【护理要点】

(1) 术前应向产妇说明行人工胎盘剥离术的目的,并做好输液、输血准备。
(2) 密切观察产妇的生命体征。
(3) 严格执行无菌操作规程,动作应轻柔,切忌粗暴,尽量一次进入宫腔,不可多次进出。若剥离确实困难,应考虑可能为胎盘植入,切不可强行剥离。
(4) 剥离胎盘后注意观察子宫收缩及阴道流血,宫缩不佳时应及时按摩子宫并按医嘱注射子宫收缩剂(如麦角新碱、缩宫素等)。
(5) 认真检查胎盘、胎膜是否完整,若有少量胎盘残留,可用大号刮匙轻刮1周。
(6) 术后注意观察有无体温升高、阴道分泌物异常等体征,按照医嘱应用抗生素预防感染。

第十节 妇科内镜检查

内镜检查是利用连接于摄像系统和冷光源的内窥镜,窥探人体体腔及脏器内部。妇产科常用的内镜有阴道镜、宫腔镜和腹腔镜。

一、阴道镜检查

阴道镜检查(colposcopy)是利用阴道镜将宫颈阴道部上皮放大10~40倍,观察肉眼看不到的较微小病变(异型上皮、异型血管和早期癌前病变)。在可疑部位进行活组织检查,以提高确诊率。

【适应证】

(1) 宫颈细胞学检查LISL及以上,ASCUS伴高危型HPV DNA阳性或AGS。
(2) HPV DNA检测16或18型阳性者。
(3) 宫颈锥切术前确定切除范围。
(4) 妇科检查怀疑宫颈病变者。
(5) 可疑外阴、阴道上皮内瘤变;阴道腺病、阴道恶性肿瘤。
(6) 宫颈、阴道及外阴病变治疗后复查和评估。

【物品准备】

弯盘1个,阴道窥器1个,宫颈钳1把,卵圆钳1把,宫颈活检钳1把,尖手术刀1把,标本瓶4个,纱布4块,棉球、棉签若干及阴道镜等。

【操作方法】

(1) 检查前应有阴道细胞涂片检查结果,除外阴道毛滴虫症。检查前24小时避免阴道冲洗、双合诊和性生活。
(2) 患者取膀胱截石位,用阴道窥器充分暴露宫颈阴道部,用棉球擦净宫颈分泌物。为避免出血,不可用力涂擦。念珠菌、淋菌感染者用棉球轻轻擦净宫颈管。

（3）打开照明开关，将物镜调至与被检部位同一水平，调整好焦距（一般物镜距被检物约为20倍），调至物像清晰为止。先在白光下用10倍低倍镜粗略观察被检部位。以宫颈为例，可粗略观察宫颈外形、颜色及血管等。

（4）用3%醋酸棉球涂擦宫颈阴道部，使上皮净化并肿胀，对病变的境界及其表面形态观察更清楚，需长时间观察时，每3~5分钟应重复涂擦3%醋酸一次。精密观察血管时应加绿色滤光镜片，并放大20倍。最后涂以复方碘液（碘30g，碘化钾0.6g，加蒸馏水至100ml），在碘试验阴性区或可疑病变部位，取活检组织送病理检查。

（5）碘试验：用复方碘溶液棉球浸湿宫颈，富含糖原的成熟鳞状上皮细胞被染成棕褐色，称为碘试验阴性；柱状上皮、未成熟化生上皮、角化上皮及宫颈内瘤变，涂碘后均不着色，称为碘试验阳性。

【护理要点】

（1）术前24小时内避免性交及阴道、宫颈的操作和治疗。

（2）向受检者提供预防保健知识，介绍阴道镜检查的过程及可能出现的不适，减轻其心理压力。

（3）禁止使用涂有润滑剂的阴道窥器，以免影响检查结果。配合医师调整光源，及时递送所需要的物品。

（4）取出的活检组织，应填好病理单、装入标本瓶中固定后及时送检。

二、宫腔镜检查

宫腔镜检查（hysteroscopy）采用膨宫介质扩张宫腔，通过纤维导光束和透镜将冷光源经子宫镜导入宫腔内，直视下观察子宫颈管、子宫内口、子宫内膜及输卵管开口，对宫腔内的生理及病理情况进行检查和诊断，比传统的刮宫、子宫造影、B型超声等更直观、准确、可靠，更准确地取材送病理检查；也可在直视下行宫腔内的手术治疗。常用有全景式子宫镜，分硬镜和软镜两种；纤维子宫镜有放大作用；接触性子宫镜，不需扩宫，直接接触观察子宫内膜，但视野小。目前电视宫腔镜，经摄像装置把宫腔内图像直接显示在电视屏幕上观看，使宫腔镜检查更为方便。

【适应证】

1. 宫腔镜检查适应证

（1）探查异常子宫出血的原因。

（2）寻找不孕症的宫腔内原因。

（3）寻找习惯性流产的子宫内原因。

（4）除外宫腔内异物残留。

（5）输卵管堵塞的治疗或行输卵管绝育术。

2. 宫腔镜治疗适应证

（1）子宫内膜息肉。

（2）子宫黏膜下肌瘤或部分凸向宫腔的肌壁间肌瘤。

（3）宫腔粘连分离。

（4）子宫内膜切除。

（5）子宫中隔切除。

（6）宫腔内异物取出。

（7）宫腔镜引导下输卵管通液等。

【禁忌证】

1. 绝对禁忌证 ①生殖道急性或亚急性感染。②多量子宫活动性出血。③近期子宫穿孔或子宫手术史。④生殖道结核未经抗结核治疗者。⑤严重心、肺、肝、肾等脏器疾患。

2. 相对禁忌证 ①宫颈瘢痕。②宫颈裂伤或松弛。

【物品准备】

阴道窥器 1 个，宫颈钳 1 把，敷料钳 1 把，卵圆钳 1 把，子宫探针 1 根，刮匙 1 把，宫颈扩张器 4~8 号，小药杯 1 个，弯盘 1 个，纱球 2 个，纱布 2 块，5% 葡萄糖液 500ml，庆大霉素 8 万 U 1 支，地塞米松 5mg 1 支，宫腔镜等。

【操作方法】

（1）排空膀胱后，取膀胱截石位。消毒外阴、阴道、铺无菌巾。复查子宫大小、位置及附件情况。

（2）麻醉：宫腔镜检查一般不需麻醉，宫腔镜手术多采用静脉麻醉或硬膜腔外麻醉。

（3）膨宫液选择：使用单极电切及电凝，选用 5% 葡萄糖液，双极电切或电凝选用生理盐水，对于糖尿病者选用 5% 甘露醇膨宫。

（4）放置阴道窥器，以碘伏消毒宫颈、钳夹宫颈。探明子宫屈度及宫腔深度，用宫颈扩张器扩张至大于镜体外壳直径半号。将子宫镜与冷光源及膨宫装置相连，在液体流出的情况下将宫腔镜送入宫颈内口，先冲洗宫腔直至流出液清净为止。然后关闭水孔，使宫腔扩张，并调节光源亮度。当子宫内壁清晰可见移动的镜管，按顺序观察宫底、输卵管开口、子宫前后壁、侧壁、宫颈内口及宫颈管，并缓缓退出镜管。

（5）手术处理：简单的手术可在确诊后立即施行，如可行节育环嵌顿、子宫内膜息肉、内膜活检，较复杂的手术应在手术室进行，如黏膜下子宫肌瘤切除术、子宫纵隔切除术等。

（6）检查后处理：卧床观察 1 小时；酌情给予抗生素预防感染；术后 2 周内禁性生活。

【护理要点】

（1）术前详细询问病史，糖尿病患者应选用 5% 甘露醇液替代 5% 葡萄糖液。术前必须进行妇科检查、宫颈脱落细胞学检查和阴道分泌物检查。

（2）月经净后 1 周内检查为宜，此时子宫内膜薄且不易出血，黏液分泌少，宫腔内病变容易暴露。

（3）术中注意观察受检者的反应，给予其心理支持。

（4）术后卧床休息 30 分钟，观察并记录受检者的生命体征，有无腹痛等，若出现异常反应及时处理。术后应用抗生素 3~5 天。

（5）保持会阴部清洁。2 周内禁止性交及盆浴。

三、腹腔镜检查

腹腔镜手术是在密闭的盆腹腔检查或治疗的内镜手术。诊断腹腔镜是将腹腔镜自腹壁插入腹腔内，观察病变的形态、部位，必要时取有关组织行病理学检查以明确诊断的方法。目前应用电视摄像装置将盆、腹腔脏器图像显示在电视屏幕上，使腹腔镜的应用更直观。在腹腔外操纵进入盆腹腔的手术器械,直视屏幕对疾病进行手术治疗称为手术腹腔镜。

【适应证】

1. 诊断腹腔镜 ①子宫内膜异位症;②明确盆腹腔肿物性质;③明确不明原因急慢性腹痛原因;④明确引起不孕的盆腔疾病;⑤计划生育并发症的诊断。

2. 手术腹腔镜 ①各种妇科良性疾病;②早期子宫内膜癌分期手术及早期宫颈癌根治术;③中晚期子宫颈癌放化疗前后腹膜淋巴结取样;④计划生育节育手术。

【禁忌证】

1. 严重心、肺疾病或膈疝。
2. 盆腔肿块过大,超过脐水平。
3. 弥漫性腹膜炎。
4. 怀疑腹腔内广泛粘连。
5. 凝血系统功能障碍。

【物品准备】

阴道窥器1个,宫颈钳1把,敷料钳1把,卵圆钳1把,子宫探针1根,细齿镊2把,刀柄1把,组织镊1把,持针器1把,小药杯2个,缝线、缝针、刀片、棉球、棉签、纱布、内镜、CO_2气体、举宫器、2ml注射器1支、局麻药、腹腔镜等。

【操作方法】

(1) 常规消毒腹部皮肤及外阴、阴道后放置举宫器。

(2) 人工气腹:将气腹针于脐孔中央处与腹部皮肤呈90°穿刺进入腹腔,以流量1~2L/min速度注入CO_2气体,腹腔压力达12mmHg左右停止充气,拔出气腹针。

(3) 放置腹腔镜并观察:切开脐孔下缘皮肤1cm,将套管针从切口处垂直穿刺入腹腔,拔出套管针芯,将腹腔镜自套管插入腹腔,打开冷光源按顺序检查盆腔内各器官,并可行卵巢活检等。

(4) 检查有无出血及内脏损伤,取出腹腔镜,放尽气体,拔出套管,缝合穿刺口,以无菌纱布覆盖并固定。

【并发症】

1. 血管损伤 操作中误伤腹膜后大血管或腹壁下动脉损伤,引起大出血。

2. 脏器损伤 误伤与生殖器官邻近的膀胱、直肠等。

3. 与气腹相关的并发症 出现皮下气肿与气腹针未能正确穿入腹腔有关。

4. 感染 原有感染灶扩散或术中无菌观念不强所致。

【护理要点】

1. 术前准备

(1) 在全面评估患者的基础上,协助医生掌握检查的适应证。向患者讲解腹腔镜检查的目的、操作步骤及注意事项,使其了解检查的先进性和局限性,积极配合检查。

(2) 腹部皮肤准备时注意脐孔的清洁。术前应放置导尿管并留置。

(3) 检查时患者取头低臀高15°体位,使肠管滑向上腹部,充分暴露盆腔。

2. 术中配合 注意观察患者生命体征的变化,发现异常及时处理。

3. 术后护理

（1）拔出导尿管，密切观察患者生命体征，发现异常，及时汇报医生处理。

（2）患者卧床休息至少半小时，向其说明出现肩痛及上肢不适等症状是因腹腔内残留气体刺激膈肌所致，会逐渐缓解或消失。

（3）观察穿刺口有无红肿、渗出，鼓励患者下床活动，以尽快排除腹腔气体。

（4）按医嘱给予抗生素。

第十一节 输卵管通畅检查

输卵管通畅检查的主要目的是检查输卵管是否畅通，了解子宫和输卵管腔的形态及输卵管的阻塞部位。常用的方法有输卵管通气术、输卵管通液术、子宫输卵管造影术。其中输卵管通气术因有发生气体栓塞的潜在危险，且准确率仅为45%~50%，故临床上已逐渐被其他方法所取代。近年来随着内窥镜的临床应用，已普遍采用腹腔镜直视下输卵管通液检查、宫腔镜下经输卵管口插管通液试验和腹腔镜联合检查等方法。

【适应证】

（1）不孕症，男方精液正常，疑有输卵管阻塞者。

（2）检验和评价输卵管绝育术、输卵管再通术或输卵管成形术的效果。

（3）对输卵管黏膜轻度粘连有疏通作用。

【禁忌证】

（1）内外生殖器急性炎症或慢性炎症急性或亚急性发作者。

（2）月经期。

（3）有不规则阴道流血者。

（4）可疑妊娠期者。

（5）严重的全身性疾病，如心、肺功能异常等不能耐受手术者。

（6）体温高于37.5℃者。

【物品准备】

阴道窥器1个，宫颈导管1根，弯盘1个，卵圆钳1把，宫颈钳1把，子宫探针1根，宫颈扩张器2~4号，纱布6块，治疗巾、孔巾各1张、棉签、棉球若干，氧气，抢救用品等。输卵管通液术需：20ml注射器1支、0.9%氯化钠液20ml、庆大霉素8万单位1支、地塞米松5mg 1支。子宫输卵管造影术需：10ml注射器1支、40%碘化钠造影剂1支、宫颈导管等。

【操作方法】

1. 输卵管通液术

（1）患者取膀胱截石位，外阴、阴道、宫颈常规消毒，铺无菌巾，双合诊了解子宫的位置及大小。

（2）放置阴道窥器充分暴露子宫颈，再次消毒阴道穹隆部及宫颈，以宫颈钳钳夹宫颈前唇。沿宫腔方向置入宫颈导管，并使其与宫颈外口紧密相贴。

（3）用Y形管将宫颈导管与压力表、注射器相连，压力表应高于Y形管水平，以免液体进入压力表。

（4）将注射器与宫颈导管相连，并使宫颈导管内充满生理盐水，缓慢推注，压力不可超过 160mmHg。观察推注时阻力大小、经宫颈注入的液体是否回流,患者下腹部是否疼痛。

(5) 术毕取出宫颈导管,再次消毒宫颈、阴道,取出阴道窥器。

2. 子宫输卵管造影术

(1) 患者取膀胱截石位,常规消毒外阴、阴道,铺无菌巾,检查子宫位置及大小。

(2) 以窥器扩张阴道,充分暴露宫颈,再次消毒宫颈及阴道穹隆部,用宫颈钳钳夹宫颈前唇,探查宫腔。

(3) 将造影剂充满宫颈导管,排出空气,沿宫腔方向将其置入宫颈管内,缓慢注入造影剂,在 X 线透视下观察造影剂流经输卵管及宫腔情况并摄片,24 小时后再摄盆腔平片,以观察腹腔内有无游离造影剂。若用泛影葡胺液造影,应在注射完后立即摄片,10~20 分钟后第 2 次摄片,观察泛影葡胺液流入盆腔情况。

(4) 注入碘油后子宫角圆钝而输卵管不显影,则考虑输卵管痉挛,可保持原位,肌注阿托品 0.5mg 或针刺合谷、内关穴,20 分钟后再透视、摄片;或停止操作,下次摄片前先使用解痉药物。

【护理要点】

(1) 月经干净 3~7 天进行检查为宜,术前 3 天禁止性生活。

(2) 术前向受检者讲解输卵管通畅术的目的、步骤,消除其紧张恐惧心理。行输卵管造影术前,应询问其过敏史,并做碘过敏试验。便秘者应行清洁灌肠,以保持子宫正常位置。

(3) 检查时所需 0.9% 氯化钠溶液应加温至接近体温,以免引起输卵管痉挛。

(4) 术中宫颈导管必须紧贴宫颈外口,以免液体外漏;推注液体时速度不可过快,防止输卵管受损伤。注意观察受检者反应,发现异常,立即处理。

(5) 术后 2 周内禁止性生活及盆浴。按医嘱应用抗生素预防感染。

(王雨艳)

思 考 题

某患者,女性,62 岁。患者已经绝经 10 年,2 个月前无明显诱因出现反复阴道流血,量较小,为新鲜血。患者否认近期服药史。超声检查示:子宫内膜增厚,约 1.3cm,回声不均。问题:

(1) 该患者可能的医疗诊断是什么?

(2) 该患者如需进一步确诊需要做何种检查?

(3) 该患者目前的主要护理诊断/合作性问题有哪些?列出对该患者的护理目标和主要护理措施。

参 考 文 献

陈灏珠,钟南山,陆再英.2013.内科学.第8版.北京:人民卫生出版社
崔焱.2012.儿科护理学.第5版.北京:人民卫生出版社
丰有吉,沈铿.2008.妇产科学.北京:人民卫生出版社
胡颖辉.2013.外科护理学.北京:科学出版社
黎梅,颜丽青.2008.妇产科护理学.北京:科学出版社
李乐之,路潜.2012.外科护理学.第5版.北京:人民卫生出版社
慕江兵,熊杰平.2012.儿科护理学.第2版.北京:人民军医出版社
沈晓明,王卫平.2008.儿科学.第7版.北京:人民卫生出版社
王淑玉.2002.妇产科学.北京:科学出版社
王卫平.2013.儿科学.第8版.北京:人民卫生出版社
夏海鸥.2014.妇产科护理学.第3版.北京:人民卫生出版社
谢幸,苟文丽.2013.妇产科学.第8版.北京:人民卫生出版社
徐红,曾琨.2012.外科护理学实验指导.北京:科学出版社
薛辛东.2010.儿科学.第2版.北京:人民卫生出版社
尤黎明,吴瑛.2012.内科护理学.第5版.北京:人民卫生出版社
张清.2010.内外科护理学.北京:清华大学出版社
张锐.2009.妇产科学.第2版.北京:科学出版社
郑修霞.2012.妇产科护理学.第5版.北京:人民卫生出版社

中英文名词对照

A

阿普加评分　Apgar score

B

勃起功能障碍　erectile dysfunction, ED
必需氨基酸　essential amino acid, EAA
病理缩复环　pathologic retraction ring
不典型鳞状上皮细胞　atypical squamouscells, ASC
不典型腺上皮细胞　atypical glandular cells, AGC
不孕症　infertility
不全流产　incomplete abortion
部分性前置胎盘　partial placenta previa
部分性葡萄胎　partial hydatidiform mole, PHM
边缘性前置胎盘　marginal placenta previa
闭经　amenorrhea

C

促性腺激素释放激素激动剂　gonadotropin-releasing hormone analogue, GnRH-a
促红细胞生成素　erythropoietin, EPO
重组人红细胞生成素　recombinant human erythropoietin, rHuEPO
初尿　voided bladder one, VB1
传统开放式手术　traditional open surgery
产力异常　abnormal uterine action
产褥感染　puerperal infection
产褥病率　puerperal morbidity
产褥期　puerperium
产钳　forceps
产后出血　postpartum hemorrhage, PPH
雌激素　estrogen
出生体重　birth weight, BW
出口平面　pelvic outlet plane
初乳　colostrum
持续性异位妊娠　presistent ectopic pregnancy

D

呆小病　cretinism

多尿　polyuria
第一产程　first stage of labor
第二产程　second stage of labor
第三产程　third stage of labor
大阴唇　labium majus
滴虫阴道炎　trichomonal vaginitis
低度鳞状上皮内病变　low-grade intraepithelial lesion, LSIL
多囊卵巢综合征　polycystic ovarian syndrome, PCOS
多胎妊娠　multiple pregnancy
单卵双胎　monozygotic twin
达那唑　danazol
带铜宫内节育器　morning after IUD insertion

E

恶露　lochia
儿童期　childhood

F

附睾炎　epididymitis
附睾结核　epididymal tuberculosis
辅助受孕技术　assisted reproduction technology, ART
腹膜透析　peritoneal dialysis, PD
分段诊刮　fractional curettage
分娩　delivery
复位及外旋转　restitution and external rotation
俯屈　flexion
分娩机制　mechanism of labor
FHR 变异　FHR variability
非特异性外阴炎　non-specific vulvitis
辅助生殖技术　assisted reproductive techniques, ART
粪瘘　fecal fistula

G

睾丸肿瘤　testicular tumor
高危妊娠　high risk pregnancy
高直位　sincipital presentation
高度鳞状上皮内病变　high-grade squamous intraepithelial lesions, HSILs

骨盆　pelvis
骨盆底　pelvic floor
骨盆入口平面狭窄　contracted pelvic inlet
骨盆出口平面狭窄　contracted pelvic outlet
宫颈管消失　effacement of cervix
规律宫缩　regular uterine contraction
过期产　postterm delivery
宫口扩张　dilatation of cervix
宫骶韧带　uterosacral ligament
宫颈糜烂　cervical erosion
宫颈柱状上皮异位　columnar ectopy
宫缩压力试验　contraction stress test, CST
宫缩痛　after-pains
宫颈癌　cervical cancer
宫颈上皮内瘤变　cervical intraepithelial neoplasia, CIN
宫颈环形电切除术　loop electrosurgical excision procedure, LEEP
宫腔内配子移植　gametes intrauterine transfer, GIUT
宫腔镜　hysteroscopy
宫外孕　extrauterine pregnancy
宫内节育器　intrauterine device, IUD
功能失调性子宫出血　dysfunctional uterine bleeding, DUB
国际癌症协会　national cancer institute, NCI
供精者精液人工授精　artificial insemination with donor, AID
感染性流产　infection abortion
过期妊娠　postterm pregnancy

H

环磷酰胺　cyclophosphamide, CTX
红细胞生成激素　erythropoietin, EPO
会阴　perineum
会阴体　perineal body
会阴切开术　episiotomy
会阴后-侧切开术　postero-lateral episiotomy
会阴后正中切开　median pisiotomy
缓释避孕系统　delivery system
缓释阴道避孕环　contraceptive vaginal ring, CVR
黄体　corpus lutein
黄体生成激素释放激素类似物　luteinizing hormone releasing hormone analogues, LHRHa
混合精液人工授精　artificial insemination with mixed semen, AIM

混合性出血　mixed hemorrhage

J

激肽释放酶　kallikrein
静脉肾盂造影　intravenous pyelography, IVP
急性肾小球肾炎　acute glomerulonep Hritis, AGN
急进性肾小球肾炎　rapidly progressive glomerulonephritis, RPGN
急性肾衰竭　acute renal failure, ARF
急性肾小管坏死　acute tubular necrosis, ATN
急性细菌性前列腺炎　acute bacterial prostatitis, ABP
急性附睾炎　acute epididymitis
精囊结核　tuberculosis of seminal vesicle
经尿道前列腺切除术　transurethral resection of prostate, TURP
急性尿潴留　acute retention of urine
静脉尿路造影术　intravenous urography, IVU
经皮肾镜碎石术　percutaneousn ephrolithotomy, PCNL
继发性膀胱结石　secondary vesical calculi
经尿道膀胱肿瘤切除术　transurethral resection of bladder tumor, TURBt
急性乳腺炎　acute mastitis
急产　precipitous labor
急性子宫颈炎　acute cervicitis
绝经过渡期　perimenopausal period
尖锐湿疣　condyloma acuminata, CA
肩先露　shoulder presentation
紧急避孕药　morning-after pill
绝经　menopause
激素补充治疗　hormone replacement therapy, HRT
假临产　false labor
见红　show
经腹壁腹腔穿刺术　abdominal paracentesis
经阴道后穹隆穿刺术　culdocentesis
经腹腔羊膜穿刺　amniocentesis
经阴道通水腹腔镜　transvaginal hydrolaparoscopy, THL
甲羟孕酮　medroxyprogesterone
甲胎蛋白　alpha fetoprotein, AFP
紧急避孕　emergency contraception
激素避孕　hormonal contraception
聚氨酯阴茎套　male polyurethane condom
计划生育　family planning
稽留流产　missed abortion

炔诺酮　norethisterone

K

阔韧带　broad ligament
抗精子抗体　antisperm antibody, AsAb
口服避孕药　oral contraceptive, OC
空芯针穿刺活检术　core needle biopsy, CNB

L

挛缩膀胱　contracted bladder
良性前列腺增生　benign prostatic hyperplasia, BPH
淋病　gonorrhea
利托君　ritodrine
临产　in labor
阑尾　vermiform appendix
卵巢　ovary
卵巢黄素化囊肿　theca lutein ovarian cyst
卵巢肿瘤　ovarian tumor
卵巢过度刺激综合征　ovarian hyperstimulation syndrome, OHSS
鳞状细胞癌　squamous cell carcinoma, SCC
流产　abortion

M

莫氏试验　Mosenthal's test
慢性肾小球肾炎　chronic glomerulonepHritis, CGN
霉酚酸酯　mycophenolate mofetil, MMF
慢性肾衰竭　chronic renal failure, CRF
慢性细菌性前列腺炎　chronic bacterial prostatitis, CBP
慢性前列腺炎/慢性骨盆疼痛综合征　chronic prostatitis/chronic pelvic pain syndrome, CP/CPPS
慢性附睾炎　chronic epididymitis
泌尿、男性生殖系统结核　genitourinary tuberculosis
每分钟心搏次数　beats per minute, bpm
慢性子宫颈炎　chronic cervicitis
面先露　face presentation
蒙氏结节　Montgomery's tubercles
末次月经　last menstrual period, LMP
泌乳热　breast fever
泌尿生殖膈　urogenital diaphragm
麦默通　mammotome
钼靶X线检查　mammography
米非司酮　mifepristone

N

内生肌酐清除率　endogenous creatinine clearance rate, Ccr
逆行肾盂造影　retrograde phelography
尿频　frequent micturition
尿急　urgent micturition
尿痛　odynuria
尿路刺激征　urinary irritation symptoms
尿路感染　urinary tract infection
尿道损伤　urethral trauma
尿路梗阻　obstruction of urinary tract
尿石症　urolithiasis
尿道结石　urethral calculi
男科学　andrology
男性性功能障碍　male sexual dysfunction
男性不育症　male infertility
尿路上皮性肿瘤　urothelial tumor of the urinary tract
尿路上皮　urothelium
难产　dystocia
难免流产　inevitable abortion
尿道　urethra
尿道口　urethral orifice
尿瘘　urinary fistula
内旋转　internal rotation
女用避孕套　female condom

P

膀胱　vesica urinaria
膀胱外翻　exstrophy of bladder
排泄性尿路造影　excretory urography
膀胱损伤　injury of bladder
膀胱和尿道结石　vesical & urethral calculi
膀胱镜检查　cystoscopy
膀胱肿瘤　tumors of the bladder
盆腔腹膜炎　peritonitis
盆腔炎性疾病后遗症　sequelae of PID
盆腔检查　pelvic examination
盆膈　pelvic diaphragm
排卵　ovulation
膀胱　urinary bladder
葡萄糖耐量试验　oral glucose tolerance test, OGTT
葡萄胎　hydatidiform mole, HM
配子输卵管内移植　gamete intrafallopian transfer, GIFT

剖宫产术　cesarean section
贫血　anemia

Q

前列腺素　prostaglandin, PG
前列腺炎　prostatitis
前列腺炎综合征　prostatitis syndrome, PS
前列腺液　expressed prostatic secretion, EPS
前列腺按摩后尿液　voided bladder three, VB3
前列腺结核　tuberculosis of prostate
前列腺癌　carcinoma of prostate
前列腺特异性抗原　prostate-specific antigen, PSA
前置胎盘　placenta previa
缺铁性贫血　iron deficiency anemia
前庭球　vestibular bulb
前庭大腺　major vestibular glands
前庭大腺炎　Bartholinitis
前不均倾位　anterior asynelitism
前列腺素　prostaglandin, PG
前庭大腺脓肿　abscess of Bartholin gland
青春期　adolescence or puberty
完全性葡萄胎　complete hydatidiform mole, CHM
侵蚀性葡萄胎　invasive mole
强直性子宫收缩　tetanic contraction of uterus
脐带　umbilical cord

R

妊娠　pregnancy
妊娠滋养细胞疾病　gestational trophoblastic disease, GTD
妊娠滋养细胞肿瘤　gestational trophoblastic neoplasia, GTN
人乳头瘤病毒　human papilloma virus, HPV
人绒毛膜促性腺激素　human chorionic gonadotropin, hCG
人胎盘生乳素　human placental lactogen, HPL
人工授精　artificial insemination, AI
人工流产　artificial abortion
入口平面　pelvic inlet plane
乳头湿疹样乳腺癌　Paget's carcinoma of the breast
乳腺癌　breast cancer
妊娠期糖尿病　gestational diabetes millitus, GDM
妊娠期高血压疾病　hypertensive disorders in pregnancy

S

肾小球滤过率　glomerular filtration rate, GFR
肾素　renin
肾活组织检查　renal biopsy, RB
肾源性水肿　renal edema
少尿　oliguria
肾绞痛　renal colic
肾病综合征　nephrotic syndrome, NS
肾结核　renal tuberculosis
肾自截　autonephrectomy
肾损伤　renal injury
肾积水　hydronephrosis
肾结石　renal calculi
输尿管结石　ureteral calculi
肾和输尿管结石　renal & ureteral calculi
输尿管镜取石术　ureterorenoscopy, URS
肾肿瘤　renal tumor
肾血管平滑肌脂肪瘤　angiomyolipoma of kidney
肾癌　renal carcinoma
肾母细胞瘤　nephroblastoma、Wilms tumor
肾胚胎瘤　renal embryonoma
生理缩复环　physiologic retraction ring
缩宫素　oxytocin
输卵管　fallopian tube
输卵管卵巢脓肿　tuho-ovarian abscess, TOA
输卵管妊娠流产　tubal abortion
输卵管妊娠破裂　rupture of tubal pregnancy
输卵管炎　salpingitis
输卵管绝育术　tubal sterilization operation tubal sterilization
缩宫素激惹试验　oxytocin challenge test, OCT
双胎妊娠　twin pregnancy
双卵双胎　dizygotic twin
双合诊　bimanual examination
双顶径　biparietal diameter, BPD
三合诊　rectovginal examination
受精　fertilization
沙丁胺醇　salbutamol

T

胎心率　fetal heart rate, FHR
唐氏综合征　Down syndrome
胎儿下降感　lightening

胎先露下降　descent of presentation
胎膜破裂　rupture of membranes
胎头拨露　head visible on vulval gapping
胎头着冠　crowning of head
胎盘早剥　placental abruption
胎膜早破　premature rupture of membrane, PROM
胎心率基线　FHR-baseline, BFHR
胎心率基线摆动　baseline oscillation
胎位异常　abnormal fetal position
胎儿纤维结合蛋白　fetal fibronectin, fFN
胎盘　placenta
胎儿窘迫　fetal distress
胎产式　fetal line
胎先露　fetal presentation
胎方位　fetal position
胎龄　gestational age, GA
胎头吸引器　vacuum extractor
胎膜　fetal membrane
探亲避孕药　vacation pill
痛经　dysmenorrhea
体外受精与胚胎移植　in vitro fertilization and embryo transfer, IVF-ET

W

无尿　anuria
无症状性前列腺炎　asymptomatic inflammatory prostatitis, AIP
无应激试验　non stress test, NST
萎缩性阴道炎　atrophic vaginitis
晚期产后出血　late puerperal hemorrhage
完全性前置胎盘　complete placenta previa
完全流产　complete abortion
围绝经期　perimenopausal period
外阴癌　carcinoma of vulva
外阴阴道假丝酵母菌病　vulvovaginal candidiasis, VVC
外阴上皮内瘤样病变　vulvar intraepithelial neoplasia, VIN

X

血尿　hematuria
血精　hematospermia
先天性睾丸发育不全综合征　klinefelter syndrome
性欲　libido
血液透析　hemodialysis, HD

小阴唇　labium minus
细菌性阴道病　bacterial vaginosis, BV
习惯性流产　habitual abortion
衔接　engagement
下降　descent
西蒙-西恩综合征　Simmonds-Sheehan Syndrome
休克指数法　shock index, SI
线索细胞　due cell
腺原位癌　adenocarcinoma in situ, AIS
腺癌　adeno carcinoma, ACA
狭窄骨盆　contracted pelvis
新生儿　neonate, newborn
新生儿期　neonatal period
雄激素　androgen
性成熟期　sexual maturity
先兆流产　threatened abortion
显性剥离　revealed abruption
细针针吸细胞学检查　fine needle aspiration cytology, FNAC

Y

1α-羟化酶　1α hydroxylase
隐睾症　cryptorchidism
异位睾丸　ectopic testes
原发性膀胱结石　primary vesical calculi
阴茎勃起　erection
阴茎勃起功能障碍　erectile dysfunction, ED
阴茎肿瘤　carcinoma of the penis
月经　menstruation
月经周期　menstrual cycle
孕激素　progestin
圆韧带　round ligament
预产期　expected date of confinement, EDC
异常分娩　abnormal labor
羊水最大暗区垂直深度　amniotic fluid volume, AFV
羊水指数　amniotic fluid index, AFI
羊水过多　polyhydramnios
羊水过少　oligohydramnios
羊水　amniotic fluid
隐性剥离　concealed abruption
仰伸　extention
异位妊娠　ectopic pregnancy
阴道　vagina
阴阜　mons pubis

阴蒂　clitoris
阴道前庭　vaginal vestibule
阴道口及处女膜　vaginal orifice and hymen
阴道镜　colposcopy
阴道套　vaginal pouch
孕三烯酮　gestrinone
阴茎套　condom
炎性乳腺癌　inflammatory breast carcinoma

Z

早泄　premature
中段尿　voided bladder two, VB2
早泄　premature ejaculation
主韧带　cardinal ligament
直肠　rectum
早产　premature delivery
中骨盆平面　pelvic midplane
足月产　term delivery
枕额径　occipito frontal diameter
枕下前囟径　suboccipitobregmatic diameter
总产程　total stage of labor
子宫　uterus
子宫破裂　rupture of uterus
子宫附件　uterine adnexa

子宫颈肥大　cervical hypertrophy
子宫颈息肉　cervical polyp
子宫内膜炎　endometritis
子宫颈炎症　cervicitis
子宫收缩乏力　uterine inertia
子宫痉挛性狭窄环　constriction ring of uterus
子宫复旧　involution of uterus
子宫肌瘤　myoma of uterus
子宫内膜癌　endometrial carcinoma
子宫脱垂　uterine prolapse
子宫胎盘卒中　uteroplacental apoplexy
子宫内膜异位症　endometriosis, EMT
子宫腺肌病　adenomyosis
中性温度　neutral temperature
中心腱　central tendon
中骨盆平面狭窄　contracted midpelvis
着床　implantation
丈夫精液人工授精　artificial insemination with husband, AIH
诊断性刮宫　diagnostic curettage
自然避孕法　natural family planning, NFP
早产　preterm labor, PTL
自然流产　spontaneous abortion
足月胎膜早破　preterm premature rupture of membranes

跋

21世纪医学教学改革途径的探索成为高等医学院校迫切的任务。传统的教师—课堂—教材为主轴的教学方法，严重束缚学生的积极性与能动性，已不适应现代医学发展的要求。全面提高教学质量，培养学生能力与提升学生素质的教学模式是新时代的需要。

"以器官系统为中心"的医学教学模式是国际医学教育发展的趋势。本书是以人体器官系统为基础的临床护理整合课程之一。其特点是打破传统阶段性教育，将基础医学、临床医学、护理知识整合为一体，形成新的整合体系。通过对患者护理问题的呈现以及解决过程引出对相关知识的探究，从而使与器官系统结构、功能以及疾病相关的重要的医学护理知识得到了完善的整合。整合后的教材使临床教学前移，避免了基础理论与临床知识的脱节；医学问题前移，在系统教学中推行临床问题为主线的系统整合教学，临床问题贯穿于教学始终；护理实践前移及各系统知识的整合，使知识的连贯性更强，避免了各系统、各部分知识的重复与交叉，缩短授课学时，增强对学生护理实践技能和分析能力的培养。

本书内容围绕教学大纲，参考第五版全国高等院校护理专业本科教材进行编写。编写中以注重基础理论、基础知识、基本技能培养为原则，教材具有科学性、系统性和实用性。主要阐述常见的泌尿生殖系统的医学基础知识及护理知识，及时补充经临床实践充分证明并得到公认的新知识。

本书是在教育部和卫生部共同组织实施医学教育改革的新形势下，在辽宁医学院领导的细致调研后，由长期从事教学、医疗及护理一线工作的教师共同编写。

本书的编写是教学改革的初步尝试，希望本书能给学生以启迪，更希望学生能从中受益进而不断发展护理专业！由于水平有限，本书难免存在不足之处，敬请广大师生和读者批评指正。

张会君　王红霞

2015年4月